U0376964

Endocrine and Metabolic Medical Emergencies
A Clinician's Guide

内分泌与代谢急症
临床指导

—— 原著第 2 版 ——

主　编　【英】Glenn Matfin

BSc (Hons), MSc (Oxon), MB,

DGM, FACE, FACP, FRCP

Consultant in Acute and General Medicine,

Diabetes and Endocrinology

Honorary Professor of Medicine

National Health Service, UK

Professor of Medicine

MBRU College of Medicine

Dubai Healthcare City, Dubai, UAE

主　译　高　彬　周　洁
副主译　丁石梅　任路平　李晓苗　徐少勇

本书英文原著由美国内分泌学会（ES）和 John Wiley & Sons, Ltd 联合出版

中国出版集团有限公司

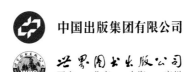

世界图书出版公司
西安　北京　上海　广州

图书在版编目（CIP）数据

内分泌与代谢急症临床指导：原著第 2 版 /（英）格伦·马特芬（Glenn Matfin）主编；高彬，周洁主译 . —西安：世界图书出版西安有限公司，2023.5
书名原文：Endocrine and Metabolic Medical Emergencies: A Clinician's Guide
ISBN 978-7-5232-0314-9

Ⅰ. ①内… Ⅱ. ①格… ②高… ③周… Ⅲ. ①内分泌病 – 急性病 – 诊疗 ②代谢病 – 急性病 – 诊疗 Ⅳ. ① R589.905.97

中国国家版本馆 CIP 数据核字（2023）第 048838 号

书　　名	内分泌与代谢急症临床指导（原著第 2 版）
	NEIFENMI YU DAIXIE JIZHENG LINCHUANG ZHIDAO
主　　编	［英］Glenn Matfin
主　　译	高　彬　周　洁
策划编辑	马可为　胡玉平
责任编辑	张　丹　杨　菲　李　娟
装帧设计	新纪元文化传播
出版发行	世界图书出版西安有限公司
地　　址	西安市雁塔区曲江新区汇新路 355 号
邮　　编	710061
电　　话	029-87214941　029-87233647（市场营销部）
	029-87234767（总编室）
网　　址	http://www.wpcxa.com
邮　　箱	xast@wpcxa.com
经　　销	新华书店
印　　刷	西安雁展印务有限公司
开　　本	787mm×1092mm　　1/16
印　　张	36.5
字　　数	750 千字
版次印次	2023 年 5 月第 1 版　2023 年 5 月第 1 次印刷
版权登记	25-2023-041
国际书号	ISBN 978-7-5232-0314-9
定　　价	380.00 元

医学投稿　xastyx@163.com　‖　029-87279745　029-87285296
☆如有印装错误，请寄回本公司更换☆

谨以此书献给所有罹患内分泌和代谢疾病的患者以及照护他们的医护人员。同时也将此书献给我的家人，特别是我的妻子 Marcia 及我的父母 Enid 和 Sid，没有他们始终如一的支持和鼓励，这本书永远不可能开始，也不可能完成！

郑重声明

由于医学是不断更新和拓展的学科，因此相关实践操作、治疗方法及药物都有可能改变，希望读者审查书中提及的信息资料及相关治疗技术的适应证和禁忌证。作者、编辑、出版者或经销商不对书中的错误或疏漏以及应用其中信息产生的任何后果负责，关于出版物的内容不作任何明确或暗示的保证。作者、编辑、出版者和经销商不就由本出版物所造成的人身或财产损害承担任何责任。

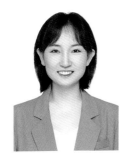

高 彬 医学博士，空军军医大学第二附属医院内分泌科主任，副主任医师、副教授，硕士研究生导师。中华医学会内分泌学分会免疫内分泌学组委员，陕西省保健学会糖尿病专委会副主任委员，西安医学会内分泌糖尿病分会副主任委员，《空军军医大学学报》青年编委，发表SCI论文40余篇，获得陕西高等学校科学技术一等奖。

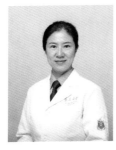

周 洁 医学博士，空军军医大学第一附属医院内分泌科副主任医师，副教授，硕士研究生导师。

译者名单
Translators

（按姓氏笔画排序）

丁石梅　西安交通大学第二附属医院

王　奕　空军军医大学第一附属医院

王　铖　空军军医大学第一附属医院

王　琼　空军军医大学第一附属医院

孔　颖　西安交通大学第二附属医院

石　敏　空军军医大学第一附属医院

石少敏　湖北文理学院附属医院/襄阳市中心医院

成　琨　空军军医大学第一附属医院

任路平　河北省人民医院

齐翠娟　河北省人民医院

闫丽晶　西安交通大学第二附属医院

许　密　湖北文理学院附属医院/襄阳市中心医院

孙　飞　空军军医大学第二附属医院

孙丽娜　河北省秦皇岛市第一医院

李文娟　空军军医大学第一附属医院

李晓苗　空军军医大学第一附属医院

李梦颖　空军军医大学第一附属医院

肖　萨　空军军医大学第二附属医院

宋雅楠　西安交通大学第二附属医院

张　若　西安交通大学第二附属医院

张　颖　空军军医大学第一附属医院

张文成	空军军医大学第二附属医院
张志梅	河北省人民医院
周　洁	空军军医大学第一附属医院
周英旎	空军军医大学第一附属医院
鱼馨文	空军军医大学第二附属医院
赵　乐	西安交通大学第一附属医院
赵国宏	空军军医大学第二附属医院
赵惠茹	西安医学院
费雯婕	河北省人民医院
贾　方	西安交通大学第二附属医院
徐少勇	湖北文理学院附属医院/襄阳市中心医院
高　哲	河北省人民医院
高　彬	空军军医大学第二附属医院
唐　勇	河北省人民医院
曹宏伟	空军军医大学第一附属医院
崔宇泽	湖北文理学院附属医院/襄阳市中心医院
梁声茹	空军军医大学第二附属医院
靳玉欣	空军军医大学第二附属医院
甄云凤	河北省人民医院
雷梦云	湖北文理学院附属医院/襄阳市中心医院
魏　嘉	西安交通大学第二附属医院

原著作者
Contributors

Angela M. Abbatecola
Azienda Sanitaria Locale (ASL) Districts
B,C,D
Frosinone, Italy

Krystallenia I. Alexandraki
National University of Athens
Athens, Greece

Rebecca S. Bahn
Mayo Clinic
Rochester, USA

Anita Banerjee
Guy's and St Thomas' Hospital
London, UK

Luigi Bartalena
University of Insubria
Varese, Italy

John P. Bilezikian
Columbia University
New York, USA

Fausto Bogazzi
University of Pisa
Pisa, Italy

Eva Boonen
KU Leuven
Leuven, Belgium

Claire Briet
Centre hospitalier universitaire d'Angers
Angers, France

Henry B. Burch
Walter Reed National Military Medical
Center
Bethesda, USA

Philippe Chanson
Bicêtre University Hospital
Paris, France

Curtiss B. Cook
Mayo Clinic Arizona
Scottsdale, USA

David S. Cooper
Johns Hopkins University School of
Medicine
Baltimore, USA

Stephen N. Davis
University of Maryland School of Medicine
Baltimore, USA

Ketan Dhatariya
Norfolk and Norwich University Hospitals
NHS Foundation Trust
Norwich, UK

Dima L. Diab
University of Cincinnati Bone Health and
Osteoporosis Center
Cincinnati, USA

Robert H. Eckel
University of Colorado
Denver, USA

Graeme Eisenhofer
University Hospital Carl Gustav Carus
Dresden, Germany

Nuha El Sayed
Joslin Diabetes Center
Boston, USA

Kate Evans
Derriford Hospital
Plymouth, UK

Hasan Fattah
NYU Langone Medical Center
New York, USA

Dorothy A. Fink
Hospital for Special Surgery
New York, USA

Miles Fisher
Glasgow Royal Infirmary
Glasgow, UK

Paul J. Frost
University Hospital of Wales
Cardiff, UK

Rodolfo J. Galindo
Emory University School of Medicine
Atlanta, USA

Aoife Garrahy
Beaumont Hospital/RCSI Medical School
Dublin, Ireland

James A. Garrity
Mayo Clinic
Rochester, USA

Hossein Gharib
Mayo Clinic
Rochester, USA

Helena Gleeson
University Hospitals Birmingham NHS
Foundation Trust
Birmingham, UK

David S. Goldfarb
NYU Langone Medical Center
New York, USA

Anda R. Gonciulea
Johns Hopkins University School of
Medicine
Baltimore, USA

Aidar R. Gosmanov
Albany Medical College
Albany, USA

Niyaz R. Gosmanov
University of Oklahoma Health Sciences
Center
Oklahoma City, USA

Ashley B. Grossman
Oxford Centre for Diabetes, Endocrinology
and Metabolism
Oxford, UK

Jan Gunst
KU Leuven
Leuven, Belgium

James V. Hennessey
Beth Israel Deaconess Medical Center
Boston, USA

Suzanne M. Jan de Beur
Johns Hopkins University School of
Medicine
Baltimore, USA

Andrzej Januszewicz
Institute of Cardiology
Warsaw, Poland

Ursula B. Kaiser
Brigham and Women's Hospital
Boston, USA

Gregory Kaltsas
National University of Athens
Athens, Greece

Natasha Kasid
Joslin Diabetes Center,
Boston, USA

Han Na Kim
Johns Hopkins University School of
Medicine
Baltimore, USA

Anne Klibanski
Massachusetts General Hospital
Boston, USA

Robin H. Lachmann
National Hospital for Neurology and
Neurosurgery
London, UK

Elizabeth M. Lamos
University of Maryland School of Medicine
Baltimore, USA

Edward R. Laws
Brigham and Women's Hospital
Boston, USA

Jacques W.M. Lenders
Radboud University Medical Centre
Nijmegen, The Netherlands

Patricia A. Mackey
Mayo Clinic Arizona
Phoenix, USA

Enio Martino
University of Pisa
Pisa, Italy

Glenn Matfin
National Health Service
London, UK; MBRU College of Medicine
Dubai, UAE

Nestoras Mathioudakis
Johns Hopkins University School of
Medicine
Baltimore, USA

Jeffrey I. Mechanick
Marie-Josee and Henry R. Kravis Center for
Cardiovascular Health at Mount Sinai Heart
New York, USA

Mark E. Molitch
Northwestern University Feinberg School of
Medicine
Chicago, USA

John E. Morley
St Louis University School of Medicine
St. Louis, USA

Reza Morovat
John Radcliffe Hospital
Oxford, UK

Elaine Murphy
National Hospital for Neurology and
Neurosurgery
London, UK

Connie B. Newman
NYU School of Medicine
New York, USA

Kjell Oberg
Uppsala University Hospital
Uppsala, Sweden

David R. Owens
Institute of Life Sciences College of
Medicine
Swansea, UK

Christina Pamporaki
University Hospital Carl Gustav Carus
Dresden, Germany

Gerry Rayman
Ipswich Hospitals NHS Trust
Ipswich, UK

Megan J. Ritter
Joslin Diabetes Center
Boston, USA

David B. Sacks
National Institutes of Health
Bethesda, USA

Katherine Samaras
St Vincent's Hospital
Darlinghurst, Australia

Alissa R. Segal
Joslin Diabetes Center
Boston, USA

Pankaj Shah
Mayo Clinic
Rochester, USA

Ethel S. Siris
Columbia University Medical Center
New York, USA

Mark A. Sperling
Icahn School of Medicine at Mount Sinai
New York, USA

Richard H. Sterns
University of Rochester
Rochester, USA

Bithika M. Thompson
Mayo Clinic Arizona
Scottsdale, USA

Christopher Thompson
Beaumont Hospital/RCSI Medical School
Dublin, Ireland

Jonathan A. Tobert
University of Oxford
Oxford, UK

Luca Tomisti
University of Pisa
Pisa, Italy

Andrew Toogood
University Hospitals Birmingham NHS
Foundation Trust
Birmingham, UK

Nicholas A. Tritos
Massachusetts General Hospital
Boston, USA

Guillermo E. Umpierrez
Emory University School of Medicine
Atlanta, USA

Anand Vaidya
Brigham and Women's Hospital
Boston, USA

Greet Van den Berghe
KU Leuven
Leuven, Belgium

Mark Vanderpump
The Physicians' Clinic
London, UK

Joseph G. Verbalis
Georgetown University School of
Medicine
Washington, USA

Michael A. Via
Icahn School of Medicine at Mount Sinai
New York, USA

Alicia L.Warnock
Walter Reed National Military Medical
Center
Bethesda, USA

Nelson B.Watts
Mercy Health Osteoporosis and Bone
Health Services
Cincinnati, USA

Jianping Weng
The Third Affiliated Hospital of Sun
Yat-sen University
Guangdong Province, China

Robert A.Wermers
Mayo Clinic
Rochester, USA

Anthony S.Wierzbicki
Guy's & St Thomas' Hospitals
London, UK

Catherine Williamson
King's College London
London, UK

Matt P. Wise
University Hospital of Wales
Cardiff, UK

Wen Xu
The Third Affiliated Hospital of Sun
Yat-sen University
Guangdong Province, China

Mabel Yau
Icahn School of Medicine at Mount Sinai
New York, USA

Lisa M. Younk
University of Maryland School of
Medicine
Baltimore, USA

译者序
Foreword

近年来临床内分泌领域进展迅速，不断涌现新的药物和理念。尽管已有内分泌和代谢性疾病相关多本著作，但针对内分泌和代谢急症的综合性临床指导书籍较少。本书原著主编 Glenn Matfin 教授是国际知名的内分泌与代谢疾病专家，他将内分泌与代谢急症最近 20 余年的诊治经验和全球相关研究进展总结编写成书，旨在为临床医生正确判别和处理内分泌与代谢急症提供重要依据。

《内分泌与代谢急症临床指导》共 11 部分 45 章，系统梳理了常见和少见的内分泌与代谢急症。全书不仅详细阐述了内科急症和危重疾病对代谢与内分泌系统的影响，并且针对此类急症提出了诊疗建议，同时对最新研究进展和治疗经验进行了凝练汇总。书中展示了大量的临床病例，辅以翔实的基础理论和精美的医学插图，具有很强的专业性和实用性，对专科、全科和重症医学医生都具有重要的指导和参考价值。

本书为 Endocrine and Metabolic Medical Emergencies 的第 2 版译著，凝结了众多内分泌专家的心血，历经两年艰苦努力终于完成。在翻译过程中译者团队始终遵循"忠于原著、精益求精"的原则，反复揣摩，多轮审校，不断润色优化，力争呈现原著精髓。

本译著是国内有关内分泌和代谢急症的又一力作。特别期望它能够积极推动国内内分泌事业的发展，不断提升广大临床医生的诊疗水平，为患者提供更好的帮助。翻译团队成员均有丰富的临床经验，但因时间有限，在理解、翻译上难免有疏漏不足之处，敬请各位读者不吝批评指正。

最后，特别感谢所有译者和编辑严谨、专业的努力及辛勤付出。

高彬　周洁

2023 年 3 月

原 序
Foreword

内分泌学领域的不断发展反映了医学和科学的快速变化。在最早期阶段，内分泌学定义了肢端肥大症、Graves 病、黏液性水肿、库欣综合征和糖尿病的临床特征，随后是激素的发现和放射免疫法（RIA）的兴起。这些检测方法使血液循环中的激素测定和了解复杂激素的反馈机制成为可能。在过去的几十年里，人们对内环境稳态有了更深入和精确的理解，使得我们可以更好地诊断诸如原发性甲状旁腺功能亢进、亚临床甲状腺功能亢进和亚临床皮质醇增多症等疾病。

Endocrine and Metabolic Medical Emergencies 由 Glenn Matfin 构思。Glenn Matfin 是国际知名内分泌领域专家，具有丰富的临床经验。他与本书的其他作者共同认识到内分泌和代谢领域临床模式的转变，即我们的患者很少单独出现内分泌疾病，而往往是与其他疾病（如危重症或艾滋病）一起发生。这些疾病直接或间接导致了内分泌和代谢系统疾病或引起激素水平的异常。因此，住院患者的病情越来越复杂和危重，加之与应激相关的激素反应，将导致难以对患者的内分泌状况进行规范评估。因此，该部分患者在住院期间的诊疗重点已转移为紧急处理内分泌急症，如低血糖、低钠血症、高钙血症、肾上腺功能不全、甲状腺危象和垂体卒中。

医学教科书的本质是传授知识，提高临床诊治水平。本书的第 2 版将传统内分泌急症的范围扩展到更多需要紧急关注的状况，以优化临床结局。新版增加了由国际知名专家撰写的 10 余章内容，包括了不少创新性章节，如"移植中的内分泌与代谢急症""急症处理中的高浓度胰岛素管理"等。*Endocrine and Metabolic Medical Emergencies* 是管理当今复杂住院患者内分泌异常的有效资源，我们感谢本书作者对医学的创新性贡献。

J. Larry Jameson

Philadelphia, PA

前 言

在不同发展程度的国家，内分泌与代谢领域所面临的都不仅仅是最常见的疾病，也包括严重的公共卫生挑战，因此内分泌与代谢专业的学科重要性日益增强。常见的内分泌与代谢疾病包括肥胖和糖尿病、甲状腺疾病和代谢性骨病。由内分泌代谢疾病带来的相关人力、经济和社会成本越来越受到关注。

急症医疗是医务工作者和机构管理者的主要关注点，而内分泌与代谢急症占据了急症医疗的很大一部分。此外，由于缺乏优秀、实用的指导，许多患者并未得到理想的处理（包括安全问题）。因此，业内需要一个涵盖内分泌与代谢急症的综合性临床诊疗指南。鉴于美国内分泌学会在临床内分泌学教育和实践中的领先地位，由其领衔完成这一工作恰如其分。*Endocrine and Metabolic Medical Emergencies* 的第 2 版旨在通过更新和梳理全球临床医生管理日常内分泌与代谢急症所需的知识，来补齐这一短板。第 2 版进行了全面更新，并增加了每章要点、病例分析和很多新的插图。

我们相信，新版将带来全新的专题领域，并为每一类别的疾病建立标准的诊疗原则，同时运用最佳的国际指南将医学知识与临床实践紧密融合。每章的作者都是各自领域公认的知名专家，他们提供了针对相关问题的高度实用和有效的解决方法。一些专题（例如垂体卒中）出现在几个不同的章节中，从各自的视角介绍了管理要点。虽然本书并未包括所有的疾病，但基本涵盖了许多常见及相对少见的内分泌与代谢急症。此外，本书还阐述了一些临床上特别棘手的问题及其他出版物中不常涉及的领域（例如胰岛素泵的管理，或住院时的高浓度胰岛素治疗）。每章都是相对独立编写，因此可以随时以任何顺序阅读。

本书共分 11 个部分，其中大多数都有独立引言作为导读。第 1 部分涵盖了急症治疗，本部分的引言最初由 Richard Thompson 爵士（皇家内科医师学会前任主席）和杰出的内分泌专家 John Wass 撰写，介绍了当前医疗环境下提供急症医疗时存在的机遇和挑战，为内分泌代谢急症的管理提供了背景。此外，所有临床医生都需要熟悉急症的基本管理（尤其是在间断性住院时），接下来便就此进行了概述。第 2 部分侧重于急危重疾病对内分泌和代谢系统的影响，以及这些变化和其他因素对内分泌检查的影响。第3部分讨论了特殊的患者群体，包括衰老、怀孕和艾滋病对内分泌代谢急症的表现和管理的独特影响。在第2版中，关于这一特殊人群新增了章节，包括过渡期、围手术期、癌症治疗后晚期效应患者及遗传性代谢疾病和移植患者中的内分泌与代谢急症。其余部分涵盖各种不同的内分泌和代谢系统，包括垂体、甲状腺、肾上腺，钙、磷酸盐及代谢性骨病，神经内分泌肿瘤，葡萄糖，钠，肥胖症和临床脂质学。

我要感谢 Larry Jameson 再次为本书作序。他有多重身份，担任不同角色，Jameson 医生真正理解内分泌科及其他临床医生在为患者（包括内分泌与代谢急症患者）提供高质量、以患者为中心、具有高成本 - 效益的医疗照护中所面临的复杂挑战。我还要感谢作者们付出的巨大努力。尽管出版时间紧，他们还有很多其他工作，但他们还是慷慨地贡献了自己的时间，分享了丰富的专业知识，写出了精彩的章节。在第2版中，我们有一些新的作者，而我也要感谢之前作者们的贡献。我特别感谢内分泌学会 / Wiley 健康科学出版联盟同意出版这本书。书籍出版是人类进步的重要时刻，在21世纪，这一点也并未改变，且本书还涉及跨国资源和合作。我感谢所有相关人员使这本出色的作品得以完成并出版。这无疑是一个宝贵的资源，将在未来多年为内分泌科医生和其他临床医生（包括急诊科、内科、重症监护医生和住院医师）以及他们的患者提供帮助。

最后，我要特别感谢我们的读者。你们致力于为患者提供卓越的医疗服务，同时在忙碌的临床工作之余积极学习新知识，以保持永不落伍，这并不容易，非常值得称赞！我们随时欢迎您的反馈。

Glenn Matfin

目 录
Contents

缩略语
Abbreviation

缩写	中文全称
β HBA	3-β-羟基丁酸
AACE	美国临床内分泌医师协会
ABI	踝臂指数
ACa	校正钙
ACE	血管紧张素转换酶
ACR	尿白蛋白/肌酐比值
ACS	急性冠脉综合征
ACTH	促肾上腺皮质激素
ADA	美国糖尿病协会
ADH	抗利尿激素
AFF	非典型股骨骨折
AG	阴离子间隙
AIDS	获得性免疫缺陷综合征
AIRE	自身免疫调节基因
AKI	急性肾损伤
APACHE Ⅱ	急性生理学和慢性健康评估 Ⅱ
APS	自身免疫性多内分泌腺病综合征
ARB	血管紧张素受体阻滞剂
ARDS	急性呼吸窘迫综合征
ATD	抗甲状腺药物
AVP	精氨酸血管升压素
AVPU	警觉，声音，疼痛，无反应
BMD	骨密度
BMI	体重指数
BPD	胆胰分流术
BPDDS	胆胰转流十二指肠转位术
BUN	血尿素氮
CAH	先天性肾上腺皮质增生症
cART	联合抗反转录病毒疗法
CaSR	钙敏感受体
CGM	连续血糖监测
CHF	充血性心力衰竭

缩写	中文全称
CII	持续静脉胰岛素输注
CK	肌酸激酶
CKD	慢性肾脏病
CN	夏科氏关节病
COPD	慢性阻塞性肺疾病
CPAP	持续气道正压通气
CRH	促肾上腺皮质激素释放激素
CRP	C反应蛋白
CRRT	连续肾脏替代治疗
CSF	脑脊液
CSII	持续皮下胰岛素输注
CVD	心血管疾病
CYP3A4	细胞色素 P450 3A4
DDAVP	去氨加压素
DCCT	糖尿病护理和并发症试验
DFI	糖尿病足感染
DFU	糖尿病足溃疡
DI	尿崩症
DIDMOAD	DI、糖尿病、视神经萎缩和耳聋
DKA	糖尿病酮症酸中毒
DPP-4	二肽基肽酶 4
EASD	欧洲糖尿病研究协会
ECF	细胞外液
eGFR	肾小球滤过率估值
EMA	欧洲药品管理局
EN	肠内营养
ENETS	欧洲神经内分泌肿瘤学会
ESRD	终末期肾病
FBC	全血细胞计数
FDA	食品药品监督管理局
FFA	游离脂肪酸
FGF23	成纤维细胞生长因子 23

缩写	中文全称	缩写	中文全称
FNA	细针穿刺抽吸活检	LAGB	腹腔镜可调节胃束带术
FPG	空腹血糖	LDL-C	低密度脂蛋白胆固醇
FRIII	定速静脉胰岛素输注	LFT	肝功能检测
FSH	卵泡刺激素	LH	黄体生成素
FT₃	游离三碘甲状腺原氨酸	LMWH	低分子肝素
FT₄	游离甲状腺素	LOPS	保护性感觉丧失
GCS	格拉斯哥昏迷量表	LSG	腹腔镜袖状胃切除术
GH	生长激素	MACE	主要不良心血管事件
GHRH	生长激素释放激素	MALA	二甲双胍相关乳酸性酸中毒
GKI	葡萄糖 – 钾 – 胰岛素	MAP	平均动脉压
GLP–1	胰高血糖素样肽 1	MELAS	线粒体脑肌病伴乳酸酸中毒和卒
GnRH	促性腺激素释放激素		中样发作
GSD	糖原贮积症	MRSA	耐甲氧西林金黄色葡萄球菌
GvHD	移植物抗宿主病	NaDIA	国家糖尿病住院患者审核
HAAF	低血糖相关自主神经衰竭	NEC	神经内分泌癌
HAART	高效抗反转录病毒治疗	NET	神经内分泌肿瘤
HbA1c	糖化血红蛋白	NEWS	国家早期预警评分
HBO	高压氧	NHS	国家医疗服务体系
HDL-C	高密度脂蛋白胆固醇	NIV	无创通气
HDU	高依赖病房	NSAID	非甾体抗炎药
HHM	恶性肿瘤体液性高钙血症	NSTEMI	非 ST 段抬高心肌梗死
HHS	高血糖高渗状态	NTI	非甲状腺疾病
HIV	人类免疫缺陷病毒	ODS	渗透性脱髓鞘综合征
HMG CoA	3– 羟基 –3– 甲基戊二酰辅酶 A	ONJ	颌骨坏死
HPA	下丘脑 – 垂体 – 肾上腺	OSA	阻塞性睡眠呼吸暂停
HPG	下丘脑 – 垂体 – 性腺	PAD	外周动脉疾病
HPT	下丘脑 – 垂体 – 甲状腺	PAS	垂体卒中评分
IFCC	国际临床化学联合会	PCI	经皮冠状动脉介入治疗
IGF–1	胰岛素样生长因子 1	PCP	肺孢子菌肺炎
IGF–2	胰岛素样生长因子 2	PCSK9	前蛋白转化酶枯草杆菌蛋白酶 /
IGFBP	胰岛素样生长因子结合蛋白		kexin 9
IIT	强化胰岛素治疗	PN	肠外营养
IMD	遗传性代谢病	pNET	胰腺 NET
ISPAD	国际儿童和青少年糖尿病协会	POC	床旁检测
IST	胰岛素应激试验	PRIDE	糖尿病住院研究联盟
ITT	胰岛素耐受试验	PRL	泌乳素
IWGDF	国际糖尿病足工作组	PRRT	肽受体放射性核素治疗
JBDS	英国糖尿病协会联合住院治疗组	PTH	甲状旁腺激素
JTA	日本甲状腺协会	PTHrP	甲状旁腺激素相关肽

缩写	中文全称	缩写	中文全称
QTc	校正的 QT 间期	T_3	三碘甲状腺原氨酸
RAI	放射性碘	T_4	甲状腺素
RAIU	放射性碘摄取	TBG	甲状腺结合球蛋白
RANK	核因子受体激活因子 – κB	TDD	每日总剂量
RANKL	RANK 配体	TIA	短暂性脑缺血发作
RCT	随机对照试验	TPN	全肠外营养
RYGB	Roux-en-Y 胃旁路术	TPO	甲状腺过氧化物酶
SBAR	状况、背景、评估与推荐	TPP	甲亢性周期性麻痹
SBP	收缩压	TRH	促甲状腺激素释放激素
SGLT–2	钠 – 葡萄糖协同转运蛋白 2	TSH	促甲状腺激素
SIADH	抗利尿激素分泌异常综合征	UAO	上气道阻塞
SIRS	全身炎症反应综合征	UKPDS	英国糖尿病前瞻性研究
SMBG	自我血糖监测	VRIII	可变速静脉胰岛素输注
STEMI	ST 段抬高心肌梗死	VTE	静脉血栓栓塞
T1DM	1 型糖尿病	WDHA	水样泻、低钾血症、胃酸缺乏
T2DM	2 型糖尿病	ZES	佐林格 – 埃利森综合征

注：鉴于临床应用中很多指标均以 mg/dL、pg/mL、ng/mL 表示，为方便读者阅读，本书保留原著中的上述复合单位（如需换算为以 L 为单位，可参考：1 mg/dL=10 mg/L，1 pg/mL=1 ng/L，1 ng/mL=1 μg/L）。

第 1 部分

急症概述

General Aspects of Acute Medical Emergencies

急症医疗：危机与解决之道

Glenn Matfin

要 点

· 急症医疗中的危机有多方面因素。

· 这些因素包括：伴随住院率升高而增加的急诊入院人数，越来越多老龄和虚弱的患者患有复杂、高危疾病和多种并发症，医疗的系统性问题，患者体验差，保健水平存在差异，患者群具有多种族性，医护人员匮乏，社会关怀和初级保健不足，卫生保健和社会关怀供给立法不断改弦易张，经济紧缩或财政不稳定时期卫生保健和社会关怀花费持续增加。此外，在出现问题时还常常缺乏坦诚的态度去面对。

· 现已提出未来医疗实践的一种新模式，首要的原则是患者至上（即以患者为中心）。患者理应获得同情和尊严，他们也应该参与医疗决策与治疗（即决策共享）。医疗团队应该共同协作瞄准同一个目标，让患者获益最大化。患者的安全至关重要，应保持开放的态度提供安全的医疗服务，并利用电子处方这类工具。当出现问题时，需要一种坦诚的态度。

· 7 d 护理也必不可少。应秉持全程护理的理念，即医疗护理应覆盖每周 7 d、每天 24 h。对患者的护理不应再区分初级、次级保健、急性发病后及社会关怀，而应根据患者的特定疾病设计医疗路径，而且有效的交流十分关键。

· 这样做就需要更多的医生接受培训并从事全科医学工作，但这并不意味着专科医疗（如糖尿病和内分泌疾病）不重要或不优先。专科医疗仍必不可少，而且实际上在这些领域需要的专业知识在持续增加。持续的研究生培训需求、胜任力提升以及其他的专业性要求，所需成本高昂且复杂、耗时；然而，如果要培养一支与时俱进且适应临床实践的医疗队伍，这一点至关重要。此外，还要能够培养下一代和未来几代的临床医生。

· 提供安全、及时、高质量、以患者为中心、整合的、具有成本－效益比的急症医疗，会面临挑战和机遇，并将引起广泛关注，从而促使更多的人投入这项艰巨且重要的事业。

引 言

　　急症医疗存在的危机具有多方面的因素。由于老龄人口的增加，我们都生存于日益"灰发化"的社会。仅在美国，2011年老龄（定义为 65 岁及以上）人口就已达 4140 万（或占 1/8 人口）。根据美国内分泌学会的劳动力分析[1]，到 2025 年，这一数字将有可能增加到 6250 万人（或几乎占 1/5 人口），这将对卫生保健产生巨大影响。例如，目前英国人口出生时的预期寿命比 1948 年国家医疗服务体系（National Health Service, NHS）成立时的预期寿命延长 12 年；60 岁以上人口约占总人口的 1/4，其中半数人口患有慢性病，而随着下一个 20 年 85 岁及以上人口翻倍，这一比例还要上升；近 2/3 的住院患者年龄在 65 岁以上，其中约有 25% 的患者被诊断有痴呆（超过 1/3 住在养老院的人患有痴呆）。糖尿病和内分泌疾病在这些老年人群中也很常见，在美国几乎有 1/4 老年人患有糖尿病[1-2]。大约有半数糖尿病患者未得到诊断，而且有额外的 1/2 老年人为糖尿病前期[2]。这些体弱的老年人构成了相当大比例需要急症医疗的患者群体，包括内分泌代谢急症（如低血糖、高血糖、低钠血症、高钙血症）[3]。

在住院率居高不下的情况下，急症患者的数量也在增加。NHS（或其他机构）在床位方面的压力会导致患者在急诊科等待时间延长。急诊科及其他门诊的拥挤情况会带来患者的安全性问题（包括保持清洁和控制感染），这会对患者（尤其是因为这些患者为了给其他人腾出空间得来回移动）和医护人员造成很大的压力。随着住院人数的增加，一些患者可能无法住进合适的病房，例如内科患者住进外科或其他非内科病房，而这又会增加额外的负担，因为还需要给这里配备熟练的医生、护士及理疗师、职业治疗师等其他保健人员。所有这些都会进一步延误患者及时获得正确的专科检查和（或）治疗方案。此外，在急性期后的照护和社会关怀的保障上也有很明显的问题，包括长期资金不足及人员匮乏，因此，一些原本可以出院接受后续社区医疗（如急性期后的康复）的患者

因上述原因无法出院。在英国，因延迟出院而"滞留"医院的患者人数过去 5 年增加了 80%[4]。2010 年英国急症的平均住院时间为 7.7 d，显著高于澳大利亚（5.1 d）、荷兰（5.8 d）及美国（4.9 d）。作者所在医院最新（2017 年）的平均住院时长为 7.95 d（以住院超过 24 h 的患者为基数统计）。

周末入院患者的死亡率会有约 10% 的增加。虽然这其中的原因复杂，但高级别医生管理可使住院患者的临床结局更好。此外，还存在其他一些问题，例如，低年资医生工作时间短（部分原因是出于对患者安全性的考虑以及因此带来的操作机会的限制），常常在交接班时交流较少。鉴于医疗需求增加及其他原因 [包括对"土生土长"医生培训不足或无法留住他们]，新入职医生面临越来越大的压力，而且有证据显示，由于对高级别医护人员需求的增加，他们往往得不到一对一的亲身指导或培训。

现行的研究生培训需求以及能力或认证及其他的职业属性的维持 / 评估费用昂贵、复杂、耗时，而且并不总是能改善患者的医疗质量[5]。过去的 20 年间，医学研究生教育发生了许多变化。这些变化部分反映了医生执业环境的变化，其驱动因素与患者和医生都有关。患者方面的驱动因素包括人口特征的改变（如前文提到的老年人口数量增加）和患者期望值提高，后者表现在患者对自身健康状况和公众对获得更好医疗服务的期待上。医生方面的驱动因素包括医疗技术的提高（如信息技术的影响）、治疗的进展、多专业医疗服务的复杂性、对患者安全的高度重视以及医护人员自身对工作与生活平衡更好的期望[6]。

医护人员是医疗卫生系统的基石。

2016 年，医疗卫生系统和社会护理机构的从业者在大多数经济合作与发展组织（OECD）国家占到 10% 以上[7]。目前医疗机构承受的压力在不断增加（伴随临床医生倦怠风险增加导致其身体和情绪上疲惫和工作效率下降）。此外，在美国和OECD 国家，医护劳动力正在迅速老龄化（即婴儿潮一代），几乎 1/3 的医生年龄 ≥ 55 岁[7]。由于缺乏劳动力规划和（或）经费不足，导致医疗、护理及其他医疗服务人员不足，使医疗服务供应中的人力资源问题加重。这会导致医护人员从世界其他医疗资源薄弱的地区（尤其是亚洲、中 / 南美洲和东欧）迁移到更富裕的社会；这样会对移民原籍国当地的医疗服务和劳动力规划产生不利影响。迄今为止，在绝对数上美国是接受外国医护人员培训的主要目的地，2013 年有超过 20 万名外国医生（占总数的 25%）和近 25 万名外国护士在美国接受培训[7]。英国是绝对数量上第二大目的地，2014 年有超过 4.8 万名外国医生和 8.6万名外国护士接受培训[7]。

糖尿病和内分泌急症医疗危机的影响

急症医疗是许多临床医生（包括糖尿病学专家和内分泌学专家）的主要关注点。这些全科医生的工作会抵消专科医生的角色，并对住院和门诊服务产生负面影响。然而，他们也有机会对患有内分泌和代谢疾病 / 急症的患者产生积极影响，而这些内分泌和代谢疾病患者占到了急症医疗工作量的很大比例。例如，糖尿病患者住院比例持续增长（如英国糖尿病住院患者占比已经达到 17%，美国也已占到20% 以上）[8]。英国国家糖尿病住院患者

审核（NaDIA）数据估计，2020 年糖尿病患者占用的病床比例增加到近 20%，一些医院甚至超过了 30%[9]。糖尿病患者的这种高住院率会导致许多问题，包括在该类医疗机构所有病区安全使用胰岛素治疗。NaDIA 数据显示，几乎半数（46%）接受胰岛素治疗的住院患者有处方或药物管理失误[9]，而且近 1/10（9%）的糖尿病住院患者在入院时有活动性足部疾病，几乎每 20 例住院患者中就有 1 例（4%）因该并发症直接入院。令人担忧的是，每 75 例糖尿病患者中就有 1 例在住院期间出现新的足部病变 (1.4%)。与英国国家健康与医疗优化研究所（NICE）关于糖尿病足医疗路径的指南不同[10]，仅有不到 1/3（30%）的糖尿病住院患者在 24 h 内进行了糖尿病足检查[9]。

低钠血症是最常见的电解质紊乱，影响高达 30%~42% 的住院患者，且与疾病发病率和病死率增加有关[11]。一项关于低钠血症现状和管理的大型住院注册研究 [重点关注抗利尿激素分泌异常综合征（SIADH）] 显示，临床上通常使用的治疗方法都无效。最常用的单一疗法，如限制液体和使用等渗盐水，分别在 55% 和64% 的单一疗法中未能使血清钠浓度增加 ≥ 5 mmol/L[10]。此外，限制液体或使用等渗盐水使血清钠浓度增加至 ≥ 130 mmol/L仅分别存在于 28% 和 18% 的单药治疗患者中。仅在不到 50% 的患者中进行了适当的实验室检查来确诊 SIADH[11-12]。

许多患有糖尿病和内分泌病变或相关急症的患者在急诊医疗机构中未能进行理想的管理，从而导致不必要的临床差异。这可能是由许多因素造成的，包括医护人员缺乏、培训不足和（或）专业知识不足。例如，许多临床医生（尤其是低年资医生

和非内分泌专家）认为，出现各种急性内分泌和代谢紊乱的患者，其异常的指标（如葡萄糖、钠离子、渗透压、阴离子间隙、血压）必须尽快纠正至正常[3]，但这种操作往往导致发病率和病死率增加（例如，过快纠正低钠血症会发生渗透性脱髓鞘综合征）[13]。通过适当的培训和相关指南、医疗路径及其他资源（例如本书）的学习，可防止过快纠正异常指标导致的不必要麻烦，并有可能挽救生命。

解决办法 / 机会

上述问题结合英国弗朗西斯（Francis）对中斯塔福德郡 NHS 基金信托的调查[13]显示，除其他一些问题外，主要的问题是患者并非医疗的中心，这表明有必要对 NHS 的运作进行根本性改变[14]，尤其是在医院医疗服务的组织方面。

在这种背景下（即，随着床位占用率的增加，急诊住院人数迅速增加；患有复杂、高危和多种合并疾病的老年患者和虚弱患者越来越多；医疗的系统性问题；资金不足；患者体验不佳；医疗服务供给和立法不断改弦更张；社会关怀与初级保健危机；以及医护人员与其他医疗保健人员人力危机），英国皇家内科医师学会成立了未来医院委员会[14]，由 Michael Rawlins 担任主席。2013 年 9 月，该委员会制定了未来医院的 11 条核心原则（表1）。首要的原则是"患者第一"（即以患者为中心）。患者应该获得同情和尊严，他们也应该参与自身的医疗决策（即决策共享），包括考虑多种族人群的社会与文化范式（即文化特性）。需要建立一种新的医疗模式，建议（已经被英国许多信托机构采纳）应该有一个由高

级别医生领导的医疗部门（类似于美国目前的做法）负责临床协作、以患者为中心的工作，并确保团队的共同目标是保证患者的利益最大化。因此，有效的领导力至关重要。

7 d 护理也很重要，即每周 7 d，每天 24 h 全程护理。尤其像前文所述患者通常表现出多种合并症，就需要一系列支持。英国许多医院也在考虑这方面的问题，但经常会出现问题（尤其是在小医院和某些专科医院），无法提供全程医疗服务。

这样做的一个重要后果是，需要有更多的医生接受全科医学（包括急诊医学、内科、住院医生、强化和重症监护）方面的培训。但这并不意味着专科医疗（如糖尿病和内分泌疾病）不重要或不优先。事实上，专科医疗仍必不可少，而且这些专业领域的专业知识正在不断增加。应提供高级专科医疗方面的认证培训，并将进一步提高投入的专科医生的质量。这将是耗时而昂贵的，但对于保持和培养全科医生和专科医生的知识非常重要。英国（即"培

表 1　患者服务的核心原则[15]

1. 基本的医疗服务标准必须满足。
2. 患者的体验与临床效果一样有价值。
3. 每一例患者的医疗服务责任清晰、明确。
4. 患者能够有效、及时地获得医疗服务，包括预约、检查、治疗、出院。
5. 患者不更换病房，除非临床服务需要。
6. 必要时执行强有力的医疗改变措施。
7. 与患者（或关于患者）的良好沟通是常态。
8. 医疗服务的目的是促进患者自理和健康促进。
9. 服务是为满足个别患者（包括弱势患者）的需求而量身定制的。
10. 所有患者都有反映其个人临床和支持需求的医疗服务计划。
11. 支持医护人员提供安全、热情的医疗服务，并致力于提高质量。

训模式")和美国(即"下一个认证系统")以及其他国家的医学研究生教育正试图重新关注基于结果的全科医生培训,并解决其他重要的通用能力/行为,例如医疗专业性、领导力和团队合作、沟通和人际交往技巧、工作时间和疲劳的管理、医疗变化、健康促进和疾病预防、保护弱势群体,以及将初级医生纳入患者安全和医疗质量改进计划中[6,16-17]。增加医学和护理学生的数量也很重要。本科医学教育也在不断发展,而且更加注重全科医生的培训。

在最具挑战性和医疗需求最大的地区(以及更偏远/农村地区),探索激励医生的方法势在必行[4]。例如,在美国所有医生中,只有12%是全科医生/家庭医生,88%是专科医生;而在英国,29%的医生是全科医生/家庭医生,71%为专科医生[7]。在美国,将临床医生吸引到临床需求更大的地区使美国住院医师数量快速增长,这是一个很好例子。目前,美国的住院医师人数超过5万名,比任何内科专科(其中最庞大的是心脏病学,有2.2万名医生)都多[18]。建立一个包括执业护士、助理医师和其他中级临床医生在内的医护人员配备的创新模式至关重要。应尽可能让受训人员在稳定的医疗团队中工作,从而教育和指导他们成为下一代高级临床医生。

必须通过最佳实践流程找到避免住院["前门(front-door)"]的创新方法,例如:改善初级保健的院前医疗服务(例如,在美国许多地区医护人员不能充分使用胰高血糖素治疗严重低血糖症)和患者分类;为失代偿患者通过虚拟或快速就诊路径提供更早的专业检查和治疗;以及较早在门诊(或类似环境)中进行全科复查和治疗,从而无须入院即可安全有效地治疗如深静脉血栓形成以及早期的糖尿病酮症酸中毒

等各种疾病。患者一旦住院,就应改善整个医院的患者流程,例如在急诊科对患者及早进行上级医生查房;当天及早将专科患者从留观病房、普通内科/特别病房(outlier wards)运送到专科病房;以及进行每日查房和(或)小组巡回查房都会有所帮助。"前门(front-door)"重新配置措施以及与急性期后、社会关怀和初级保健医护人员的多学科互动达成的有效出院计划可使患者及时出院["后门(back-door)"]达到最佳状况,并有望防止再次住院。

患者安全是无疑是最重要的(最近的数据表明医疗失误是美国第三大死亡原因),英国皇家内科医师学会和许多其他国家和国际组织正在寻求提高患者安全性的方法。为什么医疗安全不像航空公司那样成功?经高级别领导层认可的安全护理并使用电子处方等工具有助于提高患者安全性。最近英国的"Wachter报告"(由Robert Wachter教授主持)提出了在医疗服务中进一步利用信息技术(IT)的各种建议[19],尤其是使用电子病历和其他数字工具(包括人工智能),可进一步增强患者医疗的安全性。然而,过于复杂、缓慢、非集成的IT系统以及近期NHS网络遭到攻击表明医疗服务领域过度依赖IT存在潜在风险[20]。加强教育对于提高患者安全性也很重要,例如开具胰岛素处方和注射给药,并且应该强制要求所有医护人员在整个急症医疗过程中参与糖尿病患者管理。当出现问题时,进行实时的"根本原因分析"对于防止危机进一步发生是可取的。当问题出现时,需要坦诚相待。

患者的医疗服务不应受初级保健、次级保健、急性期后医疗和社会关怀的限制,其医疗途径应该根据患者的具体疾病而设计。遗憾的是,NHS目前在初级保健和次

级保健之间存在壁垒，这种情况已经发生在许多专业中（尽管美国的情况可能会更糟，因为患者的医疗服务更加分散且整合度较低），必须主动打破这种壁垒。像所有情况一样，此时有效的沟通就成为关键。

增加医疗服务资金及更合理的支出对于满足医疗服务不断增长的需求、减少医疗服务差异以及资助用于改善和维持医疗服务供给的项目至关重要。针对预防方面的投入对于尝试减少以后的医疗服务需求（例如碘缺乏病、戒烟、糖尿病、肥胖症和高血压）也很重要；此外，关键治疗方法（例如胰岛素）的广泛应用和消除食品安全问题亦是如此。

患者未来的医疗服务面临前所未有的诸多挑战（例如，2018 年 1 月 2 日，英国 NHS 推迟了所有非急症住院手术，如择期髋关节置换术；取消了常规门诊预约，如糖尿病和内分泌门诊。直到 2018 年 2 月由于冬季"危机"和美国的阿片类药物危机才得以恢复正常），但这些挑战都有解决方案。作为医生，我们也需要像亨利五世那样接受来自一线的指导。医学不应如此顽固和保守。虽然本文主要描述了英国的情况，但对于提供以患者为中心的安全、及时、高质量、整合的、具有较好成本-效益的急症医疗的所有相关人员而言，其面临的挑战和机遇是相同的。在这种复杂的环境下，如果不能以最佳的方式提供医疗服务，可能会对内分泌和代谢急症等其他状况的管理产生不利影响。

致　谢

我们向第 1 版以皇家内科医师学会前任主席 Richard Thompson 为代表的所有作者表示感谢，并感谢杰出的内分泌专家 John Wass 教授为本篇引言提供的支持。

参考文献

请登录 www.wpcxa.com 下载中心查询或下载，或扫码阅读。

第 1 章

急症的早期处理

Paul J. Frost　*Matt P.Wise*

要　点

- 急症是指那些发病后几分钟到几小时可导致器官衰竭和死亡的疾病。
- 这些疾病几乎没有任何征兆，受累的患者通常会感到痛苦、恐惧，并且常常不合作。
- 这些事件可能发生在任何医院科室，医护人员处理它们的能力可能会有很大差异。鉴于这些情况，出现处理失误、

导致医疗失败和结果不佳也就不足为奇了。

- 急症早期有效的处理需要及时识别、立即纠正危及生命的生理学异常，有条不紊地应用"气道、呼吸、循环、意识和暴露（ABCDE）"方法，以及对潜在疾病的快速诊断和治疗。
- 内分泌和代谢紊乱是急症的常见原因。

引　言

急症是指那些发病后几分钟到几小时可导致器官衰竭和死亡的疾病。这些疾病几乎没有任何征兆，患者通常会感到痛苦、恐惧，并且常常不合作。这些事件可能发生在任何医院科室，医护人员处理它们的能力可能会有很大差异。鉴于这些情况，出现处理失误、导致医疗失败和结果不佳也就不足为奇了[1]。急症需要早期有效的处理，及时识别、立即纠正危及生命的生理学异常，以及对潜在疾病的快速诊断和治疗。内分泌和代谢紊乱是急症的常见原因。

急症的识别

急症通常是通过严重的心肺功能不全或神经功能不全的临床症状来识别。在一项大型跨国观察性研究中，60% 的患者在心搏骤停、死亡或入住重症监护病房（ICU）之前即出现严重的生理学恶化、高频次的低血压和格拉斯哥昏迷量表（GCS）评分下降[2]。尽管在初期难以确定诊断，但伴随重症的临床体征却易于识别，包括心动过速或心动过缓、低血压、四肢厥冷、少尿、发绀、呼吸急促或呼吸缓慢、抽搐、躁动、意识模糊及昏迷（表 1.1）。这些体征一般通过床旁的简单观察就可看出，例如脉搏、血压、呼吸频率、外周血氧饱和度、体温和意识水平。在英国，这些床旁观察已被用于制定国家早期预警评分（NEWS）。NEWS 是通过对每一项观察指标偏离正常范围的赋值相加得出的[3]。该评分与分级反应策略相关联，因此评分高的急症患者会立即由经过适当培训的快速反应团队进行复查[3]。尽管直觉上合理，但目前尚缺

表 1.1 急症时可能出现的体征

皮肤: 斑疹, 出汗, 发绀, 皮肤充血发热, 四肢厥冷。

神经系统: 躁动, 意识模糊, 意识淡漠, 抽搐, 定位障碍。

呼吸系统: 喘鸣, 呼噜声, 流涎, 呼吸困难, 气管牵引, 肋间牵引, 鼻翼扇动, 呼吸频率 (RR) > 25/min 或 < 8/min; 可听见喘息声或胸部无呼吸音。

心血管系统: 毛细管再充盈时间 > 2 s, 脉搏 > 150/min 或 < 50/min, 脉搏弱, 外周血管无搏动; 收缩压 < 90 mmHg, 平均动脉压 (MAP) < 70 mmHg, 直立性低血压, 尿量 < 0.5 mL/(kg·h) 或无尿。

乏令人信服的证据, 证明像 NEWS 这样的快速反应系统能够有效预防不良后果, 例如死亡或入住 ICU[4-6]。这种快速反应系统的缺陷包括观察结果可能不可靠及分数计算错误[7-8]。此外, NEWS 作为急症测试的灵敏度和特异性将受到患者特定因素的影响, 例如年龄、治疗药物和合并症。例如, 严重的胃肠道出血可能不会导致先前使用 β 阻断剂治疗的高血压患者出现高 NEWS 评分, 因为尽管血容量严重不足, 但血压和脉搏可能仍保持在 "正常范围"。对这些临床表现的危重性认识仍然依赖于临床经验判断。尽管如此, 近年来快速反应系统已被世界各地的医院采用, 作为识别和即刻处理病情恶化患者和重症患者的默认机制[9]。近期, "第三次脓毒症特别工作组国际共识" 将脓毒症重新定义为 "由于宿主对感染的反应失调而导致危及生命的器官功能障碍"。工作组推荐 "快速脓毒症相关器官衰竭评估 (qSOFA, 又称快速序贯器官功能衰竭评分)" 作为床旁提示, 以识别可能患有脓毒症或脓毒症休克的疑似感染患者[10]。

精神状态改变 (GCS 评分 < 15)、呼吸频率 ≥ 22/min 和收缩压 ≤ 100 mmHg 表示 qSOFA 评分为 1。qSOFA 评分范围为 0~3, 而在一项电子健康记录的大型回顾性分析中, qSOFA ≥ 2 与更高的死亡风险或重症监护病房住院时间延长有关[11]。尽管工作组提出了建议, 但早期证据表明, 作为识别有恶化风险患者的手段, qSOFA 可能并不如 NEWS[12]。

一旦出现急症的先兆, 主治医生面临的挑战是在提供支持性医疗的同时做出诊断, 以便进行有效的治疗。虽然大多数临床医生都熟悉 "气道、呼吸和循环 (ABC)" 方法, 但最好使用 "气道、呼吸、循环、意识和暴露 (ABCDE)" 方法来协调这些活动。在床旁采用这种方法需要主治医生组织医护人员形成一个有效的团队。这种领导作用在广为宣传的复苏指南中被大大低估, 但其对于取得良好的结局非常重要。危机资源管理 (CRM) 被定义为 "在复杂和现实的医疗领域中, 将储备的知识转化为有效治疗活动的能力"[13]。因此, 处理急症的临床医生应熟知 CRM 原则, 并尽可能遵守这些原则。

ABCDE 方法

毋庸置疑, 急症的结局可通过早期诊断和治疗得到改善。例如, 及时的再灌注可减少心肌梗死和卒中患者的梗死面积并延长寿命, 而早期有效的抗生素治疗可提高感染性休克患者的存活率[14-16]。然而, 在做出诊断之前, 这些患者可能已经死于严重的生理性障碍, 例如低氧血症和休克[17]。ABCDE 方法可被视为保护生命的一种机制, 在寻求诊断的同时便可以进行明确的治疗[18]。该过程从床旁开始, 对患者的一般状况进行初步评估；这种便捷的评估着眼于一些危及生命的心肺和（或）神经功能不全相关的临床体征（表 1.1）。

大部分初步评估可以通过观察患者、检查临床指标的变化以及与床旁护士的简短讨论来完成。在评估结束时，可能有患者出现明显的垂死或"围心搏骤停（Peri-cardiac arrest）"现象，应召集"心搏骤停"或"快速反应"小组。在英国，NHS 创新与改进研究所推荐了转诊急性病患者的 SBAR 方法 [状况（S）、背景（B）、评估（A）与推荐（R）]（表 1.2）[19]。无论采用何种医院系统，一旦发现紧急情况，应立即请求援助。这些情况很少能由一名医护人员单独有效处理。此时，团队（或等待援助的单个临床医生）应建立基础监测 [如心电图（ECG）、脉搏血氧饱和度和血压]，冷静、有条不紊地通过 ABCDE 方法，

表 1.2 状况、背景、评估与推荐（SBAR）交流工具

状况（Situation，S）：介绍你自己（姓名、角色、位置）；与你交谈的人和患者。说明呼叫和出现紧急情况的原因。
举例：我是弗罗斯特医生，是 6 病房的住院医师。您是值班的重症监护室医生吗？
我的患者是 65 岁的史密斯夫人，她的血氧饱和度最低达到了 78%。
背景（Background，B）：短暂介绍相关病史——入院时间、诊断、当前的处理措施。
举例：史密斯夫人以前身体健康，她因脑卒中于 1 周前入院，目前正接受康复治疗。
评估（Assessment，A）：陈述你的工作诊断。
举例：我认为史密斯夫人的呼吸衰竭继发于严重的医院获得性肺炎。
推荐（Recommendation，R）：陈述请求。
举例：我认为史密斯夫人很可能需要气管插管和机械通气。请您立即来病房处理。

纠正危及生命的生理学紊乱。其他措施如即时（point-of-care）血糖检测，也应根据临床指示进行。

气道评估与处理

上气道阻塞（UAO）必须迅速确立诊断并立即处理；完全阻塞会在数分钟内导致心搏骤停，而部分阻塞会影响通气并导致低氧血症。UAO 可能因以下表现而被人们识别，如言语障碍、喘鸣音、呼噜声、流涎、严重呼吸窘迫、矛盾的胸壁运动（"跷跷板"运动）、颈静脉怒张、面部肿胀、呼吸音消失。一般而言，UAO 处理的目标是提供安全、通畅的气道，但具体治疗尚取决于潜在的病因。

当诊断显而易见时，可以立即进行气道清理和气道支持下的干预。例如，口咽部探查和去除容易去掉的异物或应用简单的气道开放动作，如下颌抬高或双手托颌法以治疗昏迷。当诊断不明时，应避免操作气道和插入气道辅助装置，因为这些干预措施可能会导致完全性 UAO，如在会厌炎时。一般来说，如果有意识，应允许 UAO 患者采取他们认为呼吸最舒适的姿势。强迫其进入复苏或仰卧位会导致心搏骤停。所有 UAO 患者都应由麻醉师进行评估，因为通常需要行气管插管以确保气道通畅。有时，只能通过环甲膜切开术或气管切开术等外科技术来保障气道通畅。可能需要颈部和胸部的 CT 和（或）软性支气管镜检查来寻找 UAO 的潜在原因，但为了安全起见，在进行这些检查之前应确保气道通畅。

呼吸评估与处理

一旦确认气道是安全或通畅的，应评

估是否有呼吸功能不全的迹象（表 1.1）。听诊在诊断和评估治疗效果方面很重要；支气管呼吸音可能有助于确诊肺炎，而在气胸引流后检测到呼吸音则表明肺已重新膨胀。

呼吸窘迫和低氧血症迅速纠正的患者都应常规检测外周血氧饱和度。现有的氧气输送装置有许多种，但在危急情况下，最适合的装置是带有储气罐和单向阀的非重复呼吸面罩。当连接的壁式氧气流速达 15 L/min 的时，该设备可提供高达 90% 的吸入氧浓度（FiO_2）。高流量鼻氧疗法越来越多地用于术后病房和 ICU。有多种商用设备可提供高达 100% 氧气的高气体流速（可达 60 L/min）[20]。对气体加热和湿化可增加患者的舒适度和依从性，而且高流速可产生较小程度的持续气道正压通气（CPAP）。专家共识指导建议，在危重状况下，氧饱和度的目标通常应为 94%~98%[21]。但在一些患有慢性阻塞性肺疾病（COPD）和二氧化碳潴留的患者中，补充氧气反而会导致高碳酸血症加重和呼吸衰竭[22]。在这些患者中，应采用滴定吸氧的方式以达到 88%~92% 的氧饱和度，并考虑无创通气（NIV）[23]。

对患有可逆性疾病和持续缺氧和(或)通气（即二氧化碳清除）失败的患者，应考虑机械通气。NIV 特别适用于 COPD 和呼吸性酸中毒（pH 7.25~7.35）以及继发于胸壁畸形或神经肌肉疾病的高碳酸血症呼吸衰竭患者[24-25]。通常，有创通气（即气管插管）适用于呼吸衰竭和意识障碍或肺部有大量分泌物的患者[23]。

循环评估与处理

一旦采取了适当的步骤来解决任何呼吸困难问题，就应该注意循环功能不全的评估和管理（表 1.1）。急性或慢性体液丢失通常伴随着外周血管收缩和代偿性心动过速，以保持重要器官的灌注。患者代偿体液流失的能力范围很广。不出所料，年轻、健康的人群相比老年人群可以代偿更多的体液流失，尤其是那些患有严重心血管并发症的患者。通常在损失 30%~40% 的循环血容量后，就会出现失代偿，表现为明显的低血压和多器官功能障碍，这是休克的特征[17]。休克的治疗需要恢复有效的循环血容量以逆转失代偿和恢复器官灌注。这个过程取决于对潜在疾病的诊断，以便采取特定的治疗。休克鉴别诊断的一个有效的备忘录是根据失代偿的主要机制将休克分为 4 组，即低血容量性休克、心源性休克、梗阻性休克（如肺栓塞或心脏压塞）、分布性休克（如脓毒症或过敏反应）[17]。在感染时，可通过使用血管加压药对脓毒症休克患者进行临床识别，以维持平均动脉压 ≥ 65 mmHg，并且在没有低血容量的情况下血清乳酸水平 > 2 mmol/L[10]。

与以往相似，准确的病史是诊断最重要的决定因素。除了确认休克状态之外，体格检查可能没有多大意义，尤其对于晚期疾病更是如此。休克患者需要紧急复苏，描述重要组分一个有用的助记符是 VIP 规则，即通气（V，给氧）、输注（I，液体复苏）和泵（P，给予血管活性药物）[17]。一般来说，休克患者需要静脉（IV）液体复苏，但应该注意那些肺水肿患者，因为这些患者输液后气体交换可能会恶化。如果诊断存在不确定性，利用液体冲击试验（fluid challenge）有助于识别那些对补液有反应的患者。液体冲击试验是在 2 min 内给予休克患者 250 mL 液体静脉输注，低血容量患者的血压和脉搏会有所改善[26]。

文献中关于最佳的复苏液体尚存在相当大的争论——多年来，已经使用了各种液体，包括晶体、胶体和人白蛋白溶液，并发现了很多问题。目前的证据似乎支持使用平衡电解液，例如将乳酸林格液或哈特曼液作为一线复苏液。无论选择何种类型的复苏液，利用相关临床终点（如外周灌注、脉搏、血压和尿量）对患者进行多次重新评估都必不可少，这样可以采用"滴定式治疗"并避免意外的液体和电解质负载[27]。高乳酸血症（> 1.5 mmol/L）也通常出现在急性循环衰竭患者中，临床上应予以监测[17]。如果血压和心排血量仍然很低，可能需要使用血管活性药物，这些患者需要转移到ICU行进一步治疗。

意识障碍评估与处理

急症经常会导致神经功能障碍，并且多由原发性神经系统疾病或非神经系统疾病引起。例如，昏迷可能是颅内出血、严重低血糖、严重低钠血症或严重循环休克的结果。意识障碍评估与处理指的是急症神经学评估和管理，从意识水平的基本评估开始。AVPU和GCS是标准化意识评估的两个系统。AVPU易于记忆和应用：A表示患者是警觉的（Alert），V表示患者只对声音（Voice）作出反应，P表示患者仅对疼痛（Pain）有反应，U表示患者没有反应（Unresponsive）。GCS在睁眼、言语反应和运动反应方面提供了对意识更详细的描述，并且可以使用从3（深度无意识）到5（警觉和合作）的综合数字量表进行总结。最好使用GCS而不是评分来描述个体患者，评分最初是为审核和研究目的而设计的[28]。在GCS中，如果患者的表现不比睁眼对疼痛（E2）、难以理解的声音（V2）和对疼痛刺激后退缩（M4）的表现更好，则被定义为处于昏迷状态。通常，如果GCS评分 < 8/15，或者患者仅对疼痛有反应，或者在AVPU量表上没有反应，则患者维持气道通畅的能力可能会受到损害。这会导致气道部分阻塞、通气减少和误吸的易感性增加。遵循ABCDE方法应确保这些患者的气道是通畅的（参见气道相关内容）。昏迷的鉴别诊断范围很广，其评估需要结合病史、一般体格检查和神经系统评估（表1.3）。

表1.3 昏迷的原因（IF SOMNOLENT 备忘录）

IF SOMNOLENT

感染（I）

抽搐（F）

卒中（S）

过量（O）：酒精、三环抗抑郁药、苯二氮䓬类等。

代谢（M）：尿毒症、肝性脑病、低钠血症、高钠血症。

肿瘤（N）：原发性或继发性脑肿瘤

缺氧（O）

低温或低血压（L）

内分泌（E）：低血糖、高血糖、垂体功能减退症、甲状腺功能减退症、高钙血症

麻醉剂或毒品（N）

创伤（T）

暴　露

ABCDE方法以E（暴露）结束，这是完成全面体检的提示。在此阶段，危及生命的异常已经得到解决，患者能够更好地耐受并配合检查要求。

确诊与治疗

对急症传统的诊断路径（即病史、体格检查及实验室检查）进行了修订，整合了 ABCDE 方法。综合诊断和 ABCDE 方法应被视为互补和同时进行的过程（图 1.1）。

病 史

不应让患者因详细的询问而耗费精力；许多相关病史可以从病历、护理人员或亲属中收集。然而，询问任何的疼痛及其特征很重要，这不仅是主要的诊断症状，而且疼痛也需要治疗。临床医生很可能会在确定诊断的同时使用非分析（模式识别）和分析方法。这一过程被称为迭代诊断，而且容易出现人们熟知的认知错误[29]。诊断错误的产生通常是由于过度依赖模式识别和直觉而非理性的分析推理。不确定的诊断应该采取合理的分析性方法，根据诊断假设严格分析可用数据。在重度休克的情况下，备忘录（即低血容量性休克、心源性休克、梗阻性休克或分布性休克）提供了全方位可能的诊断，可以根据这些可能性分析可用的临床数据。

体格检查

体格检查在 ABCDE 方法结束后进行，检查的重点是那些可能对诊断有帮助的器官系统。例如，腹膜炎和休克患者进行全面的腹部检查必不可少，但急性心肌梗死患者则不必立即行腹部检查。应灵活考虑体格检查，尽量避免患者劳累或体位改变造成的不良影响。需要注意的是，从半卧位到仰卧位的动作会加剧呼吸困难和低氧血症，尤其对肥胖患者更是如此[30]。

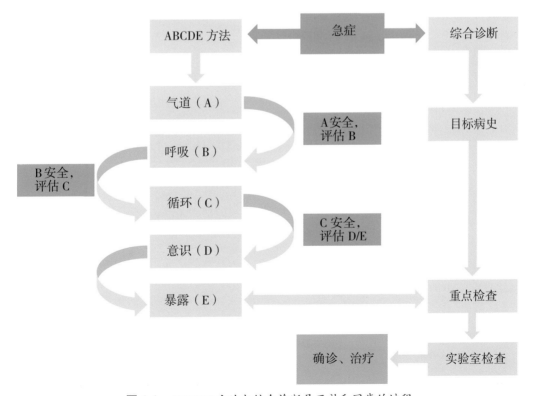

图 1.1 ABCDE 方法与综合诊断是互补和同步的过程

实验室检查与影像学检查

这些以诊断印象为指导，但基本的血液检查，例如动脉或静脉血气分析、血常规、血（或尿）尿素氮（BUN）、电解质、血糖和血培养通常是有帮助的。

疾病的严重程度可采用血乳酸水平进行评估。一项前瞻性研究报道，血乳酸＞5 mmol/L 的患者病死率为 83%[31]；而床旁检查，如心电图、X 线片、超声和超声心动图也可能具有诊断价值。

还有一些患者需要进行其他影像学检查，如 CT，此时患者应尽可能保持稳定，并由经过适当培训的人员进行转移。权衡所有检查的风险和收益至关重要，因为过度检查可能会延迟最终的治疗。

治 疗

通常，急症将在急诊科、急性医疗病房（AMU）或类似机构以及设施更先进的病房如高依赖病房（HDU）或 ICU 进行处理。许多治疗如血液和血液制品以及药品（例如抗微生物剂、抗血小板剂、镇痛剂、利尿剂），当然还有吸氧和静脉输液，如果需要，应在转移至 HDU 或 ICU 之前在床旁给予。国际指南建议，在发现脓毒症或脓毒症休克后 1 h 内应使用广谱抗生素[32]，但最终治疗可能需要手术及源头控制（如脓肿引流或缺血性肠切除术）。

入住 ICU 适用于需要器官支持的患者，最常见的是机械通气和密切护理观察。将患者是否收入 ICU 主要取决于临床因素，例如疾病的潜在可逆性以及患者或其亲属的意愿。高龄本身并不是拒绝收入 ICU 的理由，但高龄无疑会降低患者的生理储备，更有可能伴随严重的合并症。疾病严重程度评分系统，例如急性生理学与慢性健康评估 II（APACHE II）和简化急性生理学评分（SAPS），用于估计患者群体的住院死亡率，但不能预测个体的结局。此外，这些系统不提供关于远期存活的任何信息，例如，危重疾病后 6~12 个月情况、生活质量或功能状态。虚弱是多方面的综合表现，其特征是身体和认知储备消亡及疾病易感性增加[33]。尽管尚未在重症患者中进行评估，但有学者建议对虚弱的临床检测可能有助于识别最能从入住 ICU 中获益的老年患者[34]。

急症不应与自然死亡的过程混淆，但区别并不总是那么直接，如果有明确的绝症证据，如晚期癌症，其治疗的要务是安慰和尊重，而非积极的复苏。

总 结

急症可在任何时候发生，早期的有效处理依赖于积极识别、良好的团队协作及 ABCDE 方法的合理运用。

参考文献

请登录 www.wpcxa.com 下载中心查询或下载，或扫码阅读。

—— 第 2 部分 ——

急危重症中
内分泌与代谢概述

General Endocrine and Metabolic Aspects of Acute and Critical Illness

引 言

急危重症的内分泌检测与反应

David B. Sacks

要 点

· 在急危重症患者的管理中，临床实验室检查具有整体性的指导作用。

· 这类患者临床表现多样，常常出现多器官功能障碍，一些威胁生命的病理生理学障碍较为隐匿、易被忽略。实验室检查对于明确上述异常、监测治疗反应以及发现并避免治疗相关的不良后果都十分必要。

· 危重症患者易出现代谢紊乱和内分泌系统的特殊改变。包括：①急性疾病的应激可增强（例如下丘脑 – 垂体 – 肾上腺轴）或减弱（例如下丘脑 – 垂体 – 性腺轴）相关的激素轴。②除激素分泌改变外，激素的代谢和清除也会因循环减弱、炎症、缺氧等因素而发生改变。③很多激素的正常昼夜浓度变化会出现异常。④急危重症患者通常会接受多种药物治疗，其中一些药物会改变内分泌系统的稳态。⑤急危重症期间，激素结合蛋白的数量会发生显著改变，其增减取决于基础疾病的情况。此外，还有多种因素会改变激素与载体蛋白结合的数量。

· 因此，对急危重症患者的内分泌评估需考量多种因素。

在急危重症患者的管理中，临床实验室检查具有整体性的指导作用。这类患者临床表现多样，常常出现多器官功能障碍，一些威胁生命的病理生理学障碍较为隐匿、易被忽略。实验室检查对于明确上述异常、监测治疗反应以及发现并避免治疗相关的不良后果都十分必要。例如，在使用胰岛素治疗高血糖时，需密切监测血糖和血钾浓度以避免发生低血糖和低血钾，因为胰岛素会促进细胞对钾的摄取。

危重症患者易出现代谢紊乱和内分泌系统的特殊改变，有多种因素参与其中[1]。急性疾病的应激可增强（例如下丘脑 – 垂体 – 肾上腺轴）或减弱（例如下丘脑 – 垂体 –

性腺轴）相关的激素轴。除激素分泌改变外，激素的代谢和清除也会因循环减弱、炎症、缺氧等因素而发生改变。很多激素的正常昼夜浓度变化会出现异常。此外，急危重症患者通常会接受多种药物治疗，其中一些药物会改变内分泌系统的稳态。因此，对急症患者的内分泌评估需考量多种因素。

另一个需要考虑的是激素结合蛋白。包括甲状腺激素 [三碘甲状腺原氨酸（T_3）和甲状腺素（T_4）]、皮质醇、睾酮等激素均通过载体蛋白在血液循环中转运。急性疾病期间，很多激素结合蛋白会发生显著变化，其数量或效应的增强及减退取决于基础疾病的情况。此外，激素与载体蛋白的结合会受到药物、肾衰竭程度、pH 变化及其他危重症常见异常状况的影响。一般认为，只有游离的激素才具有生物活性，而游离激素仅占总循环激素的很小一部分（例如，游离 T_3 和游离皮质醇的占比分别约为 0.1% 和 5%）。大多数实验室检测的是总激素浓度，因此检测值与激素的生物活性部分并非直接相关，当载体蛋白的数量或结合力发生改变时更是如此。为克服这一局限性，人们尝试通过一些方程式来计算出游离激素的浓度，取得了有限的成功。平衡透析和超滤等一些技术被用于从结合型激素中分离出游离型激素，随后测定游离分数。这些方法需要对包括温度、pH、渗漏或吸收等细节问题进行严格管理，才能避免对检测结果的严重干扰。目前绝大多数内分泌指标的分析采用的是抗体（也就是免疫分析），这种检测往往对低浓度游离激素的准确定量灵敏度欠佳。而且，免疫分析法的准确度、特异性和标准化程度均较低，因此检测结果在不同实验室和不同检测仪器间差异较大。采用质谱法检测可解决上述问题，质谱法的一个显著优势在于灵敏度高，能够检测出极低浓度的待测物质，可准确测定总激素水平和游离激素水平。然而，不同实验室之间在质谱分析的标准化上进展缓慢，仍具有较大差异。

大多数激素检测缺乏标准化的参考值，而针对糖尿病患者的糖化血红蛋白（HbA1c）测定已基本解决了这一问题。虽然早期检测 HbA1c 的方法缺乏标准化，但 1995 年确立的 NGSP（之前被称为"国家糖化血红蛋白标准化项目"）显著降低了不同检测方法和实验室之间的差异性[2]，这一进步推动了过去几年来将 HbA1c 作为诊断糖尿病的标准之一。该指标可反映较

长一段时间内的血糖浓度，且不受危重症患者应激、进食、激素水平昼夜波动或其他因素的影响[3]；但可能受到失血、溶血或输血等因素的影响。

一直以来，全世界范围内 HbA1c 都是以其在总血红蛋白中的占比为单位。国际临床化学联合会（IFCC）推荐的质谱分析方法所测定的 HbA1c 值较 NGSP 方法低 1.5%~2.0%[4]。为避免引起混乱，国际单位制系统（SI）决定，IFCC 值以 mmol HbA1c/mol Hb（每摩尔血红蛋白中含多少毫摩尔糖化血红蛋白）表示。例如，6.5% 和 7% 的 HbA1c 分别对应于 48 mmol HbA1c/mol Hb 和 53 mmol HbA1c/mol Hb。两种单位之间的线性方程转换参见 http://www.ngsp.orgs/convert1.asp，可查询出简易的转换表和计算方法[5]。欧洲的几个主要国家已采用国际单位报告 HbA1c 值[5]。许多期刊要求在论文中需标明两种单位值。

床旁检测（POC）一般是采用手持式设备测定血样或尿样，其优势包括：无须将样本运送到中心实验室，没有或仅有最低程度的样本处理（通常采用全血测定，无须离心），分析过程简单，仅需最小量的样本（一滴血即可），快速获取检测结果（1~2 min）。但 POC 的准确性往往不及实验室检测，费用也显著增加，检测结果更易受到药物或其他物质的干扰。POC 可对数种物质进行检测，最常用的为血糖测定。

对危重症患者行 POC 血糖测定具有很大争议。几项已发表的研究表明，住院患者出现高血糖或低血糖会增加病死率。强有力的证据揭示：胰岛素强化治疗将血糖维持在 80~110 mg/dL（4.4~6.1 mmol/L）可降低外科重症监护室（ICU）患者的病死率和并发症发生率[6]。这种被称为"严

格血糖控制"的方法被医院 ICU 迅速、广泛地采用。而 8 年后发表的 NICE-SUGAR（"采用血糖调控对重症监护室正常血糖患者生存率的评估"）试验结果[7]却浇灭了人们对严格血糖控制方案的热情。该研究发现，血糖强化控制组的病死率显著高于常规控制组。其他多项研究得出的结论各异：有的研究显示对 ICU 患者严格控制血糖会带来更好的结局，有的研究表明严格控制和标准控制血糖的结局一样，而有的研究显示前者的结局比后者更差。导致这些差异的原因可能是由于胰岛素方案、患者人群、病死率、血糖目标设定以及肠外营养状况等的不同。而用于血糖分析的方法和样本的差异可能是更主要的原因[8]。由 Van den Berge 等开展的初始研究采用的是精确动脉血气分析仪来测定动脉血糖[6]。随后的很多研究采用的是 POC 血糖仪测定毛细血管血糖 [很多研究未提及检测方法和（或）样本]。因此，不同方法和样本所产生的不同测定结果导致了不同的胰岛素用量，而这些患者真实的血糖浓度可能有很大不同。

美国食品药品监督管理局（FDA）并未批准便携式血糖仪用于 ICU 中实施严格血糖控制方案时的血糖检测。血糖仪的准确性明显低于血气分析或中心实验室的血糖分析仪。多年来被广泛接受的血糖仪标准是：95% 的情况下，当"真实"的血糖 ≥ 75 mg/dL（4.2 mmol/L）时，血糖仪的值应该处在真实值的 ±20%；当"真实"的血糖 < 75 mg/dL（4.2 mmol/L）时，血糖仪的值应该处在真实值的 ±15 mg/dL（±0.83 mmol/L）。2013 年发布的指南倡议应采用更严格的标准：95% 的情况下，当"真实"的血糖 ≥ 100 mg/dL（5.6 mmol/L）时，血糖仪的值应该处在真实值的 ±12.5%；

当"真实"的血糖 < 100 mg/dL（5.6 mmol/L）时，血糖仪的值应该处在真实值的 ±12 mg/dL（±0.67 mmol/L）。需注意的是：绝大多数已发表的研究均采用的是旧的血糖仪标准。此外，危重症患者群体使用血糖仪测定的结果会更加不准确。一些血糖仪测定会受到氧分压（PO_2）、pH、低体温、药物或血细胞比容（HCT）的影响[9]。低血压患者的低组织灌注会使毛细血管与动脉之间的血糖浓度差异加大。我们必须知晓：餐后毛细血管血糖浓度要比静脉血糖浓度高出 20~25 mg/dL（1.1~1.4 mmol/L）。

如前所述，对危重症患者的实验室分析面临诸多挑战，包括激素和电解质循环水平的变化，以及分析中的各种干扰。各种基础病况会对激素分泌、清除和功能产生不同的影响。因此，急症患者中很多激素的"正常"浓度有别于其他患者。实验室分析中的干扰在危重症中也很常见。例如，肠外营养可显著增加血脂的水平，从而会人为地改变几种测量程序。对危重患者需要频繁且快速地调整治疗，因此就需要快速地获取实验室检查结果（短的检测时间），这带来了一系列问题。POC 可以提供快速的检测结果，但其准确性却大打折扣。

尽管存在上述问题，但随着技术的进步，相信未来这些问题会逐步得到解决。很多方法可缩短危重症患者的检测时间，其中一些目前已得到应用，例如，在中心实验室利用全血测定血糖、电解质和肌酐，检测时间可缩短至几分钟（类似于目前的血气分析）。此外，小型的桌面分析仪可用于 ICU 和手术室，由经过训练的医技人员进行分析操作。留置装置可连续、准确地监测血糖和电解质浓度，随着其性能的改善，可更好地用于严格血糖控制方案的实施。人们在开发自动、准确、连续测定血标本的闭环系统和程控胰岛素泵系统上进行了大量投入，这类系统的成功研发将进一步改进 ICU 患者的严格血糖控制实施情况。目前的质谱测定仪价格昂贵、人力投入大、需要大量的专业技能进行操作，且测定的样本数量有限，因此目前主要用于大型的参考实验室和大学附属的医学中心。未来，费用相对较低、高"通量"、用户友好型的自动化质谱仪可能会被广泛用于临床实验室。此外，仅需几毫升血液就可检测多种不同类固醇激素进行内分泌评估的质谱分析将普遍使用。从长远来看，

虽然把代谢组学引入临床实验室面临重重挑战，但这一定会使我们对急危重症患者的理解和管理更加深入。

致　谢

作者所在实验室的工作得到了美国国立卫生研究院（NIH）内部研究项目的资助。

参考文献

请登录 www.wpcxa.com 下载中心查询或下载，或扫码阅读。

第 2 章

急危重症的内分泌检测

Reza Morovat

要 点

· 多种因素会增加急危重症患者内分泌检测的复杂性，这不仅是从实验室提供的检查项目而言，更主要的是在对检查结果的判读上。

· 急危重症患者内分泌的变化影响范围广，涉及大部分系统，且随时间的推移，基础的病理变化会发生改变。激素结合蛋白和药物治疗会使这种变化进一步复杂化。

· 在应对疾病时，应考虑到很多不同的病因通过特有的或共同的机制导致了内分泌系统的变化，因此两个罹患同一危重症的患者，他们的一些循环激素可能会呈现出差异，而这可能取决于他们的进食状况是否良好。另一方面，像在活动性炎性肠病中，包括病理性、营养性和药物性因素等会影响不同的内分泌系统，最终的内分泌反应取决于这些因素的效应平衡。

· 激素分析中的干扰有时较难识别，分析偏倚的差异和标准化的难度使我们必须采用当地各自的参考值范围。

· 需重点强调：必须仔细评估实验室检查结果，对于任何与患者状况或之前检查结果不符合的实验室检测结果，应表示怀疑并与实验室人员进行讨论。

引 言

一些急慢性疾病会引起内分泌系统功能的亢进。不同的生理功能异常可出现不同的内分泌反应，但通常会有明显的重叠。不仅是全身性疾病会影响内分泌功能，很多生理性及精神性因素也会如此。例如，营养不良可诱发与慢性疾病相似的甲状腺功能变化。此外，情绪应激会对儿童的生长发育产生不利影响，尽管其营养状况良好，这主要是由于生长激素分泌轴受损所致。精神压力还会导致下丘脑－垂体－肾上腺（HPA）轴过度激活及下丘脑－垂体－性腺（HPG）轴抑制，从而降低机体的免疫功能。而营养不良或身强力壮者的过度剧烈运动也会对 HPG 轴产生不利影响。因此在应对疾病时，应考虑到很多不同的病因通过特有的或共同的机制导致了内分泌系统的变化。两个罹患同一危重症的患者，他们的一些循环激素可能会呈现出差异，而这可能取决于他们的进食状况是否良好。另一方面，像在活动性炎性肠病中，包括病理性、营养性和药物性因素等会影响不同的内分泌系统，最终的内分泌反应取决于这些因素的效应平衡。

多种因素会增加急危重症患者内分泌检测的复杂性，这不仅是从实验室提供的检查项目而言，更主要的是在对检查结果的判读上。本章旨在强调临床医生和实验室检验人员应着力避免的一些隐患。

急症中影响实验室激素检测结果或判读的因素

生理性变化

发生急症时，内分泌系统会有一些常见变化能够影响检测和判读（表2.1）。在评估血浆激素浓度时，一些重要的生理性因素可影响激素活性。具体如下。

· 相关疾病会刺激或抑制一些细胞内和细胞外的信号（实验室并未对此进行检测），从而影响腺体或组织的激素产生和释放。

· 急性期反应中激素结合蛋白检测通常为阴性，也可以理解为它们的浓度在疾病期是下降的。这种降低对总激素水平（结合加游离）和血浆游离激素水平的影响是相反的，而我们大多数情况下仅测定总激素水平。

· 疾病期激素的摄取或清除会发生改

表 2.1　危重症对激素的影响

激 素	疾病对检测结果的影响	发生改变的机制
甲状腺功能检测	急性期： ↔↑ TSH, ↑ FT_4, ↓ FT_3 慢性期： ↓ TSH, ↓ FT_4, ↓↓ FT_3	↓ D1 活性（外周） ↑ D2（伸长细胞和外周） ↓ D3（外周） ↓ TRH 由 ↑ CRH、↓ 瘦素、↑ IL-1、↑ IL-2、↑ IL-6、↑ TNF-α 所致
皮质醇和 ACTH	急性期： ↑↑ 皮质醇 ↔↑ ACTH 慢性期： ↑ 皮质醇 ↔↓ ACTH	↑ CRH 由 ↑ NPY、↑ 儿茶酚胺、↑ 细胞因子、↑ GLP-1 所致 ↓ 皮质醇清除 ↓ CBG, 减少总皮质醇
儿茶酚胺	急性期： ↑↑ 儿茶酚胺及其代谢产物 慢性期： ↑ 儿茶酚胺及其代谢产物	应激反应
性腺功能检测	男性 急性期（继发性性腺功能减退）： ↓ 睾酮, ↓ LH, ↔↓ FSH 慢性期（原发性性腺功能减退）： ↓ 睾酮, ↑ LH, ↔↑ FSH 女性 ↓ LH, ↓ FSH （↑ LH 以及 CKD 中 ↔ FSH ）	急性期与慢性期在机制上难以区别 通常，GnRH 受去甲肾上腺素、CRH、POMC 产物、皮质醇、瘦素和细胞因子影响 ↓ SHBG, 慢性肝病患者除外（↑） CKD 患者有 LH 潴留

表 2.1（续）

激 素	疾病对检测结果的影响	发生改变的机制
GH 和 IGF-1	急性期： ↑ GH，↓ IGF-1 慢性期： ↔↓ GH，↓↓ IGF-1	GHRH、生长抑素、儿茶酚胺、食欲刺激素、皮质抑素之间的相互作用 在慢性疾病中，促生长激素细胞仍保持反应性 ↓ IGF-1 由营养状况欠佳、↓甲状腺激素、↑ IGFBP-2、↓ IGFBP-3、↑细胞因子所致
维生素 D	↓	↓结合蛋白，特别是组织损伤
催乳素	↑	应激反应

ACTH= 促肾上腺皮质激素；CBG= 皮质醇结合球蛋白；CKD= 慢性肾脏病；CRH= 促肾上腺皮质激素释放激素；D= 脱碘酶；FSH= 卵泡刺激素；FT₃= 游离三碘甲状腺原氨酸；FT₄= 游离甲状腺素；GH= 生长激素；GHRH= 生长激素释放激素；GLP-1= 胰高血糖素样肽 1；GnRH= 促性腺激素释放激素；IGF-1= 胰岛素样生长因子 1；IGFBP= 胰岛素样生长因子结合蛋白；IL= 白介素；LH= 黄体生成素；NPY= 神经肽 Y；POMC= 阿黑皮素原；SHBG= 性激素结合球蛋白；TNF-α= 肿瘤坏死因子 α；TRH= 促甲状腺激素释放激素；TSH= 促甲状腺激素；↔ = 无变化

变，且它们的半衰期会显著变化。

·由于激素结合能力及与细胞激素受体的亲和力发生改变，因此靶组织对激素的灵敏度会出现变化。

·很多激素在靶组织中的活性受到如下因素调节，即相对无活性的激素转化为活性形式，以及（或）活性激素的失活。一些能激活或灭活激素的酶类会受到疾病的影响。

鉴于上述原因，疾病期间测得的激素浓度并不能完全反映细胞内激素的活性。此外，从健康人群中获得的参考值范围常常并不能正确地解读疾病时的激素检测结果。还有很重要的一点是：疾病本身或相关治疗会对实验室检测方法带来不利影响，在测定游离激素浓度时更是如此。

此外，对危重症患者禁止做动态功能检测，除了快速促肾上腺皮质激素（ACTH）兴奋试验。应注意：除应激反应的生理性刺激之外，药物刺激所产生的效应很难评估，所以可能无法准确反映内分泌的状态。

药物的影响

药物对内分泌系统的影响一方面是对激素分泌和代谢的直接作用，另一方面是对激素分析时的干扰。急性疾病时，我们对这些效应的理解有局限性，因为会同时给予患者多种药物，且药代动力学和代谢物的浓度变化很大。

急危重症中内分泌系统检测举例
下丘脑 - 垂体轴

急危重症患者的垂体激素水平会发生显著变化。此外，导致紧急住院的病因，如脑创伤或蛛网膜下腔出血等，可直接或间接损害下丘脑 - 垂体轴。从实验室检查角度而言，应重点描述这一复杂状况：一例患者突发严重头痛，影像学提示为垂体肿瘤；建议测定基线血清催乳素及其他垂体激素。然而，对催乳素结果的判读较为复杂，因为急性疾病本身的应激以及微催乳素腺瘤对血清催乳素水平会有显著的叠加影响。此外，需排除巨催乳素（免疫球蛋白与催乳素结合，无生物活性）的影响，因为其存在会升高血清催乳素的水平（图 2.1）。可通过聚乙二醇（PEG）沉淀法并分析上清液的单体催乳素来检测巨催乳素。应使用经 PEG 处理后的样本参考值区间。此外，如果某种激素的浓度非常高（如严重的高催乳素血症），则会"淹没"免疫分析中的抗体试剂，导致假性偏低的检测结果，这被称为"钩状效应"（图 2.1）。实验室应该设置检测"钩状效应"的程序，例如，对于大的垂体瘤（＞ 3 cm）或"意外瘤"患者，催乳素应按 1∶100 体积稀释后测定。

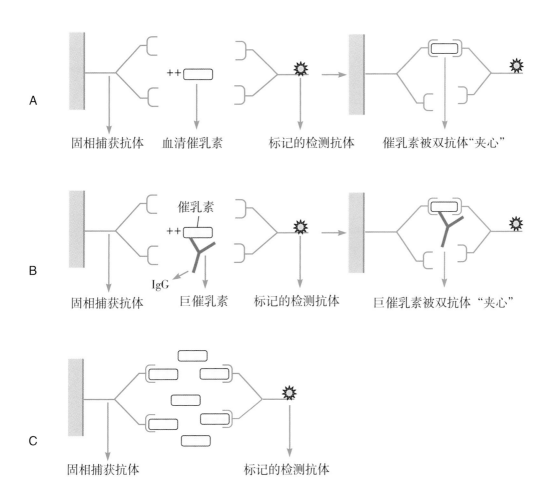

图 2.1 A. 双位点免疫测定法检测血清催乳素，该方法使用两个针对催乳素不同表位的特异性抗体。催乳素被结合于固相基质的捕获抗体和标记的检测抗体"夹心"。B. 检出循环巨催乳素 [免疫球蛋白（IgG）和催乳素的复合物]，但其不具有生物活性。因此，结果呈假阳性，可误导临床。C. "钩状效应"：非常高浓度的催乳素可同时使捕获抗体和检测抗体饱和，阻止"夹心形成"，使催乳素无法被检测到，从而导致假阴性结果。经 John Wiley & Sons Ltd. 许可使用

下丘脑－垂体－甲状腺（HPT）轴

调节机制

甲状腺的活性受垂体促甲状腺激素（TSH）脉冲式释放的调控，下丘脑室旁核（PVN）释放的促甲状腺激素释放激素（TRH）可刺激 TSH 释放，而甲状腺激素可抑制 TSH 分泌[1]。通过激活磷脂酰肌醇－蛋白激酶 C，TRH 可刺激 TSHα 特别是 TSHβ 基因的表达，增加 TSH 的糖基化，这对于 TSH 保持最佳活性及释放均至关重要。活化的甲状腺激素（三碘甲状腺原氨酸，T_3）可抑制 TSHβ 基因的表达和 TSH 的合成，T_3 主要是通过与 β2 型 T_3 核受体结合发挥作用，与 α1 型核受体的结合也有部分作用。这些受体充当了转录因子，可调节 TSH 基因的表达。T_4 对 TSH 分泌的抑制作用是由其在促甲状腺激素细胞内转化为 T_3 所介导的，这一转化过程由含硒的 2 型脱碘酶（D2）催化完成，该酶对促甲状腺激素细胞的反应发挥重要的调控作用（图 2.2）。TSH 的合成和分泌还受到 T_3 受体与其配体结合能力的调节[2]。T_3 还可

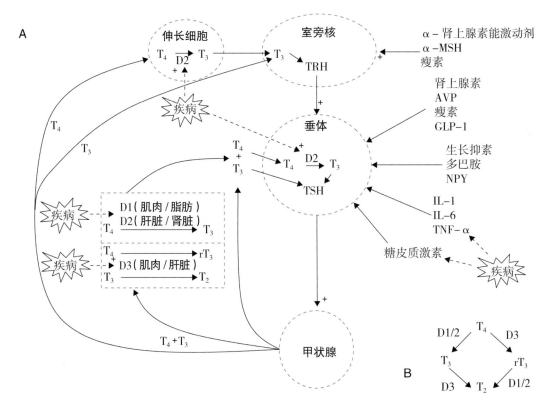

图 2.2 疾病对 HPT 轴的影响。A. 脱碘酶（D）介导的多种效应。（B）D1 和 D2 的半衰期约 12 h，而 D3 的半衰期只有 20 min，因此垂体促甲状腺激素细胞和下丘脑伸长细胞具有快速的适应性反应，伸长细胞可向室旁核（PVN）TRH 分泌神经元提供抑制性的 T_3，该神经元缺乏脱碘酶。细胞因子作用于促甲状腺激素细胞的多种效应由 D2 介导。D2 对 T_4 的亲和力高于 T_3，而 D3 对 T_3 的亲和力高于 T_4。α-MSH= α-促黑素细胞激素；AVP= 精氨酸血管升压素；GLP-1= 胰高血糖素样肽 1；TRH= 促甲状腺激素释放激素；NPY= 神经肽 Y；IL-1/6= 白介素 1/6；TSH= 促甲状腺激素；TNF-α= 肿瘤坏死因子 α

通过与下丘脑的 β2 型 T_3 核受体结合抑制 TRH 分泌，同时下丘脑的伸长细胞 D2 调控 T_4 向 T_3 的转化以及到达 TRH 分泌神经元的 T_3 数量[3]。重要的是，下丘脑 TRH 的分泌还受 α 肾上腺素能、瘦素及糖皮质激素神经信号通路的调控[4-6]。

甲状腺主要分泌 T_4。甲状腺球蛋白中 T_4 与 T_3 的摩尔比是 13：1[7-8]，甲状腺分泌的 T_3 估计仅占总甲状腺激素的 11%~12%[9]。甲状腺细胞中也有 D2，可改变激素的分泌比例。但是，绝大部分循环中的 T_3 来源于 T_4 的外周转化，该过程经 1 型脱碘酶（D1）催化完成。D1 存在于肝脏和肾脏，而 D2 存在于肌细胞和脂肪细胞（图 2.2）。因此，这些器官具有根据需要调节细胞内 T3 浓度的能力。D1 还具有使 T_4 和 T_3 失活的作用，使它们转化为反 T_3（rT_3）和 T_3。3 型脱碘酶（D3）也具有这一作用，其主要存在于大脑组织而非垂体中，同时也存在于胎儿组织和胎盘中。

在循环中，甲状腺激素与 3 种结合蛋白（BP）相结合：甲状腺结合球蛋白（TBG）、甲状腺素转运蛋白以及白蛋白。其中，TBG 与甲状腺激素的亲和力最高，但结合容量最低；白蛋白的亲和力最低，但结合容量最高。正常状态下，约 99.7% 的 T_3 和 99.97% 的 T_4 为结合状态；但激素与蛋白的结合程度不仅受到体内结合蛋白浓度变化的影响，也受到体内解离分子（使甲状腺激素与蛋白分离）的影响。后者可以是代谢产物（特别是分解代谢时产生的游离脂肪酸）或某些药物（发挥结合蛋白的作用，在甲状腺激素与结合蛋白结合时进行竞争，尤其是白蛋白）。

疾病对 HPT 轴的影响

疾病导致 TSH 和游离甲状腺激素发生变化的机制大致分为如下几类：涉及下丘脑 – 垂体水平的神经内分泌激素和信号，在针对感染的免疫反应中释放的蛋白和信使，垂体、甲状腺和（或）靶组织中甲状腺激素脱碘酶的改变（图 2.2）。

垂体促甲状腺激素细胞受多巴胺、α 肾上腺能激动剂、阿片类及其他物质的调节，它们可以是直接作用于神经系统，也可以是通过垂体门脉血流间接发挥作用[10]。其中重要的包括促肾上腺皮质激素释放激素（CRH）和糖皮质激素，它们具有抑制 TRH-TSH 轴的作用[5,11-12]。循环皮质醇水平的增加（例如在手术中）可早于 T_3 和 rT_3 的变化[13-14]。疾病期间瘦素水平降低加之能量摄入减少，可使 TRH 分泌神经元受到显著抑制，瘦素本身也具有重要的调节作用[15]。血浆总 T_4、游离 T_4（FT_4）和游离 T_3（FT_3），而非 TSH，与 IL-6 浓度相关[16-18]。此外，慢性疾病患者的 FT_3 与 IL-2 呈负相关，rT_3 与 IL-2 呈正相关[19]；而 IL-1β 和 TNF-α 可抑制 TSH 的释放，且这种抑制与 TRH 浓度及其对甲状腺激素的作用无关[20-21]。

甲状腺激素的脱碘路径在调控细胞内激素浓度和 HPT 轴中也发挥重要作用（图 2.2）。下丘脑伸长细胞和促甲状腺激素细胞中脱碘酶的变化会导致 TRH-TSH 轴的变化，而肝细胞和肌细胞中的脱碘酶会影响循环甲状腺激素。研究发现，危重症患者肝脏和肌肉组织中的 D1 活性下降，D1 可将 T_4 转化为 T_3 并使 rT_3 失活[22]；而由于他们的肝脏和肌肉组织中 D3 表达增加（正常情况下这些组织中缺乏 D3），故 T_4 转化为失活的 rT_3 这一过程显著增强[23]。此外，由于危重症患者 D2（使 T_4 转化为 T_3，而 T_3 又可在 D3 作用下转化为无活性的 T_2）的反常增加，故 T_4 和 T_3 的总存储均下降[24]。

肌细胞和肝细胞中的 D3 会引发"消耗性甲状腺功能减退"，这种情况在很多表达 D3 的血管性肿瘤中被观察到[25-26]。此外，下丘脑伸长细胞和垂体促甲状腺激素细胞含有 D2，可使 T_4 形成 T_3，但它们不含 D1 或 D3，这些细胞中 D2 酶活性的增加可使 T_3 水平增加。伸长细胞释放的 T_3 可抑制邻近的 TRH 分泌神经元，促甲状腺激素细胞中 T_3 的增加会抑制 TSH 产生，从而降低循环甲状腺激素的水平，在慢性非甲状腺疾病（NTI）中可看到这样的表现。最后要注意的是，细胞因子在调节甲状腺激素脱碘酶的过程中发挥重要作用[27]。

危重症对甲状腺功能检测结果的影响

HPT 轴的实验室评估包括测定 TSH、FT_4 及 FT_3，并要结合临床发现。在过去 40 年间，人们已就危重症对甲状腺激素的影响进行了研究，发现 TSH 的生成，特别是游离激素会产生不同的变化。在一些游离激素测定中通常会有结合蛋白水平的变化，下文将详述。因此，对于不同时间、不同方法测定的游离激素水平之间的差异，需考虑上述影响。

在危重症患者中，会发生内分泌适应性变化，特别是垂体前叶激素倾向于产生双相调节反应[28]。危重症疾病起初会激发垂体 TSH 的分泌轻度增加，但这种增加一般不突破正常范围值，极少数情况会超过 10 mU/L（正常值 0.5~5.0 mU/L）；循环 FT_4 也会增加，且浓度通常超过正常值上限。同时，血浆 FT_3 水平降低，rT_3 增加[29]。与 FT_4 相反，总 T_4（TT_4）会出现下降，这与血浆结合蛋白（尤其是 TBG）浓度下降一致，这种情况通常发生在急重症早期[30-31]。疾病相关的脂肪分解会导致游离脂肪酸浓度增加，进而促进 T_4 与结合蛋白分离，使得

FT_4 增加。FT_3 的下降发生得相当快。有研究显示，麻醉诱导和手术可快速降低循环 FT_3，并增加 rT_3[14]。FT_3 可降至正常值下限以下，但一般还是在正常下限范围内。当患者在恢复期开始正常进食后，游离激素浓度可正常化。通过对甲状腺功能的测定（TSH 正常或从升高到正常以及 FT_3 的测定）可以容易地判断出是疾病急性期还是原发性或继发性甲状腺功能障碍。如果仅检测了 TSH 和 FT_4 且两者浓度均增加，一些医生则可能错误地认为是罕见的 TSH 分泌性肿瘤或为甲状腺激素抵抗。低 FT_3 浓度可以排除上述诊断的可能性。临床病史和之前的甲状腺功能检测值具有重要的价值，可提示内科医生或实验室工作人员考虑 NTI 的可能，通常在患者状态恢复后一段时间需重复检测甲状腺功能。然而，当面对一系列具有差异的甲状腺功能测定值时，应考虑某个测定值受到干扰的可能性。

在一些严重的慢性疾病中，TSH 和 T_4 开始出现下降，T_3 会进一步降低[32]。TSH 偶尔还会检测不到，特别是在老年人及营养状态很差的患者中，部分是由于 TSH 在高龄人群会降低[33-34]，且老年人更容易出现营养不良。随着病程延长，FT_3 会进一步下降，通常低至正常参考值下限之下。T_3 的下降幅度与疾病预后相关[35]。

在临床实践中，对具有严重 NTI 患者的甲状腺功能检测结果可能出现误读。大量 NTI 患者的 TSH 浓度降低或被抑制，FT_4 值可正常或降低。NTI 患者的 FT_3 值具有重要意义，慢性重症疾病患者的 FT_3 通常在正常值下限以下。在重症患者中获得的甲状腺功能检测结果无法可靠地排除原发性或继发性甲状腺疾病（特别是轻中度疾病），我们需要鉴别异常结果的出现是

因为重症疾病还是特异性的甲状腺疾病。在一项住院患者的研究中发现，有 3.1% 的患者检测不到 TSH，随访中有 40% 的低 TSH 浓度患者为 NTI，36% 的低 TSH 浓度患者因糖皮质激素所致，余下的 24% 患者为甲状腺疾病[39]。另一方面，有 1.6% 的患者 TSH 浓度 > 20 mU/L，其中的半数患者随访后出现甲状腺功能减退[36]。

在伴发甲状腺功能亢进时，循环甲状腺激素水平降低，这部分是由于外周分解代谢增加而导致 FT_3 和 FT_4 浓度在正常范围内，因此会掩盖病情。尽管甲状腺激素浓度水平的意义不大，TSH 降低也缺乏诊断效能，但能够检测到 TSH 通常可排除甲状腺功能亢进，即便在 NTI 的情况下亦如此。然而，在康复后还是常规推荐进行复查。由于在慢性疾病和饥饿状态下 TSH 对 TRH 的反应受到抑制，故此时行 TRH 兴奋试验并无帮助[10]。

一种更常见且重要的情况是垂体衰竭导致的继发性甲状腺功能减退，当甲状腺激素正常或偏低，TSH 偏低或抑制时，应考虑这种情况。在对这类患者进行评估时，应测定皮质醇浓度，如果皮质醇水平较正常低，应考虑行快速 ACTH 兴奋试验，以上是标准操作。促性腺激素测定作为垂体评估的一项内容应常规开展，单独的卵泡刺激素（FSH）测定对绝经后女性的评估尤为重要（FSH 应该升高）。与疾病相关的 TSH 下降会掩盖原发性甲状腺功能减退。正常情况下，原发性甲状腺功能减退时 T_3 与 T_4 比值会升高，但在 NTI 中则相当不敏感。抗甲状腺抗体测定或许有用，但一般推荐重复测定甲状腺功能。

营养不良时的甲状腺功能状态

慢性能量缺乏和饥饿时甲状腺功能的改变与 NTI 时相似。空腹时 FT_3 降低、rT_3 升高，而 TSH 和 FT_4 之间的变化在不同研究中有差异。人们在正常、肥胖及神经性厌食个体中均开展了禁食研究，发现上述异常与基础的病理生理相关。在空腹的肥胖个体中，总 T_4 趋于下降，但 TSH 和 FT_4 几乎无变化，而 FT_4 实际上有所增加（类似于疾病急性期）[37-39]。神经性厌食所致慢性营养不良患者的实验室检查结果与慢性疾病和中枢性甲状腺功能减退相似[40]。

甲状腺功能检测中的技术问题

低血浆结合蛋白的影响

促甲状腺激素细胞可分泌不同糖基化程度的 TSH 分子，并影响激素的活性，而这取决于 TRH 刺激程度的不同。糖基化指数高的 TSH 活性更高。尽管 TSH 分析已标准化，但分析中所用的抗体因 TSH 的糖基化程度会与 TSH 产生不同程度的交叉反应，因此抗体交叉反应与 TSH 生物活性之间的关联性较弱[41]。鉴于此，TSH 分析很难准确评估激素浓度及其生物活性。

总甲状腺激素浓度会受到结合蛋白浓度的显著影响，NTI 患者的结合蛋白浓度会降低。相较总甲状腺激素分析，游离甲状腺激素的测定已取得很大进展。然而，通过免疫分析法对游离甲状腺激素进行准确测定仍面临严峻挑战，这主要是因为很难在不破坏结合和游离激素之间平衡的情况下分离和（或）测量游离激素的占比[42-43]。此外，由于激素与结合蛋白之间的结合是温度依赖性的，当样品中的结合蛋白浓度与标准品（校准物）浓度存在较大差异时，在与体温不一致的温度下进行分析很容易产生结果偏差[44-45]。大多数自动化的实验室采用一步式模拟游离激素免疫分析来测定游离甲状腺激素，该法的优势是检测快速，但即便只有很小程度的模拟物与甲状腺激素－结合蛋白发生结合，就会导致错误的检测结果；该法也有很多不足之处，主要与检测样本中结合蛋白浓度的变异有关[43]。基于激素与生理水平或近似生理水平的白蛋白的结合，这些检测结果已被验证，而当结合蛋白浓度偏离正常或存在其他化合物使甲状腺激素与结合蛋白发生解离时，上述检测则缺乏准确性[42, 46-48]。因此，在解读患者的上述检测结果时需非常谨慎，因为他们的甲状腺激素－结合蛋白可能有显著异常。

分析干扰

NTI 患者的甲状腺激素检测结果常常有不一致的情况，此时很重要的一点是要考虑分析干扰的可能性。为了明确是否存在分析干扰，应仔细评估之前的检测结果、检测结果随时间的变化，尤为重要的是患者的临床病史。实验室检测中会用到动物源性抗体，而这些抗体也可存在于患者血清中（例如患者饲养啮齿动物或兔子作为宠物），当检测时产生抗原抗体反应，就会引发分析干扰。这样的人类抗体会与特殊的检测用抗体形成锚定，通常可引起 TSH 值虚高，偶尔也会出现虚低，甲状腺激素则较少发生这种问题。可通过稀释或沉淀并采用两步法分析 TSH，评估 TBG，检测总激素水平来评估游离激素，通过以上检测来探究甲状腺功能测定结果不一致的原因。

下丘脑－垂体－肾上腺（HPA）轴

调节机制

与甲状腺激素相似，糖皮质激素也可对不同类型细胞的一系列活动产生影响。它们对应激产生反应，是应对创伤和疾病的生理及行为适应性的关键调节因素。发生上述情况时，机体可调动糖皮质激素储备以应对需要，调节炎症反应，对不同组织具有直接或间接的效应。皮质醇是人体肾上腺皮质分泌的主要糖皮质激素，其分泌受 ACTH 影响，通过与肾上腺皮质中 G 蛋白偶联的黑皮质素受体 -2 作用，ACTH 可增加胆固醇的转运和类固醇合成酶的表达，特别是皮质类固醇 11β - 羟化酶的表达。ACTH 以脉冲方式从垂体促肾上腺皮质激素细胞释放，受多重神经内分泌信号调节，但最主要是由下丘脑室旁核（PVN）分泌的促肾上腺皮质激素释放激素（CRH）调节；皮质醇同样为脉冲式释放。ACTH 和皮质醇的这一释放特点在应激和疾病状态下依然保持。两者浓度呈昼夜节律变化，峰值和谷值分别出现在晨起觉醒前和深夜。皮质醇的昼夜变化幅度是 ACTH 的 2 倍。这些波动受 CRH 和 PVN 释放的精氨酸血管升压素（AVP）的调控，但更主要的是受下丘脑视交叉上核（SCN）的控制，SCN 可调节机体的昼夜节律，并可神经投射到 PVN；同时，昼夜节律还受到肾上腺内脏神经刺激的影响[49]。

通过 HPA 轴各个水平的负反馈机制，皮质醇可抑制 CRH 和 ACTH 分泌[50-51]。在循环中，80% 的皮质醇是与皮质醇结合球蛋白（CBG）结合在一起，15% 与白蛋白结合，仅 5% 为游离态，具有生物可利用性。CBG 不仅仅是皮质醇的存储池，还可发挥重要的皮质醇靶向输送作用，即将皮质醇运送到最重要的组织发挥作用。组织特异性的 CBG 分离可释放出皮质醇，有针对性地在局部发挥作用[52]。CBG 接近全饱和状态，皮质醇的增加或 CBG 浓度的下降均可显著增加游离皮质醇的比例。皮质醇通过与糖皮质激素受体（GR）和盐皮质激素受体（MR）结合发挥作用，GR 和 MR 扮演的是配体门控转录因子的角色[53]。皮质醇与 MR 的亲和力高出与 GR 亲和力的数倍[54]。除了对 DNA 转录的作用，糖皮质激素还发挥着对基因组以外的影响，这种作用相当迅速，并通过低亲和力细胞受体调节[55-57]。皮质醇受体具有组织特异性，GR 存在于脑和外周组织中，而 MR 存在于脑皮层边缘

区、心血管系统、肝和肾[2]。各种器官和细胞中 MR 和 GR 的不同比率，使不同组织中糖皮质激素生物活性的调控非常复杂；受体的不同结合能力（总量）及亲和力导致不同的受体占有率，同时皮质醇的波动对非基因组和两个基因组受体占有率的变化有不同的影响[58]。此外，在像肾脏这样盐皮质激素发挥作用的组织中，2 型 11β-羟基类固醇脱氢酶可使皮质醇失活，并使醛固酮与 MR 结合。在脑和脂肪组织中，

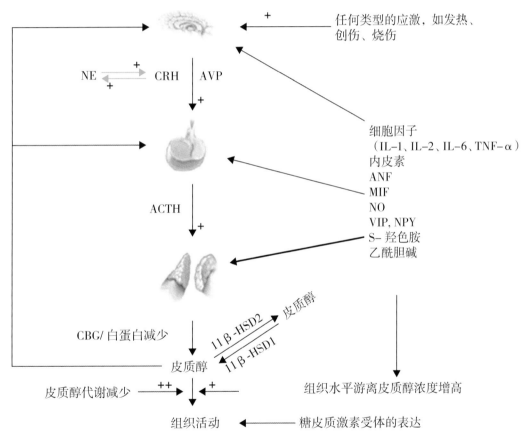

图 2.3　危重症对 HPA 轴的影响。促炎性细胞因子如 IL-1、IL-6 和 TNF 被认为是危重症患者中 HPA 轴的重要调节因子。此外，通过促进中性粒细胞弹性蛋白酶的作用，这些细胞因子可增加游离皮质醇从结合型皮质醇中的释放。近来的数据表明，危重症时皮质醇浓度的升高主要是由于皮质醇的代谢减少，而不是皮质醇的生成增加所致。11β-HSD 的作用改变了细胞内皮质醇的产生[51]。ACTH= 促肾上腺皮质激素；ANF= 心房钠尿肽；AVP= 精氨酸血管升压素；CBG= 皮质醇结合球蛋白；CRH= 促肾上腺皮质激素释放激素；11β-HSD2=2 型 11β-羟基类固醇脱氢酶；11β-HSD1=1 型 11β-羟基类固醇脱氢酶；MIF= 巨噬细胞移动抑制因子；NE= 去甲肾上腺素；NO= 一氧化氮；NPY= 神经肽 Y；TNF-α= 肿瘤坏死因子 α；VIP= 血管活性肠肽

1 型同工酶的作用相反，其可促进皮质醇生成，并在局部增强皮质醇的作用[59]。

应激和疾病对 HPA 轴的影响

对 HPA 轴的刺激主要由神经元活动驱动（图 2.3）。HPA 轴对各种稳态刺激、炎症信号和精神压力的反应需要去甲肾上腺素能神经的活动[60]。神经肽能信号如血管紧张素 II、胰高血糖素样肽 1 和神经肽 Y（NPY）也可作用于 PVN 刺激 CRH 分泌，同时这些信号受儿茶酚胺、谷氨酸和 γ-氨基丁酸（GABA）神经递质的调节[61]。HPA 轴的神经元控制可在几分钟内产生非常迅速的应激反应，同样这种应激反应也可迅速停止，这也可以理解为是一种特殊的时间进程相关性应激反应。在急性应激阶段，CRH 刺激弓状核神经元分泌阿黑皮素原（POMC），并通过分泌 α-促黑素细胞激素（α-MSH）及抑制 NPY，诱发抑制食欲的信号。脑啡肽、GABA 和生长抑素等可抑制 HPA 轴。在长期精神压力下，皮质醇的增加可抑制 CRH；同时，任何早期的能量缺乏似乎都会引起 NPY 的增加（具有皮质醇促进作用），而 NPY 可刺激食欲，特别是那些可促进内脏肥胖的美食[62]。细胞因子也可作用于 PVN，同时它们还会影响垂体促肾上腺皮质激素细胞[63-64]。

在慢性疾病中，皮质醇的分泌及其基线血浆浓度通常是增加的[65-66]，但在相当一部分患者中也发现皮质醇浓度较低[67]。皮质醇浓度的升高并非完全因刺激 ACTH 分泌所致，因为一些患者的 ACTH 并没有增加，这表明还有其他的神经内分泌调节因子参与其中[68-69]。接受重症监护患者的 ACTH 受到抑制，重症患者中皮质醇代谢酶减少，这些都说明了一个值得注意的问题，即皮质醇代谢速率的下降至少可

以部分解释为什么这些患者血浆皮质醇浓度较高（图 2.3）[70-71]。然而，ICU 患者的 ACTH 和皮质醇均可呈现对外源性 CRH 的反应[66]。此外，刺激肾上腺可引起肾上腺一定程度的增生，这或许部分归因于 ACTH 的增加和肾上腺的交感刺激[72]，而慢性重症疾病患者可出现肾上腺功能减退，且患病率高于预期，以上表明短期和长期病程对肾上腺的影响是不同的[73]。

疾病对 HPA 轴实验室检测的影响

发生急性疾病时，对 HPA 轴的实验室评估通常限定在皮质醇和 ACTH 测定。检测 CBG 对评估游离皮质醇指数很有帮助，但并未在临床上常规开展。测定随机的皮质醇浓度一般无太大意义，除非其浓度显著升高。非应激状态下晨起（早上 8 点或 9 点）皮质醇浓度 > 500 nmol/L（18 μg/dL）可排除 HPA 轴病变，> 400 nmol/L（14.5 μg/dL）通常表明 ACTH 储备充足。更常采用的方法是皮质醇激发试验，以研究是否存在肾上腺功能低下。为此，可应用胰岛素应激（耐受）试验（IST 或 ITT）、CRH 试验或快速 ACTH 兴奋试验 [给予合成的 ACTH（二十四肽促皮质素）250 μg] 分别评估 HPA 轴、PA 轴或单纯的肾上腺反应。快速 ACTH 兴奋试验是最常采用的试验，且与 IST（ITT）有很好的相关性，因为慢性 ACTH 缺乏可导致肾上腺萎缩，皮质醇将出现对快速 ACTH 兴奋试验的异常反应。快速 ACTH 兴奋试验中 ACTH 刺激后 30 min 或 60 min 后，皮质醇浓度 > 500 nmol/L（18 μg/dL）可排除肾上腺功能减退；而 < 500 nmol/L（18 μg/dL）则提示病程中应给予皮质醇替代治疗。然而，不同检测时的皮质醇交叉反应程度不同，靶目标值和阈值也不同，各中心采用的参

考值区间范围也各异。

生理性应激状态下机体对皮质醇的需求增加，故在急危重症患者中绝对不要漏诊肾上腺功能减退的情况，这一点非常重要。对于重症患者，需增加其皮质醇的浓度，但应该增加多少目前并未形成共识。这种不确定性一部分是由于机体对皮质醇的反应不同，一些研究（而非全部研究）表明这种反应取决于疾病的严重程度[67,74-75]；另一部分原因是由于缺乏关于不同类型危重症疾病对皮质醇反应的了解，因为大多数研究是在脓毒症患者中开展的。在危重症患者中推荐使用快速ACTH兴奋试验，但脓毒症休克或急性呼吸窘迫综合征患者除外，因为这些患者可以从糖皮质激素治疗中获益[76]。在脓毒症休克患者中，快速ACTH兴奋试验具有不可重复性[77]。根据推荐意见，注射ACTH 30 min时皮质醇浓度的增加 < 250 nmol/L（9 μg/dL）被认为是异常，患者存活概率低[78]，不论基线皮质醇浓度如何均如此[79]。然而，这一观点也受到了质疑，因为没有考虑到皮质醇的浓度绝对值；此外，在一项由上述推荐意见参加作者开展的大型研究中发现：按照前述标准，有46.7%的脓毒症患者对ACTH没有充分的反应，且在第28天时，反应者和无反应者之间的结局无差异[80]。其他一些研究证实脓毒症休克患者有较高的快速ACTH兴奋试验阳性率，有文献对此进行了综述[81]。有报道，患者的基线皮质醇浓度与ACTH刺激后的增加值呈负相关[82-83]，而关于皮质醇高基线浓度与ACTH刺激后增加值欠佳的意义尚不明确。一项针对行冠状动脉旁路移植患者的研究显示，从术前即刻至术后数天，皮质醇浓度在ACTH刺激后出现了显著变化[84]。此外应注意，因脂肪含量高而导致

的高体重指数（BMI）患者通常ACTH刺激后30 min的皮质醇反应更高。

尽管ACTH水平被用于鉴别原发性和继发性肾上腺功能减退，但这或许不能用于危重症患者中，因为这些患者的ACTH并不升高。目前还不清楚不同类型疾病是否存在ACTH的纵向变化，或者随时间推移ACTH与皮质醇之间的关系[85-86]。因此，评估垂体功能障碍比较困难。CRH或IST（ITT）可用于评估垂体功能，但由于危重症患者尽管血浆皮质醇浓度较高，但还是可能会出现"夸张"的ACTH对CRH的反应[66]，因此，目前尚不清楚危重症患者如果呈现正常的ACTH反应是否足够。

库欣综合征患者的皮质醇分泌增加，缺乏正常的昼夜分泌节律和幅度。库欣综合征的实验室诊断常常具有挑战性，需依靠一系列检测结果，包括24 h游离尿皮质醇（UFC）排泄增加、循环皮质醇的昼夜分泌节律缺失、地塞米松抑制试验阴性（夜间给予地塞米松无法抑制晨起升高的皮质醇），以及ACTH对CRH兴奋试验反应异常[87]。危重症患者、抑郁症或情绪障碍患者可出现类似的上述表现。重症患者和抑郁症患者的基线皮质醇浓度均会增加，且缺乏昼夜分泌节律，因此有时很难与库欣综合征鉴别。抑郁、肥胖和酒精中毒时UFC会增加，这与库欣综合征的表现相重叠[88-89]，加之库欣综合征患者中抑郁的情况很常见，因此，这会使鉴别诊断更有难度[90]。小剂量夜间地塞米松抑制试验结果可在危重症或抑郁患者中呈现假阳性[66,87]。雌激素等药物或激素治疗可引起血浆CBG和总皮质醇增高，从而导致假阳性结果。午夜血浆皮质醇浓度正常时较低（尤其是睡眠时），而重症和抑郁症患者会升高[经常 > 50 nmol/L（1.8 μg/dL）][91-92]。鉴于

上述原因，CRH 兴奋试验则更加可靠，或者有时也采用 IST（ITT）来鉴别抑郁症引发的高皮质醇血症和库欣综合征。与库欣综合征患者不同，抑郁症患者更易于出现正常的皮质醇对 CRH 兴奋试验的反应，但在 ACTH 的增加程度上较正常低一些，胰岛素诱发低血糖试验也正常[92-93]。如前所述，危重症患者 ACTH 对 CRH 刺激的过度反应使得 CRH 兴奋试验不适用于重症患者中库欣综合征的确诊。

HPA 轴实验室评估的局限性

实验室检测对 ACTH 刺激后皮质醇结果的解读具有显著的局限性。疾病期间，低结合蛋白可引起血浆中结合皮质醇的比例降低，从而掩盖皮质醇的增加幅度，而低 CBG（通常是低白蛋白）实际上可增加血浆游离皮质醇（生物可利用）[94]。因此，疾病期间测量总皮质醇会低估皮质醇的生物利用度，也会低估皮质醇的增幅，有假阳性的风险[95]。此外，还需考虑肝脏病时 CBG 合成能力下降等问题[96]。

此外，各实验室检测试剂与皮质醇的交叉反应有差异，检测结果在不同实验室之间无法转移[97]。在一项研究中发现，正常个体 ACTH 刺激 30 min 后的皮质醇浓度第 5 百分位数波动在 510~626 nmol/L（18.5~22.7 μg/dL）[98]。此外，在一项针对危重症患者的评估中，基于所推荐的皮质醇增幅水平，有 27% 的患者因检测结果变异而被错误分类[99]。因此，各实验室应建立并使用适宜、特异的皮质醇增幅标准，以准确解读快速 ACTH 兴奋试验的结果。评估近期用药情况同样十分重要，因为皮质醇可与外源性泼尼松龙有 30%~40% 的交叉反应，与泼尼松亦有交叉反应。

儿茶酚胺

儿茶酚胺与相关肿瘤的实验室评估

疾病带来的生理性应激会引发神经内分泌反应，交感神经系统和肾上腺髓质受刺激会释放儿茶酚胺。这一自稳态反应对维持血压、器官灌注及能量底物的供给非常必要，使患者得以在急性应激反应（"战斗或逃跑"反应，"fight or flight"）中存活下来。释放到突触间隙的去甲肾上腺素发挥神经递质的作用，但有一部分最终进入血液循环。肠系膜组织也可合成去甲肾上腺素，并占了体内 1/3 以上的含量。大部分循环肾上腺素由肾上腺分泌，与去甲肾上腺素不同，肾上腺素发挥的是全身性激素的作用。机体半数含量的多巴胺也由肠系膜分泌。

几乎所有的肾上腺嗜铬细胞瘤和肾上腺外副神经节瘤（也常被称为嗜铬细胞瘤）均分泌儿茶酚胺。肾上腺肿瘤有分泌肾上腺素或去甲肾上腺素的倾向，而副神经节瘤倾向于仅分泌去甲肾上腺素或者两者均分泌。一些嗜铬细胞瘤产生多巴胺和（或）去甲肾上腺素。这三种神经递质均通过 O-甲基化作用分别被代谢为甲氧基肾上腺素（MA）、甲氧基去甲肾上腺素（NMA）和 3-甲氧基酪胺（3MT），统称为甲氧基肾上腺素。检测尿液或血液中的甲氧基肾上腺素，特别是血浆中的游离甲氧基肾上腺素，或许具有最高的诊断效能[100]。检测血浆游离甲氧基肾上腺素具有进一步的优势，例如在面对肿瘤分泌的波动性时，血浆游离甲氧基肾上腺素的稳定性更高，且与肿瘤质量（肿块）的相关性更好[101]。许多实验室无法开展血浆检测，但通过测定尿液甲氧基肾上腺素分数也可很好地做出诊断[102]。事实上一些研究表明，除非血标本是在患者坐位时采集并经过体重指数（BMI）校正，否则尿液分析的特异性更高[103]。采血时禁食也很重要[104]。尿香草苦杏仁酸（VMA）检测很久以前即被弃用，因为其灵敏度差，且结果易于受到干扰。

危重症疾病与嗜铬细胞瘤时的儿茶酚胺

危重症患者的儿茶酚胺代谢产物显著增加，这一点并不令人意外，这些代谢产物与 β - 内啡肽有关[105]。在创伤和脑损伤患者中可以观察到格拉斯哥昏迷量表（GCS）与肾上腺素和去甲肾上腺素的代谢产物呈负相关，而多巴胺的代谢产物可能无增加[106]。患者在重症监护下因心脏外科操作所致疼痛似乎并未引起儿茶酚胺代谢产物的浓度增加[107]，而在机械通气患者中镇静可降低儿茶酚胺的代谢产物[108]。

嗜铬细胞瘤可引起心血管系统的并发症。在嗜铬细胞瘤患者中，超出生理量的儿茶酚胺可使心肌 β 肾上腺素受体下调，对肌原纤维和心肌细胞收缩力产生不利影响[109]。儿茶酚胺代谢产物还可增加肌膜的通透性和钙离子的细胞内转移[110]，导致心肌炎、间质弥散性炎症细胞浸润、肌细胞坏死和心力衰竭。在低血容量的状况下，心排血量下降最终可导致心源性休克[110-111]。一些患者因出现并发症方才确诊肿瘤[112]。由于嗜铬细胞瘤的并发症通常预后不良，因此一旦根据临床病史和表现怀疑该病时，应立即进行实验室和影像学检查。

尽管嗜铬细胞瘤患者的儿茶酚胺及其代谢产物的增幅要远高于其他危重症患者，但两者的数值范围还是有所重合。一项研究对比了嗜铬细胞瘤出现及未出现危象的患者[113]：25 例发生嗜铬细胞瘤危象的患者，其儿茶酚胺最高值为正常上限值的 3.5~646 倍（中位数为 22.8 倍）；112 例未发生危象的患者，相应的值从正常范围内到正常上限值的 54 倍（中位数为 3.7 倍）；两者并无显著差异。儿茶酚胺代谢物在鉴别诊断中的效力更好：上述研究中的危象患者，其儿茶酚胺代谢物的最高值为正常上限值的 1.9~511 倍（中位数为 11.6 倍）；未发生危象的患者，相应的值从正常范围内到正常上限值的 90 倍（中位数为 6.3 倍）；$P=0.007$。很明显，在不同的急慢性疾病中，无法准确描述出正常上限的浓度应该是多少；对于那些出现不适症状的患者应当警惕，唯一能确诊嗜铬细胞瘤的手段是影像学检查。

下丘脑 - 垂体 - 性腺（HPG）轴

HPG 轴的调节与疾病及应激信号的影响

HPG 轴包括：下丘脑弓状核以脉冲形式释放促性腺激素释放激素（GnRH），垂体促性腺激素细胞以脉冲形式分泌黄体生成素（LH）和卵泡刺激素（FSH），以及性腺产生性激素和配子。GnRH 在瘦素和一系列神经递质（GABA、强啡肽及 RF 酰胺相关肽）的刺激下得以释放。在女性中，根据生理周期的不同阶段，下丘脑细胞也受到雌二醇和孕酮正反馈的影响。然而，同样的性激素以及抑制素和睾酮可以抑制 GnRH，一些神经递质也对 GnRH 有抑制作用，例如 Kisspeptin、谷氨酸、去甲肾上腺素和神经激肽 B 等。约 45% 的睾酮和雌二醇与性激素结合球蛋白（SHBG）结合，约 50% 与白蛋白结合，故男性中仅有 3% 的睾酮、女性中仅 1% 的雌二醇呈游离态。

全身性疾病或精神心理应激会对 HPG 轴产生显著的抑制作用，主要涉及 CRH 和去甲肾上腺素的相互作用，进而可直接或间接地抑制 GnRH 的释放。这一效应受到阿黑皮素原（POMC）分子产物的调控，如 β - 内啡肽和 α-MSH。糖皮质激素还会抑制 GnRH、FSH，特别是 LH 的释放，同时会降低靶组织对性激素的敏感性[114]。GnRH 的脉冲分泌特性以及性腺激素合成可直接受到一些细胞因子的抑制，特别是 IL-6 和 TNF-α 通过激活 HPA 轴产生间接效应[115]。此外，SHBG 和白蛋白的变化可影响循环中游离性激素的浓度。SHBG 与甲状腺激素和雌激素有直接关系（绝经后雌激素水平低时甲状腺激素浓度会升高，这一表现很明显且似乎与结合蛋白无关），而与雄激素、胰岛素和糖皮质激素呈负相关，甲状腺激素和胰岛素是肝脏 SHBG 基因转录的唯一调节因子。

营养状况对 HPG 轴的影响可能主要是通过脂肪组织。脂肪细胞对 HPG 轴至少在 3 个层面发挥作用。脂肪细胞分泌瘦素，瘦素可降低神经肽 Y（NPY）的水平，刺激 POMC 和 CRH 神经元，还对垂体促性腺激素细胞有刺激作用[116-117]。脂肪细胞对雄激素的芳香化发挥重要作用，因此可增加男性的雌激素水平[118-120]。此外，脂肪细胞分泌促炎性脂肪因子，包括 TNF-α 和 IL-6，它们是由浸润至肥大脂肪组织中的巨噬细胞所释放。除参与代谢综合征外，这些细胞因子可直接抑制 HPG 轴，或间接通过刺激 HPA 轴来抑制 HPG 轴[121-123]。

疾病对实验室性腺功能指标的影响

性激素水平对骨密度具有至关重要的作用。血浆高密度脂蛋白胆固醇（HDL-C）与睾酮直接相关，后者可增加 HDL 的主要组分——载脂蛋白 A1[124-125]。因此，在慢性肾脏病或糖尿病等慢性疾病患者中识别出性腺功能障碍尤为重要。然而，由于疾病本身对性腺功能的抑制，评估 HPG 轴的激素紊乱是否与疾病相关极其困难，且随着时间推移，当患者的状况发生变化时必须重新评估。

在男性中，急症通常会影响下丘脑和垂体分泌，导致促性腺激素水平降低和继发性性腺功能衰竭。另一方面，在大多数全身性慢性疾病中，可有原发性的性腺功能减退，伴促性腺激素和抑制素 B 升高。最终结果是睾丸 Leydig 细胞功能障碍、睾酮水平降低和（或）精子生成减少。由于正常睾酮值在不同个体间变异很大，因此，并非总能顺利地诊断出继发性睾丸功能障碍。但确诊原发性睾丸衰竭相对容易，因为此时促性腺激素水平会升高。血浆睾酮浓度常常在晨起时检测，此时会出现昼夜节律性的增高。

处于急危重症状态下的男性（如急性心肌梗死、严重烧伤或手术）患者，其血浆总睾酮会下降，尽管循环 SHBG 显著下降，但游离睾酮也会减少[126]。另一方面，慢性肝病和肝硬化男性的 SHBG 增加，同时其性腺产生的雄激素减少，上述因素会导致游离睾酮的显著下降，这种情况会因血浆白蛋白浓度的降低仅略有缓解。因此，约半数患有慢性肾脏病的男性有性功能障碍[127]，伴睾酮水平降低，以及继发性 LH 增加，后者部分是由于肾脏的 LH 潴留所致[128]。在慢性肾脏病中，血浆中的一些物质会使 Leydig 细胞对 LH 失去反应，因为人绒毛膜促性腺激素（hCG）无法在 Leydig 细胞中诱导正常的反应[129]。

类似地，约半数糖尿病患者有性功能障碍，男性表现为睾酮减少、睾丸体积减小、活精子数量下降、促性腺激素升高，且促性腺激素水平与血糖控制情况相关[130-132]。2 型糖尿病患者中循环胰岛素水平与睾酮水平相关[133]，这部分是由于肥胖和高胰岛素血症时 SHBG 下降所致，使得测量的总睾酮浓度降低。

为了验证结合蛋白偏低对睾酮检测结果的影响，一些实验室计算了基于 SHBG 浓度的游离睾酮指数或者生物可利用睾酮（也包含与白蛋白有微弱结合的睾酮）。疾病期间这些检测可提供对睾酮的良好评估，可在线获取上述指数的计算方法[134]。然而，所得出的计算值与分析方法密切相关，鉴于此，使用上述指数的实验室应确立各自的计算值参考范围。

HPG 轴对应激的反应有性别的差异，至少部分可由 HPA 轴对雌激素的敏感性来解释，雌激素可刺激 CRH 基因转录、减少儿茶酚胺分解，这种变化与月经周期有关[135-137]。青春期后、绝经期前的女性出现月经过少或闭经，强烈提示 HPG 轴异常，应尽快进行实验室检查。然而，由于与月经周期相关的不确定性，因此对检测结果的解读困难重重，当然这些患者可能缺月经周期。全身性疾病、精神压力和体重下降可干扰女性的 HPG 轴，减少 LH 的分泌频率和幅度[138]。应测定催乳素，解读结果时应考虑应激和慢性肾脏病可使催乳素浓度升高，此外，晨起时为昼夜节律峰值。罹患慢性肾脏病的女性，其 FSH 一般正常，LH/FSH 比值升高。LH 的脉冲式分泌受阻，但仍对 GnRH 有反应。雌二醇、孕酮和睾酮均下降[139]。

长期大运动量的体育锻炼可抑制 HPG 轴，特别是对于女性。HPA 轴的效应加之营养信号的作用共同介导了上述对 HPG 轴的抑制，导致促性腺激素和性激素的下降[140-141]。出现严重营养不良时，通常会出现闭经、促性腺激素水平极低且缺乏脉冲分泌的特点，瘦素在其中的 HPG 轴调节中发挥重要作用，瘦素水平也是闭经的预测因素[142-143]。然而，进食后瘦素水平恢复正常，而 HPG 轴的活动直到胰岛素样生长因子（IGF-1）水平正常后才能恢复正常。在抑郁症患者中，HPG 轴的病理生理表现与进食障碍患者的类似，即促性腺激素水平低并伴有下丘脑-垂体活动的抑制，男性和女性均如此，且在女性中还缺乏雌二醇正反馈机制[145]。对于垂体受抑制的疾病，推荐对治愈的男性患者进行实验室再评估，而对于月经仍未恢复正常的女性患者也必须进行评估。

生长激素与胰岛素样生长因子 1

生理学考量

生长激素（GH）可直接或间接调节血糖、脂质及蛋白质代谢，促进机体的线性生长。它还可刺激脂肪分解，促进肌肉摄取及游离脂肪酸的氧化，减少肌肉和肝脏的糖摄取，降低胰岛素的敏感性[146]。

在多种激素和神经递质的调节下，垂体脉冲式分泌生长激素[147]。下丘脑弓状核分泌的生长激素释放激素（GHRH）是刺激垂体生长激素细胞合成和释放生长激素的主要因素，这一过程由 G- 偶联蛋白受体和 cAMP 介导的胞内钙离子浓度增加来实现。胃促生长素（Ghrelin）是主要由胃泌酸细胞（壁细胞）释放的一种食欲刺激素，也可通过刺激 GHRH 神经元和促生长激素细胞来促进生长激素的释放，这一效应由 G- 偶联蛋白受体介导的钙离子增加（通过三磷酸肌醇）而产生[148]。对 GHRH 和生长激素重要的抑制效应由生长抑素（SS）介导，生长抑素也由下丘脑神经元释放。此外，由大脑皮质释放的与生长抑素同源的神经肽-皮质抑素，在高浓度时也可抑制生长激素的释放[149]。生长抑素释放神经元支配 GHRH 细胞，NPY 和 CRH 对其表现为刺激作用，5- 羟色胺和乙酰胆碱表现为抑制作用，生长激素对下丘脑－垂体轴的反馈性抑制效应主要由下丘脑生长抑素神经元和 NPY 神经元的刺激产生，而非直接对 GHRH 细胞和垂体生长激素细胞的抑制。然而，IGF-1 对生长激素细胞的直接抑制使生长激素对垂体发挥间接的激素调节作用。皮质醇对生长激素的分泌也具有重要作用，从短期而言其具有刺激作用，但如果长期暴露于高水平皮质醇下，则对生长激素的分泌具有抑制作用[150]。

生长激素与其受体的结合最终会导致信号转导和转录激活因子的磷酸化（与酪氨酸激酶相关），引起二聚体化、转移到细胞核并调节 IGF-1 等靶基因的表达。生长激素对 IGF-1 合成的影响取决于生长激素的浓度及其脉冲式分泌[151]。血浆中40%~50% 的生长激素与相应的蛋白相结合，生长激素结合蛋白也参与生长激素受体表达的调节[152-153]。在消化吸收后阶段，生长激素可减少氨基酸的氧化，增加蛋白质的合成[154-155]。这些合成代谢效应主要通过生长激素刺激下的 IGF-1 浓度增加所介导[156-157]。在禁食阶段，生长激素的释放增加导致代谢状态转换，脂肪被作为能量来源，从而不必分解肌肉蛋白进行糖异生[146]。禁食阶段由生长激素诱导的胰岛素不敏感，其具体机制尚未完全阐明，但游离脂肪酸增加似乎发挥了作用。禁食阶段，肝脏的生长激素受体减少，生长激素受体后活动受抑制[158]。这些均可引起对生长激素的抵抗，减少 IGF-1 生成。IGF-1 合成还依赖于氨基酸的可用性。当饮食中的蛋白质受限时，尽管肝脏中的生长激素受体尚可维持，但生长激素无法引发 IGF-1 的反应，且血浆 IGF-1 的半衰期也会缩短[159]。

所有组织中均会产生 IGF-1，它们在局部通过自分泌或旁分泌模式发挥作用，循环中的 IGF-1 几乎均来自肝细胞。IGF-1 的功能主要是通过激活其跨膜酪氨酸激酶受体（结构上与胰岛素受体相关）来实现。胰岛素是肝脏合成 IGF-1 的主要刺激因素[160]，并在很大程度上调节营养状态对血浆 IGF-1 浓度的正向作用[161]。甲状腺激素对生长激素介导的 IGF-1 增加也具有允许作用[162-163]。慢性疾病或饥饿生活状态时甲状腺激素浓度的下降可打破生长激素与 IGF-1 之间的直接关系。

血浆中 99% 的 IGF-1 与 6 种 IGF 结合蛋白（IGFBP）结合在一起，其中 IGFBP-3 承载了 90% 的循环 IGF-1。生长激素的增加会促进 IGFBP-3 和 IGFBP-5 的增加，但这一增加幅度低于 IGF-1 的刺激，因为这两种结合蛋白还受到 IGF-2 的调节，而 IGF-2 并不会受到生长激素的特别影响。IGF-1 的活性取决于 IGF-1、IGFBP-3 及酸不稳定亚单位（ALS）三聚体的影响。生长激素也可刺激肝脏生成 ALS，上述三聚体的半衰期很长。IGFBP-2 在 6 种 IGF 结合蛋白中的浓度位居第二，由于其远未达到饱和状态，因此其充当着 IGF-1 贮存池的作用。IGFBP-2 浓度的变化对总 IGF-1 及游离 IGF-1 浓度均具有重要的影响。

急危重症对生长激素和 IGF-1 的影响

尽管发生疾病后机体的蛋白储存起初能短期应对，但机体最终会进入分解代谢状态：肌肉蛋白的分解会提供必需的氨基酸以生成炎症、免疫及其他生理反应所需的大量蛋白质，也会满足不同代谢活动所需的能量需求。与其他垂体前叶细胞一样，垂体生长激素细胞对疾病也呈现出双相反应模式，在急性期生长激素分泌增加，而在慢性阶段生长激素的产生会受到抑制[164]。

在急性疾病中，生长激素生成增加的方式与饥饿状态下类似，基线生长激素与脉冲峰值均增加[164-165]。尽管如此，IGF-1仍下降且对生长激素抵抗，部分是由于生长激素受体减少所致[91,166-167]。伴随IGF-1降低，血浆IGFBP-3和ALS也下降，这是对生长激素活性降低[166]以及IGFBP-3降解蛋白酶活性增加的反应[168]。但其中也存在差异，例如，烧伤患者的IGF-1浓度降低，但IGFBP-3没有减少[169]。急症恢复期，这些参数也会迅速恢复[168]。

当危重症病程较长进入迁延期时，生长激素的脉冲分泌频率和基线值可能正常，但脉冲幅度会下降[170-171]。GHRH或胃促生长素激动剂对生长激素分泌的刺激作用表明，疾病对这些激素的影响是通过下丘脑和其他信号途径调节的，而非因生长激素细胞无反应[171]。重症疾病中IGF-1水平偏低[171]，其浓度会特别受到IGFBP-1和IGFBP-2增加的影响，进而导致血浆游离IGF-1的下降。这两种IGF结合蛋白的血浆浓度与疾病严重程度、临床结局及存活率显示出一些关联性[169,172-174]。

对疾病患者的尸检后研究发现，GHRH分泌神经元数量增加，这表明下丘脑对刺激因素仍有反应[175]。疾病期间，细胞因子对生长激素的分泌也有影响，IL-6增加生长激素的分泌[176]，IL-1促进生长激素抵抗和蛋白分解[177]。

疾病期间对生长激素和IGF-1的实验室评估

生长激素的脉冲分泌特点决定了对任何患者都不能进行实验室随机检测来确诊生长激素缺乏或过量，需要通过对生长激素进行刺激或抑制来开展动态的功能测定。测定IGF-1具有诊断价值，特别是对生长激素分泌性腺瘤的诊断；但其对生长激素缺乏的诊断效能不如生长激素兴奋试验。或者，利用生长激素在睡眠第3、4及REM时相增加的特点进行多次采样。

在疾病的急、慢性期，生长激素-IGF-1轴唯一一致的变化是IGF-1的降低。IGF-1降低的幅度取决于疾病的类型，例如重症监护的患者，其IGF-1的降低较创伤患者更显著[178]。生长激素浓度的变化似乎也取决于不同类型的疾病。因此，脓毒症、烧伤和外科患者的血浆生长激素水平或许不显示降低[179-180]。也正因如此，研究危重症疾病中生长激素-IGF-1轴潜在的病理机制非常困难，也没有证据显示评估重症监护患者生长激素的分泌情况有任何获益。

危重症患者的血浆生长激素水平可对GHRH和其他促分泌素（如胃促生长素激动剂）产生反应[171]。IGF-1偏低[171,181]，但危重症期间兴奋试验后的变化值并不确定，特别是对于老年患者生长激素普遍缺乏的情况。给危重症患者注射生长激素会使不良结局的风险增加[182]。或许仅仅可以假设生长激素分泌腺瘤的危重症患者血浆生长激素水平升高、IGF-1正常（基于疾病期间生长激素治疗后IGF-1正常化），但对于疑似肾上腺瘤的危重症患者的上述调查是否富有成效及其结果的可解释性尚不确定。

维生素 D

过去的20年，人们对维生素D重要性的认识不断深入，已不再局限其参与的钙磷代谢生理过程。越来越多的流行病学和临床证据显示，维生素D参与调节免疫、肾素-血管紧张素系统以及血糖的稳定[183-185]。维生素 D 的缺乏在一些慢性疾病的病理机制中也起到重要作用，同时还与心血管疾病、神经病变、癌症的易感性及病死率增加有关[186-190]。

实验室通过测定其 25- 羟化产物——25（OH）- 维生素 D —— 来评估维生素 D 的状态，前者由肝脏生成。肾脏中的 1- 羟化过程将 25(OH)- 维生素 D 转化为活性产物——1,25（OH）$_2$- 维生素 D，但由于其含量很有限，故临床上很少会测量该值，除非有相关酶或受体的缺陷。活性的维生素 D 代谢产物与受体（属于核受体超家族）结合，并充当转录因子的作用。血浆 25（OH）- 维生素 D 的半衰期为 2~3 周，但皮肤短时间暴露于日光后即可显著延长其半衰期。维生素 D 储存于肝脏和脂肪组织。许多住院患者的 25（OH）- 维生素 D 水平低，但很难评估这种低水平的 25（OH）- 维生素 D 是否与疾病相关，因为除了维生素 D 代谢产物有季节性变化外，在受筛的健康普通人群中（尤其是生活在高海拔地区者），有很大一部分其循环 25（OH）- 维生素 D 也是缺乏的[191-192]。

血液中约 90% 的 25（OH）- 维生素 D 和 85% 的 1,25（OH）$_2$- 维生素 D 为结合型，即与肝脏合成的维生素 D 结合蛋白相结合，该蛋白也叫作族特异性成分球蛋白（group-specific component globulin，Gc 球蛋白）。Gc 球蛋白的主要作用被认为是参与了肌动蛋白清除系统，同时对循环 25（OH）- 维生素 D 浓度也发挥着间接但重要的调节作用。肌动蛋白由受损的组织释放，可多聚化与因子 Va 形成丝状复合物。这些复合物可引起毛细血管堵塞，阻碍微血管血流，导致器官损害[193]。在凝溶胶蛋白（Gelsolin）的辅助下，Gc 球蛋白通过结合单体肌动蛋白并将其运输到肝 - 网状内皮系统被摄取

而发挥作用[194]。组织损伤后，机体启动肌动蛋白清除过程，循环中与肌动蛋白结合的 Gc 球蛋白被清除，从而导致血浆 Gc 球蛋白及相关的 25（OH）- 维生素 D 浓度显著降低。

目前几乎没有关于急性组织损伤或疾病与维生素 D 浓度变化的相关研究。有一项研究显示，膝关节成形术对于已有维生素 D 水平偏低的患者，可使血浆维生素 D 浓度降低 40% 并持续至术后 3 个月[195]。另一项类似的研究显示，骨科术后的患者循环 25（OH）- 维生素 D 和 Gc 球蛋白浓度下降了约 20%[196]。因此，疾病患者特别是有组织损伤的患者中表现出的这种 25（OH）- 维生素 D 浓度的降低，使得我们对维生素 D 状态的评估更加困惑。例如，一项研究表明，因心肌梗死住院的患者其 25（OH）- 维生素 D 浓度均很低[197]，但并不明确低到何种程度是由组织损伤（而非生活方式）导致的。然而，不论是因疾病还是维生素 D 补充不足，这类患者的低维生素 D 状态会持续，因此这或许反映了患者处于一种新的维生素 D 稳态中[198]。

许多针对门诊、急诊及 ICU 患者的队列研究也报道了低 25（OH）- 维生素 D 的结果。有研究发现重症脓毒症患者的 25（OH）- 维生素 D 水平较低[199]，这与在重症儿科患者中的研究结果一致，该研究中的大部分患儿均呈现 25（OH）- 维生素 D 水平较低，且死亡风险评分与低血浆 25（OH）- 维生素 D 浓度有关[200-201]。事实上，低维生素 D 状态确实与心肌梗死及急性冠脉综合征患者不良事件和结局的高风险有关[202-204]。此外，在急性疾病照护中给予维生素 D 治疗并未显示出获益或对结局的影响[205-206]。

尽管一些研究显示疾病中 25（OH）- 维生素 D 水平下降，但血浆 Gc 球蛋白可

能和病程有更直接的关联，成为临床结局的预测因子。血浆 Gc 球蛋白的下降幅度对急性和严重器官损伤有预后判定价值，特别是对肝损伤[207-209]。仅有 5% 的 Gc 球蛋白是与活性维生素 D 代谢产物相结合，血浆 25（OH）- 维生素 D 浓度的变化与 Gc 球蛋白之间的确切关系尚不明确，尤其是在其浓度受到很多因素影响时，包括 Gc 球蛋白的下降幅度。

总　结

急危重症患者内分泌的变化涉及大部分系统，且随原发病变和时间推移而变化。

这些变化受到激素结合蛋白和药物治疗的影响而变得更为复杂。激素分析时的干扰很难识别，分析中的偏倚和检测标准化的难度决定了我们必须应用各地区的检测参考值。必须强调应审慎对待实验室检测结果，任何与患者状况或之前检测不一致的结果，都应与实验室人员进行进一步的讨论。

参考文献

请登录 www.wpcxa.com 下载中心查询或下载，或扫码阅读。

第 3 章

内分泌系统对危重症的反应：新的认知与治疗启示

Jan Gunst Eva Boonen Greet Van den Berghe

要 点

· 危重症被定义为所有危及生命的疾病，需要对重要器官功能进行支持以防止即将发生的死亡。这种疾病可由一系列伤害因素促发，包括多发性创伤、复杂的手术以及严重的内科疾病等。

· 危重症是严重生理应激的极端形式，其特征是内分泌与代谢发生重要的变化。

· 关于急性和慢性危重症时产生的内分泌与代谢反应在调节或阻碍患者康复中所起到的作用，还有很大争议。

· 近年来，人们对急性和慢性危重症时内分泌反应的病理生理学机制及其影响有了新的重要的认识。临床上危重症变化多端，其治疗面临诸多挑战，因此这些新的认知对于患者和临床医生而言，在疾病治疗中均具有重要意义。

引 言

危重症被定义为所有危及生命的疾病，需要对重要器官功能进行支持以防止即将发生的死亡。危重症可由一系列伤害因素促发，包括多发性创伤、复杂的手术以及严重的内科疾病等。如果不采用现代重症监护医学的管理手段，危重症患者难以生存。因此，危重症是严重生理应激的终极表现，这些患者迅速出现的生理学反应通常更加强烈。上述的应激反应会打破原本协调的内分泌适应性，这种适应性可直接针对外源性底物耗竭的情况，为机体的"战斗或逃跑"反应（"fight or flight" response）提供所需能量。事实上，不同的下丘脑 – 垂体 – 腺体轴的改变可导致脂类分解、蛋白水解、糖异生及能量消耗，所消耗的能量主要用于促进急性期内患者的生存，当患者一般状况改善后会重启合成代谢。

尽管以往一些致命的疾病在如今患者可能得以存活，但通常不会迅速康复，而是进入危重症的慢性阶段。其间，虽然引起危重症的初始诱因已去除，但患者仍需依赖对重要器官数周的支持。这一阶段以独特的内分泌和代谢改变为特征，这些变化不仅能带来获益，也可能会阻碍康复。例如，脂肪储存维持相对平衡，而骨骼肌和各器官仍有大量的蛋白消耗[1]，上述反应会损害重要器官功能的恢复，延长患者的衰弱期，阻碍康复[2]，使患者易出现严重的感染性并发症等[3]。某些患者得以康复，而有些患者却未康复，对于其中的决定性机制的了解还十分有限，但近来的研究显示，机体清除有害细胞的能力发挥着重要作用，不同患者间这种能力有所不同[4-5]。如果患者始终依赖重症监护支持，最终还是会因为无效而撤停重症监护。因此，进一步阐明患者康复的潜在路径，以及探索相关治疗是否会对这些路径产生有益的影响，这具有重要的临床意义。

近年来，人们对危重症中机体内分泌反应带来的后果和病理生理学有了更深入的新认识。本章对此进行了阐述，重点是下丘脑－垂体－甲状腺（HPT）轴和下丘脑－垂体－肾上腺（HPA）轴，以及高血糖反应对危重症恢复的影响；同时对这些新的认知所带来的治疗意义进行了审慎分析。

HPT 轴

急危重症中 HPT 轴的反应

一直以来，人们普遍认为禁食和急性疾病会迅速影响循环甲状腺激素水平，最典型的表现是血浆三碘甲状腺原氨酸（T_3）下降、反 T_3（rT_3）升高，表明甲状腺激素在肝脏等外周组织中迅速失活，这一过程很可能是由抑制性的 1 型脱碘酶（D1）和（或）活化的 3 型脱碘酶（D3）所介导[6-7]。甲状腺素（T_4）浓度和促甲状腺激素（TSH）可在术后即刻短暂增加[7]。因此，血浆 TSH 和 T_4 通常会恢复至"正常"，尽管缺乏正常的夜间 TSH 高峰[8-9]。出现血浆 T_3 降低和 rT_3 升高通常被称为急性低 T_3 综合征、正常甲状腺功能病态综合征（euthyroid-sick syndrom）或非甲状腺疾病综合征（图3.1）。

导致危重症患者血浆 T_3 浓度急剧下降的因素可能包括营养缺乏、细胞因子释放或缺氧[10-12]。肿瘤坏死因子 α（TNF-α）、

白介素 -1（IL-1）和 IL-6 可模拟急性应激诱导的甲状腺轴的改变。但是，在人体经脂多糖（LPS）诱导的炎症反应中，针对上述细胞因子的中和抗体并未能恢复正常的甲状腺激素浓度[13]。甲状腺激素结合蛋白的急性降低，以及游离脂肪酸和胆红素水平升高对激素结合、转运和代谢的抑制也发挥了一定作用[14]。

伴随禁食而发生的 T_3 浓度降低是一种适应性反应，这似乎可以保护机体抵御因营养不良所致分解代谢而产生的不良后果[15-16]。在危重症中，低 T_3 浓度可能是一种适应不良，因为 T_3 急性下降的幅度与疾病的严重程度和死亡风险有关[17-18]。然而，应对疾病而出现的循环甲状腺激素水平的急性降低也是一种适应性变化，旨在减少能量的消耗，就像在健康群体中禁食后出现的情况一样，这种情况可不予治疗[15]。在择期心脏手术中，短期注射 T_3 可观察到术后心功能的改善[19-20]。然而，这一做法可诱发超常水平的 T_3，因此并不确定这一发现仅仅是药物的作用。新近一项大型随机对照试验（RCT）对比了在危重症患者中给予早期肠外营养与可耐受的显著热量缺乏情况，研究结果为上述观点提供了间接证据，即低 T_3 浓度是一种适应性改变[21-22]。该研究表明：危重症急性期提供营养支持不是改善而是损害了患者的预后结局。宏量营养素（如蛋白、脂肪、碳水化合物）的补充会在一定程度上防止甲状腺激素的急性变化，在危重症兔模型中也观察到了这一现象[23]。在临床研究中发现，早期强制性进食且 T_3 和 T_3/rT_3 升高者的结局会恶化，并具有统计学意义[22]。以上数据表明，危重症时 T_3 的急性降低至少部分与禁食有关，而这很可能是一种适应性改变。可能的益处包括：T_3 下降带来的能量消耗减少，粒

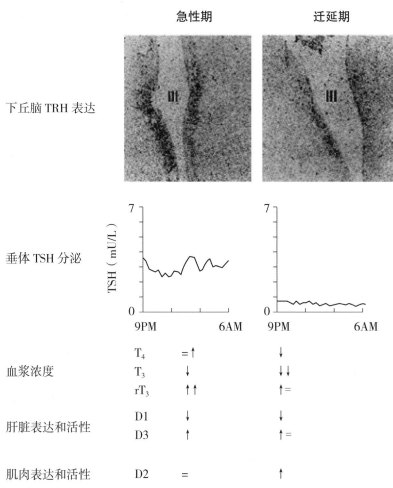

图 3.1　危重症急性期与迁延期中枢和外周甲状腺轴的变化。上图显示危重症迁延期时下丘脑 TRH 基因表达降低。中间图表明危重症迁延期时夜间 TSH 分泌的适应性变化，脉冲式分泌丧失。下图概括了循环甲状腺激素水平和外周脱碘酶活性的变化。改编自参考文献 [26,47,143–144]。TRH= 促甲状腺激素释放激素；TSH= 促甲状腺激素；D1=1 型脱碘酶；D2=2 型脱碘酶；D3=3 型脱碘酶

细胞中 D3 活性的增高可增强其杀伤细菌的能力 [12,24]。

危重症迁延期 HPT 轴的反应

当患者在 ICU 治疗数周，接受完全肠内和（或）肠外营养时，甲状腺轴的改变有所不同。有研究显示，在危重症这一阶段的单次晨起样本中，血浆 T_3 和 T_4 浓度均较低，TSH 浓度为正常低值 [25]。此外，夜间重复测定样本显示，TSH 的脉冲式分泌实际上是丧失的，这与甲状腺激素水平较低有关，这种表现类似于中枢性甲状腺功能减退（图 3.1）[25]。与上述解读一致的是：Fliers 及同事对慢性危重症患者的脑部标本尸检显示，该组人群下丘脑室旁核的促甲状腺激素释放激素（TRH）基因表达显著低于那些死于急性疾病或损伤的患者（图 3.1）。此外，TRH mRNA 表达与血浆 TSH 和 T_3 浓度之间存在正相关关系。这些数据表明，在危重症迁延期，由于下丘脑促甲状腺细胞的兴奋性降低导致甲状腺激素产生和（或）释放减少，这反过来导致

对甲状腺的刺激减少。有研究观察到，患者的病情在开始恢复之前 TSH 水平就会出现升高，这进一步支持了上述解释[27]。

危重症迁延期引发下丘脑抑制的因素尚不明确。危重症迁延期时细胞因子浓度通常较低[28]，其他机制也可能发挥一定的作用，例如内源性多巴胺或下丘脑皮质醇水平增加，已明确外源性多巴胺和氢化可的松可引起或加重甲状腺功能减退[29-31]。下丘脑中 2 型脱碘酶（D2）活性的增强可提升局部甲状腺激素的水平，其中的反馈抑制设定点也会发生变化[32]。事实上，在危重症迁延期及低血浆甲状腺激素兔模型中，下丘脑 TRH mRNA 较低，而 D2 mRNA 升高。然而，下丘脑的 T_4 和 T_3 浓度并未增加[33]。垂体 D2 的增加在抑制局部 TSH mRNA 中也发挥作用[34]，但这并未在危重症动物模型中得到证实[35]。

在危重症迁延期，外周组织似乎会对低 T_3 浓度产生反应——增加局部激素的利用度和效应。例如，来自危重症迁延期患者骨骼肌和肝脏的活检样本显示，单羧酸转运体 8（monocarboxylate transporter 8，MCT8）过表达（图 3.2）[36]。动物模型中的结果也证实了这一点，其肝脏和肾脏中单羧酸转运体的上调经甲状腺激素治疗后可逆转[36-37]。同样，危重症迁延期患者骨骼肌活检样本中的 D2 表达及活性与健康人群和急性期患者相比也呈现上调（图 3.1）[37]。在脓毒症和急性肺损伤患者中，肺的 D2 上调是一种适应性表现，D2 的多态性与脓毒症低易感性相关，这进一步强调了上述观点[38]。在危重症迁延期患者中观察到，活性 TR-1/无活性 TR-2（TR 为甲状腺激素受体）的比值与肝组织 T_3/rT_3 的比值呈负相关，而前者可视作甲状腺激素敏感性的替代标志物[39]。综上数据表明，当危重症患者的甲

状腺激素生成减少时，外周组织会产生适应性变化——甲状腺激素转运体增加、甲状腺激素局部活化以及活性受体的异构体出现基因表达。

在慢性危重症中，低 T_3 水平与肌肉分解和骨丢失标志物的水平呈负相关，这表明是一种针对分解代谢的适应性或保护性反应，或者是一种适应不良的因果关系[40]。危重症迁延期甲状腺激素降低的原因似乎是抑制了 TRH 的表达，因此应评估 TRH 治疗的效果。当患者注射 TRH 后，血浆 T_3、T_4 及 rT_3 均可升高[41]。然而，当联合给予 TRH 和生长激素促分泌素时，rT_3 的升高则被阻止了，原因是生长激素介导的 D3 失活[42]。这种联合治疗还会诱导合成代谢，从而表明了危重症迁延期时甲状腺激素降低与合成代谢受损之间的因果关系[40]。此外，在注射 TRH 期间，甲状腺激素对促甲状腺激素细胞的负反馈作用持续存在，这种自我限制可防止对甲状腺轴的过度刺激[41, 43]。

诊断意义

考虑到危重症带来的甲状腺轴的变化特征，在此期间对已存在的甲状腺疾病做出诊断十分困难。先前已存在原发性甲状腺功能减退的患者，其血浆 T_4、T_3 浓度下降，TSH 浓度升高，然而，当原发性甲状腺功能减退与非甲状腺危重症同时存在时，TSH 水平将低于预期。此外，血清 TSH 可能因医源性因素（如伤口的碘敷料、含碘造影剂，以及大剂量类固醇皮质激素、多巴胺、生长抑素类似物、胺碘酮等药物）而出现反常的降低[30,44]。因此，危重症期间 TSH 正常或降低并不能排除原发性甲状腺功能减退；T_4 和 T_3 降低的严重甲状腺功能减退患者也无法通过这些检测值与非甲状腺危重疾病患者相鉴别。T_3/T_4 比值升高、

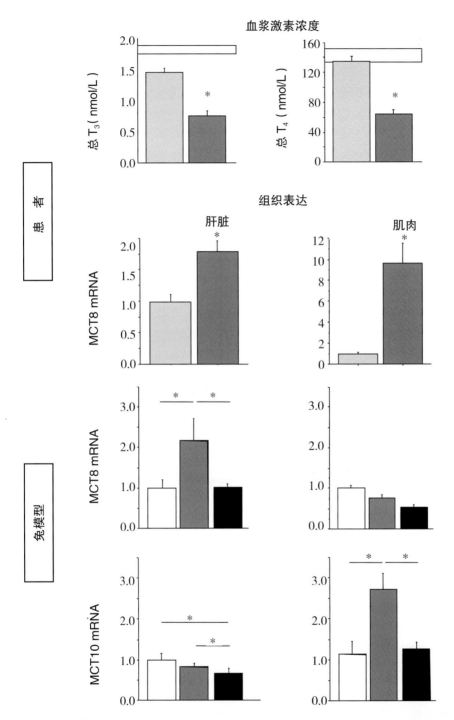

图 3.2　上图代表急性应激（浅灰，*n*=22）和慢性疾病（深灰，*n*=64）时循环甲状腺激素的参数。白条代表正常值。中间图显示急性应激（浅灰）和慢性疾病（深灰）时肝脏和骨骼肌 MCT8 mRNA 的相对表达水平。下图显示健康对照组兔（白色）和生理盐水治疗的慢性疾病组兔（深灰）及 T₃ 与 T₄ 联合治疗的疾病组兔（黑色）的肝脏和骨骼肌 MCT8 mRNA 和 MCT10mRNA 的相对表达水平。数据以 $\bar{x} \pm s_{\bar{x}}$（均数±标准误）表示。与急性期值比较 * $P < 0.05$。MCT= 单羧酸转运体。改编自参考文献 [36]，经欧洲内分泌协会许可使用

结合型甲状腺激素比例降低、血清 rT_3 降低支持原发性甲状腺功能减退的诊断，但诊断的准确性有限。在这些患者中，病史、体格检查、甲状腺自身抗体的存在可为甲状腺疾病的诊断提供进一步的线索。非甲状腺疾病好转后，需重复进行甲状腺功能检测以确诊。

血浆 T_4 和 T_3 浓度的升高在危重症中并不常见，如果之前存在甲状腺功能亢进，则 T_4 和 T_3 是升高的。然而，危重症时检测不到 TSH 对于甲状腺功能亢进并无诊断价值。

治疗意义

现有证据显示，急性"低 T_3 综合征"似乎是一种适应性反应，禁食可部分解释这一反应，而治疗可能与该反应无关[22-23]。相反，危重症迁延期的低水平 T_4 和 T_3 是一种适应不良。实验性研究显示，在危重症迁延期动物模型和患者中给予营养支持，通过下丘脑的促释放激素以及组织水平合成代谢的调控，低 T_3 综合征可被逆转[40]，但营养治疗对临床结局的影响还在研究中，因此其治疗意义目前尚缺乏定论。营养治疗理论上具有如下优势：不会抑制甲状腺激素对垂体的负反馈抑制，防止对垂体－甲状腺轴的过度刺激。

另一种治疗选择是给予 T_4 和（或）T_3，使甲状腺激素水平正常化。在动物研究中发现，T_4 和（或）T_3 的替代剂量无法改变循环甲状腺激素的水平，这可能是由于危重症期间甲状腺激素的代谢加快，部分原因或许是因甲状腺激素与硫酸结合所致[45-48]。在该动物模型中，3 倍的 T_4 替代剂量可使血浆 T_3 浓度达到正常，但却导致 T_4 及 rT_3 升高。单剂量的 T_3 可使血浆 T_3 浓度恢复正常，而 5 倍的 T_3 替代剂量会通过负反馈

抑制使得 TSH 和 T_4 仅达到亚正常水平。T_4 和 T_3 的联合使用会导致显著的过度治疗。在危重症患者中开展的几项小型随机研究中也发现了同样的剂量问题，且也未能显示出结局获益[49-52]。

关于在危重症中何时及如何治疗原发性甲状腺功能减退仍存在很多争议。当患者在发生危重症之前接受过积极的原发性甲减治疗时，继续日常的甲状腺激素剂量是明智的。对于黏液性水肿昏迷患者，通常要静脉给予甲状腺激素。但对于其他类型的危重症患者，有关如何进行适宜的初始替代治疗还存在争议，无论是甲状腺激素类型还是最佳的起始剂量均未形成共识。许多临床医生首选静脉输注高起始负荷剂量的 T_4（300~500 μg），以快速达到正常 T_4 值的 50%[53-55]，随后每天静脉给予 50~100 μg 的 T_4，直至口服给药。一些作者建议联合输注生物活性形式的 T_3 和 T_4。Morreale de Escobar 及其同事[56] 在动物实验中发现，单独给予 T_4 不能确保所有组织处于"甲状腺正常化"下的功能状态，只有同时给予 T_4 和 T_3 才能达到。在考虑有甲状腺功能减退患者的较长时间重症治疗中，甲状腺激素治疗的实验性方案建议：每 24 h 静脉输注 100~200 μg T_4；当需要增加血浆 T_3 时，则联合使用 T_3，剂量为每 24 h 持续滴注 0.6 μg/kg（理想体重）。该方案旨在将血浆甲状腺激素维持在正常低值[57]。当患者开始恢复时，应立即减量。

原发性甲状腺功能亢进的治疗受同时存在的危重症影响较小，除非存在甲状腺激素代谢增加的情况使治疗要求降低。此外，当患者正在接受积极的甲亢治疗时，鉴于药物的潜在毒性和其他频繁使用的药物对甲状腺激素水平的影响，应对患者进行监测。

HPA 轴

危重症急性期和迁延期 HPA 轴的反应

应激性激素皮质醇是机体面对疾病和创伤应激时发生"战斗或逃跑"反应必不可少的要素，这些患者出现极高或极低的皮质醇水平均与死亡风险有关[58]。任何时候当大脑感受到应激性事件，HPA 轴被激活，启动下丘脑的促肾上腺皮质激素释放激素（CRH）和精氨酸血管升压素（AVP）释放，它们进而刺激垂体前叶促肾上腺皮质激素细胞分泌促肾上腺皮质激素（ACTH）。危重症期间高水平的皮质醇可能有助于确保重要器官的能量供给，这一过程通过碳水化合物、脂肪与蛋白质之间显著的代谢转换及分解代谢延迟来实现。此外，皮质醇可增加血管内液体潴留，并分别加强正性肌力药物和血管升压素对儿茶酚胺和血管紧张素Ⅱ的反应，因此可能影响血流动力学。皮质醇的抗炎性可以被理解为试图阻止炎症级联反应被过度激活[59-60]。

在危重症中，血浆皮质醇浓度显著升高，传统上认为这是由于 ACTH 驱动的肾上腺皮质产生了数倍于以往的皮质醇。然而 Vermes 等报道，在多重创伤或脓毒症患者中仅有短暂的 ACTH 升高，但皮质醇浓度却始终保持高值[61]。在更加同质化的危重症患者中也证实了这一点。一项研究显示，危重症患者从收住 ICU 时及此后，ACTH 浓度已经被抑制，且在入院的第 1 周 ACTH 保持在正常下限[62]。该研究中，是否预期的初始 ACTH 升高（应对应激时的反应）被遗漏了，或者在入住 ICU 前（如在手术室、急诊室）有过 ACTH 升高，对此尚不清楚。

高血浆皮质醇浓度时伴随的低 ACTH 浓度，是由于非 ACTH 驱动的皮质醇生成所致，细胞因子在其中也发挥了作用[61, 63]。另外，皮质醇降解减少通过负反馈抑制降低了肾上腺皮质激素的生成，这也是导致上述情况的原因。事实上，目前尚缺乏危重症中皮质醇浓度升高的直接证据。近来的研究工作采用了最新的皮质醇跟踪技术，表明危重症患者日间的皮质醇浓度较正常人群仅有轻微升高。此外，皮质醇浓度升高仅发生在有过度炎症反应的患者中，而其他危重症患者皮质醇浓度并无改变（图 3.3）[62]。另一方面，不论炎症状态如何，皮质醇的降解均显著减少，这归因于肝脏中 A- 环还原酶的表达和活性受抑制，以及肾脏 2 型 11β- 羟基类固醇脱氢酶的活性受抑制[62]。究竟是什么因素启动了对上述这些酶的抑制还不清楚，但高血浆胆汁酸浓度与 A- 环还原酶表达之间呈现负相关关系，这表明胆汁酸在其中发挥作用（图 3.3）[62,64]。胆汁酸是潜在的皮质醇代谢酶抑制因子，可通过竞争性抑制以及抑制相关基因和蛋白的表达产生作用[65-67]。

在产生这些酶的组织内（肝、肾）增加皮质醇的生物利用度、降低循环中的激素量，被视为一种最经济的方式以保持高水平的皮质醇而不会消耗过多的能量。危重症时血浆皮质醇结合蛋白浓度较低，从而带来游离皮质醇（生物活性形式）的增加，这进一步支持了上述概念。此外，肝脏和肾脏皮质醇浓度的升高是这些器官产生最佳应激反应（"战斗或逃跑"反应）的需要，且使免疫细胞和易感的靶组织（如骨骼肌、脑）免遭因皮质醇增多带来的不良作用。皮质醇的局部作用似乎受到糖皮质激素受体（GR）表达的进一步调节。既往的研究显示，在危重症儿童的白细胞

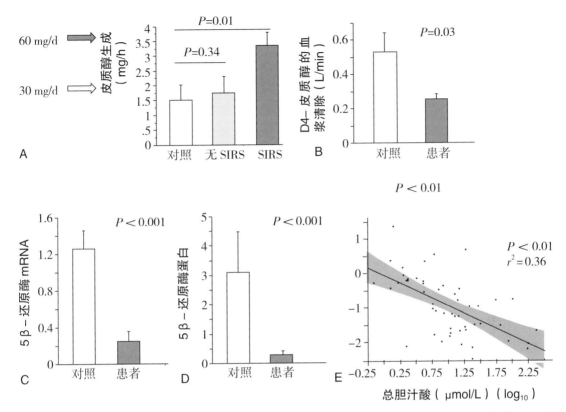

图 3.3　A 图说明了伴有全身炎症反应综合征（SIRS）的危重症患者（n=7，深灰）、不伴有 SIRS 的患者（n=4，浅灰），以及对照组（n=9，白色）的皮质醇生成情况。基于上述结果，估算 24 h 皮质醇生成并用箭头表示。B 图说明了采用小剂量氘标记的皮质醇示踪剂评估皮质醇的血浆清除情况。柱图代表的是均数（$\bar{x}$）和标准误（$s_{\bar{x}}$）。C~E 图显示了 20 例对照（白色）和 44 例患者（灰色）的肝脏 5β－还原酶的 mRNA 和蛋白表达，及其与血浆总胆汁酸浓度的关系。柱图代表的是 $\bar{x}$ 和 $s_{\bar{x}}$。mRNA 数据被标准化为 GAPDH（三磷酸甘油醛脱氢酶），表示患病组与对照组平均值的倍数差异。蛋白数据被标准化为 CK-18 蛋白的表达，表示患病组与对照组平均值的倍数差异。改编自参考文献 [62]

中 GR 表达受到抑制，这使得在皮质醇增多症时先天性免疫可有效保护宿主免受感染[68]。很显然，危重症时糖皮质激素活性的组织特异性调节这一新观念需进一步研究。

关于危重症中皮质醇代谢受到抑制归因于皮质醇增多这一新的认知，也可以用低血浆 ACTH 浓度进行解释，这主要是源于腺垂体和（或）下丘脑的负反馈抑制。一项更详尽的关于夜间 ACTH 和皮质醇分泌情况的研究支持上述观点，研究显示：当存在皮质醇增多症时，ACTH 和皮质醇的夜间脉冲式分泌受到抑制，尽管皮质醇对任何浓度 ACTH 的分泌反应均未发生改变[69]。危重症迁延期时对 ACTH 分泌的持续性抑制可引起肾上腺萎缩。近来一项关于肾上腺皮质活检的研究显示，胆固醇酯有明显耗竭，ACTH 调节的类固醇生成基因受抑制[70]。肾上腺萎缩的风险可以解释为什么在 ICU 接受 > 14 d 治疗的危重症患者出现有症状的肾上腺功能不全的发生率较其他人高出了 20 倍[71]。内皮功能障碍等其他因素也可能参与了肾上腺衰竭的发生[72-73]，但仍缺乏确凿的来自人类研究的证据。

诊断意义

10 余年前已有文献提出危重症中出现的"相对性肾上腺功能不全"[74-76]，这一概念是指：危重症中肾上腺皮质功能尽管经 ACTH 激活已达到了最大化，但所生成的皮质醇仍不足以激活足够多的糖皮质激素和盐皮质激素受体以维持血流动力学稳定。来自大规模的关联性研究显示，不论基线血浆皮质醇浓度如何（危重症患者的基线值通常高于健康人），如果静脉推注 250 μg ACTH 后血浆皮质醇的升高不充分 [< 9 μg/dL（250 nmol/L）]，可视为相对性肾上腺功能不全[74]。这种情况下，通常 ACTH 浓度非常高。然而，近期研究提供的强有力数据表明，危重症时 ACTH 血浆浓度受到抑制，皮质醇的生成也并未有显著增加，如果有显著增加，也是因为皮质醇的降解减少所致，因此这使得危重症时肾上腺衰竭的诊断标准制定更加复杂。此外，有研究显示，危重症患者的皮质醇对 ACTH 的反应与皮质醇生成率和血浆清除率呈正相关，但是对 ACTH 反应最低的患者（达到了绝对的肾上腺衰竭），也是皮质醇降解受抑制最明显的患者，而他们的皮质醇生成与健康人群基本无异[62]。这些发现表明，注射 ACTH 后皮质醇反应降低的程度反映了高循环皮质醇水平所产生的负反馈抑制程度，这与较长时间接受外源性糖皮质激素治疗的患者的表现类似，这些患者注射 ACTH 后皮质醇的反应受到抑制。危重症中这种皮质醇的低反应性是否表明皮质醇的利用度不足以应对相关的应激或疾病尚不清楚。

危重症时随机测定的总皮质醇浓度

< 10 μg/dL（275 nmol/L）可提示诊断为"相对性肾上腺功能不全"[77]。然而，总皮质醇浓度是肾上腺皮质醇生成与分泌、分布、结合及清除各环节综合作用后的净效应。基于单次测定的总皮质醇浓度来判断肾上腺皮质醇的生成是否足以应对危重症，这种判断仅供参考。此外，循环总皮质醇浓度并不能说明糖皮质激素的效应强弱，因为只有游离的皮质醇能穿过细胞膜与 GR 结合，抑制循环结合蛋白 [皮质醇结合蛋白（CBG）和白蛋白] 的水平，以及降低 CBG 的亲和力（通过增加炎症位点 CBG 的分离或体温升高实现）[78-81]。因此，血浆游离皮质醇更适于评估 HPA 轴的功能。但是，由于血浆游离皮质醇测定并未普及，正常参考值范围也并未明确，因此还需开展更多的研究。此外，来自动物和人类的研究有越来越多的证据表明，危重症时 GR 的调节发生了改变[68, 82-86]，故结论是皮质醇的利用度和功能不足。最后，由于定量分析血浆皮质醇浓度通常不准确且变异较大[87]，故临床实践中难以确定界值。近来，美国临床内分泌医师协会（AACE）肾上腺科学委员会建议的危重症中肾上腺功能不全的诊断方案，基于血白蛋白浓度及是否存在脓毒症休克采用了不同的诊断界值[88]。但与其他诊断方案一样，该方案也并未得到临床研究的充分支持。目前正在开展的研究令人憧憬，期望能为上述问题提供更多的答案[89]。

近来，在危重症中引入了测定组织间隙皮质醇来评估活性组织皮质醇含量的方法[90-91]。该法是将微透析导管插入皮下脂肪组织来测定，但很多危重症患者常伴有水肿，局部血流差异也较大，而皮下脂肪组织不是危重症时主要的皮质醇靶组织，也不是皮质醇代谢的主要器官[62]。

治疗意义

目前普遍认为，原发性或中枢性肾上腺衰竭或发生危重症之前长期接受全身糖皮质激素治疗的患者，应接受额外的糖皮质激素剂量以应对急性应激[53,92]。ICU中发生艾迪生病危象的患者通常要给予大剂量糖皮质激素。上述治疗策略是基于危重症中皮质醇的产量会增加数倍这一假设。传统治疗是第1天首先给予100 mg氢化可的松，随后每6 h给予50~100 mg氢化可的松；第2天每6 h给予50 mg，第3天每6 h给予25 mg，经过4~5 d逐渐减至维持剂量[53,92]。目前，内分泌协会临床实践指南仍推荐在第1天给予高负荷剂量，但减量更快；推荐的初始剂量是100 mg氢化可的松，随后在首个24 h给予200 mg/d，接下来改为100 mg/d[93]。

对于治疗"相对性肾上腺衰竭"的氢化可的松推荐剂量是另一个存在争议的问题，建议的剂量是每天200~300 mg，亦即文献中的"低剂量"，这相当于健康人每天皮质醇产量的6~10倍[94-97]，危重症患者每天皮质醇产量的2~6倍（图3.3）。考虑到危重症患者皮质醇的降解显著减少，故目前的推荐剂量或许对于危重症期间肾上腺衰竭的治疗太高了。这可能也进一步解释了为什么在先导性研究中，给予重度脓毒症/脓毒症休克患者氢化可的松治疗并未证实能获益[94,97-98]。

此外，对治疗的持续时间也存有争议。给予危重症患者长时间大剂量的糖皮质激素治疗，推测可加重体内瘦组织的丢失、增加罹患肌病的风险、延长ICU入住时间，这些会增加发生潜在致命性并发症的易感性[99-100]。

最后，由于个体间[101]及危重症患者的不同细胞类型间[68,83,85]，糖皮质激素的敏感性不同，且糖皮质激素治疗可通过miRNA-124诱导下调GR-α，因此使得剂量问题变得更加复杂[102]。另外，已确认了GR基因的单核苷酸多态性，以及对糖皮质激素应答的改变[103]。然而，识别特异性的GR活性临床标志物以指导个体患者的糖皮质激素最佳治疗仍具有挑战性（即精准治疗或个体化治疗）。

基于稳定的同位素研究结果[62]，60 mg左右的氢化可的松剂量（相当于每天正常皮质醇生成量的2倍）对于进一步研究何时能识别出风险患者或许更有吸引力。快速减至最低有效剂量可以限制危重症期间大剂量糖皮质激素治疗的不良作用。

危重症期间的高血糖：治疗还是不治疗？

血糖与危重症：可靠的关联数据

人类应对应激事件所产生的内分泌和免疫反应，可通过激活糖异生和降低对胰岛素的敏感性而引发高血糖。传统上，这被认为是一种适应性反应，旨在增加以葡萄糖为主要代谢底物的器官和组织对葡萄糖的利用，如大脑和血细胞。然而，很多观察性研究发现了危重症患者的血糖浓度和死亡风险之间的"J"形关系[104-107]。在危重症儿童和成人中，空腹血糖正常患者的死亡风险最低（图3.4）。本身已有糖尿病的危重症患者，其"J"形曲线在高血糖区域显著钝化，曲线最低点轻微向更高血糖浓度偏移[104-107]。

高血糖和不良结局：原因还是结果？

相关性关系不代表因果关系。高血糖本身是无害的，而仅仅是一种疾病严重程

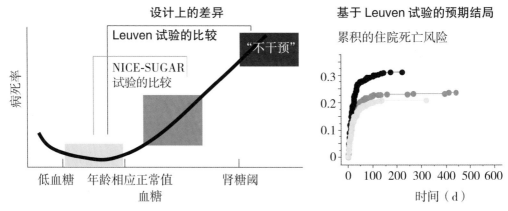

图 3.4　关键性干预试验的不同设计以及预期的结局获益。左图显示血糖与死亡风险的"J"形关系。NICE-SUGAR 试验是在"J"形曲线的较平坦部分实施的。降低血糖所产生的极小获益在血糖从中等水平严格控制到正常水平后进一步减小，因此需与低血糖带来的损害风险进行权衡，特别是在使用了准确性欠佳的检测工具时。右图显示了两组成人 Leuven 试验与 NICE-SUGAR 试验中的对比。黑圈代表血糖 > 150 mg/dL（8.3 mmol/L），深灰圈代表血糖为 110~150 mg/dL（6~8.3 mmol/L），浅灰圈代表血糖 < 110 mg/dL（< 6 mmol/L）。血糖从中等水平降至正常水平的最大获益预期 < 1%，假定两项研究的血糖能很好地区分开。为了明确这种小的获益并不存在，需纳入 7 万例患者；因此，仅纳入 6100 例患者的 NICE-SUGAR 试验缺乏验证这一假设的效能。经许可使用（参考文献 [145]）

度的标志物。在 Leuven 开展的 3 项单中心随机对照试验对将高血糖视为适应性反应的经典认知提出了挑战，该研究的证据表明高血糖可使临床结局恶化[108-110]。Leuven 研究将危重症患者随机分为：经胰岛素控制空腹血糖正常组 [成人：80~110 mg/dL（4.4~6.0 mmol/L）；1 岁以上幼儿：60~100 mg/dL（3.3~5.6 mmol/L）；婴儿：50~80 mg/dL（2.8~4.4 mmol/L）] 和维持血糖在肾糖阈组 [215 mg/dL（11.9 mmol/L）]。上述 3 项研究分别在成人外科 ICU[108]、成人内科 ICU[109] 和儿科 ICU[110] 中进行，这些研究均显示了控制血糖的显著获益。事实上，用胰岛素将空腹血糖控制在正常水平可预防器官衰竭，从而显著降低短期死亡率、减少并发症（例如减少机械通气时间、降低急性肾损伤和危重症多发性神经病的发生率等）。更重要的是，在危重症患儿中，这种临床获益在神经认知发育方面的

效应可持续至随机分组后 4 年[111-112]。此外，有研究显示血糖控制具有良好的成本 - 效益比[113]。该研究标准化程度高，因此内部有效性很强。研究中由训练有素的护士通过精确的血气分析仪对动脉全血进行频繁的血糖测定（间隔 0.5~4 h），胰岛素通过中心静脉导管的专用通道采用一个精确的注射泵持续输注[108-110]。然而，Leuven 试验中纳入的所有患者均接受了早期的肠外营养，这也是当时欧洲指南推荐的标准治疗的一部分[114]。有两项大型随机对照试验（RCT）发现，即便在严格控制血糖的情况下，这种营养策略也会增加医源性高血糖的风险[21,115]，而这种高血糖是有害的。高血糖诱发毒性的潜在机制涉及一些细胞的损害，如肝细胞、肾小管细胞、内皮细胞、免疫细胞和神经元，这些细胞均不需要胰岛素来促进葡萄糖摄取[99,116-120]。

第一项 Leuven 研究发表后不久，全世

界的临床实践开始转变为对高血糖给予干预，同时其他几项研究也证实了血糖控制策略的获益[27,121-122]。而接下来的 RCT 结果为中性的或仅证实了控制血糖在减少并发症方面的获益[123-129]，但是，其中几项 RCT 的规模相对较小[123-125]，而更大型的多中心 RCT 相较 Leuven 研究而言，各研究组间设定的血糖浓度差异更小，一些研究的对照组血糖控制靶目标值甚至更低[126-129]。因此，这些研究在检出死亡率差异上的效能仍不足。

NICE-SUGAR 多中心试验（Normogly-cemiain Intensive Care Evaluation and Survival Using Glucose Algorithm Regulation，即：使用葡萄糖算法调控的保持血糖正常的重症监护评估和生存研究）是一项确定性研究，旨在确定是否把血糖严格降低至正常值可提升危重症成人患者的存活率[130]。该研究对比了干预组 [严格控制血糖至正常空腹血糖水平：80~110 mg/dL（4.4~6.0 mmol/L）] 和对照组 [中等控制血糖：140~180 mg/dL（8~10 mmol/L）] 的死亡率[130]。研究发现，相较中等控制血糖，严格控制血糖可增加患者死亡率[130]，原因是该组患者的低血糖发生率是对照组的 13 倍[131]。由于该研究设计具有高度的外部有效性，首要的结论为：极其严格的血糖控制并不适用于日常临床实践。然而，在第一项 Leuven 研究和 NICE-SUGAR 试验中间的那段时期，临床上的通常做法已发生了显著的演变：在那段时期，过度的高血糖被认为是禁区，而 5 年前的阈值设定在高达 215 mg/dL（11.9 mmol/L）的水平，例如首个 Leuven 研究中对照组不降低血糖（图 3.4 中的"不干预"），除非血糖 > 215 mg/dL（11.9 mmol/L），即高于肾糖阈。其次，由于 NICE-SUGAR 研究以实效为第一要务，故并未特别强调标准化。各种血糖检测方法均允许使用，且

并未要求一定是经专门训练的执业者来对患者进行复合性治疗。此外，采用了一种非常严格但并未经验证的胰岛素注射方案，包括使用胰岛素且没有校正摄食量的改变。目前已明确，严格的血糖控制需要精确的血气分析仪（就像 Leuven 研究中所使用的），以将血糖调整在一个较小的范围[132]。此外，NICE-SUGAR 试验中允许采用的毛细血管血糖测定在危重症患者中应避免，尤其是对于休克患者[133]。同时，丰富的经验对避免漏诊低血糖发作以及发作后及时的治疗均至关重要，较长时间 / 未被发现的低血糖发作会产生严重的不良后果甚至死亡，因此及时的发现和治疗意义重大。此外，自发性低血糖是不良结局的强预测因子[134]，因此应尽可能避免发生低血糖。然而，有几项研究提示医源性低血糖本身不会影响危重症患者的结局[112,134-136]。对低血糖的充分治疗是极其重要的，其中也包括防止过度治疗，因为反弹至高血糖也会引起脑损伤[137]。随后的一些 RCT 发现，临床上快速缓和纠正低血糖的详尽方案常常不到位，这与 Leuven 研究的情况相反[130]。最后，与 Leuven 研究不同的是，NICE-SUGAR 研究中危重症急性期的患者较少采用肠外营养，Leuven 研究的患者则全部接受了早期的肠外营养，进食策略在随后显示有害[21,115]。由于缺乏有足够效能的 RCT，所以人们仍不清楚当使用精确的工具预防低血糖时，在不采用早期肠外营养的情况下严格控制血糖是否依然有效和安全。一项荟萃分析显示，严格控制血糖的益处取决于肠外营养热量的供给量[138]。但该荟萃分析除了对进食方案校正外，并没有对试验间的方法学差异进行校正。此外，Leuven 研究的事后分析（post-hoc analyses）和机制性动物研究表明，在未采用早期肠外营养的情况下，严格控制血糖

依然具有益处[135,139–140]。

治疗意义：如何将研究成果转化为临床实践？

什么才是日常实践中实用可行的方法？最佳的血糖浓度靶目标值仍需明确，这或许取决于可用的检测设备和手段、患者群体及进食方案。NICE-SUGAR 试验已明确证实，安全地实施血糖严格控制需要准确的血糖测定、有效的血糖控制方案。Leuven 临床试验事后分析显示，血糖控制的获益表现在将明显的高血糖调整至中等水平（图3.4）[135,141]。进一步强化血糖控制可有更多获益，但这需要在人员培训和技术上进行较大的投入以确保安全的实施。因此，将血糖降至 145 mg/dL（约 8 mmol/L）以下似乎是一个合理的做法。危重症糖尿病患者能从将血糖降至稍高的血糖水平的治疗中获益，这取决于患者发病前的血糖水平[135]。仍需开展高效能的 RCT 来评估：在没有采用早期肠外营养的情况下，应用准确的"工具"进行严格血糖控制所产生的影响。无论所选择的靶目标值水平如何，均需保证患者在任何时候使用胰岛素时的安全，包括频繁检测血糖，优先选择床旁血气分析仪作为检测工具，避免进行毛细血管采样，采用精确的注射泵通过中心静脉导管的专用管腔进行胰岛素持续输注。最后，胰岛素剂量的决定不应基于按比例增减的模式，而是要根据计算机辅助的算法，该算法是针对危重症患者经临床验证的，尤其是要设定严格的血糖控制靶目标值[142]。

总　结

近来的研究产生了很多对于危重症中内分泌与代谢反应的新认知（表3.1）。尽管还有很多问题尚未解决，但最新的重要

表 3.1　对危重症内分泌变化的新认知

- 危重症时血浆 T_3 浓度的快速下降与禁食有关，似乎是一种适应性反应。

- 危重症时皮质醇的生成量仅有中等程度增加，且仅在发生全身炎症反应综合征（SIRS）的患者中增加，没有 SIRS 的患者皮质醇的生成量未发生改变；而所有患者的血浆皮质醇均会升高数倍。

- 所有危重症患者的血浆皮质醇清除均会显著减少，并主要因此导致高皮质醇血症，无论疾病的类型、严重程度及炎症状态如何均如此。

- 危重症患者的最佳血糖控制值尚未明确，可能取决于可用的检测设备和手段、患者群体及进食方案。

观点是：大多数的急性内分泌反应可能是适应性反应，应该无须治疗。然而，很多在危重症初始阶段存活下来的患者仍然会在 ICU 中停留很长一段时间，其面临的死亡风险随时间推移稳步增加，而康复的进程似乎并未开启。因此，未来需要开展更多的工作以寻求更好的治疗方案，以防止危重症的慢性化，促进器官衰竭的恢复，优化康复进程。

致　谢

本文中的研究工作得到了比利时法兰德斯研究基金会、比利时弗拉芒地区政府（METH/14/06）Methusalem 计划和欧盟第七框架计划（FP7/2013—2018 ERC Advanced Grant Agreement n° 321670）下的欧盟研究理事会的资助。

参考文献

请登录 www.wpcxa.com 下载中心查询或下载，或扫码阅读。

第 3 部分

特殊人群
Special Populations

第 4 章

妊娠内分泌与代谢急症

Anita Banerjee   Catherine Williamson

要 点

- 妊娠期内分泌疾病可能首先表现为急症，换言之，内分泌急症会发生于既往患有内分泌疾病的孕妇。

- 对有内分泌疾病既往史的妇女应提供孕前咨询，以确保病情稳定，并应讨论孕期安全服药相关事宜。

- 对所有妊娠合并症，多学科诊疗（MDT）非常重要。需要注意的是，治疗既涉及母亲又关系到胎儿生命安全，要从母、胎两个方面综合考虑；上级医生从始至终都要进行及时的指导和监督；很多标准检查（如核素扫描）和药物治疗（如双膦酸盐）应禁用或需调整使用，或尚未在孕妇人群中探讨使用可能性。

- 糖尿病是最常见的妊娠期内分泌合并症，既往或新发糖尿病常常使妊娠期血糖难以维持正常水平，合并有糖尿病的孕妇可能会出现危急情况。意外怀孕的糖尿病患者在门诊进行血糖控制的效果欠佳，糖尿病酮症酸中毒时出现的极端高血糖，严重的低血糖，为促进胎儿肺成熟给予糖皮质激素导致的医源性高血糖，围生期胰岛素需求的快速变化等，这些均使医护人员面临特殊且紧迫的挑战。

- 孕期肥胖越来越多，直接导致不良预后，如妊娠糖尿病、先兆子痫、器械助产阴道分娩、剖宫产、感染、产后出血等。

- 有垂体瘤的孕妇会出现因血压影响或特定激素过度分泌导致的急症。妊娠期罕见发生垂体卒中。产后出血可能会引起希恩综合征（Sheenhan's syndrome），即垂体功能减退。

- 下丘脑或垂体后叶功能紊乱常常并发基础疾病治疗不充分或过度治疗导致的急症［如导致糖尿病尿崩症患者电解质紊乱或者导致促肾上腺皮质激素（ACTH）缺乏的孕妇发生肾上腺功能减退］。

- 大部分肾上腺腺瘤是妊娠前发生的，但可能首先表现为嗜铬细胞瘤。

- 妊娠期常发生甲状腺疾病，如果治疗适当，妊娠期很少并发甲状腺功能减退和甲状腺功能亢进急症。即便如此，妊娠期仍然可能发生甲状腺危象，此时鉴别妊娠期甲状腺毒症与 Graves 病非常重要。

- 妊娠期可能发生甲状旁腺功能亢进导致的严重高钙血症。就像患有甲状旁腺肿瘤的非妊娠患者一样，甲状旁腺功能亢进孕妇可能会因甲状旁腺激素分泌异常增多而出现高血压，并因此发生先兆子痫。

引 言

如果在妊娠前即确诊并获得治疗，大多数内分泌疾病的预后都较好。妊娠内分泌急症可能是妊娠期新诊断的疾病或者是孕妇错误地认为治疗内分泌疾病的药物会伤害胎儿而没有治疗造成的。确定妊娠内分泌急症的病因可能比较困难，因为在正常妊娠过程中很多内分泌检验的正常值范围会发生变化。妊娠对于内分泌疾病诊断检测涉及的激素水平的影响见表 4.1。

糖尿病

妊娠期碳水化合物代谢会有适应性改变以维持血糖水平的稳定，并确保在母亲饥饿的情况下胎儿的能量供应。2013 版内分泌协会临床指南详细总结了妊娠合并糖尿病的详细管理方案[1]。

糖尿病酮症酸中毒

糖尿病酮症酸中毒（DKA）是妊娠急症，导致的胎儿流产及死产率高达 10%~25%[2]。DKA 的发生率为 1%~3%。母体对饥饿的反应性增高，容易产生饥饿感，这使得患糖尿病的孕妇易发生 DKA。妊娠期发生 DKA 的常见诱因包括泌尿系感染、妊娠剧吐、持续皮下胰岛素输注（continuous subcutaneous insulin infusion, CSII）女性患者的"胰岛素泵故障"。妊娠期 DKA 的诊断和治疗与非妊娠期 DKA 相同（虽然可能出现血糖正常 DKA，并导致早期向胰岛素中添加葡萄糖来降低酮体水平）。DKA 的管理需要密切监测母体和胎儿，发现异常即要开始治疗且治疗必须遵循指南[3]。

妊娠期低血糖

妊娠期常常会发生低血糖[4]。妊娠前 3 个月胰岛素敏感性增加，胰岛素需求可能会降低。因此，患有 1 型糖尿病的孕妇在妊娠前 3 个月发生重度低血糖（即需要治疗的低血糖）的概率增加了 3~5 倍[5]。妊娠期重度低血糖相关危险因素包括糖尿病病程（患糖尿病 > 10 年将增加重度低血糖发病风险）、前一年重度低血糖病史、低血糖感知受损以及孕早期严格控制血糖。孕早期胰岛素需减量，鼓励孕妇增加自我血糖监测的频率。如果患者低血糖感知受损，条件允许时要鼓励患者进行连续血糖监测。

英国的孕产妇和儿童健康保密调查（CEMACH）发现，61% 的 1 型糖尿病患者出现反复发作的低血糖，25% 会出现重度低血糖[6]。不过，目前还没有证据显示低血糖会致畸。

非糖尿病饥饿性酮症酸中毒

孕晚期孕妇在饥饿或者长期呕吐后酮症酸中毒进展的速度明显快于没有怀孕的人，这可能引起代谢性酸中毒，其导致胎儿死亡的风险与 DKA 相同[7]。10% 葡萄糖输注对这种情况的治疗效果较好。快速诊断和治疗非糖尿病饥饿性酮症酸中毒可能会避免紧急分娩。

垂体疾病

患有垂体疾病的孕妇常常有垂体前叶肿瘤。最常见的垂体肿瘤可能是无功能腺瘤，因为尸检发现 10% 的人存在无功能垂体腺瘤。但是，生育期妇女最常见的垂体肿瘤是催乳素瘤，然后是生长激素（GH）和促肾上腺皮质激素（ACTH）分泌性肿瘤。垂体肿瘤对血压有影响，也会造成特定激素过度分泌，因此可能会突发急症。垂体卒中是妊娠期垂体肿瘤的罕见并发症，可

表 4.1　妊娠对特定激素的影响

激　素	妊娠的影响	解　释
LH 和 FSH	· 妊娠期检测不到	· 受到血液中高水平雌激素和孕激素的抑制
GH	· 总 GH 浓度升高	· 由胎盘产生 GH（现有检测方法无法区分胎盘 GH 和垂体 GH）
ACTH	· 孕早期后总 ACTH 水平升高约 2 倍	· 胎盘产生皮质醇释放因子和 ACTH，但垂体 ACTH 分泌无变化
IGF-1	· 正常妊娠时升高	· 由人胎盘催乳素刺激生成 IGF-1
ADH	· 血液循环中 ADH 降低	· 由胎盘血管升压素酶产生
催乳素（Prolactin）	· 妊娠期逐渐升高	· 雌激素增多刺激垂体催乳素分泌 · 蜕膜组织合成催乳素，但仅有少量进入胎儿或母体循环
肾素（Renin）	· 孕 20 周时升高到 4 倍，然后处于平台期	· 肾素 - 醛固酮系统活化导致全身外周血管阻力下降、后负荷减轻，因此可产生扩容作用
醛固酮（Aldosterone）	· 早期升高到 3 倍，孕晚期升高到 10 倍	· 对增加肾素和血管紧张素 II 指令的反应
血管紧张素 II（Angiotensin II）	· 增加 3 倍	· 增加肾素和血管紧张素原
甲状腺激素	· 甲状腺激素需求增加超过 50% · 碘需求增加 · T_4 分泌增多，导致 TSH 减少，尤其在孕早期更明显 · 游离 T_3 和 T_4 的正常上限在孕晚期下降 · 总 T_3 和 T_4 水平升高	· 胎盘脱碘反应，TBG 增多 · 肾碘清除率增加，胎儿碘摄取增多 · TSH 和 hCG 结构相似，导致 hCG 介导甲状腺组织 TSH 受体活化 · 血液稀释 · TBG 增多
皮质醇（Cortisol）	· 血清皮质醇（反映总皮质醇水平）升高至 3 倍 · 尿 24 h 游离皮质醇（仅反映游离皮质醇水平）升高 · 外源皮质激素的抑制效应减弱	· CBG、CRH、孕酮增加
PTH	· 参考范围无已知变化	
维生素 D	· 正常妊娠参考范围未确定	
儿茶酚胺	· 参考范围无已知变化	

ACTH = 促肾上腺皮质激素；ADH = 抗利尿激素；CBG = 皮质醇结合球蛋白；CRH= 促肾上腺皮质激素释放激素；FSH = 卵泡刺激素；GH = 生长激素；hCG = 人绒毛膜促性腺激素；IGF-1= 胰岛素样生长因子 1；LH = 黄体生成素；PTH = 甲状旁腺激素；T_3 = 三碘甲状腺原氨酸；T_4 = 甲状腺素；TBG = 甲状腺结合球蛋白；TSH = 促甲状腺激素。经许可引自参考文献 [47]。版权 ©2013 归属皇家内科医师学会

能会发生于未诊断垂体肿瘤的孕妇。

催乳素瘤

2011年美国内分泌学会临床实践指南详细描述了孕期和非孕期高催乳素血症的管理[8]。高催乳素血症抑制下丘脑促性腺激素释放激素的分泌，是女性不孕的一个常见原因。多巴胺受体激动剂快速纠正不孕状态，让患者能够妊娠。如果孕妇患有催乳素微腺瘤，不太可能在妊娠期出现具有临床意义的瘤体变大。相反，患催乳素大腺瘤的孕妇出现症状性瘤体增大的发生率是14%~46%[9-11]。患催乳素大腺瘤的孕妇应每隔6~8周进行一次正规的视野检测。因视野改变而怀疑肿瘤增大时，或者出现头痛、恶心、尿崩症等新症状时要进行垂体影像学检查。图4.1显示了蔓延至蝶鞍上但未压迫视交叉的垂体催乳素大腺瘤。图4.1显示随着妊娠进展，催乳素大腺瘤压迫视交叉导致双侧颞上象限视野缺损。孕期进行增强磁共振成像（MRI）检查是安全的，如果需要，在孕早期也可以进行MRI[12]。

孕早期通常会停用多巴胺受体激动剂，但当患者有催乳素大腺瘤增大症状的风险时，可以继续用药。如果有证据证实催乳素大腺瘤体积增大，则应重新开始多巴胺受体激动剂治疗。溴隐亭和卡麦角林不会增加先天性畸形发生率，也与妊娠不良结局［如早产、胎儿宫内生长受限（IUGR）、先兆子痫］无关[9-10,13]。务必注意，英国药品和医疗器械监管局建议：在开始使用麦角衍生物（卡麦角林和溴隐亭）治疗前要排除妊娠，因为理论上这类药物有导致母体或胎儿心脏瓣膜纤维化的风险。但是，目前在多巴胺受体激动剂治疗的孕妇中还没有研究报道此类并发症，如果孕妇出现垂体肿瘤增大症状，则应进行溴隐亭或卡麦角林治疗。

无功能垂体肿瘤

最近英国的一项妊娠期垂体肿瘤队列研究发现：在孕妇群体中，无功能垂体肿

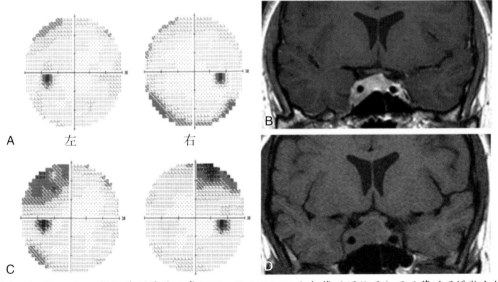

图4.1 A. Humphrey视野计测量的正常视野。B. MRI T1加权像（冠状面）显示蔓延至蝶鞍上但未压迫视交叉的垂体大腺瘤。C. 视野计测定双侧颞上象限视野缺损。D. MRI T1加权像（冠状面）显示压迫视交叉的垂体大腺瘤[48]。经John Wiley & Sons Ltd. 许可引用

瘤与催乳素大腺瘤一样常见，也可以表现出肿瘤增大的症状[9]。这可能与相邻垂体组织扩大有关。出现肿瘤增大症状的无功能垂体肿瘤的治疗与出现肿瘤增大症状的催乳素大腺瘤相同。无功能垂体肿瘤可能并发垂体卒中。

肢端肥大症

肢端肥大症患者合并妊娠并不常见，因为垂体柄受压导致的高催乳素血症造成大多数肢端肥大症患者的生育能力下降。肢端肥大症患者的多囊卵巢综合征的发病率也升高，促性腺激素的分泌可能减少。大部分诊断检查无法区分垂体和胎盘来源GH（表4.1），所以可能需要等到分娩后胎盘GH迅速降低时才能确诊肢端肥大症。肢端肥大症患者常存在垂体大腺瘤，邻近的正常垂体组织的增大可能会导致急性视功能症状的出现，如同无功能垂体肿瘤那样。肢端肥大症能增加糖尿病、妊娠高血压和先兆子痫的发生风险，这些并发症更常发生于孕前GH和胰岛素样生长因子（IGF-1）水平较高的女性[14-15]。肢端肥大症相关心脏疾病包括冠心病和心肌病，会以心脏急症为表现在妊娠期首次出现。

妊娠常常导致医学治疗措施的中断[16]。多巴胺受体激动剂一般会在妊娠早期停用，类生长抑素的使用会因为缺乏安全数据而暂停，一些数据显示这些药物与IUGR有关[14-15]。终止妊娠通常不影响病程，但应该根据每个病例的具体情况决定。如果治疗团队认为应该继续使用这两类药物来治疗头痛或增大的肿瘤，当治疗的利大于弊时，这就是合理的治疗方法。只有少数肢端肥大症患者的病情在妊娠期间恶化，出现肿瘤增长甚至垂体卒中。因此，如同高催乳素血症那样，要根据肿瘤体积和监测

情况进行治疗管理。

垂体卒中

据报道，垂体卒中与垂体大腺瘤、ACTH分泌性及无功能垂体肿瘤有关。一项报道显示，有7个病例均出现严重头痛和视功能症状，其中一些同时出现呕吐或意识状态改变[17]。检查和治疗与未怀孕患者相同。可进行CT和MRI检查，治疗上也可以使用糖皮质激素。

垂体功能不全

垂体手术或放疗、占位（如腺瘤）、梗死或淋巴细胞性垂体炎均可导致垂体功能不全，也可导致促性腺激素对排卵的刺激缺乏，最终造成不孕。因此需要进行促排卵治疗。如果在妊娠前即进行了充分的激素替代治疗，那么垂体功能不全对母亲的预后没有影响。如果垂体功能不全没有被确诊或未得到充分治疗，将会导致流产和死产[18]。另外，进行促排卵治疗的垂体功能不全患者发生IUGR和流产，包括妊娠中期胎儿死亡的风险增高，所以应按照高危妊娠管理[18]。垂体功能不全的主要妊娠急症是肾上腺功能减退和重度尿崩症。

淋巴细胞性垂体炎

淋巴细胞性垂体炎在孕晚期和产后的发生率增高，并可导致单独的ACTH缺乏。急症情况下的确诊比较困难，因为用于诊断垂体功能不全的激素水平受妊娠的影响而波动。黄体生成素（LH）和卵泡刺激素（FSH）被抑制，所以诊断仅限于评估甲状腺轴（HPT轴）和肾上腺轴（HPA轴）。甲状腺功能最初可能是正常的，因为甲状腺素（T_4）的半衰期长，所以重复检测是很重要的。HPA轴的评估有赖于ACTH和

皮质醇水平。在急性垂体功能不全时，肾上腺对 ACTH 的反应可能是正常的，所以最初的短时 ACTH 刺激试验没有诊断价值。催乳素水平具有一定的意义，因为催乳素可能会异常降低。血浆钠离子浓度在妊娠期通常不会显著变化，但在正常参考值范围内会有轻微下降，其机制与"重置渗透压调定点"有关（见下文）。尽管如此，大部分病例均可以通过使用正常实验室参考值范围诊断低钠血症。激素替代疗法的使用与非怀孕患者相同。没有证据显示糖皮质激素替代治疗会给母亲或胎儿造成风险（但地塞米松不能用于妊娠期间的常规糖皮质激素替代治疗）。

尿崩症

妊娠期由于胎盘血管升压素酶的分泌和伴随的抗利尿激素（ADH）水平的降低，尿崩症（diabetes insipidus，DI）的症状可能会加重。ADH 类似物例如去氨加压素在妊娠期可以继续使用，目前尚无不良事件报道，且使用的剂量可能要更高。务必注意，需要在分娩后将药物剂量迅速降低至孕前水平，否则会出现低钠血症。妊娠期间可能会发生由胎盘血管升压素酶造成的短暂性 DI。这可能是严重的肝脏病变学特征（如妊娠期急性脂肪肝）。在这种情况下，肝脏降解的胎盘血管升压素酶减少。因此，除了可能导致妊娠期新发 DI 的其他垂体疾病外，排查肝脏疾病也很重要。"Swansea 诊断标准"中包括多饮、多尿，这对于妊娠期急性脂肪肝的诊断具有非常重要的价值[19]。

由于 DI 是垂体后叶的异常，它可能与催产素分泌减少有关。DI 在分娩时会造成重要后果，比如产程不进展、宫缩乏力发生率增加。

SIADH 和低钠血症

正常妊娠时，机体对 ADH 的敏感性有所改变，导致"重置渗透压调定点"现象。这与人绒毛膜促性腺激素（hCG）水平升高有关，但其机制不明。当孕妇血浆渗透压比未妊娠的女性低 5~10 mOsm/kg、钠离子浓度低 5 mmol/L 时，通常会出现口渴[20]。当妊娠妇女出现低钠血症时，必须意识到这一点。当出现妊娠剧吐、肾上腺功能减退、药物反应（如卡马西平）、体液潴留、积极的催产素治疗和 ADH 分泌异常综合征（SIADH）造成的母体低钠血症时，情况会变得复杂。

孕妇很少因为 SIADH 发生低钠血症。大约 50% 的病例发生先兆子痫，大部分其他病例会有伴发的相关疾病[21]。在评估这些病例时意识到正常妊娠期间 ADH 分泌和血浆渗透压的变化非常重要。如果临床医生不适当地升高并非 SIADH 造成的低钠血症患者的血钠水平，患者将出现口渴和多饮。

肾上腺疾病

孕妇可能会因为肾上腺肿瘤或肾上腺功能减退出现内分泌急症。

肾上腺嗜铬细胞瘤

肾上腺嗜铬细胞瘤在妊娠期的发生率约为 1/5 万[22]。母亲和胎儿死亡率从 1980 年的 17% 和 20% 显著下降到 1988—1997 年的 4% 和 11%。最近的研究报道，如果在产前确诊，母亲的死亡率会很低，但胎儿死亡的风险仍然高达 15%[23]。死亡率高与意外存在的肾上腺嗜铬细胞瘤有关。妊娠前半程一般均会检测高血压，这可以解释产前确诊病例为何会增多。对此应进行多学科治疗管理。图4.2显示了位于左肾上腺的占位（嗜铬细胞瘤）和宫内胎儿。治疗目标是使用α受体阻滞剂合理治疗高血压，并检查是否伴有高血糖。由于安全性数据可靠，孕期可使用苯氧苄胺 [24-25]。如果在妊娠的前半期诊断出嗜铬细胞瘤，可以考虑在妊娠中期进行腹腔镜切除。

康恩（Conn）综合征

康恩综合征又称原发性醛固酮增多症，在妊娠期并不常见，文献报道的病例非常少。妊娠期间醛固酮水平和血浆肾素活性升高，这可能对诊断构成挑战（表4.1）。妊娠期康恩综合征可能表现为低血钾和高血压，当发生这种情况时，纠正血压和电解质失衡是很重要的。螺内酯是非妊娠治疗的选择，但很少用于治疗孕妇的康恩综合征，因为在理论上螺内酯的抗雄激素作用可能有导致男胎外生殖器畸形的风险。可选的抗高血压药物包括依普利酮和阿米洛利，这两种药物均有个案报道 [26-27]。据报道，康恩综合征的母体和胎儿并发症包括胎盘早剥、宫内死亡和胎儿窘迫 [28-29]。

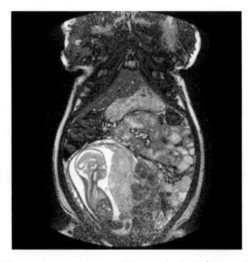

图4.2 T1加权MRI（冠状面）显示嗜铬细胞瘤和宫内胎儿

肾上腺功能不全

在发达国家，艾迪生病（原发性慢性肾上腺皮质功能减退症）是导致育龄妇女肾上腺功能减退的最常见原因。一项大型人群队列研究表明，所有合并艾迪生病的妊娠都增加了母体和胎儿的风险 [30]。新诊断的艾迪生病在妊娠期非常罕见。在妊娠期识别这些症状可能是一项挑战。非特异性症状包括恶心、疲劳和厌食，而这些症状在孕妇中也很常见。在妊娠期，血浆总皮质醇、皮质醇结合球蛋白和24 h尿皮质醇升高。在妊娠晚期，皮质醇水平会增加3~10倍 [31]。妊娠期间，醛固酮水平和血浆肾素活性也会升高（表4.1）。妊娠期行晨起皮质醇测定和快速ACTH兴奋试验是安全的。应该用妊娠期特定的皮质醇水平范围来解释这些结果。妊娠1、2、3个月时，晨起皮质醇水平分别 < 11 µg/dL（300 nmol/L）、16.3 µg/dL（450 nmol/L）和21.7 µg/dL（600 nmol/L）时，可怀疑肾上腺皮质功能减退。作为快速ACTH兴奋试验的一部分，30 min或60 min皮质醇水平的最佳临界值在第1、2和3个月应分别 > 25.3 µg/dL（700 nmol/L）、29 µg/dL（800 nmol/L）和32.6 µg/dL（900 nmol/L）[32]。肾上腺功能不全治疗不充分的母婴风险包括早产、IUGR和肾上腺危象。急性肾上腺危象可因妊娠剧吐或并发疾病而发生。大多数有艾迪生病的妇女在妊娠晚期需要增加30%~40%的氢化可的松剂量。由于孕酮的抗盐皮质激素作用，氟氢可的松的剂量在妊娠期通常不受影响。氢化可的松是治疗这种疾病的首选药物。不论分娩方式如何，所有妇女分娩期间都需要使用氢化可的松。氢化可的松50~100 mg，每天3~4次，通常肌内或静脉注射。产后立即使用

2 倍于产前的剂量，持续 24~48 h，然后迅速减少到维持剂量。

妊娠甲状腺疾病

妊娠期间甲状腺疾病很常见，如果治疗得当，医疗急症的情况很少。妊娠期特异性促甲状腺激素（TSH）和 T_4 范围对评估妊娠对 HPT 轴的影响很重要。甲状腺功能减退在妊娠期更为常见，患病率为 2.5%，而 0.3%~0.5% 的孕妇会发生明显的甲状腺功能减退。妊娠期甲状腺功能亢进的患病率为 0.1%~0.4%，Graves 病占所有病例的 85%。区分甲状腺功能亢进和妊娠期甲状腺毒症非常重要，同时也很有挑战性。

甲状腺功能减退

甲状腺功能减退（简称"甲减"）常见于育龄期妇女 [33]。常因典型的临床表现被发现或在检查不孕时偶然被发现。如未充分治疗，会增加妊娠高血压、胎盘早剥和产后出血的风险。如果不治疗，有发生低出生体重、早产和新生儿呼吸窘迫的风险。理想情况下，甲状腺疾病应在怀孕前治疗稳定。妊娠期 TSH 值应保持在人群特异性和妊娠特异性的正常范围内 [34]。在妊娠期，一些已知患有甲状腺功能减退的妇女可能需要增加甲状腺素的剂量 [34,36]。这可能是由于甲状腺结合球蛋白水平的增加，或因为患者在孕前没有得到充分的治疗。一旦甲状腺功能检测结果稳定，孕妇只需每 3 个月和产后 6~8 周进行监测，除非出现症状。如果有症状或在妊娠期间首次诊断，则可更频繁地进行甲状腺功能测试，直到病情稳定。甲状腺功能减退很少与妊娠期间的急症有关。

甲状腺功能亢进

甲状腺功能亢进（简称"甲亢"）的症状通常在妊娠前出现。如果治疗不充分，有发生 IUGR、低出生体重、先兆子痫、早产、死胎和流产的风险。Graves 病的症状在妊娠的前 3 个月趋于恶化，在妊娠的后半期有所改善。如果在妊娠前诊断，则在孕前病情应稳定。在妊娠期禁止使用放射性碘（RAI）等终极治疗，建议考虑怀孕的妇女在接受 RAI 治疗后至少等待 6 个月才能怀孕。只有在不能接受药物治疗的情况下，才应考虑在妊娠期间进行手术干预。手术的最佳时间是妊娠中期。

妊娠期间，抗甲状腺药物是甲亢的一线治疗药物 [34]。可选择的药物包括甲巯咪唑（MMI）、卡比马唑（CBM）和丙硫氧嘧啶（PTU）。这些药物具有相似的通过胎盘转运的动力学表现。抗甲状腺药物引发的粒细胞缺乏症风险为 0.3%~0.5%。成人应用 PTU 导致的肝毒性发生率为万分之一。MMI 和 CBM 都与先天性异常的风险增加有关。所见的先天性异常包括皮肤发育不全、后鼻孔闭锁和肠道畸形 [37-39]。由于这些影响，目前的指南提倡在妊娠早期使用 PTU，在妊娠中期和晚期使用 MMI/CBM [34]。然而，丹麦的一项队列研究显示，817 093 名儿童（包括 1820 名暴露于 PTU 或 MMI/CBM 的儿童）中，有 8% 暴露于 PTU 的儿童、9% 使用 MMI/CBM 的儿童和 10% 同时使用两种药物的儿童存在先天性畸形 [40]。因此，临床医生应该对妊娠期间使用抗甲状腺药物进行个体化决策，认识到需要保持良好的母体控制，同时尽量降低对胎儿的风险。共识声明提出，医生在选择抗甲状腺药物时应该根据他们的临床判断，包括从一种药物转换到另一种药物，有时这种判断较为困难[34]。甲状腺功能检查应每4~6周进行一次，目的是保持T4在非妊娠正常范围的上限。如果检测到TSH，抗甲状腺药物剂量应进一步减少。在母乳喂养期间，即使在产妇应用高剂量药物情况下，MMI、CBM和PTU都是安全的，建议确保新生儿甲状腺功能正常。甲亢的产前管理可能包括β受体阻滞剂的对症治疗，在怀孕期间使用是安全的，而且短效β受体阻滞剂如普萘洛尔和美托洛尔十分有效。分娩后，甲亢可能复发或恶化。

TSH受体抗体应在妊娠22~26周检测。这些抗体可以穿过胎盘。如果升高超过2~3倍，则胎儿甲状腺毒症的风险增加。治疗包括胎儿监护和宫内抗甲状腺药物治疗。

妊娠甲状腺毒症

妊娠甲状腺毒症通常局限于妊娠的前半期，每1000例妊娠中有5~10例妊娠剧吐与此有关。生化上表现为T4升高、TSH抑制。这种情况被认为是由妊娠前期的hCG升高所致，hCG与TSH的同源性导致了这样的生化结果。它发生在甲状腺抗体缺失的情况下。其他病因包括多次妊娠、葡萄胎、高反应性黄素化和胎盘亢进。

区分妊娠甲状腺毒症和Graves病非常重要，因为两者的治疗方法不同。妊娠甲状腺毒症的症状仅发生在妊娠期，比较严重的恶心、呕吐是主要症状。补液、适当的止吐药物和安抚是必要的。Graves病的症状通常早于妊娠，会出现常见的临床特征（如Graves眼病）。

甲状腺危象

妊娠期罕见，但可能危及生命。可因感染、先兆子痫、分娩或剖宫产而诱发[41]；严重妊娠剧吐的孕妇也会发生这种情况，

因为严重呕吐可能阻碍抗甲状腺药物的摄入。甲亢危象的症状与未怀孕的人相似。支持在重症监护室以多学科的方法进行管理治疗。甲亢危象时应立即开始服用抗甲状腺药物。PTU是首选，因为它能够阻断T4向T3的转化[42]。快速心律失常可通过β受体阻滞剂类药物治疗。其他药物包括大剂量糖皮质激素和口服碘化钾[43]。

妊娠期甲状旁腺疾病

原发性甲状旁腺功能亢进在妊娠期罕见，据报道每年每10万育龄妇女中有8例发生。因为可能存在漏报，妊娠期间的实际发病率未知，迄今为止在同行评审的文献中只有不到250例被报道。原发性甲状旁腺功能亢进可因甲状旁腺激素（PTH）分泌过多而引起高钙血症，通常由甲状旁腺腺瘤所致。大约65%的病例报道存在产妇并发症，包括妊娠剧吐、肾结石、消化性溃疡和胰腺炎。高血压或先兆子痫发生率高达25%[44]。原发性甲状旁腺功能亢进偶尔可导致危及生命的高钙危象。胎儿并发症的发生率约为50%，包括流产、IUGR、死产、新生儿手足搐搦症和新生儿死亡[45]。

通过高钙血症及相应的高水平或不适当的正常水平PTH，以及高尿钙水平来诊断甲状旁腺功能亢进。鉴别妊娠期高钙血症可能比较困难，因为低白蛋白浓度会让总钙浓度表现为正常水平。妊娠期禁用同位素，但可以用超声和动脉期CT扫描识别腺瘤。大多数高钙血症孕妇对住院后水化治疗反应良好，但如果不能住院持续静脉输液治疗，很多患者则无法维持正常血钙水平。此外，继发于甲状旁腺功能亢进的高钙血症患者需要关注的是其不良妊娠结局，包括死产的发生风险增高，因此对

大多数患者而言，甲状旁腺切除术是一种治疗选择。理想情况下，甲状旁腺切除术应该在妊娠早期末或妊娠中期进行，不过，大部分胎龄都可以做这一手术。如果不做手术，治疗包括维持水化和口服磷酸盐。妊娠期合并原发性甲状旁腺功能亢进的患者除了先兆子痫的发生风险增高外，妊娠前有甲状旁腺切除术史 2 年以上的患者的妊娠高血压发生率也增高 [46]。

总　结

应向有内分泌疾病史的妇女提供孕前咨询，以保证妊娠前疾病稳定，并讨论妊娠期药物的安全使用。妊娠期内分泌和代谢急症应该由包括内分泌医生、产科医生、产科麻醉医生、新生儿医生等在内的多学科团队管理。与妊娠期间的所有共存疾病一样，必须意识到这涉及至少两个人的生命，应随时获得上级医生的治疗审核意见。许多标准检查（如核素扫描）和药物（如高钙血症时使用的双膦酸盐）可能要禁用，或要调整使用，有的尚未在孕妇人群中探讨使用的可能性。

参考文献

请登录 www.wpcxa.com 下载中心查询或下载，或扫码阅读。

第 5 章

遗传性代谢病的内分泌与代谢急症：成人急性表现

Elaine Murphy   *Robin H. Lachmann*

要 点

· 遗传性代谢病（IMD）是临床表现各异的罕见疾病，任何年龄均可发病，通常但并非总是有生化检测结果异常（常常是专科检验而不是常规实验室检验）。

· 广义而言，IMD 可以分为 3 类：①代谢阻断引起毒性复合物蓄积所致的急性或进行性中毒；②能量代谢紊乱导致组织能量缺乏，例如肝脏、肌肉、大脑、心脏；③相关分子病导致的复合物分子合成或分解代谢紊乱。症状倾向于进行性发展，且不依赖于饮食或能量摄入。

· 大多数成年 IMD 患者通常已在儿童时期确诊。他们有时能给医院提供特定的急症处理帮助。

· 受累成年患者也可能是首次发病。对于临床医生，重要的是要了解这些疾病，以便管理儿童时期发病但存活下来的患者，并有能力识别成年后发病的患者。

· 对于出现脑病、酸碱失衡、不典型卒中、心理症状、横纹肌溶解，尤其当这些事件反复发生且没有其他明显病因时，应该考虑到 IMD 的可能。

· 成年期发病的初始症状很少是低血糖。成年人即使发生严重代谢紊乱也能维持血糖水平，因此低血糖的出现常常意味着严重代谢失代偿晚期事件的发生。

· 如果反复发病或代谢"应激"引发急性失代偿，应考虑 IMD。

· 由于是遗传病，漏诊将影响受累个体和家系成员。

· 在急诊事件处置中不是所有的诊断试验都能进行，因此在急症发生期间要收集适当的样本以备用。

引 言

遗传性代谢病（IMD）是临床表现各异的罕见疾病，任何年龄均可发病，通常但并非总是有生化检测结果异常（常常是专科检验而不是常规实验室检验）。

广义而言，IMD 可分为 3 类：①代谢阻断引起毒性复合物蓄积所致的急性或进行性中毒，例如，氨基酸代谢紊乱，如苯丙酮尿症（PKU）、有机酸尿症以及尿素循环缺陷，如鸟氨酸氨甲酰基转移酶（OTC）缺乏症；②能量代谢紊乱，导致肝脏、肌肉、大脑或心脏等组织的能量缺乏，例如线粒体呼吸链缺陷、脂肪酸氧化缺陷和糖原贮积症（GSD）；③相关分子病引起的复合物分子合成或分解代谢的紊乱。症状往往是进行性的，不依赖饮食或能量摄入，例如溶酶体贮积症和过氧化物酶体病。

大多数患有 IMD 的成年人到达急救中心时诊断是明确的，因为诊断通常在儿童时期已做出。理想情况下，患者将携带某种信息，甚至是对他们的病情进行紧急处理的指南（在一些国家，全国统一性指南可通过互联网获取，例如，英国遗传代谢病小组指南，www.BIMDG.org.uk）；但常常因限于身体状况，患者无法提供准确的病史。还有一些患者可能在成年后首次出现症状。

在面对儿童重症时，医生会考虑到 IMD 的可能；但是在成人急诊，重点是明确诊断非先天性疾病，如感染或中毒。尽管如此，当患者出现脑病（成人可表现为精神疾病）、酸碱平衡紊乱、非典型卒中、精神特征或者横纹肌溶解，尤其当这些疾病复发且没有其他明显的潜在原因时，还是应考虑 IMD 的可能。低血糖是许多 IMD 在儿童期的常见表现，但在成年期却不常见。由于代偿机制，尽管存在严重的代谢紊乱，成年人仍能维持血糖水平，因此低血糖的表现往往是严重代谢失代偿的晚期事件（如脂肪酸氧化紊乱或有机酸血症）。

如果这些事件反复发生，并且由代谢应激（如禁食、并发感染、大手术、胃肠疾病、过度饮酒或运动）引发了急性失代偿，也应考虑 IMD。然而，临床上并非总能确定明确的诱发因素。

本章讨论了成人 IMD 的一些较为常见的急性表现及其急症管理（表 5.1）。对治疗成年患者的临床医生来说，重要的是要意识到这些疾病很多都有有效的治疗方法，而且作为遗传疾病，其诊断对受累患者及其亲属都有意义。并非所有的诊断试验都可以在紧急情况下进行，甚至包括外部的专业实验室，因此应该在紧急情况下收集并储存适当的样本（最好包括DNA）。

横纹肌溶解症

肌肉有很高的能量需求，特别是在运动过程中，由碳水化合物和脂类的代谢提供。储存的糖原被代谢成丙酮酸，进入线粒体。长链脂肪酸通过肉碱酰基转移酶和肉碱棕榈酰转移酶（CPT）1 和 2 介导的过程而被跨线粒体膜运输。在线粒体，这些底物被用于生成乙酰辅酶 A，进入三羧酸循环，最终传递电子到线粒体呼吸链，生成三磷酸腺苷（ATP）能量。因此糖原代谢或脂肪酸氧化的遗传缺陷常常与肌肉病变有关。

成人运动诱发的急性横纹肌溶解症最常见的代谢性原因是 GSD V 型和 VII 型，以及脂肪酸氧化障碍 CPT2 和极长链酰基辅酶 A 脱氢酶（VLCAD）缺乏症。就诊时，患者可提供因运动或疾病引起的较轻肌肉疼痛的既往病史，或其他肌肉疼痛的家族史。

GSD V 型（McArdle 病）

GSD V 型的特征是肌肉疼痛，通常在开始运动的几分钟内出现[1]。GSD V 型的特征是一种继减现象：如果继续进行有氧运动（如慢跑、骑自行车），但速度较慢、较温和，几分钟后运动耐受性改善（表现为心率降低），患者可以继续长时间运动。这发生在从糖酵解转换为脂肪酸氧化的过程中，脂肪酸氧化是锻炼时肌肉的主要能量来源。

表 5.1　成年期可能急性发病的遗传代谢病（IMD）

疾 病	急性症状	实验室检查	治疗选择
糖原贮积症	横纹肌溶解性心肌病	肌酸激酶	调整膳食 锻炼
脂肪酸氧化障碍	横纹肌溶解性心肌病	肌酸激酶 脂酰肉碱类 尿有机酸 成纤维细胞脂肪酸氧化（FAO）检测 血浆酮体	静脉注射葡萄糖 调整膳食 锻炼 苯扎贝特 左旋肉碱
尿素循环缺陷	脑病 卒中样发作 精神症状	氨 血浆氨基酸 尿液乳清酸	静脉注射葡萄糖 血液滤过 精氨酸 苯甲酸钠 苯丁酸钠
有机酸血症	脑病 心脏疾病 肾损伤 代谢性酸中毒	血气分析 氨 脂酰基肉碱类 尿有机酸	静脉注射葡萄糖 血液滤过 左旋肉碱
高胱氨酸尿症	血栓 晶体脱位 精神症状	血浆氨基酸	吡哆醇 叶酸 维生素 B_{12} 甜菜碱
溶酶体贮积症	心肌病 精神症状 卒中	白细胞酶活性 成纤维细胞 Filipin 染色	酶替代疗法 减少底物治疗
肾上腺脑白质营养不良	肾上腺功能不全 痉挛性瘫痪	超长链脂肪酸水平 快速 ACTH 兴奋试验	肾上腺替代治疗 考虑骨髓移植
线粒体病	心肌病 卒中样发作 乳酸性酸中毒	见正文	见正文
急性卟啉病	腹痛 精神症状 神经病变	尿卟胆原	输注精氨酸血红素
遗传性果糖不耐受	低血糖 肝、肾损伤 代谢性酸中毒	肝功和凝血 血气分析 肾小管功能评估	清除所有来源的果糖 器官支持（HDU/ITU）

HDU＝高依赖病房；ITU＝强化治疗室

GSD V 型患者难以耐受静态、等距运动（例如，仰卧推举、提肩、搬运重物）以及短跑。一些老年患者可能有固定的近心端肌病伴消瘦。

诊 断

实验室检查显示肌酸激酶（CK）、尿酸盐升高和肌红蛋白尿，严重情况下肾脏受损。在北欧高达 85% 的患者中，可以检测到一种常见的突变 R50X，因此，在具有典型临床病史的患者中，基因突变分析可作为一线诊断试验。肌肉活检显示糖原过多和肌肉磷酸化酶缺乏也可证实为 GSD V 型 [2]。缺血性前臂练习测试测量乳酸和氨这一筛查肌肉碳水化合物代谢障碍的传统方法对患者是痛苦的，对 GSD V 型的诊断没有特异性，所以现在已经不常采用，并在很大程度上被基因检测所取代。一种更现代的功能测试是让患者运动，并证明继减现象（指在大约 10 min 后，对步行或骑自行车等运动的耐受力突然显著改善，开始用力时引发的过度疲劳、呼吸困难和心动过速消失）。

管 理

急性严重横纹肌溶解症应及时补液（生理盐水），给予必要的肾脏支持治疗。急性危象时静脉注射葡萄糖和运动前口服蔗糖也有帮助。应向患者提供安全锻炼方式和如何实现继减的建议。

脂肪酸氧化障碍

脂肪酸氧化障碍，如 CPT2 或 VLCAD 缺陷，一般首次出现在青春期或成年期 [3]。患者通常在更长时间的运动（如马拉松跑步）后出现肌痛、肌肉僵硬、横纹肌溶解。长期禁食、寒冷暴露、并发感染甚至是情绪紧张都是公认的诱因。急性发作后，症状可能持续数周，但在发作间歇时，患者可能完全无症状，检查时肌肉力量正常。

诊 断

如果强烈怀疑脂肪酸氧化障碍，或许需避免肌肉活检。相反，脂酰肉碱类（血浆或血斑）检测可能说明病情，然后通过测量皮肤成纤维细胞（来自穿刺活检处的皮肤）中的脂肪酸氧化和（或）CPT2 酶活性来确认 [2]。基因检测可以筛查其他可能受累的家庭成员。

管 理

急性严重横纹肌溶解症应及时补液（生理盐水）、静脉滴注葡萄糖和给予必要的肾脏支持治疗。其他可能有助于预防症状复发的措施包括限制饮食中的长链脂肪，用中链甘油三酯（MCT）和碳水化合物替代。注意：脂肪酸氧化障碍的患者没有继减现象。

脑 病

急性脑病是指意识水平的迅速下降（数小时或数天），而不是继发于癫痫或晕厥发作。成年 IMD 患者的脑病可能是间歇性、波动的或迅速、暴发性的，最终发展为昏迷（见"病例分析"）。患者可能出现个性变化（常常表现为易激惹或有攻击性）、精神错乱、淡漠、嗜睡或昏迷。呕吐也是一个常见特征。神经学表现可包括继发性癫痫发作、姿势异常、步态异常和协调性差。这些症状是由脑肿胀引起的，如果不及时进行治疗，可能会发生永久性的神经损伤。代谢原因在任何有脑病的成年人中都是可能的，应考虑高氨血症、低血糖和代谢性酸中毒。

在成人迟发、"减轻型" IMD 中，代谢失代偿往往可由并发感染、饮酒或吸毒（误用）引起：临床医生在将所有脑病症状归因于这些中毒时应十分谨慎，特别是在患者对标准治疗没有预期反应的情况下。应向患者家人和朋友询问患者是否有既往无法解释的精神错乱或焦虑史，或不寻常的饮食习惯，如厌恶蛋白质。

所有患急性脑病或慢性脑病急性发作且无明显原因（如近期创伤、感染、脑血管事件或缺氧）的成人应立即测定血氨水平。

到目前为止，成人高氨血症最常见的原因是肝脏疾病，常与门静脉系统分流有关。一旦排除了这一原因，就应该考虑其他问题，其中比较重要的是尿素循环缺陷[4]。高氨血症也可以发生在脂肪酸氧化障碍或有机酸血症时[5]，但在这些情况下，第一次出现通常发生在婴儿期或儿童期而不是成年期。另一个重要的继发性血氨升高的原因是丙戊酸钠治疗。丙戊酸钠是一种有机酸，能抑制尿素循环，加速高氨血症。丙戊酸钠治疗可能会触发携带之前未知的尿素循环缺陷的个体发生代谢失代偿。

在急症情况下，绝大多数代谢性酸中毒病例是由于缺氧和组织低灌注引起的乳酸性酸中毒或糖尿病酮症酸中毒。当阴离子间隙不是由乳酸或酮体引起时，应考虑到其他有机酸的存在。大多数情况下是药物或毒物，但如果是由代谢应激而不是毒素摄入引起，则可能是潜在的有机酸血症。

诊　断

在为了确诊时不应延误及时的治疗，但应采集适当的样本，最好是在急性发作期间采样，以便量身定制今后长期的管理，并可对首发病例和其他可能受累的家庭成员进行遗传咨询。

以下检测为最低要求，根据具体表现可能需要其他检测。

常规检测
- 肝功能检查
- 全血细胞计数
- 乳酸，葡萄糖，肌酸激酶（CK）
- 血气分析
- 血和尿培养
- 毒理学

专科检测
- 血浆氨基酸
- 尿氨基酸
- 尿有机酸（尤其是乳清酸）
- 脂酰肉碱类
- 存储DNA，以备将来进行突变分析

这些测试应与当地的专业实验室讨论，以确保正确的样品条件和运输。避免溶血和样本的延迟分离是非常重要的。

管　理

虽然高氨血症的确切潜在原因可能需要一些时间来阐明，但为了避免长期神经损伤或死亡，立即开始治疗是至关重要的。治疗的目的是在脑水肿发生前减少分解代谢和氨的产生并降低血氨水平。

在伴有明显脑病、癫痫或昏迷的严重高氨血症患者中，血液过滤是降低血氨的最有效方法（腹膜透析效果不佳，应避免）。在高依赖病房（HDU）或重症监护病房（ICU），应尽快确保血管通路并开始持续血液过滤。

蛋白质摄入应停止24~48 h，并使用高热量溶液（静脉注射10%葡萄糖、脂肪乳剂），如有必要则给予胰岛素以增强合成代谢。静脉注射精氨酸和氨清除剂（苯甲酸钠和苯基丁酸钠）会促进尿液中非尿素氮代谢物的排泄。

患者的长期管理需要专科中心的参与，以确定适当的饮食建议（包括在限制饮食中补充维生素和矿物质）和口服药物剂量调整，以保持最佳的代谢控制。

有机酸中毒的治疗也建立在预防分解代谢、抑制蛋白质和清除有毒代谢产物的基础上 [6]。静脉注射肉碱可与有毒脂肪酸衍生物结合，甲硝唑可减少肠道微生物产生丙酸。高氨血症应用苯甲酸钠治疗。在严重的情况下，血液过滤可有效地清除有机酸。

病例分析

一名 28 岁的女性在 1 周内去了当地的医院急诊科就诊 3 次。1 周前，她出现了病毒感染疾病，有类似流感的症状、头痛和耳痛。此后，她的行为开始变得奇怪，出现神情茫然，不回答问题。她的伴侣把她带到医院，医生诊断她患了耳部感染，并于当晚住院。第 2 天，感染科对她进行了检查。头颅 CT 显示正常，随着临床症状改善，患者出院回家。但随后出现腹痛和恶心。患者出现精神错乱，又回到了急诊室。精神科医生对她进行了评估，认为她的症状是由感染所致，所以她再次出院。第 2 天，患者出现嗜睡、意识不清，再次就诊，接受了神经科医生的检查，考虑有脑炎的可能，于是患者住院。患者在自己的国家获得了高级学位，正在学习英语，从事服务员工作。患者幼时做过腭裂手术，这次手术并无大碍，但在对患者的耳朵做了进一步的手术后，出现平衡障碍和呕吐，并伴有奇怪的行为：她被发现穿着衣服洗澡。除此之外，无其他疾病。没有定期服药。不抽烟，不饮酒。患者是独生女，没有明显的家族史。坚持素食，不喜欢吃肉，也不吃奶制品。患者因到英国不喜欢英国食物，体重减轻较多。

经检查，患者体重 40 kg。格拉斯哥昏迷量表（GCS）为 15 分。患者不记得最近发生的事情，也不记得自己被送到医院。无皮疹或颈部僵硬。神经系统检查显示广泛性反射亢进和小脑共济失调。最初的检查包括血细胞计数、肝功能、肾功能、甲状腺功能和 C- 反应蛋白，均正常。心电图也正常。MRI 显示大脑正常，腰椎穿刺显示开放压力和细胞计数正常。病毒 PCR 阴性。脑电图显示弥漫性脑病，无癫痫活动。

由于病毒性脑炎已被排除，需考虑其他脑病的原因。胃肠道症状和行为及精神特征的同时出现，增加了急性卟啉病或高氨血症的可能性。尿卟啉筛检阴性。血氨浓度为 293 µmol/L（0~40）。开始用苯甲酸钠和苯基丁酸钠治疗高氨血症。氨浓度逐渐下降，其精神状态恢复正常。急性期采集样本测尿有机酸，1 周后返回结果显示乳清酸 / 肌酐比值为 31 µmol/mmol（0~5），符合鸟氨酸氨甲酰基转移酶缺乏症（OTCD）的诊断。突变分析证实了这一点。

急性肾上腺危象

急性肾上腺危象很少发生，但可能是携带 *ABCD*1 基因突变的男性患者的首发症状（肾上腺脊髓神经病 / 肾上腺脑白质营养不良）[7]。这是一种 X- 连锁遗传病，因此对所有出现肾上腺危象的男性患者，均应询问是否有脑白质营养不良和（或）痉挛性下肢轻瘫的家族史。

诊断和管理

通过测量超长链脂肪酸谱来进行诊断，

并通过 *ABCD*1 基因的突变分析来确认。所有表现出肾上腺功能不全的男孩都应该进行这些检查，成年男性患者如果不能确定更常见的病因（即没有自身免疫或其他继发原因）或有神经学表现，也需要考虑做这些检查。肾上腺危象的紧急处理参照标准的指南。

卒　中

卒中或卒中样事件可发生在多种代谢病中，包括法布里病、高胱氨酸尿症、线粒体病、有机酸血症和尿素循环缺陷。在某些情况下，卒中可由脑血管事件引起；但在另一些情况下，脑梗死可继发于能量不足和（或）代谢物的毒性作用，即所谓的代谢性卒中。

法布里病

法布里病（Fabry disease）是一种由缺乏 α–半乳糖苷酶 A（α–Gal A）引起的 X–连锁遗传病。特征性表现为肢端疼痛（肢端感觉异常），伴发热、躯干部血管角质瘤及角膜涡状营养不良，常并发肾脏、心脏和脑血管疾病，也是导致死亡的主要原因。男性患者通常在早年即有较严重的症状，而杂合子女性患者可能仍无症状。

据报道，法布里病患者中约 6.9% 的男性和 4.3% 的女性发生卒中或短暂性脑缺血发作（TIA）。其中 87% 的卒中是缺血性的，13% 是出血性的。年龄在 35~45 岁、有法布里病的男性的卒中风险是没有法布里病的男性的 12 倍。尽管如此，法布里病在卒中患者人群中的患病率仍较低。最初的数据显示患病率约为 4%，但这还没有被后续的研究证实，目前也没有证据支持在卒中患者中进行非选择性的法布里病筛查。

诊　断

如果有临床特征或家族史提示法布里病，可通过测定血浆、分离白细胞和（或）培养细胞中的 α–Gal A 酶活性，对男性进行诊断。在杂合子女性中，酶活性检测并不可靠，确诊必须通过发现 *GLA* 基因中的致病突变：*GLA* 基因的序列变异很常见，在解释分子遗传学结果时需要非常小心[9]。

管　理

可采用酶替代疗法，一种口服分子伴侣疗法已在欧洲获得许可。应该大力鼓励患者戒烟。症状性麻木及肾脏和心脏疾病按照标准指南治疗。

高胱氨酸尿症

高胱氨酸尿症是一种常染色体隐性遗传病，由胱硫醚 β–合成酶（CBS）缺乏引起。典型的临床表现涉及眼、骨骼、中枢神经和血管系统，但发病年龄、严重程度和临床类型在受累个体中有很大差异。

在一项对 629 例高胱氨酸尿症患者的自然史进行的大型研究中，刚刚超过 1/3 的人经历过血栓栓塞事件，其中脑血管事件占 1/3[10]。到 29 岁时发生血栓栓塞事件的概率约为 50%。在 64 例死亡的患者中，血栓栓塞事件是近 80% 的患者的重要致死性或促发因素。妊娠是患高胱氨酸尿症妇女脑血栓形成的特殊危险因素。

在轻度突变引起的吡哆醇反应性高胱氨酸尿症患者中，血栓栓塞可能是首发也是唯一的表现。因此，任何血栓形成前状态筛查都应考虑到高胱氨酸尿症。

诊　断

依据血浆氨基酸谱进行生化分析（总同型半胱氨酸和游离同型半胱氨酸增加，蛋氨酸增加，半胱氨酸减少）。通过皮肤成纤维细胞中胱硫醚 β 合酶活性的降低和（或）CBS 基因的突变分析来证实[11]。在临床实践中，当具有特征性的生化学表现时，可采用吡哆醇进行治疗性试验。

管　理

按照当地指南进行抗凝治疗。确保摄入足够的维生素 B$_{12}$ 和叶酸。吡哆醇反应性测试[11]：吡哆醇是 CBS 酶的辅助因子，在许多患者特别是那些第一次出现血管事件的患者中，吡哆醇会增强酶的活性，使生化检测结果正常。有证据表明，将血浆总同型半胱氨酸水平降低到 < 100 μmol/L（> 15 μmol/L 通常被认为是升高）可使血栓风险正常化。如果患者对吡哆醇没有反应，要考虑使用甜菜碱，以增加同型半胱氨酸的再甲基化，同时采用低蛋白、蛋氨酸限制性饮食。

线粒体病

对于涉及两个其他系统（如眼、耳、心脏、肾脏、内分泌、胃肠）的卒中或脑病患者，应考虑线粒体病可能是卒中病因。该类疾病是因氧化磷酸化异常引起能量生成受阻所致。不同的线粒体病的临床表现有较多重叠。

诊　断

线粒体病没有单独的诊断试验，因此其临床特征和生化检测被用于指导遗传学试验。建议采用专科中心的意见指导检测试验。试验包括以下内容：

- 全血细胞计数
- 内分泌功能测定
- 乳酸与血浆和脑脊液
- 乳酸与丙酮酸浓度比
- 血浆氨基酸谱
- 脂酰肉碱类
- 生物素酶活性
- 单核细胞辅酶 Q10 水平
- 血浆及尿胸腺嘧啶和脱氧尿嘧啶
- 尿有机酸
- 脑脊液氨基酸、蛋白和神经递质
- 肌肉组织学活检，呼吸链酶分析，分子遗传学检测

管　理

除了少数由特定物质缺乏（如辅酶 Q10 或核黄素的缺乏）造成的、可以治疗的情况外，线粒体病的治疗管理很大程度上是支持性的。对线粒体脑肌病伴乳酸性酸中毒和卒中样发作（MELAS）综合征，瓜氨酸和精氨酸可能是有效的治疗[12]。

心脏疾病

继发于潜在代谢障碍的心脏疾病急性表现（心肌病、心律失常、猝死）会在很多情况下发生，可能是成年期发病的首发症状（表 5.2）[13-14]。

诊　断

取决于临床特征（要注意心脏疾病可能是单独发生的）和家族史，这将指导生

表 5.2　与心脏疾病有关的代谢障碍

心律失常，传导阻滞
　脂肪酸氧化缺陷
　先天性糖基化障碍
　法布里病
心肌病
　法布里病
　脂肪酸氧化缺陷
　糖原贮积症（AGL、PRKAG2、LAMP2、RBCK1 突变）
　有机酸血症（甲基丙二酸和丙酸）
　黏多糖贮积症
　线粒体病 [如巴思（Barth）综合征]
　雷夫叙姆（Refsum）病
血管疾病
　黏多糖贮积症
　黏脂质贮积症

化和（或）遗传学检查。

如果进行了心脏活检，组织学分析应该包括对糖原贮积的评估——*PRKAG2*基因突变可导致糖原贮积的单纯性心肌病伴糖原贮积。

管 理

主要按照标准的心脏疾病进行管理。患者可能需要植入心脏起搏器或植入式复律 - 除颤器（ICD）。饮食调控和治疗急性代谢失代偿有助于管理Ⅲ型糖原贮积症的心肌病、脂肪酸氧化障碍和有机酸血症。推荐在肉碱转运体缺乏时补充肉碱。

精神表现

表 5.3 列出了可能出现精神症状或行为、个性改变的 IMD。在发现其他器官受累前，特别是当最初发病时没有考虑到器官病变的情况下，精神症状在一段时间内可能是单独存在的[15]。

尽管如此，当家族史提示为隐性或 X– 连锁遗传，或临床表现是由诸如并发感染、手术或较长时间饥饿促发，或出现神经系统表现如认知或运动功能障碍，或其他器

官受累时，就应考虑 IMD 的可能。

治疗非常有效，尤其是对于尿素循环缺陷，维生素 B$_{12}$、叶酸、同型半胱氨酸代谢异常，肝豆状核变性和急性卟啉病。因此当怀疑患者是代谢病时，至少要进行以下检测：

· 血浆氨基酸谱

· 血清铜和铜蓝蛋白

· 尿有机酸、铜和胆色素原

更专科的检查取决于家族史，临床检测（脑部 MRI）应包括：

· 超长链脂肪酸水平

· 白细胞酶活性（异染性脑白质营养不良和克拉伯病）

· 成纤维细胞 Filipin 染色（尼曼 – 皮克病 C 型）

妊 娠

妊娠本身不是急症。但是，存在代谢问题的女性在妊娠期和产褥期发生代谢失代偿的风险可能会增加[16]。妊娠早期如出现晨吐，对于有遗传性能量代谢异常如脂肪酸氧化障碍、糖原贮积症、尿素循环缺陷、酮体代谢失调等的女性将会比较困难。恶心呕吐影响药物和营养品服用，可能会导致代谢失代偿事件的发生。

妊娠也是易产生血栓的时期，处于高凝状态（包括高胱氨酸尿症）的孕妇，常伴随颅内静脉窦血栓形成。在存在一个已知的血栓形成风险因素的情况下，需要考虑孕期和产后进行抗凝治疗（通常是皮下注射肝素）。

分娩是能量需求增加的时刻，产妇可能需要额外补充能量（通常是静脉注射葡萄糖）。众所周知，分娩后会出现一些疾病的急性失代偿风险，尤其是蛋白代谢失调（如尿素循环缺陷）。典型情况下这种

表 5.3　精神特征相关的代谢病

尿素循环缺陷
维生素 B$_{12}$、叶酸、同型半胱氨酸代谢异常
亚甲基四氢叶酸还原酶缺乏
细胞内维生素 B$_{12}$ 加工缺陷
高胱氨酸尿症
溶酶体贮积症
异染性脑白质营养不良
克拉伯（Krabbe）病
尼曼 – 皮克（Niemann-Pick）病 C 型
急性卟啉病
肝豆状核变性
肾上腺脑白质营养不良型脑病（*ABCD*1 基因突变）

失代偿发生在产后 3~14 d，原因尚未完全明确，但被认为是与产褥期代谢应激和子宫复旧后分解代谢的蛋白负荷增加有关。护理时要注意不要将高氨血症的行为改变混淆为产后精神病或抑郁的症状。

胎儿的风险

除了继发于母体急性失代偿的风险外，很多遗传代谢病被认为是直接的致畸因素。最典型的例子是母源性苯丙酮尿症（PKU）综合征[17]。暴露于子宫内高水平母源性苯丙氨酸的胎儿发生发育迟缓、小头畸形、心脏缺陷、体态异常等的风险增高。如果母源性苯丙氨酸水平控制良好，则可以预防 PKU 综合征的发生[18]。因此，PKU 患者妊娠或计划妊娠时要转诊到专科医生处咨询，并作为急诊治疗管理[19]。

总　结

遗传代谢病可能会表现为不同专科的急重症。虽然出现这种情况的患者很少，但如果在鉴别诊断时没有考虑到遗传代谢病，那么将错失可能的治疗时机，从而对患者及其家庭造成灾难性后果。

有急性失代偿风险的患者，应该建议其戴上医疗报警手环并携带其医疗团队联系信息和紧急处理指南，包括在急症、择期手术或妊娠时应该联系谁获取医疗建议。

参考文献

请登录 www.wpcxa.com 下载中心查询或下载，或扫码阅读。

第 6 章

内分泌与代谢急症的过渡期治疗

Mabel Yau   Mark A. Sperling

要 点

· 青少年治疗方式从儿科的、以家庭为中心转变为成人的、以患者为中心，这对慢性疾病患者的生活来说是里程碑式的改变。

· 过渡期治疗需要特别注意青少年的身体、心理和社会变化。

· 青少年 1 型糖尿病患者通常无法有效控制血糖，这会增加青年时期患糖尿病酮症酸中毒的风险。

· 其他慢性内分泌疾病，如原发性肾上腺素缺乏、先天性或自身免疫性甲状腺功能减退、甲状腺功能亢进或垂体功能减退也可采用类似的治疗方式。

· 除了继续治疗现有疾病，对患有自身免疫性多内分泌腺病综合征等疾病的患者，还需对其他内分泌疾病的症状进行监测。

· 肾上腺功能不全伴肾上腺脑白质营养不良、X- 连锁肾上腺发育不全和 3A 综合征的发病是不断变化的，患者在急性疾病中可能会以肾上腺危象作为肾上腺功能不全的初始表现。

· 内分泌因素在继发性高血压病因中占很大比例，包括由醛固酮增多症、嗜铬细胞瘤、神经节细胞瘤、库欣综合征、肢端肥大症和甲状腺功能亢进症等引起的急性高血压。

· 青少年常因危险行为或机动车事故导致头部创伤。创伤性脑损伤可能会发展为垂体前、后叶疾病。

· 面对急症，医护人员应清楚青少年糖尿病和内分泌疾病的特征、症状和处理方法。

引 言

青少年治疗方式从儿科的、以家庭为中心的模式转变为成人的、以患者为中心的模式，这对慢性疾病患者的生活来说是里程碑式的改变。过渡期治疗需要特别注意青少年的身体、心理和社会变化，成年糖尿病和内分泌护理过渡期治疗主要包括以下几点：①至少提前 1 年开始向成年治疗模式过渡；②评估个人向成年治疗模式过渡所做的准备；③为患者及其家属提供指导和培训；④使用过渡期指南和其他相关资源；⑤儿科和成人医护人员之间保持沟通。目前尚无一种治疗方法能够适合所有年龄段的患者。

青少年 1 型糖尿病患者通常会出现血糖控制不佳。过渡期的数据分析表明，平均糖化血红蛋白（HbAlc）浓度在 19 岁时达到峰值，然后缓慢下降直到 30 岁[1]。18~25 岁时的平均 HbAlc 为 8.7%（72 mmol/mol）。

较差的基线控制会增加年轻人患糖尿病酮症酸中毒（DKA）的风险，这提醒临床医生在处理并发的急性疾病时应小心管理糖尿病。其他慢性内分泌疾病，如原发性肾上腺功能不全、先天性或自身免疫性甲状腺功能减退、甲状腺功能亢进和垂体功能减退等，也可采用类似的治疗模式。

除了继续治疗现有疾病，对患有自身免疫性多内分泌腺病综合征（APS）等环境触发疾病的患者，还需在整个成年期对其他内分泌疾病的症状进行监测。肾上腺功能不全伴肾上腺脑白质营养不良、X-连锁肾上腺发育不全和3A综合征的发病是多变的，患者在急性疾病中可能会以肾上腺危象作为肾上腺功能不全的初始表现。

内分泌因素在继发性高血压病因中占很大比例，包括由醛固酮增多症、嗜铬细胞瘤、神经节细胞瘤、库欣综合征、肢端肥大症和甲状腺功能亢进等引起的急性高血压。内分泌性高血压也可能无临床症状，需要识别和评估后才能确诊。

青少年常因危险行为或机动车事故导致头部创伤。创伤性脑损伤可能会发展为垂体前、后叶疾病。

本章主要讨论糖尿病、慢性和进行性内分泌疾病的过渡期治疗，以及常见年轻人内分泌疾病的治疗方法（包括急诊治疗）。

1型糖尿病

1型糖尿病（T1DM）是由胰岛素严重缺乏引起的一种代谢紊乱。具有遗传易感性的个体在环境损害因素作用下触发机体的自身免疫过程，导致胰岛β细胞渐进性破坏，从而引起胰岛素严重缺乏[2-3]。T1DM的易感基因主要是参与免疫调节的基因，其他自身免疫性内分泌疾病，如桥本甲状腺炎/甲状腺功能减退、甲状腺功

能亢进、肾上腺功能不全和乳糜泻也通常与之相关，应把定期监测作为常规治疗的一部分[2-3]。相关的环境诱因包括病毒和其他感染，以及可能反映在肠道微生物组中的饮食成分[2,4]。自身免疫性标志物被认为是T1DM的标志，如针对不同胰岛细胞组分（GAD65、IA2、ZnT8、胰岛素）的循环抗体，在临床发病前可能已存在数月甚至数年。然而，不同于常见的自身免疫性疾病（如系统性红斑狼疮、类风湿关节炎或Graves病）表现出明显的性别二态性（女性占优势），T1DM对两性的影响是相同的。这对目前公认的把自身免疫作为唯一机制提出了质疑（包括在动物模型中，免疫干预可防止或阻止胰腺β细胞进行性损伤，在人类中却不行）[5-7]，但其主要原因是自身免疫这一点是无可争议的。全球T1DM的发病率正以每年1.4%~3.0%的速度增长，这说明环境因素可能是主要诱因，因为基因组在过去的50年不可能有显著改变[8]。

初诊时，30%~40%的T1DM病例为DKA，以脱水、高血糖、代谢性酸中毒和酮血症为特征，可能会危及生命[9-10]。常见症状为多尿、口渴、体重减轻、虚弱、嗜睡和深大呼吸（Kussmaul呼吸）等，晚期表现为不同程度的意识模糊或昏迷（表6.1）。病情严重程度由酸中毒的程度确定：pH 7.2~7.3为轻度、7.1~7.2为中度、< 7.1为重度；对应的碳酸氢盐浓度（HCO_3^-）10~15 mmol/L为轻度，5~10 mmol/L为中度，< 5 mmol/L为重度。通过pH和HCO_3^-浓度判断酸中毒程度可能会存在差异，因为呼吸会降低PCO_2，因此呼吸性碱中毒程度会代偿部分代谢性酸中毒。高血糖范围一般在200~900 mg/dL（11~50 mmol/L），很少会超过1000 mg/dL（56 mmol/L），但在高血糖高渗状态（hyperglycemic hyperosmolar state，

表 6.1　糖尿病酮症酸中毒（DKA）的临床及生化表现

临 床	生 化
·脱水 ·呼吸急促、深沉，深大呼吸（Kussmaul 呼吸） ·恶心、呕吐、腹痛如急腹症 ·进行性迟钝、意识丧失 ·感染时出现发热	·高血糖 [200~900 mg/dL（11~50 mmol/L）] ·不同程度的酸中毒(pH < 7.3，HCO_3^- < 15 mmol/L) ·酮症 [血清 β-羟丁酸（β-HB）> 3 mmol/L] ·血尿素氮（BUN）和肌酐升高 ·白细胞计数升高伴核左移 ·血清淀粉酶非特异性升高

HHS）和 2 型糖尿病（T2DM）患者脱水伴轻度酮症中更常见。很多医学协会都在其发布的共识、指南中对青少年 DKA 的病理生理学及其治疗进行了广泛讨论，包括美国糖尿病协会（ADA）[9] 及国际儿童和青少年糖尿病协会（ISPAD）[10]。简言之，引起 DKA 的生化变化是胰岛素的绝对缺乏及胰高血糖素、皮质醇、生长激素和肾上腺素 4 种升糖调节激素的协同作用。在重要组织中，由于葡萄糖无法进入细胞（细胞内低血糖）而感知到细胞饥饿，进而通过糖原分解和糖异生提高葡萄糖浓度，诱导脂肪分解，并启动酮体生成，由此产生的高血糖会导致渗透性利尿、脱水、电解质耗竭和乳酸积累引起的酸中毒，加之酮酸、乙酰乙酸和 β-羟丁酸（β-HB）的增加都超过了机体的缓冲能力。若不及时治疗，这些过程将持续下去，直到昏迷甚至死亡。由于这种情况为急症，人们普遍认为，针对电解质、pH 及心脏、呼吸和神经状态所进行的强化监测最好在 ICU 或同等环境下进行，这对中度或重度病例至关重要[10]。表 6.1 对 DKA 的临床表现进行了总结。

DKA 的管理

管理原则是补充晶体液纠正脱水和电解质损失，补充胰岛素以促进葡萄糖和酮体的代谢，切断酮体生成，同时监测患者

的心脏、肾脏、呼吸和大脑功能[10-11]。经过培训的医护人员能够熟练管理糖尿病及其并发症，治疗过程中生化变化的实验室结果准确、可靠，这些是治疗成功的关键。对脱水程度的估计很大程度上是基于临床判断，而这并不可靠，这会导致估计的所需补液量过低或过高。测量体重或血细胞比容（HCT）升高程度这些新方法可以更加准确地估计脱水程度。一般而言，中度到重度脱水为体重的 10%（kg），要补充这以升计的液体和每日身体所需，需要静脉滴注 36~48 h。一家学术中心耗时 6 年多进行的 1800 例 DKA 大型病例研究结果发现，输液类型（4~6 h 内给予标准 0.9% 氯化钠注射液，然后给予 0.45% 氯化钠注射液补充钾和磷酸；或给予适量乳酸林格液）不影响预后或脑水肿的发生率[12]。推荐在 48 h 内纠正脱水，但临床实践中可以在更短的时间内纠正脱水。输液 1~2 h 后再补充胰岛素（和钾），可在一定程度上纠正体液容量减少，缓解酸中毒症状。单靠输液就可以大幅改善代谢紊乱，而胰岛素在酸中毒较轻时更有效，因为在低 pH 情况下，与同源受体结合的激素会分离出来。在酸中毒早期给予餐时胰岛素可能对身体有害，因此在开始胰岛素治疗前不应给予餐时胰岛素。中度到重度 DKA 患者的胰岛素推荐用量为 0.1 U/（kg·h），如果对

该剂量反应较快，可在血糖接近 300 mg/dL（16.5 mmol/L）时把剂量降到 0.05 U/（kg·h），但在酸中毒未纠正前和 pH 升到 7.3 前不能停止胰岛素输注。只要确定了排尿量，就应尽快开始静脉补钾，因为酸中毒情况下，血钾值正常时，全身的钾耗竭很明显。通常推荐的钾剂量为 40 mmol/L，添加至输液中，调整剂量以确保血清钾浓度保持在 3.5~5.0 mmol/L。补钾可以一半采用氯化钾，一半采用磷酸钾，这样可以控制氯的注入量，以降低高氯血症性酸中毒的发生，同时可提供磷酸盐促进能量（ATP）产生。ADA 和 ISPAD 指南中详细论述了如何输注钾、磷酸盐和监测患者病情[9-10]。

注意事项

· 尿检所测的酮体值会严重低估酮症的程度，因为尿检常用的硝普钠与乙酰乙酸反应强烈，与丙酮反应弱，与 β-HB 完全不反应。但 β-HB 的实际含量可能是乙酰乙酸的 5 倍以上，特别是在酸中毒情况下。随着酸中毒的纠正，会有更多的 β-HB 转化为乙酰乙酸，酮症似乎更严重，但实际上酸中毒和临床指标都在改善。通过床边测量仪或正规的实验室方法来测量 β-HB 可以更好地监测"酮"状态[10]。

· 酸中毒恶化的原因有 3 个。首先，体液容量增大时总碳酸氢盐的稀释降低了碳酸氢盐的表观浓度，因为 HCO_3^- 表示为 mmol/L，虽然总毫摩尔数可能还未改变，但它们分布在更大的体积内[10]。其次，随着开始时的快速补液，积累的乳酸进入循环。最后，β-HB 在转化为丁酸钠后随尿液排出。钠（Na）来源于 $NaHCO_3$，除了碳酸氢盐，$NaHCO_3$ 与 H^+ 结合产生 CO_2 和 H_2O，并通过呼吸排出 CO_2。在此过程中，HCO_3^- 和 Na^+ 丢失，进一步降低了血浆中碳酸氢盐的含量[11]。加之水化作用和胰岛素共同抑制酮体生成，使酸碱平衡逐渐恢复正常。

· 使用磷酸钾而非氯化钾，可以大量减少氯化物的使用，从而降低高氯性酸中毒的发生，并可增加氧解离，确保乳酸转化为丙酮酸。然而，并非所有的权威机构都这样认为，一些机构声称使用磷酸盐并无额外益处。而且，使用磷酸盐可能导致低钙血症。但在严重缺乏磷酸盐时使用磷酸盐可能是有益的。

· 输注碳酸氢盐可快速纠正酸中毒和恢复酸碱平衡，但只有 pH < 7.0 和心功能受损时才可以输注碳酸氢盐，其他情况下应避免。研究尚未发现成年人 DKA 进行碳酸氢盐输注的有益作用。减少通过胰岛素产生的酮体，补充液体和恢复正常代谢，有助于酸碱平衡的稳定恢复。事实上，输注碳酸氢盐可能对身体有害，因为 HCO_3^- 与 H^+ 结合产生 H_2CO_3，进而分解为 H_2O 和 CO_2。HCO_3^- 无法穿过血脑屏障，CO_2 可以穿过并可能加重脑组织酸中毒。如果必须要用，建议滴注 1 mmol/kg 碳酸氢盐 2~4 h，不应采用单次快速静脉注射[10]。

· 脑水肿的症状和体征包括：头痛，心率减慢，精神状态改变（坐立不安、易怒、嗜睡和大小便失禁），特定的神经系统症状（如脑神经麻痹、视神经盘水肿），血压上升，血氧饱和度降低等。一旦发生脑水肿，需要立即治疗[10]。

后续步骤

解决急性代谢紊乱后，患者恢复意识并能够吞咽，可以转为常规糖尿病治疗，采用基础胰岛素联合餐时胰岛素方案，以及与患者年龄、青春期阶段和文化偏好相匹配的膳食计划。假设胰岛素需求量为 1 U/（kg·d），建议基础胰岛素初始剂量为 0.2 U/kg，胰岛素静脉注射剂量减少至 0.025~0.05 U/（kg·d），且在开始常规给予 0.1~0.2 U/kg 餐时胰岛素前停止静脉注射。本阶段是在患者从 ICU（或类似病房）转到普通病房后开始，该过程应包括糖尿病管理团队对患者进行教育和后续管理。患者家庭必须学习糖尿病治疗原则、注射技术、血糖监测、低血糖识别和病假管理等。应由糖尿病专家、教育工作者、营养专家和社会工作者组成的团队协同工作，对患者及其家庭进行教育，并根据患者家庭的社会经济水平、意愿水平和教育水平制定双方认同的目标。这样可以对代谢控制程度确定一个合理的预期。稳定的家庭环境、父母的参与，以及患者、家庭和治疗团队之间的支持和信任有助于配合治疗方案并达到 HbA1c ≤ 7.5%（58 mmol/mol）的目标。然而，正如我们在介绍性评论中所述，15~25 岁年龄组要达到这些标准是十分困难的。医护人员应与每名患者讨论吸烟、酒精或其他药物滥用的有害后果，以及性传播疾病（STD）和孕期糖尿病控制不佳对胎儿健康的影响[12]。我们建议在初次住院出院前，对患者的甲状腺功能、脂质水平和乳糜泻进行筛检，以建立基线数据并进行适当治疗；也有人建议在急性代谢紊乱恢复到正常基线水平后进行初次随访时做上述筛查。

DKA 复发

让青少年和年轻人了解 DKA 发展阶段的症状学及病因，从危及生命的代谢失调中吸取教训，并告知其监测尿液或血清酮体（伴有呕吐症状）的重要性，以及紧急情况下应及时向谁寻求帮助，做到这些大多数都不会导致 DKA 复发。确有少部分患者会反复发作，且短期和长期预后随着每次

发作都在进一步恶化[13]。一项回顾性调查对一所大学附属医疗中心收治的 628 例 DKA 患者进行了分析，其对 5 年（2007—2012）间纳入的 298 例患者随访至 2014 年底。作者报告称，患者在平均随访时间 4.2 年（范围 2.8~6 年）内 DKA 发作 1 次的死亡率为 5.2%；而在随访 2.4 年（范围 2.0~3.8 年）内多次 DKA 发作住院（≥ 5 次）的患者的死亡率为 23.4%，$P < 0.001$[14]。很多医疗中心在 DKA 的救治上积累了丰富经验，因此因 DKA 住院的患者死亡率较低[13]。DKA 复发患者首次确诊年龄进一步年轻化（14 岁 vs. 24 岁），HbA1c 水平更高 [11.6% vs. 9.4%（103 mmol/mol vs. 79 mmol/mol）]，社会贫困程度更高，更有可能服用抗抑郁药物（47.5% vs. 12.6%）（所有 $P < 0.01$），且更加年轻化 [平均 25 岁（范围 22~36 岁）vs. 31 岁（范围 23~42 岁）]。因此，社会弱势群体的年轻人中出现 DKA 复发与血糖水平控制较差相关，且随后几年各种病因导致的死亡风险增加。超过半数（52.3%）的死亡发生在患者家中，死亡年龄中位数为 38 岁。心理问题、神经疾病、既往心血管疾病、饮酒过量和住院时间过长都和死亡率增加相关[14]。这些令人沮丧的发现再次强调了应尽力帮助经济贫困的青少年成功过渡到成人治疗的重要性[13-15]。

导致 T1DM 患者转入 ICU 的其他情况

青少年及年轻 T1DM 患者可能因以下原因转入成人 ICU，包括：低血糖、急腹症（如阑尾炎、肠梗阻或穿孔）的术前和术后处理，以及意外创伤（如机动车事故）的处理。如果糖尿病患者出现严重低血糖昏迷，应排查导致低血糖的病因，通过实验室检测确定是否与给予不适当的胰岛素

和运动、肾上腺功能不全、甲状腺功能减退、乳糜泻等有关。在手术开始前，应通过输注胰岛素和补液来控制血糖和酸碱状态。血糖控制程度是围手术期的关键问题：血糖控制在正常生理范围 [80~140 mg/dL（4.4~7.8 mmol/L）] 会比宽松范围 [100~180 mg/dL（5.6~10 mmol/L）] 预后更好或更快痊愈吗？许多研究对该问题进行了探讨，但并非所有的研究结果都显示严格控制血糖的预后更好，控制标准越严格，越容易发生低血糖，且更严重[16-17]。禁止通过补充生长激素维持蛋白质，因为这会导致死亡率升高[18]。

高血糖高渗状态

高血糖高渗状态（HHS）的特征是血糖浓度 > 600 mg/dL（> 33.3 mmol/L）、血浆渗透压 > 320 mOsm/L、轻度酸中毒和酮症，血浆碳酸氢盐 > 15 mmol/L，尿 "酮"（乙酰乙酸）通常为阴性或仅能通过试纸条法在尿液检测出，血酮常 < 3 mmol/L。虽然 HHS 与 DKA 有相似之处，但根本区别在于 HHS 脱水程度更重、酸中毒较轻，因此 HHS 的治疗应侧重于补充液体和电解质，而非补充胰岛素。事实上，最初应该抑制胰岛素，以防止血糖过快下降和血浆渗透压降低，这可能导致液体转移到脑室，引起脑水肿[10,19]。然而，HHS 发生脑水肿的概率比 DKA 低。胰岛素缺乏程度和对抗调节反应程度较轻，因此不出现或仅有轻度的 DKA 症状和体征，无腹部疼痛和 Kussmaul 呼吸，呕吐症状不严重。这些较温和的特征也会导致病情进展时间更长，多尿会导致脱水和电解质损失加重，而饮用高糖碳酸饮料也会使病情进一步恶化。通常，血糖 > 1000 mg/dL（56 mmol/L），脱水程度是 DKA 的 2 倍，由于同时存在肥胖和血管高张力

（引起管腔内液体潴留），可能难以估计具体值。治疗期间，血糖浓度持续超过肾脏阈值 [约 200 mg/dL（11 mmol/L）] 而导致持续多尿，此时需要仔细监测患者的临床状态和补液情况，以防止脱水和血管塌陷。与 DKA 相比，HHS 出现血栓的风险更大，这可能是由于内皮细胞的渗透性破坏，释放了促进凝血的凝血活酶。

治疗时假设脱水 10%~15%，开始应快速注入 20 mL/kg 等渗生理盐水，以补充液体并维持血管容量，且每 1~2 h 对血清化学成分进行评估；随后每 2~4 h 进行一次实验室检测，根据检测结果在 24~48 h 内输注添加电解质的 0.45%~0.75% 的盐水，以补充估计的损失，并在 ICU 或同等环境下持续进行临床监测。目标是将血糖下降幅度控制在每小时 100 mg/dL（5.6 mmol/L）。如果血糖下降速度低于 50 mg/dL（3 mmol/L），或酮症程度在轻度以上，则胰岛素剂量不应超过 0.025~0.05 U/（kg·h），并应在临床和实验室监测下谨慎使用。由于钾、磷和镁的损失可能比较大，每升生理盐水中应加入 40 mmol/L 的钾，使氯化钾和磷酸钾均匀混合，后者会补充损耗的磷酸盐，磷酸盐损耗易导致横纹肌溶解和溶血性贫血。和治疗 DKA 一样，应对 HHS 时不推荐使用碳酸氢盐。发生 HHS 时，可能会消耗大量的镁，易发生低钙血症，建议补镁剂量为 25~50 mg/kg，每 4~6 h 注射 1 次，最大输注速率为 150 mg/min（2g/h），共使用 3~4 剂[10,19]。并发症除脑水肿、血栓形成和横纹肌溶解外，还包括恶性高热（表 6.2）。对这些并发症的监测，部分是根据临床预测和检查，辅以适当的生化检测（如通过检测血肌酸激酶判定是否存在肌肉损伤）。应用丹曲林治疗恶性高热。

部分患者兼有 DKA 和 HHS 的特点（反

表 6.2　重症监护病房 HHS 患者监测情况

- 持续的心脏、呼吸和血压监测
- 每小时进行一次血糖和临床评估
- 每 2~4 h 评估一次体液平衡（输入与排出）情况，以及血清电解质、血清尿素氮、肌酸激酶
- 每 4~6 h 测定一次钙、磷酸盐、镁水平
- 警惕并发症——血栓、横纹肌溶解、高热、脑水肿

改自参考文献 [18]

映胰岛素缺乏程度）。临床敏锐度、早期使用胰岛素、仔细监测患者的生命体征和化学反应可以指导治疗，特别是指导早期使用适当剂量的胰岛素。青少年和青壮年"典型的"HHS 是 2 型糖尿病的特征，在美国的肥胖人群中，2 型糖尿病患者每年增长 4.8%[8]。因此，HHS 的发生率也可能增加，医生在治疗 ICU（或同等病房）患者时应注意区别 HHS 和 DKA，治疗 HHS 时着重补充液体和电解质，治疗 DKA 时主要使用胰岛素。

自身免疫性多内分泌腺病综合征

自身免疫性多内分泌腺病综合征（APS）是自身免疫引起的多个内分泌腺功能受损为主要表现的系列综合征，可进行相关的激素缺乏治疗 [20-24]。

APS 1 型——APECED

APS 1 型以甲状旁腺功能减退、黏膜皮肤念珠菌病、皮质醇缺乏和促肾上腺皮质激素（ACTH）显著升高的艾迪生病为特征，临床表现为色素沉着和空腹低血糖。除了上述三联征外，还包括周期性皮疹伴发热、角结膜炎、慢性腹泻、发生在青春期前后的原发性性腺衰竭、伴有甲状腺功能减退的桥本甲状腺炎、维

生素 B$_{12}$ 缺乏、慢性活动性肝炎、1 型糖尿病（T1DM）和外胚层发育不良。术语 APECED（Autoimmune Polyendocrinopathy, Candidiasis, Ectodermal Dyserophy, 自身免疫性多内分泌腺病 – 念珠菌病 – 外胚层发育不良）由此而来。这种自身免疫的原因是 21 号染色体上自身免疫调节基因（AIRE）的失活突变所致。正常情况下，AIRE 的作用是允许胸腺内激素和其他外周抗原的异位表达，这可以清除获得这些抗原受体的生长中的 T 细胞，防止其进入外周引起自身免疫。部分症状通常见于青春期前后，尽管最初的症状可能早在不到 1 岁时就已出现。令人意外的是 T1DM 在该情况下并不常见 [22]。治疗方式主要是补充激素和维生素及抗念珠菌药物（如酮康唑和相关药物），但这些药物本身会干扰皮质醇合成，从而加重肾上腺功能不全的症状。皮质醇应按应激剂量给予，一般为每天 2~3 次，约 10 mg/（m^2·d）。在 ICU 期间，应考虑胃肠外使用类固醇或维生素 D，因为食管和下消化道念珠菌感染可能导致口服药物吸收不足。有证据表明，21-三体综合征（唐氏综合征）患者的自身免疫倾向可能也是 AIRE 基因异常导致的 [25]。如果缺少前述的典型三联征（或缺少两种），可能很多病例会被遗漏。应对肝炎、慢性腹泻和周期性皮疹伴发热患者进行 AIRE 突变分析检测 [20]。

APS 2 型——Schmidt 综合征

APS 2 型以 T1DM、艾迪生病、甲状腺自身免疫伴甲状腺功能减退、甲状腺功能亢进或桥本甲状腺炎三联征为特征。APS 2 型必然会出现 T1DM 和艾迪生病，但不一定会出现甲状腺自身免疫疾病，可能会涉及许多其他自身免疫疾病，包括乳糜泻、白癜风、脱发、重症肌无力、恶性

贫血、IgA 缺乏症、肝炎和性腺功能减退。发病高峰在 20~40 岁，因此在此过渡年龄范围内的患者应考虑转入 ICU 治疗。基于自身免疫特点，该综合征在女性中更常见，它与特定的 HLA DR3 和 DR4 单倍体及 Ⅱ 类 HLA 等位基因 *DQ2* 和 *DQ8* 相关，也与乳糜泻强关联。抗胰岛细胞成分（GAD65、IA2、ZnT8）、抗甲状腺 [抗甲状腺球蛋白（TG）、抗甲状腺过氧化物酶（TPO）]、抗 21- 羟化酶（艾迪生病）和乳糜泻（组织转谷氨酰胺酶）的自身抗体通常会出现，应定期对艾迪生病和 T1DM 患者检查该抗体。应在 ICU 继续对每个病种进行专门治疗，并根据应激情况调整皮质醇剂量[24]。有人提出了一种机制，即病毒性疾病可能引发肠道自身免疫导致乳糜泻，其可能与形成该疾病的其他自身免疫性疾病有关[26]。

APS 3 型

APS 3 型具有与 APS 2 型一样的内分泌组织自身免疫异常，但未见艾迪生病。近 20% 的 T1DM 患者有抗 TG 和抗 TPO 抗体，但只有少数进展为临床或生化上的甲状腺功能减退，因此可以把 APS 3 型看作一种相对常见的疾病[25]。

肾上腺功能不全

面对应激时，肾上腺束状带会产生皮质醇以维持正常血糖和血流动力学稳定。皮质醇通过调节碳水化合物代谢来维持正常血糖，降低毛细血管通透性以维持正常血压，同时能够维持酶的活性以将去甲肾上腺素转化为肾上腺素。皮质醇的生成受下丘脑和垂体的调控。下丘脑 - 垂体 - 肾上腺（HPA）轴的调控，通过血皮质醇对促肾上腺皮质激素释放因子（CRF）和促肾上腺皮质激素（ACTH）分泌的负反馈来

实现。由肾上腺皮质球状带产生的醛固酮主要受肾素 - 血管紧张素系统调节。醛固酮可刺激肾脏重新吸收钠和水，排出钾。当浓度过高时，皮质醇还会作用于盐皮质激素受体，增加钠和水的滞留，因为 2 型 11β- 羟基类固醇脱氢酶（11β-HSD2）的活性过高可抑制皮质醇转化为可的松。肾上腺功能不全的症状通常是慢性的，表现为疲劳、厌食和体重减轻；原发性肾上腺功能减退时，黑素细胞刺激素（MSH）生成过量或 ACTH 大量生成时产生的相关因子过多，导致口腔黏膜色素沉着、皮肤皱褶或皮肤变黑。

肾上腺功能不全可由原发性肾上腺疾病或 HPA 轴障碍（继发性肾上腺功能不全）引起。青少年和青年原发性肾上腺疾病最常见的病因为自身免疫性疾病和腹膜后创伤。以下所述的遗传综合征较少见，可能会在晚年首发，往往是在应激情况下（如脓毒症或创伤）需要分泌更多皮质醇时被发现；因依从性差或刺激事件导致的急性肾上腺功能不全反而更常见。继发性肾上腺功能不全最常见的病因是下丘脑损伤、创伤或神经外科手术导致的垂体损伤、肿瘤或肿物压迫下丘脑或垂体。患者长期使用强效糖皮质激素类固醇可能会抑制 HPA 轴。

急性肾上腺功能不全患者可能会出现危及生命的肾上腺危象，特别是伴有脓毒症、外科手术、麻醉或创伤等刺激事件时。患者会出现恶心、呕吐、腹痛、脱水、精神状态改变、低血压、低血糖或休克等[27]。由于缺少激活 β 受体和血管张力所需的皮质醇，单靠液体复苏可能对低血压无效。醛固酮缺乏会导致失盐（低钠血症、高钾血症）。色素沉着是原发性肾上腺功能不全的一个主要特征，这是由于 ACTH 和 MSH 升高所致。皮肤变黑在腋窝、掌纹、

乳晕、生殖器和牙龈色素线处最为突出。继发性肾上腺功能不全不会发生此类色素沉着，因为ACTH没有升高。继发性肾上腺功能不全和某些没有醛固酮生成缺陷的原发性肾上腺功能不全，不会出现失盐。

由于ACTH和皮质醇的产生具有一定的生理节奏和昼夜变化规律，清晨的血清皮质醇和ACTH浓度是评估内源性肾上腺功能的最佳指标。如果清晨血清皮质醇浓度 < 10 μg/dL（278 nmol/L），则可能提示肾上腺功能不全。原发性肾上腺功能不全会导致ACTH浓度升高，而ACTH浓度较低可能提示继发性肾上腺功能不全。有学者提出，在成人急性疾病情况下，若随机测量的皮质醇 < 15 μg/dL（414 nmol/L），则可能会出现肾上腺功能不全[27]。

ACTH兴奋试验是鉴别原发性和继发性肾上腺功能不全的最佳方法。获得基线ACTH和血皮质醇水平，并通过静脉或肌内途径给予250 μg合成ACTH（Cosyntropin或Synacthen）。注射Cosyntropin 30 min或60 min后，若皮质醇峰值水平 < 18 μg/dL（500 nmol/L），则可诊断为肾上腺功能不全[28]。这样超生理剂量的ACTH有助于解决HPA轴障碍，从而升高血清皮质醇。如果高剂量ACTH下皮质醇反应正常，若怀疑继发性肾上腺功能不全，进行清晨血清皮质醇和ACTH浓度检测可能更有用，或需要进行胰岛素应激（耐受）试验 [IST（ITT）] 等其他检测。

先天性肾上腺皮质增生症

先天性肾上腺皮质增生症（CAH）是由类固醇合成障碍引起的一组常染色体隐性遗传病。90%以上的CAH患者会出现21-羟化酶（21OHD）缺乏，这是CAH最常见的表现。本节重点讨论由21OHD所致

的CAH。

来自全球近650万名新生儿的筛查数据表明，CAH在活产婴儿中的发生率为1/1.5万~1/1.3万[29]。CAH分为典型CAH和非典型CAH。典型CAH可进一步分为失盐型CAH和单纯男性化CAH。失盐型CAH是临床表现最重的一种，其主要特征是盐皮质激素缺乏。典型21OHD缺乏所致CAH女性患者通常在出生时出现生殖器男性化，而男性患者可能会在新生儿筛查中被发现，或在新生儿期出现肾上腺危象。

非典型CAH（NC-CAH）是一种重要且常被忽视的21OHD缺乏症。这种类型的CAH症状较温和，会导致新生儿高雄激素血症，其在不同时期会有不同的临床表现，如幼童的肾上腺素功能出现过早、成人的不孕不育症等。NC-CAH的酶缺乏只是部分的，因此未进行治疗时不伴有糖皮质激素或盐皮质激素缺乏。然而，它在面对应激时可能会导致艾迪生病危象，在ICU期间可能会发现该疾病或未能进行有效治疗。

肾上腺脑白质营养不良

肾上腺脑白质营养不良（ALD）是最常见的代谢疾病，可导致肾上腺衰竭。全世界的患病率为1/5万~1/2万[30]，它是由位于X染色体长臂（Xq28）上的ATP结合盒转运体基因（ABCD1）突变引起的。ABCD1基因编码ALD蛋白，参与转运超长链脂肪酸（VLCFA）进入过氧化物酶体。β氧化障碍和VLCFA累积会导致中枢神经系统进行性脱髓鞘和肾上腺功能不全[30]。关于肾上腺功能不全的最早报道是1例5个月大的婴儿患者。一些突变携带者可能需要数十年才会发展为肾上腺功能不全，终身发病风险约为90%。肾上腺功能不全的临床表现不一，也可能是无症状的。X-连

锁 ALD 失盐较少，因为醛固酮的产生通常不受影响。

2016 年 2 月，美国卫生与公众服务部建议将 ALD 纳入各州新生儿统一筛查计划项目。截至 2017 年 3 月，美国只有 4 个州（纽约、康涅狄格、加利福尼亚和明尼苏达）在新生儿中开展 ALD 筛查。随着新生儿 ALD 筛查的广泛开展，肾上腺功能不全患者将被及早发现，也会降低肾上腺危象的发生率。

X- 连锁先天性肾上腺发育不良

X- 连锁先天性肾上腺发育不良是由位于染色体 Xp21 上的 DAX1 基因突变所致。DAX1 基因编码参与肾上腺和睾丸发育、分化的核转录因子[31]。大多数男孩在婴儿时就被诊断为肾上腺功能不全，而少数患者在儿童后期（2~9 岁）才被诊断[30]。因低促性腺激素性性腺功能减退症（HH）导致未能进入青春期发育是其晚期症状。

少数情况下，X- 连锁先天性肾上腺发育不全在青年期是因进行性或轻度肾上腺功能不全而被初次诊断，部分患者在进一步检查[32-33]时确诊为 HH 或青春期发育停滞[34]。

3A 综合征

3A 综合征是一种常染色体隐性遗传病，其特征是 ACTH 抵抗性肾上腺功能不全、贲门失弛缓症（Achalasia）和无泪症（Alacrima，泪腺分泌障碍），失盐比较少见。贲门失弛缓症和无泪症通常为早期症状，也会发生自主神经功能障碍和进行性神经退行性变。它是由染色体 12q13 上的 AAAS 基因突变引起的，AAAS 基因编码 ALADIN。ALADIN 是组成细胞结构支架的核孔复合体的一种氨基酸蛋白[35]。

大多数 3A 综合征患者在儿童期会出现肾上腺功能不全[35]，青少年时期比较少见[36]。多数患者在高剂量 ACTH（250 μg）刺激后，会出现血清皮质醇浓度升高不充分。但也有少量报道称，高剂量 ACTH 刺激引起了正常的皮质醇反应[37]。

肾上腺功能不全的管理

肾上腺功能不全的治疗目标是在稳定血流动力学的同时补充糖皮质激素和盐皮质激素。氢化可的松是治疗肾上腺危象的首选类固醇，因为它最具生理性，且起效快。应激剂量为 50~100 mg/（m²·d），可分成 4 次，至少每 6 h 给药 1 次。氢化可的松给药可选择静脉或肌内注射。反复低血糖、低血压患者在 ICU 期间可持续静脉滴注。在高剂量下 [50~100 mg/（m²·d）]，氢化可的松具有盐皮质激素活性，不需要额外补充盐皮质激素。

患者发生休克时，应给予生理盐水和 5% 葡萄糖进行静脉复苏[27]。因糖皮质激素缺乏引起的低血糖和失盐所致电解质异常应紧急纠正。

在面对非危及生命的疾病或生理性应激时，应把口服皮质类固醇剂量增加到正常生理剂量 [10 mg/（m²·d）] 的 2~3 倍，每天至少分 3 次给予。

在进行外科手术时，则需要给予每天生理剂量 5~10 倍的氢化可的松。建议在麻醉诱导时静脉或肌内注射 50~100 mg 氢化可的松，在手术过程中给药 10 mg/（m²·h），术后的前 24~48 h 给予高剂量氢化可的松 [20~30 mg/（m²·d）]。

急性疾病消退后，可将氢化可的松剂量减少至生理剂量。氢化可的松生理剂量建议为 8~12 mg/（m²·d），分 3 次给予。晨起给予一天剂量的大部分，以最接近皮质醇的自然昼夜节律，因为清晨快速眼动睡眠开始时内源性皮质醇达到峰值。在第一剂前，清晨一过性肾上腺功能不全通常表现为疲劳、倦怠、轻度恶心或头痛等症状，这些症状一般在刚醒来时出现[38]。失盐患者需要使用 9α - 醋酸氟可的松保持盐平衡，平均剂量为 0.1 mg/d（0.05~0.2 mg/d）。

注意事项

未接受治疗的 NC-CAH 患者在病情较轻时可能出现适当的皮质醇激增。尽管如此，应考虑在手术和分娩期间以及疑似出现肾上腺危象时给予这类患者氢化可的松的应激剂量。采用糖皮质激素治疗 NC-CAH 时，会出现 HPA 轴抑制。因此，NC-CAH 患者接受糖皮质激素治疗时必须使用氢化可的松的应激剂量。

内分泌性高血压

高血压是指 ≥ 3 次独立的测量，收缩压和（或）舒张压≥第 95 百分位数（基于性别、年龄和身高）。在评估疑似高血压患者时，应使用适当的工具和技术来测量血压，使用水银血压计测量是首选。血压袖带宽度应≥臂围的 40%，长度应≥臂围的 80%。血压袖口太小可能会导致血压读数偏高。用示波仪测得的血压升高应通过听诊再次确认。为确定血压的百分位数，应将测量值与儿童和成人的标准血压数据进行比较，并根据年龄、性别和身高进行校正[39]。

高血压危象是危及生命的血压升高，应及时发现和治疗，以防止终末器官损害。由于本节中假设青少年已完成发育，因此可采用成人的高血压标准。成年人血压 > 180/120 mmHg（1 mmHg ≈ 0.133kPa）即构成高血压危象[40]。对于正在成长的儿童，并不是这样界定的。患者可能会出现头痛、视觉改变、头晕、恶心或呕吐等症状。呼吸困难、胸痛和水肿是心力衰竭或肾衰竭的症状。高血压危象的主要病因包括原发性高血压和肾脏疾病，其次是内分泌疾病。

大多数成年人高血压是原发性的（或特发性），但约有 15% 的亚群为继发性高血压。超过 50% 的高血压儿童患者有继发性病因。年轻人（< 40 岁）继发性高血压的发病率约为 30%。高血压的继发性病因包括肾脏疾病（如肾实质疾病）和内分泌疾病。最近一份美国内分泌学会的科学声明指出，至少有 15 种内分泌疾病的最初临床表现为高血压[41]。对内分泌性高血压的准确诊断有助于临床医生开展手术治疗，或通过特定的药物治疗达到最佳的临床效果。内分泌性高血压通常指由肾上腺功能亢进引起的高血压疾病，一般通过皮质醇、醛固酮或肾上腺类固醇前体的盐皮质激素活性介导。在这些病例中，血压升高通常伴有肾素活性抑制，提示为容量超负荷和盐敏感性高血压。引起继发性高血压的其他内分泌病因包括嗜铬细胞瘤、甲状腺功能亢进和生长激素过量[41]。

体检可为潜在病因的筛查提供线索。例如，甲状腺功能亢进的临床特征是甲状腺肿大伴血管杂音和眼球突出；库欣综合征患者会出现满月脸、后颈脂肪沉淀、紫纹。有关内分泌病因的初步实验室评估应包括甲状腺功能测定、血浆肾素活性、皮质醇、醛固酮、血浆或尿甲氧基肾上腺素水平[41]。

醛固酮增多症

原发性醛固酮增多症（PA）是一组醛固酮分泌不受抑制的疾病，临床表现为高血压并常伴低血钾。PA 约占成人高血压病例的 10%。尽管在儿童中比较少见，但其在普通成人中的高患病率表明，这种疾病在成年期出现高血压和血管损伤之前，可能在儿童期就已产生。药物治疗可能对中度至重度高血压无效，自发性或利尿剂诱导的低血钾，以及肾上腺肿物等表现可为诊断提供依据。

PA 的主要病因是醛固酮腺瘤（通常为直径 < 4 cm 的小肿瘤）、双侧或单侧肾上腺增生和罕见的肾上腺癌。可选择血浆醛固酮 / 肾素比值（ARR）作为初步筛检试验，若试验结果不确定或不明确，应重复试验。成人的 ARR 临界值为 20~40。可通过高钠负荷试验、盐水输液和（或）给予氟氢可的松或卡托普利来抑制醛固酮等进一步进行确诊，但临界值和分析结果仅适用于成人。可通过肾上腺 CT 或 MRI 识别和定位肿物 [41]。

对于肾上腺静脉取样发现的局限性肿物，建议采用单侧肾上腺切除术进行终极治疗。在等待手术期间可先给予盐皮质激素拮抗剂，如螺内酯或依普利酮。肿瘤切除后，激素水平会迅速恢复到基线水平。

库欣综合征

大约 80% 的成人和 50% 的儿童高皮质醇血症会伴随高血压。在库欣综合征中，由于皮质醇的刺激，肝脏产生的血管紧张素原增加，心排血量增加，磷脂酶 A 受到抑制而使前列腺素的产生减少，皮质醇刺激盐皮质激素受体而增加盐皮质激素作用导致 11β-HSD2 酶活性过高，从而导致高血压。库欣综合征的病因可根据其对 ACTH 的依赖程度进行划分。ACTH 依赖性高皮质醇血症的病因包括垂体腺瘤（库欣综合征）和异位肿瘤，这些异位 ACTH 肿瘤通常位于胸部。非 ACTH 依赖性库欣综合征通常由肾上腺肿瘤引起。小结节样和大结节样肾上腺发育不良同时影响两侧肾上腺的情况比较少见。大龄儿童和青年人高皮质醇血症通常是库欣综合征所致。

建议的生化检查项目包括 24 h 尿游离皮质醇、血浆 ACTH 和血浆皮质醇检测。尿游离皮质醇排出量是库欣综合征临床诊断的重要指标。如果高皮质醇血症时能够检测到血浆 ACTH，则为 ACTH 依赖性；如果血浆 ACTH 检测不到，则为非 ACTH 依赖性。影像学检查根据疑似病因而做。地塞米松抑制试验（午夜口服 1 mg 地塞米松）是一种较差的筛查试验，其阳性预测值较低，它作为库欣综合征的筛查试验正受到挑战 [42]。

嗜铬细胞瘤

嗜铬细胞瘤导致的高血压比较少见，年发病率为（2~8）/100 万。嗜铬细胞瘤来自肾上腺髓质和交感神经节的嗜铬细胞，其所产生的儿茶酚胺量随着儿茶酚胺合成所需的酶活性而变化。因此，伴有心悸、出汗、面色苍白和头痛等症状的高血压在持续时间和发生频率上可能有所不同。

血浆游离及尿甲氧基肾上腺素水平是首选的筛查试验 [41]。血浆儿茶酚胺水平在高血压未发作时可能是正常的，所以最好在高血压发作时进行检测。80% 的嗜铬细胞瘤患者血浆游离甲氧基肾上腺素水平高于正常值上限的 4 倍，具有诊断意义 [43]。24 h 尿甲氧基肾上腺素水平检测缺少灵敏性和特异性。含有儿茶酚胺的食物（咖啡、加工肉类、发酵食品），部分抗精神病药物，选择性 α 受体阻滞剂和 β 受体阻滞剂可能会引起假阳性结果 [44]。CT 和 MRI 等检查可用来定位病灶。如果影像学检查无法确定或怀疑有肾上腺外疾病，推荐使用 [123]I-

间碘苄胍（MIBG）进行功能成像[44]。切除嗜铬细胞瘤可迅速缓解高血压。术前处理的目标是维持血压正常，避免术中出现高血压危象。可选用α受体阻滞剂抑制儿茶酚胺刺激的血管收缩。推荐的嗜铬细胞瘤围手术期处理方案在前文已有说明[44]。

大约35%的病例与生殖系或体细胞突变有关[45]。体检、个人和家族病史可为遗传性疾病提供参考。若个人或家族有视网膜和中枢神经系统血管瘤或透明细胞肾癌病史，则提示Von Hippel-Landau综合征。多发性内分泌瘤（MEN）2型伴嗜铬细胞瘤患者可表现为甲状腺髓样癌和甲状旁腺功能亢进。MEN 2B型患者具有马方综合征样体质和黏膜神经节细胞瘤。而体检发现咖啡牛奶斑（Café-au-lait spots）和神经纤维瘤则提示1型神经纤维瘤病。

甲状腺功能亢进

甲状腺危象是甲状腺功能亢进或甲状腺毒症极度严重时的症状，最常见的潜在病因是Graves病和毒性多结节性甲状腺肿。手术、感染或使用碘、锂或碘造影剂等是引起甲状腺危象的刺激事件[46]。甲亢性周期性瘫痪是一种罕见的甲状腺毒症并发症，其所导致的低钾血症会引起呼吸肌无力和心律失常，严重时可危及生命。这种情况在亚裔青年男性（20~40岁）中最常见[47]。

发生甲状腺危象时，建议服用500~1000 mg负荷剂量的丙硫氧嘧啶，随后每4 h服用250 mg丙硫氧嘧啶或每天服用60~80 mg的甲巯基咪唑（卡比马唑）来抑制甲状腺激素进一步合成[48]。丙硫氧嘧啶不但可以抑制甲状腺激素的产生，还可以抑制T_4向T_3转化。糖皮质激素可以作为一种辅助治疗，因为它也可以抑制T_4在周围组织中向T_3转化。普萘洛尔可调整心率和血压，理论上可降低T_4向T_3的转化。

生长激素过量

生长激素过量可导致巨人症，因为骨骺生长板在儿童时期是开放的。到了青春期和青年期，生长板闭合，生长激素过量会导致肢端肥大和面部特征的粗化。高血压与液体潴留和水肿有关。生长激素过量的相关遗传疾病包括纤维性骨营养不良综合征（McCune-Albright syndrome）、Carney综合征和MEN 1型[49]。

应首先检测胰岛素样生长因子1（IGF-1）进行筛查。诊断的金标准是口服葡萄糖耐量试验未能抑制血清生长激素水平[49]。根据患者实际情况，垂体性巨人症的治疗可选择手术、放疗或药物治疗（奥曲肽、卡麦角林、培维索孟）[49]。

高血压的管理

评估和确定高血压的病因应同时进行，以免耽误治疗。如发生高血压危象，应在最初8~12 h将血压降低25%，随后8~12 h再降低25%，应确保血压在48 h内得到有效降低[50-51]。建议使用静脉给药和动脉血压监测。在开始治疗高血压危象时，推荐使用肼屈嗪、拉贝洛尔、尼卡地平和硝普钠等静脉用药，这些药物起效快，且可滴定[51]。如果血压并非严重升高，也可考虑口服用药。

创伤性脑损伤

很多儿童和青少年会受到创伤性脑损伤（TBI）影响，每年每10万儿童中有180~250人发生创伤性脑损伤，0~4岁和15~17岁为两段高峰期[52]。创伤性脑损伤的严重程度与垂体功能障碍程度的相关性不大。生长激素缺乏和性腺功能减退是最常见的垂体功能障碍，但儿童也可能发生ACTH不足、尿崩症、中枢性甲状腺功能减退和高催乳素血症[53]。患者出现症状应进行治疗。急性损伤后，80%的成人会出现促性腺激素缺乏，18%出现生长激素缺乏（GHD），6%发生ACTH缺乏，40%出现抗利尿激素（ADH）生成障碍[54]。回顾性研究结果显示，儿童在创伤性脑损伤后1年内垂体功能减退的患病率为29%~30.3%[55-56]。在一项对31例儿童和青少年患者进行的前瞻性研究中发现：3例患儿出现了短暂的水失衡，8例为高催乳素血症，1例为肾上腺功能不全，但都得到了缓解；4例GHD患儿中，有1例持续时间超过12个月；13例中枢性甲状腺功能减退患儿中有1例持续时间超过12个月[55]。

TBI后下丘脑-垂体轴常常会很快自发恢复，因此，应在损伤1年后开始进行常规监测，以早期发现激素缺乏。

生长激素缺乏症

生长激素缺乏症（GHD）是一种异质性疾病，常出现在儿童时期，伴有生长停滞，通常由先天性结构异常、遗传异常以及浸润性疾病、手术和头颅照射导致的垂体功能障碍等引起。

单纯GHD患者生长完成后，应重新评估其内分泌生长轴[57]。建议采用血清IGF-1浓度检测进行筛查。多种垂体激素缺乏患者应继续进行生长激素治疗，无须再次检测。如果IGF-1低于年龄平均水平，建议进行生长激素激发试验。过渡期持续性GHD患者应给予生长激素治疗。过渡时期和成年期GHD的特征是脂肪分布改变、葡萄糖耐受不良、血脂异常、早发动脉粥样硬化和骨质疏松[58]。

生长激素缺乏症的管理

危重患者长期住院期间，应停止生长激素治疗。两项前瞻性多中心双盲随机安慰剂对照试验结果显示：危重成人患者在长期重症监护下接受生长激素治疗，生长激素治疗组的住院死亡率（39%~44%）高于安慰剂组（18%~20%）[18]。此外，接受生长激素治疗的幸存者住院时间更长。死亡率的增加可能与生长激素可调节免疫系统、引起胰岛素抵抗、抑制谷氨酰胺的活动（阻碍细胞快速分裂）、干扰甲状腺或肾上腺皮质功能等相关。

尿崩症

尿崩症（DI）是由于精氨酸血管升压素（AVP，也称ADH）缺乏引起尿量过多所致。血管升压素由脑垂体后叶产生。尿崩症分为两种亚型：中枢性尿崩症和肾性尿崩症。相关分子缺陷前文已述[59]。应启动液体复苏以缓慢降低血清钠水平，以避免渗透性脱髓鞘综合征（ODS）。中枢性尿崩症对血管升压素和去氨加压素治疗有反应，而肾性尿崩症没有。可选择增加液体摄入、使用氢氯噻嗪和吲哚美辛治疗肾性尿崩症。

甲状腺功能减退

黏液性水肿昏迷是甲状腺功能减退最严重的症状，通常发生于慢性甲状腺功能减退（未被诊断）伴急性全身性疾病的患者。大多数患者会出现低体温[体温< 80 °F，℃ =（°F −32）÷1.8]，可把低温作为首要诊断线索。其他临床特征包括眶周水肿、非凹陷性水肿、皮肤干燥、巨舌及深肌腱反射延迟。甲状腺检查时的颈部手术瘢痕一般提示甲状腺切除或甲状

腺肿大。

应立即开始甲状腺激素替代疗法。然而，选择 T_4 还是 T_3 进行甲状腺替代疗法仍存在争议[60]。临床实践中，已开始在成人中先静脉注射 T_4（剂量为 300~600 μg），随后给予维持剂量 50~100 μg[60]。甲状腺功能减退可提示肾上腺功能不全，甲状腺功能减退和肾上腺功能不全常常同时发生，一般为自身免疫综合征相关的原发性缺陷或垂体功能减退相关的继发性缺陷。因此，在进行甲状腺替代疗法之前，识别和治疗肾上腺功能不全是很重要的。应慎重使用毛毯或提高室温增加体温，以免引起外周血管舒张导致低血压。

病态甲状腺综合征

必须区分病态甲状腺综合征与甲状腺功能减退。危重患者的血清 T_3 水平可能特别低，同时伴有垂体促甲状腺激素（TSH）分泌减少[60]。甲状腺激素水平可能较低，但一般是正常的。低水平或正常水平甲状腺激素伴低水平 TSH 的情况和中枢性甲状腺功能减退类似。这种情况不需要进行甲状腺替代疗法，通过改善临床状况可使甲状腺激素水平恢复正常。

总　结

本章主要讨论了糖尿病、慢性和进行性内分泌疾病的过渡期治疗，以及常见青年内分泌疾病的治疗方法（包括急诊治疗）。过渡期的治疗比较复杂。建议在儿科医生、成人临床医生、患者和家庭之间进行开放式沟通，以促进从儿科到成人医疗的协调、无缝过渡。然而面对急症，成人医护工作者应清楚年轻人糖尿病和内分泌疾病的特殊性、症状和处理方法。

参考文献

请登录 www.wpcxa.com 下载中心查询或下载，或扫码阅读。

第 7 章

急诊手术围手术期的糖尿病与内分泌管理

Glenn Matfin　Kate Evans　Ketan Dhatariya

要　点

- 围手术期医学的目的是在术前、术中和术后为患者提供最佳护理。
- 围手术期医学多学科协作团队（MDT）负责手术患者的评估和准备，以优化共存疾病［包括糖尿病和（或）内分泌代谢障碍］的治疗。
- 糖尿病住院患者的人数持续增加（例如，英国约有 17% 的住院患者患有糖尿病，美国则超过 20%）。
- 糖尿病患者与非糖尿病患者相比，需要手术治疗的比例更高，住院时间更长。
- 存在糖尿病和（或）高血糖的手术患者并发症发生率和死亡率更高，其围手术期死亡率高出非糖尿病人群 50%。这些不良结局的原因是多方面的。
- 多项研究表明，术前和围手术期葡萄糖和糖化血红蛋白（HbA1c）水平较高可导致手术效果不佳。基于上述发现，择期手术，即血糖控制较为满意［如 HbA1c < 8.5%（< 69 mmol/mol）且血糖水平在当地指南定义的范围内］且无糖尿病相关急性失代偿的证据［如低血糖、糖尿病酮症酸中毒（DKA）、高血糖高渗状态（HHS）或电解质紊乱］时再手术，将成为需要手术治疗的糖尿病患者的首选。

- 遗憾的是，据估计，约有 5% 的糖尿病患者在其一生中需要接受紧急手术（即患者存在威胁生命、肢体或身体结构完整性的急性疾病）。这些手术操作时间紧迫，必须立即实施，不论白天还是夜间。
- 对于特定患者，围手术期血糖治疗建议应当基于当前的血糖控制、糖尿病类型、外科手术的性质和范围以及此前的糖尿病治疗等因素进行个体化制定。
- 管理目标是通过密切监测、充足的液体和能量补充以及谨慎使用胰岛素（在这种情况下通常静脉给药，但也使用包括胰岛素泵在内的皮下途径）等优化代谢控制。同时，手术和恢复期避免足部压力性损害也很关键。
- 医护人员有关糖尿病或高血糖管理的知识仍然较为匮乏；同时，糖尿病住院患者的满意度水平仍然较低。
- 其他内分泌和代谢紊乱（如肾上腺功能不全、甲状腺功能减退和甲状腺功能亢进、类癌危象、低血糖、高钙血症）在急诊手术围手术期也很常见，应当迅速进行 MDT 评估并给予恰当管理。

引 言

围手术期通常指手术的三个阶段：术前、术中和术后。围手术期医学的目的是在术前、术中和术后尽可能为患者提供最佳护理。围手术期医学多学科协作团队（MDT）负责对患者进行手术评估和准备，以优化多种共存疾病 [包括糖尿病和（或）内分泌代谢障碍] 的治疗。

急诊手术围手术期的糖尿病和（或）高血糖管理

糖尿病住院患者比例持续升高（在英国占到 17%，在美国超过 20%）[1]。英国国家糖尿病住院患者审核（NaDIA）项目估计，2020 年糖尿病患者占用的病床数量增加至约 20%；实际上在许多医院，这个数量早已超过 30%[2]。除了在急诊入院前已知患有糖尿病的人群外，许多高血糖患者在住院期间将首次被诊断为糖尿病（即入院时 HbA1c 升高）。相比之下，其他患者在住院期间可能检测到一过性高血糖，但在出院后恢复正常，这就是所谓的"应激性高血糖"（即入院时 HbA1c 正常或在糖尿病前期范围内）[3]。总之，伴有糖尿病或一过性高血糖的住院患者数量较多，普通病房中的患病率为 32%~38%，在危重症或心脏手术患者中的患病率为 28%~80%。

与非糖尿病患者相比，糖尿病患者需要外科手术治疗的比例更高，住院时间更长 [4]。入院接受普外科或骨科手术的糖尿病患者，往往总住院时间最长 [5]。存在糖尿病和（或）高血糖的手术患者并发症发生率和死亡率更高，其围手术期死亡率高出非糖尿病人群 50%[6]。这些不良结局的原因是多方面的，包括：未确诊糖尿病和（或）高血糖 [2]；伴有多种并发症，如微

血管和大血管并发症 [7-10]；复杂的多药治疗和胰岛素处方错误 [11]，与内科治疗相比，如果胰岛素治疗患者接受手术治疗，更有可能出现胰岛素处方和药物管理错误 [2]；围手术期和术后感染增加 [6]；相关低血糖和高血糖 [6]；住院患者糖尿病和（或）高血糖管理的机构指南缺乏或不充分 [6,12]；医护人员的糖尿病和高血糖管理知识不足 [2]。

几项研究已表明，术前和围手术期血糖和 HbA1c 水平较高可导致不良手术结局，在择期手术和急诊手术中均可见，并且包括各种类型的手术，如脊柱 [13]、血管 [14]、结直肠 [15]、心脏 [16-17]、创伤相关 [18]、乳腺 [19]、足踝部 [20]、神经和肝胆外科手术 [21]。与并发症发生率和死亡率升高相关的不良结局包括伤口感染率增加、尿道感染、下呼吸道感染 、入住 ICU 及其时长、出现急性肾损伤（AKI）或急性冠脉综合征。但是有数据显示，如果在手术前确诊，糖尿病患者的结局可能与非糖尿病患者相比没有差异——或许可能更好 [22-23]。出现这种现象的原因尚不清楚，可能是因为对于既往已诊断为糖尿病的患者，对血糖控制的警惕性增强。

基于这些发现，择期手术——血糖控制较为满意 [如 HbA1c < 8.5%（< 69 mmol/mol），血糖水平在当地指南定义的范围内] 且无糖尿病相关急性失代偿 [如低血糖、糖尿病酮症酸中毒（DKA）、高血糖高渗状态（HHS）或电解质紊乱] 时再手术——将成为需要手术治疗的糖尿病患者的首选（图 7.1）[24-25]。

但是，约有 5% 的糖尿病患者在其一生中需要紧急手术 [26]。在英国，每年约有 10 万例糖尿病患者接受急诊手术。急诊手术主要针对患者出现危及生命、肢体或身体结构完整性的急性疾病时。一些

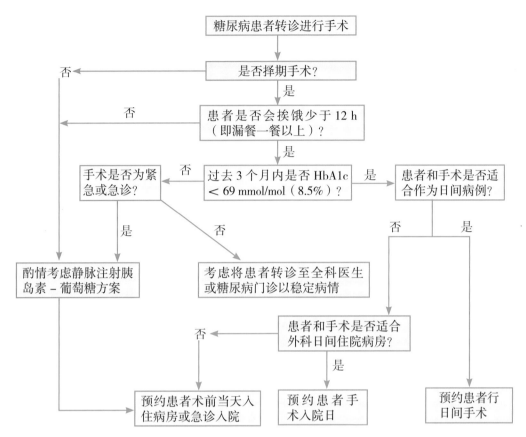

图 7.1　糖尿病患者接受日间手术的适合性 [24]

急诊手术时间紧迫，必须立即实施（不论白天还是夜间）。急诊手术占大多数外科 40%~50% 的工作量，并可能导致出现额外的并发症、更高的病死率（25%）及更多的花费，干扰择期手术的计划和实施。这些急症发生的时间无法预测，因此不能过度拖延适当的手术治疗。然而，对于正在考虑接受急诊手术的糖尿病患者，必须特别谨慎以排除 DKA [包括测量血清和尿酮体，如果患者正在服用钠 – 葡萄糖协同转运蛋白 2（SGLT-2）抑制剂，即使血糖水平正常也存在 DKA 风险，即血糖正常 DKA] [27]，以及其他可能被误认为外科急症的情况，如未明确诊断或控制不佳的胃轻瘫或胰高血糖素样肽 1（GLP-1）受体激动剂不良反应相关的呕吐。许多出现 DKA 和明显腹部症状的患者，并不存在急腹症却经受了不必要的手术探查 [26]。

围手术期糖尿病和（或）高血糖的管理方法

对于特定患者，围手术期血糖治疗建议应基于当前的血糖控制情况、糖尿病类型、外科手术的性质和范围、此前的糖尿病治疗等因素进行个体化制定 [3,28]。遗憾的是，许多需要紧急手术的患者血糖控制不佳。然而，这并不一定是及时进行可能挽救生命的手术的禁忌证。应确保静脉通路，并立即采集血样进行血糖、电解质和酸碱评估。应当纠正总血容量和电解质紊乱（如低血钾、高血钠）。伴发 DKA 的患者手术应尽可能延迟（须与外科医生讨论计划手术时间），以便潜在的酸碱平衡紊乱得以纠正或至少得到改善。HHS 患者出现明显脱水，在手术前应当恢复到正常血容量，代谢状态得到改善。

出现一过性高血糖（即"应激性"高血糖）的个体应当与已知有糖尿病的患者一样积极进行治疗，因为其出现术后并发症的风险与既往确诊的患者一样高（可能更高）。

对于正在进行急诊手术的患者，血糖目标值为 110~180 mg/dL（6~10 mmol/L），72~216 mg/dL（4~12 mmol/L）也为可接受范围[24]。对于睡眠、无意识或因低血糖风险增加而无法交流的手术患者，血糖值下限可以提高 [即 108~216 mg/dL（6~12 mmol/L）]。按照美国糖尿病协会（ADA）的定义，对于大多数重症和非重症患者，首选的血糖目标范围为 140~180 mg/dL（7.8~10 mmol/L）[3]。与此相一致，GLUCO-CABG 试验报道，心脏手术后强化血糖控制目标为 100~140 mg/dL（5.6~7.7 mmol/L）和保守血糖控制目标为 141~180 mg/dL（7.8~10 mmol/L）的患者相比，并发症和死亡复合终点无显著差异[29]。尽管有这一证据，如果目标血糖下限可以安全达到，ADA 围手术期目标血糖可以保持在较宽的范围 80~180 mg/dL（4.4~10 mmol/L）[3]。

手术期间和术后早期，应当采用床旁检测技术（POC），至少每小时监测一次血糖，以便及早发现代谢控制的任何变化。连续血糖监测（CGM）提供了血糖变化趋势的连续估计值、方向和幅度，其发现和减少低血糖发生的作用可能优于 POC[3]。然而，几项研究表明，CGM 的应用并未改善血糖控制，但与 POC 相比，CGM 可检测

到更多低血糖事件。一篇综述建议，在住院成人患者中避免常规应用 CGM 技术，除非有更多安全性和有效性数据[30]。相比之下，一些初步研究已显示，CGM 作为闭环（"人工胰腺"）系统的一部分，在住院的 1 型和 2 型糖尿病患者中均应用良好[31]。所有入院前接受胰岛素治疗的患者，在围手术期需要继续胰岛素治疗[32-33]。在紧急情况下，采用一种有效且安全的方案（最好使用经过验证的书面或计算机化医嘱输入），进行静脉持续胰岛素输注 [CII，也称可变静脉胰岛素输注（VRIII）]，可以很好地达到此目标（图 7.2）[3]。静脉注射胰岛素半衰期较短（< 15 min），便于在患者的营养或健康状况出现意外变化时，灵活调整胰岛素输注速率。如果患者入院前正在使用长效或超长效基础胰岛素（人胰岛素或类似物），入院后应当继续使用。当停止静脉使用胰岛素后，继续使用基础胰岛素治疗能够预防反跳性高血糖。其他既往无胰岛素治疗史的患者应当接受个体化评估，以确定适当的治疗。

预计未漏餐一餐以上的患者（即较短饥饿期），可能是其他降糖疗法的候选者，而无须 CII（VRIII）[24]。然而，围手术期最好避免使用以下几种降糖治疗：胰高血糖素样肽 1（GLP-1）激动剂（不良事件包括恶心、呕吐、AKI 和胰腺炎），SGLT-2 抑制剂 [不良事件包括脱水、AKI、尿道感染、DKA（包括血糖正常），以及下肢截肢风险增加（主要累及足中部和脚趾）][3, 27]，二甲双胍 [不良事件包括恶心、呕吐、腹泻、乳酸性酸中毒（特别是在 eGFR < 30 mL/min 和有严重心肺问题时），以及造影剂相关并发症]。当病情严重出现酮体，以及禁食期延长和手术期间，应当避免使用 SGLT-2 抑制剂。

可变速静脉胰岛素输注（VRIII）
成人围手术期、禁食、不稳定性糖尿病
患者的血糖管理

使用前须知

· 本图表不适用于 DKA 或 HHS 等糖尿病急症（使用校正图表）
· 本图表不适用于饮食正常的患者
· 每 12 h（至少）检测一次电解质，谨防出现低钠或低钾血症
· 使用皮下胰岛素泵的患者，VRIII 开始至少 1 h 后再停用泵，不要早于该时点
· 如遇非上班时间，建议联系内科、糖尿病团队
· 血糖目标范围为 6~10 mmol/L（110~180 mg/dL），临床医生有专门要求除外

围手术期患者	CKD5、eGFR < 15 mL/min、透析患者	肠外营养患者
· 如果漏餐 ≥ 2 次，需使用 VRIII，无论是 1 型还是 2 型糖尿病 · 目标应列于手术室清单首位 · 大手术后，可能需要额外静脉补液，以满足液体和电解质需求 · 转运至手术室过程中，继续使用胰岛素和液体输注泵。如果任一项失败，则二者均停用；但紧急情况下可重启	· 必须首先与肾病治疗团队讨论静脉输液问题 · 无尿患者无须静脉输液，仅给予胰岛素治疗 · 勿增加钾盐摄入，除非血钾 < 3.5 mmol/L。如给予，每 4 h 检测一次电解质 · 血钾浓度 > 4.5 mmol/L，则停止补钾	· 通常不需要静脉输液，除非准备进行手术，此时应停肠外营养并开始静脉输液 · 必须与营养支持团队（或类似团队）讨论静脉输液问题

静脉输液（IV）

要点：

· 静脉输液的速率必须考虑患者的病情和临床需求，建议特别注意心力衰竭、肾脏或肝脏损害患者。如有需要，应寻求心脏病学、肾脏病学、肝脏病学专家的指导意见
· 除上述建议外，一些患者需要额外的静脉输液
· 目标应维持血钾在 4~5 mmol/L
· 始终通过容量泵进行静脉输液

体重
_____ kg

选择静脉输液方法：

· 如果血糖 < 15 mmol/L（270 mg/dL）：
500 mL 10% 葡萄糖加 10 mmol 氯化钾，速率 1 mL（kg·h）（最大速率 100 mL/h）
· 如果血糖 ≥ 15 mmol/L（270 mg/dL）：
1000 mL 0.9% 生理盐水 加 20 mmol 氯化钾，速率 1 mL（kg·h）（最大速率 100 mL/h）
如遇非上班时间，建议联系内科、糖尿病治疗团队

胰岛素输注设置

要点：

· 如未事先与药剂师进行讨论，禁止通过外周插管给予其他静脉药物，应检查其相容性
· 将静脉输液器连接至胰岛素给药装置的 "Y" 形连接器上
· 胰岛素给药装置必须有抗回流阀或抗虹吸阀
· 通过注射泵输注胰岛素，通过容积泵进行补液

胰岛素 （请圈出）	剂量	体积	处方者 签名	日期和 时间	注射器准备			
					胰岛素批号 & 限用期	盐溶液批号 & 限用期	签名	证明人
Actrapid （诺和灵 R）	50 U	加入生理盐水 配制为 50 mL （1 U/mL）						
Humulin S （优泌林 S）								

继续给予以下胰岛素（标明浓度，如 U100、U200 等）：
地特胰岛素、甘精胰岛素、德谷胰岛素、或 NPH 胰岛素：因速达（INSULATARD）、优泌林 I（HUMULIN I）、INSUMAN BASAL
停用速效和预混胰岛素，VRIII 期间加用片剂降糖药

图 7.2 英国可变速静脉胰岛素输注(VRIII)通用示例。用于围手术期、不稳定性糖尿病、禁食（NBM）患者。

DKA= 糖尿病酮症酸中毒；HHS= 高血糖高渗状态；CKD= 慢性肾脏病；eGFR = 肾小球滤过率估值

在明确药物安全性和有效性之前，不推荐 SGLT-2 抑制剂用于常规住院治疗[3,27]。二肽基肽酶 4（DPP-4）抑制剂可以提高活性 GLP-1 的循环浓度，用于院内治疗。一项初探性和确证性研究已显示，西他列汀对轻至中度 2 型糖尿病住院患者有效且安全。在内科和外科患者中，西他列汀（根据肾功能调整剂量）联合基础胰岛素控制血糖的效果不劣于基础 - 餐时胰岛素方案[34]。西他列汀（+/- 基础胰岛素）可能对老年住院患者特别有效。相比之下，沙格列汀和阿格列汀尚未在院内得到广泛研究。当患者开始使用两种药物的其中一种后出现心力衰竭（在已确诊心脏或肾脏病的患者中更常见），应当停用该药，已有心力衰竭的患者应当禁用。

预计漏餐一餐以上的患者，通常应接受 CII（VRIII）。此外，如果血糖浓度 > 180 mg/dL（10 mmol/L），应考虑 CII（VRIII），持续使用至患者能够进食和饮水[3,32]。皮下注射基础胰岛素和校正组分的胰岛素方案对于某些患者来说可能是一种可以适时替代 CII（VRIII）的选择[3]。围手术期 CII（VRIII）通常较难管理，因此需要明确的指南，包括如何安全有效地从静脉胰岛素过渡为皮下胰岛素（在停止静脉胰岛素前至少 30 min 给予短效、速效或快速作用胰岛素很重要；在停止静脉胰岛素前至少 2 h 给予基础胰岛素组分：U300 甘精胰岛素以提前 6 h 为宜，U100/U200 德谷胰岛素以提前 2~4 h 为宜）或非胰岛素治疗。在过渡期间，对于口服吸收较差或禁食的非危重患者，可以使用基础胰岛素或基础加校正皮下胰岛素方案[3]。此外，包括皮下基础胰岛素、营养补充时胰岛素和校正组分的胰岛素方案可能是营养吸收良好的非危重患者的首选方案[3,32]。

如上所述，对于手术患者，西他列汀联合基础胰岛素（+/- 校正胰岛素）控制血糖的效果不劣于基础 - 餐时胰岛素方案，但其在该人群中的作用需要进一步评估[34]。强烈反对在住院患者中单独使用皮下"滑动刻度"胰岛素（即仅使用短效、速效或快速作用胰岛素，而不同时使用基础胰岛素）[3,28]。

其他重要因素包括优化和维持血容量状态、电解质平衡，在手术期和恢复期避免对足部造成压力性损伤，预防低血糖并优化其治疗（对低血糖发作应当记录在案并进行追踪监测）。如果发生了低血糖 [< 70 mg/dL（3.9 mmol/L）]，应当立即对治疗方案进行审查和调整，以预防再次发生低血糖。在伴有糖尿病和（或）高血糖的高危手术患者管理中，均建议重症监护和糖尿病专家团队早期介入。

影响术后血糖控制的因素有很多，包括营养摄入的变化、停用常规降糖药物、体力活动减少、应激性激素增加以及出现感染或疼痛。因此，除了纠正液体和电解质失衡，维持血糖以及控制疼痛和术后恶心呕吐（采用多模式镇痛联合适当的止吐药）以便早期恢复正常饮食很重要，同时行常规糖尿病治疗是最重要的。

应针对糖尿病和（或）高血糖患者量身定制结构性出院计划[3,27]。在出院前，应告知患者手术对代谢和内分泌的影响可能持续数天，因为他们的进食量、活动水平和应激激素水平会持续变化。还应告知患者，他们的血糖管理在术后一段时间内可能需要调整。糖尿病专家团队或患者的常规医疗护理者应参与此讨论。

遗憾的是，医护人员有关糖尿病或高血糖管理的知识仍然较为匮乏；同时，糖尿病住院患者的满意度水平仍然较低[2]。

围手术期持续皮下胰岛素输注治疗（CSII）——"胰岛素泵"

胰岛素泵治疗，又称持续皮下胰岛素输注治疗（continuous subcutaneous insulin infusion therapy，CSII），在临床应用已有 30 多年历史。早期模型体积庞大，容易出现技术问题。现代的胰岛素泵便携小巧，采用了智能技术，如通过蓝牙传输，将毛细血管的葡萄糖水平从血糖仪传送到胰岛素泵，并能够下载泵的数据进行分析。然而，与许多 1 型糖尿病患者的期望相反，这种泵并不是一种全自动"人工胰腺"，需要用户的高度参与。

CSII 用于 1 型糖尿病患者，以改善血糖控制和（或）降低低血糖风险。CSII 用于基础 – 餐时胰岛素方案控制不佳的 2 型糖尿病患者目前也在研究中，包括妊娠期间。内分泌学会 2016 版指南中全面回顾了胰岛素泵和（或）CGM 在 1 型或 2 型糖尿病患者（包括住院患者）中的作用[35]。

胰岛素泵治疗通常需要通过塑料管，将储药器中的速效（或快速作用）胰岛素输注到置于皮下组织中的微孔插管中。一些新型的泵，例如"贴敷泵"（如 Omnipod），没有连接管，只有一个胰岛素储药器和连接套管。插管通常位于腹壁，其他区域也可以使用，需要定期更换。CSII 通过两种模式输送胰岛素：预设程序的连续基础胰岛素输注（速率通常在 24 h 内变化），以及餐时或为了纠正高血糖而额外推注胰岛素。餐时胰岛素推注要在患者的指令下进行，以抵消碳水化合物摄入并纠正较高的血糖水平。大多数胰岛素泵用户都使用一种内置的"餐时胰岛素计算器"，其根据个体已知变量（胰岛素与碳水化合物的比例、胰岛素敏感性和目标血糖范围）和特定情况数据（当前毛细血管血糖水平、估计的碳水化合物摄入量及末次餐时胰岛素给药后的时间）来计算。基础胰岛素输注速率可以临时增加或降低，以适应血糖水平的波动（例如活动量增加或健康状况不佳所致）。使用 CSII 的患者通常不会接受任何额外的长效胰岛素，因此，如果胰岛素输注有任何中断（如管路堵塞或移位），可能会迅速出现高血糖及随后的 DKA，故需及早发现问题（即"泵故障排除"）并进行纠正 [如调整管路位置、更换管路，或开始替代性胰岛素治疗如 CII（VRIII）]。一些胰岛素泵与 CGM 协同工作，以便在可能发生低血糖时，临时暂停胰岛素输注。

通过 CSII 成功管理住院患者糖尿病已在一些患者中得到了证实[35-36]。应制定明确的医院政策、操作程序和临床医生医嘱，详细说明饮食类型、POC 血糖检测频率和胰岛素剂量（即基础胰岛素输注速率、碳水化合物比例和校正公式）[35]。糖尿病专家应协助住院 CSII 患者进行评估和管理。如果有使用胰岛素泵的禁忌（如患者无意识或无行为能力），或住院资源匮乏，则停用胰岛素泵并转为基础 – 餐时胰岛素方案或开始 CII（VRIII），这是最安全和最适当的步骤（图 7.3）。大多数了解胰岛素泵治疗的患者能够在其胰岛素泵屏幕上显示过去几天使用的平均每日总胰岛素量。基于此，可以计算出基础胰岛素、营养补充时胰岛素和校正胰岛素的安全估计值[32]。为避免因缺乏基础胰岛素导致严重高血糖或 DKA，在断开胰岛素泵前至少 2 h，给予皮下基础胰岛素组分十分重要。胰岛素泵较为昂贵，应采取措施确保患者住院时不会丢失[35]。如果患者失去意识或丧失行为能力，要求亲属看护泵，如果无法做到，

急诊入院和 CSII 管理

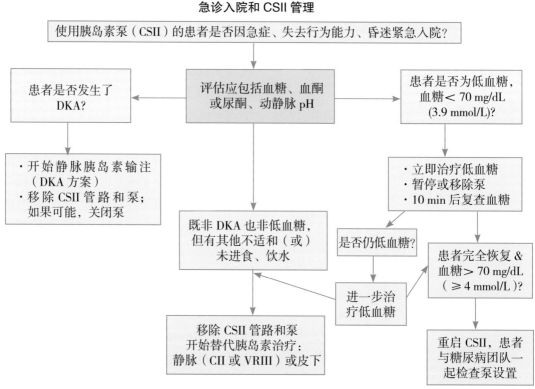

图 7.3　急症患者的胰岛素泵管理。如果移除泵，必须妥善保存。CSII= 持续皮下胰岛素输注；CII= 持续静脉胰岛素输注；VRIII= 可变速静脉胰岛素输注；DKA= 糖尿病酮症酸中毒

则将泵保存在患者的药物储物柜中。在医疗记录中记录泵的位置。

急诊（或择期）围手术期 CSII 住院管理取决于手术时长和饥饿持续时间（图 7.4）。进行 CSII 时，禁食通常不是问题；因此，"禁食"并不一定意味着移除泵或需要静脉注射胰岛素。如果饥饿期较短（即漏餐不超过一次），泵治疗通常可以继续，患者保持其常规基础率，无须任何餐时剂量，直到进食和饮水恢复正常。大多数患者能够在镇静后或麻醉后管理其胰岛素泵，就像使用标准皮下每日多次注射（MDI）胰岛素治疗的任何患者一样安全，事实上，胰岛素泵用户更有可能获得稳定的血糖控制。但是，一些患者会感觉无法进行术后自我管理，需要其他管理方法，如转为皮

下基础 - 餐时 MDI 胰岛素或静脉胰岛素。

对处于全身麻醉或镇静状态的小手术 [即预计在 2~3 h 内进食和（或）饮水]，胰岛素泵可保持在原位（图 7.4）。术前，应确保以下几点：胰岛素泵管路远离手术部位，医护人员易于接触使用；泵理想状态下配有新电池；胰岛素储药器已满；毛细血管血糖在术前可接受范围内 [110 ~180 mg/dL（6~10 mmol/L）]。手术室团队必须至少每小时监测一次患者的毛细血管血糖，如果任何一次读数大于 180 mg/dL（10 mmol/L），则开始 CII（VRIII）。手术后，也许需要校正剂量，可能暂时增加基础率以抵消对手术的应激反应。如果在手术过程中泵报警，建议手术室工作人员不要试图纠正；改成每 30 min 监测一次血糖，如果血糖

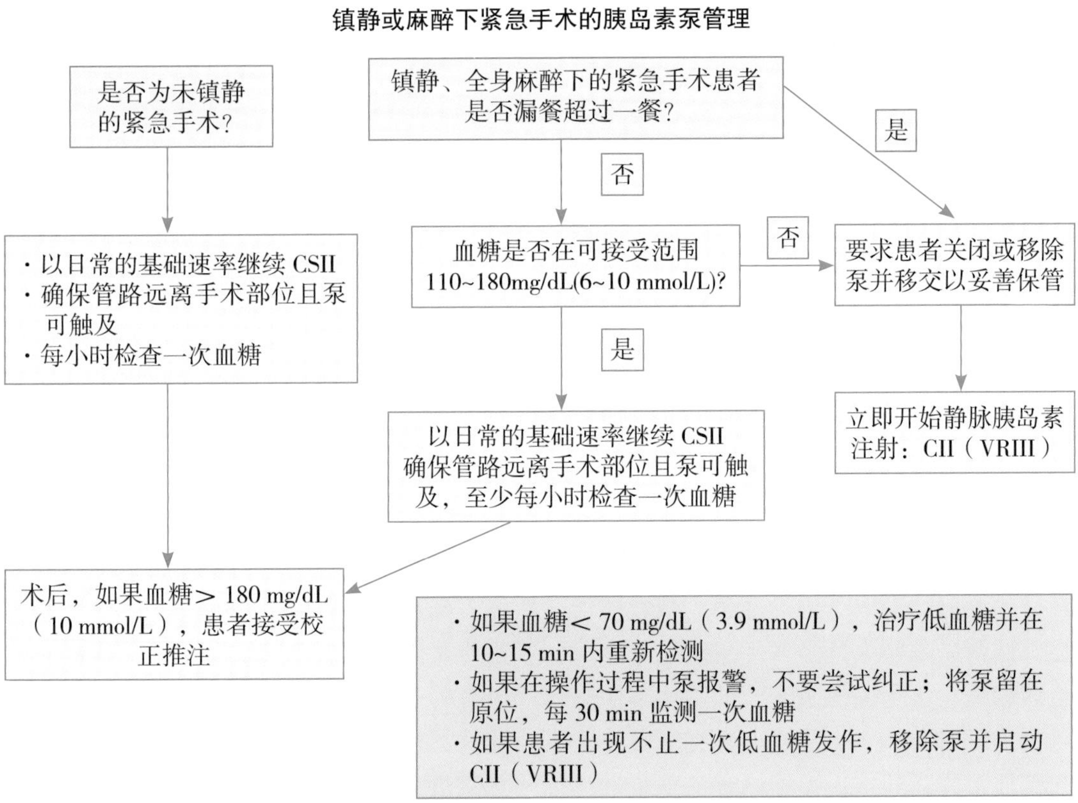

镇静或麻醉下紧急手术的胰岛素泵管理

图 7.4　镇静或麻醉下紧急手术的胰岛素泵管理。CSII= 持续皮下胰岛素输注；CII= 持续静脉胰岛素输注；VRIII= 可变速静脉胰岛素输注

> 180 mg/dL（> 10 mmol/L），则开始静脉胰岛素治疗。如果泵警报越来越强烈，则移除泵和管路，使泵继续运行（胰岛素"丢失"量最小）并安全储存在适当的容器中（不要将泵放错位置）。对于任何重大手术 [持续时间 > 2 h 和（或）术后 2~3 h 内不太可能进食、饮水]，应停止 CSII，替换为 CII（VRIII），直至患者充分恢复并再次进食。

如果存在围手术期低血压，则外周皮肤灌注可能受损，从而减少皮下注射胰岛素的吸收，可能需要 CII（VRIII）治疗，尤其是当患者无法自我管理时。

对于接受放射学检查的 CSII 患者，需要采取特别的防范措施 [35]。在进行磁共振成像（MRI）扫描前，必须暂停胰岛素泵并将其移除，不得将其带入扫描室。泵生产商还建议在接受 CT 前取下泵。对于普通 X 线检查，无须移除泵，除非泵的位置遮盖了目标区域。在进行任何放射学检查后，患者应立即重新连接泵。泵可以安全地暂停、移除，每次最多 1 h，不需要其他胰岛素。重新连接泵时，可能需要推注校正剂量胰岛素。

如前所述，许多先导性研究已表明，CGM 和 CSII 作为全自动闭环（"人工胰腺"）系统的一部分，在 1 型和 2 型糖尿病住院患者中均作用良好。这使得血糖"在达标范围的时间"显著增加。但是，在该系统向非专科住院团队推出之前，还有许多工作要做，尤其是在急诊情况下 [32]。

目前有多种不同的"泵"可用，如 V-Go，这是一种一次性机械装置，含有速效胰岛素，在已批准地区用于控制不佳的 2 型糖尿病患者。然而，它还不能用于住院患者或手术期间，因为尚未对其在这些情况下进行研究。

急诊手术的围手术期内分泌和代谢管理

存在各种内分泌和代谢问题的患者给围手术期管理带来了挑战。因此，首选 MDT 方法以便在围手术期获得更好的预后。不幸的是，这种情况对于急诊手术而言可能更具挑战性，因为急诊手术不直接与共存的内分泌疾病相关，因此可能尚未进行充分的专门针对内分泌的准备、检查和治疗。然而，一些内分泌和代谢紊乱与外科急症相关，可为因果关系，如垂体卒中，可由局部神经内分泌肿瘤（NET）直接引起肠梗阻，或间接因类癌综合征受累淋巴结周围的腹膜产生大量促纤维增生性纤维化反应，可能引起梗阻症状。另外，内分泌和代谢紊乱可由全身性疾病（例如甲状腺危象、黏液性水肿昏迷、DKA 或 HHS、肾上腺功能不全、低钠血症）导致，并在急诊手术和重症监护管理期间带来极其严峻的临床挑战。

许多内分泌和代谢疾病显著影响手术结局和麻醉策略，下面将对一些实例进行概述。

气道管理

如果因相关或无关疾病而需要紧急手术的患者有新发或控制不佳的肢端肥大症，这些患者会在气道管理期间因巨舌症、口咽软组织肥大以及软腭、会厌和杓状会厌襞扩大而产生问题。这可能需要术前光纤气管插管或气管切开术，围手术期谨慎的气道管理十分重要 [37]。

气道解剖问题也可能由甲状腺肿大（甲状腺肿）或甲状腺手术并发症引起。甲状腺肿压迫可能引起气管偏移或狭窄。由此可能需要改变诱导和插管的方法。手术引起的气道并发症可能在术后阶段表现为危急情况，需要紧急再插管。支配喉部的神经损伤可能导致患者在拔管后无法维持气道通畅。手术部位出血引起的颈部血肿可能导致气道压迫，需要紧急手术减压。罕见情况下，长期气管软化可能导致气管壁塌陷伴气道阻塞。

虽然大多数发生甲状腺恶性肿瘤的患者预期治愈的机会很大，但甲状腺未分化癌（ATC）患者的预后不良，即使早期发现也是如此。2012 年美国甲状腺协会 ATC 患者管理指南讨论了针对该病的许多详细建议，包括气道管理 [38]。由于原发肿瘤局部进展，ATC 患者存在气道阻塞的风险；因此，可能需要进行气管切开术，以避免窒息。较大的阻塞包块、气管压迫、肿瘤直接浸润气管壁或大量出血进入气管，可直接导致气道阻塞。保留气道的益处必须与患者的总体预后相权衡。良好意图下的姑息性干预，如气管切开术，最终可能延长患者生命，但也会使患者可能经历的痛苦拉长。因此，气管切开置管的利弊还需要仔细权衡。所以在大多数情况下，在晚期、不可切除的病变的管理中，可避免外科建立气道。该一般原则的例外情况包括存在喘鸣或其他急性气道窘迫，尤其是当这些表现是 ATC 的体征或症状时。

垂 体

垂体卒中、垂体手术和神经外科患者

垂体卒中是突发出血或脑垂体梗死导致的内分泌急症，通常表现为头痛、恶心和呕吐、视力障碍和意识降低[39-40]。在大多数病例中，卒中发生于未确诊的垂体腺瘤[41]。怀疑垂体卒中的患者需要详细的视野、视力和动眼神经检查，垂体激素谱评估，并紧急给予糖皮质激素治疗。视野扩大或缩小，或视力缺陷，或意识降低，需要紧急手术干预。

2/3 的垂体瘤卒中患者会出现急性继发性肾上腺皮质功能不全，这是引起相关并发症的主要原因，极少数情况下会导致死亡[42]。垂体卒中患者围手术期经验性糖皮质激素治疗的适应证包括血流动力学不稳定、意识水平改变、视力下降或严重视野缺损。类固醇替代治疗可能挽救这些患者的生命。给予糖皮质激素，最常见的是静脉给予 100~200 mg 固定剂量氢化可的松，然后以 2~4 mg/h 静脉输注氢化可的松；或肌内注射氢化可的松 50~100 mg，每 6 h 一次。如果患者出现低血压，则通过静脉补液进行复苏。

垂体手术（通常是经蝶窦手术）后最常见的并发症之一是垂体功能减退，可以表现为部分性或全部，一过性或永久性，影响垂体前叶和（或）垂体后叶[42-43]。脑脊液漏、视神经交叉等神经结构损伤和血管并发症也可能使术后病程恶化。

神经外科患者（如垂体手术后、垂体卒中、动脉瘤、创伤性脑损伤）也可能受到体液和电解质紊乱的影响，表现为中枢性尿崩症（DI），或偶尔出现抗利尿激素分泌异常综合征（SIADH）。DI 发生在 10%~30% 接受垂体手术的患者中，但仅在 2%~7% 的患者中长期存在。DI 最好通过血管升压素（短效）而不是去氨加压素（长效）进行紧急处理，因为 SIADH 可能会迅速发生（作为"三重应答"的一部分）（图 7.5）[43-44]。如果 DI 是永久性的，去氨加压

素是首选治疗。SIADH 的特征是正常容量性低钠血症。相比之下，脑性盐耗（也可能发生在围手术期）的特征是脑钠肽介导的低血容量性低钠血症。在神经外科围手术期，仔细管理体液和电解质平衡至关重要[42-44]。

甲状腺

如果需要急诊手术，重度甲状腺功能减退或甲状腺功能亢进患者应在术前接受疾病治疗（如时间允许），以尽量减少并发症。

重度甲状腺功能减退和黏液性水肿昏迷

对于急诊手术围手术期的重度甲状腺功能减退，口服或鼻饲给予 T_4 和（或）T_3 可能优于静脉，但这取决于胃肠道的功能（如存在麻痹性肠梗阻或肠穿孔）。

黏液性水肿昏迷是甲状腺激素严重、长期耗竭导致的甲状腺功能减退的失代偿状态，会引起精神状态改变和其他与广泛多器官功能障碍相关的临床特征。急诊手术可能是促发因素（如腹腔积血），或黏液性水肿昏迷的结果（如肠缺血）。因此，快速识别和治疗黏液性水肿昏迷以改善围手术期结局十分重要。低通气和高碳酸血症最初可通过无创通气（NIV）进行管理。但是，如果 NIV 无效或需要气道保护 [例如，在格拉斯哥昏迷量表（GCS）降低的情况下]，应立即插管（相关的巨舌症可导致气道管理问题）和呼吸机支持。由于可能存在低血压和血流动力学损害，建议使用生理盐水进行小心的容量复苏，同时综合考虑伴随的低钠血症的管理。此外，存在难治性低血压也可能是由肾上腺功能不全所致。氢化可的松应给予 7~10 d 或直至

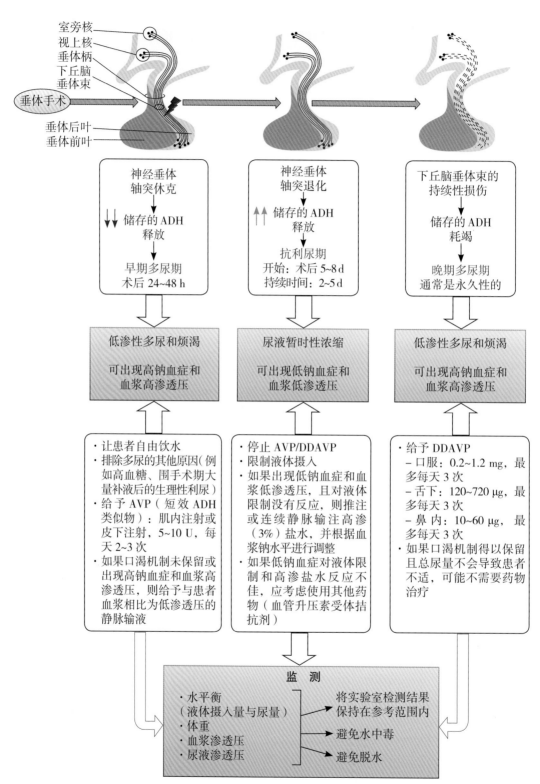

图 7.5　垂体手术后水代谢失衡的病理生理学和管理[43]，经 SAGE 许可转载。ADH= 抗利尿激素（血管升压素）；AVP= 精氨酸血管升压素；DDAVP= 去氨加压素；SIADH=ADH 分泌异常综合征

血流动力学稳定。对于体温过低，建议使用保温毯温和加热，应避免过度快速外部加热，因为这可能导致外周血管扩张和潜在的心血管衰竭。寻找并积极治疗其他促发因素（即除了急诊手术表现以外）很重要。

在紧急情况下，如急诊手术，应考虑静脉推注 T_4 300~600 μg（4 μg/kg 瘦体重）[45]。随后每天给予 50~100 μg，口服（或鼻饲）或静脉给药。如果选择 T_3 治疗（T_3 为短效制剂，如果发生急性药物替代的不良反应，则作用时间短于 T_4），5~10 μg 口服或经鼻胃管是一个较好的初始剂量，耐受后可上调剂量。在这种情况下，静脉注射 T_3 也是一种选择[45]。

重度甲状腺功能亢进和甲状腺危象

甲状腺毒症的范围从无症状的亚临床疾病到以多系统功能障碍和高死亡率为特征的危及生命的代谢危象。甲状腺危象是重度甲状腺毒症的危急表现，需要紧急抗甲状腺药物[首选丙硫氧嘧啶（PTU）]和支持治疗，包括碘、β 受体阻滞剂、糖皮质激素、镇静剂，主动降温，寻找和治疗促发因素。许多甲状腺危象病例发生在突发事件（包括甲状腺手术，尤其是术前甲状腺功能不全）、并发疾病或抗甲状腺药物治疗中止之后。

紧急甲状腺切除术偶尔用于治疗甲状腺危象，尤其是并发心肺和肾衰竭的老年慢性病患者，他们对甲状腺危象标准的多层面强化治疗无反应。胺碘酮诱发的甲状腺毒症（AIT）患者也可能需要实施紧急或急诊甲状腺切除。由于甲状腺毒症对潜在的心脏异常构成额外的风险，因此，AIT 对患者是一种危险状况。事实上，AIT 与并发症发生率和死亡率增加相关，尤其是在左心室功能

受损的老年患者中。因此，在特定患者中，应考虑包括甲状腺全切术在内的 AIT 紧急处理，以快速解决甲状腺毒症[46]。如果考虑甲状腺全切术，有必要对 AIT 患者进行 MDT 评估，参与评估的人员包括心脏医生、内分泌医生、外科医生和麻醉医生。

对于需要紧急或急诊手术的重度甲状腺毒症患者，偶尔需要快速术前甲状腺准备。这些患者或者在手术前没有足够的时间通过抗甲状腺药物（即硫代酰胺类）使甲状腺功能正常，或者有使用禁忌证。可采用下列（或类似）住院治疗方案进行安全有效的治疗：β 受体阻滞剂（如每 12 h 口服普萘洛尔 60 mg）；大剂量糖皮质激素（如每 6 h 静脉注射地塞米松 2 mg），可减少 T_4 向 T_3 转化；考来烯胺（如每 6 h 口服 4 g），可阻断肠肝循环；碘[如每 8 h 口服碘化钾饱和溶液（SSKI）2 滴]，可阻断甲状腺激素合成。在甲状腺切除术前给药 5~10 d，可快速纠正甲状腺毒症。在 AIT 患者中，甲状腺全切术的术前最佳准备仍面临挑战。这是因为胺碘酮的高碘含量限制了额外碘疗法（如卢戈碘液、SSKI）阻断甲状腺激素合成的能力，还因为抗甲状腺药物可能对破坏性甲状腺炎（即 2 型 AIT）无效。在这种情况下，糖皮质激素和 β 受体阻滞剂可降低 AIT 患者的手术风险。因此，在适合接受甲状腺全切术的 AIT 患者中，无论 AIT 类型如何，均强制短期使用糖皮质激素。血浆置换也可作为 AIT 患者手术准备的辅助手段。更重要的是经验丰富的 MDT 团队的合作，这才是基础。

肾上腺危象

急性肾上腺皮质功能不全，也称肾上腺危象，是一种危及生命的内分泌急症，由主要的肾上腺糖皮质激素——皮质

醇——缺乏引起。原发性肾上腺功能不全由肾上腺本身的功能丧失所致，例如，由自身免疫介导的肾上腺皮质组织破坏或手术切除肾上腺所致。如果垂体对肾上腺皮质醇生成的调节受损（垂体功能减退），则会导致继发性肾上腺功能不全[42-43]。但是，长期接受外源性糖皮质激素治疗（即剂量 ≥ 5 mg 泼尼松龙当量，持续 4 周以上）或由于内源性生成而导致库欣综合征的患者，垂体对皮质醇产生的调节也被关闭[43,47-48]。肾上腺危象的治疗需要立即静脉或肌内注射 100 mg 氢化可的松，随后连续静脉输注氢化可的松，每 24 h 200 mg（或肌内注射氢化可的松 50 mg，每 6 h 一次）[47-48]。快速静脉输注等渗盐水，随后根据需要进一步静脉补液（通常 24 h 内 4~6 L，监测液体超负荷）。当存在可能提示急性肾上腺功能不全的体征或症状时，包括可能伪装成外科急腹症的非典型腹痛，考虑肾上腺功能不全是很重要的。由于低血糖较为常见，因此也需要进行血糖监测。检查是否佩戴有任何医疗警示首饰（或文身）或类固醇使用记录卡。

血钠异常

在接受手术的患者中，血钠异常很常见。低钠血症（< 135 mmol/L）和高钠血症（> 150 mmol/L）均与围手术期的并发症发生率和死亡率增加相关。术前低钠血症是围手术期 30 d 发生并发症和死亡的预测指标[49]。高钠血症也与心脏手术后死亡率加倍和 ICU 住院时间延长相关[50]。

低钠血症

低钠血症是最常见的电解质异常，在住院患者中的发生率达 30%~42%，其中 1%~3% 为重度（< 125 mmol/L）。急性低钠血症的持续时间 < 48 h（由于大脑尚未适应，因此可以迅速治疗），慢性低钠的持续时间 > 48 h [由于大脑适应，如果纠正过快，易发生渗透性脱髓鞘综合征（ODS），因此必须控制纠正速率][51-52]。临床状况取决于几个因素的平衡，包括低钠血症的程度、发展速度（即急性或慢性）、大脑适应渗透压的能力，以及存在的合并症[52]。

与低钠血症相关的严重症状包括呕吐、心跳呼吸骤停、癫痫发作和意识减低或昏迷（GCS 评分 ≤ 8）[52]。这些患者必须静脉输注高渗（1.8% 或 3%）盐水，旨在第 1 小时内将血清钠升高 5 mmol/L 或直至症状减轻[52]。急性低钠血症，尤其是有明确的低钠血症发生时间线时，如围手术期低渗液体输注过多，可以迅速纠正。相比之下，慢性低钠血症（或发生的时间线不清楚时）必须在一种控制模式下予以纠正。有时也称之为"双'6'法则"，即在首个 24 h 内将血钠浓度增加 6 mmol/L（±2 mmol/L）；但是如果患者有严重的症状和体征，这个时间可以预设到第一天纠正的前 6 h。

消耗性低钠血症（即低容量性低钠血症）的首选治疗是等渗（0.9%）生理盐水，以恢复细胞外液容量并确保充分的器官灌注。这种初始治疗适用于有低血容量临床体征或随机单次尿钠浓度 < 20~30 mmol/L 的患者[51]。

当患者的症状消失，达到安全的血钠水平（通常 > 120 mmol/L）；或 24 h 内纠正速率达到最大限度 12 mmol/L；或 48 h 内血钠升高幅度达 18 mmol/L，以避免促发 ODS；或在 ODS 高危患者中，在任何时段 24 h 内血钠升高达 8 mmol/L——均应停止高渗（1.8% 或 3% 或等效）盐水或等渗（0.9%）盐水用于慢性低钠血症的治疗[51]。

高钠血症

高钠血症在急症中很常见，伴有显著升高的并发症发生率和死亡率[50]，主要是由细胞内液外移导致细胞体积缩小所致。急性高钠血症的发生通常是由于水摄入不足和（或）失水过多，导致不适当的血浆高渗透压。主要处理方法是使用低渗液体补液，如 0.45% 盐水（或 5% 葡萄糖），因为与等渗盐水相比，低渗盐水的游离水含量较高[44]。但是，如果患者的血流动力学不稳定，最初应使用等渗盐水。急性症状性高钠血症可在治疗开始后 24 h 内通过使血钠正常化快速纠正。慢性高钠血症应逐渐纠正，因为如果纠正过快，可能会发生脑水肿；血钠降低速率最大可达 1 mmol/(L·h)，每日最多可降 10~12 mmol/L。对于有血栓发作风险的患者，如果可以安全实现，即使在围手术期也应该考虑预防性抗凝治疗（如果围手术期出血风险禁用抗凝治疗，可使用机械性抗血栓措施预防）。

血钙异常

低钙血症

总血浆钙低（低钙血症）可能是由于白蛋白结合钙和（或）游离钙含量降低所致。低钙血症是一种常见的电解质紊乱，15%~26% 的住院患者和高达 88% 的 ICU 患者可并发低钙血症[53-54]。围手术期低钙血症有许多公认的原因，包括甲状腺和甲状旁腺手术、急性胰腺炎、输血和使用多种药物。伴有神经、肌肉或心功能障碍的低钙血症会显著增加并发症发生率和死亡率，应作为医疗急症处理。有症状的患者（如手足抽搐、癫痫发作、喉痉挛、心律失常或心功能障碍），或校正钙（ACa，即校正白蛋白浓度后的钙水平）< 8 mg/dL

（2 mmol/L），或游离钙（离子钙）< 4 mg/dL（1 mmol/L）的患者，应立即静脉注射钙[54-55]。评估和治疗潜在原因很重要。在术后甲状旁腺相关低钙血症（如甲状腺全切术、甲状旁腺手术或因癌症而行前颈手术）和其他甲状旁腺功能减退病例中，低钙血症伴甲状旁腺激素（PTH）检测不到或不适当的低水平，符合甲状旁腺功能减退所致低钙血症的诊断（通常在甲状腺手术后 4~24 h 检查 PTH 水平，以评估发生永久性甲状旁腺功能减退的风险）。治疗包括紧急使用钙和维生素 D 类似物（如阿法骨化醇或骨化三醇）。应始终注意要同时纠正低镁血症，因为它会抑制 PTH 分泌并抵抗其作用；若低镁血症未纠正，则纠正低钙血症可能比较困难。对于低镁血症的潜在病因，也应进行诊断和治疗。

高钙血症

高钙血症常见于甲状旁腺功能障碍和恶性肿瘤等情况，严重时可能危及生命[56]。高钙血症的鉴别诊断可根据 PTH 值进行广泛分类。表现为肾性 DI 伴校正钙（ACa）> 12 mg/dL（3.0 mmol/L），逐渐严重的容量减少，神经、心脏和胃肠道功能障碍，需要紧急治疗以防止危及生命的后果。术语"高钙血症危象"常用于描述严重功能受损的患者，其血容量耗竭明显，感觉中枢改变，可能表现为昏迷、心脏失代偿和可能类似于急腹症的腹痛。恶性肿瘤高钙血症是住院患者发生高钙血症危象最常见的原因（> 50%），并使 10%~30% 的恶性肿瘤复杂化。原发性和转移性癌症伴高钙血症也可能导致外科急症（如继发于局部肿瘤的肠梗阻或出血，脊髓压迫，或病理性骨折）。

对于重度高钙血症的治疗，应尽可能快速确定病因并开始多种治疗[56]。应考虑使用速效方法（数小时起效），包括补液、短期降钙素，以及长期最有效的方法，即抗再吸收药物（如双膦酸盐类、地舒单抗），除非计划紧急行甲状旁腺手术，而因"骨饥饿"综合征导致术后低钙血症的风险增加。如果诊断为原发性甲状旁腺功能亢进，则应计划手术切除甲状旁腺腺瘤，最好是在患者病情稳定时，尽管有时可能需要紧急手术。所有因甲状旁腺功能亢进导致高血压危象的患者均可以考虑紧急甲状旁腺切除术，但在稳定的择期患者中进行更安全。无论如何，初始治愈成功率在择期病例和紧急病例之间仅略有不同，长期结局似乎相似[57]。

神经内分泌肿瘤

神经内分泌肿瘤（NET）是一组异质性恶性实体瘤，广泛发生于神经内分泌系统的激素分泌组织中[58]。因此，它们可以有不同的临床表现和病程。在 NET 患者进行择期和急诊手术或其他干预性治疗前，必须评估肿瘤类型和激素产生情况，以提供适当的治疗，并避免因存在这些肿瘤相关的激素综合征而可能发生的危象[59]。此外，还应确定是否存在任何触发因素。

远端小肠和盲肠的转移性 NET 通常与类癌综合征有关，包括潮红、腹泻（导致脱水、电解质异常和低蛋白血症）、支气管收缩和右侧瓣膜性心脏病（即类癌心脏病）。类癌综合征主要发生在将 5- 羟色胺直接分泌入体循环，而非门脉循环的转移性 NET 中[58]。与类癌综合征相关的最显著的致死性急症就是类癌危象。术语"类癌危象"描述了 5- 羟色胺和其他血管活性物质大量释放到循环中引起的急性循环衰竭。

其往往发生在围手术期，触发因素包括全身麻醉、肾上腺素和对肿瘤的物理操作。类癌危象可导致完全的血管运动衰竭、昏迷和死亡。标准治疗是在侵入性手术前给予类癌综合征患者预防剂量的奥曲肽（生长抑素类似物）250~500 μg，静脉或皮下注射，如果发生围手术期低血压，应静脉推注 500~1000 μg，直至血压恢复正常。围手术期治疗建议采用 50~200 μg/h 持续静脉输注，并应在术后至少 48 h 内继续调整剂量（可能需要高达 500 μg/h）。对于急性手术，即使在麻醉前仅静脉注射奥曲肽 12 h 也是有益的，因为这样可以充分抑制基础胺和肽水平。

对医疗和麻醉团队来说，重要的是要意识到类癌心脏病发生在超过一半的类癌综合征患者中。类癌心脏病为麻醉医生带来了两个不同的挑战：类癌危象和继发于右心室衰竭的低心排血量综合征。如果条件允许，需要接受手术（包括急诊手术）的类癌心脏病患者最好术前接受心脏病学专家的评估。不过，麻醉医生也可以使用各种监测工具（包括侵入性方法），并避免使用某些药物和麻醉剂，以最大限度地降低围手术期类癌危象和类癌心脏病的风险和不良影响[59]。

在罕见 NET 患者中：对于胃泌素瘤患者，围手术期需要采用较长时间高剂量的质子泵抑制剂（PPI）治疗，主要用于预防胃 – 空肠出血；对于胰岛素瘤患者，采用围手术期静脉葡萄糖输注和监测，以避免低血糖[59]。胰高血糖素瘤患者需要生长抑素类似物治疗，并且由于这些患者具有血栓栓塞的特殊易感性，因此也应预防性给予高剂量的低分子量肝素。

在 NET 相关脱水以及电解质和代谢紊乱的治疗中，须静脉补液和纠正电解质紊乱。有效的肿瘤细胞减灭术（包括择期和急诊手术）和潜在的 NET 医疗管理，对于长期综合征的控制十分重要。

总　结

大量证据表明，围手术期血糖控制不佳与不良手术结局相关。尽管缺乏有力的数据证实这一点，但大多数临床医生认为，将血糖水平控制在可接受的范围很可能会降低并发症的发生风险。管理目标是通过密切监测、充分补充液体和热量以及谨慎使用胰岛素来优化代谢控制。紧急情况下，围手术期血糖控制管理通常需要使用 CII（VRIII）。然而，当术前出现优化血糖控制的机会时（尤其是可以使糖尿病相关危象患者稳定时），应采取相关措施（与外科医生讨论手术时间很重要）。其他内分泌和代谢紊乱（如肾上腺功能不全、甲状腺功能减退、甲状腺功能亢进、类癌危象、低钠血症、高钙血症）在围手术期急诊环境中也很常见，需要及时进行 MDT 和适当管理。

参考文献

请登录 www.wpcxa.com 下载中心查询或下载，或扫码阅读。

第 8 章

HIV/AIDS 人群的内分泌与代谢急症

Katherine Samaras

要 点

· 人类免疫缺陷病毒（HIV）-1 感染和获得性免疫缺陷综合征（AIDS）是由 HIV-1 感染引起的一系列疾病。

· 联合国数据显示，2016 年全世界约有 3670 万人感染 HIV-1。

· 联合抗反转录病毒疗法（cART）的广泛使用，已经显著延长了 HIV 感染人群的预期寿命。

· 内分泌和代谢障碍在 HIV 感染人群中很常见。它们可能由下列原因导致：

①未经治疗的 HIV 感染或疾病进展导致机会性感染和浸润过程；②cART 初始治疗后发生免疫重建（早期或晚期）；③作为 cART 的并发症。

· 这些疾病中的一些可能表现为潜在的危及生命的急症，包括肾上腺危象、库欣综合征、乳酸性酸中毒、糖尿病酮症酸中毒、高血糖高渗状态、高甘油三酯血症、甲状腺毒症和高钙血症。

引 言

人类免疫缺陷病毒（HIV）-1 感染和获得性免疫缺陷综合征（AIDS）是由 HIV-1 感染引起的一系列疾病。2016 年联合国数据显示，全球有 3670 万人感染 HIV-1，大多数年龄为 ≥ 15 岁（www.unaids.org）。自联合抗反转录病毒疗法（cART）问世以来，HIV 感染的自然史发生了转变，从 AIDS 和 HIV 相关的高并发症发生率和死亡率转变为预期寿命和生活质量的显著提高。在能够获得并允许使用 cART 的国家，AIDS 不再是 HIV 感染的主要健康问题。cART 的可及性在国际上存在差异，特别是在欠发达地区。

目前，对 HIV 感染治疗患者的护理主要集中在抑制 HIV 复制、恢复免疫系统和管理可能与 HIV 感染治疗相关的慢性健康问题，后者包括 cART 毒性，这在不同的抗反转录病毒药物、药物类别和个体易感性之间可能存在显著差异。内分泌和代谢紊乱在 HIV 感染患者中很常见（表 8.1），可能由下列原因导致：①未经治疗的 HIV 感染或疾病进展导致机会性感染和浸润过程；② cART 初始治疗后（早期或晚期）发生免疫重建；③作为 cART 的并发症。内分泌医生在管理 HIV 感染及其治疗中的激素和代谢方面发挥着不可或缺的作用。本章将重点讨论 HIV/AIDS 患者可能发生的内分泌与代谢急症。

表 8.1　HIV 感染中的内分泌与代谢急症

	原 因	说 明
乳酸性酸中毒	NRTI	治疗相关 · 线粒体毒性（NRTI） · 二甲双胍 – 多替拉韦药物相互作用
糖尿病酮症酸中毒 （DKA）	胰岛素缺乏	免疫重建 药物相关 · 喷他脒（β 细胞毒性） · 蛋白酶抑制剂（急性）
高血糖高渗状态 （HHS）	相对性胰岛 素缺乏	药物相关 · 喷他脒（β 细胞毒性） · 蛋白酶抑制剂（急性）
高甘油三酯血症		药物诱导 · 蛋白酶抑制剂（尤其是替拉那韦、洛匹那韦、福沙那韦和利托那韦） · NRTI（如司他夫定、去羟肌苷、齐多夫定） · NNRTI（如依非韦伦）
高钙血症		药物诱导 免疫重建 淋巴瘤 肉芽肿性疾病 甲状旁腺疾病
肾上腺衰竭 / 艾迪生 病危象	原发性	肾上腺炎（感染性） 医源性抑制 · 唑类抗真菌药 · 蛋白酶抑制剂与 CYP3A4 的相互作用 　· 吸入性糖皮质激素和其他合成糖皮质激素（如关节腔内注射曲安西龙） 　· 甲地孕酮 　· 利福平
	继发性	垂体炎 · 自身免疫 · HIV 相关
甲状腺毒症	自身免疫性	Graves 病 · 免疫重建 · 干扰素治疗 桥本甲状腺炎 · 免疫重建

CYP3A4= 细胞色素 P450 3A4；NRTI= 核苷类反转录酶抑制剂；NNRTI= 非核苷类反转录酶抑制剂

肾上腺功能减退

由于多种病因，肾上腺功能障碍在治疗和未治疗的 HIV 感染者中均很常见 [1]。未被认识到的肾上腺功能减退有显著的并发症发生和死亡风险。须密切关注 HIV 感染患者升高的肾上腺功能减退风险，在所有有症状的患者中评价下丘脑 - 垂体 - 肾上腺（HPA）轴十分必要。在引入 cART 前，感染和浸润是肾上腺异常最常见的原因。

巨细胞病毒（CMV）感染是肾上腺衰竭最常见的感染性原因，可影响肾上腺髓质和皮质。通常双侧肾上腺受累，严重程度差异很大，从轻度肾上腺炎至肾上腺坏死伴重度全身性感染 [2]。其他感染性病原体可引起肾上腺炎，包括结核分枝杆菌 [3]、隐球菌 [4]、诺卡菌 [5]、鸟分枝杆菌复合群 [4] 和荚膜组织胞浆菌 [6]。此外，HIV 本身可引起肾上腺炎 [7]。可导致原发性肾上腺功能不全的 HIV 特异性浸润过程包括淋巴瘤、恶性肿瘤和 Kaposi 肉瘤，这些在晚期 HIV 感染或 AIDS 中均有报道 [8-9]。

自 cART 问世以来，最常见的肾上腺衰竭形式似乎是药物诱导（医源性）的肾上腺抑制，包括 cART- 皮质类固醇相互作用和细胞因子诱导的影响 HPA 轴功能的并发症。例如，唑类抗真菌药（如酮康唑和伊曲康唑）损害和抑制肾上腺类固醇合成。抗生素利福平增加肝脏皮质醇代谢和降解。孕激素醋酸甲地孕酮非特异性结合糖皮质激素受体，可抑制 HPA 轴。对 HIV 感染患者应用这些药物时应谨慎，建议监测身体健康变化，并根据症状和临床状态检测肾上腺功能。

此外，蛋白酶抑制剂（cART 的常见成分）可抑制肝细胞色素 P450（CYP）3A4 的药物代谢途径，这将延长那些能影响肾上腺类固醇合成的药物的半衰期，尤其是合成类固醇，进而导致医源性库欣综合征（可能表现为潮红）和肾上腺抑制。HIV 感染患者接受利托那韦和吸入性氟替卡松后发生医源性库欣综合征已有报道 [10]。在这些病例中，肾上腺抑制的程度可能很显著，如果在无皮质类固醇支持的情况下停止吸入类固醇，则会导致肾上腺衰竭和艾迪生病危象 [10]。

当 HIV 感染者有疲劳、体重减轻、恶心、直立性晕厥等症状，或者伴发低血糖或低钠血症时应评估 HPA 轴，尤其是伴有上述危险因素的 HIV 感染者。评估方法与在 HIV 血清学阴性的患者中相同，首先应行快速促肾上腺皮质激素（ACTH）兴奋试验。如果证实肾上腺功能不全，应继续进行 ACTH 水平和影像学检查，以明确肾上腺功能不全的原因 [11]。

如上文所述，接受蛋白酶抑制剂治疗的患者同时接受吸入性皮质类固醇治疗，由于存在诱发肾上腺危象的风险，故应谨慎突然停止任何含类固醇的药物（即使是吸入性药物）[10]。有肾上腺皮质功能减退证据的患者无论病因如何，都应接受生理替代剂量的皮质类固醇治疗（如果有盐皮质激素缺乏的证据，则使用氟氢可的松），并定期进行临床和生化监测，以避免过度替代。

病例分析

一名 28 岁的 HIV/AIDS 女性患者因近期有多饮、多尿和体重明显增加，急诊入院。经检查，患者有明显的类库欣综合征样表现：腹部和背部有广泛病理性紫纹、满月脸、向心性肥胖。患者有中度哮喘病史，接受吸入性皮质类固醇

（氟替卡松）治疗。鉴于其有 HIV/AIDS，同时接受了利托那韦和其他抗 HIV 治疗。她目前处于被监禁状态，因此对吸入性氟替卡松和其他治疗的依从性显著改善。检查显示血糖 756 mg/dL（42 mmol/L），血清酮体未增加。晨起皮质醇为 0.18 μg/dL（5 nmol/L），ACTH 受抑制；肾上腺磁共振成像（MRI）显示肾上腺"正常"大小，无异常。

由于合成糖皮质激素（氟替卡松）与利托那韦之间存在药物相互作用，该患者的库欣综合征被认为是医源性的[10]。随着治疗依从性的改善，她很快发生了这种相互作用。利托那韦抑制 CYP3A4，导致氟替卡松代谢降低，氟替卡松发生蓄积，引起糖皮质激素过度暴露。该患者接受了静脉注射胰岛素和液体复苏治疗。将氟替卡松换为效力较弱的吸入性类固醇，并开始口服泼尼松龙，以补偿糖皮质激素的逐渐减量，这对于预防继发性肾上腺功能不全是必需的。由于使用外源性合成的糖皮质激素过多，导致 ACTH 受到抑制，因此内源性皮质醇生成减少。

乳酸性酸中毒和线粒体毒性

高乳酸血症是核苷类反转录酶抑制剂（NRTI）药物引起的最显著的表现。此类药物具有线粒体毒性。在发达国家，因使用之前旧型 NRTI 导致的线粒体毒性恶化已经减少，然而，这些 NRTI 在资源有限的国家仍在使用。NRTI 通过抑制对病毒复制至关重要的 HIV 反转录酶发挥作用，它们也抑制线粒体 DNA 聚合酶 γ，后者负责 DNA 复制[12]。这导致产生功能异常的线粒体蛋白质，这些蛋白质蓄积并损害线

粒体代谢功能的关键部分，如氧化磷酸化。在氧化磷酸化不充分的情况下，丙酮酸盐被代谢为乳酸盐而非乙酰辅酶 A，并发生乳酸盐蓄积。若同时伴有肝功能受损、乳酸盐清除率降低[12]和肾功能不全，会进一步加剧乳酸盐蓄积的倾向。因此，在接受含 NRTI 的 cART 和二甲双胍治疗的肾损害患者中，应谨慎给予二甲双胍。乳酸盐或二甲双胍水平可用于监测该特定患者人群的安全性。

此外，一种相对较新的 cART 药物——整合酶抑制剂度鲁特韦，可显著升高循环中二甲双胍的水平。二甲双胍通过有机阳离子转运蛋白分子经肾小管主动分泌而清除。度鲁特韦是这些转运蛋白分子的强效抑制剂，给药后可显著增加二甲双胍的水平。因此，在接受度鲁特韦治疗的患者中，二甲双胍的最大推荐剂量为每日 1000 mg[13]。接受度鲁特韦和二甲双胍治疗的患者，存在乳酸性酸中毒的风险，尤其是在有肾损害的情况下，在脱水状态下也存在。

高乳酸血症的临床表现具有广泛性和非特异性，并会因线粒体毒性发作的不可预测性导致诊断延迟。体征和症状可能包括腹痛、恶心、呕吐、体重减轻、疲乏、呼吸急促、呼吸困难、癫痫发作、认知受损、心律失常和心力衰竭。血液检查可能发现贫血和白细胞减少以及转氨酶、脂肪酶和肌酸磷酸激酶升高。腹部影像学检查可发现明显的肝脂肪变性。所有 NRTI 均可能引起高乳酸血症，然而，一些药物比其他药物的问题更显著。齐多夫定、拉米夫定、司他夫定和去羟肌苷最常见于报道。

如果患者发生乳酸性酸中毒，应立即停用 NRTI 药物或度鲁特韦。支持性治疗是主要治疗方式，旨在通过心肺支持优化组织供氧。支持性治疗包括必要时进行液体复苏

和机械通气。碱疗法的使用存在争议，实际上这可能使细胞内酸中毒恶化。使用代谢辅因子（如核黄素、肉碱和硫胺素）的证据有限，但是，一些专家支持使用[14]。高乳酸血症的缓解需要补充线粒体DNA，可能需要4~28周才能恢复[15]。乳酸盐水平恢复正常后，应考虑新的抗反转录病毒治疗方案，对于这些患者，非核苷类反转录酶抑制剂（NNRTI）和蛋白酶抑制剂是更安全的治疗方案。在接受度鲁特韦联合二甲双胍治疗的患者中，应考虑其他降糖药物。

高血糖

HIV感染者在未开启高效抗反转录病毒治疗（HAART）之前很少发生糖尿病，早期研究表明，在从未治疗的HIV感染者中，糖尿病发生率约为2.0%[16-17]。自从cART成为HIV感染的治疗标准，因该疗法对脂肪细胞和脂质代谢的影响，糖尿病的患病率显著增加[18-20]。最初，胰岛素抵抗和糖尿病的发生被认为是使用蛋白酶抑制剂的结果，但某些NRTI也涉及其中[21]，很明显，一些个体存在对抗反转录病毒药物的遗传易感性[22]。抗反转录病毒药物暴露的持续时间也与糖尿病事件的风险增加相关[23]，D:A:D研究显示，累积的抗反转录病毒治疗暴露与糖尿病事件独立相关[24]。此外，HIV感染人群也受到传统糖尿病危险因素的影响，包括家族史、缺乏运动、腹部肥胖、年龄增加和性别[25-26]。通过调整生活方式对糖尿病前期和糖尿病进行一级预防很重要，因为HIV治疗后经常发生体重增加。例如，D:A:D研究发现，HIV感染者的体重指数（BMI）每增加一个单位，糖尿病发生风险就增加11%[24]。

由于存在多种混杂因素，且不同种族的易感性和用药方案有所差异，因此经治疗的HIV感染者中糖尿病的确切患病率和发生率难以确定。有证据显示，在接受蛋白酶抑制剂治疗的个体中，糖尿病患病率为7%~13%[19,27-28]。

由于糖尿病的长期后果（即多器官的大血管和微血管病变）以及快速发作性高血糖的潜在严重不良反应（如一些蛋白酶抑制剂所引起），对高血糖的识别很重要。糖尿病酮症酸中毒（DKA）是糖尿病的一种潜在致死性代谢并发症，有在开始蛋白酶抑制剂治疗且无其他糖尿病危险因素的患者中发生的报道[29-31]。患者出现高血糖、酮血症和阴离子间隙代谢性酸中毒（通常在促发事件后迅速发生）的生化三联征。高血糖高渗状态（HHS）是2型糖尿病高血糖危象的原型，通常在数天或数周内更加隐匿地发作，但随后症状更明显，包括可能进展为癫痫发作的感觉模糊、局灶性神经病和昏迷。这两种疾病的常见临床表现除脱水的体征外，还包括高血糖症状（如多尿、多饮、多食和体重减轻）。治疗包括液体复苏、纠正电解质紊乱、胰岛素治疗逐渐降低血糖和纠正血浆渗透压。需要识别和治疗潜在的诱发原因。

高甘油三酯血症

脂质紊乱在经治疗和未治疗的HIV感染者中均非常普遍[32-33]。随着cART的引入及其所带来的长期存活率的改善，HIV感染个体面临着与未感染人群相同的主要并发症和死亡的原因，这增加了对血脂紊乱和心血管风险进行恰当干预的重要性。

在未经治疗的HIV感染者中，报道有多种血脂紊乱，包括血清甘油三酯升高，总胆固醇、低密度脂蛋白（LDL）和高密度脂蛋白（HDL）胆固醇降低[33]。高甘油三酯血症与更高的免疫系统激活相关[34]。此外，一些抗反转录病毒药物也可导致脂质异常，并且每种药物均有其独特的效果，使得难以将一种"类效应"归于某种药物类型[32]。高甘油三酯血症在某些蛋白酶抑制剂使用者中很常见，尤其是使用利托那韦以增强其他蛋白酶抑制剂（如替拉那韦[35]、洛匹那韦和福沙那韦[36]）的作用时。在这些方案中，小剂量使用利托那韦以提高其他蛋白酶抑制剂的循环水平，因为利托那韦可有效阻断这些药物的 CYP3A4 代谢。与血清阴性人群相比，HIV 感染患者队列中高甘油三酯血症相关胰腺炎的发生率更高[37]。然而，其病理生理学机制尚不清楚，也没有全面明确的证据支持蛋白酶抑制剂的使用与胰腺炎风险增加相关[37-39]。

高甘油三酯血症的管理应遵循已确立的一般指南。必须仔细考虑降脂药物与 HIV 感染治疗药物间发生不良药物相互作用的可能性[32]。在高甘油三酯血症相关胰腺炎病例中，应确定其严重程度（使用各种评分系统），如果为重度，则需要重症监护。初始管理与其他原因所致急性胰腺炎的初始管理相同（即镇痛、静脉补液和禁食）。需要优先考虑降低血清甘油三酯浓度，可通过多重治疗来实现。但是，当患者开始经口摄入时（通常在疼痛得到控制后），高甘油三酯血症相关胰腺炎患者需要避免摄入脂肪。此外，静脉给予脂肪乳进行高营养支持是禁忌。如果存在高血糖，胰岛素输注（通常与肝素联合）可减少组织释放游离脂肪酸，减少用于肝脏甘油三酯合成的葡萄糖底物，并增强脂蛋白脂肪酶（LPL）活性。此外，应阐明高甘油三酯血症的继发原因，并对诱发药物（如蛋白酶抑制剂）进行评估。

甲状腺毒症

在引入 cART 之前，明显甲状腺功能障碍的发生率与血清阴性人群相似[40]。但是，抗反转录病毒药物的使用可能通过药物相互作用或免疫重建炎症综合征（IRIS）导致甲状腺毒症。

HIV 感染个体中的 Graves 病可能被视为 cART 开始治疗后的晚期并发症，并被认为是 IRIS 的一部分[41]。HIV 感染伴丙型肝炎病毒感染的患者在接受 α 干扰素治疗后，也可能发生 Graves 病[42-43]。

治疗方法包括抗甲状腺药物（即甲巯咪唑、卡比马唑和丙硫氧嘧啶），或放射性碘治疗，或甲状腺全切术。如果甲状腺毒症严重，可能需要停止干扰素治疗。β受体阻滞剂可用于缓解相关的肾上腺素能症状，一旦甲状腺功能恢复正常即可停止，这也是治疗标准。

高钙血症

高钙血症危象具有较高的死亡风险，可能并发代谢性脑病、肾衰竭和心律失常。高钙血症的成功治疗有赖于识别和治疗病因。高钙血症的病因很多，包括甲状旁腺功能异常、恶性肿瘤、肉芽肿性疾病、多发性骨髓瘤、医源性原因和肾衰竭。

在 HIV 感染者中，高钙血症可能继发于 IRIS。免疫重建相关的结节病[44]和结核病[45]导致的高钙血症病例已有报道。

总　结

内分泌和代谢紊乱（表 8.1）是 HIV 感染公认的并发症或临床表现。随着引入 cART 治疗 HIV 感染，出现了从感染性和浸润性原因转变为 cART 和 IRIS 相关性并发症的模式转变。内分泌和代谢紊乱会导致 HIV 感染人群的并发症发生率和死亡率增加，凸显了内分泌科医生在总体支持治疗中的重要性。了解 HIV 感染情况下可能发生的内分泌急症及其独特的病理生理学机制至关重要。

参考文献

请登录 www.wpcxa.com 下载中心查询或下载，或扫码阅读。

第 9 章

癌症生存者晚期效应中的内分泌与代谢急症：癌症治疗的后果

Helena Gleeson   Andrew Toogood

要 点

·在过去的 40 年中，接受癌症治疗的儿童和年轻成人患者的生存率有了很大改善。

·然而，生存质量受到"癌症治疗的后果"的影响，这些后果在治疗后数年内持续和累积发展，并导致许多继发性并发症。

·根据美国儿童癌症生存者的数据，估计到 45 岁时，9/10 的存活者将罹患慢性疾病，1/4 将发展为重度慢性疾病，并可能危及生命或致残。

·身体的任何系统都可能受到影响，但针对某些癌症的治疗，特别是脑部或头颈部肿瘤以及需要干细胞移植的血液

恶性肿瘤，在这些患者中经常发生内分泌和代谢问题。他们可能在完成癌症治疗后不久或多年后发病，如果未进行充分的筛查，患者可能表现为内分泌或代谢急症。

·无论治疗后时间如何，癌症生存者的急性表现都应促使主治医生在明确诊断时考虑既往癌症治疗的潜在影响。不仅是从内分泌和代谢问题的角度，还有其他系统，因为患者存在第二原发性肿瘤和心血管疾病的风险。早期识别和治疗可能降低并发症发生率和死亡率。

引 言

在英国，估计有超过 200 万的癌症生存者[1]，预计到 2040 年，这一数据可增加至 530 万[2]。尽管预后因癌症类型和诊断时年龄而存在差异，但在过去 40 年间治疗已取得显著进步。在英格兰和威尔士2010—2011 年诊断为癌症的所有患者中，

预计 50% 的患者存活时间超过 10 年，相比之下，在 1971—1972 年诊断的患者中仅有 25% 达到这一存活时间[3]。然而，生存质量受到"癌症治疗的后果"的影响，这些后果在治疗后数年内持续和累积发展，并导致继发性并发症[4-5]。根据美国儿童期癌症生存者的数据，估计到 45 岁时，9/10 的存活者将罹患慢性疾病[6]，1/4 将发展为

重度慢性疾病，并可能危及生命或致残[7]。

身体各系统均可能受到影响，但对某些癌症的治疗，尤其是脑部或头颈部肿瘤和需要干细胞移植的血液恶性肿瘤，在这些患者中经常发生内分泌和代谢问题[8]。他们可能在完成癌症治疗后不久或多年后发病，如果未进行充分的筛查，患者可能表现为内分泌或代谢急症。

癌症治疗在不断发展。在免疫治疗中，尤其是免疫检查点抑制剂的使用日益增加，引起了相关的内分泌功能障碍[9]，目前需要内分泌专家参与到越来越多的接受癌症治疗的患者的护理中。

无论治疗后时间如何，癌症生存者的急性表现应促使主治医生在明确诊断时考虑既往癌症治疗的潜在影响。不仅是从内分泌和代谢问题的角度，还应从其他系统的角度来看，因为这些系统存在其他健康问题、第二原发肿瘤和心血管疾病的风险[10]，早期识别和治疗可能降低并发症发生率和死亡率。

本章介绍了癌症生存者的内分泌和代谢急症风险以及推荐的治疗护理方法。

癌症生存者的护理组织

虽然应对所有癌症生存者进行长期随访，但需要进行分层，以便有效利用资源。《美国国家癌症生存者倡议》采用3个水平[11]来预测他们在患病率和严重程度方面出现"癌症治疗的后果"的可能性，从而优化他们的护理水平。

水平1：患者可能仅接受过手术和（或）低风险化疗，并被认为适合进行通信或电话随访。其"晚期效应"的发生率为11.6%，仅有极少数患者发生改变生活的治疗毒性（3级或以上）[12]。

水平2：接受标准风险化疗的患者，如急性淋巴细胞性白血病（ALL）或淋巴瘤生存者，被认为存在发生"晚期效应"的中度风险，如蒽环类药物诱导的心脏毒性，可由经过适当培训的人员（如专科护士）进行随访。其"晚期效应"的发生率为35.8%，其中，发生1、2、3、4和5级毒性的患者分别为9.3%、58.8%、18.5%、10.3%和3%[12]。

水平3：需要通过多学科团队进行医学监督随访的患者，即曾患有脑肿瘤[接受过化疗和（或）放疗]、骨髓移植、4期疾病、除低剂量颅脑放疗外的任何放疗以及强化治疗的患者。其"晚期效应"发生率为65.2%，其中，发生1、2、3、4和5级毒性的患者分别为5.5%、34.4%、36.2%、22.1%和1.8%[12]。

大多数有内分泌和代谢问题风险的患者为水平3患者。

肾上腺功能不全

肾上腺功能不全是一种危及生命的疾病，需要立即识别和处理[13]。因此，了解癌症治疗对肾上腺功能的影响非常重要。

继发性肾上腺功能不全更可能发生在癌症生存者中，可因颅脑照射[14]、继发于大剂量糖皮质激素引起促肾上腺皮质激素（ACTH）抑制[15]和使用免疫检查点抑制剂发生垂体炎所引起[9]。在其他化疗药物中尚未见此不良反应。原发性肾上腺功能不全在癌症生存者中不常见，且并非放疗或化疗的后果。但使用免疫检查点抑制剂后可能发生肾上腺炎[9]，另一方面它很可能继发于肾上腺淋巴瘤或转移瘤[16]。

原发性肾上腺功能不全引起糖皮质激素和盐皮质激素生成减少，可导致更为严重的临床表现，包括脱水、低血压以及低钠血症和高钾血症的典型表现。继发性肾上腺功能不全的患者保留了大部分盐皮质激素功能，因此临床表现可能更隐匿，但在并发疾病期间，失代偿可能诱发急性艾迪生病危象。

辐射对下丘脑－垂体轴的影响

下丘脑－垂体轴经常被置于治疗非垂体瘤的放射野中，包括脑肿瘤、鼻咽肿瘤、颅底肿瘤、急性淋巴细胞性白血病患者的中枢神经系统预防及骨髓移植前的全身照射[14]。放射诱发的垂体功能减退是颅脑放疗公认的并发症，临床上表现隐匿（图9.1），如不进行常规筛查，往往发现较晚。

图9.1在31例鼻咽癌患者中研究了5年期间颅脑照射对下丘脑－垂体功能的影响。放疗后2年内，观察到生长激素（GH）、促性腺激素、ACTH和促甲状腺激素（TSH）的分泌明显受损。5年后内分泌功能障碍的累积发生率为62%。

放疗后是否存在垂体功能减退及其严重程度，取决于下丘脑－垂体轴接受的总放射剂量（表9.1）、分次剂量、总放疗时间和放疗后随访持续时间[14]。垂体前叶激素轴的缺陷最常发生在GH，其次是促性腺激素、ACTH和TSH。

与成年期相比，儿童期下丘脑－垂体轴被认为对辐射更敏感。在接受全身照射（9~15 Gy）的儿童中观察到GH缺乏（GHD）的频率较高[17]，而在成人中，这一辐射剂量并未显示可引起垂体功能减退[18]。据报道，在儿童脑肿瘤放疗后，下丘脑－垂体轴暴露于>30 Gy的剂量时，GH缺乏的长期患病率几乎为100%[19]。对18项研究进行了一项系统性回顾，共纳入813例头颈部肿瘤（n= 608）或非垂体脑肿瘤（n= 205）患者，这些患者在成年期分别接受了放射剂量46~83 Gy和25~97 Gy的治疗[20]。垂体功能减退的患病率在鼻咽癌患者中为25%~100%（图9.1），在非垂体脑肿瘤患者中为37%~77%。

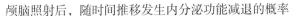

颅脑照射后，随时间推移发生内分泌功能减退的概率

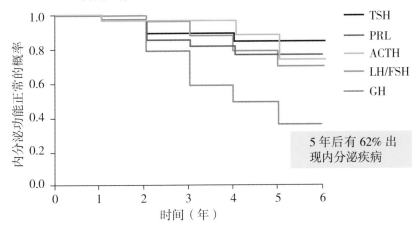

图9.1　在31例鼻咽癌患者中研究了5年期间颅脑照射对下丘脑－垂体功能的影响。放疗后2年内，观察到生长激素（GH）、促性腺激素[催乳素（PRL）、黄体生成素（LH）、卵泡刺激素（FSH）]、促肾上腺皮质激素（ACTH）和促甲状腺激素（TSH）的分泌明显受损。5年后内分泌功能障碍的累积发生率为62%。改编自参考文献[55]

表 9.1　颅脑照射对儿童和青少年下丘脑 – 垂体功能的影响

照射下丘脑的平均剂量	发生 GH 缺乏的时间	对 LH 和 FSH 的影响	TSH 缺乏	ACTH 缺乏
10~15 Gy	不详			
15~20 Gy	60 个月	性早熟，女孩多于男孩	罕见	罕见
25~30 Gy	36 个月	性早熟，女孩和男孩相同		
30 Gy		LH 和 FSH 缺乏可能因颅脑照射剂量 > 30 Gy	可能	尤其可能在脑肿瘤存活者中，或者在其他垂体激素缺乏的患者中
42~60 Gy				
> 60 Gy	12 个月		很可能	

GH= 生长激素；LH= 黄体生成素；FSH= 卵泡刺激素；TSH= 促甲状腺激素；ACTH= 促肾上腺皮质激素。既往手术或化疗可加剧颅脑照射剂量的影响。改编自参考文献 [14]（译者注：原著表中空白项推测应与前一项相同，由作者省略。例如，推测 25~30 Gy 剂量引起 "TSH 缺乏" 也为 "罕见"；30 Gy 引起 "发生 GH 缺乏的时间" 也为 36 个月……）

目前尚无证据显示化疗会影响下丘脑 – 垂体轴，有一些证据表明化疗可能会增强放疗对下丘脑 – 垂体轴的影响，尤其是在髓母细胞瘤的治疗中 [21]。

颅脑照射导致的下丘脑 – 垂体功能障碍会给患者带来终生影响：在儿童期是生长不良及青春期发育过早或延迟，在成年期包括生活质量下降。有证据表明，从生长和生活质量的角度来看，在儿童期和成年期的癌症生存者中使用 GH 替代疗法是有益的 [22-23]。

未被认识到的 ACTH 缺乏是内分泌急症中最重要的垂体激素缺乏。在接受颅脑照射治疗的儿童期癌症生存者中，根据基础诊断和辐射剂量，ACTH 缺乏的估计时点患病率为 9%~24%[24]。在成人患者中，0~50% 的鼻咽肿瘤患者和 3%~62% 的非垂体脑肿瘤患者被诊断为 ACTH 缺乏 [20]。在一项针对头颈部肿瘤治疗后的研究中，ACTH 缺乏的发病时间约为 6 年 [25]，在一项非垂体脑肿瘤患者治疗后的研究中则为 3.9 年（范围 2.5~5.7 年）[26]。

由于颅脑照射对下丘脑 – 垂体功能的影响以及造成的听力丧失和严重整体认知缺陷，现已采取措施减少其使用 [27]。例如，在标准急性淋巴细胞性白血病儿童治疗中，采用预防性颅脑照射对抗中枢神经系统复发已不再是治疗标准，并且在更年幼的脑肿瘤儿童治疗中，颅脑照射常被推迟至他们年龄较大时进行。未来随着质子束疗法的应用日益广泛，放疗后果也可能被重新定义，进一步降低了正常组织暴露于辐射的影响。早期研究表明，接受髓母细胞瘤治疗的儿童患者中内分泌功能障碍的发生率较低，尤其是甲状腺损伤和性腺损伤，但 GH 缺乏和 ACTH 缺乏的发生率相似 [28]。

建　议

所有接受影响下丘脑 – 垂体轴的放疗的患者，无论预期寿命如何，都需要在放疗结束后 1 年进行内分泌筛查，并且在前 10 年每年筛查一次，如果出现症状则筛查频率应更高，此后应当继续接受较低频率监测。

对于任何有影响下丘脑－垂体轴放疗史的急诊入院患者，应考虑继发性肾上腺功能不全。在获得检查结果前，应立即开始适当的肠外或口服氢化可的松治疗。

使用糖皮质激素后的肾上腺抑制

长期外源性糖皮质激素治疗可导致ACTH抑制和继发性肾上腺功能不全。在儿童和成人中的研究表明，大剂量糖皮质激素治疗后会发生ACTH抑制。对接受糖皮质激素治疗的急性淋巴细胞性白血病儿童的一项系统性回顾表明，在停止糖皮质激素治疗的最初几天，几乎所有儿童均发生了肾上腺功能不全[29]。大多数儿童在数周内恢复，但少数儿童的肾上腺功能不全持续长达34周。泼尼松组和地塞米松组之间肾上腺抑制的发生率无明显差异。在一项研究中，氟康唑治疗似乎延长了肾上腺功能不全的持续时间[30]。成人癌症生存者使用地塞米松作为止吐药，在停用糖皮质激素6个月后发生ACTH抑制者为16%~44%，当使用泼尼松龙时，73%的患者症状改善[31-32]。下丘脑－垂体－肾上腺轴大部分会恢复，但可能需要长达2年。

建 议

所有接受糖皮质激素治疗超过3个月的患者，通常是泼尼松龙或地塞米松，应考虑存在继发性肾上腺功能不全的风险。建议减少类固醇剂量并评估下丘脑－垂体－肾上腺轴，可能需要转换为氢化可的松。

对于近6个月完成一个疗程或正在减少糖皮质激素剂量的任何急诊入院患者，均应考虑继发性肾上腺功能不全。在获得检查结果前，应立即开始适当的肠外或口服氢化可的松治疗。

免疫检查点抑制剂和内分泌功能障碍

免疫检查点抑制剂是一类新型有效的癌症疗法，伊匹单抗（Ipilimumab）是其中最成熟的药物。伊匹单抗阻断CTLA-4受体，引起肿瘤免疫耐受降低，并有效诱导自身免疫应答，从而缩小肿瘤体积。有证据表明CTLA-4在内分泌组织中表达，这解释了为什么自身免疫性内分泌疾病是这些药物的常见不良反应，包括垂体炎（高达17%）[9]。垂体炎的主要症状是头痛和乏力。内分泌不良反应的平均发生时间为初始治疗后9周（范围5~36周）。垂体功能可在1年内部分恢复，但ACTH缺乏常持续存在。没有证据显示大剂量糖皮质激素治疗可改变结局。除垂体炎外，还有肾上腺炎的罕见报道（1%），甲状腺功能异常更常见（高达15%，使用联合治疗则可达22%）[9]。

建 议

所有接受免疫检查点抑制剂治疗的患者都需要在每个疗程开始前进行内分泌筛查，如果出现头痛和疲乏症状，在异常出现时应有内分泌科医生参与评估。

任何正在接受免疫检查点抑制剂治疗的急诊入院患者，如果体征和症状提示肾上腺功能不全，应在获得检查结果前立即给予适当的肠外或口服氢化可的松治疗，并筛查其他内分泌异常和其他自身免疫疾病。

甲状腺功能障碍

甲状腺功能障碍在癌症治疗患者中很常见。患者可急性表现为甲状腺毒症的症状，这些症状可能类似于复发性癌症的潜在影响，特别是体重减轻和焦虑。

儿童期癌症生存者出现的所有甲状腺

疾病的累积发生率均随年龄增长而稳步增加。多变量分析证实，与兄弟姐妹相比，癌症生存者以及暴露于甲状腺和（或）下丘脑－垂体辐射的生存者的甲状腺功能减退或亢进、甲状腺结节和甲状腺癌的风险增加[33]。

同种异体干细胞移植后，可能发生 3 种甲状腺功能障碍：亚临床和明显的甲状腺功能减退及自身免疫性甲状腺疾病，包括继发于 Graves 病的甲状腺毒症，推测是由具有免疫活性的供体淋巴细胞转移至受体所介导[34]。

单克隆抗体也与甲状腺功能障碍相关。阿仑单抗（Alemtuzumab）用于治疗血液系统恶性肿瘤，与甲状腺毒症相关[35]。作为免疫检查点抑制剂的单克隆抗体也可因甲状腺炎引起甲状腺毒症，而甲状腺炎可能相对无症状[9]。

建 议

对于接受过影响甲状腺的放疗、干细胞移植或正在接受免疫检查点抑制剂的患者，建议进行常规甲状腺功能筛查。如果发现结节，那些接受过放疗的患者也应接受甲状腺超声检查，或联合细针穿刺抽吸活检（FNA）。

在出现甲状腺毒症症状的高危患者中，简单的血液检查可以确诊，并防止不必要的检查去寻找复发性疾病或第二原发性肿瘤。

尿崩症

颅脑照射或化疗后引起尿崩症目前尚无报道。近期的一项病例报道显示，替莫唑胺（用于治疗原发性脑肿瘤）与尿崩症的发生有关，治疗终止后可缓解[36]。

然而，尿崩症可能是生殖细胞瘤和其他鞍上肿瘤患者的表现特征[37]，或者是手术干预或继发于白血病浸润或转移性疾病

的后果。尿崩症的存在会使正在进行的癌症治疗复杂化，特别是如果化疗药物需要水化时，生殖细胞瘤的一些治疗方案会遇到这种情况。在一项回顾性研究中，1/3 的化疗周期需要延长住院时间，21 例患者中有 6 例发生了液体和电解质失衡所致的严重后果[37]。如果更广泛的下丘脑损害导致渴感缺乏，则尿崩症的管理将变得更加复杂，使患者的并发症和死亡风险更高[38-39]。

建 议

确诊为尿崩症患者的管理取决于是否存在正常的渴感。采用去氨加压素的标准治疗应控制多尿和烦渴，并在渴感正常的患者中维持正常血容量。对于无正常渴感的患者，需要通过每日称重严格维持液体平衡，并频繁监测钠水平。

所有入院的尿崩症患者均存在低钠血症和高钠血症的风险，尤其当禁食、需要大量静脉补液或无法沟通需求时。如果患者缺乏渴感，这一情况会进一步恶化。需采取谨慎的安全措施来保护患者。

代谢性疾病

心血管疾病（CVD）是癌症生存者最主要的非恶性死因。CVD 发病率和死亡率的增加影响了儿童期癌症生存者[10]和成人癌症生存者群体[4-5]。许多 CVD 是由癌症治疗、蒽环类化疗或放疗对心脏或动脉的直接毒性所致，有指南可用来指导和监测接受过蒽环类药物或心脏照射治疗的患者[40]。某些激素替代治疗和妊娠可能促发无症状的心功能不全或使已知的心功能不全恶化。

癌症生存者出现糖尿病和其他心血管危险因素的风险也增加，尤其是导致代谢综合征的因素聚集。代谢综合征是一组可预防和可逆的危险因素，已证实在一般人群中

可使 CVD 风险增加 2~3 倍[41]。在儿童期癌症生存者中，与年龄和性别匹配的对照组相比，代谢性疾病的发生率高于非癌症个体，高胰岛素血症的风险升高 3 倍，肥胖风险升高 4.5 倍，HDL– 胆固醇水平降低的风险几乎升高 8 倍[42]。一项骨髓移植后 3~18 年（中位年龄 20 岁）的生存者随访研究发现，移植生存者中代谢综合征的患病率为 39%，而在未接受移植的白血病患者中为 8%，非癌症对照者中无代谢综合征发生[43]。欧洲血液和骨髓移植组织（EBMT）对欧洲癌症生存者（诊断时年龄 42 岁，随访时年龄 52 岁）进行的一项研究表明，根据国际糖尿病联盟（IDF）标准，37% 的患者出现代谢综合征[44]。类似地，根据成人治疗计划（ATP）– Ⅲ 标准，在 34% 的急性淋巴细胞性白血病生存者中发现了代谢综合征，该研究也显示，暴露于颅脑辐射使代谢综合征的风险增加了近 2 倍[45]。

这些心血管危险因素的存在增加了癌症幸存人群 CVD 发病和死亡的可能性。然而，由于发病年龄较早、代谢综合征无症状和隐匿发病的特性，以及许多患者（尤其是接受过骨髓移植的患者）可能具有相对正常的体重指数（BMI），因此患者及医生未认识到心血管风险的增加。在该人群中，心血管风险计算器用于一级预防的作用有限，因为他们相对年轻，心血管风险往往被低估。心血管危险因素筛查至关重要，许多指南推荐进行监测[46-49]。尽管有这些建议，但最近的调查表明，缺乏对癌症生存者 CVD 危险因素的监测[50-51]。

体重管理是癌症生存者的首要任务，尤其是预防中心性脂肪蓄积。研究表明，生活方式变化可降低代谢综合征及其组分的风险[52-53]。当危险因素确定时，提倡对癌症生存者进行一级预防[54]。

建 议

建议对诊断为脑肿瘤或接受干细胞移植的患者进行常规心血管风险筛查。应优化内分泌替代治疗，并管理心血管危险因素。

其他非内分泌问题

在癌症生存人群的护理中，了解可能导致急性表现的癌症治疗的其他后果也很重要，尤其是第二原发性肿瘤和 CVD 的风险。

· 颅脑受辐射患者有发生脑膜瘤或胶质瘤、脑血管意外和 SMART 综合征（放疗后卒中样偏头痛发作）的风险。

· 曾接受蒽环类化疗的患者有发生心肌病的风险。

· 接受放射治疗后出现脾脏损伤以致脾脏无功能时，存在严重感染的风险。

· 除非在紧急情况下，诊断为霍奇金病或接受嘌呤类似物化疗药物（如氟达拉滨）的患者应接受辐照血液制品。

总 结

内分泌和代谢疾病在癌症生存者中很常见。患者可能出现急性发作，因此临床医生需要了解癌症治疗对短期和长期健康状况的影响。为降低未确诊的内分泌疾病和代谢综合征相关的发病率和死亡率，应对患者进行常规筛查。需要进一步的研究，以了解降低心血管风险对 CVD 风险升高队列的影响。随着癌症治疗的发展，需要进行持续监测以确定新疗法带来的问题，并需进行随访。

参考文献

请登录 www.wpcxa.com 下载中心查询或下载，或扫码阅读。

第 10 章

移植中的内分泌与代谢急症

Robert A. Wermers   Pankaj Shah

要 点

- 干细胞移植（SCT）和实体器官移植（肾、肝、心、肺、肠和胰腺）的应用越来越多，但仍有大量患者在等待实体器官移植。

- 当内分泌科医生接诊有潜在内分泌疾病的移植患者时，需要了解其临床治疗的特殊方面，其中包括内分泌急症。首先，必须考虑移植的阶段（移植前、移植后早期和移植后远期）。此外，熟悉免疫抑制药物很重要，包括它们的常见副作用（如内分泌功能障碍）和药物的相互作用。最后，由于移植人群通常存在潜在的严重器官功能障碍，医生必

须了解该疾病如何影响诊断及内分泌急症的诊断及处理。

- 在诊断和处理移植患者的内分泌急症时，有一些重要的特定考虑因素。例如，终末期肝病和肾病都可能出现低血糖急症，特别是在使用容易诱发糖尿病的药物以及非降糖药物的情况下，如甲氧苄啶-磺胺甲唑（复方新诺明）和氟喹诺酮类抗生素；继发性肾上腺功能不全是 SCT 受者中的一个常见问题，与皮质类固醇治疗中断有关；而肝、肾移植前的患者可能会出现明显的高钙血症，这通常是多因素的。

引 言

鉴于每年实施移植的数量不断增加，在内分泌临床实践中遇到移植患者正成为越来越常见的挑战。1988—2016 年，美国共进行了 686 706 例实体器官移植，而仅 2016 年就进行了 33 593 例实体器官移植，另有 119 053 例患者在等待实体器官移植[1]。在美国，最常见的实体器官移植按降序依次为肾、肝、心、肺、肾-胰腺联合、胰腺、肠和心-肺联合移植。然而，在美国最常见的移植是干细胞移植（SCT），

2014 年完成了近 2 万例[2]。重要的是，在有其他严重疾病的情况下（正如移植人群中经常发生的），内分泌功能异常可能导致相关急症，并需要内分泌专科的协助。

当内分泌科医生接诊移植患者时，有几个不同于常规诊疗的临床考虑因素[3]。首先至关重要的是了解移植的类型、移植的原因以及患者当前与特定移植类型相关的临床状况。移植过程可分为以下临床阶段：移植前、移植后早期（第 1 年内）和移植后远期。移植的每个阶段都伴有患者管理和相关合并症方面的独特挑战和预期

（表 10.1）。其次，熟悉免疫抑制药物（ISD）很重要，包括它们的常见副作用和药物的相互作用，即使该医生并不直接负责免疫抑制剂的使用（表 10.2）。ISD 的类别包括糖皮质激素、钙调神经磷酸酶抑制剂 [环孢素和他克莫司（肾毒性、骨骼不良反应、神经毒性和致糖尿病作用）]、哺乳动物雷帕霉素靶蛋白（mTOR）抑制剂 [西罗莫司和依维莫司（脂质不良反应）] 和抗增殖剂（霉酚酸钠、霉酚酸酯和硫唑嘌呤）[4]。这些药物通常联合使用。最后，内分泌疾病和治疗受到慢性肾脏病的影响，而慢性肾脏病在实体器官移植前和移植后的患者中普遍存在 [5]。

与实体器官移植的等候者和接受者相比，接受 SCT 的患者有几个特殊的考虑因素。该患者群体通常更年轻，诊断与移植之间的间隔时间较短，经常接受化疗联合全身放疗（TBI）治疗骨髓疾病，并作为 SCT 预处理方案的一部分 [6]。此外，这些患者未接受长期免疫抑制治疗。然而，与自体 SCT 不同，接受同种异体 SCT 的患者通常会由于具有免疫活性的供者细胞注入宿主而发生移植物抗宿主病（GvHD），且可能需要高剂量的免疫抑制治疗 [6]。

高血糖

有文献描述了移植受者中的急性高血糖并发症（糖尿病酮症酸中毒和高渗性高血糖状态）。大多数情况下，严重高血糖危象的原因是显而易见的，包括应用抗排斥剂他克莫司（治疗浓度和超治疗浓度）、超生理剂量的糖皮质激素、既往丙型肝炎病毒感染和并发感染 [7-8]。如果患者出现由他克莫司毒性浓度引起的急性高血糖并发症，减少他克莫司的剂量至治疗浓度或停药可能会改善血糖控制，患者可能不

需要降糖药物 [9]。对高血糖危象的治疗与未接受器官移植的患者没有区别。然而，肾脏和心脏功能障碍通常会限制补液的灵活性。

低血糖

肝移植后，自发性低血糖是肝功能恢复受损的不良征兆，并意味着原发性移植物衰竭和严重的移植物功能障碍 [10]。通常需要连续静脉注射葡萄糖（例如 10% 葡萄糖）以防止持续的低血糖。磺酰脲类药物和胰岛素更可能导致肾功能不全患者出现低血糖 [11]。移植后使用的许多非降糖药物 [甲氧苄啶 - 磺胺甲唑（复方新诺明）和氟喹诺酮类抗生素] 可引起低血糖 [12]，尤其是在肾和（或）肝功能障碍的情况下。自发性低血糖虽然罕见，但可在 5 期慢性肾脏病 [13] 和终末期肝衰竭 [14] 中发生。因患肝细胞癌而等待肝移植的患者可能会由于肿瘤产生胰岛素样生长因子（IGF-2）而出现低血糖 [15]。有文献报道，与心力衰竭相关的肝功能障碍会出现低血糖 [16]。

肾衰竭和肝衰竭可能使那些能引起低血糖的药物作用时间延长。因此，当用 15~30 g 糖纠正低血糖后，应进餐或持续供应葡萄糖。与晚期肝衰竭相关的低血糖可能对注射胰高血糖素无反应，因为胰高血糖素的主要作用是从肝脏中释放储存的糖原 [17]。

血脂异常

使用 mTOR 抑制剂（西罗莫司和依维莫司）作为抗排斥药物会引起显著的血脂异常 [18]，偶尔会出现极高水平的甘油三酯，引发胰腺炎 [19]。高胆固醇浓度或低密度脂蛋白（LDL）胆固醇浓度对健康没有急性的影响。西罗莫司引起的严重高甘油三酯

表 10.1 与实体器官或干细胞移植各阶段相关的内分泌急症

	移植前	移植后早期（第 1 年内）	移植后远期
甲状腺毒症	· 胺碘酮 · TBI · 肝衰竭时左甲状腺素代谢降低 · 碘造影剂	· 胺碘酮 · TBI · 干细胞移植相关 · 减少肾移植术后的 TBG 肾丢失 · 碘造影剂	· 碘造影剂
甲状腺功能减退	· 胺碘酮 · 肾病综合征中 TBG 的肾丢失	· 干细胞移植相关 · 胺碘酮 · 肝移植术后左甲状腺素代谢加快	
高钙血症	· CKD 相关 · 肝衰竭相关 · 利尿剂的使用 · 肝细胞癌产生 PTHrP 或 PTH · 骨化三醇用于 CKD · 钙补充剂和含钙药物		· 肾移植术后持续性甲状旁腺功能亢进
低钙血症	· 骨吸收抑制疗法（地舒单抗、双膦酸盐） · 钙和维生素 D 缺乏 · 输血	· 骨吸收抑制疗法（地舒单抗、双膦酸盐） · 肾移植术后早期 · 输血 · 镁缺乏（特别是使用环孢素）	· 骨吸收抑制疗法（地舒单抗、双膦酸盐） · 因"三发性甲状旁腺功能亢进"行甲状旁腺切除术后 · 镁缺乏（特别是使用环孢素）
高磷血症	· CKD	· 肾移植术后早期	
低磷血症			· 骨吸收抑制疗法（地舒单抗、双膦酸盐） · 淋巴增生性疾病 · 感染
垂体功能减退			
继发性肾上腺皮质功能不全			· 长期全身使用糖皮质激素（包括不可吸收的肠道用糖皮质激素）

表 10.1（续）

	移植前	移植后早期（第 1 年内）	移植后远期
原发性肾上腺功能不全			· CMV 肾上腺炎
高血糖	丙型肝炎病毒感染	· 大剂量糖皮质激素	· 他克莫司和环孢素 · 长期使用糖皮质激素 · 感染
低血糖	· CKD 和肝衰竭 · 自发性 · 非糖尿病药物（TMP-SMX、氟喹诺酮类） · 降糖药物 · 产生 IGF-2 的原发性肝脏肿瘤	· 肝移植后肝功能恢复不全	
高甘油三酯血症			· 西罗莫司、依维莫司
他汀类药物诱发的肌病			· 环孢素

TBI＝全身放疗；TBG＝甲状腺结合球蛋白；CKD＝慢性肾脏病；TMP-SMX＝甲氧苄啶 − 磺胺甲唑；CMV＝巨细胞病毒；PTHrP＝甲状旁腺激素相关肽；PTH＝甲状旁腺激素；IGF-2＝胰岛素样生长因子 2

表 10.2 抗排斥药物的内分泌不良反应

药 物	类 别	内分泌不良反应
巴利昔单抗[2,3]	白介素 2 受体调节剂	
达利珠单抗[2,3]	白介素 2 受体调节剂	
OKT3（莫罗莫那 –CD3）[2,3]	抗 CD3 受体抗体	
胸腺细胞球蛋白[2,3]	抗胸腺细胞球蛋白	
甲泼尼龙[2,3]	糖皮质激素	高血糖 继发性肾上腺功能不全
泼尼松[1]	糖皮质激素	高血糖 继发性肾上腺功能不全
西罗莫司[1]	mTOR 抑制剂	高甘油三酯血症 高胆固醇血症
环孢素[1]	钙调神经磷酸酶抑制剂	糖尿病 低钙血症 低镁血症 血脂异常
他克莫司[1]	钙调神经磷酸酶抑制剂	高血糖
硫唑嘌呤[1]	抗增殖剂	
霉酚酸酯[1]	抗增殖剂	

1：维持治疗；2：诱导；3：抗排斥

血症的治疗通常包括禁饮食、静脉注射胰岛素，偶尔可采用血浆置换。mTOR 抑制剂相关血脂异常的长期治疗通常包括使用鱼油、贝特类药物、3- 羟基 -3- 甲基戊二酰辅酶 A（HMG-CoA）还原酶抑制剂，偶尔使用烟酸制剂。

一些 HMG-CoA 还原酶抑制剂，如辛伐他汀、阿托伐他汀和洛伐他汀，通过细胞色素 P450 3A4 途径代谢。由于环孢素也通过相同的途径代谢，因此这些药物与环孢素同时使用会显著增加肌病的风险[20]。

垂体疾病

移植后垂体功能减退症极为罕见。有文献报道，移植后淋巴增殖性疾病[21]以及真菌[22]或细菌感染[23]导致垂体受累时

会发生此情况。移植前后长期使用糖皮质激素导致的功能性促肾上腺皮质激素（ACTH）缺乏会在下文"肾上腺疾病"中讨论。

肾上腺疾病

继发性肾上腺皮质功能不全是 SCT 受者中与糖皮质激素治疗中断相关的常见问题，也是 GvHD 患者中使用大剂量糖皮质激素引起的常见问题。在治疗胃肠道 GvHD 时常用"不能被吸收的糖皮质激素"（即主要作用于局部，如布地奈德），尽管其全身暴露量明显少于传统的口服糖皮质激素，但其较弱的全身吸收效应依然会使这一问题更加复杂[24]。基于 TBI 的预处理方案也与肾上腺功能不全有关，尤其是

在儿童中 [25]。在免疫缺陷患者，包括移植后患者中，已有与巨细胞病毒感染相关的肾上腺炎引起的原发性肾上腺功能不全的报道 [26]。

甲状腺疾病

甲状腺激素在心血管系统中起着核心作用，因此，甲状腺功能减退和亢进都会对心脏移植患者产生明显的不利影响 [27]。虽然能看到各种导致甲状腺功能亢进的原因，但心脏移植患者常见的甲状腺急症是用于治疗室上性心律失常的胺碘酮诱发的甲状腺毒症（AIT）。胺碘酮含有 2 个碘原子，每天 200 mg 的剂量经肝脏代谢后将释放 6 mg 无机碘，是饮食中平均每日碘摄入量 0.3 mg 的 20 倍 [28]。由于胺碘酮具有极强的亲脂性，半衰期约为 100 d，停药后仍可能发生甲状腺功能亢进 [29]。一般来说，在心脏移植前，建议对甲状腺功能亢进进行治疗，因此，除了考虑停用胺碘酮的风险和益处外，抗甲状腺药物用于碘诱发的甲状腺功能亢进患者（1 型 AIT）、泼尼松用于胺碘酮诱发的破坏性甲状腺炎（2 型 AIT）或这两种药物同时使用（"混合"型 AIT），也可考虑全甲状腺切除 [30]。然而，在接受手术的患者中，甲状腺功能亢进会引发心律失常和甲状腺危象 [28]。一般来说，由于高浓度的碘和放射性碘摄取低，放射性碘不是 1 型 AIT 的治疗选择。在甲状腺功能亢进的移植患者中，考虑因使用碘造影剂所导致的碘诱发甲状腺功能亢进的可能性也很重要 [31]。

内分泌疾病，包括甲状腺疾病，也是 SCT 的一种并发症，TBI 尤其易使个体发生甲状腺功能障碍，同种异体 SCT 患者比自体 SCT 的风险更高。建议定期监测此类患者的甲状腺功能，但这些人很少会出现甲状腺急症。尽管近 40% 的 SCT 患者出现甲状腺功能减退，但自身免疫性甲状腺功能亢进也可能出现，这可能是由于供体免疫细胞的转移或 GvHD 继发的免疫失调和重建所致 [32]。

移植条件下的其他考虑因素包括终末期肾病和肝病对甲状腺疾病的影响。甲状腺激素对肾脏血流动力学、肾小球滤过率和水钠平衡有重要影响，此外，肾病综合征患者会出现肾性蛋白丢失，由于肾性蛋白丢失（包括甲状腺结合球蛋白）增加，甲状腺激素的需求量通常更高 [33]。肾病综合征患者进行肾移植后，甲状腺激素的需求量将减少，因此需要预先减少甲状腺激素的剂量。

鉴于甲状腺激素在调节肝细胞代谢率和正常肝功能方面的固有作用，终末期肝病和肝移植也可能受到甲状腺功能障碍的影响 [34]。此外，肝脏是甲状腺激素代谢的重要部位。事实上，甲状腺功能障碍在终末期肝病相关的多种疾病中很常见，包括原发性胆汁性肝硬化、原发性硬化性胆管炎和非酒精性脂肪性肝病 [34]。虽然没有关于治疗终末期肝病或肾病患者甲亢危象的数据，但可以考虑使用抗甲状腺药物进行短期治疗，最好选择甲巯咪唑。然而，由于这些药物经肝脏代谢并由肾脏排泄，因此可以考虑使用比通常在甲状腺危象中更低的剂量。此外，考虑到肝毒性，不鼓励在潜在肝病患者中长期使用抗甲状腺药物。如果存在使用抗甲状腺药物的禁忌证或考虑紧急行甲状腺切除术，应用血浆置换去除甲状腺激素可能是另一个可以考虑采取的措施，但其获益仅限于 1~2 d [35]。

钙和磷酸盐代谢紊乱

在评估移植前或移植后钙代谢紊乱的

患者时，考虑钙测量的细微差别至关重要。总血清钙的测量受 pH 值和白蛋白浓度的影响。血清中的钙 40% 与蛋白质结合，白蛋白占蛋白质结合的 90%。由于移植患者存在白蛋白水平变化的风险，因此，当人血清白蛋白从 40 g/L 每减少 10 g/L 或增加 10 g/L，通过从总血清钙中增加或减少 8 mg/L 来校正就变得非常重要。因为羧基结合高度依赖于 pH 值，钙与白蛋白的结合具有 pH 值依赖，pH 值从 7.4 开始的急剧升高或降低将分别增加或减少钙的蛋白质结合比例。因此，碱中毒会增加总血清钙量并减少离子钙，而酸中毒则相反。当危重患者血清蛋白水平降低和 pH 值异常时，离子钙可用于测量。除了这些因素之外，维生素 D 缺乏症在移植患者中非常普遍 [36]。

高钙血症

在移植患者群体中可能会遇到几种引起高钙血症的特定原因。在肝移植前患者中，非甲状旁腺激素（PTH）介导的高钙血症通常可发生在有腹水、使用利尿剂和肾功能受损的个体中 [37-38]。随着肝移植或肝病的改善，高钙血症通常会减轻。肝病患者发生高钙血症的另一个原因是肿瘤分泌甲状旁腺激素相关肽（PTHrP）或肝细胞癌产生的全段 PTH [39-41]。慢性肾衰竭也与高钙血症相关，在本质上可能是多因素造成的，包括维生素 D 类似物、含钙磷酸盐结合剂、肾脏钙排泄减少和三发性甲状旁腺功能亢进。据报道，高达 66% 的肾移植受者出现移植后高钙血症，很可能是由持续性甲状旁腺功能亢进导致骨钙外流增加引起的 [42]。已有研究采用双膦酸盐（经肾脏排泄，并可能与肾毒性相关）治疗肾衰竭中的高钙血症急症，结果似乎是安全的，但数据有限 [43]。地舒单抗可能是另一

种治疗选择，特别是对于双膦酸盐难以治疗的高钙血症；然而，使用地舒单抗治疗可能引起低钙血症 [44-45]。

低钙血症

41% 的肾移植受者会在术后第 1 天观察到短暂性低钙血症，这可能是由于尿钙排泄增加所致 [46]，移植前 PTH 水平低和血清钙水平高的患者出现低钙血症的风险较高 [42]。血清钙水平在第 2 周稳定升高，随后趋于稳定。肾移植患者中低钙血症的另一个原因是甲状旁腺次全切除术或甲状旁腺全切除术，伴或不伴自体移植治疗三发性甲状旁腺功能亢进，这可能是短暂的或持续的 [47]。据报道，重组 PTH 治疗可能对肾移植前后严重低钙血症的患者有潜在益处 [48-49]。在移植环境中使用抗骨吸收性骨质疏松症疗法，如地舒单抗和强效双膦酸盐，也可能与低钙血症有关，慢性肾脏病患者尤其危险 [50-51]。移植前和移植后患者中出现低钙血症的其他原因包括维生素 D 缺乏，尤其是在慢性肝病或吸收不良的情况下，例如胆汁性肝硬化、与血色病和肝豆状核变性相关的浸润性甲状旁腺功能减退、快速输注大量含柠檬酸盐的血液，以及由于骨化三醇生成减少或高磷血症导致的肾衰竭 [52]。镁缺乏可导致低钙血症，可能见于使用环孢素、高磷血症以及移植前或移植后使用易感药物或患有易感疾病的患者 [52-53]。

低磷血症

肾移植后不久，由于肾脏磷流失增加和成纤维细胞生长因子 -23（FGF-23）抑制骨化三醇水平，低磷血症很常见 [54]。然而，除非患者出现症状，否则磷酸盐替代通常只用于血清磷酸盐 < 10~15 mg/L

（0.32~0.48 mmol/L）的情况，因为 FGF-23 和磷水平一般会在肾移植后 1 年恢复正常[55]。

总　结

实体器官移植和 SCT 患者通常有潜在的内分泌疾病，这可能与 ISD 及严重的潜在器官功能障碍有关。当内分泌急症发生在这一病情复杂危重的人群中时，必须考虑一些特殊的临床因素。患者所处的移植阶段（移植前、移植后早期和移植后远期）也影响内分泌急症的管理。了解与移植患者中内分泌急症相关的最常见因素，对于其管理很重要。此外，应认识到终末器官功能障碍对特定内分泌危象的发生和管理的影响。

参考文献

请登录 www.wpcxa.com 下载中心查询或下载，或扫码阅读。

第 11 章

衰老的内分泌与代谢变化：内分泌老化——年长体弱者的识别和管理

Angela M. Abbatecola   John E. Morley

要　点

- 全球人口统计数据一直强调全球老年人数量呈显著增长趋势。预计 65 岁以上人口的比例将从 2012 年的 8% 增加到 2050 年的 16%。

- 随着年龄的增长，循环激素会发生许多生理变化。其中有一些变化，例如睾酮和 25（OH）维生素 D、胰岛素样生长因子 1（IGF-1）水平降低及皮质醇水平升高，在肌少症（肌肉量损失）和衰弱的发展中起到一定作用。

- 老年人内分泌失调的表现通常不明显，容易漏诊。

- 糖尿病是最常见的内分泌疾病。新的指南共识建议要避免低血糖，健康老年人的糖化血红蛋白（HbA1c）目标应在 7.0%~7.5%（53~59 mmol/mol）；体弱者为 7.0%~8.0%（53~64 mmol/mol）；痴呆症患者为 7.5%~8.5%（59~69 mmol/mol）。当然，所有的血糖控制目标都应

个体化。

- 认知功能障碍在老年人中非常常见，需要对所有患有糖尿病和其他疾病的患者进行正规测试，以确保他们可以遵循临床医生的医嘱。

- 临终关怀通常侧重于一个人生命最后两年的医疗护理。处于生命末期的糖尿病患者有一套独特的护理需求，其中包括：调整降糖方案，以尽量减少与糖尿病治疗相关的不良结局；避免代谢失代偿和糖尿病相关急症；避免身体虚弱卧床不起的糖尿病患者出现急性足部并发症；避免有症状的临床脱水；支持和维护患者（在糖尿病自我管理中）及护理者的权益，直到最后的可能阶段。

- 老年人常见的内分泌急症包括低钠血症、低血糖、高血糖、肾上腺功能不全、高钙血症、黏液性水肿昏迷和罕见的甲状腺危象。

引　言

　　20 世纪，全球人口统计数据一直强调全世界老年人数量呈显著增长趋势。预计

65 岁以上人口的比例将从 2012 年的 8% 增加到 2050 年的 16%，而 80 岁以上人口（即"最老年"）的增长速度预计将超过老年人口。据预测，这一增长将使世界老年人

口中的最老年人口大幅增加，从 2000 年的 16% 增加到 2040 年的 24%，特别是在发达国家。

随着年龄的增长，循环激素会发生许多生理性变化（表 11.1）[1]。其中一些变化，例如睾酮和 25（OH）维生素 D、胰岛素样生长因子 1（IGF-1）水平降低和皮质醇水平升高，在肌少症（肌肉量损失）和衰弱的发展中起一定作用。伴随衰老出现的胰岛素抵抗，导致老年人代谢综合征和 2 型糖尿病增加。醛固酮和血管升压素的增加可分别导致高血压和低钠血症。髋部骨折不仅与骨骼和肌肉质量下降有关，还可因谵妄所致，谵妄可能由甲状腺功能减退、肾上腺功能减退、维生素 B_{12} 缺乏、低钠血症和高钙血症引起。由于皮质醇、醛固酮和儿茶酚胺的增加，老年人中非常常见的睡眠呼吸暂停等疾病可导致高血压、高血糖和骨质疏松症。

本章将重点介绍老年人常见的内分泌急症。特别是经常出现在老年人中的不同表现，以及内分泌功能减退的诊断难点，这些疾病的症状可能与正常衰老中的一些常见变化相似。

老年人垂体功能障碍

垂体的前叶和后叶在衰老过程中会发生细微的变化，前叶主要由于纤维化和血管改变而发生变化。此类改变导致的临床问题可能需要进行治疗。尽管纤维化和血管改变可能导致垂体功能减退，但老年人垂体功能减退的大多数原因与年轻人相似。

表 11.1　伴随衰老的激素变化

内分泌腺	增 加	减 少
垂体	卵泡刺激素 黄体生成素（女性） 促肾上腺皮质激素 催产素 促甲状腺激素（在一些长寿人群中）	生长激素 黄体生成素（男性） 精氨酸血管升压素（夜间）
甲状腺	—	三碘甲状腺原氨酸（T_3） 降钙素
甲状旁腺	甲状旁腺激素	—
肾上腺	皮质醇 醛固酮	脱氢表雄酮 孕烯醇酮
胰腺	胰岛素（早期） 胰岛淀粉素 胰高血糖素	胰岛素（晚期）
性腺	—	雌激素（女性） 睾酮（男性）
自主神经系统	去甲肾上腺素	
肝脏和肌肉	—	胰岛素样生长因子 1
胃肠道	胆囊收缩素	—

在老年人中，95%以上的垂体功能减退是由于垂体细胞破坏所致。在老年人中发现的垂体腺瘤的百分比有所增加[2]。临床表现通常是隐匿的，以非特异性表现为主，例如体重减轻、疲乏、食欲减退、肌力低下或低血压。鉴于这些表现很多与正常衰老的表现重叠，老年人的垂体功能减退很容易被漏诊。

通常，垂体功能减退很少会危及生命，但由于垂体卒中，垂体功能减退会加剧。大腺瘤还会压迫垂体前叶细胞，导致激素分泌不足[3]。垂体瘤可压迫视交叉导致双颞侧偏盲。随着年龄的增长，双颞侧偏盲是垂体瘤（通常为大型无功能腺瘤）最常见的视野缺损，然而，该人群中与压迫相关的视觉障碍通常被归因于其他常见的原因（如白内障、弱视和视网膜脱离），致使垂体瘤往往未被确诊，导致垂体瘤的临床诊断延迟。垂体功能减退的其他原因包括感染、创伤性脑损伤、脑缺血，而脑缺血又反过来导致垂体血供减少。老年人可能患有多种基础疾病，采用多种药物治疗，因而可能会影响激素代谢[2]。垂体功能减退的临床特征与促肾上腺皮质激素（ACTH）、促甲状腺激素（TSH）、卵泡刺激素（FSH）、黄体生成素（LH）、生长激素（GH）、性激素（雌激素或睾酮）和抗利尿激素（ADH，也称血管升压素）的缺乏有关。

随着年龄的增长，下丘脑释放激素的昼夜释放节律会发生变化，这会导致男性LH减少和继发性腺功能减退。昼夜节律的变化也会导致夜间ACTH增加，从而导致皮质醇和醛固酮的轻度增加[4]。应激还可以改变下丘脑激素的释放，典型的例子是与睡眠呼吸暂停相关的缺氧导致的皮质醇和醛固酮增加，从而导致高血压和高血糖。

甲状腺功能减退

甲状腺功能减退在老年人中很常见，老年女性比男性更为常见。甲状腺功能下降和自身免疫性疾病有关。许多因素已被证实对老年人垂体 - 甲状腺功能有不同程度的影响。游离三碘甲状腺原氨酸（FT_3）和TSH水平普遍下降，而游离甲状腺素（FT_4）水平保持不变。重要的是，慢性疲劳、肥胖、2型糖尿病和多种药物会增加TSH分泌[5]，而其他常见情况包括运动减少、使用糖皮质激素[6]、碘、左旋多巴和抑郁症可抑制TSH分泌。几乎没有临床证据表明衰老带来的甲状腺激素效应的生理性变化在衰弱的发展中起重要作用[7]。一部分老年人TSH轻度异常升高。这些人往往比其他人寿命更长，他们的TSH不应该被抑制。

甲状腺功能减退的症状在老年人中更不明显，通常与正常的衰老表现相似。常见症状是体重增加、疲乏、脱发、非凹陷性水肿、巨舌症、声音嘶哑、便秘、记忆力减退、抑郁、高血压和心动过缓[8]。颈部甲状腺肿或手术瘢痕的存在会增加甲状腺功能减退的可能性。

需要给予治疗以防止潜在危险的临床结局（黏液性水肿昏迷、心力衰竭、低钠血症、体温过低）。对于原发性甲状腺功能减退，左甲状腺素的剂量应足以使TSH达到正常范围。对于中枢性甲状腺功能减退患者，需要左甲状腺素替代治疗并进行滴定，以使FT_4水平达到目标范围的第2~3个四分位数（即中位数至上四分位数）[9]。左甲状腺素不应用于未经治疗或未经诊断的肾上腺功能不全患者，因为甲状腺激素可能通过增加糖皮质激素的代谢清除而诱发急性肾上腺危象。为了预防肾上腺危象，患者应在开始甲状腺激素治疗前按指征接受糖皮质激素治疗[10]。或者，对于原发性或继发性甲状腺功能减退患者，应在开始甲状腺素治疗之前考虑通过适当的检测排除肾上腺功能不全。

黏液性水肿昏迷是一种重型甲状腺功能减退，伴有谵妄或昏迷、心包积液、癫痫发作、中毒性巨结肠、体温过低、换气不足和心动过缓[11]。通常由感染、心肌梗死、卒中、外伤或药物等引起。死亡率为 25%~50%。治疗包括慎重的补液。严重低钠血症可能需要高渗盐水，但需要注意避免钠过快升高（有引发渗透性脱髓鞘综合征的风险）。体温过低应通过外部加温来治疗。对于低血压患者，可静脉给予氢化可的松（例如，每 6 h 50 mg），直到确认无肾上腺功能不全。肠外给予左甲状腺素（负荷剂量为 200 μg，然后 100 μg/d）是首选治疗方法。可给予碘塞罗宁（T_3）以获得更快速的反应。

甲状腺功能亢进

随着年龄的增长，甲状腺产生的甲状腺素会减少，但由于甲状腺素清除率降低，循环水平保持正常。因此，老年人通常需要较低的左甲状腺素替代剂量（75 μg，而年轻人为 125 μg）。否则，会导致骨质疏松、肌肉损失、心动过速、心房颤动和心力衰竭，应通过 TSH 水平监测。

与年轻人相比，老年人的甲状腺功能亢进症状较少，但更容易出现疲乏、体重减轻、心房颤动、呼吸困难、抑郁，一些人还会患有睑缘炎（而非眼睑迟滞）。在老年人中，毒性多结节性甲状腺肿比 Graves 病更常见。甲状腺炎可产生短期甲状腺功能亢进。胺碘酮是一种抗心律失常药物，可导致甲状腺功能亢进（和甲状腺功能减退），其在老年人中的使用尚存疑，

但在使用时需要密切监测。

低 TSH（< 0.5 mU/L）通常提示甲状腺功能亢进 [临床表现为 FT_4 和（或）FT_3 升高，或亚临床表现为 FT_4 和 FT_3 正常]，但也可发生在非甲状腺疾病综合征患者中。通过获取 FT_4 和 FT_3 样本可确诊。

甲状腺危象可出现心动过速、震颤、高血压、出汗、腹泻和高热，老年人常伴有意识模糊和（或）昏迷。治疗需使用 β 受体阻滞剂和抗甲状腺药物 [丙硫氧嘧啶或甲巯咪唑（卡比马唑）]。碘化合物可用来阻止甲状腺激素从甲状腺中释放，但必须在给予抗甲状腺药物之后使用。可以通过静脉注射放射性造影剂来实现，例如碘泊酸和碘番酸（如有）或其他碘制剂。糖皮质激素可用来减少 T_4（激素原）向 T_3（活性激素）的转化。血浆置换可用于治疗甲状腺危象。

原发性肾上腺功能不全 （艾迪生病）

这是一种罕见的病症，发生率约为 1/2.5 万。症状是非特异性的，包括虚弱、疲乏、腹痛、皮肤变黑和体重减轻。病因包括自身免疫、肺结核、脓毒症、肾上腺出血、肾上腺转移瘤、肾上腺淀粉样变性。有低血压、高钾血症、低钠血症、低血糖、高钙血症和嗜酸性粒细胞增多的患者应怀疑此诊断。肾上腺危象是一种临床急症，可表现为恶心、呕吐、腹痛、低血压、低血糖、谵妄、发热和癫痫发作。通过静脉注射或肌内注射 250 μg 合成 ACTH（Synacthen 或 Cosyntropin）并在 30 min 或 60 min 时测定血清皮质醇水平来做出诊断。正常人刺激后的皮质醇水平应 > 500 nmol/L（180 μg/L）。急性治疗需要大量的葡萄糖盐水和静脉注射糖皮质激素。维持治疗需

要口服糖皮质激素（氢化可的松或泼尼松），在某些情况下需要使用氟氢可的松治疗肾上腺功能不全导致的醛固酮缺乏。患者发病时需加大剂量，如果呕吐，应静脉注射氢化可的松。

2型糖尿病

由于老年人数量的大幅增加，2型糖尿病的患病率在全球范围内正不断上升。据报道，美国65岁及以上人口中超过25%患有糖尿病[12]。老年人糖尿病与更高的死亡率、功能状态降低和住院风险增加有关[13]。因为许多与年龄相关的生理变化可能掩盖糖尿病的表现，使诊断变得棘手。2型糖尿病的发病通常缓慢且隐匿，并且可能不存在高血糖的典型症状，例如多尿、烦渴和多食[14]。老年人中更常见的症状包括口干、意识模糊、尿失禁、体重减轻和疲乏。

一旦诊断糖尿病，评估患者的整体健康状况以修正糖尿病治疗策略至关重要。老年人有许多重叠的病症，使得糖尿病的管理复杂化。不仅2型糖尿病的微血管和大血管并发症与衰弱综合征有关，而且并发的代谢改变（低血糖和高血糖）与认知能力下降、痴呆、跌倒、骨折以及肌肉功能和量的退化风险增加有关（表11.2）[15]。

越来越多的文献关注治疗老年糖尿病患者的衰弱机制所面临的困难。临床医生不仅需要快速识别2型糖尿病，还需要建立血糖目标，以避免出现衰弱综合征不可逆转的螺旋式下降。由于有关特定血糖和糖化血红蛋白水平（HbA1c）的证据很少，因此数据基于专家意见和数据外推。直接针对老年患者治疗的各种指南包括国际老年学和老年医学协会（IAGG）的建议[16-17]。其他指南，如美国糖尿病协会（ADA）指南[18]或ADA/欧洲糖尿病研究协会（EASD）指南[19]，

表11.2　老年糖尿病患者的常见病症

- 衰弱
- 肌肉减少症
- 认知能力下降
- 脱水
- 与高血糖相关的疼痛
- 功能性残疾
- 尿失禁
- 跌倒
- 髋部骨折
- 感染
- 白内障
- 褥疮
- 直立性低血压
- 晕厥

建议在治疗老年患者时调整规范，并且得到了最近一篇综述[20]的支持（表11.3）。

目前，在老年人中达到目标血糖控制的最有效方法是采用个体化方案[21]。已有研究证明强化血糖控制弊大于利，这主要是由于严重的低血糖结局，特别是在有衰弱综合征的老年人中。老年体弱患者糖尿病管理的复杂性不仅在于纠正慢性高血糖，而且在于避免严重的低血糖。体育锻炼（尤其是抗阻运动）是治疗糖尿病的关键。已证明治疗性饮食在老年人中无效，并会增加死亡率[22]。表11.4中列举了体弱老年糖尿病患者可用的降糖药物的优缺点。在规划糖尿病治疗方案时，临床医生必须考虑

表11.3　老年糖尿病患者糖化血红蛋白（HbA1c）的目标

状态	HbA1c
健康老年人	7.0%~7.5%（53~59 mmol/mol）
衰弱老年人	7.0%~8.0%（53~64 mmol/mol）
痴呆	7.5%~8.5%（59~69 mmol/mol）
居住在疗养院	7.5%~8.5%（59~69 mmol/mol）

目标应个体化[18-20]

合并的其他基础疾病、药物相互作用、老年综合征以及功能和认知能力。年老体弱者的基本目标是保持最佳的生活质量。

重要的是要认识到认知能力变差在糖尿病患者中非常普遍[23]。大量实验和临床研究清楚地表明，神经元中胰岛素信号通路的改变与认知能力下降和老年痴呆有关。针对有认知功能障碍的人，需要清楚地写下说明，需要让他们的看护人了解这些说明。快速认知筛查（Rapid Cognitive Screen）可用于急诊科，以识别出这些需要延长住院时间的糖尿病患者（图 11.1）。

表 11.4　体弱者中不同降糖药物的优缺点

抗糖尿病药物	优 点	缺 点	在衰弱患者中的应用
双胍类（二甲双胍）	低血糖的风险低	乳酸性酸中毒的风险，胃肠功能紊乱，维生素B_{12}缺乏	++++
格列奈类（瑞格列奈、那格列奈）	快速起效，半衰期短，体重增加	低血糖，肝衰竭者禁用	+++ ++（食欲不振）
第一代磺脲类药物（氯磺丙脲）	无	发生严重低血糖的风险非常高	无指征
第二代磺脲类药物（格列美脲、格列吡嗪、格列本脲、格列齐特）	快速起效，体重增加	发生严重低血糖的风险高（尤其是长期使用格列本脲），肝衰竭者禁用	++
α - 葡萄糖苷酶抑制剂（阿卡波糖、米格列醇）	低血糖的风险低	胃肠功能紊乱，肾功能衰竭者禁用	++
DPP-4 抑制剂（西格列汀、维格列汀、沙格列汀、利格列汀、阿格列汀）	低血糖的风险低	长期使用的数据有限，费用高	+++
噻唑烷二酮类（吡格列酮）	低血糖的风险低，改善血脂异常（HDL 和 TG），体重增加	体液潴留，骨折风险，心力衰竭	+
SGLT-2 抑制剂（坎格列净#、恩格列净#、达格列净*）	低血糖的风险低	尿路感染，不适用于慢性肾脏病 3~5 期*或 3B~5 期#；体重减轻，脱水，直立性低血压	未知；缺乏老年人中的数据，体重减轻，不适用于体弱者
GLP-1 激动剂	低血糖的风险低	体重减轻	无指征
胰岛素	快速起效，易于调整剂量，潜在的体重增加	每日血糖监测，每日多次注射，认知障碍问题，自我给药	+++

DPP-4= 二肽基肽酶 4；SGLT-2= 钠 - 葡萄糖协同转运蛋白 2；HDL= 高密度脂蛋白；TG= 甘油三酯；GLP-1= 胰高血糖素样肽 1

> 回想起：5 个对象，即苹果、钢笔、领带、马、汽车。（绘制时钟后回想对象：5 分）
>
> 绘图时钟：画 10:50 的时间。（4 分）
>
> 洞察力：吉尔是一位非常成功的股票经纪人。她在股市中赚了很多钱。然后她遇到了一位非常英俊的男人杰克。她嫁给了他，并生了三个孩子。他们住在罗马。随后，她辞了工作，专门留在家里抚养孩子。孩子们十多岁的时候，她又回去工作。她和杰克从此过上了幸福的生活。他们生活在哪个国家？（1 分）

图 11.1 快速认知筛查（RCS）国际版。0~5 分 = 痴呆；6~7 分 = 轻度认知障碍（MCI）；8~10 分 = 正常。源自参考文献 [39]

高血糖危象

老年人最常出现高血糖高渗状态（HHS），但也有一部分人会有糖尿病酮症酸中毒（DKA）。这两种情况都会在尿中出现酮体（HHS 中 < 2+）。DKA 的诊断需要动脉或静脉 pH < 7.3、碳酸氢盐 < 15 mmol/L，以及血清 β-羟基丁酸升高[24]。HHS 的诊断需要葡萄糖 > 600 mg/dL（33 mmol/L）、血浆渗透压 > 320 mOsm/kg 和血清酮体 < 3.0 mmol/L。高血糖危象的常见原因包括感染、心肌梗死和通常由于不依从而导致的胰岛素治疗不足。

治疗包括给予 0.9% 生理盐水进行液体复苏。血钠升高者应接受 0.45% 的盐水。在老年人中，需要注意不要出现输液过量和肺水肿。静脉注射胰岛素，每小时根据血糖水平调整剂量（依据当地指南）。在 DKA 中，当血糖 < 200 mg/dL（11 mmol/L）时，应在盐水中加入 5% 的葡萄糖。应密切监测血清钾水平，并在适当时补充。

接受二甲双胍治疗或严重缺氧的糖尿病患者可能会发生乳酸性酸中毒。其被定义为高阴离子间隙（> 12 mmol/L），且乳酸 > 5.0 mmol/L。治疗包括支持治疗、碳酸氢盐治疗（尽管文献对其获益的结果存在矛盾）和血液透析以去除二甲双胍。

低血糖

低血糖会导致震颤、出汗、心悸、焦虑、饥饿、易怒、谵妄和昏迷。常见的原因是胰岛素或磺脲类药物治疗过度（建议减少或简化复杂方案）、进食量少、感染、艾迪生病、胰岛素瘤或产生胰岛素样因子的肿瘤、癌症以及肾衰竭和肝衰竭。导致低血糖的药物包括喷他脒、甲氧苄啶 – 磺胺甲唑。β 受体阻滞剂可掩盖低血糖的症状。

高钙血症

高钙血症的典型症状是"骨痛、肾结石、腹部不适和抑郁"。然而，绝大多数有高钙血症的老年人受到的影响更加不易被察觉。这些影响包括认知障碍（谵妄）、厌食、体重减轻、多尿、消化不良（高钙刺激胃泌素分泌）、便秘、疲乏、肌肉无力、脱水、心律失常、抑郁和高血压。在美国，甲状旁腺功能亢进发病率最高的年龄组是 65~74 岁 [63.2/10 万（人·年）][25]。高钙血症在女性中比男性中更常见。由于钙与白蛋白结合，因此必须根据循环白蛋白水平校正钙水平。

住院患者中高钙血症的最常见原因是恶性肿瘤，尤其是多发性骨髓瘤、乳腺癌或肺癌。这可能是由于激素因素（例如甲状旁腺激素相关肽）或转移癌对骨骼的直接破坏。由甲状旁腺腺瘤或增生引起的原发性甲状旁腺功能亢进是门诊患者高钙血症最常见的原因。其他引起高钙血症的原因包括甲状腺功能亢进、维生素 D 过多、乳碱综合征（milk-alkali syndrome）、艾迪生病、肉芽肿病（结节病、肺结核、麻风病、铍中毒、组织胞浆菌病和球孢子菌病）和药物诱导（锂、维生素 A、噻嗪类利尿剂）[26]。

急诊科对症状性高钙血症的治疗是用生理盐水进行液体复苏。可考虑给予呋塞米来增加尿钙排泄，但必须在充分补液后才能使用。双膦酸盐（帕米膦酸盐、唑来膦酸）是治疗高钙血症的首选药物。它们与羟基磷灰石结合并防止破骨细胞附着在骨基质上。地舒单抗可防止破骨细胞的 RANK 配体激活，可用于处理唑来膦酸治疗无效的恶性肿瘤高钙血症。西那卡塞（Cinacalcet）激活甲状旁腺钙敏感受体，可用于甲状旁腺癌或者原发性或三发性甲状旁腺功能亢进，以降低血清钙。任何可能增加血清钙的药物（例如噻嗪类药物、维生素 D 和钙补充剂）都应尽可能停用。

肌肉减少和激素

肌肉减少是老年人衰弱、髋部骨折、残疾和死亡的主要预测因素。激素在维持肌肉完整性和体积方面起着不可或缺的作用。合成代谢激素将蛋白质代谢的合成 - 分解代谢平衡转向新蛋白质的合成，以替代不断分解的蛋白质。肌肉肥大需要肌细胞核的增殖（增生）以维持核 / 细胞质比率。与肌肉肥大相关的激素因素包括 IGF-1、GH、睾酮和脱氢表雄酮（DHEA）。高 IGF-1 浓度的特征与典型的衰老特征相反，包括体脂含量减少、肌肉质量增加以及葡萄糖和脂质的代谢稳态改善。在肌肉水平，IGF-1 刺激蛋白质合成和卫星细胞分化，以维持肌肉质量和功能。循环 IGF-1 浓度随着年龄的增长而降低。年龄相关的 IGF-1 血浆浓度降低受 GH 水平降低以及营养状况、胰岛素和炎性细胞因子的影响。具体而言，IGF-1 对肌肉强度的

生物活性受到白细胞介素 –6（IL-6）活性增加的抑制[27]。在骨骼肌中，IGF-1 通过两种方式刺激蛋白质的合成速率：IGF-1 增加肌丝的 mRNA 转录速率，如 α–骨骼肌动蛋白，这是肌肉收缩装置的主要组分[28]；IGF-1 刺激磷脂酰肌醇 3 激酶（PI3-K）/Akt（也称为蛋白激酶 B）通路，后者激活哺乳动物雷帕霉素靶蛋白（mTOR）。此外，老年人体内较高浓度的促炎细胞因子会直接干扰肌肉中的 IGF-1 基因蛋白表达和受体敏感性[29]。高 IL-6 和低 IGF-1 血浆浓度被认为是肌肉强度差、下肢运动功能差和残疾的危险因素。

衰老过程不仅伴有许多肌肉合成代谢信号的丢失，而且与分解代谢信号的增强相关。事实上，合成代谢 IGF-1 信号通路受损会产生以下负面影响。

· 老年人体力活动的减少会导致 IGF-1 不同亚型产生的肌肉牵拉激活刺激减少。

· 对骨骼肌功能至关重要的运动神经元的缺失会导致肌萎缩和蛋白质水解增加。

· 随着食物摄入量的减少，食欲的逐渐丧失可导致营养不良，并最终导致消瘦。

· 与年龄相关的 GH 下降会影响 IGF-1 的肌肉反应。

除了与年龄相关的 GH 和 IGF-1 水平下降之外，强有力的证据表明：GH 和 IGF-1 对受体后信号转导的调节异常可导致严重的肌肉量损失[30]。它们降低细胞内信号转导效率，导致肌肉量和强度降低、蛋白质合成减少、蛋白水解基因增加、细胞凋亡增加，因而运动能力降低、跌倒和骨折风险增加。

需要注意的是采用 GH 治疗已被证明有许多副作用，例如外周水肿、关节痛、

葡萄糖耐受不良和 2 型糖尿病[31]。最近的一项研究表明，GH 替代疗法可导致骨骼肌蛋白质合成和线粒体生物合成增加[32]。然而，还需要更多的研究来验证 GH 在年老体弱成人中的使用。

睾酮影响肌肉量和肌肉强度。有证据表明睾酮水平随着年龄的增长而下降，由此对肌肉功能的负面影响也在意料之中。与睾酮水平正常的同龄男性相比，循环睾酮水平低的老年男性的肌肉强度往往较低。一项采用睾酮补充疗法的研究表明，老年性腺功能减退男性的肌肉量和强度有所改善[33]。然而，由于安全性问题和相关临床重要结果指标的不一致，因此睾酮替代疗法的广泛使用仍然存在争议。

肾上腺性激素前体——脱氢表雄酮（DHEA）和 DHEA 硫酸盐（DHEAS）——的产生和循环水平随着年龄增长而显著下降。DHEA 作用于肌肉功能的机制可能与其向睾酮和二氢睾酮的外周转化有关，但不能排除 DHEAS 的直接作用，因为已在肌肉组织中鉴定出特异性受体。一项营养和运动干预研究表明：与 IGF-1 相比，DHEAS 的增加明显更高[34]。

雌激素水平也会随着年龄的增长而下降。尽管雌激素在体外对肌肉细胞有直接的合成代谢作用，但一些作者认为雌激素对肌肉的影响是由它们转化为睾酮介导的[35]。有趣的是，雌激素和睾酮都能够抑制 IL-6 的产生，这表明此类激素的年龄相关下降将对肌肉组织的分解代谢信号传导发挥关键作用。然而，关于雌激素补充疗法对肌肉功能影响的可用信息有限，因为结果并未显示对绝经后妇女的肌肉质量或强度有任何显著影响[36]。目前，人们急切期待找到能够成功治疗年老体弱者肌肉退化的特定"激素"药物。

总　结

老年人内分泌失调的表现通常不易察觉，容易漏诊。糖尿病是最常见的内分泌疾病。新的共识指南建议需要避免低血糖，血糖目标应该个体化。认知功能障碍在老年人中非常常见，需要对所有患有糖尿病和其他疾病的人进行正规检测，以确保他们可以遵循临床医生的医嘱。临终的糖尿病患者有一套独特的医疗护理需求[37]，其中包括：制定个体化的降糖方案，以尽量减少与糖尿病治疗相关的不良结局；避免代谢失代偿和糖尿病相关的急症；避免身体虚弱卧床不起的糖尿病患者出现急性足部并发症；避免有症状的临床脱水；支持和维护患者个体（在糖尿病自我管理中）及护理者的权益，直到最后的可能阶段[18,37]。例如，在对 20 329 例临终 2 型糖尿病患者（100 d 死亡率为 83%）进行的 VA 研究中，12% 的患者经历了低血糖，约 5% 出现严重低血糖 [血糖 < 50 mg/dL（2.8 mmol/L）]。对于接受胰岛素治疗的患者，相应数字分别为 38% 和 18%。总体而言，只有 12% 的患者 HbA1c > 8%。这些结果反映了需要放松和（或）停止糖尿病药物治疗，以减少临终 2 型糖尿病患者发生低血糖[38]。

老年人常见的内分泌急症包括低钠血症、低血糖、高血糖、肾上腺功能不全、高钙血症、黏液性水肿昏迷和罕见的甲状腺危象。

参考文献

请登录 www.wpcxa.com 下载中心查询或下载，或扫码阅读。

第 4 部分

垂体疾病
Pituitary Disorders

引 言

垂体疾病的急症处理

Edward R. Laws　*Ursula B. Kaiser*

要　点

• 与垂体有关的内分泌急症是重要的临床问题，在临床中比较常见。

• 脑垂体功能会受到多种因素的影响，如肿瘤（原发性和转移性）、头部创伤、出血、脑血管痉挛或供血不足、感染、炎症和自身免疫疾病、药物影响以及放疗反应。

• 垂体功能减退可引起明显的乏力、内分泌重要激素缺乏和代谢异常，包括继发性（中枢性）肾上腺皮质功能减退，这是一种真正的内分泌急症。如怀疑存在垂体功能低下，可以在激素检测结果回报前，经验性地静脉注射应激量的氢化可的松及补液治疗。

• 如患者存在黏液性水肿昏迷、心动过缓、休克、体温过低、通气不足和精神状态改变，还要考虑到中枢性甲状腺功能减退的可能。

• 急性垂体损伤患者可出现水、电解质紊乱，表现为中枢性尿崩症（DI），少部分为抗利尿激素分泌异常综合征（SIADH）。脑耗盐综合征也可能发生。

• 急性或慢性垂体肿大可压迫牵拉视神经和视交叉，导致视力丧失。垂体卒中引起的突发视力丧失属于内分泌急症，应立即手术治疗。

• 有经验的临床医生应熟知垂体功能，以及垂体功能受损或异常时的临床表现。收集分析实验室检查和影像资料，进行全面的鉴别诊断，方可挽救患者生命。这对于临床医生有一定的挑战性。

由于垂体位于脑底的重要位置，其相关激素的调控机制复杂，因此垂体相关的内分泌急症在临床上较为常见且重要。垂体柄（漏斗部）连接垂体与下丘脑，垂体的血供及下丘脑刺激性和抑制性因子对垂体的调控与其密切相关（图1）。在蝶鞍内，垂体上部紧邻视交叉，侧面紧邻海绵窦内的脑神经。这些神经控制着瞳孔、眼外肌及三叉感觉神经。

原发性或继发性肿瘤、头部创伤、出血、血管痉挛或供血不足、感染、炎症及自身免疫疾病、药物、放疗反应等均可能影响垂体功能。

垂体功能减退可引起明显乏力、机体重要激素缺乏及代谢异常[1]。可由增大的垂体肿瘤、垂体瘤卒中（出血和或垂体瘤梗死）所致。颅脑创伤引起的垂体柄损伤及垂体血供不足，妊娠或产后希恩综合征

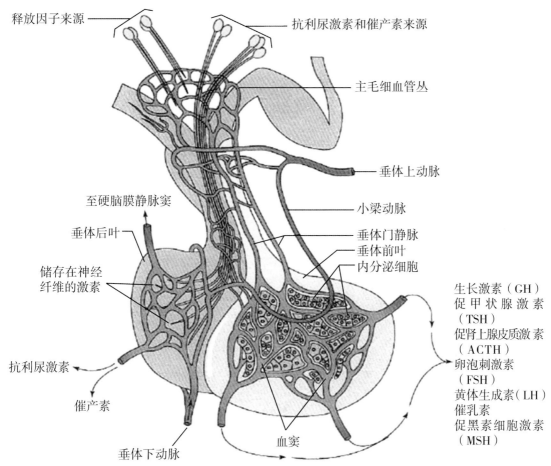

释放因子来源

抗利尿激素和催产素来源

主毛细血管丛

垂体上动脉

至硬脑膜静脉窦

小梁动脉

垂体后叶

垂体门静脉
垂体前叶
内分泌细胞

储存在神经
纤维的激素

生长激素（GH）
促甲状腺激素
（TSH）
促肾上腺皮质激素
（ACTH）
卵泡刺激素
（FSH）
黄体生成素（LH）
催乳素
促黑素细胞激素
（MSH）

抗利尿激素

催产素

垂体下动脉

血窦

图 1 下丘脑与脑垂体的解剖和功能关系。下丘脑的释放或抑制激素通过门静脉输送到垂体前叶。抗利尿激素（ADH）和催产素由下丘脑的神经细胞产生，然后通过漏斗的神经轴突运送到垂体后叶，在垂体后叶释放到循环中

（正常垂体梗死），转移癌累及垂体、漏斗部或下丘脑均可引起急性和亚急性垂体功能减退。垂体本身炎症及感染过程也会导致突发的垂体功能低下，包括淋巴细胞垂体炎及其他相关的垂体炎，如肉芽肿性疾病、结节病、结核及蝶鞍脓肿等。

急性或慢性垂体损伤可引起一种内分泌急症——继发性（中枢性）肾上腺功能不全。对于危重患者考虑到这种可能性非常重要。急性肾上腺功能不全或肾上腺危象患者，主要表现为休克，亦可出现食欲减退、体重减轻、头痛、恶心、呕吐、腹痛、虚弱、疲乏、昏睡、意识不清甚至昏迷，

通常伴随发热。慢性肾上腺功能减退患者并发感染时易诱发肾上腺危象。如怀疑存在垂体功能低下，在激素测定结果回报前可经验性地静脉注射应激量的氢化可的松及补液治疗。当患者疑似存在黏液性水肿、心动过缓、休克、低体温、通气不足及精神状态改变时，要考虑到中枢性甲状腺功能减退的可能。

急性垂体损伤患者可出现水、电解质紊乱，表现为中枢性尿崩症（DI）或抗利尿激素分泌异常综合征（SIADH）。垂体腺瘤患者一般很少出现 DI，但垂体炎症或浸润性占位病变、垂体术后或放疗后，尤

其是下丘脑或垂体柄受累时，患者常有 DI 表现。临床上垂体部位转移瘤患者由于 DI 多出现水、电解质紊乱，理论上认为是营养神经垂体的门静脉系统受累，肿瘤细胞在局部增殖形成团块所致。这种情况下必须精细地管理液体出入量和电解质平衡，并酌情给予去氨加压素 [1-2]。当同时存在渴感调节异常时，维持水、电解质平衡难度较大。

急性或慢性垂体肿大可压迫或牵拉视交叉，导致视力丧失（图 2）。垂体瘤卒中引起的急性失明属于内分泌急症，需紧急外

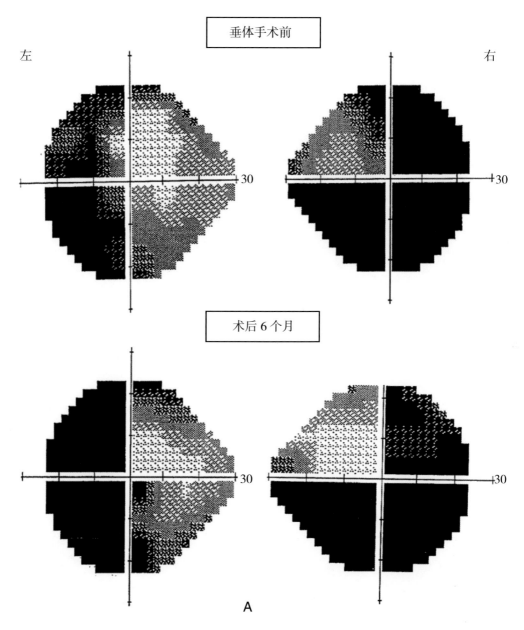

图 2　A. 经蝶窦手术前及术后 6 个月的 Humphrey 视野检查。术后视力明显改善，正规视野测试有一定改善。同一患者基线时垂体 MRI 冠状面（B）和矢状面（C）显示大腺瘤（促性腺激素染色无功能垂体肿瘤）。矢状面未见视交叉抬高和压缩，但可能在箭头附近

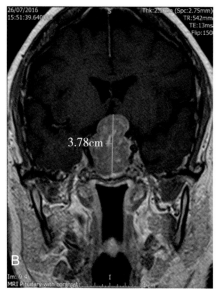 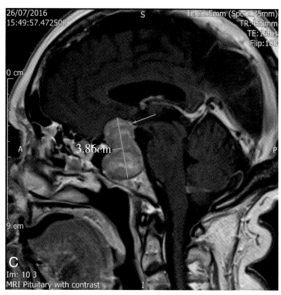

图 2（续）

科处置 [3]。进行性视力下降和视野缺损可伴发于鞍区和鞍旁的各种病变，不仅包括垂体腺瘤，还包括该区域的 Rathke 裂囊肿、颅咽管瘤、蛛网膜囊肿、脑膜瘤及其他疾病，这使得鉴别诊断较为困难。

某些情况下，垂体囊性病变如 Rathke 裂囊肿及颅咽管瘤可能发生破裂，其内的液体内容物流入蛛网膜下腔，引起急性脑膜炎样临床表现，这些炎症反应可导致视力损伤和垂体功能减退。

头部损伤、颅内出血、动脉瘤破裂可能伴随着脑血管痉挛，引起垂体血供受损，损伤漏斗部及下丘脑。引起 DI 或 SIADH，出现急性严重电解质紊乱 [4]。这些情况同样可导致脑耗盐综合征。此时做出明确诊断和正确处置的难度较大。除了 DI 和 SIADH，颅脑损伤后还可能产生不同程度的垂体前叶激素缺乏。

多种药物可以影响或干扰正常的垂体功能，包括精神药物、垂体疾病的治疗药物、某些肿瘤化疗药，以及一些有毒性或难以耐受的激素。一个不常见的紧急情况是多巴胺受体激动剂治疗侵袭性催乳素大腺瘤后导致肿瘤显著缩小，引起脑脊液漏 [5]。

总 结

临床医生要善于思考，应始终熟知脑垂体的多种功能，以及垂体受损对患者的影响。收集分析各种实验室检测和影像资料，并进行全面的鉴别诊断，方可挽救患者生命，这些对于临床医生是一种挑战。

参考文献

请登录 www.wpcxa.com 下载中心查询或下载，或扫码阅读。

第 12 章

垂体功能减退

Nicholas A. Tritos   Anne Klibanski

要 点

• 垂体功能减退会导致垂体激素完全或部分缺乏，包括中枢性肾上腺功能减退、中枢性甲状腺功能减退、中枢性性腺功能减退、生长激素缺乏和尿崩症（较罕见）。

• 垂体功能减退可由分泌功能降低或破坏，以及下丘脑的垂体释放激素的分泌受到干扰等多种情况引起。

• 垂体功能减退的病因包括垂体腺瘤和其他鞍区肿瘤、垂体手术或放疗、创伤性脑损伤、药物治疗、出血（垂体卒中或蛛网膜下腔出血）、产后垂体梗死（希恩综合征）、炎症、感染、铁超负荷以及垂体发育和功能相关基因的有害突变。少数情况下也可能发生特发性的垂体功能减退。

• 当考虑诊断垂体功能减退时，有必要同时测定垂体激素（如促甲状腺激素）和靶器官激素（如游离甲状腺素）水平，以排查中枢性肾上腺功能减退、中枢性甲状腺功能减退和中枢性性腺功能减退。

• 如实验室检查提示患者垂体功能减退，推荐进行垂体影像学检查，以鉴别潜在的病因（如垂体腺瘤、颅咽管瘤、垂体炎等）。鞍区 MRI 是首选的影像学检查。存在金属弹片或硬件（如植入心脏起搏器）而不能进行 MRI 的患者，CT 也具有垂体影像的诊断作用。此外，CT 检查对于诊断骨侵蚀、鞍区钙化或急性鞍内出血特别有帮助。

• 具有潜在致命风险的垂体功能减退表现包括中枢性肾上腺皮质功能减退、尿崩症或极少数情况下的中枢性甲状腺功能减退。相较而言，虽然促性腺激素缺乏和生长激素缺乏不会危及生命，但它们与显著的并发症发生率、生活质量下降和可能增加的死亡率密切相关。

• 对于存在垂体功能减退风险的急性患者，应及时给予糖皮质激素替代治疗而无须等待激素检验结果，相关激素检查的确诊试验可随后进行。及时启用去氨加压素、监测体液平衡和血清钠在尿崩症的治疗中必不可少。只有在糖皮质激素替代后才可使用左甲状腺素替代，以避免诱发肾上腺危象。

• 目前仍需要进一步的研究以优化垂体功能减退患者的长期治疗，并将并发症发生率和死亡率降至最低。

引　言

垂体功能减退可由多种病因引起，并可增加并发症发生率和死亡率。垂体功能减退的急性表现包括促肾上腺皮质激素（ACTH）缺乏引起的中枢性肾上腺皮质功能减退、尿崩症，较少情况下也可发生因促甲状腺激素（TSH）缺乏引起的中枢性甲状腺功能减退。相比之下，其他垂体激素的缺乏，包括促性腺激素、生长激素（GH）和催乳素，不会立即危及生命。尽管在垂体疾病的诊断和治疗方面取得了进展，但垂体功能减退仍然与心血管疾病的长期死亡率增加有关[26-27]。

本章旨在回顾成人垂体功能减退的病因、病理生理、临床特征、诊断和处理，并着重于急性患者的评估和处理。

病因学

垂体腺瘤是成人垂体功能减退最常见的原因。大腺瘤患者（定义为最大直径

≥ 10 mm 的病变）明显存在垂体前叶功能减退的风险。然而，有学者认为，一些微腺瘤（直径 < 10 mm）患者也可能存在风险[29]，特别是当腺瘤直径 ≥ 6 mm 时[20]。值得注意的是，垂体腺瘤患者垂体手术前极少发生中枢性（神经源性）尿崩症（CDI）。因此，如果未行垂体手术的鞍区肿物患者出现 CDI，则强烈提示潜在病变不是垂体腺瘤。

此外，不仅仅是腺瘤，鞍区占位较大（> 10 mm）（表 12.1）的患者也有发生垂体前叶功能减退的风险，包括颅咽管瘤、转移瘤和出现 CDI 的患者[5]。尤其是浸润性或炎性病变和（或）累及垂体柄的病变，无论大小都可能导致垂体功能减退。少数原发性空蝶鞍患者也可能有垂体前叶功能减退。

约 15% 的患者在垂体术后早期出现 CDI[12]。然而，持续性 CDI 只发生在约 5% 的术后患者中。此外，约 10% 的术后患者可能出现新的垂体前叶激素分泌缺陷。目

表 12.1　鞍区占位的鉴别诊断

垂体腺瘤（约占 91%）	催乳素瘤，垂体无功能性腺瘤，生长激素分泌腺瘤（肢端肥大症和巨人症），促肾上腺皮质激素瘤（库欣病），促甲状腺激素瘤，促性腺激素细胞腺瘤
非腺瘤性病变（约占 9%）	
肿瘤性	颅咽管瘤，垂体细胞瘤，脑膜瘤，生殖细胞瘤，神经胶质瘤，脊索瘤，软骨肉瘤，转移瘤，淋巴瘤
囊性	Rathke 裂囊肿，蛛网膜囊肿，表皮样囊肿，皮样囊肿
血管性	动脉瘤，海绵状畸形
炎性	原发性垂体炎（淋巴细胞性、肉芽肿性、黄瘤性、坏死性），继发性垂体炎[伴有结节病、朗格汉斯细胞组织细胞增生症、肉芽肿伴多血管炎（GPA，原名 Wegener 肉芽肿）] 和药物诱导（如伊普利单抗、纳武利尤单抗、α 干扰素）
感染性	垂体脓肿，Whipple 病，真菌感染，囊虫病
垂体增生	与妊娠、靶腺功能减退（包括严重原发性甲状腺功能减退）或异位释放激素分泌有关

该列表包括大多数垂体病变，但并不详尽

前尚不清楚这些患者术前是否处于垂体前叶功能减退的临界状态。相反，约40%的患者接受垂体手术后出现了垂体功能缺陷的改善，可能是由于肿瘤对正常垂体前叶的压迫减轻带来的获益。

鞍区放疗与终生性垂体前叶功能减退相关，随着时间的推移，垂体前叶功能减退变得越来越常见，治疗后5年约40%的患者受到影响，而治疗后10年约为60%[6]。在这些患者中，GH和促性腺激素缺乏往往发生在TSH或ACTH缺乏之前。除促性腺激素功能减退外，放疗所致的高催乳素血症在某些情况下也可能导致性腺功能减退[22]。值得注意的是，对远离鞍区的脑肿瘤进行常规放疗也会导致垂体功能减退。立体定向放射外科用于治疗远离下丘脑和垂体的脑病变，在垂体功能方面是否更安全尚未确定。

创伤性脑损伤近来已成为垂体功能减退的重要原因，但可能未被充分认识[11-13]。据估计，在需要住院治疗的创伤性脑损伤患者中，约25%会出现一种或多种垂体激素缺乏。值得注意的是，这些患者中一些会出现垂体功能部分恢复。

多种非创伤性血管损伤与垂体功能减退有关，包括动脉瘤性蛛网膜下腔出血、垂体卒中（垂体腺瘤出血、梗死）以及严重产科出血导致低血容量性休克（希恩综合征）的产后垂体梗死[21]。值得注意的是，由于整体产科护理水平的提高，希恩综合征在西方国家已变得罕见。

与垂体功能减退相关的药物包括可能导致垂体炎的药物，即α干扰素和免疫检查点抑制剂，例如伊普利单抗（常规用于转移性黑色素瘤的临床治疗）和发生频率较低的纳武利尤单抗。免疫检查点抑制剂相关的垂体炎通常表现为多种垂体前叶激素缺乏，

包括中枢性肾上腺功能减退和（或）中枢性甲状腺功能减退[8]。低钠血症是常见的临床表现，而CDI则非常少见。

此外，一些药物可能选择性地抑制垂体的某些功能，包括药理学剂量的糖皮质激素，其抑制ACTH、TSH、GH和促性腺激素。阿片类药物抑制ACTH和促性腺激素，贝沙罗汀（维甲酸受体激动剂）抑制TSH分泌。

除了药物相关的垂体炎外，垂体炎症也可能作为一种原发性垂体病理改变发生（分为淋巴细胞性、肉芽肿性、黄瘤性、浆细胞性或坏死性），也可能与全身炎症或自身免疫性疾病[如结节病、朗格汉斯细胞组织细胞增生症、肉芽肿伴多血管炎（GPA，以前称为Wegener肉芽肿）和免疫球蛋白G4相关疾病（IgG4-RD）]有关。浸润性疾病，包括血色素沉着症，也可能导致垂体功能减退，并倾向于发生中枢性性腺功能减退。与垂体功能减退相关的感染性疾病包括脑膜炎、垂体脓肿、Whipple病、结核病、真菌感染和囊虫病。

在一些先天性或儿童期发作和（或）家族性垂体功能减退的患者中，已确定了垂体功能减退的遗传病因，可能涉及编码与垂体发育相关的转录因子的基因[如POU1F1（Pit1）、PROP1、LHX3、LHX4、HESX1、OTX2、PITX2、SOX2、SOX3、TPIT]，或编码下丘脑、垂体激素或相应受体的基因的失活突变[23]。

病理生理学

在鞍区无功能性肿物的患者中，垂体功能减退可能是由于肿物对远端正常分泌细胞的影响或对下丘脑－垂体－门脉系统的干扰所致。就患病率而言，中枢性性腺

功能减退和 GH 缺乏是临床上无功能性垂体大腺瘤患者最常见的缺陷，其次是中枢性肾上腺功能减退和中枢性甲状腺功能减退。垂体柄阻断则与多种垂体激素缺乏有关 [15]。鞍上病变还可侵犯下丘脑核团，这些核团参与释放激素的分泌，在调节垂体功能中起关键作用。出血、缺血、创伤、放疗的慢性效应，以及炎症和感染都可能通过不完全性的特征机制破坏垂体功能 [28]。免疫检查点抑制剂，包括细胞毒性 T 淋巴细胞抗原 4（CTLA 4）定向抗体（如伊普利单抗），可通过启动补体级联反应和诱导激活的巨噬细胞、T 淋巴细胞和 B 淋巴细胞募集到垂体引起垂体炎症和垂体功能紊乱 [3]。分泌性垂体腺瘤可选择性地抑制特定垂体前叶细胞群的功能（包括高催乳素血症抑制促性腺激素的分泌，皮质醇过量抑制 GH、促性腺激素和 TSH 的分泌）。

垂体功能减退的患者可能由于严重的垂体激素缺乏（包括缺乏 ACTH、TSH 或血管升压素）或部分性垂体功能缺陷的患者遇到应激时（如损伤、手术或感染）而导致疾病加重出现危象。中枢性肾上腺功能减退可能导致脱水、低钠血症和休克，对糖皮质激素替代治疗前的液体复苏和血管升压药治疗无反应。中枢性甲状腺功能减退很少导致黏液性水肿昏迷。在糖皮质激素和甲状腺激素替代治疗后，由于肾血流动力学、肾小球滤过率和自由水清除率的改善，垂体后叶激素缺乏导致的 CDI 才会在临床上表现出来。

临床特征和表现

中枢性肾上腺功能减退患者可能出现虚脱、头痛、恶心、呕吐、直立性眩晕、关节疼痛、脱水、意识混乱、休克或低钠血症 [10,27]。病程较长的患者还可能出现疲劳和不明原因的体重减轻。皮肤和黏膜色素沉着及高钾血症则不会出现（与艾迪生病患者相反）。

中枢性甲状腺功能减退的患者很少出现黏液性水肿昏迷，多表现为心动过缓、休克、呼吸缓慢、通气不足、低体温、精神状态异常、黄疸、低钠血症和肝功能异常。如果追问病史，则可能获得慢性疲劳、体重增加、便秘、肌肉痉挛、月经不调、皮肤干燥、水肿、脱发和怕冷等信息。

当患者发生急性垂体损伤（包括创伤性脑损伤和垂体手术）影响垂体后叶时，CDI 通常在 24~48 h 出现，其特征是多尿（尿量 > 200 mL/h，持续超过 2 h）和低渗尿（一般情况下，尿比重 < 1.005 或渗透压 < 300 mOsm/kg）[7]。血清钠水平通常在正常高值或轻度升高。然而，如果患者不能通过增加水的摄入量来补充水分，则可能发生严重的高钠性脱水。这种情况可能发生在感觉中枢受损、渴感缺失或饮水受限的患者中。一过性 CDI 可能继发于抗利尿激素分泌异常综合征（SIADH）所造成的低钠血症之后，通常在 2 周内消失，并可能进展为反复发作的 CDI（被称为"三相反应"的一系列事件）。

促性腺激素、催乳素或 GH 的缺乏不大可能引发急性症状。然而，如果出现这些激素缺乏的症状和表现，应该提高对高危患者垂体功能减退的怀疑。缺乏促性腺激素的女性通常会出现月经过少或继发性闭经，而男性则会出现性欲低下、勃起功能障碍、疲劳或向心性肥胖。男女患者均可能出现潮热、第二性征消退、不孕不育，并有骨质流失的风险。缺乏催乳素的妇女可能会出现产后无乳，这在患有希恩综合征的妇女中很常见。男性催乳素缺乏的后果尚未确定。在儿童和青少年中，GH 缺乏导致生长迟缓，也可能损害骨矿物质和肌肉质量的正常累积。在成人中，GH 缺乏与身体成分异常（内脏脂肪增加、肌肉质量和骨密度下降）、运动能力下降、血脂异常和胰岛素抵抗有关，降低生活质量。催产素的生理作用尚未完全阐明。然而，新的数据表明，除了促进分娩和泌乳，催产素还可能在社会联系和食物摄入的调节中发挥作用[14,18]。

除了垂体激素缺乏的症状和体征外，患者可能出现局部肿物影响的临床表现，包括头痛、视力丧失（鞍区肿物压迫视觉器官造成，最常见的是双颞侧偏盲）或其他脑神经病变（涉及第Ⅲ、Ⅳ、Ⅴ、Ⅵ对脑神经）。垂体卒中表现为急性的、非常严重的头痛，伴有视力丧失和眼肌麻痹，被认为是内分泌和神经外科急症。

诊　断

评估下丘脑－垂体－肾上腺（HPA）轴对有垂体功能减退风险的患者最具有诊断价值（表 12.2）[10,27]，治疗也是如此。清晨（或随机）血清皮质醇水平 > 18 μg/dL（约 500 nmol/L）可确定肾上腺皮质功能充足，此方法特异度高，但灵敏度较低。相反，清晨血清皮质醇水平 < 3 μg/dL（约 80 nmol/L）则可诊断为肾上腺功能不全。清晨皮质醇水平介于 3~18 μg/dL 不具有诊断性，需要进行额外的检查。同时测定血浆 ACTH 水平有助于区分中枢性肾上腺功能减退（以血浆 ACTH 水平低或"正常"为特征）和原发性肾上腺功能减退（以血浆 ACTH 水平升高为特征）。需要强调的是，对于有中枢性肾上腺功能减退风险的急性病患者，应假定其肾上腺功能不足，无须等待诊断试验结果，先给予应激剂量的糖皮质激素治疗（最好在抽取血样检验皮质醇和 ACTH 后）。

激发试验有助于评估病情稳定患者的 HPA 轴的功能，但在紧急情况下不利于及时提供充足的信息。胰岛素耐量试验（ITT）是评价垂体－肾上腺功能的金标准，同时也有助于评价 GH 的分泌。然而，该试验需要诱导严重低血糖 [< 45mg/dL（2.5 mmol/L）] 以达到足够的诊断准确性。因此，它通常使患者产生不适，并存在一些与严重低血糖相关的风险，且禁用于老年人、癫痫患者及心血管疾病患者中。美替拉酮试验在 HPA 轴的评估中也是可靠的，但目前美替拉酮的可用性有限，并且可能导致急性肾上腺功能不全，特别是在无监护的门诊环境下，因而限制了其应用。快速 ACTH（Cortrosyn 或 Synacthen）兴奋试验直接评估肾上腺皮质的反应性，对原发性肾上腺功能不全的诊断相当准确。然而，这项检查对新发中枢性肾上腺功能减退患者的诊断准确率较低，因为内源性 ACTH 分泌减弱后，肾上腺需要数周（4~6 周）或更长时间才会萎缩，并对外源性 ACTH 失去反应。

垂体－甲状腺轴的评估需要测定 TSH 和游离甲状腺素（T$_4$）的水平（因为中枢性甲状腺功能减退患者在游离 T$_4$ 水平低的情况下，血清 TSH 通常是不适当的"正常"）[27]。类似的生化结果可能出现在甲状腺功能正常的病态综合征的急性患者中，这种情况可能无法准确与危重患者的中枢性甲状腺功能减退相区分。除非怀疑黏液性水肿昏迷，通过一系列实验室评估对垂体－甲状腺轴进行谨慎观察可能是适宜的，并有助于区分这两种可能的诊断，甲状腺功能正常的病态综合征生化异常将随着患者临床状态的整体改善而好转

表 12.2 怀疑垂体功能减退的成年患者的诊断评估（注意：使用当地实验室参考范围）

垂体功能	检查项目	操作	检查解读	备注
垂体–肾上腺轴	清晨血清皮质醇和血浆 CTH	上午 8 点采集标本	血清皮质醇 > 18 μg/dL（500 nmol/L）确认充足，确认充足；皮质醇 < 3μg/dL（80 nmol/L）可诊断肾上腺功能减退；未治疗的肾上腺功能减退患者血浆 ACTH 水平低或不升高是中枢性肾上腺功能减退的诊断指标	血清皮质醇在 3~18 μg/dL（80~500 nmol/L）时无法确定，需要进行激发试验
	胰岛素耐量试验	短效胰岛素 0.1~0.15 U/kg 静脉注射；测定 0、30、60、90、120 min 时的血清皮质醇	血清皮质醇峰值 > 18 μg/dL（500 nmol/L）确认充足	诊断金标准；最低血浆葡萄糖应 < 45 mg/dL（2.5 mmol/L）以确保对促肾上腺皮质激素细胞有足够的刺激；需要医生监督；避免用于老年人、心血管疾病患者或癫痫发作患者
	美替拉酮试验	晚 11 时口服美替拉酮（30mg/kg）；次日上午 8 时测血清皮质醇、ACTH、11-脱氧皮质醇	血清 11-脱氧皮质醇 > 7 μg/dL（200 nmol/L）确认充足 [ACTH > 50 pg/mL（11 pmol/L）正常；然而，ACTH 的反应不如 11-脱氧皮质醇的反应可靠]；血清皮质醇需 < 5 μg/dL（140 nmol/L）以确定酶的充分阻断	避免在 ACTH 激发试验异常的患者中进行；有诱发急性肾上腺功能不全的风险
	快速 ACTH 兴奋试验	ACTH（Cortrosyn 或 Synacthen）250 μg 静脉滴注或肌内注射*；测定 0、30、60 min 时的血清皮质醇	血清皮质醇峰值 > 18 μg/dL（500 nmol/L）确认肾上腺功能充足	该测试在近期（几周内）发病的促肾上腺皮质细胞病的促肾上腺皮质衰竭住院患者中常出现假阴性结果
垂体–甲状腺轴	血清 TSH 和游离 T4	随机抽取血清标本，测量 TSH 和游离 T4	血清游离 T4 在中枢性甲状腺功能减退患者中较低；"正常"血清 TSH 水平在中枢性甲状腺功能减退患者中常见	类似的生化结果也见于甲状腺功能正常的病态综合征患者

表 12.2（续）

垂体功能	检查项目	操 作	检查解读	备 注
垂体后叶（抗利尿激素）	血清钠和渗透压，尿渗透压（或比重）	标本取自多尿的住院患者，首选晨尿	尿渗透压＞700 mOsm/kg 可排除尿崩症	排除低钾血症、高钙血症和高血糖，血清钠、渗透压正常且尿浓缩不足、病情稳定的患者可考虑行禁水试验
	禁水试验	禁止摄入所有液体，并行细致监测血压、脉搏、尿量和体重 每隔 2 h 采集一次血清钠和尿渗透压的标本，直到尿液渗透压达到平台期或出现明显脱水的证据 在禁水试验结束时给予去氨加压素（1~2 μg，皮下注射），并在注射后 1 h 和 2 h 采集尿液标本	尿液渗透压＞700 mOsm/kg 可确定抗利尿激素分泌和作用充足 重度尿崩症患者尿渗透压峰值＜300 mOsm/kg（或血清渗透压＞300 mOsm/L）以确保足够的抗利尿激素刺激 需要血清钠＞145 mmol/L 去氨加压素给药后尿渗透压正常化（＞700 mOsm/kg）提示中枢性尿崩症，给药后尿渗透压没有增加则提示肾性尿崩症	该试验应在密切监护下于病情稳定的患者中进行，血清钾、钙、葡萄糖正常，甲状腺和肾上腺功能在检查前已知正常或已接受替代治疗 如果体重比基线下降超过 3%，则终止测试；如果出现脱水或高渗（血浆渗透压＞300 mOsm/kg）则终止试验
促性腺激素 - 性腺轴	血清促性腺激素（FSH、LH），雌二醇与女性月经史，男性睾酮和性激素结合蛋白（或游离睾酮）	对于经期妇女，标本最好在月经开始后的第 3 天采集，男性采集清晨血清标本	常规自发性月经一般可排除性腺功能减退；女性闭经、男女性腺激素水平低下符合性促性腺激素功能减退，如性腺功能减退的患者血清促性腺激素水平不升高则诊断为中枢性腺功能减退	避免在住院患者中进行检测，对异常结果应重复检测确认
GH	胰岛素耐量试验†	短效胰岛素 0.1~0.15 U/kg 静脉注射 在 0、30、60、90、120 min 时测定血清 GH	正常情况下 GH 峰值＞3 ng/mL（3 μg/L）	诊断金标准；最低血浆葡萄糖应＜45 mg/dL（2.5 mmol/L）以确保对促生长激素细胞有足够刺激 需要医生监督；避免用于老年人、心血管疾病患者或癫痫发作患者

表 12.2（续）

垂体功能	检查项目	操 作	检查解读	备 注
	胰高血糖素刺激试验†	胰高血糖素 1 mg 肌内注射（体重 > 90 kg 的患者使用 1.5 mg）在 0、30、60、90、120、150、180 min 时测定血清 GH	正常情况下 GH 峰值 > 3 ng/mL（3 μg/L）；在超重或肥胖的成年人中，GH 峰值切点为 1 ng/mL 可能更准确	对成人具有良好的诊断准确性
	GHRH 精氨酸刺激试验†	GHRH 1 μg/kg 静脉推注 + 精氨酸 0.5 g/kg（最多 30 g）静脉输注，用时 30 min 在 0、30、60、90、120 min 时测定血清 GH	BMI 相关的诊断切点推荐如下：如果 BMI < 25 kg/m²，则 GH 峰值 > 11.5 ng/mL（11.5 μg/L）为正常 如果 BMI 为 25~30 kg/m²，则 GH 峰值 > 8 ng/mL（8 μg/L）为正常 如果 BMI > 30 kg/m²，则 GH 峰值 > 4.2 ng/mL（4.2 μg/L）为正常	具有较好的诊断准确性（近期接受脑部放疗的患者除外）
	精氨酸刺激试验†	精氨酸 0.5 g/kg（最多 30 g）静脉输注，用时 30 min 在 0、30、60、90、120 min 时测定血清 GH	GH 峰值 > 0.4 ng/mL（0.4 μg/L）为正常反应	在成人中诊断准确率低于其他试验
	IGF-1	测定随机血清标本中的 IGF-1	约 50% 的成年 GH 缺乏患者会出现 IGF-1 水平正常（灵敏度低）血清 IGF-1 水平低，同时伴有 ≥ 3 种垂体激素缺乏和已知的垂体病理改变，是 GH 缺乏的高特异性表现	血清 IGF-1 水平低也可能发生在口服雌激素、严重肝病、未控制的糖尿病患者中
催乳素	血清催乳素	采集血清催乳素标本（禁食过夜后）多潘立酮可用于刺激催乳素分泌（用于研究）	血清催乳素水平低于检测下限具有诊断意义	催乳素缺乏通常发生在多种垂体激素缺乏的患者中

* 在一些研究中，小剂量（1 μg）快速 ACTH 兴奋试验比 250 μg 快速 ACTH 兴奋试验对中枢性肾上腺功能减退的诊断更为敏感。†GH 刺激试验需在其他垂体激素缺乏被替代后进行。需要空腹禁食。ACTH= 促肾上腺皮质激素；FSH= 卵泡刺激素；LH= 黄体生成素；GH= 生长激素；GHRH= 生长激素释放激素；IGF-1= 胰岛素样生长因子 1；TSH= 促甲状腺激素；T_4= 甲状腺素；BMI= 体重指数

并最终得到解决。

垂体后叶功能的评估包括仔细评估尿量、液体平衡、血清钠和血浆渗透压、尿比重或尿渗透压[16]。尽管存在高钠血症（高渗透压），尿崩症患者仍有多尿和不适当低渗尿。如有必要，可在监测情况下对病情稳定的患者进行禁水试验，以排除精神性多饮，确定尿崩症的诊断并辨明病因。然而，禁水试验并不适合急危重症患者。在尿崩症患者中，应用去氨加压素引起的尿渗透压显著增加符合 CDI。相反，缺乏这种反应最符合肾源性尿崩症的特点。在这些患者中，病史也可能提供重要线索，包括使用拮抗血管升压素的药物，例如锂。

SIADH 患者血容量正常，存在低渗低钠血症但尿渗透压不适当增高（尿液渗透压 > 100~150 mOsm/kg）。由于肾上腺功能减退和甲状腺功能减退均可降低自由水清除率，故应在排除此二者后确诊 SIADH。病史追溯有助于排除药物（如卡马西平、阿片类药物或选择性 5- 羟色胺再摄取抑制剂）作为潜在因素所导致的 SIADH。

血管升压素测定在尿崩症和 SIADH 的临床诊断中通常缺乏足够的准确性。Copeptin 是血管升压素前体的 C 端部分，与血管升压素以等摩尔比例分泌，目前正在评估 Copeptin 测定，其似乎有望应用于尿崩症和 SIADH 的鉴别诊断[9]。

其他垂体前叶激素（即促性腺激素、GH、催乳素）的评估往往会被急性疾病所影响，最好推迟到患者病情稳定并在门诊进行评估。除检测血清促性腺激素和雌二醇外，月经史对女性患者来说也很重要。对于男性患者，建议在清晨测量血清睾酮（包括总睾酮和性激素结合球蛋白或游离睾酮）及促性腺激素。

空腹血清催乳素水平 [无论是基线水平还是经促甲状腺激素释放激素（TRH）或多潘立酮刺激后，这两种刺激试验主要用于科研] 在催乳素缺乏患者中非常低或无法测出。在成年患者评估 GH 分泌需进行激发试验，因为只有 50% 的成年 GH 缺乏患者血清胰岛素样生长因子（IGF）低于正常水平[19]。胰岛素、胰高血糖素、生长激素释放激素（GHRH）联合精氨酸，或单独使用精氨酸作为刺激物的 GH 激发试验对成人具有诊断作用[1,27]。FDA 批准的口服促生长激素释放素（Ghrelin）受体激动剂（马西瑞林）在成人 GH 缺乏症检测中的作用仍有待阐明。

虽然垂体功能减退的诊断并不依赖于影像学检查，但对于有垂体功能减退生化证据的患者，最好进行垂体影像学检查以确定潜在的病因（如垂体腺瘤、颅咽管瘤、垂体炎等）。鞍区 MRI 是鞍区成像的首选成像方式。值得注意的是，CT 对存在金属弹片或硬件（如植入起搏器）而不能进行 MRI 检查的患者的垂体成像也有诊断作用。此外，CT 检查对显示骨侵蚀、鞍区钙化或急性鞍内出血尤其有用。

管 理

糖皮质激素替代是已知或疑似中枢性肾上腺功能减退患者的首选治疗方案（表 12.3）[10,27]。重症、中枢性肾上腺功能减退的住院患者应给予应激剂量的糖皮质激素，包括每 8 h 静脉注射氢化可的松 50~100 mg（或等效替代）。垂体卒中患者易发生包括中枢性肾上腺功能减退在内的垂体功能减退，应使用应激剂量的糖皮质激素替代治疗[4,21]。值得注意的是，神经外科医生通常建议垂体卒中和脑神经病变患者在手术减压前应用治疗剂量的糖皮质激素（包括每 6 h 静脉注射 4 mg 地塞米松）。

表 12.3 成人垂体功能减退患者的管理

垂体功能	紧急处理	维持治疗	评述
垂体 - 肾上腺轴	氢化可的松 50~100 mg，每 8 h 静脉注射（住院重症患者） 门诊轻症患者：可给予维持治疗剂量的氢化可的松或泼尼松 2~3 次	每天口服氢化可的松 15~25 mg（分2~3 次给药，早晨给予最大剂量），或泼尼松 2.5~5 mg，每天早晨一次口服	根据临床表现（健康状况、体重、血压、血糖等）调整剂量 建议患者佩戴医疗识别标签
垂体 - 甲状腺轴 [†]	疑似黏液性水肿昏迷：左甲状腺素 300~500 μg 静脉注射 1 次，然后每天静脉注射左甲状腺素 50~100 μg	每天口服左甲状腺素 1.6 μg/kg	建议老年人、心血管疾病患者或中度甲状腺功能减退患者使用较低的起始剂量 监测游离 T_4 水平
垂体后叶（抗利尿激素）	去氨加压素 1~2 μg 皮下注射或静脉注射，每 8~24 h 1 次，视需要而定	去氨加压素 10~20 μg 每天滴鼻 1~2次，或去氨加压素 100~400 μg 口服每天 1~2 次	让药物的作用在两次给药之间逐渐消失可以避免低钠血症 渴感正常的患者应只在口渴时喝水，渴感受损的患者需要按时喝水。监测液体平衡和血清钠水平
促性腺激素 - 性腺轴	不推荐	女性：复合型口服避孕药或口服局部使用雌激素（子宫完整的妇女服用孕酮） 男性：经皮、肌内注射或皮下植入形式的睾酮	建议应用促性腺激素（rFSH 和hCG）恢复妇女的生育能力，男性可能仅用 hCG 已足够 监测男性血清睾酮水平、前列腺健康和血细胞比容
GH	不推荐	重组人 GH：每天 0.2~0.3 mg 皮下注射（起始剂量）	较高的起始剂量适用于年轻患者或口服避孕药的妇女，年龄较大者适合较低的起始剂量 监测血清 IGF-1 水平、身体成分和矿物质密度、血脂、生活质量
催乳素	不可用	非常规可用	（用于临床研究）
催产素	不可用	非常规可用	（用于临床研究）

[†] 甲状腺激素只能在给予糖皮质激素替代后（或明确有足够的皮质醇水平）使用。GH＝生长激素；hCG＝人绒毛膜促性腺激素；IGF-1＝胰岛素样生长因子 1；rFSH＝重组卵泡刺激激素；T_4＝甲状腺素

在门诊，需告知中枢性肾上腺功能减退的患者，如发生急性并发疾病应增加糖皮质激素的替代剂量，使其达到通常维持剂量的 2~3 倍，直到急性并发疾病好转，然后糖皮质激素减量至常规剂量（泼尼松 2.5~5 mg，每天早上一次口服；或氢化可的松 15~25 mg，每天分次口服）。使用改良型氢化可的松缓释片可以改善代谢状况，包括降低体重、血压和血糖[17]。这种药物已被批准在欧洲使用，但目前尚未获得 FDA 批准。同时建议中枢性肾上腺功能减退患者佩戴医疗识别标签。

左甲状腺素的替代应一直推迟到糖皮质激素替代治疗后（或排除肾上腺功能减退后），否则可能导致急性肾上腺危象。对于疑似黏液性水肿昏迷的急症患者，静脉注射左甲状腺素 300~500 μg（在给予应激剂量糖皮质激素替代后），之后每天静脉注射左甲状腺素 50~100 μg。在门诊，应用单次每日剂量左甲状腺素进行替代。通常的左甲状腺素替代剂量约为 1.6 μg /kg。然而，在轻度中枢性甲状腺功能减退患者、老年人和心血管疾病患者中，通常建议使用较低剂量的左甲状腺素（25~50 μg /d）作为起始剂量进行治疗。建议在药物剂量调整后 6 周内监测游离 T_4 水平。在这些患者中，血清 TSH 水平不能作为甲状腺激素替代是否充足的指标。

住院 CDI 患者需仔细监测液体平衡、钠水平，并根据需要给予去氨加压素。渴感正常的患者最好在口渴时饮水。相反，渴感受损的患者需要根据液体平衡、体重和血清钠水平变化按时饮水。去氨加压素在住院期间应按需给药（根据需要每 8~24 h 皮下或静脉注射 1~2 μg），并仔细监测钠水平，因为 CDI 可能是暂时性的，也可能在随后出现 SIADH。病情稳定的持续性 CDI 门诊患者，通过每天 1~2 次的去氨加压素治疗（鼻内或口服）通常可以很好地缓解多尿和过度口渴的症状。建议患者在口渴时饮水，并在使用下一剂去氨加压素之前让药物效果逐渐消失，以尽量减少低钠血症的可能性。监测血清钠水平很重要，尤其是在治疗的初始阶段。

其他激素缺乏（促性腺激素、GH）的替代治疗不推荐在急症情况下进行，因为这些治疗对于急危重症患者的疗效和安全性尚不清楚。性激素和 GH 替代治疗的概述见表 12.3[10,30]，对这些疗法的详细回顾不在本章的范围。目前尚无催乳素替代疗法。然而，重组人催乳素制剂已成功用于产后未能分泌乳汁且催乳素水平极低的妇女（在临床试验范围内）。催产素替代治疗目前处于严格的临床试验阶段。事实上，这种激素作为鼻腔喷雾剂的治疗作用目前正在研究中[18]。

包括通气，纠正血容量、电解质或体温异常在内的支持性治疗及对垂体功能减退的病因治疗显然是重要的。垂体腺瘤切除术可改善 30%~40% 患者的垂体功能。然而，颅咽管瘤患者肿瘤切除后的垂体功能很少得到改善。与之类似，在大多数免疫检查点抑制剂相关的垂体炎患者中垂体功能减退持续存在。

病例分析

男性，35 岁，既往身体状况良好。在一次机动车事故后住进重症监护室。因头部受伤严重，意识丧失，需要插管。患者反应迟钝，表现出间歇性的伸肌姿势。为了维持足够的血液循环，需要血管升压素支持。MRI 检查可见蛛网膜下腔出血和额叶挫伤，但未见明显鞍区肿物。住院第 3 天，患者出现低钠血症 [血钠

129 mmol/L（正常 135~145 mmol/L），尿钠 60 mmol/L，尿渗透压 450 mOsm/kg]。主治医师指出，低钠血症可能是由 SIADH 引起，建议限制液体。

你同意这个评估和建议吗？

SIADH 的诊断通常是一种排除性诊断。在认为 SIADH 是造成低钠血症的原因之前，必须排除肾上腺功能减退和甲状腺功能减退。

其他的实验室检查结果如下：清晨血清皮质醇 2 μg/dL（55 nmol/L）；ACTH 5 pg/mL［正常值 5~70 pg/mL，或 1.1 pmol/L（正常值 1.1~15.4 pmol/L）］；TSH 1.2 μU/mL（正常值 0.5~5.0 μU/mL）；FT_4 1.0 ng/dL（正常值 0.9~1.8 ng/dL）。这些发现提示诊断中枢性肾上腺功能减退。低钠血症在接受应激剂量的糖皮质激素替代治疗后 2 d 消失，证实糖皮质激素缺乏在该患者低钠血症发病机制中具有核心作用。

会导致垂体功能减退。及时进行糖皮质激素替代治疗及注意液体和电解质平衡可以挽救急症患者的生命。

尽管在垂体疾病的诊断和治疗方面已取得了重大进展，但垂体功能减退仍然是一种严重的疾病，并且由于肾上腺功能减退的治疗不当、心脑血管疾病的长期风险增加而导致死亡率增加，并可能增加放疗患者恶性肿瘤的发病风险 [2,26]。导致心血管风险增加的可能因素包括过量的糖皮质激素替代，缺乏适当的性激素和（或）GH 替代疗法，以及放疗 [24-25]。为了改善这些患者的远期预后，需要进一步提高诊断试验和替代疗法的精准性。

参考文献

请登录 www.wpcxa.com 下载中心查询或下载，或扫码阅读。

总　结

影响下丘脑 – 垂体的多种病理改变都

第 13 章

垂体卒中

Claire Briet   Philippe Chanson

要　点

- 垂体卒中是一种罕见的继发于突发性出血或梗死的临床综合征，是内分泌的一种急危重症。

- 有 2%~12% 的垂体腺瘤，尤其是无功能腺瘤，会伴发垂体卒中。

- 以突发性剧烈头痛为主要症状，有时伴有视力障碍或眼肌麻痹。脑膜刺激征或意识改变的临床表现可能使诊断复杂化。

- 在大多数情况下，垂体卒中发生在未确诊的、已存在的垂体腺瘤中，在影像学证实存在垂体腺瘤前，初步诊断通常是蛛网膜下腔出血或细菌性脑膜炎。因此，无论在垂体卒中发病之前还是之后，其诊断依赖于一系列临床表现（如突发性头痛和视力障碍）和垂体腺瘤的影像学检查。

- 诱因（如颅内压升高、动脉高压、大手术、抗凝治疗或垂体功能动态试验）可以帮助确诊。

- CT 或 MRI 可通过显示垂体瘤出血和（或）坏死的部分来帮助确诊。

- 促肾上腺皮质激素（ACTH）缺乏伴肾上腺皮质功能不全者若未经治疗出院，可能会危及生命。

- 垂体卒中既往被认为是神经外科急症，常采用手术治疗。如今，越来越多的文献报道表明，"观望"方法对于动眼神经麻痹、垂体功能和肿瘤后续生长具有和手术治疗相似的结果，所以保守治疗被更多地用于特定患者（没有重要的视力或视野缺损，且意识清楚者）。

引　言

垂体卒中（PA）是由于垂体突然出血和（或）梗死引起的临床综合征，通常发生在垂体腺瘤内。突发严重的头痛是其主要症状，有时伴视力障碍或眼肌麻痹。垂体卒中可暴露出患者存在垂体腺瘤或在垂体腺瘤随访中被发现。

垂体卒中是一种罕见病：根据流行病学调查，其患病率约为 6.2/10 万[1]，其发病率为 0.17/10 万（人·年）[2]。在各类垂体腺瘤患者中有 2%~12% 会发生卒中，并且在卒中发生时其垂体腺瘤尚未诊断。垂体卒中可以发生在所有年龄段，但在 50~59 岁和 60~69 岁人群中最常见，男性占比轻微升高，男女性别比为（1.1~2.3）：1[3]。

易感因素和诱发因素

10%~40% 的垂体卒中病例有明确的诱发因素 [3]。血管造影（如脑血管造影）、外科手术（心脏外科和整形外科）或头部创伤与垂体卒中症状之间有令人信服的时间相关性，因为它们之间存在病理学联系。在这些病例中，垂体卒中可能与血压波动、抗凝、血管痉挛和（或）导致栓塞的微血栓有关。垂体卒中也可发生在垂体功能激发试验后 [促甲状腺激素释放激素（TRH）、促性腺激素释放激素（GnRH）、生长激素释放激素（GHRH）和更罕见的促肾上腺皮质激素释放激素（CRH）]。因此，除 CRH 或胰岛素耐量试验对评估促肾上腺皮质激素（ACTH）轴有意义时，其他垂体激发试验不增加关键信息，不建议用于侵袭性鞍外大腺瘤的评估。GnRH 激动剂治疗前列腺癌也与垂体卒中相关 [4]。在接受常规和新型抗凝治疗的患者中，垂体卒中可发生在刚接受治疗后，也可在长期治疗后出现 [5-6]。与以前的研究不同，一项研究表明糖尿病和高血压不是垂体卒中的易感因素 [7]。

多巴胺受体激动剂（DA）的作用更具有争议，因为垂体卒中很少发生在治疗开始阶段，更常见于长期治疗后 [8-9]。此外，垂体大催乳素瘤垂体卒中的发生率并不高于未经治疗的大腺瘤 [10]。

腺瘤亚型是卒中的易感因素。垂体卒中在垂体无功能腺瘤（NFPA）中似乎更常见，但这可能是由于选择偏差所致：事实上，垂体无功能腺瘤通常发现较晚，比有功能腺瘤更大（垂体卒中常使较大的腺瘤复杂化）[11]。与催乳素瘤（6.8%~20%）相比，无症状 ACTH 腺瘤更易发生垂体卒中（30%~64%）[12,15]。

病理生理学

垂体卒中的病理生理尚不完全清楚，但值得注意的是，大多数病例涉及大腺瘤患者 [7,16-17]。

垂体腺瘤的血供主要由直接动脉提供，而不像正常垂体组织那样由门脉系统供血。垂体瘤的血管生成减少表现为微血管密度降低和增强 MRI 中低信号表现。

垂体腺瘤出血、梗死和坏死的发生率是其他颅内肿瘤的 5 倍，可能是因为垂体具有独特而丰富的血管构造，或者垂体瘤生长可能超出其血供范围，或者因为本身缺乏血供且扩张生长的肿瘤压迫漏斗部或垂体上动脉压向鞍膈而发生缺血（导致梗死）。在这种情况下，所有外周血压急剧降低的临床状况（参见易感因素）都可能会减少垂体腺瘤的血供，并引起卒中。

临床表现

头痛是急性卒中最突出的症状，80% 以上的患者出现头痛 [18-19]。头痛通常也是首发症状，突然而严重的发作被描述为"晴天霹雳"[20]。头痛通常为眶后痛，但可以是双额叶或弥漫性疼痛。头痛常伴有呕吐和恶心，易与偏头痛或脑膜炎混淆 [21]。

由于肿瘤向上扩张压迫视交叉或视神经，半数以上的垂体卒中患者存在视觉障碍 [22]。可观察到不同程度的视野损伤，双颞侧偏盲最为常见。可能会出现视力丧失和失明，但很少见 [23]。

动眼神经麻痹也很常见，一项荟萃分析显示由于第 Ⅲ、Ⅳ 和 Ⅵ 对脑神经的功能受损，52% 的患者受到其影响 [24]。第 Ⅲ 对脑神经最常受累（占脑神经麻痹的50%），其特征是上睑下垂、眼球运动内收受限和瞳孔散大 [24]（图 13.1）。

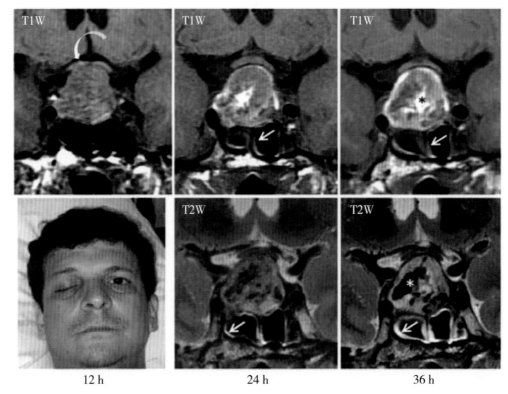

图 13.1　一例垂体卒中（主要为出血性）患者的 MRI 动态变化。左侧：症状出现后 12 h（突发头痛、乏力和右侧动眼神经麻痹，下图），T1 加权像（T1W）MRI 显示垂体占位毗邻视交叉（弯曲箭头处），且信号不均匀（上图）。中间：症状出现后 24 h，T1W 显示周边和中心区域高信号影（上图），T2W 主要显示中央低信号影（下图），注意 T1W 和 T2W 上蝶窦黏膜的典型增厚影（箭头处）。右侧：症状出现后 36 h，T1W（上图）和 T2W（下图）显示高信号影和低信号影（星号）增加，蝶窦黏膜进一步增厚（箭头处）

脑膜刺激征、发热和意识不清的症状和体征很少出现[25]。

评分系统

英国垂体卒中指南制定小组提出了一个基于意识水平、视力和视野缺损及眼肌麻痹的"垂体卒中评分"（Pituitary Apoplexy Score, PAS）（表 13.1），以使垂体卒中的临床判断更加统一，从而更好地比较不同的治疗方案[26]。

内分泌功能障碍

垂体卒中也可能会伴有内分泌功能障碍，使其临床表现更复杂。垂体卒中可引起一个或多个垂体前叶靶腺轴的功能减退。

ACTH 缺乏是垂体卒中患者最常伴发的垂体靶腺轴缺陷，发生率为 50%~80%[3]。其也是最可能危及生命的激素缺乏类并发症，可能导致严重的血流动力学问题和低钠血症[27-28]。因此，对于所有具有垂体卒中症状的患者，可经验性给予非口服糖皮质激素补充治疗，而无须等待确诊。

几乎所有垂体卒中患者都存在 GH 缺乏，但在诊断时通常不检测 GH。根据文献

表 13.1　垂体卒中评分（26 分）

变　量	得　分
意识水平	
格拉斯哥昏迷量表 15 分	0
格拉斯哥昏迷量表 8~14 分	2
格拉斯哥昏迷量表 < 8 分	4
视　力	
正常 10/10 或 6/6（或对比垂体卒中前视力无变化）	0
单侧下降	1
双侧下降	2
视野缺损	
正常	0
单侧缺损	1
双侧缺损	2
眼肌瘫痪	
无	0
单侧出现	1
双侧出现	2

较高的分数提示广泛的神经 - 眼部损害

回顾，30%~70% 和 40%~75% 的垂体卒中患者在发现时分别有 TSH 缺乏和促性腺激素缺乏[3]。一种罕见的情形是垂体腺瘤可能伴有低水平催乳素，这见于 10%~40% 的垂体卒中患者[26,29]。尿崩症在垂体卒中发病时很少见，只有不到 5% 的患者出现，但因可能被 ACTH 缺乏所掩盖，因此在糖皮质激素替代治疗后出现尿崩症[3]。

垂体分泌亢进

垂体卒中可发生在分泌性腺瘤中：催乳素瘤、肢端肥大症或库欣病（3%~10% 的患者）。在某些情况下，垂体卒中可缓解垂体的高分泌功能[3]。

诊断评估

鉴别诊断

垂体卒中的临床表现主要需与蛛网膜下腔出血和细菌性脑膜炎相鉴别。腰椎穿刺对于鉴别蛛网膜下腔出血、细菌性脑膜炎和垂体卒中几乎没有意义。因为当伴有脑膜刺激征时，垂体卒中患者的脑脊液（CSF）中可能伴有红细胞计数升高、黄染、淋巴细胞增多，以及蛋白水平升高[3]。CSF 培养可排除细菌性脑膜炎，因此，如果怀疑细菌性脑膜炎必须行腰椎穿刺。诊断垂体卒中的最佳工具是 CT 和 MRI。即使没有发现坏死或出血，这些成像方法也可提供垂体瘤可靠的确诊信息。

因此，无论是在垂体卒中发病之前还是之后，其诊断依赖于临床表现（如突发性头痛和视力障碍）和对垂体腺瘤的影像学检测。

影像学

在讨论影像学特征之前，重要的是了解垂体卒中的潜在病理生理过程可以是单纯性梗死（即出血很少或没有出血）、出血性梗死、出血性梗死和血栓混合或单纯血栓。这解释了为何影像学上很少显示单纯的出血或梗死，而是两者的混合表现。

· CT

鉴于 CT 的广泛应用，其通常是突发严重头痛患者的首选急诊检查。它有两个优点：①可排除蛛网膜下腔出血；② 80% 的病例显示鞍内肿物，20%~30% 的病例有出血表现。发病数日后，由于血液浓度降低，可能会更难以发现病灶。注射造影剂后，垂体瘤呈不均匀强化，偶见环形强化影[3]。

· MRI

MRI 是目前的首选影像学检查，甚至

在症状出现的前几天内都可以检测到新出血（图13.2）。在T1W图像上，液体（CSF）呈黑色，灰质较白质暗；在T2W图像上，液体（CSF）呈高信号，白质比灰质暗。MRI可以识别出血和坏死区域，显示肿瘤与邻近结构如视交叉、海绵窦和下丘脑的关系。由于常规（T1/T2）MRI可能在发病后6 h内不能显示梗死，小梗死灶可能在数天内难以在CT上显示（图13.3），因此用于诊断垂体大腺瘤的弥散加权成像（DWI），在垂体卒中发病的早期非常有用。事实上，在动脉闭塞后的几分钟内，缺血组织的DWI信号就会增强。在缺血性卒中

的情况下，DWI可以显示出相对于正常灰质和白质（图13.2和图13.3）增强的信号影[30]。

在发病后的最初几个小时内，T1W上的高信号可能缺失，这可能是因为梗死或出血仍然以脱氧血红蛋白的形式存在[31]。T1W中在典型的血液高信号出现之前（图13.5），鞍区内T1W高信号和低信号交替出现的特殊模式可能提示卒中（图13.2和图13.4）。

连续的MRI检查可以显示T1W高信号影从外围到中心逐渐增强，对应于脱氧血红蛋白向高铁血红蛋白的转化（在高铁

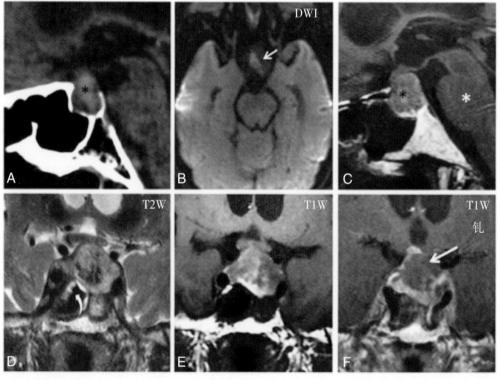

图13.2　患者垂体卒中症状出现24 h后的影像学表现。A. 矢状位CT重组图像显示鞍区肿物高信号影，提示垂体腺瘤内出血。B. 出现症状24 h时的DWI显示鞍区肿瘤中心区域高信号影（直箭头处）。C.T1W MRI：矢状切面显示肿物（黑星号处）相对于脑干（白星号处）有轻微信号增高。D.T2W MRI：冠状切面显示肿物中心区低信号影，蝶窦黏膜增厚（弯箭头处）。E. T1W MRI：冠状位。注射钆前，肿物显示同时有高和低信号区。F. 注射钆后，仅肿瘤底部强化，中部仍为低信号影，无强化（粗箭头处）

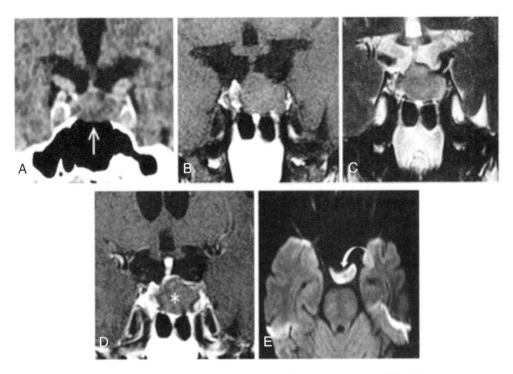

图 13.3　在症状出现后的最初几小时内，缺血性垂体卒中的 CT 和 MRI 影像学表现。A. 冠状位 CT 扫描。垂体肿物的离散性低信号影和鞍底变薄（白色箭头处）。B、C、D. T1、T2 像和对比增强 T1W 图像。肿物为 T1 等信号影、T2 高信号影，注射造影剂后可见边缘增强，但肿物中央部分（星号处）没有增强。这些图像没有显示病理变化。E. 轴向 DWI 显示病变部位明显高信号影（弯箭头处），从而证实了卒中的缺血起源。图片由 Dr C. Magnin 提供

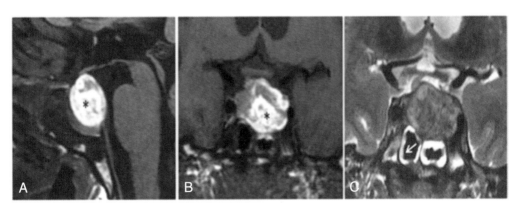

图 13.4　出血性垂体卒中的 MRI 典型表现，此时为症状出现后 4 d。矢状位（A）和冠状位（B）T1W 序列显示垂体肿物明显的高信号影（星号处）。C. 冠状位 T2W 序列，病变为低信号，蝶窦黏膜为高信号并有增厚（箭头处）

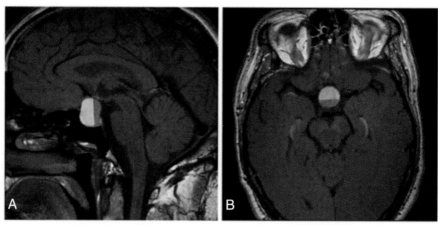

图 13.5　垂体卒中患者的 MRI 显示脑垂体病变内的液平面；上方呈高信号，下方呈等信号 [T1W，矢状位（A）和横轴位（B）]

血红蛋白中，铁处于三价铁状态，因此是顺磁性的，这解释了为什么它在 T1W 上出现高信号）[32]；同时，T2W 显示肿瘤中心有不规则的低信号区。有时，整个病灶可以表现出高信号或充满液体的空间，可能与病变内的液体水平有关；在这种情况下，上方呈高信号，下方呈等信号（图 13.6）。

T2*W MRI 是一种更为敏感的梯度回波序列。信号依赖于 T2 像和磁场的异质性。它通常用于检测出血后含铁血黄素的沉积。因此 T2*W MRI 可以检测垂体腺瘤中的瘤内出血：它会产生一个暗的"边缘""肿物""斑点"或"弥漫性"表现，也可以有上述多重表现，可用于评估近期和陈旧性肿瘤内出血[33]。

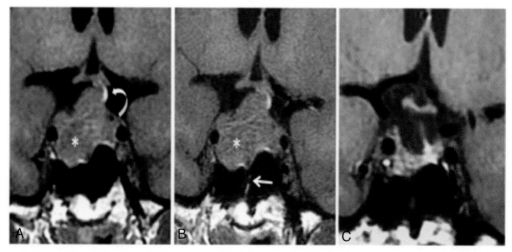

图 13.6　缺血性垂体卒中患者的一系列影像学研究。A. 症状出现 2 d 后，T1W 图像显示一个不均匀的垂体肿物（星号处）。注意视交叉下方 T1 高信号结节（弯箭头处）为异位的垂体后叶。B. 48 h 后，T1W 图像未见垂体肿物内任何高信号区，提示单纯坏死性卒中。注意蝶窦黏膜轻度增厚（直箭头处）。C. 保守治疗 4 个月后，T1W 图像显示肿瘤自发性缩小

Arita 等首先在垂体卒中急性期的 MRI 上发现了蝶窦黏膜增厚，其主要发生在蝶鞍下方的脑室（图 13.2 和图 13.4）[34]。组织学研究显示蝶窦黏膜上皮下层明显肿胀。另一项研究证实：在高达 80% 的不同严重程度的垂体卒中患者中，其蝶骨黏膜增厚程度与垂体卒中的高分级和神经及内分泌不良预后相关[35]。这种增厚并不意味着感染性鼻窦炎，也不排除经蝶窦手术的可能性，但实质可能是血流动力学改变，即肿瘤和鞍内压力增加间接导致引流窦区的静脉系统压力增加所致。

如果选择保守治疗，几周内可以观察到鞍区肿物的自发性缩小[36-37]（图 13.6）。

垂体卒中的治疗

争 议

垂体卒中的病程变化很大。组织学特征对预后有重要意义：肿瘤单纯梗死的临床表现往往不太严重，预后优于出血性梗死或单纯出血[38]。

神经、眼科和内分泌功能的恢复差异性较大。如果减压后意识状态改善，视野和视力也会改善，但可能会出现永久性的后遗症，尤其是视神经萎缩。

治疗的目的是改善症状和减轻局部组织压迫，特别是视神经通路。手术减压可能是实现这些目标最快速的方法。许多患者所呈现的剧烈改变解释了为什么垂体卒中曾被认为是神经外科急症，而且在过去几乎都是通过手术治疗。然而，手术也可导致损伤，有出现术后 CSF 鼻漏、垂体后叶损伤（永久性尿崩症）的风险，以及由于切除或损伤正常垂体组织导致垂体功能减退的可能。幸运的是，在有经验的垂体治疗中心这些并发症很罕见，并不阻碍为

症状严重、进展迅速以及肿瘤巨大的患者进行手术。

由于一些患者在糖皮质激素保守治疗后恢复了正常的视力和内分泌功能，因此急性期垂体卒中的最佳治疗方法仍存在争议。无论如何，垂体卒中必须由多学科专家团队管理，包括眼科医生、放射科医生、内分泌科医生和神经外科医生[26]。

必要的糖皮质激素治疗

由于绝大多数患者在垂体卒中发病时存在 ACTH 缺乏，可能危及生命，故无论是手术治疗还是保守治疗，确诊后应立即静脉注射糖皮质激素：氢化可的松 50 mg 每 6 h 1 次[39-40]，或推注 100~200 mg 后每 6 h 静脉注射（或肌内注射）50~100 mg[41]，或持续静脉注射 2~4 mg/h[26]。

手术治疗

如果选择手术治疗，更建议采用经蝶窦入路，因为这可以很好地对与肿瘤接触的视神经通路和神经结构进行减压，并且术后并发症和死亡率较低[26]。

即使是有经验的术者很少发生手术并发症，但 CSF 漏和尿崩症（有时是永久性的）仍有可能发生[7,22,42-43]。垂体卒中患者择期垂体手术后的内分泌功能预后似乎比无垂体卒中的患者差[7]，这可能是由于卒中早期对正常腺体的损伤。

另外重要的一点是在紧急情况下，手术可能由值班的神经外科医生进行，而不是由经验丰富的垂体神经外科专家进行，如英国指南[26] 所强调的，这可能会增加不良事件的风险。

保守治疗

垂体腺瘤卒中自发性临床改善和缩小（或消失）的报道表明，某些病例可能适合保守治疗。Pelkonen 等（1978 年）是首批提出保守治疗的学者之一，后续其他学者也支持这一做法，他们不仅观察到卒中患者自发恢复，而且卒中似乎可以治愈垂体激素分泌过多（GH、ACTH 等）[44-46]。

1995 年，Maccagnan 等报道了一项用大剂量糖皮质激素治疗垂体卒中的前瞻性研究结果[47]。研究中只对视力受损或意识状态无改善的患者进行手术治疗。12 例患者中有 7 例接受糖皮质激素保守治疗，最终只有 5 例患者需要手术治疗。

手术治疗还是保守治疗？

结局研究

有 5 项大型回顾性研究比较了保守治疗和手术治疗垂体卒中患者的预后[21,48-51]。正如研究者们所承认的，这些研究由于其回顾性设计而存在选择偏倚：事实上，保守治疗组的患者眼部病变程度通常比外科治疗组的轻[3]。然而，无论预后如何（如动眼神经麻痹、垂体功能、随后的肿瘤生长甚至视力缺损），手术治疗组都没有明显优于保守治疗组[3]。

影像学检查对选择保守还是手术治疗有帮助吗？

与 CT 相比，MRI 可以更精确地评估邻近组织的解剖结构（视神经、海绵窦等）。在 CT 影像上表现为单个低密度灶的大肿瘤可能比表现为几个小的低密度灶肿瘤更容易缩小[47]。另一项研究发现，MRI 表现与临床状况和预后相关：单纯性梗死患者的临床表现较出血性梗死或出血患者轻，且预后较好[52]。

英国垂体卒中治疗指南

依据英国的垂体卒中治疗指南[26]，在有"明显的神经 – 视力受损或意识水平下降"的情况下推荐进行手术减压治疗。在指南中提出了一种管理路径（图 13.7）。手术时机的选择至关重要。视野缺损曾被视为神经外科急诊手术指征，但在症状出现后的前 3 天或第 1 周内进行手术，其结果似乎没有差异[18,23,53]。相反，发病 1 周后行手术治疗，视力缺损的预后较差[54]。

随着 MRI 在垂体卒中早期诊断中的应用，患者出现眼肌麻痹和视野缺损的比例较前降低，与过去相比（2.7%）[56]，现在更多的患者选择保守治疗（29.9%）[55]。

总 结

由于垂体卒中通常由垂体腺瘤内突发出血和（或）梗死导致，其诊断较为困难。CT 或 MRI 显示垂体瘤内有出血和（或）坏死成分可明确诊断。如不经治疗，ACTH 缺乏可能危及生命，因此一旦诊断垂体卒中，应立即使用糖皮质激素治疗。

由于垂体卒中的病情差异大，且缺乏前瞻性随机研究，有关急性垂体卒中的最佳治疗方法仍有争议。一些研究者主张对所有患者进行早期经蝶窦手术减压治疗，而另一些研究者选择对无视力或视野缺损且意识正常的患者采用保守治疗方法。MRI 上肿瘤的大小也是临床治疗方案选择中需要考虑的重要因素。如果选择保守治疗，则需要密切监测视力受损的症状和体征，如果视力障碍没有改善或恶化，则建议行手术减压。然而，患者可能会出现临床表现的急剧恶化以及可能无法住院观察，这些都是保守治疗的局限性。

在急性卒中发作后的几个月内，必须重新评估垂体功能和肿瘤大小，以确定垂

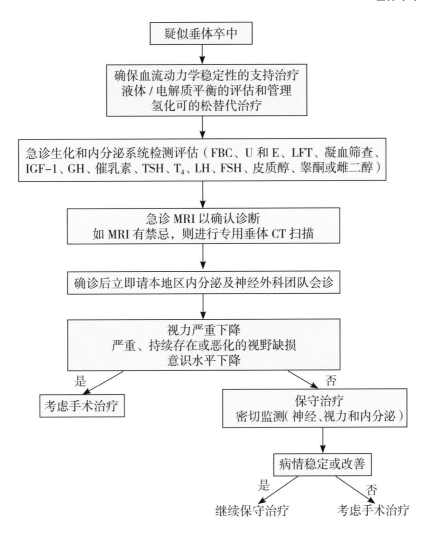

图 13.7　垂体卒中的治疗路径[26]。FBC= 全血细胞计数；U 和 E= 尿素氮和电解质；LFT= 肝功能检测；IGF-1= 胰岛素样生长因子 1；GH= 生长激素；TSH= 促甲状腺激素；T$_4$= 甲状腺素；LH= 黄体生成素；FSH= 卵泡刺激素

体功能减退是否为永久性的，确定腺瘤是否为高功能腺瘤，并对可能残留的肿瘤进行随访评估。

参考文献

请登录 www.wpcxa.com 下载中心查询或下载，或扫码阅读。

第 14 章

垂体催乳素大腺瘤

Mark E. Molitch

要　点

- 在所有颅内肿瘤中，垂体瘤占 10%~15%。

- 大多数垂体腺瘤的发病机制仍然未知。

- 垂体腺瘤可能会分泌过多的激素或引起占位效应（例如头痛、垂体功能减退和视野缺损）。

- 根据 MRI 或 CT 扫描，垂体腺瘤分为微腺瘤（< 10 mm）、大腺瘤（≥ 10 mm）和巨大腺瘤（≥ 40 mm）。罕见垂体瘤伴远处转移，在垂体瘤中占 0.1%~0.2%。

- 如果 MRI 显示肿瘤侵犯了视交叉，则需要进行正规的视野检查。所有的大腺瘤甚至是大的微腺瘤（6~9 mm）患者均应评估是否发生了垂体功能减退。垂体腺瘤发生尿崩症者很少见。约 2/3 的垂体腺瘤可能分泌过多的激素。

- 治疗包括经蝶窦手术、药物治疗和放疗。

- 分泌催乳素的腺瘤（催乳素瘤）约占垂体肿瘤的 40%。

- 垂体催乳素大腺瘤患者在某些方面的管理可能很困难，在某些情况下可认为是紧急事件。

- 大约 40% 的垂体催乳素大腺瘤患者会出现视野缺损。多巴胺受体激动剂治疗在改善视野缺损方面与经蝶窦手术

有相似的效果，同时并发症发生率低。两种治疗方法在改善视野缺损上的疗效均可能有所延迟，并且在解除视交叉压迫时不需要紧急治疗。

- 如果颅底侵袭性的大催乳素瘤发挥"瓶塞"的作用，就可能会引起脑脊液（CSF）鼻漏。多巴胺受体激动剂治疗后肿瘤体积会显著减小，CSF 会从肿瘤周围渗入蝶窦和鼻腔，从而增加脑膜炎的发病风险。测定鼻液中 β_2 转铁蛋白有助于明确是否发生 CSF 鼻漏，发生者通常需要手术修补治疗。

- 无症状出血在垂体腺瘤中很常见，而垂体卒中罕见发生。对于卒中患者，快速评估是否存在垂体功能减退并及时应用糖皮质激素治疗促肾上腺皮质激素（ACTH）缺乏是非常关键的。这类患者通常需要进行手术减压，但仍有许多患者采用保守治疗有效。

- 约 22% 的妇女在怀孕期间会出现垂体催乳素大腺瘤的增大，导致头痛或视觉异常。对于患有垂体催乳素大腺瘤的妇女，每 3 个月进行一次视野监测是必要的。治疗包括重新使用多巴胺受体激动剂，如果无效可考虑手术，或者胎儿足月后及时分娩。

引 言

垂体瘤占颅内肿瘤的 10%~15%[1-2]。大多数垂体腺瘤的发病机制仍然未知。垂体腺瘤可能会分泌过多的激素或引起占位效应（例如头痛、垂体功能减退和视野缺损）。根据 MRI 或 CT，垂体腺瘤分为微腺瘤（< 10 mm）、大腺瘤（≥ 10 mm）和巨大腺瘤（≥ 40 mm）[1-3]。垂体瘤伴远处转移很罕见，在垂体瘤中占 0.1%~0.2%[3]。

如果 MRI 显示肿瘤侵犯了视交叉，则需要进行正规的视野检查。所有的大腺瘤甚至是大的微腺瘤（6~9 mm）患者均应评估是否发生了垂体功能减退[3]。垂体腺瘤发生尿崩症者很少见。约 2/3 的垂体腺瘤可能分泌过多的激素。治疗方法包括经蝶窦手术、药物治疗和放疗。

分泌催乳素（PRL）的腺瘤（催乳素瘤）约占垂体肿瘤的 40%[1-3]。据报道，临床表现典型的催乳素瘤的人群患病率差异较大，从（6~10）/10 万到 50/10 万[1-3]。通常，催乳素瘤是在患者出现典型高催乳素血症的临床表现时被诊断，常表现为女性溢乳、闭经和不孕，男性勃起功能障碍和不育及性功能减退[1]。一旦明确高催乳素血症并排除了其他原因，则要进行 MRI 检查来排查是否存在肿瘤[1,3]。催乳素瘤通常从垂体意外瘤（之前未曾怀疑的垂体病变，在影像学检查中意外发现）或在临床急诊中发现，约占 10%[2]。内分泌学会临床实践指南详细讨论了垂体意外瘤的诊治流程，图 14.1 进行了总结[2]。但是，对于大的意外瘤（> 3 cm）患者，测定催乳素时应该以 1∶100 进行稀释，以避免因"钩状效应"而漏诊（在某些试验中，过高的催乳素会

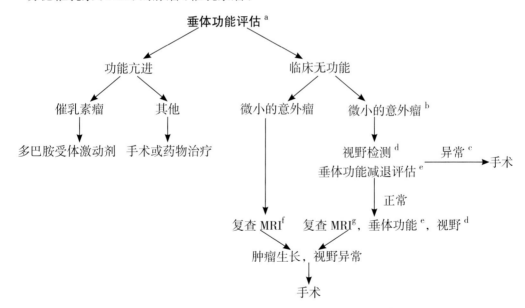

z

与抗体结合，进而得出催乳素水平正常或轻度升高的错误结果）[1-3]。

由于多巴胺受体激动剂治疗在降低催乳素水平（表 14.1）、减小腺瘤大小、恢复性腺功能以及改善其他临床特征方面具有良好的疗效，临床医生通常对微小催乳素瘤和垂体催乳素大腺瘤患者的治疗普遍非常满意[1,4]。关于高催乳素血症的治疗，内分泌学会指南通常推荐卡麦角林作为多巴胺受体激动剂的首选，因为它在降低催乳素水平和缩小肿瘤体积方面效果更好[1]。经蝶窦手术可以使 65%~85% 的微小催乳素瘤和 30%~40% 的垂体催乳素大腺瘤患者的催乳素水平恢复正常。对于多巴胺受体激动剂或手术治疗无效的少数患者（＜5%）可选用放疗。烷化剂替莫唑胺已被用于治疗侵袭性催乳素瘤和垂体癌，但效果有限[3]。

在治疗过程中，垂体催乳素大腺瘤患者可能更容易出现一些更为棘手甚至需要紧急处理的情况：①视野缺损；② CSF 鼻漏；③垂体卒中；④孕期肿瘤肿大。

视野缺损

大约 40% 的垂体催乳素大腺瘤患者会出现视野缺损[5-8]。当然，仅在 MRI 中发现肿瘤毗邻视交叉的患者才需要进行视野检查。对于催乳素瘤患者而言，尽管目前公认多巴胺受体激动剂治疗比经蝶窦手术更有效[1,4]，但是一些回顾数据比较了多巴胺受体激动剂与经蝶窦手术治疗在改善视野缺损方面的疗效。

美国一项多中心研究发现：10 例有视野缺损的患者接受溴隐亭治疗后，9 例患者视野得到改善[5]；其中 1 例患者在治疗 2 周后视野缺损得到最大改善，5 例患者在 3 个月后得到最大改善，其余 3 例患者在 6 个月后得到最大改善[4]。通常，视野缺损的改善与肿瘤大小的改变是一致的。Bevan 等在对溴隐亭治疗大腺瘤的综述中提到：271 个大腺瘤中 79% 的肿瘤缩小大于 25%；102 例视交叉受压迫的患者中，85% 的肿瘤缩小大于 25%[6]。肿瘤缩小引起的视野改善最早可发生在几天内，最大程度的肿瘤缩小一般发生在用药的 3~6 个月[5-7]。75%~90% 的肿瘤缩小伴视野改善程度与卡麦角林相似[1,8-10]。在一项研究中，10 例患者中有 9 例患者的视野完全恢复正常，其中 4 例患者 3 个月恢复正常，5 例患者

表 14.1　用于治疗催乳素瘤的药物[3]

药 品	剂 量	药物类别	激素被控制的患者百分比（%）*	副作用
溴隐亭	2.5~7.5 mg/d	多巴胺受体激动剂	60~80	恶心、呕吐、便秘、头晕、头痛、强迫性行为#
卡麦角林	每周 0.5~2.0 mg	多巴胺受体激动剂	80~90	恶心、呕吐、便秘、头晕、头痛、强迫性行为#心脏瓣膜疾病（高剂量，每周＞2 mg）

当发生卡麦角林或溴隐亭不耐受或缺乏疗效时，在一些获批准的国家偶尔会使用喹高利特（Quinagolide，非麦角衍生的多巴胺受体激动剂）。通常剂量为连续 3 d 每晚服用 25 μg，然后每 3 d 增加 25 μg，以达到正常的维持剂量 75~150 μg。* 实现激素控制是指催乳素水平恢复正常。# 约有 5% 的使用多巴胺受体激动剂的患者会发生强迫性行为，例如过度赌博和性欲亢进

6~12 个月恢复正常[9]。

由于目前大多数催乳素瘤患者的主要治疗方式是内科治疗而不是手术治疗，因此最合适的比较对象是进行经蝶窦手术治疗的临床无功能垂体腺瘤（CNFA）患者。在一项纳入 59 个研究的荟萃分析中，795 例 CNFA 患者存在视野缺损，经蝶窦手术治疗后，78% 的患者视野缺损得到改善，但代价是 1% 的死亡率和 3% 的视野缺损恶化[11]。值得注意的是，手术后视野缺损的改善并不一定很快。某些功能最快可在术后几分钟至几天内恢复，或推迟至数周至数月，较慢恢复可能需数月至几年[12]。

因此总的来说，多巴胺受体激动剂治疗与经蝶窦手术治疗在改善视野缺损上效果相当。此外，药物治疗有更低的并发症发生率，而且能更好地实现催乳素水平正常化[4]。联合这两种治疗方法，视野缺损的改善可能会明显延迟。Dekkers 等对 34 例 CNFA 患者术后平均 4 周（1~45 周）进行反复视野测试，发现在这段时间内视野或视力没有变化[13]。尽管一些研究表明，症状在术前持续时间越长，手术后的预后越差[14]，但也有研究表明并非如此[15]。因此，对于有视野缺损的患者并非急于手术治疗，除非突然出现视野缺损，否则就需要进行多巴胺受体激动剂的试验（请参阅"垂体卒中"一章）。在这种情况下，咨询经验丰富的神经外科医生是很有帮助的。鉴于之前讨论的时间周期，3 个月的观察期限似乎很有必要。每 4~6 周评估催乳素水平，进行视野监测。在此类患者中，应在 3 个月时对催乳素水平、视野和 MRI 进行全面的重新评估。如果在视交叉压迫持续存在的情况下肿瘤大小没有改变，视野没有任何改善，且视野缺损具有临床意义，则需进行手术减压治疗。如果视野缺损很小，

特别是当催乳素水平降至正常或接近正常时，则不建议手术。如果有明显的肿瘤缩小和视交叉压迫得到缓解，尽管视野缺损持续存在也不推荐手术治疗，因为手术治疗并不能改善视野缺损。当然，如果在最初的 3 个月或后续随访时间内有肿瘤生长或视野恶化的迹象，则推荐手术治疗。

另一种罕见的并发症是多巴胺受体激动剂治疗成功后，由于肿瘤明显缩小，视神经疝入部分空蝶鞍中，导致视野缺损进一步恶化[16-17]。当然，手术治疗也可能出现同样的并发症。

脑脊液（CSF）鼻漏

如果颅底生长的侵袭性大催乳素瘤发挥"瓶塞"作用，就可能会引起 CSF 鼻漏。当多巴胺受体激动剂治疗后肿瘤明显缩小，CSF 会通过肿瘤周围渗入蝶窦和鼻腔中[18,29]。由于肿瘤缩小可能迅速发生，因此在多巴胺受体激动剂治疗 1 周内可能会出现 CSF 鼻漏[18-19]。虽然 CSF 鼻漏相对罕见，但截至 2012 年，文献报道有 42 例催乳素瘤患者发生了鼻漏，其中 36 例（86%）发生在多巴胺受体激动剂治疗后[19]。自发性 CSF 漏也可以在没有药物治疗的情况下发生，但少见[18-19]。

通常，患者会出现鼻部卡他症状，需要鉴别是 CSF 鼻漏还是简单的上呼吸道感染。对于 CSF 鼻漏，如果患者向前和向下倾斜，CSF 的量通常会增加。液体应送到实验室检测 β_2 转铁蛋白，这是一种仅在 CSF、眼液和外周淋巴液中存在的去唾液酸转铁蛋白亚型，是公认的 CSF 渗漏标志物[20]。尽管渗漏可能发生颅内积气，但主要问题是增加脑膜炎风险[14-16]。在等待手术期间预防性使用抗生素具有争议[21]。当怀疑 CSF 鼻漏时，紧急咨询经验丰富的神经垂体

外科医生很重要，通常建议采用鼻内镜手术修补以预防脑膜炎[21]。虽然这样的手术不是急诊手术，但应尽快进行。减少多巴胺受体激动剂剂量的保守方法和通过腰椎穿刺引流降低 CSF 压力一般是无效的[19]。

病例分析

一名 38 岁的女性在 5 年前因大催乳素腺瘤而接受经蝶窦手术和常规放疗，并由此导致垂体功能减退。她需要卡麦角林继续治疗残留的肿瘤和高催乳素血症。其新发症状是持续 2 周的单侧鼻漏。

如何确诊 CSF 鼻漏？

在鼻液中检测 β_2 转铁蛋白，结果呈阳性，与 CSF 鼻漏的诊断一致。其随后接受了 CSF 鼻漏的神经外科修补手术。该患者提示了经蝶窦手术数年后在服用卡麦角林治疗期间出现 CSF 鼻漏的情况。

垂体卒中

垂体卒中是一种临床综合征，包括严重头痛、颈强直、恶心、呕吐，通常还有神经症状，如眼肌麻痹、脑神经麻痹、视野缺损、上睑下垂或精神状态改变[22-23]。这些症状与腺瘤出血或出血性梗死导致蝶鞍内容物迅速扩张至鞍旁和鞍上间隙有关[22-23]。一系列研究表明，外科手术切除的垂体腺瘤中有 25%~36% 的瘤体存在出血[22-23]。此外，通过 MRI 检查发现 79 例的垂体催乳素大腺瘤中出血占到 16 例（20.3%），289 例小催乳素瘤有 9 例存在出血（3.1%）[24]。在这些手术病例中，大约一半的出血是完全无症状的，大约 1/3 的患者有轻到中度头痛，只有 10%~15% 的患者症状与垂体卒中一致。在有关 368 例催乳素瘤患者的研究中，

有 25 例发生出血，但只有 3 例患者是典型的垂体卒中[24]。这种出血性梗死与正常垂体的单纯梗死有所区别，后者可伴有低血压，且最常见于产后出血（希恩综合征）[22]。几乎所有的垂体卒中病例都是由于先前存在的腺瘤发生出血性梗死，而不是正常垂体组织出血，大多数发生在大腺瘤而不是微腺瘤[22-23]。通常出血量与症状的严重程度相关[23]。虽然单纯的梗死也可能引起卒中，但通常症状较轻，病程较长[22]。有假说认为多巴胺受体激动剂的使用可能会促使催乳素瘤患者发生卒中，但尚未得到证实[23]。抗凝也是一种诱发因素，尤其是进行体外循环的情况下[23]。

当催乳素瘤患者出现与垂体卒中相符的体征和症状时，有几个因素需要考虑。第一个问题是区分卒中与脑膜炎和蛛网膜下腔出血。在这三种情况下 CSF 都可能出现异常，表现为蛋白质和细胞增加，但如果有细菌肯定是脑膜炎[22-23]。在普通扫描的 CT 上发现肿瘤出血（肿瘤内的高密度影）是很有诊断价值的[22]。在 MRI 上（图 14.2），最初 2 h 内无特异性表现，但 3 h 后急性出血 T1 加权图像（T1W）通常为等信号，T2 加权图像（T2W）为低信号[22]。之后的图像可能在 T1W 上显示高信号区域，而在 T2W 上显示可变低信号和高信号区域。这些图像的强度变化是由于血红蛋白逐步分解造成的[22]。

第二个早期问题是垂体功能减退。在多达 3/4 的此类患者中发现了不同程度的垂体功能减退[22-23,25]。所有患者均应维持正常的激素水平，并在激素水平恢复之前，静脉输注应激剂量的氢化可的松。如果皮质醇水平因应激而适当升高，则可停用氢化可的松。然而，垂体功能在卒中后可能会随着时间的推移而恶化[26]，因

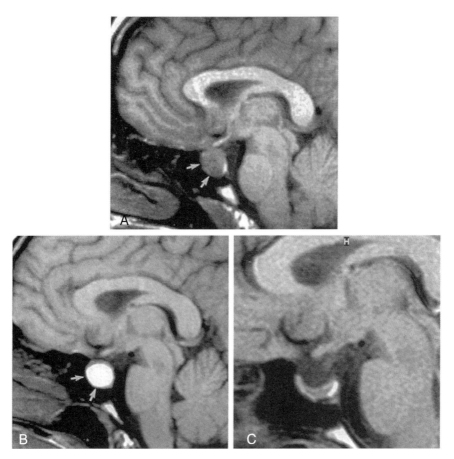

图 14.2　大腺瘤并发垂体出血。A. 大腺瘤（箭头所示）在 MRI 平扫 T1 加权矢状面图像上显示为蝶鞍内一个扩大的肿物。B.2 年后复查显示继发亚急性出血的大腺瘤内出现新的高信号（箭头）。患者无临床症状，曾接受溴隐亭治疗。C. 同一例患者 1 年后检查发现大腺瘤已消失，部分空蝶鞍。据推测，是肿瘤出血后发生坏死 [37]。经 Elsevier 许可使用

此反复检测皮质醇是为了发现潜在功能减退的可能。排除或治疗了肾上腺功能减退后，如有必要可进行甲状腺激素替代治疗。

一旦患者经过适当的静脉输液和氢化可的松治疗后病情稳定，并且完成了诊断检查，就需要评估是否应至少切除出血腺瘤进行手术减压治疗。这在很大程度上取决于神经系统损伤的性质以及是否正在进展。关于手术与保守治疗的利弊已经在其他地方进行了讨论，但可以说并非所有患者都需要手术治疗 [22-23,26-28]。Brisman 等报道了一例很有意思的未治疗的垂体催乳素大腺瘤病例，患者伴有垂体卒中，在启动溴隐亭和大剂量类固醇激素治疗后，其肿瘤体积和临床表现得到快速改善 [29]。对于以前不知道有催乳素瘤的患者，一旦发现催乳素水平升高，立即开始服用多巴胺受体激动剂似乎是一个合理的治疗方案。在任何手术或保守治疗后，随着肿瘤体积的缩小可能会使激素缺乏得到一定程度的缓解，因此应在几周后再次评估垂体功能 [22-23]。

妊娠期肿瘤增大

由于妊娠后激素的刺激作用和多巴胺受体激动剂的停用，可能导致催乳素瘤显著增大（图 14.3）。在 764 例微腺瘤女性中，有 18 例（2.4%）女性因妊娠期间肿瘤增大而出现严重的头痛或视力障碍；而上述不良反应在 238 例未曾接受过手术或放疗的大腺瘤中占到 50 例（21.0%）；而接受过手术或放疗的垂体催乳素大腺瘤患者有 7 例（4.7%）曾出现严重的头痛或视力障碍[30]。

仅用多巴胺受体激动剂治疗的微腺瘤患者应在整个妊娠期间认真随访。催乳素瘤女性的催乳素水平并不总是像正常女性那样在怀孕期间上升。催乳素水平也可能不会随肿瘤增大而升高[31]。因此不建议定期检测催乳素水平，因为这对诊断没有益处，并且会引起误导和不必要的担忧。由于肿瘤增大的发生率很低，故并不推荐进行常规、定期的视野测试。只有患者出现症状需干预治疗后才进行视野测试和 MRI 检查。尽管没有数据表明 MRI 或使用钆剂对胎儿发育有害[30]，但许多神经放射科医生并不愿意做任何 MRI，更不愿意给孕妇使用钆剂。对于肿瘤增大的患者，如果再次服用多巴胺受体激动剂无疗效，可能需要手术治疗或提早分娩[30]。

对于小的鞍内或扩展到鞍下的大腺瘤患者，多巴胺受体激动剂也是首选的治疗方法。这种肿瘤扩大到引起临床严重并发症的可能性只比微腺瘤略高一些[30]。

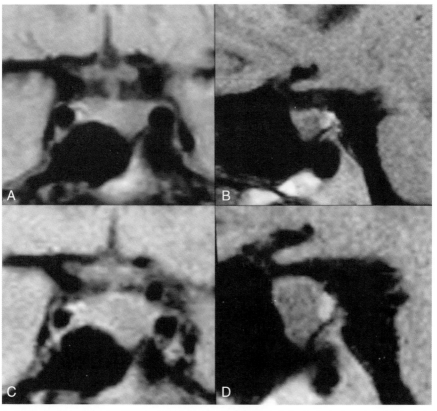

图 14.3 女性孕前（A 和 B）和怀孕 7 个月时（C 和 D）鞍内催乳素大腺瘤的冠状面（A 和 C）和矢状面（B 和 D）MRI。注意孕后期肿瘤明显增大，而此时患者的主诉是头痛[38]。经 Elsevier 许可使用

女性的大腺瘤可能向鞍上延伸，如果只使用多巴胺受体激动剂，妊娠期发生临床显著肿瘤增大的风险为 21%。对于这样的患者，并没有明确的答案说哪一种方法是最佳的治疗方法，这一定是一个高度个体化的决定，必须对各种治疗方案进行明确的讨论之后做出决定。另一种方法是在孕前进行经蝶窦的减瘤手术。这样可以将发生严重肿瘤增大的风险降低到 4.7%，但是有病例报道，手术后肿瘤在怀孕期间出现明显增长[30]。手术减瘤后，需要多巴胺受体激动剂来恢复正常的催乳素水平，从而促进排卵。尽管在怀孕前进行放疗然后再使用多巴胺受体激动剂也可以降低肿瘤增大的风险，但很少能治愈。此外，放疗通常会导致长期的垂体功能减退，因此这种方法似乎比经蝶窦手术加多巴胺受体激动剂的接受度低。第三种方法是在整个妊娠期持续给予溴隐亭，但对胎儿影响的数据相当少[3]；关于连续使用卡麦角林对胎儿影响的数据更少[30, 32-33]。因此，不能毫无保留地推荐这种治疗方法。然而，如果在服用溴隐亭或卡麦角林的妇女中发现晚期妊娠，现有的数据是可靠的，并不推荐流产。第四种方法，也是最常用的一种，是在微腺瘤的患者妊娠确诊后停用多巴胺受体激动剂。

对于单独使用多巴胺受体激动剂或手术或放疗的患者应详细随访，每月进行 1~3 次正规的视野测试。对于那些有肿瘤增大症状和（或）有进行性视野缺损的患者应反复进行 MRI。如果使用上述任何一种方案均出现伴有症状的肿瘤增大，那么重新使用多巴胺受体激动剂可能比手术对母亲和孩子的伤害更小。有许多病例报道，再次使用多巴胺受体激动剂的效果令人相当满意，它能使肿瘤迅速缩小，对婴儿没有不良影响（见上文）。任何

类型的手术都会导致妊娠早期流产风险增加 1.5 倍，妊娠中期流产风险增加 5 倍，尽管此类手术不会导致先天性畸形[34]。因此，重新服用多巴胺受体激动剂似乎比手术减压更可取。然而，这种药物治疗必须密切监测，如果对多巴胺受体激动剂无反应，视力逐渐恶化，则应施行经蝶窦手术或分娩（如果已足月妊娠）。

极少有垂体瘤的妇女在怀孕时发生垂体卒中，而发生卒中的肿瘤以催乳素瘤居多[35-36]。这类患者需要常规的支持性治疗和激素替代[35-36]。Grand' Maison 等在回顾他们的病例和其他文献时发现：36 例患者中有 15 例（42%）接受手术治疗，11 例（31%）接受多巴胺受体激动剂治疗，12 例患者接受至少两种形式的治疗[36]。

病例分析

一名 27 岁女性出现溢乳和闭经，催乳素水平升高至 227 ng/mL（4830 mU/L），MRI 发现存在 1.3 cm 的垂体大腺瘤。经溴隐亭治疗后反应良好，催乳素水平恢复正常，排卵周期恢复，大腺瘤缩小，最大直径为 1.0 cm。她在停经和妊娠试验呈阳性后停用了溴隐亭。在妊娠 7 个月时，她打电话述自己出现严重的进行性头痛，MRI（图 14.3）显示肿瘤增大。

你会怎么做呢？

继续服用溴隐亭后，患者头痛症状在随后的 2~3 周得到缓解。然后她继续服药直到足月分娩，婴儿很健康，无先天畸形。

总 结

应及早发现垂体腺瘤以便进行有效的

治疗。多巴胺受体激动剂能有效治疗催乳素瘤，临床医生对其治疗效果通常是比较满意的。但在治疗过程中，尤其是垂体催乳素大腺瘤的患者，会出现一些比较棘手甚至是需要紧急处理的情况：①出现视野缺损；②发生 CSF 鼻漏；③出现垂体卒中；④孕期肿瘤肿大。

参考文献

请登录 www.wpcxa.com 下载中心查询或下载，或扫码阅读。

V

第 5 部分

甲状腺疾病

Thyroid Disorders

引　言

甲状腺疾病的急症处理

Hossein Gharib

要　点

· 甲状腺疾病非常常见，影响到全世界约 7.5 亿人。

· 桥本甲状腺炎，多发生于女性，是美国弥漫性甲状腺肿和甲状腺功能减退最常见的原因。

· Graves 病（GD）是世界上碘充足地区引起甲状腺功能亢进最常见的原因。

· 包括新的免疫检查点抑制剂在内的免疫治疗可引起甲状腺功能障碍及其他内分泌异常（如垂体炎、原发性肾上腺皮质功能不全和 1 型糖尿病）。

· 甲状腺急症复杂且罕见，其与显著的发病率和高病死率相关。

· 与甲状腺急症有关的一般原则包括：临床疑似指数高；一般支持性护理至关重要（例如吸氧、血管升压药）；在确诊之前就开始治疗（治疗很少是有害的，可以随着获取更多的临床信息而修正或停止）；寻找诱发原因或伴发疾病。

· "甲状腺风暴"是严重甲状腺毒症的一种危重表现，需要紧急抗甲状腺和支持治疗。

· 黏液性水肿昏迷是严重甲状腺功能减退的结果，伴有高病死率，需要静脉应用甲状腺素和支持性治疗。

引　言

甲状腺疾病非常常见，据世界卫生组织（WHO）估计，在全球范围可影响到 7.5 亿人，甚至可能比糖尿病更普遍。许多团体，包括初级保健医生和专家、护士、医生助理、卫生教育工作者、临床诊所、专业医疗协会和公共卫生人员，都会向患有甲状腺疾病的人群提供医疗和援助。因此，讨论甲状腺实践中一些更常见、更有争议或更具有挑战性的问题，对提供规范的甲状腺医疗的人来说具有重要意义。

碘缺乏可以说是全球最常见的甲状腺问题。碘缺乏的后果包括地方性甲状腺肿、身心发育迟缓、呆小症、甲状腺功能减退和妊娠不良结局，通常称为碘缺乏病（IDD）。膳食碘对甲状腺激素的产生是必不可少的。1952 年，WHO 建议在碘缺乏地区对所有食用盐进行碘化。遗憾的是，直到 1980 年，WHO 估计世界人口的 20%~60% 仍然存在碘缺乏[1]。在过去的 100 年间，美国一直被认为碘充足，但最新的数据表明美国孕妇可能会存在轻度缺碘。最近的一项综述认为"碘缺乏仍然是世界范围内一个重大的健康问题，影响到工业化国家和发展中国家"[2]。

自身免疫性甲状腺炎是另一种常见的甲状腺问题，全球患病率约为 1%。据估计，抗甲状腺抗体阳性人群的 10%、40%~50% 的女性和 20% 的男性有局灶性甲状腺炎。桥本甲状腺炎主要发生在女性，是美国弥漫性甲状腺肿和甲状腺功能减退症的最常见原因。通常，甲状腺肿呈弥漫性、无压痛、坚韧性。诊断由抗甲状腺抗体阳性、超声特征性表现以及偶尔通过细胞学分析证实。对于促甲状腺激素（TSH）升高和（或）甲状腺肿的患者，应使用甲状腺素（T_4）治疗。

近年来，人们特别关注妊娠期的甲状腺问题 [3-4]。充足的碘摄入在妊娠期至关重要，因为它会影响胎儿的正常发育。建议对妊娠期血清 TSH 水平采用新的妊娠期特定范围。亚临床甲状腺功能减退症在妊娠期很常见，约有 2.5% 的女性被诊断。然而，妊娠期甲状腺功能筛查的问题仍然是一个有争议的话题。目前的指南建议对计划妊娠的妇女采取"积极的病例发现（aggressive case-finding）"方法，而不是进行普遍筛查。产后甲状腺炎是另一种自身免疫性甲状腺疾病，在全世界的患病率为 7.5%。表现为产后一年内甲状腺功能障碍。典型的病程是一过性甲状腺功能亢进，接着是甲状腺功能减退，大多数女性在产后一年末甲状腺功能恢复正常。

亚临床甲状腺疾病是临床中常见且有争议的问题，它本质上是一种生化诊断。亚临床甲状腺功能亢进症的定义是低血清促甲状腺激素（TSH），但游离甲状腺素（FT_4）和游离三碘甲状腺原氨酸（FT_3）水平正常；亚临床甲状腺功能减退症患者 TSH 轻度升高，FT_4 正常。亚临床甲状腺功能减退和甲状腺功能亢进都可能与发病率有关，一些研究表明死亡率也会增加。

筛查是早期诊断这些疾病的唯一有效方法，但在没有随机对照试验的情况下，关于筛查的必要性以及治疗在一些患者中益处的争论仍在继续 [5]。

Graves 病（GD）是世界上碘充足地区甲状腺功能亢进的最常见原因；治疗方案包括口服抗甲状腺药物、放射性碘或甲状腺切除术 [6]。治疗方案应个体化，应根据患者和医生的偏好以及资源的可用性进行选择。Graves 眼病是 GD 的一种罕见且难以处理的并发症。最近一项研究报道了不同治疗方式的风险 – 效益比，包括硒、糖皮质激素、利妥昔单抗和手术干预 [7]。新兴的治疗药物，如替妥木单抗（Teprotumumab），它是一种胰岛素生长因子 1（IGF-1）受体的人类单克隆抗体抑制剂，在早期概念验证研究中显示出应用前景 [8]。

另一个常见的甲状腺问题是结节性疾病，通过触诊估计患病率约为 5%，超声检查估计患病率为 50% [9-10]。结节性甲状腺肿在女性、老年人、碘缺乏以及暴露于外部辐射的人群中更为常见。根据世界卫生组织的报告，1993—2004 年间，非洲的甲状腺肿患病率增加了 81%，欧洲增加了 80%，东地中海国家增加了 63%。虽然结节很常见，但它们通常是良性的。最近的数据显示，全球甲状腺癌的发病率在过去的 50 年里有所增加。以美国为例，甲状腺癌的发病率增加了 3 倍，从 1973 年的 3.6/10 万例增加到 2013 年的 15.3/10 万例 [11-12]。这种增加似乎主要是由于广泛的敏感成像和甲状腺细针穿刺活检（FNA）在临床实践中的应用所致。尽管患病率显著增加，但死亡率仍保持稳定。美国预防服务工作组（USPSTF）最近建议不要对无症状的成人进行甲状腺癌筛查 [12]。

使用新型免疫检查点抑制剂治疗的

患者中甲状腺相关不良事件的出现是人们近来关注的焦点[13]。免疫治疗可促进黑色素瘤、淋巴瘤及一些其他恶性肿瘤的缓解，但也可导致甲状腺功能障碍和其他内分泌异常（如垂体炎、原发性肾上腺功能不全和 1 型糖尿病）。例如，据报道接受 Pembrolizumab 治疗的黑色素瘤患者中有近 15% 出现甲状腺功能亢进或甲状腺功能减退。随着越来越多的患者接受针对癌症和其他疾病的免疫疗法，我们很可能会看到更多关于这种类型的炎症性甲状腺炎（通常只需要支持性护理和适当的监测）的发病机制，以及在各种具有挑战性的条件下（例如，放射性碘难治性晚期甲状腺癌患者）利用这种抗甲状腺免疫反应的潜在影响。

甲状腺急症

甲状腺急症是复杂和罕见的，并与显著的高死亡率相关。与甲状腺急症有关的处理一般原则包括：临床疑似指数高；一般支持性护理至关重要（例如吸氧、血管升压药）；在确诊之前就开始治疗（治疗很少是有害的，可以随着获取更多的临床信息而修正或停止）；寻找诱发原因或伴发疾病。

甲状腺危象

甲状腺风暴（也称为甲状腺危象）是严重甲状腺毒症的一种危重表现，需要紧急抗甲状腺和支持治疗（表 1）。

表 1 甲状腺风暴（又称甲状腺危象）

定 义
- 一种罕见的危及生命的疾病，以失控的严重甲状腺毒症为特征
- 通常是先前存在的甲状腺毒症加重，在缺乏积极治疗的情况下出现剧烈的临床表现和致死性结局

临床表现
- 符合甲状腺毒症的一般特征
- 典型的危象，比通常的甲状腺毒症更严重，包括：发热，快速性心律失常，包括心房颤动；充血性心力衰竭；腹痛、恶心、呕吐、腹泻、黄疸、脱水、恶病质；谵妄、昏迷

诱发事件
- 脓毒血症；非甲状腺和甲状腺手术；放射碘治疗；碘负荷（如造影剂、胺碘酮）；分娩；精神病；急性疾病，如急性冠状动脉综合征、糖尿病酮症酸中毒；抗甲状腺药物（ATD）治疗依从性差或患者因感知到 ATD（相关或不相关的）不良反应而停用 ATD

诊 断
- 甲状腺危象主要是一种临床诊断
- 生化甲状腺毒症程度并不比典型的甲状腺毒症严重
- 无须进行放射性碘摄取试验（RAIU）和扫描即可确定诊断
- 评分系统很有用（例如 Burch-Wartofsky[14]，日本甲状腺协会[15]）

治 疗
- 在治疗甲状腺危象时，应该考虑以下 5 个 "B"：
  - 阻断（B）合成（即 ATD）
    - 丙硫氧嘧啶（PTU）200~250 mg，每 4 h 口服（1200 mg/d）
    - 甲巯咪唑或卡比马唑 20~25 mg，每 4 h 口服（120 mg/d）

表 1（续）

—阻止（B）激素的释放

　○碘（注意—服用 ATD 1 h 后给予碘）

　　△卢戈溶液或 SSKI 5~10 滴，每 8 h 口服

　　△碘化钠 0.5~1.0 g，每 12 h 静脉滴注

　○碳酸锂 300 mg，每 6 h 口服

—阻断（B）T_4 向 T_3 的转化（即高剂量 PTU、普萘洛尔、皮质类固醇）

　○氢化可的松 100 mg，每 8 h 静脉注射

—β 受体（B）阻滞剂（如普萘洛尔或艾司洛尔）

　○普萘洛尔 60~80 mg，每 4~6 h 口服

　○艾司洛尔静脉滴注（短效）

—阻断（B）肠肝循环（如考来烯胺）或清除多余的甲状腺激素（如血浆置换或透析）

· 一般支持性护理

—在重症监护或高依赖病房中管理

—治疗脓毒血症，寻找和治疗诱因和合并症

—治疗焦虑和躁动（如氯丙嗪）

—治疗高热（即降温、对乙酰氨基酚）

—纠正脱水（如液体和电解质）、葡萄糖、维生素

—吸氧、血管升压药

预 后

· 病死率 15%~30%

病例分析

　　一 36 岁女性因呼吸急促、恶心、腹泻和"濒死感"来急诊。她曾被诊断为 Graves 病，并使用抗甲状腺药物（ATD）治疗了 6 个月。然而，由于皮疹和瘙痒，几周前已停用上述药物。

　　在检查中，发现患者多动且神志不清。脉搏 144/min（不规则），血压 106/48 mmHg，体温 39.7℃，大汗，明显呼吸困难。甲状腺肿估计为 120 g（正常情况下为 10~25 g），并伴有响亮的杂音。检查示有严重的甲状腺毒症、胆红素正常、肺水肿和房颤。由于发热，进行了抽血培养，送入监护室。

这是甲状腺危象吗？

　　在本病例中，甲状腺危象的临床诊断相对简单。这可以通过使用 Burch-Wartofsky 点量表来确诊甲状腺危象[14]。将 7 项标准（范围 0~140）中的每一项的分数相加，得到总分数。患者的评分在评分点列中以蓝色标记。该患者的总分为 115 分，与甲状腺危象（≥ 45 极有可能为甲状腺危象）的诊断一致。还使用日本甲状腺协会甲状腺危象诊断标准评分系统[15]确认了该诊断。

Burch-Wartofsky 点量表诊断甲状腺危象[14]

临床表现	得 分
体温调节功能障碍	
体温（℃）	
< 37.2	0
37.2~37.7	5
37.8~38.2	10
38.3~38.8	15
38.9~39.4	20
39.5~39.9	25
≥ 40	30
心血管功能障碍	
心动过速（/min）	
< 90	0
90~109	5
110~119	10
120~129	15
130~139	20
≥ 140	25
充血性心力衰竭	
无	0
轻度（足部水肿）	5
中度（双肺底啰音）	10
严重（肺水肿）	15
心房纤颤	
无	0
有	10
中枢神经系统功能障碍	
无	0
轻度（躁动）	10
中度（谵妄、精神错乱、极度嗜睡）	20
严重（癫痫发作、昏迷）	30
胃肠 - 肝功能障碍	
无	0
中度（腹泻、恶心 / 呕吐、腹痛）	10
重度（黄疸）	20
诱发因素	
无	0
有	10
患者总分	115
	≥ 45　　极有可能是甲状腺危象
	25~44　　预示即将发生危象
	< 25　　不太可能发生危象

黏液性水肿昏迷

黏液性水肿昏迷是严重甲状腺功能减退的结果，伴有高病死率，需要静脉应用甲状腺素和支持性治疗（表 2）。

表 2　黏液性水肿昏迷

定 义
- 最极端、最危急、最易致死的严重甲状腺功能减退状态
- 共同的途径往往是在缺乏积极治疗的情况下，呼吸失代偿伴 CO_2 麻醉导致昏迷和致死性结局
- 不需要昏迷状态进行诊断

临床表现
- 符合甲状腺功能减退的一般特征
- 典型的黏液性水肿昏迷，比通常的甲状腺功能减退更严重，包括：
  —— 体温过低，水肿、皮肤干燥／粗糙、脱发，腹部／膀胱膨胀，肺通气障碍伴呼吸性酸中毒，低钠血症，低氯血症，低血糖，心动过缓，充血性心力衰竭（CHF）和心包积液，休克
- 昏迷的原因包括：
  —— 心排血量和脑血流量减少，缺氧，高碳酸血症，低钠血症，低血糖症，体温过低，外伤性脑损伤（例如跌倒），药物、感染等的影响
- 甲状腺功能减退对肺功能的直接影响包括：
  —— 肺功能检查（PFT）改变，包括 A–a O_2 梯度升高、DLCO 下降和运动能力下降；通气抑制；胸腔积液；上呼吸道阻塞（如甲状腺肿、舌）；睡眠呼吸暂停综合征

诱发事件
- 感染，药物过量或强烈的药物效应（如利尿剂、洋地黄、镇静剂、麻醉剂），手术，心血管疾病（急性冠状动脉综合征、充血性心力衰竭、脑血管意外），体温过低；低血糖症，血容量减少，CO_2 麻醉，甲状腺替代治疗依从性差，艾迪生病

诊 断
- 黏液性水肿昏迷主要是临床诊断（多见于女性）
- 生化指标上提示甲状腺功能减退
- 评分系统可能有所帮助，但需要更多的验证（如 Popoveniuc-Wartofsky[16]）（参见表 15.2）

治 疗
- 总则
  —目标
    ◦ 昏迷逆转；促甲状腺激素（TSH）水平正常化
    ◦ 心肺功能恢复正常
  —治疗
    ◦ 从肠胃外治疗开始
    ◦ 清醒后，改为每日口服一次甲状腺素（T_4）[如 1.6 μg／（kg·d）]
  —随访
    ◦ 开始治疗或改变剂量后，在第 6~8 周监测 TSH 水平
- 激素替代治疗
  —— T_4 7 μg/kg（350~500 μg）静脉注射，然后每天 100 μg 静脉注射
  —— T_3 20~40 μg，每 8 h 一次，一日 3 次，口服或鼻胃管；然后 25 μg，每日 2 次
  —— 或者 T_4+T_3 的组合
  —— 氢化可的松 100 mg，每 8 h 静脉注射；24 h 后减量
- 一般支持性护理
  —在重症监护或高度依赖病房中管理
  —治疗脓毒症，寻找和治疗诱因和合并症
  —治疗体温过低（即温和升温）
  —正确补液（扩充血容量）、电解质、葡萄糖和维生素
  —吸氧（包括无创通气和机械通气）；血管升压药

预 后
- 病死率 30%~40%

总　结

为帮助甲状腺疾病患者，应继续改善碘营养状况；设计研究以明确甲状腺疾病筛查或亚临床疾病的治疗能否改善预后；制订具有较好成本－效益比的筛查计划，以发现早期疾病；识别由新型免疫疗法引起的甲状腺炎，促使人们对其他甲状腺疾病有了新的认识；鼓励医疗服务团队为甲状腺功能减退症和甲状腺功能亢进症（包括甲状腺急症）患者提供适当的治疗；并通过宣传活动和教育材料促进公众教育。

本部分专门讨论复杂和常见的甲状腺急症，讨论了发病机制、促成事件、诊断、治疗和结果。每一章都是由具有丰富专业知识和对主题领域做出贡献的作者撰写的。这些章节写得很好，内容新颖简洁，对于治疗甲状腺疾病的临床医生应该具有重要的价值。

参考文献

请登录 www.wpcxa.com 下载中心查询或下载，或扫码阅读。

第 15 章

黏液性水肿昏迷

Natasha Kasid James V. Hennessey

要 点

- 黏液性水肿昏迷是甲状腺功能减退症的严重失代偿状态，是由于甲状腺激素长期缺乏导致精神状态改变及广泛多器官功能障碍的一类临床综合征。
- 黏液性水肿昏迷是甲状腺疾病中的罕见情况，但属于内分泌急症，死亡率高，据报道，病死率在 20%~29%。

- 常出现于已明确诊断甲状腺功能减退症的老年患者或受多种因素诱发的患者中。
- 治疗包括给予氢化可的松，左甲状腺素钠片及三碘甲状腺素钠片，同时根据病情进行一般治疗及心肺支持治疗。"寻找和处理"诱发因素非常关键。

引 言

黏液性水肿昏迷是甲状腺功能减退症的严重失代偿状态，是由于甲状腺激素的长期严重缺乏导致精神状态改变及广泛多器官功能障碍的一类临床综合征。1877 年，William Miller Ord 首次提出了黏液性水肿这个概念之后，Sir William Withey Gull 考虑这种现象与甲状腺的萎缩有关[1]。当时，对黏液性水肿昏迷认知并不十分明确，因为大多数患者只是水肿，而真正的昏迷状态却少见。1953 年，发现 4 例昏迷是在典型的黏液性水肿的患者中出现，"黏液性水肿昏迷"开始与死亡率紧密相连[2]。

据报道，黏液性水肿昏迷发病率为 0.22/（百万·年），医学文献中估计有 300 例或更多报道病例[3-4]，但黏液性水肿昏迷

被认为是内分泌急症，因为病死率很高。较早的文献中报道的病死率为 60%~80%，近几年报道为 20%~25%[3, 5-6]。在一项日本 149 例患者住院数据库的研究中，住院病死率达 29.5%[7]。因此，及时诊断和积极有效的治疗对改善黏液性水肿昏迷结局具有重要意义。

病理生理学

停用左甲状腺素钠片（LT_4）治疗或甲状腺全切术后，未得到合理治疗的原发性和中枢性甲状腺功能减退症，导致细胞内三碘甲状腺原氨酸（T_3）持续性降低干扰了代谢的稳态[8]。在这种情况下，黏液性水肿昏迷可由常见的诱因诱发，例如尿毒症、肺部感染、心力衰竭或暴露于寒冷环境、创伤、手术、脑血管意外或胃肠道出血等情况[8-10]。与诱发黏液性水肿昏迷有关的

常见药物是麻醉剂、镇静剂、锂剂、胺碘酮、舒尼替尼和苯妥英钠[8, 11]。

黏液性水肿昏迷的神经功能障碍主要表现为严重的低体温，核心温度 < 32.2 ℃ 或潜在感染过程中可能不发热[10]。精神状态改变是由甲状腺功能减退症性脑病以及其他多种机制所致，例如脑血流量减少、低钠血症和低氧血症。这些还可以降低黏液性水肿昏迷情况下癫痫发作的阈值[8-9]。在严重的甲状腺功能减退状态下，除了记忆障碍，还可能出现构音障碍、癫痫发作、感觉及运动性神经病变[12]。

在甲状腺激素可用性降低的情况下由于心血管自身的代偿机制，可导致舒张功能障碍和周围血管收缩，这两者共同作用可能导致循环血量减少[13]。此外，甲状腺功能减退使心脏泵功能受到损害，因为心脏正性肌力下降可导致心肌肥大，心脏电生理活动负性变时性改变致心动过缓。常出现非特异性心电图改变，严重甲状腺功能减退状态下心律失常进一步恶化可能导致持续的室性心动过速和尖端扭转性室性心动过速[14]。心排血量低和低血压会引起心源性休克[8-9]。黏多糖和水的积累会导致心包积液从而降低电活动，可能掩盖心肌缺血表现导致心脏压塞[15]。如果存在体温过低，心电图会出现 J 波。

在缺氧、高碳酸血症及呼吸动力降低的环境中会出现通气降低。此外，呼吸肌功能障碍进一步导致通气功能障碍[8,10]。与对照组对比，甲状腺功能减退症甚至亚临床甲状腺功能减退患者中，咳嗽、痰液产生和气道炎症的患病率更高[16]。在感染或甲状腺功能减退症中如果存在潜在的解剖学改变，如胸腔积液或巨舌症[10,15]，可进一步干扰肺容量或气道直径大小。其中有神经性口咽性吞咽困难的病例报告，可能会导致误吸和进一步的呼吸功能障碍[12]。

在黏液性水肿昏迷过程中，肾小球滤过率（GFR）和肾血流量降低[17]。肾脏低灌注和较高的抗利尿激素水平共同作用，导致清除游离水负荷的能力降低，进而导致低钠血症[9-10, 18-19]。由于可能同时出现肾上腺功能不全和糖异生受损，因此发生低血糖症[8]。消化系统方面，肠蠕动降低可导致上下消化道不适症状、食物吸收效率降低，导致腹胀伴麻痹性肠梗阻[9, 20-21]。

临床表现

在出现黏液性水肿昏迷之前，甲状腺功能减退症的典型特征包括疲劳、体重增加、怕冷、便秘、皮肤发凉和干燥；还可能出现指甲变脆、巨舌症、声音嘶哑、肌肉痉挛、月经紊乱、眶周和下肢非凹陷性水肿或深部肌腱反射延迟。临床中应特别警惕甲状腺肿、甲状腺切除术后瘢痕或有 [131]I 治疗史的患者[8-9, 22]。女性水肿性昏迷发生率为男性的 8 倍，因这种性别差异，黏液性水肿昏迷为 60 岁以上甲状腺功能减退女性患者的常见住院原因[4, 19]，且女性患者更易在冬季中的几个月中发生黏液性水肿昏迷[13]。

精神状态变化包括：精神运动减慢、记忆力减退、精神错乱、抑郁、视觉感知障碍、偏执、幻觉或痴呆[9,19]，甚至可能还会出现大小纤维多发性神经病变[9]。体温过低可能会 < 26.6 ℃[10]，或者合并明确感染的患者可能不会出现发热[13]。合并心包和胸腔积液，患者会出现进行性呼吸困难。当心脏功能不全时，会出现心动过缓及低血压。在心包积液导致心脏压塞情况下，重要的是评估血流动力学相关体征，如颈静脉怒张、心音消失、反常脉搏、低电压 QRS 波群、交界性心律和心动过速[10]。高

达 80% 的患者表现为缺氧，超过半数患者表现为高碳酸血症所致的呼吸功能障碍 [23]。消化系统方面，除腹痛、恶心和便秘外，黏液性水肿昏迷患者还会出现麻痹性肠梗阻和中毒性巨结肠 [8]。

诊 断

通常通过精神状态，是否存在体温过低、低血压以及甲状腺功能减退的临床症状及体征进行黏液性水肿昏迷的诊断 [8, 22]。对于有明显精神状态改变患者，需对患者家属进行既往病史询问，了解甲状腺功能减退症或既往放射性碘治疗病史协助诊断。当确定存在这种情况时，最重要的是通过生化监测寻找甲状腺病因，同时寻找非甲状腺的其他诱发因素。如果高度怀疑存在内分泌紧急情况，则不应在进一步评估的结果出现之前停止治疗。

在开始药物治疗之前，应先进行以下实验室检查（表 15.1），即促甲状腺激素（TSH）、游离甲状腺素（FT_4）、总 T_4（TT_4）和总 T_3（TT_3）、全血细胞计数和生化检查。建议进行胸部 X 线检查、尿液检查以及血培养评估潜在感染源。有潜在心肌梗死风险的情况下，应检查心肌酶谱 [8]。TSH 可用于鉴别原发性甲状腺功能减退与继发性甲状腺功能减退，继发性甲状腺功能减退TSH 正常或较低 [22]。在非甲状腺疾病状态

（NTI）或患者在使用糖皮质激素或多巴胺时，TSH 可能不会升高。但是，重要的是要认识到在低 T_3 综合征时，可能会观察到TT_3 降低和反 T_3 水平升高。对于黏液性水肿昏迷的甲状腺功能减退患者，两者均较低。鉴于多内分泌腺衰竭综合征或中枢性甲状腺功能不全会合并肾上腺皮质功能不全的风险，在甲状腺功能减退时，必须评估基础皮质醇水平 [19]。必要时，还应进行简短的促肾上腺皮质激素兴奋试验。

如上所述，如果发现实验室检查指标报告中（表 15.1）出现低钠血症、正细胞性贫血、乳酸脱氢酶升高、谷草转氨酶（AST）升高、低密度脂蛋白（LDL）胆固醇升高、肌酸激酶升高和低血糖，则提示患者可能存在潜在的垂体 – 肾上腺功能障碍 [8-9, 13, 19]。心电图上可能出现心动过缓、非特异性 ST-T 波变化和（或）QT 间期延长 [8]。开始治疗前的基线心电图很重要，因为甲状腺激素的替代治疗可能会导致急性冠状动脉综合征。尿液分析和胸部 X 线检查对于评估潜在感染源以及是否存在心脏扩大至关重要。通过心脏超声鉴别心包积液与扩张型心肌病 [10]。

如果进行腰椎穿刺以评估精神状态改变的病因，则会发现颅内压升高和蛋白质增加。脑电图（EEG）可能提示振幅低或 α 波活动减少伴随癫痫发作，常与低钠血

表 15.1 初步评估表

	机 制	初步评估
病因学	原发、继发与三发性甲状腺功能减退	TSH，FT_4，总 T_4、T_3
诱因	感染源，胃肠道出血，代谢紊乱	全血细胞计数，血液和尿液培养，胸部 X 线，皮质醇，心脏酶和患者完整的药物治疗史
疾病表现	低钠血症，低血糖，AST 升高，LDL 升高，肌酸激酶升高，多器官功能衰竭和神经系统表现	生化系列，肝功能检查和心脏超声

症、低血糖或低氧血症相关 [19]。

在有精神状态变化、体温变化和有诱发事件的情况下，应高度怀疑为黏液性水肿昏迷。黏液性水肿昏迷患者最常见的症状是低血压和体温过低 [24]。Popoveniuc 等根据体温调节功能障碍、中枢神经系统影响 / 精神状态、胃肠道症状、诱发因素、心血管功能障碍和代谢紊乱，提出了针对黏液性水肿昏迷的诊断评分系统（表15.2）。体温 < 32℃（89.6 ℉）时，最多可评 20 分，如果体温高于 35℃（95 ℉），则不计分。中枢神经系统异常评分，从嗜睡 / 昏睡的 10 分到昏迷或癫痫发作的

30 分。胃肠病学厌食、腹痛或便秘症状仅评 5 分，麻痹性肠梗阻时最高可评 20 分。可识别的诱发事件评 10 分，心动过缓时心率 < 40/min，评 30 分。若心动过缓合并其他心电图异常、积液、充血性心力衰竭（CHF）、心脏肥大和低血压，则再增加10~20 分。最后，在低钠血症到 GFR 降低等代谢异常的情况下，该系统会给风险评分。该评分系统确定了 ≥ 60 表示"强烈提示"，25~59 表示"提示"，≤ 25 表示"不太可能"为黏液性水肿昏迷。此外，得分为 45~59 的患者为黏液性水肿昏迷高风险患者 [24]。

病例分析

女性患者, 56 岁, 主因"进行性疲劳、呼吸困难伴神志不清"为主诉至急诊科。有便秘, 无其他腹部症状。否认甲状腺疾病史。查体呼之可应答。体温 34℃, BP 120/80 mmHg, 脉搏 50/min, 呼吸频率 12/min。颜面部水肿, 皮肤病变和凹陷性水肿。

化验结果提示严重甲状腺功能减退 [TSH 258 mU/L（0.5~4.5 mU/L）]; 游离甲状腺素 [FT_4 0.1 ng/dL（0.7~1.9 ng/dL）]; 低钠血症, 慢性心力衰竭; 低氧血症, 无高碳酸血症。入 ICU 进行进一步治疗。

黏液性水肿昏迷诊断成立吗?

黏液性水肿昏迷的临床诊断可以成立。通过 Popoveniuc-Wartofsky 诊断评分系统将六个标准中每个标准的分数相加即可获得总分。患者总分 70 分 (本例患者得分以蓝色标记), 诊断为黏液性水肿昏迷 (≥ 60 极有可能是黏液性水肿昏迷) (表 15.2)。

表 15.2　Popoveniuc-Wartofsky 诊断评分系统。本例患者得分以蓝色标记

Popoveniuc-Wartofsky 诊断为水肿性昏迷的诊断评分系统	
临床特征	**得分**
体温异常	
体温（℃）	
> 35	0
32~35	10
< 32	20
心血管功能障碍	
心动过缓（/min）	

表 15.2（续）

Popoveniuc-Wartofsky 诊断为水肿性昏迷的诊断评分系统

临床特征	得 分
无（> 60）	0
50~59	10
40~49	20
< 40	30
其他 ECG 变化（即 QT 延长，或束支阻滞，或低电压；或非特定的 ST 变化；或心脏传导阻滞）	10
心包 / 胸腔积液	10
肺水肿	15
心脏肥大	15
低血压（< 90/60 mmHg）	20
中枢神经系统功能障碍	
无	0
嗜睡 / 昏睡	10
反应迟钝	15
昏迷	20
昏迷 / 癫痫发作	30
胃肠肝功能障碍	
无	0
厌食 / 腹痛 / 便秘	5
肠蠕动降低	15
麻痹性肠梗阻	20
代谢紊乱	
低钠血症	10
低血糖症	10
低氧血症	10
高碳酸血症	10
eGFR 降低	10
诱发因素	
无	0
有	10

	总分	70
	≥ 60	高度可能的黏液性水肿昏迷
	25~59	提示即将发生黏液性水肿昏迷
	≤ 25	不太可能黏液性水肿昏迷

已开发出了另一种客观工具，住院医师和急诊科医师以下述精神状态改变的标准，来筛查黏液性水肿昏迷的可能性 [格拉斯哥昏迷量表（GCS）得分 3~10，至少 4 分][25]。TSH 在 15~29 mU/L 范围内得 1 分；如果 TSH ≥ 30mU/L，得 2 分。如果存在低 FT_4 且合并体温过低、心动过缓和可识别的诱发事件，则得 1 分。8~10 分诊断黏液性水肿昏迷"最可能"。如果没有其他原因，则评分为 5~7"可能"黏液性水肿昏迷；得分 < 5，则临床情况"不太可能"黏液性水肿昏迷 [25]。

治 疗

在重症监护室，肺换气不足、高碳酸血症以及 GCS（格拉斯哥昏迷量表）评分降低时进行气道保护，是立即使用呼吸机支持的适应证 [8-9, 19]。由于可能存在低血压和血流动力学紊乱，在维持血容量平衡的同时合并低钠血症的情况下，可使用生理盐水维持电解质平衡及扩容血容量 [8-9]。如果补液治疗不能使血流动力学恢复稳定，则考虑使用多巴胺 [26]。另外，难治性低血压的存在也可能是由于肾上腺功能不全。因此，低钠血症的纠正在糖皮质激素开始使用前可能效果欠佳 [26]。对于体温过低，建议用保温毯进行保暖，但要避免外部体温快速升高，否则可能导致周围血管舒张及潜在心衰风险。或者，可以谨慎尝试躯体核心保暖 [10, 19, 26]。

鉴于在多内分泌腺衰竭综合征或继发性甲状腺功能减退症的情况下同时存在肾上腺功能不全的罕见风险（发生率 5%~10%），在使用糖皮质激素之前，首先应评估皮质醇基线水平，糖皮质激素的使用应始终在甲状腺激素替代治疗前。因

为甲状腺激素会加速皮质醇清除，给予甲状腺激素可能会引发肾上腺危象 [8, 19]。因此，根据 2014 年美国甲状腺协会指南 [27]，应经验性给予糖皮质激素用于黏液性水肿昏迷的初步治疗。每 6~8 h 静脉注射 50~100 mg 氢化可的松，最多 7~10 d 或直到血流动力学稳定，如果不存在肾上腺功能不全，则逐渐减量 [8, 19]。由于黏液性水肿昏迷合并感染会增加死亡风险，建议当存在感染迹象时，应积极结合细菌学培养结果，给予针对性的抗微生物干预措施 [10]。

研究表明在健康受试者中每天产生 90 μg 的 LT_4[5]。在原发性甲状腺功能减退症和黏液性水肿昏迷的情况下，需要更大剂量的 LT_4 来弥补不足并补充过度结合的一部分 LT_4[5]。关于改善循环中甲状腺激素水平的最佳方法，目前仍存在意见分歧。一些人主张仅使用 LT_4，因 LT_4 作为激素前体可通过的外周代谢被逐步激活，以此强调使用的安全性。根据 2014 年 ATA 指南 [27]，可以给予 LT_4 的 200~400 μg 静脉注射的初始负荷剂量。值得注意的是体形矮小患者、老年患者或有冠心病或心律失常病史的患者，应给予更小的负荷量。随后改为口服 LT_4 1.6 μg/（kg·d），为通过静脉途径给药剂量的 75%[27]。在回顾性研究中发现静脉和口服途径对于生存率改善不存在统计学差异 [6]。

由于观察到循环中 T_3 的减少和继发于 NTI 的 T_4 向 T_3 转换的潜在延迟，可以同时给予少量的碘甲腺氨酸（碘塞罗宁）（LT_3）。但是，这种干预的有效性和必要性证据有限。建议的剂量范围是在开始口服（或通过鼻胃管）给予 2.5 μg，同时每 12 h 静脉输注最高 25 μg 的 LT_4，直至心血管系统稳定或超过 48 h[26]。同样，根据 2014 年 ATA

指南，建议最初使用 5~20 μg 的碘塞罗宁负荷量，随后每 8 h 补充 2.5~10 μg 的维持每日剂量。与左甲状腺素剂量建议相似，老年患者、较小患者或有冠心病或心律失常病史的患者应给予较低剂量的碘塞罗宁，继续治疗直到出现临床症状改善[27]。在有冠心病史的患者中不宜使用 LT_3，因为它可能导致耗氧量增加并可能导致急性冠状动脉综合征[23]。有专家建议每 8~12 h 给予 10 μg 的 LT_3 静脉注射，直到患者恢复到可以继续接受口服 LT_4 单药治疗[10]。如果仅使用 LT_4 治疗 24~48 h 后临床状况仍未改善，则考虑使用 LT_3 治疗[10, 13]。尚没有前瞻性的研究将这些不同替代治疗方案结果进行比较。Jonklaas 等建议每 1~2 d 监测一次甲状腺激素水平，此外还要监测精神状况和心功能等临床指标[27]。

在严重低钠血症（105~120 mmol/L）的情况下，可以补充 3% 的氯化钠适度提高血钠水平。非常重要的是在 24 h 内校正钠浓度不得超过 10~12 mmol/L，在 48 h 内校正钠浓度不得超过 18 mmol/L，以免引起渗透性脱髓鞘综合征（ODS）。但不论是否存在 ODS 风险，最开始的 24 h，校正钠浓度需要大于 8 mmol/L[8, 19]（表 15.3）。

预 后

如前所述，当前文献报道了黏液性水肿昏迷高达 25% 的病死率[18, 23]。诊断为黏液性水肿昏迷者的几种与病死率相关的因素见表 15.4。从既往看，昏迷被认为是不良的预后因素，幸存者往往更年轻、GCS

表 15.3　黏液性水肿昏迷的治疗方法

	评 估	干 预
呼吸系统	在精神状态改变，格拉斯哥昏迷量表（GCS）评分降低的情况下维持呼吸道通畅的能力 低氧血症和高碳酸血症	动脉血气 插管
心血管系统	低血压 心动过缓 心脏肥大 心包积液	生理盐水扩容 多巴胺或其他升压药 心电图：心动过缓，QT 间期延长 心脏超声 糖皮质激素治疗难治性低血压
低体温	体温 < 32.2℃ 评估潜在的感染	用毯子进行外部保温 经验性抗生素治疗
甲状腺激素替代	原发：TSH 升高，FT_4 低 继发：低或正常的 TSH，FT_4 低 三发：低 TSH 和低 FT_4	获得基线皮质醇水平（可结合 ACTH 刺激试验） 先给予氢化可的松 50~100 mg 静脉注射每 6~8 h 一次，后 LT_4 静脉注射 300~600 μg，过度为口服或静注 LT_4 50~ 100 μg/d。LT_3 2.5~25 μg 静注或口服，同时进行 LT_4 启动
低钠血症	严密监测血钠	血钠浓度 < 120 mmol/L，使用 3% 氯化钠，避免 24 h 内钠浓度增加超过 10~12 mmol/L

表 15.4　预后因素（编译自参考文献 [3, 6, 10]）

预后良好	预后不良
高 GCS 评分	老年
低 APACHE Ⅱ 评分	相关呼吸道感染
	脓毒症
	上消化道出血
	低血压
	心动过缓
	使用机械通气
	未缓解的体温过低
	镇静药物使用史
	SOFA 评分高

评分更高，APACHE Ⅱ（急性生理与慢性健康评估 Ⅱ）评分更低[3]。吸入性肺部感染和导致呼吸衰竭的这部分患者，是黏液性水肿昏迷的病死率高的人群[10]。Dutta 等的研究 7 年期间观察到的 23 例患者，病死率为 52.2%，其死亡原因为脓毒症、呼吸衰竭和上消化道出血。值得注意的是，存在低血压、心动过缓、脓毒症、使用机械通气、积极干预治疗仍不能缓解的低体温以及有镇静药物使用史的患者，均预后较差[6]。关于 APACHE Ⅱ 评分，GCS 评分和顺序器官衰竭评估（SOFA）评分在预测结局准确性方面的比较，Dutta 等研究得出的结论是较高的 SOFA 评分更准确地预测了较高病死率（表 15.4）[6]。通过日本国家数据库对 3 年的病例回顾性观察研究中，指出其住院病死率为 29.5%[7]。

总　结

如表 15.3 所示，黏液性水肿昏迷是一种罕见却危及生命的疾病。在老年人群中经常见到，是在已存在甲状腺功能减退疾病的基础上由多种因素引起。随着时间的推移，病死率从 60%~70% 下降到 20%~29%，这归因于对疾病更好的认知和更积极的干预。老年人以及体温过低、心动过缓或意识水平低下的患者预后较差[19]。更具体地说，存在低血压、心动过缓、脓毒症，使用机械通气、积极干预仍未能缓解的体温过低以及镇静药物使用史都是与不良预后相关的因素，高 SOFA 评分与较高的病死率相关[6]。治疗包括给予氢化可的松、LT_4 和酌情使用 LT_3，以及根据需要提供一般治疗和心肺支持。

参考文献

请登录 www.wpcxa.com 下载中心查询或下载，或扫码阅读。

第 16 章

致死性甲状腺毒症：甲状腺危象与抗甲状腺药物的不良反应

Alicia L.Warnock David S. Cooper Henry B. Burch

要 点

· 从无症状的亚临床甲状腺功能亢进，到以多系统损伤和高病死率为特征的致死性甲状腺危象，都属于甲状腺毒症的范围。

· 患者的年龄、是否存在并发症、甲状腺激素迅速升高以及是否存在诱因都会影响甲状腺毒症患者的病情变化。

· 当上述因素的累积效应超过个体能够维持的代谢能力、体温调节能力以及心血管代偿能力时，就会触发甲状腺危象。

· 影响甲状腺毒症患者存活的最重要的因素是早期诊断和正确治疗。

· 甲状腺危象的诊断并不简单。单纯的甲状腺毒症和甲状腺危象都可表现出高水平的循环甲状腺激素，因此实验室检查可能无法据此有效区分。而且，甲状腺危象的诊断尚无统一标准。

· 基于这些问题，Burch-Wartofsky 点量表（BWPS）于 1993 年开始被用于鉴别单纯的甲状腺毒症和即将或已发生的甲状腺危象。日本甲状腺协会在 2012 年提出依据临床经验的诊断系统。必须指出，任何一种诊断系统的不当使用都可能导致误诊，正确的临床诊断对于每个患者都十分重要。

· 始终坚持积极且多方面的治疗干预对于获得满意的疗效至关重要。

· 对于甲状腺危象急性期救治成功的患者，应考虑通过放射性碘消融或手术来预防危象复发。

引 言

甲状腺毒症的范围包括从无症状的亚临床甲状腺功能亢进到以多系统损伤和高病死率为特征的甲状腺危象。众多因素决定了患者的病情变化，包括患者的年龄、是否存在并发症、甲状腺激素迅速升高以及是否存在诱因 [1]。当上述因素的累积效应超过个体能够维持的代谢能力、体温调节能力以及心血管代偿能力时，就会触发甲状腺危象 [1]。由于甲状腺危象的高并发症发生率和高病死率，需要临床医生必须尽早诊断并积极给予多方面的治疗干预。由于抗甲状腺药物的突然停药是甲状腺危象的常见诱因，而且甲状腺危象的治疗需要应用大剂量抗甲状腺药物，因此本章还讨论了与乙硫异烟胺疗法相关的副作用。

临床表现

一般症状

当发生甲状腺危象时，甲状腺毒症的临床症状进一步加重（表 16.1）。单纯性甲状腺毒症常见怕热和多汗，而甲状腺危象则表现为中重度高热（通常超过40℃~41℃），并伴有大量体液丢失[2-4]。单纯性甲状腺毒症常表现为窦性心动过速，而甲状腺危象心率更快，更易发生房性心律失常[3]和不同程度的心室功能不全及充血性心力衰竭[1]。焦虑和烦躁不安在甲状腺危象中发展为严重的躁动、谵妄或明显的精神失常，有些患者表现为意识不清和昏迷[2, 5-7]。单纯性甲状腺毒症的胃肠道表现主要是排便次数增多和轻度转氨酶升高。而甲状腺危象主要表现为恶心、呕吐、腹泻和伴有黄疸的肝功能异常[1]。

尽管并非普遍存在，甲状腺危象的一个重要特征是存在诱因或并发症。甲状腺手术一度是甲状腺危象最常见的诱因，现在已不常见[4]。这很大程度上归功于术前处理使甲状腺毒症患者的甲状腺功能恢复正常，以及由于放射性碘消融治疗的普及，接受手术治疗Graves病的患者数量减少[8]。然而对于尚未识别的甲状腺毒症患者，接受非甲状腺手术仍可能诱发甲状腺危象[9-10]。

一项来自日本的甲状腺危象病例的数据表明，突然停用抗甲状腺素药物是最常见的诱因[4]。未能及时诊断治疗也是诱发甲状腺危象的原因之一[11]。表 16.2 列出了目前已知的常见诱发因素。

甲状腺危象诊断标准

早期报道的一系列甲状腺危象患者的共同特征是病情快速螺旋式恶化，最终在发病数小时至数天内导致死亡[1, 12]。决定危及生命的甲状腺毒症存活率的最关键因素是早期识别和合理的治疗方案。然而，诊断通常受到多重因素的干扰。由于循环甲状腺激素的水平在单纯甲状腺毒症和甲状腺危象中均可升高，因此实验室指标对于区分二者的参考价值不大[4, 13-14]。此外，甲状腺危象的诊断标准尚未统一[12, 15]。基于这些难点，Burch 和 Wartofsky 在 1993 年提出了一种诊断评分量表，用于区分单纯

表 16.1　单纯性甲状腺毒症与甲状腺危象的临床特征比较

临床表现	单纯性甲状腺毒症	甲状腺危象
体温调节	怕热，多汗	高热，大量体液丢失
神经系统	多动，紧张焦虑	意识模糊，癫痫，昏迷
心血管系统	心动过速（90~120/min）	快速性心动过速（＞130/min），房性心律失常，心力衰竭
胃肠道反应	排便次数增多	恶心，呕吐，腹泻
肝功	轻度转氨酶升高	肝功能障碍，黄疸
精神表现	易激、情绪不稳定	精神失常
诱因	缺少	存在
死亡	罕见	常见（10%~20%）

表 16.2　甲状腺危象的诱因

迅速升高的甲状腺激素水平

- 停用抗甲状腺药物
- 放射性碘治疗
- 外照射放射疗法
- 甲状腺激素过量
- 用力的甲状腺触诊
- 碘造影剂
- 甲状腺腺体创伤
- 甲状腺手术

急性或亚急性非甲状腺疾病

- 非甲状腺手术
- 感染
- 脑血管意外
- 肺栓塞
- 分娩
- 糖尿病酮症酸中毒
- 情绪压力

性甲状腺毒症和即将发生或确诊的甲状腺危象（表 16.3）。Bruch-Wartofsky 评分量表（BWPS）是一个基于临床经验的评分系统，参考了甲状腺危象患者的三个主要观察点，包括：①终末器官功能障碍的连续性；②患者个体表现的高度可变性；③漏诊引起的高死亡率。2012 年，日本甲状腺协会（JTA）提出了另一种根据经验确定的诊断系统[4]。JTA 系统结合临床特征将患者划分为甲状腺危象 1 级（TS1）和甲状腺危象 2 级（TS2）（表 16.4）。比较这两种诊断系统的数据总体上显示是一致的，但与 BWPS ≥ 45 相比，使用 JTA 分类 TS1 和 TS2 有诊断不足的风险。例如，在最近一项 25 例临床诊断为甲状腺危象患者的研究中，有 20 例患者的 BWPS ≥ 45，其余 5 例患者的 BWPS 为 25~44，而这 5 例患者（20%）未达到 JTA 诊断甲状腺危象标准[16]。类似的临床研究中，125 例临床诊断为代偿性甲状腺毒症而非甲状腺危象的住院患者中，

表 16.3　甲状腺危象诊断的 Burch-Wartofsky 评分量表（BWPS）

临床表现	评 分
体温调节功能障碍	
体温（℃）	
37.2	0
37.2~37.7	5
37.8~38.2	10
38.3~38.8	15
38.9~39.4	20
39.5~39.9	25
≥ 40	30
心血管功能障碍	
心动过速（/min）	
< 90	0
90~109	5
110~119	10
120~129	15
130~139	20
≥ 140	25
充血性心力衰竭	
无	0
轻度（足部水肿）	5
中度（双肺底湿啰音）	10
重度（肺水肿）	15
心房纤颤	
无	0
有	15
中枢神经系统功能障碍	
无	0
轻度（烦躁）	10
中度（谵妄，精神症状，极度嗜睡）	20
重度（癫痫，昏迷）	30

表 16.3（续）

临床表现	评分
胃肠道 - 肝脏功能障碍	
无	0
中度（腹泻、恶心、呕吐、腹痛）	10
重度（黄疸）	20
诱因	
无	0
有	10
总 分	
≥ 45	极有可能发生甲状腺危象
25~44	提示甲状腺危象即将发生
< 25	几乎不会发生甲状腺危象

有 27 例（21.6%）BWPS ≥ 45，21 例（16.8%）为 TS1 或 TS2，提示这两种系统的过度诊断率相似。然而，另外 50 例（40%）临床诊断为甲状腺毒症且未发生甲状腺危象的住院患者被 BWPS 判断即将发生甲状腺危象，这进一步强化了 BWPS 在 25~44 的范围内时，不能替代对患者进行积极治疗的临床判断。在另一项对 28 例根据临床表现和 BWPS 诊断为甲状腺危象患者的研究中，有 1 例患者的 BWPS 为 45，但不符合 JTA 的甲状腺危象标准[17]。

值得注意的是，任何诊断系统的使用不当都可导致误诊。例如，使用 JTA 评分系统时，一名运动亢进且体温为 38℃的甲状腺毒症患者仅凭"不安"和发热就符合甲状腺危象的诊断标准。实际上，该患者的 BWPS 得分为 20，发生甲状腺危象的可能性不大。同样，当甲状腺毒症患者心动过速达 120/min，体温为 37.8℃时，使用 BWPS

系统评估为甲状腺危象前期；而使用 JTA 系统进行评估时，该患者不符合可能或明确的甲状腺危象标准。这些案例证实了临床判断在对每个患者评估时的重要性。

甲状腺危象的非典型表现

甲状腺危象偶见于隐匿性或"淡漠型"甲状腺功能亢进的患者[18]。尽管最典型的淡漠型甲状腺功能亢进常见于老年患者，但表现为甲状腺危象的淡漠型甲状腺功能亢进在包括儿童患者在内的各年龄阶段均可见。一篇文献综述报道了 14 例淡漠型甲状腺危象患者，年龄大多在 40~60 岁[19]。其他报道描述了甲状腺危象早期可表现为精神异常、昏迷[2, 5, 20]、癫痫持续状态[6] 和非栓塞性脑梗死[21]。还有一些少见表现，包括年轻女性腹痛和发热[22-23]、小肠梗阻[24]、高钙血症[25]，以及横纹肌溶解引起的急性肾功能衰竭[26]。

病理生理学

甲状腺危象的发病机制目前尚不明确。这种疾病的罕见性和紧迫的治疗干预需求，以及诱因和临床特征的多样性，共同导致人们对该病的认知空缺。关于甲状腺危象发病机制的现代假说，应该结合目前在细胞水平上对甲状腺激素作用的进一步认识。此外，甲状腺危象发病机制的线索在于这种疾病已知的诱因。具体来说，与甲状腺激素水平迅速增加相关的诱因可引起细胞内突然产生大量游离甲状腺激素，而那些与并发症相关的诱因则引起机体生理储备的减少，这些在发病过程中起着至关重要的作用。这两种机制都会打破机体的内环境稳态，并最终导致危及生命的系统性失代偿（图 16.1）。

在循环甲状腺激素水平迅速升高的患

表 16.4　日本甲状腺协会关于甲状腺危象的诊断标准 [4]

甲状腺危象		可疑甲状腺危象	
组合 1	组合 2	组合 1	组合 2
□甲状腺毒症合并中枢神经系统障碍	□甲状腺毒症不合并中枢神经系统障碍	□甲状腺毒症不合并中枢神经系统障碍	□无 T_3 或 T_4 水平异常，但符合其他甲状腺危象诊断标准
○焦躁			
○谵妄			
○精神失常			
○嗜睡、昏迷			
合并以下一项：	合并以下三项：	合并以下二项：	
□发热 ≥ 38℃	□发热 ≥ 38℃	□发热 ≥ 38℃	
□心动过速，≥ 130/min	□心动过速，≥ 130/min	□心动过速，≥ 130/min	
□充血性心力衰竭	□充血性心力衰竭	□充血性心力衰竭	
□胃肠道 / 肝脏表现	□胃肠道 / 肝脏表现	□胃肠道 / 肝脏表现	
○恶心	○恶心	○恶心	
○呕吐	○呕吐	○呕吐	
○腹泻	○腹泻	○腹泻	
○胆红素 ≥ 3mg/dL	○胆红素 ≥ 3mg/dL	○胆红素 ≥ 3 mg/dL	

注：如果其他基础疾病可引起以下明显症状之一，则需排除。发热（如肺炎和恶性高热）、意识障碍（如精神疾病和脑血管疾病）、心力衰竭（如急性心肌梗死）和肝脏疾病（如病毒性肝炎和急性肝衰竭）。因此，当难以确定上述症状是由甲状腺危象引起还是仅仅是其他疾病的表现时，应当认为是由于这些诱因引起的甲状腺危象所致。此时需要进行临床判断

者中，甲状腺激素血浆结合能力的短暂饱和足以增加游离激素的浓度，导致转运体介导的进入细胞内的游离甲状腺激素浓度增加。难治的致死性甲状腺毒症患者，经血浆置换或生物炭血浆灌注使循环甲状腺激素水平迅速恢复正常后，其临床反应的迅速改善更支持这一发病机制 [27-29]。此外，在一些病例报道中已经详细记录了快速摄入甲状腺激素后出现甲状腺危象的情况，尽管这不是意外甲状腺激素过量的典型结果 [1]。虽然游离甲状腺激素进入细胞增加似乎是甲状腺危象发展的核心，但正如近

期证实的那样，循环甲状腺激素的绝对水平不能用于区别甲状腺危象和单纯性甲状腺毒症 [4]。相反，一项 1980 年的报道显示，尽管总 T_4 水平相似，但 5 例甲状腺危象患者的游离 T_4 浓度与一群单纯性甲状腺毒症患者相比显著增高 [30]。在甲状腺危象的部分病例中，游离甲状腺激素水平不成比例的升高发生在总 T_4 适度升高而总 T_3 正常的情况下 [1]。

对于潜在的急性或亚急性非甲状腺疾病的患者发生甲状腺危象，可能存在其他机制。氧化磷酸化的解偶联导致脂肪分解

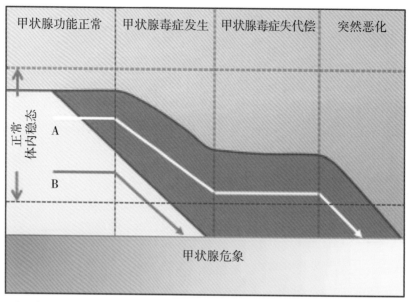

图 16.1　甲状腺危象的发生机制。甲状腺危象的发病机制有两种不同的途径,是依据其常见诱因制定的。与并发症相关的诱因,如糖尿病酮症酸中毒或感染,会导致此前处于代偿状态且常未被识别的甲状腺毒症发生失代偿(途径 A);相反,与甲状腺激素水平急剧升高相关的诱因(如突然停用抗甲状腺药物后)会导致快速的全身失代偿(途径 B)

速率加快,致使此类患者的耗氧量及产热量增加。通过这种机制,热能优先于三磷酸腺苷的产生,也可能导致了甲状腺危象患者出现的体温过高[31]。在全身性疾病期间,甲状腺激素的肝肾清除率降低[32],以及有代谢活性的 T_3 同源产物三碘乙酸(TRIAC)的生成增加,均被认为是非甲状腺疾病患者发生甲状腺危象可能的病理生理意义[1]。最后,在非甲状腺疾病期间,组织对循环甲状腺激素的反应增强,可能是甲状腺危象的增敏剂。这种激素活性的潜在机制可能需要增强甲状腺激素的细胞内转运或者入核,改变与核受体的结合,或者改变甲状腺激素受体复合物与靶基因中甲状腺激素反应元件的结合,但这一假设缺乏实验证据的支持。

　　肾上腺素能系统的激活在单纯性甲状腺毒症和甲状腺危象的发病机制中起重要作用。严重的甲状腺毒症的很多临床特征,包括躁动、心动过速、心律失常和体温过高,与儿茶酚胺的直接作用或与肾上腺素能系统和过量循环甲状腺素之间的相互作用有关[33]。在治疗方案中加入特定的肾上腺素阻滞剂后,甲状腺危象患者的临床症状显著改善,证明肾上腺素系统可能在该病发病机制中发挥重要作用[1, 34]。然而,甲状腺危象中循环儿茶酚胺水平处于正常或较低的结果提示,肾上腺素能系统扮演辅助角色,而不是起主要作用[35]。此外,即便是大剂量的普萘洛尔,也不能预防或者改善甲状腺危象[36-37],而且普萘洛尔对于甲状腺激素的合成和释放没有影响[38]。甲状腺毒症和甲状腺危象中出现的高肾上腺素能状态可能是由甲状腺激素介导的靶细胞中 β 受体密度增加和受体后机制导致的[39],但这一假说仍是推测性的。

　　虽然甲状腺危象的发病机制尚不明确,但可以从现有数据中得出重要推论。游离甲状腺激素水平的急剧增加可能是甲状腺危象发生的共同因素。其他可能的因素包括营养不良及医疗、手术和情绪压力对甲状腺激素结合、细胞摄取、代谢清除和患者个体生理储备的复杂影响。

治 疗

一般治疗策略

已经确诊的或即将发生甲状腺危象的治疗针对甲状腺激素合成、分泌和外周作用途径中的治疗靶点。同时，需进行积极干预以逆转正常机体内稳态的持续性或早期失代偿状态。对于已确诊的甲状腺危象应早期实行严格的护理管理，包括持续监护和每分钟滴定治疗。甲状腺危象的治疗方法可以分为：①针对甲状腺的治疗；②拮抗甲状腺激素的外周作用；③逆转或预防机体失代偿；④针对诱因及并发症的治疗；⑤标准化治疗。以上需分别考虑，如表 16.5 所示。

针对甲状腺的治疗

务必在治疗早期通过使用抗甲状腺药物如丙硫氧嘧啶（PTU）或甲巯咪唑（MMI）尽可能阻断新合成的甲状腺激素。PTU 和 MMI 是硫代酰胺类化合物，被认为可以抑制碘的有机化，即抑制氧化碘与甲状腺球蛋白中的酪氨酸残基结合，及碘酪氨酸残基偶联以形成碘甲状腺激素 T_4 和 T_3 的过程[20]。卡比马唑（CBM）能迅速代谢为 MMI，可视为 MMI 的前体，与 MMI 具有相同的给药方案和不良反应。任何一种抗甲状腺药物（ATD）给药后 1 h 内即可阻断碘的有机化作用。与 MMI 相比，PTU 的优势在于减少了 T_4 向 T_3 的转化（参见下文"针对甲状腺激素外周效应的治疗"）。由于这种独特的性

表 16.5　甲状腺危象的处理

直接针对甲状腺的治疗
抑制甲状腺激素合成
硫代酰胺类药物（丙硫氧嘧啶）
咪唑类药物（卡比马唑）
抑制甲状腺激素释放
碘治疗
碘化钾（SSKI）复方碘溶液、碘泊酸盐
碳酸锂
针对甲状腺激素外周效应的治疗
抑制 T_4 向 T_3 转化
丙硫氧嘧啶
类固醇
普萘洛尔
碘泊酸盐，碘丙酸
β 肾上腺素能阻断
普萘洛尔、艾司洛尔（心脏选择性 β 受体阻断剂）
去除过多的甲状腺激素
血浆置换
活性炭血浆灌注
考来烯胺
针对系统性失代偿的治疗
高热的治疗
对乙酰氨基酚（扑热息痛）
降温
纠正脱水和营养不良
液体和电解质
葡萄糖
维生素
支持疗法
类固醇
血管升压素
充血性心力衰竭管理
针对诱因的处理
病因治疗

质，甲状腺危象仍是优先使用 PTU 而不选择作用更强的 MMI 的少数情况之一[40]。

PTU 和 MMI 都不是市面有售的胃肠道外制剂，因此通常对昏迷、不省人事或其他不能合作的患者给予口服或鼻胃管给药。目

前已有静脉注射给药（IV）、直肠给药、甚至经皮给药的药物（参见下文"抗甲状腺药物的非口服给药"）。PTU 的首次剂量应为 600~1000 mg，此后以 1200~1500 mg/d，每 4 h 200~250 mg 给药。MMI 每日总剂量为 120 mg，分 20 mg/4 h 服用。虽然如果存在抗甲状腺药物相关的粒细胞缺乏症或中度肝功能不全的病史，应提示使用替代治疗模式，但轻微的不良反应（如荨麻疹或皮疹），不足以在甲状腺危象治疗过程中放弃这些药物。此外，如果抗甲状腺药物在本质上是用于挽救生命的，那么对于服用一种抗甲状腺药物后有粒细胞缺乏症病史的患者，可以在密切监测粒细胞计数的情况下，谨慎使用另一种抗甲状腺药物进行短暂治疗（1~2 周）。值得注意的是，抗甲状腺药物治疗虽然在抑制新激素合成方面非常有效，但对已形成的甲状腺激素的释放几乎没有影响，因此这一作用被归类为无机碘治疗。

无机碘可直接抑制胶体蛋白水解，减少甲状腺释放 T_4 和 T_3，并通过 Wolf-Chaikof 效应对甲状腺激素的合成产生短暂的抑制作用。推荐口服剂量为 Lugol 液 8 滴 /6 h[其中每滴 8 mg（0.05 mL）]，或碘化钾饱和溶液（SSKI）5 滴 /6 h（每滴 35~ 50 mg）[1]。碘化钠（NaI）通过缓慢静脉滴注进行胃肠外给药时剂量为 0.5~1 g/12 h，但目前美国尚无可用于静脉注射的碘化钠。近期已有文献总结过无机碘的直肠给药方法[41]。肠梗阻的患者舌下含碘也非常有效，每天 3 次，每次 0.4 mL。通过检测尿碘量，约有 70% 的舌下碘被吸收[24]。

一般来说，在硫代酰胺类抗甲状腺药物阻断合成新的甲状腺激素之前（约 1 h），不应开始碘治疗。因为单独使用碘会导致甲状腺激素的最终存储进一步增加（尤其是在结节性甲状腺功能亢进中），从而增加甲状腺毒症恶化的风险。此外，这种"无保护"的碘治疗可能会推迟抗甲状腺药物治疗有效性的发挥，增加由于腺体激素储备增多而导致的手术风险，或者在碘负荷清除之前推迟放射性碘消融，从而使治疗的管理复杂化。应该注意的是，口服碘治疗与急性胃肠道损伤具有相关性[42]。锂可以减少甲状腺激素的释放，如果能够对锂毒性进行充分监测，可以考虑用于不能接受碘化物治疗的患者[43]。

口服胆囊造影剂，如 Ipodate 和 Iopanoate（在美国已不存在）已被用于治疗严重的甲状腺毒症[44]。这些药物由于含有大量的稳定碘（如 Ipodate 含有碘 308 mg/500 mg 胶囊），对于甲状腺激素的释放具有与无机碘相似的有益效果。此外，这些药物是最有效的外周 T_4 向 T_3 转化的抑制剂，可能会拮抗甲状腺激素与核受体的结合。Ipodate 每日给药 1~3 g，与碘化物一样，在没有预先使用 PTU 或 MMI 阻断新的甲状腺激素合成时不应使用。虽然还没有广泛研究 Ipodate 在甲状腺危象中的应用，但已经有报道显示单纯性甲状腺毒症中循环 T_4 和 T_3 的水平显著降低（在开始治疗的 48 h 内降低 30%~54%）[45]。

抗甲状腺药物的非口服给药

对存在胃肠道功能障碍、躁动或昏迷的患者来说，口服抗甲状腺药物可能存在问题。有病例报道证明了静脉注射 MMI 的有效性[46-47]。Hodak 及其同事对此的报道内容十分丰富。他们通过向 0.9% 氯化钠溶液中加入 500 mg MMI 粉末，制成 50 mL 的 MMI 静脉注射液。用 0.22 mm 过滤器将溶液过滤后得到的 10 mg/mL 溶液，缓慢静脉推注 2 min，然后用生理盐水冲管[46]。在这些替代医疗载体的制备过程中，应参照标准的无菌药理学技术。

抗甲状腺药物的直肠给药也已成功用作灌肠剂和栓剂[48-51]，最近的报道介绍了这种栓剂的制备方法[41]。该栓剂由 1200 mg MMI 和两滴 Span 80（一种非离子表面活性剂）溶于 12 mL 水中组成，然后将其与 52 mL 可可脂混合[48]。有学者还测试了一种保留灌肠法，将 600 mg 的 PTU 片剂溶解在 90 mL 无菌水中，用 Foley 导管将其送入直肠，气囊充气以防渗漏[52]。其他学者记录了 400 mg 的 PTU 溶解于 60 mL Fleet 矿物油或 60 mL 的 Fleet 磷酸钠中，作为保留灌肠剂[49]。在该报道中，灌肠剂由溶解于 90 mL 无菌水中的 400 mg PTU 组成，栓剂为 200 mg PTU 溶于聚乙二醇后，放入栓剂片剂中。最后，Zweig 及其同事[51]记录了一种以 PTU 为基础的栓剂应用，制备方法如下。将 14.4 g PTU 片剂溶于 40 mL 轻质矿物油中，与 36 g 可可脂固体栓剂基质混合后，在热水浴中融化，并保持在 60℃以下。然后将混合物分到 36 个 1 g 栓剂模型中，冷冻至凝固。每个栓剂含有 400 mg PTU，每 6 h 给药一次，并记录治疗药物水平[51]。与保留灌肠剂相比，栓剂制剂具有易于给药的优势，而且临床效果也是相似的[50]。

急诊甲状腺切除术

许多病例报道和小规模临床研究都报道了甲状腺切除术在甲状腺危象患者中的应用，尽管使用了标准化的药物治疗，这些患者的病情仍在继续恶化[53]。Scholz 团队回顾了 39 例来自文献的病例和 10 例他们自己中心的病例，在这些病例中，甲状腺切除术是作为最终手段治疗甲状腺危象的。据报道，49 例患者中有 5 例（10.2%）术后早期或晚期死亡[53]。作者主张早期使用甲状腺切除术治疗甲状腺危象，特别是对甲状腺危象的多方面标准强化治疗不敏感，且合

并心肺和肾功能衰竭的老年慢性病患者。

针对甲状腺激素外周效应的治疗

这方面的治疗包括减轻严重甲状腺功能亢进症的肾上腺素能表现，抑制 T4 向 T3 的外周转化，以及通过物理方法清除循环中过多的甲状腺激素。β 受体阻滞剂的显著临床反应，使其成为治疗单纯性甲状腺毒症和甲状腺危象最有价值的方式之一。除了抗肾上腺素作用，这些药物还具有一定程度抑制外周 T4 向 T3 转化的作用，尽管研究表明激素的血清水平变化很小，尚不足以完全解释临床反应[54]。甲状腺危象患者口服普萘洛尔的剂量为每 4 h 60~80 mg，明显高于用于治疗单纯甲状腺毒症的常用剂量。血浆中普萘洛尔浓度超过 50 ng/mL 可能是维持甲状腺毒症充分阻断所必须的条件[55-56]，应该注意的是，由于血浆清除率的增加，维持这一水平所需的剂量在不同的甲状腺毒症患者中可能存在个体差异[57-58]。为了更快速起效，临床上可以静脉注射普萘洛尔，起始量为 0.5~1.0 mg，并持续监测患者的心律。在等待口服制剂起效期间，可在 15 min 内给予高达 2~3 mg 的后续静脉注射剂量，每隔几小时重复一次[34]。

抑制 T4 向 T3 的外周转化是甲状腺危象治疗的一个重要方面，作为治疗该病药物的其他辅助治疗结果。这些药物包括 PTU（但不包括 MMI）、普萘洛尔、碘酸盐（美国不提供）和糖皮质激素。PTU 是通过抑制位于肝脏和甲状腺的 I 型脱碘酶（D1）发挥作用的，理论上对甲状腺功能亢进状态治疗最有效，如 Grave 病或 T1D 上调的甲状腺毒性结节[59-60]。

物理清除循环或胃肠道中的甲状腺激素

血浆置换和活性炭血浆灌注技术已用于物理清除甲状腺危象中的循环甲状腺激

素，并取得了确切疗效[27-29, 61-69]。对于那些对常规治疗没有快速反应的患者，和有抗甲状腺药物相关粒细胞缺乏症或中度肝功能障碍病史的患者，以及准备进行急诊甲状腺切除术的患者，应该考虑血浆置换[63,68]。但是血浆置换的疗效较为短暂，通常只持续24~48 h[68]。另一种用于物理清除甲状腺激素的辅助措施是考来烯胺治疗，每天4次，每次4 g[70]，它是通过肠－肝循环清除甲状腺激素的。

针对系统性失代偿的治疗

对甲状腺危象中出现的全身性失代偿需要逆转高热、脱水、充血性心力衰竭和心律失常状态，并预防伴随而来的肾上腺危象。体温过高时应积极采取针对体温调节点的调整和外周降温的措施。因此，可使用对乙酰氨基酚（扑热息痛），并使用诸如酒精擦浴、冰袋和冰毯等物理降温技术来增强退热。特别避免使用水杨酸盐，因为它们能够置换血清结合位点上的甲状腺激素，这在理论上可能会加重甲状腺毒症的状况。甲状腺危象期间，胃肠道和体液的不显性流失可能是巨大的，应该积极补液，以防止心血管衰竭和休克。甲状腺危象患者3~5 L/d的液体需求量并不少见。老年患者和充血性心力衰竭的患者应该重点监测。在因甲状腺危象死亡的患者尸检中发现特征性的组织学表现是储存的肝糖原大量消耗[9, 71]。因此，甲状腺危象的患者应使用含5%~10%葡萄糖和所需电解质的液体静脉滴注。还应该静脉注射维生素补充剂，特别是硫胺素，以改善任何可能共存的维生素缺乏症。心血管并发症包括房性心律失常和充血性心力衰竭，应采用常规方法治疗，包括抗心律失常药、血管扩张剂和利尿剂。充血性心力衰竭在很大程度上是由于心肌收缩能力受损，而房性心律失常，特别是房颤，会加重充血性心力衰竭。尽管现代重症监护取得了进展，应该着重考虑对这些患者进行 Swan-Ganz 监测以观察中心血流动力学的状态，但甲状腺危象中心力衰竭的处理仍然很棘手。治疗过程中使用的每种药物都需要仔细检查其对甲状腺激素的影响，以避免造成甲状腺毒症的恶化。β 受体阻滞剂是治疗的主要药物，但有几个特殊的考虑因素。普萘洛尔禁用于哮喘或慢性阻塞性肺疾病病史的患者，此时应考虑使用其他药物，如钙通道阻滞剂、β₁ 选择性受体阻滞剂或利血平。普萘洛尔还与甲状腺危象患者的心肺骤停有关[72]，更证实了使用重症监护的必要性。

近几十年来，普萘洛尔一直是 β 受体阻滞剂的首选（因为它还具有抑制外周 T_4 向 T_3 转化的作用），最近，艾司洛尔（一种超短效 β 受体阻滞剂）已成功地用于治疗重度甲状腺毒症和甲状腺危象[73-77]。根据临床情况来看，艾司洛尔比普萘洛尔更有效。因其对 β₁ 有选择性，可以用于有支气管痉挛风险的患者。此外，艾司洛尔的 β₁ 受体选择性阻断的半衰期为 9 min（普萘洛尔为 2.5 h），允许对药物进行逐分钟的滴定[76]。艾司洛尔的剂量应为 250~500 μg/kg，然后以 50~200 μg/（kg·min）的速度持续滴注，以便药物浓度快速滴定至所需效果的水平[73-75, 77]。

其他药理学方面应注意以下方面。大剂量呋塞米可抑制 T_4 和 T_3 与甲状腺结合球蛋白（TBG）的结合，导致游离甲状腺激素增加。用于心房颤动的钙通道阻滞剂可能会导致全身血管阻力急剧下降，从而出现严重的低血压[78]。关于地高辛，甲状腺功能亢进患者可能需要更大的负荷和维持剂量，这可能是由于这种药物的分布空间增加和（或）代谢迅速[78]。在治疗过程中应密切监测血清地高辛水平，尤其是当甲状腺毒症好转时，以预防洋地黄中毒。

糖皮质激素在甲状腺危象治疗中的经验性应用始于20世纪50年代，旨在解决甲状腺危象中糖皮质激素的加速释放和转化[1]。事实上，与其他有显著应激期的患者相比，甲状腺危象患者的血清皮质醇水平可出现反常正常（而非升高）[14]。除了这些效应外，糖皮质激素如地塞米松和氢化可的松对外周 T_4 向 T_3 的转化也有抑制作用。此外，这些药物的使用似乎提高了甲状腺危象患者的存活率。氢化可的松的静脉注射初始剂量为 300 mg，在甲状腺危象初期每 8 h 注射 100 mg。根据个别患者的临床反应，可随后减少或停用该剂量。

甲状腺危象诱因的治疗

虽然引发甲状腺危象的事件可能非常明显，如手术、劳累[79]、硫代酰胺停药[12]或最近使用放射性碘[80]，但通常情况并非如此，尤其是在有潜在感染的情况下。甲状腺危象时发热和白细胞增多，即使在没有感染的情况下，也可能很难与隐匿性感染区分开来。因此，对发热性甲状腺毒症患者应注意完善血培养、痰培养和尿培养以明确感染原因[81]。然而，在没有其他感染证据的情况下，不建议常规使用广谱抗生素。在低血糖、糖尿病酮症酸中毒、脑卒中或肺栓塞所致甲状腺危象的病例中，应采用标准治疗方法，并应在治疗甲状腺危象的同时开始病因治疗。对于意识不清或昏迷的患者，如果不能提供提示确切诱因的病史，必须对这些不同的病因保持高度怀疑。在一部分患者中即使进行回顾分析，也可能难以发现任何诱因。事实上，在较早的临床病例中，多达 25%~43% 的甲状腺危象病例发生时没

有明确的诱因[1, 9, 14-15]。

危象过后：最后的治疗

对于在甲状腺危象急性期治疗成功的患者，试图通过放射性碘消融或手术来预防甲状腺危象复发是治疗的关键。随着严重的甲状腺毒症临床症状的改善，通常可能会逐步停用一些治疗。皮质类固醇类药物应逐渐减少并停用，而 β 受体阻滞剂，除非有禁忌证，在此期间一般应继续使用。

由于在甲状腺危象急性期的治疗过程中使用了大量的碘，因此在过量碘被清除（尿碘排泄恢复到正常水平）之前，通常不可能在发病早期使用放射性碘进行消融性治疗。在此期间，患者应继续接受抗甲状腺药物治疗。外科甲状腺次全切除术是方便快捷的治疗方法。然而，必须确保患者的甲状腺毒症充分控制，以减少麻醉或手术本身再次诱发甲状腺危象的风险。

甲状腺危象的预防

鉴于目前绝大多数甲状腺危象病例可能被认为是"内科"的，而不是围手术期的疾病，因此有必要提高对该病诱因的认识。临床医生和患者都应该意识到，在甲状腺毒症的治疗过程中并发症的发展，需要仔细检查代谢失代偿的迹象。同样，择期手术应该推迟至甲状腺功能恢复正常之后。同样，由于反应不佳或不能服用抗甲状腺药物而需要甲状腺切除的患者需要使用所有可用的药理学手段来改善术前的甲状腺毒症。

放射性碘治疗前抗甲状腺药物的选择性预处理

使用放射性碘治疗甲状腺毒症时，患者暴露于两种已知的甲状腺危象诱因，

即停用抗甲亢药物（治疗前准备）和碘消融治疗本身。用放射性碘治疗严重甲状腺毒症的患者，偶尔会发生放射性碘给药后的几周内甲状腺激素水平的迅速升高。甚至有报道称，在转移性甲状腺癌患者使用放射性碘后，出现了甲状腺危象[1]。因此，可能发生甲状腺危象的高危患者，如老年人、重度甲状腺毒症患者和有多种合并症的患者，在放射性碘治疗前应接受抗甲状腺药物的预治疗[40, 82]。因为停用抗甲状腺药物会导致甲状腺激素水平迅速上升[82]，所以应尽量将抗甲状腺药物的停用时间缩短至给予放射性碘治

疗之前的 3~5 d，在放射性碘治疗之前和之后的一段时间内使用 β 受体阻滞剂可以在这种情况下提供额外的保护。也可以考虑在放射性碘治疗后 3~7 d 重新开始应用抗甲状腺药物，然后在接下来的 4~6 周内逐步减少用药[40]。

甲状腺毒症患者的快速手术准备

需要紧急或急诊手术的患者偶尔需要快速的术前准备（表 16.6）[70]。这些患者或者没有足够的时间在手术前用硫代酰胺使甲状腺功能恢复正常，或者有使用硫代酰胺的禁忌证。据报道，在少数需要紧急手

表 16.6　甲状腺毒症患者的快速术前准备 [70]

药物种类	推荐药物	剂 量	作用机制	术后是否继续使用
β 受体阻滞剂	普萘洛尔	40~80 mg 口服，3~4 次 / 天	β 受体阻滞剂；减少 T_4 向 T_3 转化（大剂量）	继续使用
	艾司洛尔	50~200 μg/(kg·min) 静脉注射		改为口服普萘洛尔
硫代酰胺类	丙硫氧嘧啶	200 mg 口服，每 4 h 一次	抑制甲状腺激素的新合成；减少 T_4 向 T_3 转化	甲状腺近全切后应立即停止；非甲状腺手术后继续应用
	甲巯咪唑（卡比咪唑）	20 mg 口服，每 4 h 一次	抑制甲状腺激素的新合成	甲状腺近全切后应立即停止；非甲状腺手术后继续应用
碘 *	碘化钾	2 滴，每 8 h 一次	抑制甲状腺激素的新合成；甲状腺激素释放减少	停药
	Lugol 碘液	3~5 滴，每 8 h 一次		停药
类固醇	地塞米松	2 mg 口服或者静滴，每 6 h 一次	维持血管舒缩的稳定性减少 T_4 向 T_3 转换	在术前 72 h 内逐渐减少
	氢化可的松	100 mg 口服或者静滴，每 8 h 一次		在术前 72 h 内逐渐减少
树脂剂	考来烯胺	4 g 口服，每 6 h 一次	抑制肝肠循环	术后立即停止

* 在有条件的国家，可以用碘番酸（500 mg 口服，2 次 / 天）等胆囊造影剂代替碘，还有抑制 T_4 向 T_3 转化的额外获益

术的患者中（83 例），联合口服 β 受体阻滞剂（普萘洛尔 40 mg/8 h）、大剂量糖皮质激素（倍他米松 0.5 mg/6 h）和 Iopanoate（碘番酸盐）（500 mg/6 h）是安全有效的治疗方法[83]。按该方案给药 5 d，第 6 天可进行手术。地塞米松和氢化可的松降低了 T$_4$ 向 T$_3$ 的转化，并在这一过程中发挥重要作用。如前所述，Ipodate 和碘番酸已不在美国销售。我们中心对不能使用抗甲状腺药物或对抗甲状腺药物反应不佳的甲状腺毒症患者[70]，甲状腺手术术前准备包括了以下有效的治疗方案，在甲状腺切除术前 5~10 d 快速纠正甲状腺毒症：

- 普萘洛尔 60 mg 口服，每日两次。
- 地塞米松 2 mg 静脉注射，每日 4 次。
- 考来烯胺 4 g 口服，每日 4 次。
- SSKI 滴剂 2 滴，每日 3 次。

最新发表的一系列病例中，有 10 例 Graves 病患者在甲状腺切除术前使用碘、地塞米松和普萘洛尔的组合来快速恢复甲状腺功能至正常[84]。

抗甲状腺药物的不良反应

一般来说，抗甲状腺药物耐受性良好。然而，与任何药物一样，有副作用发生时可能都需要停止药物治疗，并采取替代治疗。一般来说，与抗甲状腺药物相关的不良反应分为"轻度"和"严重"的副作用[85]。主要副作用有粒细胞缺乏症、肝毒性和血管炎，重者可能危及生命。一项研究表明，与非自身免疫性甲状腺毒症（如毒性多结节性甲状腺肿）患者相比，Graves 病患者可能更容易对抗甲状腺药物产生过敏反应[86]。

轻度药物不良反应

药物轻度副作用包括皮疹、胃肠道不适、恶心和关节痛，其中皮疹的典型表现为丘疹和皮肤瘙痒[85]。一般来说，2%~5% 的患者会出现轻微的副作用，其中皮疹最常见。当发生瘙痒性皮疹时通常需要停药，但一些患者联合应用抗组胺药物后可能能够继续药物治疗，最终解决皮疹问题。通常情况下，在开始服药的最初几周内会出现轻微反应，虽然可以改用替代药物，但两种抗甲状腺药物之间至少有 50% 的交叉反应[85]。

重度药物不良反应

抗甲状腺药物的三种主要不良反应是粒细胞缺乏症、肝毒性和抗中性粒细胞胞浆抗体阳性血管炎。以下分别介绍。

粒细胞缺乏症

粒细胞缺乏症定义为粒细胞绝对计数 < 0.5 × 10^9/L，但大多数患者的粒细胞计数接近零[85]。一些患者还患有贫血和轻度血小板减少症。抗甲状腺药物引起的粒细胞缺乏症的发生率为 0.2~0.6%[87]，99% 以上的病例发生在治疗前的 100 d 内[87]。老年患者可能比年轻患者更容易发生粒细胞缺乏症[88]。此外，粒细胞缺乏症可能在多年前第一次接触该药物后发生。粒细胞缺乏症的风险与 MMI 具有剂量相关性[89]，在每日剂量低于 5~10 mg 时极为罕见。相反，PTU 和粒细胞缺乏症的风险没有剂量反应关系。患者可能有粒细胞缺乏症，但没有症状，只有在感染时才会出现典型症状。典型的表现是暴发性口咽感染，伴有严重的吞咽疼痛、淋巴结肿大、乏力、寒战和高热[90]。此外也有肺炎、皮肤和肛门直肠感染的报道。骨髓检查的典型表现是正常或轻微的白细胞减少，但骨髓前体细胞缺乏或明显减少。因为缺乏骨髓前体细胞使得在 7~14 d 之前粒细胞计数不太可能恢复

正常[91]，所以骨髓检查可能有助于预测疾病恢复，另一方面，如果保存有未成熟的细胞，恢复时间会更短。

抗甲状腺药物引起的粒细胞缺乏症的治疗包括：

· 立即停药。

· 如果有发热应住院治疗，用广谱抗生素抗感染。

· 由于可能出现交叉反应，尽量避免使用其他抗甲状腺药物。然而，在危及生命的情况下（如甲状腺危象），治疗的选择可能有限，替代药物可在相对较短的时间内（1~2 周）使用，同时监测白细胞计数，直到患者的临床状态稳定。

大多数患者使用造血生长因子（如粒细胞集落刺激因子或粒细胞巨噬细胞集落刺激因子）治疗。在大多数采用回顾性对照的大型队列研究和一项荟萃分析中提示这些药物的使用降低了病死率，缩短了血液学的恢复时间[92]。死亡率在 5%~10%，在 65 岁以上、中性粒细胞计数 < 0.1×10^9/L 及有严重潜在并发症（如肾功能衰竭、心脏病或呼吸系统疾病）的患者中，预后更差。

肝损害

两种抗甲状腺药物的肝损害是不同的[85]。在使用 PTU 的病例中，肝毒性通常是"肝细胞性"，而 MMI 的受累模式是"胆汁淤积性"。对于 PTU，轻度肝细胞功能障碍的发病率不到 1%，但暴发性、致死性肝功能衰竭的发病率更有可能在万分之一以内[93]。对于 MMI 来说，没有胆汁淤积型肝损害患病率的可靠数据，但它绝对是罕见的。有病例报道称肝脏受累发生在最初治疗的几天内，但在最近对涉及 PTU 病例的回顾性报道中，中位数为 120 d[94]。对于 MMI，肝毒性发生前的平均治疗时间

为 36 d[95]。在应用 PTU 病例中，严重肝损害的症状和体征包括嗜睡、不适、恶心和呕吐、黄疸、尿色加深和大便颜色变浅。识别以上症状并立即停止应用 PTU 是至关重要的。然后，应对肝损害程度（昏迷、凝血酶原时间延长、肝肾综合征等）进行适当治疗，并考虑转诊到能够提供专门护理的医疗中心，包括可能的肝移植。对于 MMI 诱导的胆汁淤积型肝损害，一旦停药，肝损伤通常在 1~2 个月内消失。在最近一次使用 MedWatch 系统向 FDA 报告的病例回顾中，没有因 MMI 相关的肝毒性而死亡的病例[94]。最近来自亚洲的两项令人惊讶的研究表明，这两种药物都可以导致任何一种类型的肝毒性副作用，尽管严重的肝细胞疾病在 PTU 中更常见[96-97]。在抗甲状腺药物引起的肝毒性患者中，由于两种药物具有不同的肝毒性特征，持续性甲状腺功能亢进的治疗可能包括改用另一种抗甲状腺药物。

血管炎

抗甲状腺药物所致血管炎临床上可分为两种类型：①药物性狼疮，伴有发热、明显的紫癜、脾大、淋巴结肿大和累及胸膜及心包的浆膜炎；②药物性血管炎，伴有乏力、关节炎、肌痛、严重皮肤受累、肾小球肾炎和肺出血。然而，这两种形式可能是抗甲状腺药物诱导的抗中性粒细胞胞浆抗体（ANCA）阳性血管炎的一部分[98]。在抗甲状腺药物相关的血管炎病例中，相关抗体被称为"pANCA"，代表"核周"ANCA，且直接作用于粒细胞髓过氧化物酶（MPO）。然而，除了 MPO 外，还可以看到针对其他中性粒细胞蛋白的抗体。抗甲状腺药物引起的血管炎在 PTU 中远比甲巯咪唑中更为常见，并且优先发生在亚洲人群中[99]。横断面研究表明，在服用

PTU 的无症状个体中，循环 pANCA 阳性率在 10%~50%，在服用甲巯咪唑的患者中，循环 pANCA 的阳性率为 0~3%[100]。抗甲状腺药物相关性血管炎通常发生在开始治疗后 1~3 个月，但也可能在治疗数年后发生[99]。其通常表现为发热、关节炎、累及四肢及耳垂明显的紫癜和皮肤溃疡，而器官功能障碍的证据较为罕见，尤其是肾小球肾炎或肺部受累[99]。相关症状一般在停药后消失，但对更严重的病例可应用免疫抑制治疗，包括大剂量糖皮质激素和（或）环磷酰胺。

出生缺陷

虽然不属于典型的不良反应，但在妊娠早期使用 MMI 与罕见的出生缺陷有关，包括皮肤发育不全、后鼻孔闭锁、食管闭锁和脐疝[85]。最近，丹麦的一项研究指出，在怀孕早期接触 PTU 的母亲所生的婴儿中，出生缺陷的发生率类似[101]。然而，MMI 和 PTU 的缺陷情形存在差异，后者没有那么严重[101]。这些和其他最近的类似发现，促使人们考虑对患有活动性 Graves 病且计划怀孕的女性进行确定性治疗，以避免在怀孕早期暴露于抗甲状腺药物[102]。

总　结

虽然已经在甲状腺危象的识别和治疗方面取得了重要进展，病死率从 1928 年 Lahey 指出的近 100% 相比降低了[3]，但存活率并没有得到保证[103]。这些改善很可能是对甲状腺危象早期认识的结果，以及自 Lahey 首次描述以来的几十年中，皮质类固醇、抗甲状腺药物和抗肾上腺素治疗对这种疾病具有有益的效果[14~15]。近期研究提示病死率在 10%~50%[4, 14, 104]。甲状腺危象是一种很常见的严重并发症，幸运的是，它的发生较为罕见。许多甲状腺危象病例发生在诱发性事件之后，例如突然停止抗甲状腺药物治疗（通常是由于不良反应）或并发疾病。有效的治疗建立在对即将发生的甲状腺危象的迅速认识上，而这反过来又取决于对这种疾病的典型和非典型表现的了解。坚定不移地致力于积极的、多方面的治疗干预是获得令人满意的结果的关键。

致　谢

本章表达的是作者的观点，并不反映陆军、海军、国防部或美国政府的官方政策。其中一名或多名作者是军人（或美国政府雇员）。这项工作是作为我们公务职责的一部分。《美国法典》第 17 篇第 105 条规定：本标题下的版权保护不适用于美国政府的任何作品。《美国法典》第 17 篇第 101 条将美国政府工作定义为由美国政府服兵役人员或雇员作为其公务职责的一部分。我们保证，所有有资格成为作者的个人都已被列入名单；每个人都参与了本章的构思和设计、数据分析（如果适用）、撰写文档和（或）版本提交的批准；该文档代表有效的工作；如果我们使用从其他来源获得的信息，则我们获得了使用它的所有必要批准，并在文档中做出了适当的标注；且每个人都对此承担公共责任。

参考文献

请登录 www.wpcxa.com 下载中心查询或下载，或扫码阅读。

第 17 章

胺碘酮诱发的甲状腺毒症

Fausto Bogazzi Luca Tomisti Luigi Bartalena Enio Martino

要 点

• 胺碘酮具有多种抗心律失常效应，可用于室上性和室性心律失常、心房颤动（当其他治疗效果差时），还可用于预防部分患者的心源性猝死。

• 胺碘酮是一种富含碘元素的苯并呋喃衍生物，其结构类似于甲状腺激素。使用标准剂量胺碘酮（200 mg/d）治疗的患者，患者每天的碘负荷为 75 mg，其大大超过了每日碘的推荐摄入量（150~200 μg）。

• 碘摄入过多可导致 15%~20% 的患者出现甲状腺功能异常，可能使甲状腺激素产生过多（胺碘酮诱发的甲状腺毒症，AIT），也可导致甲状腺激素缺乏（胺碘酮诱发的甲状腺功能减退症，AIH）。

• 胺碘酮诱发的甲状腺毒症在临床和病理生理上分为两种类型（尽管两者可以共存于同一患者中）。

• 碘摄入过多是胺碘酮诱发的 1 型 AIT 的病因。碘是诱发真性甲状腺功能亢进的一种形式，碘负荷使得潜在的甲状腺自主分泌功能或潜在的 Graves 病被激发，使甲状腺功能亢进一触即发。

• 2 型 AIT 的病因是药物（或碘）产生的细胞毒性直接破坏了甲状腺滤泡细胞，是一种破坏性的甲状腺炎。

• 两种主要类型 AIT 的治疗和预后均不同，故区分两者至关重要，但也颇具挑战性。

• 由于过量甲状腺激素对心脏有着潜在的损害，故 AIT 发生在已有心脏病的患者身上可能代表着一种紧急情况。

• AIT 代表了一种即将到来的心脏风险，当发生 AIT 时需立即进行治疗，因为甲状腺毒症如果未得到及时处理，会导致较高的病死率。

• 在这些情况下，紧急行甲状腺切除术可能是解决甲状腺毒症最有效、最快捷的方法。

引 言

胺碘酮是一种富含碘元素的苯并呋喃衍生物，其结构类似于甲状腺激素[1-2]。它是第Ⅲ类抗心律失常药物，主要抑制心肌细胞 Na^+-K^+-ATP 酶活性，最终延长动作电位时程和有效不应期。而且胺碘酮还具有Ⅰ类（降低钠通道传导速度）、Ⅱ类（阻断肾上腺素能神经对心肌 β 细胞的效应）、Ⅳ类（抑制钙通道介导的动作电位）抗心律失常药物的作用。从作用机制上讲，胺碘酮的这些多重抗心律失常作用，用于室性和室上性快速性心律失常[3-5]。

胺碘酮的使用很复杂，有 15%~20% 患者使用胺碘酮后会诱发甲状腺功能异常，有可能导致甲状腺激素过多（胺碘酮诱发的甲状腺毒症，AIT），也有可能导致甲状腺激素不足（胺碘酮诱发的甲状腺功能减退，AIH）。由于甲状腺激素过量会对心脏产生有害的影响，故 AIT 可能代表着内分泌急症。

病理生理学

在所有接受胺碘酮治疗的患者中均发现了甲状腺相关化验指标的异常，但也不代表这些患者甲状腺功能亢进或者减退。在胺碘酮治疗数周后血清 TSH 浓度轻度升高，但此后通常会恢复正常。由于胺碘酮对肝脏 1 型 5′ 脱碘酶（该酶将 T_4 转化为 T_3）的抑制作用，故使得血清游离甲状腺素（FT_4）和反三碘甲状腺素（rT_3）浓度增加，而血清游离 T_3（FT_3）水平降低。此外，胺碘酮及其主要代谢产物乙基胺碘酮（DEA）与甲状腺激素的结构有同源性，它们可能与甲状腺激素受体结合发挥弱的拮抗甲状腺激素的作用。故除了血清甲状腺激素浓度的变化外，在周围组织中还可能发生"甲状腺功能减退样效应"。

胺碘酮诱发的甲状腺功能障碍的原因可能是碘负荷过多，或可能是药物自身作用导致，也有可能是两者共同所用所致[1,6]。

碘负荷的影响

使用标准剂量胺碘酮（200 mg/d）治疗的患者，患者每天的碘负荷为 75 mg，其大大超过了每日碘的推荐摄入量（150~

200 μg）。这种碘负荷可能导致 AIH 或 AIT。碘负荷后，甲状腺通常会阻断甲状腺激素的合成（Wolff-Chaikoff 效应），这与血清中 TSH 水平的升高有关，但随后出现了"逃逸"现象，其原因是碘转运和甲状腺内碘浓度下降，不足以维持与 Wolff-Chaikoff 效应相关的阻断作用。胺碘酮通过不依赖碘的机制或降低钠碘转运体 mRNA 的表达来抑制碘化物向甲状腺的转运。

甲状腺功能正常的患者和慢性自身免疫性甲状腺炎患者发生 AIH 的机制可能是未能逃脱 Wolff-Chaikoff 效应。碘摄入过量是造成 1 型 AIT（一种碘导致的真性甲状腺功能亢进）的原因，碘负荷使得潜在的甲状腺自主分泌功能或潜在的 Graves 病被激发，使得甲状腺功能亢进（Jod-Basedow 现象）一触即发[1-2,6]。

分子结构固有的作用

胺碘酮和乙基胺碘酮对甲状腺滤泡细胞具有促凋亡和细胞毒作用，过量的碘也可能直接导致这些变化，组织病理学改变看起来与其他甲状腺破坏过程类似，例如亚急性甲状腺炎。2 型 AIT 病因是药物（或碘）产生的细胞毒性直接破坏了甲状腺滤泡细胞，是一种破坏性的甲状腺炎[1-2,4,6]。

然而，这两种致病机制可能是并存的。即使胺碘酮在患者（有潜在甲状腺疾病）中发生 AIT 的发病机制中似乎发挥次要作用，但只要甲状腺暴露在胺碘酮下，甲状腺滤泡细胞均将受到损伤。

胺碘酮诱发的甲状腺疾病

胺碘酮导致的甲状腺功能障碍总体患病率在 15%~20%，这个数据尽管在不同的书籍中差异很大，但在先天性心脏病、重度 β 地中海贫血或接受苯妥英钠治疗的患者中，这一比例可能会增加到 36% 或 49%[1]。

胺碘酮诱发的甲状腺毒症

AIT 更常见于缺碘地区和男性中。胺碘酮治疗与甲状腺自身免疫疾病的发展无关。1 型 AIT 是一种由碘导致的甲状腺功能亢进症，碘负荷使得 Graves 病或结节性甲状腺肿患者已有的甲状腺潜在自主性被暴露。在缺碘地区，结节性甲状腺肿的患病率更高，碘导致的甲状腺毒性也在男性中更常见，这就解释了为什么 AIT 在缺碘地区和男性中相对有优势[4, 6]。在碘含量高的地区，甲状腺对碘导致的关闭甲状腺激素合成的信号通路的高敏感性，使甲状腺对碘负荷有相对的抵抗力。碘负荷可能会迅速触发 1 型 AIT，胺碘酮治疗到甲状腺毒症发生的中位数为 3.5 个月[7]。

2 型 AIT 是一种破坏甲状腺的过程，导致甲状腺激素从受损的甲状腺滤泡上皮细胞中释放出来，这可能意味着在甲状腺滤泡细胞破坏产生明确的临床表现之前，甲状腺内胺碘酮药物浓度需要达到较高的水平。事实上，2 型 AIT 患者从接受胺碘

酮治疗到甲状腺功能亢进发生所需的中位数时间为 30 个月，这比 1 型 AIT 患者要长得多[7]。过去的研究表明 2 型 AIT 发生在没有自身免疫表现的正常甲状腺中。近期一项研究显示无论是否存在抗甲状腺球蛋白抗体（TgAb）和（或）抗甲状腺过氧化物酶抗体（TPOAb），具有甲状腺破坏性特征的患者应该被认为患有 2 型 AIT，只要它们满足甲状腺破坏过程的其他标准，就可以进行治疗[8]。

由于两种类型 AIT 的治疗和结果不同，尽管区分这两种主要形式的 AIT 具有挑战性，但这也是至关重要的。可能需要几个诊断流程才能准确区分 1 型和 2 型 AIT，如表 17.1 所示。因为 1 型脱碘酶在外周被抑制导致 FT_4 显著高于 FT_3 水平，故破坏性甲状腺炎的典型表型为血清 T_4/T_3 比值升高（＞ 4），但在接受胺碘酮治疗的患者中并非如此。甲状腺激素的合成增加及甲状腺滤泡细胞的破坏是 AIT 的两种发病机制，这让 AIT 的表型更具挑战和不确定性，在多结节性甲状腺肿患者中就可能存在这些"混合的"发病机制。事实上，在潜在的 Graves 病或者高功能（毒性）腺瘤患者发生 AIT 的发病机制中甲状腺滤泡细胞破坏几乎起不到什么作用。而且，碘诱发的甲

表 17.1 两种 AIT 的临床与病理机制特征

	1 型 AIT	2 型 AIT
预先存在甲状腺疾病	是（潜在的 Graves 病、单发、多结节性甲状腺肿）	否
FT_4/FT_3	常＞ 4	＜ 4
自行缓解	否	有可能
甲状腺超声 CFDS	血管增多	无丰富血管
甲状腺 RAIU	摄取低于正常	几乎无摄取
TgAb /TPOAb	不能用于鉴别诊断	

CFDS= 彩色血流多普勒成像；RAIU= 放射性碘摄取

状腺功能亢进症也不可能在甲状腺正常的患者中具有致病作用[9-10]。

由于普遍的破坏显现，在 2 型 AIT 患者中平均放射性碘摄取（RAIU）值通常低到不可检测（＜ 3%）；由于 1 型 AIT 患者甲状腺具有潜在的自主分泌功能[11-12]，高碘负荷 RAIU 常低于正常范围。另外使用其他示踪剂的放射性同位素技术仍需进一步验证[13]。

甲状腺超声可能发现潜在的甲状腺结节和甲状腺肿大，然而超声检查并不能提供甲状腺功能的相关信息，并且甲状腺肿或甲状腺结节也不一定是导致甲状腺激素合成增加的潜在发病机制。彩色多普勒超声显示 1 型 AIT 患者甲状腺血管丰富，而 2 型 AIT 患者虽然血清甲状腺激素浓度较高，但是往往甲状腺缺乏丰富的血供[9, 14]。

实质上，AIT 的临床特征与其他形式的甲状腺毒症没有区别，但是某些症状、体征可能预示着胺碘酮治疗患者 AIT 的出现。

· 食欲减退、无远端震颤、抑郁都可能是老年人 AIT（淡漠型甲状腺功能亢进症）的常见特征。

· AIT 可能加重潜在的心脏疾病。因此，长期应用胺碘酮治疗的患者心律失常控制困难或发生心力衰竭可能反映了 AIT 的进展。

· 甲状腺毒症可能会增加维生素 K 依赖的凝血因子的降解速率；故在同时接受抗凝药物和胺碘酮治疗的患者中，出现无法解释的华法林敏感性增加可能与未确诊的 AIT 有关[15]。

AIT 的初步管理

AIT 患者的初始治疗方案是内分泌科医生和心脏科医生仔细沟通后的结果。在这个阶段，内分泌科医生的作用是：

· 区分 AIT 的两种主要形式。

· 预测药物治疗能否在短期内（理想情况下＜ 30 d）恢复甲状腺功能正常（仅在 2 型 AIT 患者中）。

另一方面，心脏科医生的作用是：

· 评估潜在的心脏疾病。

· 评估心功能稳定。

· 评估未来心脏状况潜在恶化的风险。

经过内分泌科和心脏科医生的充分沟通，将决定患者治疗方案是药物治疗还是接受手术治疗。

1 型 AIT

1 型 AIT 最适合用抗甲状腺药物治疗（如卡比马唑、甲巯咪唑或丙硫氧嘧啶）。然而，AIT 患者甲状腺中碘元素充足，对亚硫酰胺的反应较差。因此，在甲状腺功能恢复正常之前每天服用高剂量的抗甲状腺药物（甲巯咪唑 40~60 mg/d 或等剂量的丙硫氧嘧啶），且治疗的时间也比常规甲状腺功能治疗更长（表 17.2）[16]，而对有潜在心脏问题的患者而言，这显然不是一个理想的情况，因为他们的甲状腺功能亢进症应得到及时的控制。为了提高甲状腺的敏感性和甲状腺对硫代酰胺类的反应，可应用高氯酸钠来降低甲状腺的碘摄取率，为了尽量减少高氯酸钠的副作用（特别是对肾脏和骨髓的影响），每日剂量应不超过 1 g。

此外，建议用药时间不超过 4~6 周。如果心脏及循环状况允许，硫代酰胺类治疗可持续到甲状腺功能正常恢复，待甲状腺功能恢复正常后，应考虑甲状腺功能亢进的明确治疗。如果可以停用胺碘酮，就可以按照尿碘排泄正常的建议，在不摄入过量碘后行放射性碘治疗，否则，应考虑甲状腺全切除术。事实上，患有潜在甲状腺

表 17.2　AIT 的药物治疗

药　物	起始剂量	持续时间
甲巯咪唑	40~60 mg/d	逐渐减少剂量，直至达到维持剂量
丙硫氧嘧啶	400~600 mg/d	逐渐减少剂量，直至达到维持剂量
卡比马唑	40~60 mg/d	逐渐减少剂量，直至达到维持剂量
高氯酸钠	≤ 1 g/d	≤ 4~6 周
泼尼松	0.5~0.7 mg/（kg·d）	根据甲状腺激素水平逐渐减少
甲强龙	0.4~0.6 mg/（kg·d）	根据甲状腺激素水平逐渐减少
碘番酸 *	1 g/d	通常是术前 7~21 d

* 不再应用

功能亢进症的 1 型 AIT 患者的最终治疗与自发性甲状腺功能亢进的患者没有区别。在未接受正规治疗的 1 型 AIT 患者中，再次使用胺碘酮治疗诱发甲状腺毒症复发风险很高（73%），如果患者接受一个疗程的硫代酰胺类预防治疗，风险可能会降低[17]。

2 型 AIT

2 型 AIT 目前是 AIT 的主要形式（89%），2 型 AIT 最佳治疗方案是应用糖皮质激素治疗。糖皮质激素治疗是常用的，尽管轻型的 2 型 AIT 可能是短暂且自限性的，考虑到患者潜在的心脏疾病时，我们仅能谨慎行事。泼尼松的初始剂量为每天 0.5~0.7 mg/kg（或相当于其他类固醇的剂量）[18]，随着血清甲状腺激素的减少，逐渐减少药物的用量（表 17.2）。尽管糖皮质激素对 2 型 AIT 的治疗效果显著，有 50% 的患者在 4 周内甲状腺功能正常，但有些患者也会出现治疗反应的延迟（图17.1），存在糖皮质激素反应延迟的可能因素是当时诊断时甲状腺体积（ > 25 mL）和血清 [FT$_4$ > 50 pg/mL（正常上限为 15.5 pg/mL）][19]。硫代酰胺类对 2 型 AIT 无效，应避免使用（图 17.2）。如果可以停用胺碘酮治疗，正常甲状腺功能恢复的中位时间约为 30 d；如果必须继续使用胺碘酮，可能需要启用糖皮质激素治疗，即使继续使用胺碘酮不会导致甲状腺功能异常[20]，但治疗过程中甲状腺毒症复发的风险可能更高[21]。

如果可以停用胺碘酮，建议及时停用，这能降低甲状腺毒症的复发率，使甲状腺功能迅速和稳定地恢复，同时缩短心脏暴露于过量甲状腺激素的时间[21]。且在甲状腺功能恢复正常后，还需定期评估甲状腺功能，因为随着时间的推移，有超过 15% 的患者会发展为永久性甲状腺功能减退，需要左甲状腺素替代治疗[22]。在重组人促甲状腺激素（rhTSH）单独或联合锂治疗 AIT 患者后，再行用 ^{131}I 进行放射性碘治疗，可以被用来克服 RAIU 值低的问题[23]。但对这部分患者治疗经验十分有限，且存在由于甲状腺功能亢进加重而增加心脏毒性的风险，但由于在这部分患者中应用的经验非常有限，并且存在甲状腺功能亢进加重和降低心功能的风险，因此应谨慎考虑该选择，且目前不建议使用[24]。

不确定型 AIT

最难的挑战是混合型 / 不确定型 AIT，因为 1 型和 2 型 AIT 的发病机制都可能是

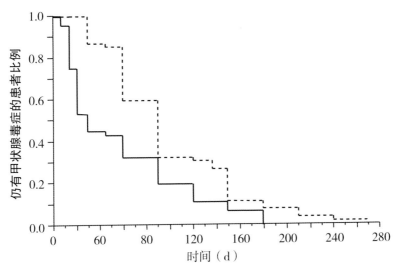

图 17.1　2 型 AIT 患者在糖皮质激素治疗期间发生甲状腺功能亢进的比例。实线：T_4 和 T_3 恢复正常；虚线：TSH 恢复正常[19]。经内分泌学会 /OUP 许可转载

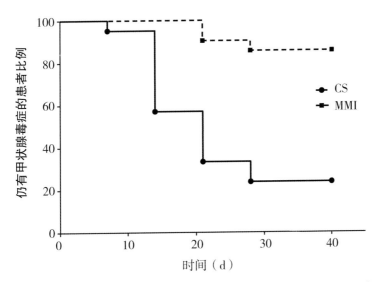

图 17.2　在治疗开始后的前 40 d，2 型 AIT 患者保持甲状腺功能亢进的比例。糖皮质激素治疗组（CS）为实线，给予泼尼松治疗；甲巯咪唑（MMI）治疗组为虚线。甲状腺功能亢进症治愈的定义为血清 FT_4 和 FT_3 浓度在治疗开始后的前 40 d 恢复正常[18]。经许可转载自内分泌学会 /OUP

起作用的。从理论上讲，最佳的治疗方案是硫代酰胺类（加或不加高氯酸钾）和口服糖皮质激素联合应用。虽然混合型 / 不确定型 AIT 是作为一个单独的概念提出来的，但截至目前还没有得到充分描述。如果存在潜在的 Graves 病或毒性甲状腺腺瘤强烈提示 1 型 AIT，然而当一些正常甲状腺的 2 型 AIT 患者出现多发性结节性甲状腺肿，这些患者可能发展成混合型 AIT，难以区分其确切的病因。

AIT 与华法林

开始华法林治疗的 AIT 患者需要特别

关注。这些患者应使用很小剂量的华法林，因为胺碘酮本身和甲状腺功能亢进会增加华法林治疗的效果。此外，基因多态性参与华法林的代谢，CYP2C9 和 VKORC1 可以明显增加华法林敏感性，使 AIT 患者出血的风险增高。若患者存在参与华法林代谢的基因（CYP2C9 和 VKORC1），因华法林的敏感性明显增加，而使 AIT 患者面临很高的出血风险[25]。

AIT 患者管理的再评估

AIT 对患者而言是一种危险的情况，因为甲状腺功能亢进本身增加了有潜在心脏疾病患者的额外风险。实际上 AIT 与心血管不良事件的发病率和病死率增加有关（图 17.3），特别是在左心室功能受损的老年患者中[26-27]。因此，需尽快恢复和维持正常的甲状腺功能，特别是在某些患者中。故在一些患者中（后文详述）应当对 AIT 的进行快速处理，以迅速纠正甲状腺毒症。

若考虑对患者行甲状腺切除术，需要对 AIT 进行多学科评估，包括心脏科医生、内分泌科医生、外科医生和麻醉科医生。应该考虑两种主要的临床情景：
- 急诊甲状腺切除术
- 紧急甲状腺切除术。

急诊甲状腺切除术

- 心功能恶化的患者。心脏状态稳定的 AIT 患者可以继续接受药物治疗并能应对过量甲状腺激素的长期暴露。不同的是，用左心室射血分数（LVEF）来评估左心室收缩功能不全会增加患者的死亡风险（图 17.4）。AIT 和左心室收缩功能不全是（心血管事件）发病率和病死率较高的独立因素。在低 LVEF 的 AIT 患者中，病死率可能高达 30%~50%。这些发现表明，有潜在严重心脏基础疾病的患者长期暴露于高水平的甲状腺激素可能会进一步使心功能恶化，并导致病死率上升[28]。

- 有潜在严重心脏疾病（如致心律失常性右心室发育不良）或恶性心律失常的患者应考虑行甲状腺切除术。

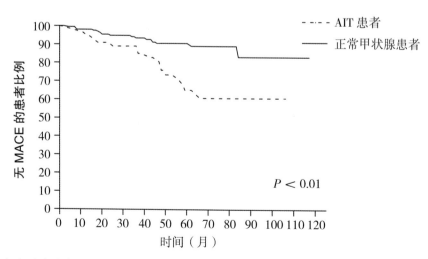

图 17.3　AIT 患者（虚线）与接受胺碘酮治疗的正常甲状腺患者（实线）的主要不良心血管事件（MACE）的发生。MACE 定义：发生需要住院治疗的心力衰竭、心血管死亡、心肌梗死、脑卒中包括短暂性脑缺血发作，以及需要住院的室性心律失常[26]。经许可转载自内分泌学会 /OUP

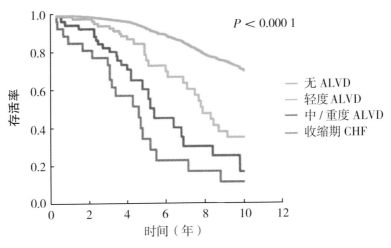

图 17.4　无症状左心室收缩功能不全（ALVD）（根据左室射血分数 EF 评估）患者的死亡率。参照组（无 ALVD）包括左室收缩功能正常（EF＞50%）且无充血性心力衰竭（无 ALVD）病史的受试者。轻度 ALVD：轻度无症状左心室收缩功能障碍（EF 为 40%~50%）。中/重度 ALVD：中重度无症状左心室收缩功能不全（EF＜40%）。收缩期充血性心力衰竭（收缩期 CHF）：EF≤50% 的充血性心力衰竭。自参考文献 [28] 修改而来。经许可转载自 Wolters Kluwer 健康中心

紧急甲状腺切除术

· 对药物治疗无反应的患者。因为甲状腺在碘充足的状态下对抗甲状腺药物的反应较差，1 型 AIT 患者在恢复正常甲状腺功能之前通常需要大剂量和较长疗程的硫代酰胺治疗。另一方面，在接受糖皮质激素治疗的 2 型 AIT 患者中，大约有 20% 的患者在治疗 2 个月后仍有甲状腺功能亢进（在甲状腺体积较大和严重甲状腺功能亢进症的患者中比率会更高）[19]。

· 需要继续胺碘酮治疗的患者。在接受糖皮质激素治疗的 2 型 AIT 患者中，持续使用胺碘酮基本上不会影响甲状腺激素的首次正常化，但在糖皮质激素治疗期间，需要继续胺碘酮治疗的患者，其甲状腺毒症的复发风险高（约 70%），故延长了甲状腺功能恢复正常稳定的时间 [21]。

· 对糖皮质激素治疗有不良反应的 2 型 AIT 患者。这些包括严重的高血糖症、肝毒性、糖皮质激素诱导的骨质疏松症和机会性感染。

在这部分患者中，甲状腺全切术是确保甲状腺毒症迅速解决的唯一治疗方法。此外，外科手术通过迅速恢复正常甲状腺功能，可以在 2 个月内改善心功能（主要是对于左心室收缩功能严重障碍的患者），从而降低死亡风险 [29]。因此，对于左心室功能恶化的患者应立即考虑手术治疗。如果考虑进行甲状腺全切术，建议进行包括内分泌专家、心脏病专家、内分泌外科医生和麻醉师在内的多学科会诊，以权衡患者的风险和收益。早期的研究报道了常见的术后并发症，包括再次住院和死亡风险增加 [30]。相反，最近的研究表明在 AIT 患者中（包括中度到重度左心室功能不全的患者），可以进行甲状腺全切术，没有严重的并发症 [31-33]。尽管没有对照研究，但大量的个人经验表明，手术前充分准备，

包括糖皮质激素和 β 受体阻滞剂，可能会降低手术风险。因此，对于接受甲状腺全切术的 AIT 患者，无论 AIT 类型如何，都必须接受糖皮质激素的短期治疗。更重要的是，经验丰富的医疗团队之间多学科沟通至关重要。

我们已广泛使用碘番酸（术前 7~21 d）降低对药物治疗无效患者的血清 FT_3 水平（表 17.2）[34]。然而，在缺乏对照研究的情况下，用碘番酸进行术前准备后行甲状腺切除术来预防甲状腺手术的不良事件，其优点仍有待确定。此外碘番酸也不在市面上销售，而且其他碘造影剂是否可以代替碘番酸尚不能确定。据报道血浆置换术在消除血液循环中多余的甲状腺激素是有效的，但其作用通常是短暂的，之后还是会加剧甲状腺毒症，故它的优点尚未确定。血浆置换可能是甲状腺功能亢进患者为术前准备的一种辅助手段。

病例分析

一 66 岁男性患者，因甲状腺功能亢进就诊。患者有阵发性房颤病史 2 年，曾接受过电复律治疗。在过去 6 个月内，通过口服胺碘酮（200 mg/d）联合抗血小板药物治疗维持窦性心律。该患者既往无甲状腺疾病史，在接受胺碘酮治疗前没有其甲状腺功能和形态的资料。4 周前患者诉紧张、心悸伴体重下降 3 kg（体重下降与食欲改变无关），且有失眠、大便次数略增加。该患者无甲状腺疾病家族史，曾有房颤伴快心室率（心率 120/min）病史，体格检查提示：血压 145/55 mmHg，甲状腺无肿大、无触痛、未触及结节，甲状腺听诊未闻及杂音，无 Graves 眼病的症状或体征，无远端震颤。

化验结果如下：FT_4 65 pg/mL（正常值 7.5~15.5 pg/mL），FT_3 9.8 pg/mL（3.5~5.7 pg/mL），TSH < 0.01 mU/L（0.4~3.5 mU/L）；未检测到抗 TPO 和抗 TSH 受体抗体，C 反应蛋白和血细胞常规未见明显异常；尿碘排泄量明显增加（9100 μg/24 h；正常值 100~300 μg/24 h），患者最近未使用过含碘造影剂的药物。

甲状腺超声：甲状腺稍低回声，体积约为 18 mL，无结节；彩色多普勒超声（CFDS）显示无血管增多，RAIU 在 3 h 后为 0.7%，24 h 时为 0.9%。

该患者甲状腺毒症的原因会是什么呢？

该患者患有 2 型 AIT，其甲状腺正常，彩色多普勒超声显示无血管增生，甲状腺 RAIU 值非常低，且没有甲状腺自身免疫的证据。治疗上，用 β 受体阻滞剂替换胺碘酮，同时接受了口服泼尼松治疗，初始剂量为 30 mg/d 并维持 2 周，然后激素逐渐减量并在 3 个月后停用。患者血清游离甲状腺激素浓度在 6 周后恢复至正常水平，之后一直保持正常。随访 2 年后，该患者的甲状腺功能指标正常，没有阵发性房颤复发。

总 结

所有 AIT 患者都存在需要紧急治疗的潜在风险（图 17.5）。即使在无症状的患者中，甲状腺毒症也可能导致心脏病。AIT 在有轻微心脏异常的患者中发生率较低，而在患有严重心脏病（例如先天性或梗死后心脏或室性心律失常）的患者中更常见。

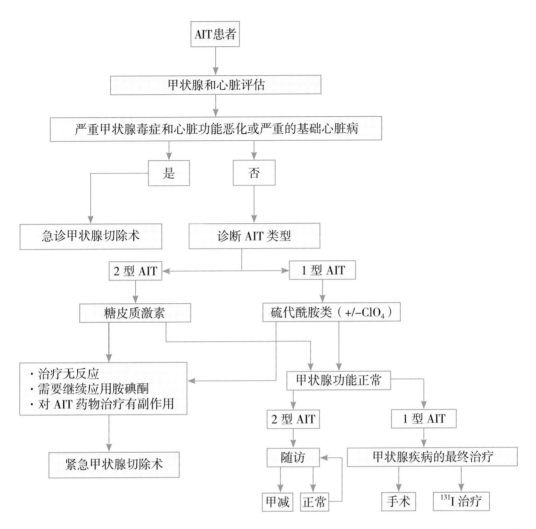

图 17.5　AIT 患者管理推荐流程图。胺碘酮所致甲状腺功能亢进患者在任何时候都应被认为是高危人群，应该尽快恢复正常甲状腺功能，同时在特定患者中可行甲状腺全切除术。在 AIT 患者中甲状腺手术是可以考虑的，但也不是一定要进行甲状腺手术治疗，就算是必须用胺碘酮治疗的 AIT 患者也是如此。ClO_4= 高氯酸盐

参考文献

　　请登录 www.wpcxa.com 下载中心查询
或下载，或扫码阅读。

第 18 章

甲状腺功能亢进性周期性瘫痪

Mark Vanderpump

要 点

· 甲状腺功能亢进性周期性瘫痪（TPP）是甲状腺毒症的一种罕见并发症，其特点是起病急、可逆性肌无力和低钾血症。

· TPP 通常由剧烈运动或高碳水化合物饮食引起，常见于亚洲男性。

· 尽管发病机制尚不清楚，但反复发作的瘫痪性肌无力是由钾离子（K^+）转移到细胞内导致的低钾血症所致，并不存在钾总量的缺乏。

· TPP 的临床特征和导致急性瘫痪发作的诱因与家族性周期性瘫痪（FPP）伴低钾血症相似，FPP 是一种常染色体显性遗传的离子通道病，常见于高加索人。

· TPP 虽然少见，但早期治疗是非常必要的，可以避免可逆性但威胁生命的并发症发生，如心律失常和呼吸衰竭。

· TPP 患者甲状腺毒症的症状与体征可能不明显，因此诊断需要对诱因和临床特征有所了解，并认识到生化和心电图异常。

· 瘫痪恢复所需的氯化钾治疗剂量要降至最低，以避免反弹性高钾血症。

· 非选择性 β 受体阻滞剂可预防与高肾上腺活性相关的反常性低钾血症。

· 治疗甲状腺毒症的潜在病因（通常是 Graves 病），彻底消除 TPP 的进一步攻击。

引 言

周期性瘫痪（PP）是罕见的常染色体显性遗传的离子通道病，主要表现为肌膜兴奋性异常（通常对钾离子敏感）导致的发作性弛缓性瘫痪。根据血钾的水平，周期性瘫痪可分为低血钾型（HypoPP）和高血钾型[1-2]。低血钾型周期性瘫痪（HypoPP）是周期性瘫痪中最常见的一种，但很罕见，估计发病率为 1/10 万。已知的散发性 HypoPP 的病例与导致甲状腺毒症的病因相关[3-6]。剧烈运动或高碳水化合物饮食可诱发无痛性肌无力发作。虽然 1902 年首次在白人中描述了甲状腺毒症与周期性瘫痪的关联，但甲亢性周期性瘫痪（TPP，俗称周期性麻痹）在亚洲人群中更为常见。在甲亢患者中，亚洲人群 TPP 的发病率约为 2%，而非亚洲人群，TPP 的发病率估计为 0.1%~0.2%。虽然其他甲状腺疾病女性发病率更高，但 95% 以上的 TPP 病例为男性，亚洲男性的发病率为 9%~13%[7-8]。TPP 患者甲状腺毒症的症状和体征可能不明显，因此诊断需要了解与 TPP 相关的诱因、临床体征、生化指标和心电图异常。及时诊断和有效治疗可避免心律失常、呼吸衰竭等危及生命的并发症[3-6]。

病理生理

甲状腺毒症导致 HypoPP 的机制尚不清楚。甲状腺激素可增加组织对 β 肾上腺素能刺激的反应性,增加骨骼肌细胞膜表面 Na^+-K^+-ATP 酶活性,并促进钾离子进入细胞。TPP 是由于过多的甲状腺激素使 Na^+-K^+-ATP 酶活性更高,导致更多的钾离子向细胞内转移,低钾血症和骨骼肌细胞膜超极化[5]。Na^+-K^+-ATP 酶的激活并不是 TPP 的唯一机制,因为只有少数患者会发生 HypoPP。过多的甲状腺激素可能通过增加机体对肾上腺素降血钾作用的敏感性,使患者容易出现瘫痪发作。肌肉中 Na^+-K^+-ATP 酶活性的增加可以通过钾外流的增加来补偿,从而防止低钾血症的发展。胰岛素也可以激活 Na^+-K^+-ATP 酶,并与甲状腺激素协同作用使细胞外的钾离子转移至细胞内。这与饱餐一顿可诱发 TPP 发作的现象相符[9]。然而,在接受口服葡萄糖负荷的 TPP 患者中,只有不到 1/3 的患者出现了葡萄糖诱导的急性低血钾瘫痪,可诱发瘫痪的患者与未诱发瘫痪的患者有相似的胰岛素反应,因此,独立于胰岛素的因素也参与了 TPP 的发病机制。

TPP 在亚洲人群中发病率上升表明存在遗传易感性,除了甲状腺毒症外,许多临床特征与家族性周期性瘫痪(FPP)相似。低血钾型周期性瘫痪和高血钾型周期性瘫痪具有遗传异质性,编码三种骨骼肌离子通道[钙(CACN1AS)、钠(SCN4A)、钾(KCNE3)]的基因发生突变至少占 70%

的确诊病例[1,10]。当细胞外钾离子降低时,静息膜电位应超极化,但在 HypoPP 患者中,当细胞外钾离子浓度低至 3 mmol/L 时,肌纤维会去极化。这种低钾血症引起静息膜电位的反常性去极化,导致 Na^+ 通道失活,使其不可兴奋。最常见的突变发生在编码骨骼肌二氢吡啶敏感钙通道 α–1 亚基的基因(CACNA1S)中,约 60% 的患者都有这种突变[10]。目前还不清楚钙通道缺陷是如何导致钾离子间歇性转移至细胞内并导致肌无力的。除 CACNA1S 基因突变外,常见的是骨骼肌钠通道的基因(SCN4A)突变。这种突变造成异常的门控离子流,导致肌无力发作时骨骼肌细胞膜的异常去极化[10]。

虽然 TPP 患者中不存在与 HypoPP 有关的基因突变,但 TPP 的易感人群中可能存在某种离子通道缺陷,而且在甲状腺功能正常的状态下,这种缺陷不足以引发症状[3]。KCNJ18 基因编码的骨骼肌特异性 K^+ 通道(Kir2.6)缺陷与部分 TPP 患者相关,这些患者主要来自美国、巴西、法国和新加坡,但在泰国不常见[11]。Kir2.6 通道的功能缺失突变引起 K^+ 内流和外流之间的不平衡,从而导致反常的去极化[12-13]。

临床特征

虽然女性甲状腺功能亢进的发病率更高,但 TPP 主要发生于男性[14]。80% 的患者首次发生 TPP 的年龄介于 20~40 岁,与之不同的是,家族性 HypoPP 的发病年龄更小(20 岁以下)[2]。虽然肌无力可在一天中任何时间发作,但夜晚或清晨发作的频率较高。发病有季节性,在较暖和的夏季更为频繁。患者可能会反复出现肌无力,持续时间从几小时到 72 h 不等,在两次发作之间可完全恢复[14-15]。发作的间隔时间从几周到几个月不等，但某些患者可每周发作数次。

大约 1/3 的 TPP 发作与某些可使肾上腺素或胰岛素释放增加的事件相关，因为这两种物质均可导致钾离子转移至细胞内，使血钾降低[14]。在 TPP 急性发作前 24 h 内报道的诱因有：摄入高碳水化合物（12%）、剧烈运动（7%）、外伤、急性上呼吸道感染、高盐饮食、情绪紧张、寒冷、饮酒、月经以及使用某些药物，例如糖皮质激素、肾上腺素、乙酰唑胺和非甾体抗炎药[14]。

除了存在甲状腺毒症外，TPP 的临床表现与 HypoPP 几乎没有区别。鉴别诊断包括吉兰 - 巴雷综合征、急性脊髓压迫、代谢性肌病、脊髓炎、脊髓危象、肉毒中毒和抽搐性瘫痪。TPP 的发作特点是反复发作的短暂性肌无力，程度从轻度无力到完全瘫痪，但意识正常[14-16]。前驱症状包括肌痛（< 50%）、肌肉痉挛和肌肉僵硬。肌无力通常开始于下肢近端肌肉，逐渐进展为弛缓性四肢瘫痪。肌张力减弱伴反射减退或消失的表现很典型。感觉功能、膀胱和肠道功能不受影响。瘫痪通常是对称性的，延髓和眼肌通常不受累及。心动过速的临床表现可将 TPP 与家族性 HypoPP 区分开[17]。在 TPP 患者中也报道了需要呼吸机支持的呼吸衰竭和致死性心律失常（室性心动过速和室性颤动）的特殊病例。

根据定义，诊断 TPP 需要甲状腺毒症的生化证据，并且瘫痪只发生在有甲状腺毒症时，而在甲状腺功能正常时不会发生。甲状腺毒症的典型症状如体重减轻、怕热、心悸、食欲增加、烦躁和出汗，可能不明显，并在 TPP 发作数月甚至数年之前出现，但也存在二者同时出现（50%）或在 PP 之后出现的情况（15%）[14-5,17-18]。如果使用 Wayne 指数（一种有效的甲状腺功能亢进

严重程度的定量评分标准）进行评分，只有 17% 的 TPP 患者在发病时评分 > 19 分（甲状腺功能正常 < 11 分，可疑 11~19 分，甲状腺毒症 > 19 分），证实了大多数 TPP 患者仅有轻度或可疑的甲状腺功能亢进症状[14]。只有 1/3 的患者有甲状腺功能亢进病史或家族史[14]。甲状腺毒症的主要病因是 Graves 病，但少数 TPP 与甲状腺炎（自身免疫性或病毒性相关）、毒性结节性甲状腺肿、毒性腺瘤、垂体 TSH 瘤、甲状腺激素过多或碘过量相关[5]。对于那些没有甲状腺毒症个人史或家族史的患者，TPP 的快速正确诊断依赖于临床和实验室的特征性表现（表 18.1）。

表 18.1　甲状腺功能亢进性周期性瘫痪（TPP）的诊断特征

临床表现
- 亚洲成年男性，首次发病年龄 20~40 岁
- 周期性近端肌肉对称性瘫痪，下肢较上肢严重
- 诱发因素，如高碳水化合物饮食和剧烈运动
- 甲状腺毒症的临床表现不明显，如心动过速
- 甲状腺毒症的家族史

心电图
- 窦性心动过速或窦性心律失常
- U 波显著，PR 间期延长
- 一度房室传导阻滞
- 房性和室性心律失常

生化异常
- 低尿钾的低钾血症
- 血液酸碱平衡正常
- 低磷血症、低尿磷
- 血钙正常或升高、高尿钙
- 低镁血症
- 低肌酐血症（肾小球滤过率增高）
- 肌酸激酶（CK）升高
- 血清 TSH 降低、游离 T_4、T_3 升高（符合甲状腺毒症）

诊　断

临床表现为低钾性瘫痪和甲状腺毒症的患者通常以 TPP 作为初步诊断，但很少一部分可能因为其他原因导致肾脏失钾或非肾脏失钾，包括使用利尿剂、胃肠道失钾和慢性酒精中毒[19]（图 18.1，表 18.2）。错误的诊断可能导致不适当的补钾和复发性低血钾。由于不能快速获取甲状腺功能的测定结果，简单、快速且便宜的血、尿电解质及酸碱平衡的测定有助于区分此类疾病。

在瘫痪或无力发作期间，血钾水平通常 < 3 mmol/L，也有可能 < 1.5 mmol/L。如果患者处于瘫痪恢复期，血钾可能是正常的。通常症状的严重程度与低钾血症的程度是一致的[20]。评估肾脏排钾可以确定低钾血症是由肾脏原因还是肾外原因引起。TPP 的特征性表现是急性低血钾时肾脏排钾也减少、酸碱平衡基本正常，与此相反，非低钾型周期性瘫痪的患者通常伴有代谢性酸中毒或碱中毒、并伴有大量总钾的缺失[21]。尿钾低于 15~20 mmol/L 提示肾外原因导致的低钾血症。低钾血症患者多尿症状常见，是由于口渴或长期慢性低血钾导致肾脏浓缩功能缺陷（如肾性尿崩症），因此，即使肾脏失钾明显，尿钾浓度也很低。尿钾与尿肌酐比值可用于区分 TPP 和非低血钾型周期性瘫痪，诊断阈值为 < 2.5 mmol/mmol（即低钾血症与跨细胞钾转移一致）[21]。

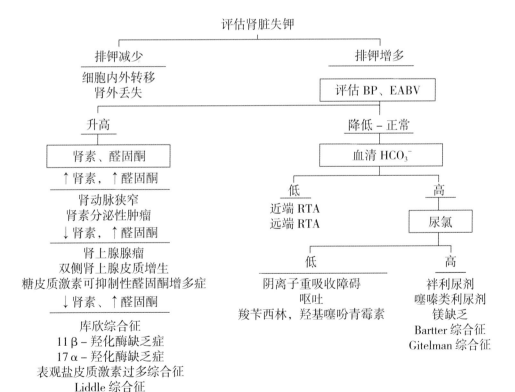

图 18.1　低钾血症的诊断流程。盐皮质激素水平的最初升高会引起以低钾血症、代谢性碱中毒和高血压为特征的疾病，主要特征为远端钠分泌增加的疾病可通过酸碱状态和尿氯浓度来区分。两者都可导致尿钾流失增多。表 18.2 列出了与低尿钾相关的低钾血症，包括细胞内外转移和非肾性失钾[28]。BP= 血压；EABV= 有效动脉血容量；RTA= 肾小管性酸中毒

表 18.2 与肾脏排钾减少相关的
低钾血症的病因 [28]

细胞内外转移
胰岛素使用与过量 β₂ 肾上腺素能刺激
· 压力或运动诱发肾上腺素释放
药物
· 茶碱中毒，利托君，特布他林，沙丁
胺醇，克伦特罗
合成代谢
· 恶性贫血的治疗
· 快速增殖的白血病和淋巴瘤
低钾血症型周期性瘫痪
· 甲状腺功能亢进性周期性瘫痪
· 家族性
· 散发性
毒素 / 草药
· 钡中毒
· 氯喹中毒
· 铯盐（在草药制剂中作为抗肿瘤药物
销售）
肾外丢失
乳糜泻
热带性乳糜泻
感染性腹泻（如沙门菌肠炎、圆线虫肠炎、
耶尔森菌小肠结肠炎）
短肠综合征

其他特征性的生化异常包括低镁血症、轻度至中度的低磷血症伴低尿磷 [22]。肾脏高动力循环引起的血清肌酐水平降低或正常是很常见的。由于甲状腺激素对骨骼和肾脏的直接或间接作用，TPP 患者的尿钙排泄率增加。高尿钙和低尿磷是急性 TPP 早期而独特的指标。2/3 的患者血清肌酸激酶（CK）升高，特别是因运动而诱发 TPP 时 [23–24]（表 18.1）。

与低钾血症相关的心电图变化有 ST 段压低、窦性心动过速、U 波、PR 间期异常、QRS 波升高、各种房室传导阻滞和右束支传导阻滞，室性心动过速、室颤和心搏骤停也有报道 [25–26]。

TPP 一经诊断，就必须明确甲状腺毒症的病因并给予有效治疗，以避免错过一个可能治愈 TPP 的机会。除了病史和体格检查，血清 TSH、游离甲状腺素（T_4）、游离三碘甲状腺原氨酸（T_3）、TSH 受体抗体以及甲状腺核素扫描都可以用来确定甲状腺毒症的病因。

急性期治疗

鉴于可能发生急性低钾血症，急性 TPP 患者需要严密的心电监测 [27]。与非 HypoPP 不同，TPP 患者并没有大量的钾缺失，因此补钾的目的是提高血清钾浓度，而不是大量补钾。补钾的剂量各不相同，从 10~200 mmol 不等 [5]。建议纠正低镁血症，瘫痪逐渐恢复后，血清磷酸盐水平也自行恢复正常而无须额外补充。

在肌无力的早期口服补钾有时可预防进一步发展为瘫痪。静脉注射氯化钾（10 mmol/h）通常可以迅速逆转瘫痪 [28]，尽管可能是延迟反应 [21]。静脉补钾应使用无葡萄糖的生理盐水，以避免钾离子迅速转移到细胞内 [28]。补充氯化钾有反弹性高钾血症的风险，因为瘫痪消退后细胞会迅速释放钾离子 [2,4–5]。大约 50% 接受氯化钾治疗的 TPP 患者在恢复时出现反弹性高钾血症（＞5 mmol/L），但如果总氯化钾补充剂量＜50 mmol，则风险会显著降低 [29]。

"反常性低钾血症"的定义是在氯化钾治疗期间血浆钾离子浓度（＞0.1 mmol/L）进一步下降，出现在大于 25% 的 TPP 患者中 [30]，并与更严重的甲状腺功能亢进和高肾上腺素能活性相关。恢复肌肉力量需要更高剂量的氯化钾，因此在恢复后可能会出现更严重的反弹性高钾血症。那些没有出现反常性低钾血症的患者通常需要更小剂量的氯化钾来实现恢复，并且反弹性高钾血症的风险更低。对于发生危及生命的室性心律失常和即将发生呼吸衰竭的患者，仍迫切需要较高剂量的钾离子。在 1 min 或几分钟内快速静脉注射氯化钾 3~6 mmol，可瞬间提高钾离子浓度 1~2 mmol/L，推荐的最大输注剂量为 20~40 mmol/h[30-31]。

基于高肾上腺素能活性和高胰岛素血症在 TPP 发病机制中的意义，大剂量非选择性 β 受体阻滞剂通过抑制 $β_2$ 肾上腺素活性和抑制胰岛素分泌，可作为替代治疗的方法[32]。非选择性 β 受体阻滞剂，如普萘洛尔（口服 3~4 mg/kg 或者每 10 min 静脉注射 1~2 mg/kg，最多 3 mg）可以缩短发作时间并促进康复，但选择性 $β_1$ 受体阻滞剂（如美托洛尔）则没有这个作用。那些具有反常性低钾血症的患者可能更适合选用非选择性 β 受体阻滞剂来阻断 Na^+-K^+-ATP 酶对钾离子的摄取。低剂量氯化钾和非选择性 β 受体阻滞剂的联合治疗是否能更有效地逆转瘫痪和预防反弹性高钾血症尚不清楚。TPP 的治疗算法如图 18.2 所示。

预防处理

一旦确定了甲状腺毒症的病因，尽快消除甲状腺功能亢进是避免 TPP 发作的明确方法。首先推荐使用硫脲类药物，并根据病因和患者选择确定最终的治疗方案（如放射性碘治疗或选择性甲状腺切除术），以避免潜在的复发风险[33]。普萘洛尔能有效预防 TPP 的反复发作，直至甲状腺功能亢进恢复正常，但规律补充氯化钾却无此作用[5]。建议患者避免任何可能的诱因，如高碳水化合物饮食、高盐饮食、剧烈运动和过量饮酒等，这些也是导致 HypoPP 患者急性瘫痪的原因。乙酰唑胺（家族性 HypoPP 患者常用）可导致 TPP 复发，不宜使用[34]。

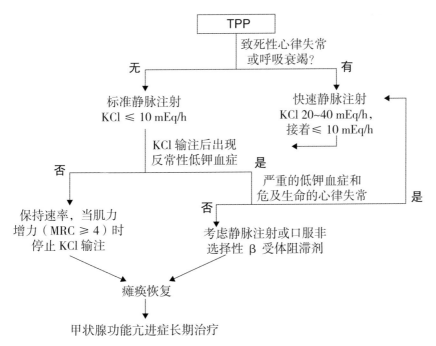

图 18.2 甲状腺功能亢进性周期性瘫痪（TPP）的治疗算法。注：医学研究委员会（MRC）肌肉力量评估量表（MRC ≥ 4，可对抗重力和检查者施加的一定阻力）

病例分析

一 34 岁菲律宾裔美国医生因突发四肢瘫痪、心动过速和大汗淋漓就诊于急诊科。症状出现在 Super Bowl 派对上，当时他已经摄入了过量的啤酒、爆米花、蛋糕、糖果和其他零食。既往身体健康。

体格检查：弛缓性麻痹、远端肌腱反射抑制，感觉功能正常。甲状腺肿估计 35 g（正常为 10~25 g）。血压 130/80 mmHg，脉搏 140/min，呼吸 20/min。

实验室结果：血清钾 2.1 mmol/L，钠 133 mmol/L，TSH 0.01（0.5~5.0 mU/L），FT$_4$ 3.9 ng/dL（0.7~1.9 ng/dL），T$_3$ 222 ng/dL（80~180 ng/dL），TSH 受体抗体阳性，葡萄糖 108 mg/dL（5.5 mmol/L），肌酐 1.0 mg/dL（0.6~1.2 mg/dL）。

诊断与 TPP 一致吗?

临床与生化特征与 TPP 一致。甲状腺毒症是由 Graves 病继发的甲状腺功能亢进引起的。可能的诱因是运动庆典期间摄入过多的碳水化合物。将患者送进医院，给予静脉输液（生理盐水而不是葡萄糖）、静脉补钾（注意不要过度治疗，以免引起反弹性高钾血症）、抗甲状腺药物（甲巯咪唑 20 mg/d）和普萘洛尔。48 h 内恢复良好后出院。4 周后接受了放射性碘治疗。尽管这个典型的 TPP 病例是一名亚洲男性，但重要的是要认识到女性和其他种族（如西班牙裔）也可能发生 TPP，因此临床上还是要高度重视，以便做出正确的诊断并防止严重的并发症发生率和潜在的死亡率（如心律失常）[35]。

总 结

TPP 是一种罕见的内分泌急症，具有诊断和治疗方面的挑战。多数 TPP 患者没有甲状腺毒症典型的症状和体征。诊断需要了解临床特征、血液和尿液电解质的实验室检查结果以及心电图变化。纠正低钾血症所需的氯化钾剂量应最小化，以避免反弹性高钾血症，除非出现室性心律失常和即将出现呼吸功能衰竭的情况。高剂量非选择性 β 受体阻滞剂可以帮助终止肌肉瘫痪，特别是那些发展为与高肾上腺素能活动相关的反常性低钾血症的患者。长期治疗主要是明确治疗甲状腺毒症的病因、非选择性 β 受体阻滞剂的应用和避免已知的诱发因素。

致 谢

作者谨以本章为基础，感谢 Chih-Jen Cheng 和 Shih-Hua Lin 对前一版本的贡献。

参考文献

请登录 www.wpcxa.com 下载中心查询或下载，或扫码阅读。

第 19 章

损害视力的 Graves 眼病

Rebecca S. Bahn   James A. Garrity

要 点

· Graves 眼病是一种自身免疫性疾病，是一种表现为从轻度眼部不适到严重影响视力的眼部疾病。

· 由 Graves 病引起的甲状腺功能亢进患者中，几乎半数被确诊有一定程度的眼部受累。患者可能会有眼部"沙砾感"、复视或眼睛发红和眶周水肿，这些感觉可能在一日或每日的过程中有不同程度的波动。

· 随着疾病的进展，约 20% 的患者

会出现眼痛、频繁的复视、严重的眶周红斑和肿胀或过度突眼。3%~5% 的患者发生损害视力的角膜损伤或压迫性视神经病变，这种情况称之为甲状腺相关视神经病变（DON），而且可能会不断进展。患者可出现罕见的眼球前移或半脱位。

· 临床医生应对损害视力的症状和体征做出迅速识别，以便紧急或酌情转诊至眼科专科医生。

引 言

Graves 眼病（GO），也称为 Graves 眼病、甲状腺眼病，是一种自身免疫性疾病，表现从轻度眼部不适到严重损害视力[1]。由 Graves 病引起的甲状腺功能亢进患者中，几乎半数可被确诊有一定程度的眼部受累。患者可能会有眼部"沙砾感"、复视或眼睛发红和眶周水肿的感觉，这些感觉可能在一日或每日的过程中有不同程度的波动[2]。随着疾病的进展，约 20% 的患者会出现眼痛、频繁的复视、严重的眶周红斑和肿胀或过度突眼。3%~5% 的患者发生损害视力的角膜损伤或压迫性视神经病变，这种情况称之为甲状腺相关视神经病

变（DON），而且可能会不断进展[3]。对轻度的 GO 患者可以进行适当的管理，中到重度患者可能需要免疫抑制治疗或手术干预[4]。视力损害的症状应尽早评估。角膜破裂可导致溃疡形成，视力下降，甚至角膜穿孔需要摘除眼球，所以早期干预尤其重要。虽然 DON 的治疗不那么紧急，但一系列病例表明，约 20% 未治疗的视力可能保持在 20/100 或以下，从数手指到无光感不等[5]。根据我们的经验，眼眶减压术可以改善或稳定患者的视力，可提高 Snellen 视力表至少 3 行的视力，由治疗前的 20/100 升至 110/205，并且提高或解决了 246/291 例患者的视野缺损[6]。

除了病情轻微的患者，GO 患者在治

疗过程中需要内分泌、眼科专科医生联合评估。然而，大多数内分泌科医生并没有大量处理该类患者的临床经验，也很少有在甲状腺眼科专科实践的临床经验。本章重点介绍了潜在或已经威胁视力 GO 的主要特征，临床医生应该了解这些特征，以便能够合理或紧急转诊至专业眼科医生。

病理生理学

临床上发现患者在数月的时间内同时诊断 Graves 病及 GO，说明这两种状态可能由共同的刺激因素诱发。众所周知，促甲状腺激素受体（TSHR）存在于甲状腺滤泡细胞表面，是一种靶抗原，促甲状腺激素受体的自身抗体（TRAb）通过结合 TSHR，引起甲状腺激素释放不受调控，分泌过多。近期越来越多的研究发现眼眶成纤维细胞表达 TSHR，成为 GO 的靶细胞，支持共同的自身抗原和共同的病理生理学的概念[7]。免疫细胞及 TRAb 两者协同作用于这些细胞的 TSHR，促进眼眶病变的进展。部分眼眶成纤维细胞受刺激后可产生过量透明质酸（HA）；而另一部分细胞，也称前脂肪细胞，经过分化成为成熟的脂肪细胞。进一步研究表明，GO 患者的眼眶成纤维细胞表达高水平的胰岛素样生长因子 1 受体（IGF-1R）。最近的研究表明，眼眶成纤维细胞的 TSHR 和 IGF-1R 协同参与了由 TSHR 介导的级联反应，引起 GO 眼眶 HA 的产生、脂肪生成和炎症介质的分泌[7]。

眼外肌间质成纤维细胞过度合成透明质酸导致其特征性增大。同样，新脂肪形成及眼窝结缔组织内透明质酸的产生导致这些组织增生。骨性眼眶内组织体积的增加导致眶内压力升高。因此，眼球向前移位，导致突眼。突眼严重时，可引起眼睑闭合不全、角膜损伤，极少部分患者甚至出现眼球半脱位。如果眶尖处的眼外肌过度肥大，可能会压迫视神经，导致甲状腺相关视神经病变的发展。在疾病早期，眼外肌功能障碍是由肌细胞肿胀引起的。浸润的免疫细胞和活化的眼眶成纤维细胞产生细胞因子和趋化因子是该疾病炎症的基础。眶内静脉和淋巴受压，引流减少，可引起眶周和结膜水肿。

环境和遗传因素合并自身免疫异常导致该疾病的临床表现及病情多样。在环境因素中，吸烟是与疾病发展最具相关性的风险因素，似乎是损害视力的主要因素。此外，甲状腺功能亢进或甲状腺功能减退未得到控制、放射性碘治疗史或明显高水平的 TRAb 易加重 GO 病情[1]。

甲状腺相关视神经病变（DON）

DON 的病因是多因素的，继发于眼窝组织重塑该疾病的特征。这种神经病变通常是由于视觉神经受到直接压迫，或者是由于眶尖处增大的眼外肌对其供应血管的压迫所致[8]。在一些患者中，致病因素之一是眼眶隔膜较紧，阻碍了眼球前突带来的眼眶减压效应。极少数情况下，由于视神经在眶尖和眼球之间被拉伸，导致眼球极度突出或角膜半脱位，引起 DON 进展。男性、老年患者、吸烟者和糖尿病患者发生 DON 的风险极高[9]。

有学者在 7 家欧洲中心对疑似 DON 的 47 例患者进行了为期一年的临床特征研究[10]。多数患者有中重度炎症体征和突眼症状，25% 只有中度炎症，1/3 眼球突出 < 21 mm（一般认为 21 mm 为异常）。视力下降 75%（6/9 Snellen 或更差）和正式色觉评估显示，基本上所有患者均有异常。

在大多数患者中都存在复视，并且常常是不恒定的（在侧视时）或在初视时恒定的。其中有角膜病变 20 例，角膜溃疡 3 例。大约有半数患者的 DON 是单侧的。

由于视敏度和色觉的变化可能较为隐匿，一些伴有 DON 的患者可能不会注意到任何的视觉变化。与单侧视神经病变相关的精细色觉问题可以通过一个红色去饱和测试来识别，即分别用单侧眼睛去识别红色的物体。发生视神经病变的眼睛看起来无神和注意力不集中。如果出现新发视力不清或模糊，且不能通过眨眼（使泪膜再生）或闭眼（将视觉变化与早期复视区分开来）来纠正时，提醒医生应注意 DON 的可能性[11]。同样，如果患者出现"眼睛固定"或眼球运动明显受限，特别是向上凝视或有持续复视时，则应怀疑视神经受累[10]。

如果相对传入性瞳孔功能障碍（RAPD；不对称的瞳孔反应与 GO 对光的刺激有关，经常通过"手电筒摆动试验"进行测试）诊断证据不足，很可能是 DON。然而，如果 DON 是双侧对称的，RAPD 基本可排除。虽然视盘水肿是 DON 的主要特征之一，但 50%~75% 的患者视盘形态正常，或仅有少量视网膜静脉充血（图 19.1）。DON 特异性最强的征象是色觉损害和视盘肿胀[10]。眼球触诊质硬不柔软，一般来说不是一个敏感的检测，但有时是有用的。

DON 一旦确诊，患者应立即转诊到眼科专家处，以获得进一步的测试。因为没有一项测试可以证实或否定诊断，所以决定是立即治疗还是密切观察依赖于综合评估。进一步评估一般包括正式的视力评估、瞳孔反应的测定和色觉测试，尽管后者的测试对 10% 的先天性男性色盲没有帮助。自动视野检查通常用于识别 DON 位于中

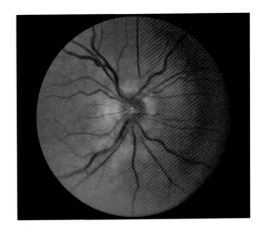

图 19.1　DON 患者视盘水肿（右眼），视盘升高，边缘不清。视网膜静脉充血

央、旁中央和（或）下方的视野缺陷[2]。然而，这些检查可能很难判定多种眼病情况下引起的视力损害，如青光眼、白内障或黄斑变性。但存在上述情况之一时，可常规进行 CT 或 MRI 协助 DON 的诊断（图 19.2）。结合轴位图像上眼窝上裂的脂肪突出与眼窝顶端拥挤（眶尖处神经周围脂肪消失）的表现对 DON 诊断的特异性为 91%，灵敏度为 94%[12]。

DON 的治疗方法包括静脉注射（IV）甲泼尼龙冲击治疗，眼眶减压手术或两者联合治疗。这种情况下不推荐进行眼眶放射治疗，除非作为这两种已证实的治疗方法的辅助措施[4]。也许是由于病情的特殊性和缺乏明确的诊断标准，只有一项随机对照试验（15 例患者）进行了两种方式的比较[13]。在本研究中，最初接受眼眶减压手术的患者 6 例中，有 5 例视力下降或未能改善，随后需要静脉注射甲泼尼龙治疗（1.0 g/d，连续 3 d，1 周后重复一次），随后是 4 个月的口服泼尼松疗程（2 周每天 40 mg，4 周 30 mg，4 周 20 mg，每周减量 2.5 mg 直至结束）。相反，静脉注射甲泼尼龙的 9 例患者中有 4 例需要进一步行

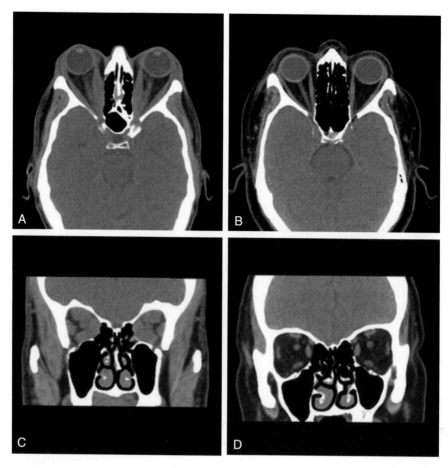

图 19.2　患者轴位（A）和冠状位（C）CT 扫描（也可参见图 19.1），DON 显示眼窝顶部视神经受压，眼窝顶部有膨大的眼外肌和眼窝顶部拥挤（眼窝顶部神经周围脂肪消失）。轴位（B）和冠状位（D）正常眼眶 CT 扫描图进行比较

眼眶减压术。虽然两种方法都不能作为初始治疗方法获得一致的成功，但当患者一种方法失败，而对另一种方法有反应时，DON 最终在所有病例中都得到了解决。病例分析报道 76%~90% 眼眶减压患者手术后几天内视力有所改善 [13]。

欧洲 Graves 眼病专家组（EUGOGO）最近的管理指南建议大剂量糖皮质激素（例如，0.5~1.0 g 甲泼尼龙）连续 3 d 注射或在第 1 周内隔日服用作为 DON 的一线治疗 [4]。这个疗程可以在一周后重复，并且是有效的，40% 的患者视力恢复正常或接近正常 [14]。在 2 周治疗后，如 DON 得到缓解或改善，应继续使用每周一次静脉注射甲泼尼龙，类似于 EUGOGO 指南中推荐的治疗中重度和活动性的 GO 的方案，但总累积剂量不超过 8.0 g[4]。如果最初对糖皮质激素治疗的反应不明显或较差，或当视力（视力/视野）迅速恶化时，应进行紧急减压手术。如果视力 < 20/200，眼球突出引起的角膜暴露明显，充血性特征突出或需要避免类固醇副作用的情况下，手术可能是首选的治疗方法 [6]。

角膜破裂

GO 患者出现明显的眼部疼痛，尤其是新发患者，出现视力下降伴有视力模糊等令人担忧的特征，提示严重的角膜暴露、破裂或角膜溃疡。虽然不像 DON 那么常见，但怀疑角膜破裂需要紧急处理，非紧急情况者，需要转诊到眼科医生处[4]。当角膜保护受限时，可发生角膜溃疡（图 19.3）。可由过度的下垂、过度的眼睑退缩、无效的眨眼而不能产生眼泪，或者眼睑闭合不完全所致。一些 GO 患者因为下直肌紧张，阻碍眼球向上的反射运动（贝尔现象消失），当眼睑靠近时，角膜仍然是暴露的。这类患者，尤其是那些由于眼睑过度回缩而不能完全闭上眼睛（眼睑闭合不全）的患者，角膜破裂的风险较高[2]。

角膜暴露的初始治疗包括在适当的情况下使用局部润滑剂和抗生素。通过眼睑粘合，或者用湿房镜保护正在愈合的角膜。当角膜暴露较严重（大的上皮/间质缺损）时，可通过向提上睑肌注射肉毒杆菌毒素（虽然治疗效果通常要延迟 3~4 d）或通过手术进行睑板修补来暂时覆盖整个角膜。对于难治性病例，可考虑采用甲泼尼龙静脉冲击治疗或眼眶减压手术。在角

膜失代偿的情况下，可能需要羊膜移植、结膜瓣甚至角膜移植[4]。最近的 EUGOGO 管理指南建议严重的角膜暴露应尽快进行药物治疗或采用渐进的侵入性的手术，以避免角膜破裂。后者应立即通过手术解决[4]。

眼球半脱位

眼球轴向半脱位的定义是眼球赤道前移位超出眼眶边缘，眼睑在赤道后回缩，以及视神经受牵拉。一项对 4000 例 GO 的回顾性研究发现眼球半脱位的发生率为 0.01%[15]。其中 4 例患者的 CT 检查显示眶内脂肪增加，而无明显的眼外肌增大。作者的结论是，眼眶脂肪含量的增加导致可塑性软组织增加，正常粗细的肌肉使得其具有更好的延展性，能够让眼球赤道后方的眼睑快速收缩。半脱位患者的视力可能受到角膜暴露或 DON 的严重威胁。睑板修补术可以作为紧急眼眶减压手术前的临时措施。对于明显的眼球突出和眼睑缩回的患者，特别是眼窝脂肪过度增大的，应该意识到这种情况，利用轴向压力手动复位眼球。

总　结

对 GO 患者的最佳医疗是通过内分泌医生和眼科医生团队合作实现的。因为损害视力的 GO 可能需要眼科医生的及时干预，所以在每次就诊时，内分泌医生应评估可能需要紧急眼科会诊的关键体征、症状和危险因素（表 19.1）。特别是如果患者描述有严重的眼痛，尤其是新发眼痛，性质为刺痛，并伴有视力模糊，应紧急转诊至眼科医生，以确定可能的角膜破损。据报道，视力恶化不能随着眨眼而消除，

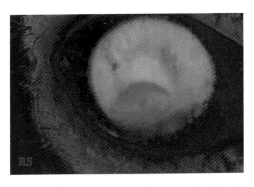

图 19.3　裂隙灯照片显示角膜溃疡患者眼睑回缩和眼睑闭合不全

表 19.1　威胁视力的 Graves 眼病特征

损害视力的情况	危险因素	支持的症状 / 体征	眼科医生转诊和治疗方案
甲状腺相关视神经病变（DON）	糖尿病 吸烟 高龄患者 严重的炎症（但可能发生在轻微炎症的患者）	视力模糊不能通过眨眼或闭眼纠正 色觉减弱 持续复视 视盘水肿 相对传入瞳孔缺损	紧急转诊治疗可包括甲泼尼龙静脉冲击治疗，眼眶减压手术，或两者联合治疗
角膜暴露	严重突眼 眼睑闭合不全或眼睑过度回缩 贝尔现象消失	严重的眼痛，尤其是新发眼痛，性质为刺痛，并伴有视力模糊	紧急转诊 根据严重程度，治疗可能包括保护眼球的医疗措施、睑缘修补术、甲泼尼龙静脉冲击治疗或紧急眼眶减压手术
眼球半脱位	严重突出和眼睑收缩 眼眶脂肪过度增大，眼外肌体积相对正常	患者可能描述眼球半脱位合并症状	紧急转诊 通常需要紧急眼眶减压手术或睑板成形术

尤其是当发现视盘水肿时，提示即将发生或已明确的 DON，需要紧急转诊到眼科医生。眼球半脱位的病史需要紧急眼科转诊，以防止可能的角膜或视神经损伤复发。

参考文献

请登录 www.wpcxa.com 下载中心查询或下载，或扫码阅读。

VI

第 6 部分

肾上腺疾病
Adrenal Disorders

肾上腺疾病的急症处理

Anand Vaidya

要 点

· 基因组学改变了我们对肾上腺疾病的理解和治疗方法。

· 目前，我们认识到至少有十几个基因可能易导致遗传性嗜铬细胞瘤 – 副神经节瘤综合征（PPS），并且其中 35%~40% 的嗜铬细胞瘤和副神经节瘤可能归因于这些基因其中之一发生了遗传突变，同时还发现了几种其他的体细胞突变。

· 现在推荐，所有患有嗜铬细胞瘤和副神经节瘤的患者都被建议进行基因检测的评估，而且那些被发现具有遗传易感性的患者应该被纳入前瞻性监测计划。

· 传统上认为原发性醛固酮增多症（PA）表现为严重的高血压。然而，越来越多的研究表明，当采用更宽松或不加选择的策略进行 PA 筛查时，显性 PA 和轻度自主性醛固酮分泌的发病率很高，在高血压人群中为 8%~20%，在正常血压人群中为 3%~14%。

· 尽管从遗传学、分子学和代谢组学研究中获得了非凡的见解，我们仍期待这些研究结果能转化为强有力的临床和随机干预试验，以产生确定能影响患者（包括急症）医疗的高质量证据。

引 言

21 世纪，人们对肾上腺疾病发病机制的理解取得了巨大进步。这在很大程度上可归因于基因组学的兴起，它已经并且仍在改变我们对肾上腺疾病的理解和治疗方法。从基因组学和分子研究中不断汲取的经验已经转化到临床实践中。我们现在使用基因测试来解释肾上腺疾病的发病机制，协助诊断并指导管理。

嗜铬细胞瘤与副神经节瘤

1886 年，Felix Frankel 描述了德国的一名 18 岁女性（Minna Roll），因阵发性焦虑、心悸、头晕和头痛而死亡 [1-2]。尸检发现双侧肾上腺肿瘤，当时被描述为肉瘤和血管肉瘤 [1-2]。直到多年以后才认识到嗜铬细胞瘤，并且出现"嗜铬细胞瘤"一词，但直到 20 世纪 60 年代中期，人们才普遍认识到 1 型神经纤维瘤病、多发性内分泌腺瘤综合征和 Von Hippel-Lindau 综合征是与嗜铬细胞瘤的发病风险有关的三种遗传性疾病。有趣的是，在 2007 年，Neumann 等追踪了德国 Minna Roll 的家族谱系，发现多个家族成员携带 RET 突变和 2 型多发性内分泌腺瘤病的特征。因此，Minna Roll 被认为是首位患有遗传性嗜铬细胞瘤副神经节瘤综合征（PPS）的患者。在 2000 年，我们对嗜铬细胞瘤的理解发生了翻天覆地的变化，当时 Baysal 等发现新基因（SDHD）的种系突变是遗传性 PPS 的病因 [3]。在随后的几年中，其他琥珀酸脱氢酶基因的突变被认为是遗传性 PPS 的病因，而且越来越明确的是，以前被认为是"散发性"嗜铬细胞瘤和副神经节瘤的很大一部分实际上归因于可遗传的遗传易感性 [4]。今天，我们认识到至少有十几个基因可能易患可遗传性 PPS，并且所有嗜铬细胞瘤和副神经节瘤中有 35%~40% 可能归因于这些基因其中之一发生遗传突变 [5-6]，同时还发现了几个其他的体细胞突变。

嗜铬细胞瘤和副神经节瘤作为综合征性肿瘤的新范例改变了我们对这类疾病的管理方法，综合征性肿瘤是可遗传的遗传综合征的一部分。现在建议所有患者进行基因检测评估，并建议那些被发现具有遗传易感性的患者参加一项前瞻性监测计划 [5-6]。此外，依据先证者的基因测试结果，给其家庭成员提供建议，从而确定其他有风险的人。尽管仍然需要更多的纵向研究来确定最有效和精确的监测方法，但是影像学已被广泛用于新肿瘤的发现。由于大多数 PPS 不仅会增加终身发生嗜铬细胞瘤和副神经节瘤的风险，也会增加其他肿瘤（例如肾细胞癌、胃肠道间质瘤等）的发生风险，因此，无偏差成像可能是在发生转移和其他并发症之前，检查出早期肿瘤的最佳方法。可以预计，未来的研究将通过调查 PPS 患者增加我们对基

因型 – 表型相关性及最有效方法的理解。多学科杰出的成果诸如癌症基因组图谱已经提供了新的数据，可用作根据基因型 – 表型相关性重新制定 PPS 的发病框架和命名法 [7]。

原发性醛固酮增多症

Jerome Conn 最先描述了原发性醛固酮增多症（PA）在高血压、水钠潴留、容量扩张和单侧肾上腺腺瘤中的状况 [8]。该病的特征是醛固酮自主分泌，不依赖它的主要调节因子（血管紧张素Ⅱ、钾和促肾上腺皮质激素），并且面临着高钠平衡。自从 Conn 首次描述它以来，PA 通过表现为"不依赖肾素的醛固酮增多症"而被诊断，表现为肾素被抑制、较高的醛固酮与肾素比值，同时高钠负荷不能抑制醛固酮 [9]。鉴于缺乏 PA 诊断的金标准，可以说，目前大多数 PA 的临床定义旨在检测出非常明显及严重的自主分泌的醛固酮增多症。然而，随着自发分泌性醛固酮增多症比以前认为的更常见的事实变得越来越明确，这种典型正在慢慢发生改变，且自发性醛固酮分泌的分子和遗传基础也得到了越来越多的了解。

传统上，PA 被认为表现为严重的高血压。因此，临床指南通常建议对多种药物治疗的或顽固性高血压患者进行 PA 筛查 [9-10]。然而，越来越多的研究表明，当采用更宽松或不加选择的方法进行 PA 筛查时，显性 PA 和较轻的自主性醛固酮分泌的发生率很高，在高血压人群中为 8%~20% [11-13]，在正常血压人群中为 3%~14% [14-15]。这些以及其他的研究表明，原发性（或自主性）醛固酮增多症的频谱比我们以前意识到的要普遍得多：PA 可能

以正常血压开始，作为轻型的自主性醛固酮增多症，并可能发展为高血压，这在早期和晚期均能明显地被发现[11-13]。然后，这些见解提出了一个问题，即我们应该如何改变筛查方法，及早发现自主性醛固酮增多症，并且何时、如何实施干预措施（例如盐皮质激素受体拮抗剂）以减轻与醛固酮分泌不当相关的心血管风险。由于大型队列研究表明，醛固酮分泌不适当会增加血压正常人群发生高血压的风险[16-17]，因此我们期待，未来的研究聚焦于在这些易感人群中进行早期干预以减轻盐皮质激素受体激活。

为什么自主性醛固酮增多症如此常见？几十年来，只有一种已确定的 PA 遗传机制得到公认：家族性醛固酮增多症 1 型，由于 CYP11B1 启动子与 CYP11B2 的启动子融合导致 ACTH 依赖性醛固酮分泌。然而，最近 5 年见证了导致醛固酮自主分泌的遗传机制的激增，几乎所有这些机制都涉及细胞膜通道的改变，从而增加了细胞内钙流量。目前已认识到，在球状带细胞中 KCNJ5（外向整流钾离子通道），电压门控钙离子通道（CACNA1D、CACNA1H）和 ATPases（ATP1A1、ATP2B3）的突变均可导致醛固酮的自主分泌和 PA。在切除的产生醛固酮的腺瘤中发现的绝大多数是体细胞突变。但是，其中有很少是可遗传的，同时观察到从尸检研究中获得的正常肾上腺表现出了异常的 CYP11B2 表达。在最近 5 年中使用特定的 CYP11B2 抗体极大地增加了我们研究醛固酮合酶活性的能力。Nishimoto 等研究表明，即使正常的肾上腺也具有异常的 CYP11B2 活性岛（称为醛固酮生成细胞簇或 APCC），这些细胞表现出自主性和不可抑制的表达，并合并已知诱导醛固酮分泌的体细胞基因突变[18-19]。

此外，已观察到 APCC 的数量会随着年龄的增长而增加。因此，已经出现的一个普遍的假设是，APCC 可能构成了年龄相关高血压的发病机制的基础，也是在正常血压和高血压人群中观察到的自主醛固酮分泌患病率增加的原因。

肾上腺意外瘤

腹部横截面成像在世界范围内的应用日益增多，提高了肾上腺意外瘤的检出率。每年约进行数亿次腹部 CT 和 MRI 扫描[20]。尽管尚不清楚肾上腺肿瘤检测的确切患病率和发生率，即使它仅占所有扫描的 1%，预计每年观察到的绝对数也将是庞大的。在这些偶然发现的肾上腺肿物中，绝大多数是良性且无功能的。然而，这些良性肿瘤中仍有相当比例的会过量分泌肾上腺皮质激素，例如皮质醇。使用类固醇代谢组学进行的研究表明，即使是"无功能的"肾上腺肿瘤也能过量分泌糖皮质激素，从而暗示了糖皮质激素过量的范围远远超出了我们传统的检测循环中血皮质醇的能力[21]。在临床上，已将重点放在定义和检测这种亚临床皮质醇增多症（也定义为自主性皮质醇分泌）上。目前，最低界值是隔夜 1 mg 地塞米松抑制试验后的皮质醇浓度 > 50 nmol/L（1.8 μg/dL），而普遍认为值 > 138 nmol/L（5.0 μg/dL）是异常的。当这些自主性皮质醇分泌伴有明显的库欣综合征时，定位和治疗皮质醇过多的来源的决定是合适且被推荐的。但是，当这种过量的皮质醇未伴有库欣综合征的明确证据时（因此称为亚临床），循证建议仍然更加模糊，仍需要依赖专家的意见。

大量的横断面研究表明，亚临床皮质醇增多症与更高的血压、血糖受损及骨密度降低有关[22]，荟萃分析表明，外科切除皮质醇增多症的来源可以纠正这些异常[23]。纵向研究表明，肾上腺肿瘤患者中亚临床皮质醇增多症伴随着发生心血管疾病和糖尿病更高的风险[24-25]。尽管这些观察性研究强烈表明，即使是轻度的亚临床皮质醇增多症也可能增加心脏代谢疾病的风险，但尚无强有力的干预研究（特别是随机对照研究）来调查直接治疗能否显著改善心脏代谢疾病风险。因此，目前的意见是建议对肾上腺意外瘤患者进行皮质醇自主分泌的筛查和监测，但当皮质醇的自主分泌为亚临床时，则不提供具体的手术指征[22]。这些情况不断地要求医生去练习"医学艺术"，并对每个患者逐个进行评估，以确定治疗与持续监测的风险 – 效益比。

总 结

总之，过去的 5~10 年，肾上腺医学和科学已经发生了变革。尽管从遗传、分子和代谢组学研究中获得了非凡的见识，但我们仍期待将这些结果转化为强有力的临床和随机干预试验，以产生确定能影响患者（包括急症）医疗的高级别证据。因此，当庆祝并陶醉于这些近期的成就时，我们必须保持警惕，并保持继续扩大和寻找新的证据以最好地为患者服务的决心。

参考文献

请登录 www.wpcxa.com 下载中心查询或下载，或扫码阅读。

第 20 章

急性肾上腺皮质功能减退症

Glenn Matfin

要 点

· 有临床症状的急性肾上腺皮质功能减退症（肾上腺皮质危象）伴随着显著的并发症发生率和病死率，应作为急症情况处理，需要立即静脉注射氢化可的松和生理盐水。

· 肾上腺皮质危象是由于肾上腺糖皮质激素和（或）盐皮质激素生成减少，需要紧急治疗。

· 肾上腺皮质危象的严重性与这些激素在能量代谢、盐代谢及体液平衡中所发挥的关键作用有关。

· 肾上腺皮质功能减退症可分为原发性和继发性两种。

· 原发性肾上腺皮质功能减退症（也称为艾迪生病），是由于肾上腺皮质分泌糖皮质激素和（或）盐皮质激素不足（例如，自身免疫介导的肾上腺皮质组织破坏）。

· 继发性肾上腺皮质功能减退症（也称中枢性肾上腺皮质功能减退症），是由于下丘脑－垂体轴病变引起促肾上腺皮质激素（ACTH）分泌缺乏，导致的仅肾上腺糖皮质激素分泌不足。继发性肾上腺皮质功能减退症最常见的病因是长期应用外源性糖皮质激素。

· 肾上腺皮质功能减退症的临床症状呈非特异性，对于临床高度疑似病例需要做出正确的诊断。

· 对原发性和继发性肾上腺皮质功能减退症进行长期有效的诊疗至关重要，通过向患者反复强调"生病时期规则"及预防肾上腺皮质危象的其他措施，从而减少患者未来住院的次数，提高生活质量、降低并发症发生率和病死率。

引 言

肾上腺很小，呈双侧结构，每个重约 5 g，分别位于腹膜后两肾上极。肾上腺髓质或内侧部分（约占每个肾上腺的 10%）分泌肾上腺素和去甲肾上腺素，是交感神经系统的一部分。肾上腺皮质占了大部分

肾上腺（约 90%），分泌三种激素，即糖皮质激素、盐皮质激素和肾上腺来源的雄激素[1]。由于肾上腺素和去甲肾上腺素也可以来源于非肾上腺组织（如来自交感神经系统和肠系膜的去甲肾上腺素），所以肾上腺髓质功能不是维持生命所必需的，但肾上腺皮质功能是必不可少的。如果不

及时治疗，完全丧失肾上腺皮质功能的患者将在 4~14 d 内死亡。

皮质醇是主要的糖皮质激素，醛固酮是主要的盐皮质激素，与肾上腺来源的雄激素一起构成了 30 多种源于肾上腺皮质的激素的主要部分。所有的肾上腺皮质激素都有一个相似的类固醇结构，合成各种激素的每一个步骤都需要一种特定的酶。糖皮质激素和肾上腺来源雄激素的分泌受垂体前叶分泌的 ACTH 调控，垂体前叶是下丘脑－垂体－肾上腺（HPA）轴的一部分。盐皮质激素主要由肾素－血管紧张素系统调节。

急性肾上腺皮质功能减退症，又称肾上腺皮质危象，是一种危及生命的内分泌急症[2-4]。肾上腺皮质危象是由于缺乏肾上腺糖皮质激素和（或）盐皮质激素而导致的，具有明显的临床症状和体征及特征性的实验室检查指标异常，需要立即治疗（表20.1）。肾上腺皮质危象的严重性与激素在能量、盐及体液平衡中所发挥的关键作用有关。

肾上腺皮质功能减退症分为原发性和继发性（表20.2）。近期内分泌学会临床实践指南总结了原发性肾上腺皮质功能减退症[5]和继发性肾上腺皮质功能减退症[6]。

表 20.1　原发性肾上腺皮质功能减退症和肾上腺皮质危象的临床特点[5]

症　状	体　征	实验室常规检查
肾上腺皮质功能减退症		
肤色变暗/色素沉着增加/容易晒黑	过度色素沉着（仅见于原发性）尤其是暴露在阳光下的身体部位，其他如皮肤皱褶处、黏膜、瘢痕、乳房乳晕	低钠血症 高钾血症 低血糖、高钙血症，但罕见
直立性眩晕	直立性低血压	
厌食，腹部不适，体重减轻 乏力		
肾上腺皮质危象		
晕厥	低血压	低钠血症
腹痛、恶心、呕吐，可能类似于急腹症	腹部压痛/反跳痛	高钾血症 低血糖 高血钙
意识混乱	意识障碍，谵妄	
背痛		
重度虚弱		

大多数症状是非特异性的，并且长期存在，常常延误诊断。低钠血症和随后的高钾血症通常是触发诊断的因素，需要进行肾上腺皮质功能减退的生化确认。色素过度沉着是一种特异性体征，但它有个体差异，必须与患者原本的肤色进行比较，例如兄弟姐妹的肤色。肾上腺皮质危象是一种急症，伴有低血压、明显的急腹症症状和明显的实验室检查指标异常，需要立即治疗。其他症状和体征可能由引起肾上腺皮质功能减退的原发疾病引起，例如相关的自身免疫性疾病、肾上腺脑白质营养不良的神经系统表现或可能导致肾上腺浸润的疾病

原发性肾上腺皮质功能减退症（也称为艾迪生病），是由于肾上腺皮质分泌的糖皮质激素和（或）盐皮质激素不足所致（例如，由于自身免疫介导的肾上腺皮质组织破坏）。继发性肾上腺皮质功能减退症（也称中枢性肾上腺皮质功能减退症）是由于下丘脑－垂体轴受损（即垂体机能减退）引起 ACTH 缺乏，导致仅肾上腺糖皮质激素分泌不足。继发性肾上腺皮质功能减退症最常见的病因是长期应用外源性糖皮质激素。由下丘脑缺乏促肾上腺皮质激素释放激素（CRH）引起的中枢性肾上腺皮质功能减退症，有时被称为"三发性"肾上腺皮质功能减退症，但在本章将与继发性肾上腺皮质功能减退症归类讨论。

近十年来有研究提出在危急重症下机体存在"肾上腺皮质功能相对缺乏"[7-9]，指的是在应对危重疾病时，尽管 ACTH 可最大限度激活肾上腺皮质，但产生的皮质醇仍不足以激活足够的糖皮质激素和盐皮质激素受体来维持血流动力学稳定[10]。近期美国临床内分泌医师协会（AACE）肾上腺学组委员会提出了一种危重患者肾上腺皮质功能减退症的诊断方法，根据血白蛋白浓度和是否存在感染性休克而有不同的临界值[11]。希望目前正在进行的研究对肾上腺皮质功能相对不全/衰竭的诊断和最佳诊治提供更清晰的参考。

在原发性肾上腺皮质功能减退症中，皮质醇缺乏导致对 HPA 轴的反馈作用减少，随后通过升高血浆 ACTH 水平增强对肾上腺皮质的刺激。此外，由于肾上腺盐皮质激素合成的减少，肾脏肾小球旁细胞释放的肾素增加。这与临床表现、诊断和治疗相关，因为原发性肾上腺皮质功能减退症需要与继发性肾上腺皮质功能减退症相鉴别，继发性肾上腺皮质功能减退症是由 ACTH 产生不足造成的，不会对肾素－血管紧张素－醛固酮系统产生影响。

可的松最初是由美国化学家 Edward

表 20.2　肾上腺皮质功能减退症的临床表现

临床表现	原 发	继发 / 三发
厌食和体重减轻	是（100%）	是（100%）
疲乏无力	是（100%）	是（100%）
消化道症状，恶心，呕吐	是（50%）	是（50%）
关节及肌肉疼痛	是（10%）	是（10%）
直立性低血压	是	是
低钠血症	（85%~90%）	是（60%）
高钾血症	（60%~65%）	否
色素过度沉着	是（> 90%）	否
继发性性激素、生长激素、甲状腺激素和抗利尿激素缺乏	否	是
相关的自身免疫疾病	是	否

上述数字是代表性的，一些症状和体征可能很轻微。在急性肾上腺皮质危象中，上列症状和体征可能更为常见和明显（例如，腹痛占 90%，伴有腹部肌紧张或反跳痛占 20%）

Kendall 发现的，他因发现肾上腺皮质激素及其结构和功能而与 Philip Hench 和 Tadeus Reichstein 一起获得了 1950 年的诺贝尔生理学或医学奖。可的松在治疗包括肾上腺皮质功能减退症在内的多种疾病中可取得迅速而有效的治疗效果。然而，尽管使用氢化可的松（和其他糖皮质激素制剂）治疗肾上腺皮质功能减退症可以挽救生命，但该药在治疗上的细微调整一直存在挑战，因为对于大多数患者而言，糖皮质激素替代治疗过度或不足都是常态。尽管付出了很多努力，仍不可能（至少在临床研究中）在获得糖皮质激素的免疫抑制、抗炎效应的同时，避免替代过度的"库欣样"效应。糖皮质激素引起的副作用，即所谓的"三级肾上腺抑制"，导致 1%~3% 服用外源性类固醇的西方人群并发症发生率增加及过早死亡（包括那些在住院中常用的制剂，表 20.3）；其诊断和管理仍然具有挑战性。已故美国总统约翰·F·肯尼迪（John F. Kennedy）的治疗经过能最好地证明这种平衡，他在 20 世纪 40 年代被诊断出患有艾迪生病。1947 年肯尼迪因病重被送往伦敦一家医院救治，医生的结论是："他活不过一年。"[12] 尽管预后非常差，肯尼迪仍然通过使用各种糖皮质激素、盐皮质激素和雄激素制剂活了下来，直到 1963 年英年早逝。在这期间他偶尔会表现出库欣综合征症状（提示激素替代过量），而其他时候出现皮肤色素沉着（提示激素替代不足）。

最近，我们对肾上腺皮质功能减退症的替代治疗有了进一步的认识（例如，使用更小的日剂量进行替代治疗）。不管怎样，肾上腺皮质功能减退症的替代治疗仍然不是最理想的。它不能模拟激素正常的昼夜分泌节律，而且毫无疑问，早期的治疗方案确实会导致过度替代，长期应用会增加库欣综合征的风险，虽然通常是轻度的（虽然增加了代谢疾病和心血管疾病的相关风险）[13]。这一点，再加上即使在先进的医疗中心也存在对肾上腺皮质危象患者不规范的诊治管理，可能解释了原发性和继发性肾上腺皮质功能减退症患者病死率（标准化死亡率约为 2:1）增加的原因。目前人们仍在探索糖皮质激素替代治疗的新解决方案（例如 Plenadren，氢化可的松缓释片，该剂型是在几个国家可获得的改良释放的氢化可的松），或不同的给药途径，例如通过持续皮下输注氢化可的松的方式（CSHI）[14] 是对治疗失败患者提供更接近"生理模式"的替代治疗[15]。

肾上腺皮质功能减退症，如同 1 型糖尿病一样，是一种慢性代谢紊乱性疾病，需要终生激素替代治疗。这两种情况下，主要挽救生命的激素替代治疗（即胰岛

表 20.3　住院患者常用的糖皮质激素

药物名称	静脉	口服	相对效能（比值*）	药效持续时间	常规剂量
氢化可的松	是	是	20 mg（1）	8 h	20~300 mg/d
泼尼松（泼尼松龙）	否	是	5 mg（4）	16 h	5~100 mg/d
甲泼尼龙	是	是	4 mg（5）	16 h	50~1000 mg/d
地塞米松	是	是	0.8 mg（25）	24 h	2~24 mg/d

25mg 泼尼松与 20 mg 的氢化可的松是等效的，但泼尼松在医院并不常用。* 效力基于抗炎特性，氢化可的松表示为 1

素 *vs.* 糖皮质激素）都可能导致致病性增加，治疗依从性差很常见，不遵守"疾病规则"是发生危象的重要诱因；另外存在巨大的医疗负担[16]，包括激素替代治疗本身的成本增加（即糖皮质激素和胰岛素成本呈螺旋式上升），患者心理困扰和精神障碍普遍存在，健康相关生活质量普遍下降。此外，前瞻性数据显示，约 1/12 患有原发性肾上腺皮质功能减退症的患者会在未来一年里经历危及生命的肾上腺皮质危象（类似于 1 型糖尿病中常见的血糖相关危象——严重低血糖和糖尿病酮症酸中毒）。

因此，重要的是，所有临床医生都应该了解 HPA 轴的正常生理功能、病理紊乱状态、用于判断疾病诊断流程的不同模式、最佳替代治疗方案，以及患者所需的信息，以使患者以最低的发病率保持正常的生活。当发生急性肾上腺皮质功能减退症或危象时，必须通过适当的应急管理和随访得到快速诊断，这一点将在本章中讨论。

病理生理学

糖皮质激素

糖皮质激素，主要是皮质醇，在肾上腺皮质束状带和网状带合成。ACTH 主要通过与肾上腺皮质中 G 蛋白偶联的黑素皮质素受体 2 结合增加胆固醇传递和类固醇生成酶的表达，调节皮质醇的释放。ACTH 由垂体的促肾上腺皮质激素细胞呈脉冲式分泌，这些细胞是由多种神经内分泌信号调节，但主要是受下丘脑室旁核细胞分泌的 CRH 调节。皮质醇也呈现脉冲式分泌，在应激和疾病状态下 ACTH 和皮质醇也维持这种脉冲式分泌。ACTH 和皮质醇都表现出昼夜节律的变化，在早晨醒来前达到

峰值，在深夜达到低谷。皮质醇在 HPA 轴中通过负反馈机制抑制 CRH 和 ACTH 的产生。

在血液循环中，约 80% 的皮质醇与皮质醇结合球蛋白（CBG）结合，近 15% 与白蛋白结合，只有约 5% 是游离的可被生物利用的。CBG 不仅仅是一个皮质醇的储存库，而且在皮质醇靶向传递到组织及其生物利用度方面起着重要作用[17]。CBG 的组织特异性裂解可以使结合的皮质醇释放到靶组织，发挥局部活性。CBG 接近完全饱和状态时，皮质醇浓度增加或 CBG 浓度降低可以显著增加游离、生物可利用的皮质醇比例。

皮质醇通过与糖皮质激素受体（GR）和盐皮质激素受体（MR）结合发挥作用。皮质醇对 MR 的亲和力比 GR 高数倍。糖皮质激素在不同组织中的生物活性可能由多种复杂因素控制，可能受不同器官和细胞类型中 MR 和 GR 的不同比例调控，受体数量和亲和力不同会导致不同的受体占比，而且皮质醇的波动也可以改变非基因组和两种基因组受体的占比。此外，在盐皮质激素作用于肾脏等组织时，11β-羟基类固醇脱氢酶 2 可使皮质醇失活，从而使醛固酮与 MR 结合发挥作用（甘草对这种酶的抑制作用或基因突变都会因为皮质醇对 MR 过度刺激，产生明显的盐皮质激素过剩）。

糖皮质激素可影响不同类型细胞的细胞活性[1]。糖皮质激素协调机体对应激的反应，是机体对抗伤害和疾病的生理和行为适应的关键介质。可以动员储存的能量满足机体需求，调节炎症反应，并对各种组织产生直接和间接的影响。迄今为止，皮质醇和其他糖皮质激素典型的代谢作用是刺激肝脏糖异生（葡萄糖生成）的能力。

皮质醇还会影响免疫功能和炎症反应的多个方面。有效的抗炎作用需要大剂量的皮质醇，这是通过给予药理剂量而非生理剂量的皮质醇来实现的。增加的皮质醇在炎症早期阶段通过降低毛细血管通透性和稳定溶酶体膜从而阻止炎症介质的释放来抑制炎症反应。皮质醇通过减轻体液和细胞免疫来抑制免疫反应。在伤口愈合阶段，皮质醇通过抑制成纤维细胞的活性从而减少瘢痕组织的形成。皮质醇还可抑制前列腺素的合成，这可能是产生抗炎作用的主要原因。

盐皮质激素

盐皮质激素由肾上腺球状带或肾上腺皮质的外层细胞分泌，在机体调节钾、钠水平和水的平衡方面起着重要的作用。醛固酮的分泌受肾素 – 血管紧张素系统和血钾水平的调节。醛固酮水平升高可促进肾远端小管对钠的重吸收，同时增加尿钾排泄。

肾上腺来源的雄激素

肾上腺来源的雄激素主要由肾上腺皮质的网状带和束状带合成。这些性激素可能对女性正常性功能的影响不大（通过与睾丸来源的雄激素共存，把对男性的影响最小化）。然而，有证据表明肾上腺的雄激素[(其中最重要的是脱氢表雄酮(DHEA)和它的硫酸盐偶联物（DHEAS)] 有助于女性青春期体毛特别是阴毛和腋毛生长。急性肾上腺皮质功能减退症 / 危象期间，肾上腺的雄激素缺乏没有意义。

肾上腺皮质具有很强的储备能力，直到在原发性或继发性肾上腺皮质功能减退症中肾上腺损伤达 90% 时，肾上腺皮质功能减退的症状才会显现。这些临床表现主要与糖皮质激素缺乏、盐皮质激素缺乏（原发性）及色素过度沉着（原发性）有关。

肾上腺皮质功能减退症病因

原发性肾上腺皮质功能减退症

1855 年，英国医生托马斯·艾迪生（Thomas Addison）首次详细描述了原发性肾上腺皮质功能减退（又称艾迪生病）[18]。该术语仅用于原发性肾上腺皮质功能减退症，表现为肾上腺皮质激素缺乏，ACTH 水平由于缺乏反馈抑制而升高。

艾迪生病是一种相对罕见的疾病，肾上腺所有皮层都被破坏[19]。针对 21- 羟化酶（CYP21A2）的特异性自身抗体的自身免疫性破坏是西方国家艾迪生病最常见的病因（高达 90%），并且可能是一种孤立的表现，也可以伴随其他自身免疫疾病作为自身免疫性多内分泌腺病综合征（APS）1 型和 2 型的一部分[20]。1950 年以前，结核是西方国家艾迪生病的主要病因；目前在活动性感染流行的地区，结核仍是艾迪生病的常见病因。

原发性肾上腺皮质功能减退症的其他病因包括真菌感染（特别是组织胞浆菌病）以及浸润性疾病（如影响肾上腺的淀粉样变性和血色病）。双侧肾上腺出血可由脑膜炎球菌脓毒症（即 Waterhouse-Friderichsen 综合征）、重大创伤、抗凝治疗、抗心磷脂综合征、肾上腺静脉血栓形成或肾上腺转移瘤引起。对于难治性库欣综合征或双侧嗜铬细胞瘤等疾病进行双侧肾上腺切除术后需要终生肾上腺替代治疗。

抑制糖皮质激素合成或导致糖皮质激素过度分解的药物（例如酮康唑、依托咪酯和美替拉酮）也可导致肾上腺皮质功能减退症。最近的焦点聚集在描述接受新免疫靶点抑制剂治疗的患者发生原发和继发性肾上腺皮质功能减退症的不良事件的报道上[21]。免疫抑制剂治疗可导致黑色素瘤、淋巴瘤和其他一些恶性肿瘤消退，但也可导致甲状腺功能障碍以及其他内分泌异常（例如，伴发继发性肾上腺皮质功能减退的垂体炎、原发性肾上腺皮质功能减退症和 1 型糖尿病）。

由于需要长期重症监护的慢性病和重症患者越来越多，包括接受多种伴随的药物治疗和其他医源性因素（如与抗凝剂相关的肾上腺出血、氨基鲁米特或依托咪酯抑制皮质醇合成、苯妥英或苯巴比妥等抗惊厥药或利福平等抗生素促进糖皮质激素代谢）导致在这种复杂情况下出现原发性和继发性肾上腺皮质功能减退症的情况也逐渐增加。

肾上腺皮质功能减退症可由人免疫缺陷病毒（HIV）–1 感染和获得性免疫缺陷综合征（AIDS）引起。由于多种病因，肾上腺功能障碍在接受治疗和未接受治疗的 HIV 感染者中都很常见。未被识别出的肾上腺皮质功能减退症伴随着显著的并发症发生率和死亡风险。在引入联合抗反转录病毒疗法（cART）之前，感染和浸润是肾上腺皮质功能异常的最常见原因。巨细胞病毒感染是肾上腺功能衰竭最常见的感染原因，会影响肾上腺髓质和皮质。通常双侧肾上腺受累，病情轻重程度不一，从轻度肾上腺炎到伴有全身严重感染的肾上腺坏死。此外，HIV 本身也可能引起肾上腺炎。可导致原发性肾上腺皮质功能减退的 HIV 特异性浸润过程包括淋巴瘤、恶性肿瘤和卡波西肉瘤，所有这些都在晚期 HIV 感染或 AIDS 中有过报道。自从 cART 出现以来，最常见的肾上腺衰竭病因似乎是药物引起的（医源性）肾上腺抑制，包括 cART- 皮质类固醇相互作用。例如，咪唑类抗真菌剂，如酮康唑和伊曲康唑，会损害和抑制肾上腺类固醇生成。此外，蛋白酶抑制剂是 cART 的常见成分，可抑制肝细胞色素 P450 CYP3A4 药物代谢途径。这将延长可影响肾上腺类固醇生成尤其是糖皮质激素生成药物的半衰期，以上可能导致医源性库欣综合征和 HPA 抑制。在接受利托那韦和吸入乌替卡松治疗的 HIV 感染患者中有医源性库欣综合征的报道[22]。在这些情况下，HPA 受到很大程度的抑制，如果在没有糖皮质激素支持的情况下停止吸入（或其他给药方式）类固醇，会导致肾上腺皮质功能减退症和危象[22]。

原发性肾上腺皮质功能减退症的遗传因素包括先天性肾上腺皮质增生症（CAH），这是一种常染色体隐性遗传，其中任何合成皮质醇所必需的酶缺陷都会导致疾病的发生[23]。所有类型 CAH 的共同特征是皮质醇合成缺陷导致 ACTH 水平升高和肾上腺增生。增加的 ACTH 水平会过度刺激肾上腺雄激素的产生途径。根据相应的酶缺乏程度，可能会产生过量或不足的盐皮质激素。最常见的两种酶是 21- 羟化酶（占病例的 90% 以上）和 11-β- 羟化酶。21- 羟化酶缺乏存在一系列临床表现，从仅有男性化型 CAH 到完全失盐型 CAH。失盐型 CAH 伴随着醛固酮及其中间产物的生成不足，这会导致液体和电解质紊乱，包括低钠血症、高钾血症、呕吐、脱水和休克。

其他遗传原因包括先天性肾上腺发育不全，这与原发性肾上腺皮质功能减退症和性腺功能减退症有关[24]。

年轻男性和缺乏 21- 羟化酶自身抗体的男性应测量极长链脂肪酸来筛查肾上

腺脑白质营养不良[25]。肾上腺皮质功能减退症可能是肾上腺脑白质营养不良的唯一表现，这是一种长链脂肪酸代谢紊乱的遗传性疾病，最常见于 2~10 岁的男孩。它可能会发展为严重的神经系统问题和痴呆症。

继发性肾上腺皮质功能减退症

垂体功能减退和（或）下丘脑功能障碍可导致继发性肾上腺皮质功能减退症。垂体功能减退症由多种病因引起，发病率和病死率较高[6]。垂体功能减退症的特征是垂体激素分泌减少，导致依赖垂体激素刺激的下级器官功能减退。它可能选择性地涉及垂体细胞的一个子集（例如，促肾上腺皮质激素）或所有垂体细胞，这种情况称为全垂体功能减退症。病因可能是先天性的，也可能是多种后天性因素导致垂体前叶功能减退，或因作用于垂体的下丘脑激素缺乏（即中枢性肾上腺功能减退症中的 CRH）引起的继发现象。占位性病变通过破坏垂体或下丘脑核团或破坏下丘脑 – 垂体门脉系统而导致垂体功能减退。

垂体前叶激素的丧失通常是渐进的，尤其是由肿瘤[26]或之前的垂体放疗（可能需要 10~20 年或更长时间才会发生垂体功能减退）导致垂体储备逐渐丧失。当垂体功能开始逐渐衰竭时，通常有特定顺序的垂体激素缺乏，从生长激素（GH）开始，到黄体生成素（LH）和卵泡刺激激素（FSH）缺乏，最终导致促甲状腺激素（TSH）和促肾上腺皮质激素（ACTH）的丧失（首字母缩略词组成的口诀便于记忆："Go Look For The Adenoma"）。一般来说，ACTH 是最后缺乏的，从目的论上讲，这可能反映了它对生存至关重要[27]。然而，应该记住，对于某些垂体病变，如淋巴细胞性垂体炎，

ACTH 缺乏可能首先发生或单独发生。"孤立性垂体功能减退症"也可因外源性糖皮质激素补充治疗抑制 HPA。

糖皮质激素抑制肾上腺功能

长期应用外源性糖皮质激素（即剂量 ≥ 5 mg 泼尼松龙等效剂量的制剂超过 4 周）停药后导致肾上腺皮质功能减退症是一个非常重要的方面。同样，由于内源性糖皮质激素生成过多导致库欣综合征的患者，在接受治疗后可能会导致暂时性或终生肾上腺皮质功能减退。这是由于抑制了 HPA 系统。糖皮质激素长期慢性抑制导致肾上腺萎缩，外源性或内源性糖皮质激素突然撤退可导致急性肾上腺皮质功能减退症，尤其是在应激状态或进行手术过程中。恢复正常状态的肾上腺皮质功能的时间可能会延长，需要长达 12 个月或更长时间[28]。

临床评估

识别肾上腺皮质功能减退症的临床特点至关重要，因为如果患者存在相应临床表现，我们可以识别需要紧急救治的有症状患者。体征和症状的严重程度取决于糖皮质激素和盐皮质激素缺乏的绝对程度及其发展的速度。通常在肾上腺术后、肾上腺出血或患有失盐型 CAH 的儿童中，表现为急性肾上腺皮质功能减退，需要立即采取积极干预。相比之下，慢性肾上腺皮质功能减退症患者的表现更为隐匿。

向患者、亲属或医疗工作者询问包括非处方药应用在内的任何形式类固醇治疗病史都至关重要。还应该询问既往患 HPA 功能紊乱病史和治疗情况。家族史也可能有意义（例如，自身免疫性疾病和罕见疾病）。同样重要的是，得到可导致库欣表型的既往类固醇暴露的任何线索，这可能

导致 HPA 抑制。检查是否有疾病警示意义的标识（或文身等）、类固醇卡和协同用药等对诊断均有重要价值。有些患者也可能存在原发性疾病的表现（例如，自身免疫性疾病中的白癜风）。

原发性肾上腺皮质功能减退症

原发性肾上腺皮质功能减退症的临床表现（图 20.1）主要基于糖皮质激素和盐皮质激素缺乏导致的体重减轻、腹部压痛、肌紧张、发热，以及脱水引起的伴有

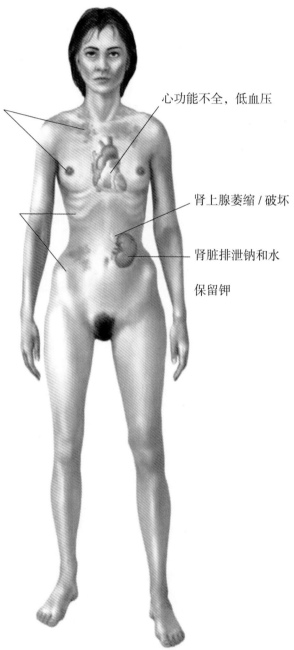

色素沉着过度：皮肤（古铜色），身体皱褶，乳头和黏膜

低血糖症，对应激耐受性差、疲劳、肌肉无力

体重减轻：消瘦，食欲差，呕吐，腹泻

心功能不全，低血压

肾上腺萎缩 / 破坏

肾脏排泄钠和水

保留钾

图 20.1　原发性肾上腺皮质功能减退症临床表现

头晕症状的直立性低血压（从仰卧位到站立位血压下降 ≥ 20 mmHg），严重时导致低血容量性休克、意识模糊、嗜睡、谵妄和昏迷，以及电解质紊乱和低血糖（表20.1~ 表20.2）。ACTH 和其他阿片促黑素细胞皮质素原衍生肽 [例如，促黑素细胞激素（MSH）]的分泌增加通常会导致皮肤和黏膜的特征性色素沉着过度。暴露和未暴露区域的皮肤看起来呈古铜色或变黑，正常的折痕和压力点往往变得特别黑（图20.2）。牙龈和口腔黏膜可能会变成蓝黑色（图20.3）。超过 90% 的阿狄森病患者会出现色素过度沉着，这有助于区分原发性和继发性肾上腺皮质功能减退症（表20.1~ 表20.2）。女性患者肾上腺的雄激素缺乏会导致阴毛、腋毛脱落（图20.2）。除了盐缺失，原发性肾上腺皮质功能减退症的症状相当不典型，包括虚弱、疲劳、骨骼肌肉疼痛、痉挛、体重减轻、腹痛、恶心、呕吐、抑郁、焦虑。因此，诊断经常被延误，导致急性危及生命的肾上腺皮质危象出现（这是超过半数以上肾上腺皮质功能减退症患者的临床表现）。

对于 HIV/AIDS 患者，当出现疲劳、体重减轻、恶心、直立性低血压或低血糖、低钠血症等症状时，需评估 HPA 轴。

继发性肾上腺皮质功能减退症

中枢性肾上腺皮质功能减退症可能导致脱水、低钠血症（由于稀释而不是盐皮质激素缺乏所导致）和休克，在给予糖皮质激素替代治疗前对液体复苏和血管升压药物治疗无反应。抗利尿激素缺乏所导致的中枢性尿崩症（CDI），由于肾血流动力学、肾小球滤过率和自由水清除率的改善，只有在开始糖皮质激素和甲状腺激素替代治疗后，CDI 才可能在临床上显现出来。

中枢性肾上腺皮质功能减退症患者可能会出现虚脱、头痛、恶心、呕吐、直立性头晕、关节和肌肉酸痛、脱水、意识模糊、休克和低钠血症 [6]。病程长的患者可能还会伴有疲劳和不明原因的体重减轻。值得注意的是不出现皮肤和黏膜色素过度沉着以及高钾血症（与阿狄森病患者相反）（表20.2）。

2/3 的垂体瘤卒中患者会出现急性继发性肾上腺皮质功能减退，这是该病的主要病因，这种情况相关的死亡率很低 [29-30]。经验性糖皮质激素治疗的适应证是血流动力学不稳定、意识水平改变、视力下降或严重的视野缺损患者。类固醇替代治疗可能会挽救这些患者的生命。

肾上腺皮质功能减退症的诊断试验

由于生理应激状态下机体对皮质醇的需求增加，因此在急危重症患者中，不要漏诊肾上腺皮质功能减退症至关重要。但是诊断措施不应延误对疑似肾上腺皮质危象患者的及时治疗。

对患者的初步实验室评估应包括测定血浆葡萄糖、血尿素氮(BUN 或尿素)、肌酐、电解质、尿液分析、全血血细胞计数，以及必要时查红细胞沉降率（ESR）或 C 反应蛋白（CRP）。应进行甲状腺功能检查，因为甲状腺毒症可引发肾上腺皮质危象(急性肾上腺皮质功能减退也可导致 TSH 升高，因此，如果 TSH ≤ 10 mU/L，就不要用甲状腺素替代，仅仅只有在开始使用糖皮质激素后才可以）。如果可能存在合并症，也应考虑进行心电图（ECG）、胸部 X 线检查、尿培养以及血培养检查（脓毒症是最常见的诱发因素 [13]，尽管慢性糖皮质激素治疗依从性差且不遵守"生病时期规则"也很常见）。根据临床情况进行其他检查

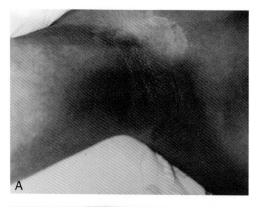
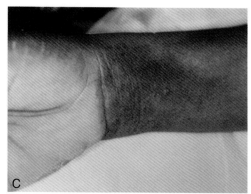
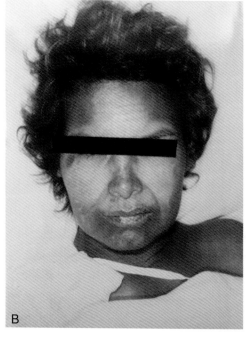

图 20.2 原发性肾上腺皮质功能不全的临床特征：A.腋窝色素沉着过度，无腋毛；B.面部色素过度沉着。C.手腕色素沉着

（例如，心肌肌钙蛋白、血清乳酸和适当的影像学检查）。

只有既往未诊断为肾上腺皮质功能不全的患者才需要进行 HPA 轴特异性检查，以筛查可疑的肾上腺皮质功能减退或危象，对已确诊的患者应根据需要进行常规检查并及时治疗。

HPA 轴的急性实验室评估通常仅限于测量皮质醇和 ACTH。皮质类固醇结合球蛋白（CGB）的测定对于评估游离皮质醇指数非常有用，但在临床工作中并不常规开展。尽管随机皮质醇检测通常无诊断意

义，但非应激状态下皮质醇 > 400 nmol/L（14.5 μg/dL）一般不考虑存在肾上腺皮质功能减退。非应激状态下晨起（8~9 点）皮质醇 > 500 nmol/L（18 μg/dL）可排除 HPA 病变，其中 > 400 nmol/L（14.5 μg/dL）提示肾上腺储备功能良好。需要注意的是为了评估肾上腺皮质功能减退，应进行皮质醇激素激发实验来评估。因此胰岛素应激（耐受性）试验（IST 或 ITT）、CRH 兴奋试验或快速 ACTH 兴奋试验（静注或肌注 250 μg 合成 ACTH，如替可克肽或二十四肽促皮质素）分别用于评估 HPA 轴、PA 轴或

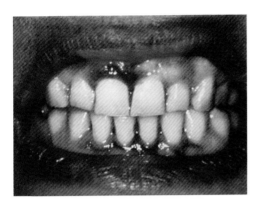

图 20.3 原发性肾上腺皮质功能减退症患者口腔色素过度沉着

仅仅是肾上腺的反应。快速 ACTH 兴奋试验是最常用评估方法，与 IST（ITT）有良好相关性，由于慢性 ACTH 缺乏会导致肾上腺萎缩，在快速 ACTH 兴奋试验中皮质醇反应异常[31]。快速 ACTH 兴奋试验后于 30 min 或 60 min 测定皮质醇，> 500 nmol/L（18 μg/dL）可排除肾上腺皮质功能减退，< 500 nmol/L（18 μg/dL）提示在急性疾病期间需要类固醇替代治疗。然而，皮质醇测定的目标值和阈值取决于检测方法，应使用当地实验室正常范围。例如，在英国使用 Abbott Architect 平台，快速 ACTH 兴奋试验后 30 min 的正常皮质醇数值范围是 420~450 nmol/L（15.2~16.3 μg/dL）。

替可克肽或二十四肽促皮质素试验的另一个改变，使用 1 μg 低剂量刺激肾上腺。然而，根据目前可用的数据，1 μg 试验剂量并不能提供比 250 μg 促肾上腺皮质激素兴奋试验更好的诊断准确性，在常规临床实践中并不推荐用此剂量排除肾上腺皮质功能减退或"相对肾上腺皮质功能减退"[9,32]。

然而，关于 ACTH 兴奋后皮质醇结果的解释有一些注意事项。血浆 CBG 浓度低导致总皮质醇浓度的增量较小，从而增加假阳性结果的风险[17]。例如，在某些情况下可能会出现 CBG 水平降低，包括肾病综

合征、肝病以及术后和重症监护患者。相比之下，妊娠期（应排除急性状态下）或应用雌激素过程中（口服避孕药或雌激素替代疗法，刺激试验前应尽可能停止 6 周）会出现 CBG 水平升高，这可能会改变对皮质醇水平的解读。此外，实验室应使用已建立的、检测特异性的皮质醇增量来解释快速 ACTH 兴奋测试结果。还需要对近期用药进行评估，因为外源性皮质醇测定与泼尼松龙有 30%~40% 的交叉反应，泼尼松龙也是由泼尼松产生的。

对于有重度肾上腺皮质功能减退症或肾上腺皮质危象症状的患者，应在获得诊断试验结果之前立即静脉注射适当的应激剂量的氢化可的松。

原发性肾上腺皮质功能减退症

2016 年内分泌学会临床实践指南[5]推荐对于有其他原因无法解释的临床症状或体征（例如，血容量不足、低血压、低钠血症、高钾血症、发热、腹痛、色素沉着、低血糖，特别是儿童）的急性患者以及有诱发因素的患者应进行诊断性测试以排除原发性肾上腺皮质功能减退症。对于不明原因的持续恶心、疲劳和低血压的孕妇，也建议这样做。

目前认为对有提示性症状和体征的患者，快速 ACTH 兴奋试验（静脉或肌内注射 250 μg）是诊断原发性肾上腺皮质功能减退的"金标准"[31]。应在患者的病情允许的情况下进行此试验。30 min 或 60 min 时皮质醇峰值水平低于 500 nmol/L（18 μg/dL）（取决于检测方法）表明肾上腺皮质功能不全。血浆 ACTH 也应与基线样本一起测量，血浆 ACTH > 正常上限的 2 倍，这符合原发性肾上腺皮质功能减退症。在原发性肾上腺皮质功能减退症中同时测量血浆

肾素和醛固酮也可用于判断是否存在盐皮质激素缺乏。

如果一开始无法进行快速 ACTH 兴奋试验，则建议进行初步筛查，包括测量早晨血浆 ACTH 和皮质醇水平，直到可以进行快速 ACTH 兴奋试验以确诊。晨起皮质醇 < 140 nmol/L（5 μg/dL）提示肾上腺皮质功能减退（需要确诊试验）。

同时测量血浆中 ACTH 水平可能有助于区分中枢性肾上腺皮质功能减退症（以低或"正常"血浆 ACTH 为特征）和原发性肾上腺皮质功能减退症（以血浆 ACTH 升高为特征）。

在确诊的所有患者中，诊断潜在病因应包括有效的 21- 羟化酶自身抗体检测（图

20.4）。对于自身抗体阴性的个体，应寻找其他原因。年轻男性和没有自身抗体的男性应通过检测超长链脂肪酸筛查肾上腺脑白质营养不良[25]。肾上腺皮质功能减退症可能是肾上腺脑白质营养不良的唯一表现。对于 21- 羟化酶（CYP21A2）自身抗体阴性，病因不明的原发性肾上腺皮质功能减退的患者，应进行肾上腺 CT 检查以识别结核和肿瘤等感染性疾病。对于浸润性肾上腺疾病，CT 扫描一般没有特异性，并不是所有浸润性肾上腺疾病（如肺结核引起的原发性肾上腺皮质功能减退）的患者都有肾上腺肿大。此外，在适当的遗传咨询后，还应按指南筛查遗传性疾病。

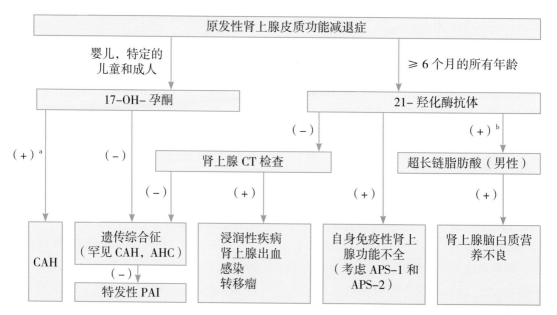

图 20.4　原发性肾上腺皮质功能减退症（PAI）患者的诊断方法 [5]。PAI 的最常见原因是成人肾上腺皮质的自身免疫性破坏和儿童 CAH。可以使用 21- 羟化酶抗体和基线血清 17- 羟孕酮水平筛选这些病因。21- 羟化酶抗体阴性的男性应使用血浆 VLCFA 检测肾上腺脑白质营养不良。如果这些诊断被除外，肾上腺的 CT 扫描可能会提示肾上腺存在浸润性疾病或转移瘤的证据。个人的临床表现和家族史可能会使图中某些步骤变得多余或暗示特定的遗传综合征。后者包括自身免疫性多腺体综合征的亚型或特定罕见遗传疾病，其中肾上腺功能不全是多种临床表现的一部分。VLCFA 应在青春期前男孩的初始评估中进行测量。17-OH- 孕酮 > 1000 ng/dL 可诊断 21- 羟化酶缺乏症 [23]。AHC = 先天性肾上腺发育不良

继发性肾上腺皮质功能减退症

对存在垂体功能低下风险的患者，HPA 轴的评估对于诊断（以及治疗）是最重要的[6]。值得强调的是，有中枢性肾上腺皮质功能减退症风险的急症患者应该被假定为肾上腺皮质功能减退，并用应激剂量的糖皮质激素进行治疗（最好在抽取血液样本检测皮质醇和 ACTH 后），而无须等待诊断试验结果。

晨起（或随机）血清皮质醇水平超过 18 μg/dL（约 500 nmol/L）可确定肾上腺皮质功能良好，该项指标特异性高但灵敏度低。晨起血清皮质醇水平低于 3 μg/dL（约 80 nmol/L）可诊断为肾上腺皮质功能减退症。晨起到中午中间时段的皮质醇水平尚不具有诊断意义，还需要额外的诊断试验。同时测量标本中的血浆 ACTH 水平可有助于区分原发性和继发性肾上腺皮质功能减退症。

兴奋试验有助于评估稳定患者 HPA 轴的完整性，但在急性情况下并不实用。胰岛素应激（耐受性）试验（IST 或 ITT）被认为是评估垂体肾上腺功能的金标准试验，另外还有助于评估 GH 分泌。然而，该试验需要诱导严重的低血糖[< 45 mg/dL（约 2.2 mmol/L）]，以达到足够的诊断准确性。因此，该项检测经常让患者感受欠佳，并且会增加一些与严重低血糖相关的风险，禁用于老年人、癫痫患者或心血管疾病患者。

美替拉酮测试在 HPA 轴的评估中也是可靠的。然而，目前美替拉酮的供应有限，并且有可能诱发急性肾上腺皮质功能减退症，特别是在无监测的门诊环境中，在美国限制了该测试的使用。快速 ACTH 兴奋试验直接评估肾上腺皮质反应性，在原发性肾上腺皮质功能减退的诊断中相当准确。

然而，该试验对近期发生的中枢性肾上腺功能减退症的诊断准确性较低，因为在内源性 ACTH 分泌减弱后，肾上腺萎缩并失去对外源性 ACTH 给药的反应性一般需要数周（4~6 周）或更长时间。

相对肾上腺皮质功能不足

从相关的大型研究结果来看，可以通过 250 μg ACTH 推注后血浆皮质醇的升高不足 [< 9 μg/dL（250 nmol/L）] 来识别重症患者是否存在相对肾上腺皮质功能减退，重症情况下基线血浆皮质醇浓度通常远高于健康人[10]，无论基线血浆皮质醇浓度如何，相对肾上腺皮质功能减退的重症患者存活机会很小。在皮质醇生成不足的情况下，预计会有非常高的血浆 ACTH 浓度。然而，近期权威研究发现在危重疾病中血浆 ACTH 浓度受到抑制，皮质醇并没有明显升高，相反，皮质醇分解减少在对抗应激中起着更重要的作用，在这种情况下，肾上腺皮质功能衰竭的诊断标准进一步复杂化。基于 δ - 皮质醇激素对 ACTH 兴奋试验的反应来判断是否存在相对肾上腺皮质功能减退的理念是不完善的，可能导致肾上腺皮质功能减退的过度诊断和不当治疗[11]。

同样，在重症情况下，低白蛋白血症患者随机总皮质醇 < 10 μg/dL（275 nmol/L），或白蛋白水平正常的患者随机总皮质醇在 10~15 μg/dL（275~414 nmol/L）被认为是"相对肾上腺皮质功能减退"的诊断标准[7,11]。然而，血浆中总皮质醇是肾上腺产生和分泌、分布、结合和消除皮质醇的净效应。根据血浆总皮质醇的单次测量来判断危重状态下肾上腺皮质醇生成是否充足仅仅具有提示性。此外，循环中总皮质醇浓度不能反映糖皮质激素作用情况。因为只有游

离皮质醇才能通过细胞膜与 GR 结合，并抑制循环中结合蛋白、CBG 和白蛋白的水平，以及通过增加炎症位点 CBG 裂解或者升高温度来降低 CBG 的结合力[17]，血浆游离皮质醇可能更适合评估 HPA 轴功能[9,11]。然而，由于血浆游离皮质醇检测并不容易进行，并且在危重症期间血浆游离皮质醇的正常范围尚未确定，对此需进行更多的研究。最后，量化血浆皮质醇浓度的试验通常不准确且差异很大，因此不可能确定一个临床实践的阈值[10]。

治　疗

紧急干预

特定的轻度肾上腺皮质功能减退 / 危象患者可于门诊接受治疗（例如，快速门诊）。但是，大多数患者需被收住院，并在紧急护理环境中接受治疗，如急诊科、急救室（AMU）或等同设施病房，以及更先进的病房中，例如高依赖病房（HDU）或重症监护室（ICU）。与所有内科急症患者一样，应及时评估并启动 ABCDE 管理（A 即气道，B 即呼吸，C 即循环，D 即行为能力、意识水平，E 即暴露、检查）。

一般支持治疗

支持性治疗包括大孔径静脉插管和开始适当的静脉液体复苏，电解质补充、营养支持，包括监测和维持适当血糖水平、持续心电、脉搏和血氧饱和度监测。应同时治疗合并症。对适龄患者进行妊娠试验来排除未知妊娠也很有必要。除非有禁忌证，否则所有肾上腺皮质危象患者在整个住院期间均应接受低分子量肝素（LMWH）治疗。

急性肾上腺皮质危象

对于急性肾上腺皮质功能减退症或危象，应遵循以下"5S"管理原则：①盐（Salt）补充治疗（即正常的生理盐水）；②糖（Sugar）补充治疗（即 5% 或 10% 葡萄糖）；③类固醇（Steroid）替代治疗（即糖皮质激素加或不加盐皮质激素）；④支持（Supportive）治疗；⑤寻找（Seek）和治疗诱因（例如，感染是最常见的诱因）[13]。如果可能，内分泌科医生团队应在入院后尽早参与治疗。

急性肾上腺皮质危象采用细胞外液体复苏和糖皮质激素替代疗法[2-3,5]。应使用数升生理盐水和 5% 葡萄糖恢复细胞外液量。在第 1 小时内快速输注 1000 mL 等渗盐水或 5% 葡萄糖等渗盐水，然后根据患者的个人情况持续静脉输注等渗盐水（通常 24 h 内 4~6 L；监测容量负荷）。如果存在低钠血症，升钠幅度应限制在 24 h 内最大 12 mmol/L；或 48 h 内最高达到 18 mmol/L，以免诱发渗透性脱髓鞘综合征（ODS）；若为 ODS 高风险患者则在任何 24 h 内钠上升速度限制为 8 mmol/L 以下[33-34]。

肾上腺皮质危象的治疗（表 20.4）需要立即静脉注射或肌内注射 100 mg 氢化可的松，然后每 24 h 连续静脉输注 200 mg 氢化可的松（或者每 6 h 静脉滴注 50 mg 氢化可的松）。次日将氢化可的松剂量减至 100 mg/d。由于低血糖症很常见，因此还需要进行血糖监测。检查患者是否有任何疾病提示手环 / 首饰（或文身）或类固醇使用卡片。

一旦停止输注生理盐水，且患者恢复进食食物和液体，就可以恢复口服氢化可的松替代治疗。当给予大量氢化可的松时，

表 20.4　肾上腺皮质功能减退症推荐治疗方法 [5,15]

诊　断	推荐方法
急性肾上腺皮质功能减退症	
糖皮质激素替代治疗	开始静脉输注生理盐水，在持续心电监护情况下起始速率为 1 L/h
	静脉输注 100 mg 氢化可的松，然后 100~200 mg 氢化可的松溶于 5% 葡萄糖注射液中持续静滴（或 50 mg 氢化可的松每天 4 次肌内注射）
盐皮质激素替代治疗	仅限原发性肾上腺皮质功能减退症
	只要氢化可松用量 > 50 mg/d，就不需要应用盐皮质激素
肾上腺雄激素替代治疗	无要求
慢性肾上腺皮质功能减退症	
糖皮质激素替代治疗	原发性肾上腺皮质功能减退症：以 20~25 mg/24 h 氢化可的松起始
	继发性肾上腺皮质功能减退症：15~20 mg/24 h 氢化可的松；如果快速 ACTH（二十四肽促皮质素）兴奋试验中没有出现临界诊断值，可应用 10 mg 氢化可的松或仅覆盖应激剂量
	分 2~3 次给予剂量的 2/3 和 1/2，清醒后立即给予首次剂量
	或使用泼尼松 3~5 mg/d
	考虑获得批准的改良氢化可的松制剂
监　测	测量体重，计算体重指数（BMI）
	检查是否有替代不足的表现（体重减轻，疲劳，恶心，肌痛，能量缺乏）
	检查是否有激素替代过量表现（体重增加，向心性肥胖，皮肤紫纹，骨量减少/骨质疏松，糖尿病前期/糖尿病，高血压）
	详细记录自上次就诊后的关于应激激素剂量的自我调整情况，包括紧急治疗或住院治疗等潜在的不良事件
盐皮质激素替代治疗	仅限于原发性肾上腺功能减退症
	只要氢化可的松剂量 > 50 mg/d，就不需要应用
	氟氢可的松起始剂量 100 μg（50~250 μg/d），早晨醒后立即服用
监　测	坐位和立位血压（体位改变后血压下降 ≥ 20 mmHg 表示替代不足，高血压提示替代过量）
	检查是否有外周水肿（指示替代过量）
	检查血钠和血钾水平
	检查血浆肾素活性（至少每 2~3 年化验一次，在临床怀疑替代过度或不足或氢化可的松剂量明显改变后）（40 mg 氢化可的松 =100 μg 氟氢可的松）
肾上腺雄激素替代	在进行糖皮质激素和盐皮质激素优化替代治疗后仍存在健康和情绪受损的患者以及存在雄激素缺乏症状和体征（例如皮肤干燥、瘙痒，性欲低下）的女性考虑替代治疗

表 20.4（续）

诊　断	推荐方法
	晨起单次注射 25~50 mg DHEA；女性也可以考虑睾酮透皮贴剂（300 μg/d，每周 2 次）
管　理	女性测量血清睾酮和 SHBG（计算游离睾酮指数）
	在男性和女性接受 DHEA 替代治疗后，检测血清 DHEAS 和雄烯二酮水平
	应在稳定状态下采血（例如：在前一次注射 DHEA 剂量后 12~24 h 采血）
更多管理	每 6~12 个月到内分泌专科门诊随访
	在自身免疫引起的原发性肾上腺皮质功能不全（单独的艾迪生病或 APS）： · 每 12 个月测量一次 TSH · 女性患者：检查月经周期是否规律，如果没有完成生育计划，可考虑检测卵巢自身抗体
	检查紧急疾病提示手环 / 类固醇卡，按要求更新
	检查对"生病时期规则 1 和 2"的了解，加强涉及配偶 / 家庭成员 / 非专业人员紧急情况处理准则
	开具氢化可的松紧急自我注射包，尤其是很可能出现延误急诊治疗的情况（农村地区，旅行）
	提供紧急联系号码
	检查其他药物是否包括已知能诱导（例如利福平、米托坦，抗惊厥药如苯妥英钠、卡马西平、奥卡西平、苯巴比妥、托吡酯），或抑制（如抗反转录病毒药物）CYP3A4 使肝皮质醇失活的药物，可能需要调整糖皮质激素用量

ACTH= 促肾上腺皮质激素；APS = 自身免疫性多腺体综合征；CYP3A4 = 细胞色素 P450 3A4；DHEA（S）= 硫酸脱氢表雄酮（硫酸盐）；SHBG = 性激素结合球蛋白；TSH= 促甲状腺激

不需要盐皮质激素治疗，但随着剂量的减少，通常需要添加氟氢可的松（仅限原发性肾上腺皮质功能减退症）。糖皮质激素和盐皮质激素替代疗法的剂量调整通过监测心率、血压值、血清电解质水平以及血浆肾素活性（血浆肾素活性滴定到正常范围的上限以内）。由于细菌感染经常诱发急性肾上腺皮质危象，可能需要广谱抗生素治疗。

尽管在行快速 ACTH 兴奋试验时可急性应用地塞米松（例如，4 mg 静脉注射），因为它不会干扰皮质醇检测（氢化可的松和部分泼尼松都可在标准皮质醇试验中检测到）；然而，应注意地塞米松没有任何盐皮质激素活性，由于在紧急情况下不要求肾上腺皮质危象的生化确诊，这种做法是不标准的。

治疗诱发疾病

对于肾上腺皮质危象的患者，应该

考虑到任何可能的诱发因素，并进行适当治疗。

原发性肾上腺皮质功能减退症

2016 年内分泌学会临床实践指南推荐对确诊的原发性肾上腺皮质功能减退症患者推荐进行糖皮质激素治疗[5]（表20.4）。成人每天服用氢化可的松（15~25 mg/d）或醋酸可的松（20~35 mg/d）替代，分 2~3 次服用，晨起醒来时服用最大剂量，下一次在下午早些时候服用（午餐后 2 h；每天 2 次方案）或在午餐和下午服用（每天 3 次方案）。作为氢化可的松的替代品，可以使用泼尼松（3~5 mg/d），每天一次或两次口服给药，尤其在依从性低的患者中可以应用[15]。使用包括体重、体位血压、代谢水平和明显糖皮质激素过量的表现等临床指标来适当监测糖皮质激素替代治疗（表 20.4）。

所有确诊醛固酮缺乏症的患者都应接受盐皮质激素氟氢可的松的替代治疗（起始剂量，成人 50~100 μg），并且不限制盐的摄入量[4]。适当地监测盐皮质激素替代治疗主要基于临床评估（盐的需求、直立性低血压或水肿）和血电解质测量（表20.4）。在接受氟氢可的松治疗过程中发生高血压的患者，合理的初始措施是减少氟氢可的松的剂量。如果血压仍然升高，建议开始降压治疗并继续服用氟氢可的松。

应该对患者进行应激剂量的教育，并配备类固醇卡和糖皮质激素制剂以用于胃肠外紧急给药。随访旨在监测糖皮质激素替代剂量是否合适并评估潜在的原发病。例如，相关的自身免疫性疾病，特别是自身免疫性甲状腺疾病是常见的。在最近一项关于自身免疫性艾迪生病的观察性研究中（$n = 660$），62% 的人患有 ≥ 1 种自身免疫性疾病，其中甲状腺功能减退症最常见[6]。

继发性肾上腺皮质功能减退症

对于已知或疑似存在中枢性肾上腺皮质功能减退症的患者，优先进行糖皮质激素替代治疗[6,27]。患有中枢性肾上腺皮质功能减退症急症住院患者应接受应激剂量糖皮质激素治疗，包括静注氢化可的松 100~200 mg，然后以 2~4 mg/h 的速度静注氢化可的松；或每 6 h 肌内注射 50~100 mg 氢化可的松。如果患者有低血压，则需要进行静脉补液复苏治疗。

垂体卒中患者应接受应激剂量的糖皮质激素替代治疗，因为这类患者有发生垂体功能减退的高危风险，包括中枢性肾上腺皮质功能减退[29-30]。值得注意的是，神经外科医生通常建议垂体卒中和脑神经病变患者在手术减压前使用药理学剂量的糖皮质激素（包括每 6 h 静脉注射 4 mg 地塞米松）。

在门诊，应告知中枢性肾上腺皮质功能减退症的患者存在急性并发症时应将其糖皮质激素替代剂量增加至其常用维持剂量的 2~3 倍，直至康复，然后恢复其常规剂量的糖皮质激素替代治疗（每日晨起口服泼尼松 2.5~5 mg 或氢化可的松 15~20 mg 每日分次口服）。

原发性或继发性甲状腺功能减退症的左甲状腺素替代治疗应始终在使用糖皮质激素替代治疗后（或排除肾上腺皮质功能减退症）；否则可能会引发急性肾上腺皮质危象（甲状腺素可增强皮质醇的清除）。开始生长激素（GH）治疗也可能使 HPA 轴功能低下显露出来，从而导致肾上腺皮质危象（GH 阻止可的松向皮质醇的转化），或改变现有肾上腺皮质功能减退症治疗的剂量。

肾上腺皮质功能相对不足

一般认为，已确诊原发性或继发性肾上腺皮质功能减退症的患者或在危重症之前接受全身性糖皮质激素慢性治疗的患者，应接受额外的剂量治疗以应对急性应激[10]。无论血清皮质醇水平如何，对依赖升压药物维持血压或液体复苏无效的感染性休克患者都可以短期使用氢化可的松。此外，在 ICU 中被诊断出患有急性肾上腺皮质危象的患者通常会接受高剂量的糖皮质激素治疗。这种治疗策略是基于在危重疾病中皮质醇的生成会增加数倍这样一种假设。常规治疗建议给予氢化可的松 100 mg，然后在第 1 天 50~100 mg/6 h，第 2 天 50 mg/6 h，第 3 天 25 mg/6 h，第 4 天至第 5 天逐渐减少到维持剂量。目前，内分泌学会临床实践指南仍然建议在第 1 天使用高负荷剂量，但减量更快。首先推荐给予 100 mg 氢化可的松，然后第 1 天给予 200 mg，次日再减量至 100 mg[5]。

推荐用于治疗"相对肾上腺功能减退症"的氢化可的松剂量是另一个有争议的问题，推荐的 200~300 mg/d 氢化可的松在文献中称为"低剂量"，比健康人每日皮质醇产生的正常量高 6~10 倍[10]，并且比危重患者皮质醇的每日分泌量高 2~6 倍。鉴于危重症期间皮质醇分解显著减少，目前推荐的危重症期间肾上腺皮质功能减退的替代剂量可能过高。这可能进一步解释了为什么评估氢化可的松治疗严重脓毒症/脓毒症休克（升压药依赖）疗效的多中心随机对照试验无法证实最初在试点研究中观察到的益处[35-38]。

治疗的持续时间也存在争议。对危重患者使用过高剂量的糖皮质激素进行过长时间治疗，被推断可能会加速肌肉组织的流失，增加肌病的风险，并延长 ICU 住院时间，进一步增加潜在致命并发症的易感性[7, 39]。

根据稳定同位素研究的结果，60~75 mg/d[10-11]氢化可的松剂量可能是必要的，相当于正常每日皮质醇分泌量的 2 倍左右。快速减量至最低有效剂量可能限制危重疾病期间过量糖皮质激素的不良反应。

特殊人群

HIV/AIDS 患者

在 HIV/AIDS 患者中，接受蛋白酶抑制剂治疗者也接受吸入或其他制剂糖皮质激素治疗，应注意避免突然停止任何含有类固醇的药物，如前所述，因为有诱发肾上腺皮质危象的风险[22]。有肾上腺皮质功能减退证据的患者，无论病因如何，都应接受生理替代剂量的糖皮质激素治疗（如果有盐皮质激素缺乏的证据，则使用氟氢可的松），并定期进行临床和生化指标监测以避免过度替代。

孕 妇

孕妇的原发性肾上腺皮质功能减退症诊断较为困难，因其极为罕见，同时存在恶心、低血压和生理变化（例如，怀孕期间皮质醇生成和 CBG 水平增加）相互重叠的症状，使得诊断变得困难。由于未经治疗的肾上腺皮质功能减退症与孕妇的高病死率相关，而接受充分治疗的患者可以正常妊娠和分娩，因此早期识别和诊断至关重要。

除了配对的皮质醇和 ACTH 测定外，如果需要，应在怀孕期间通过 ACTH 兴奋试验对肾上腺储备功能进行适当和安全地评估[39]。诊断结果的解释需要全面考虑与妊娠相关的肾上腺皮质功能生理变化[40]。强烈推荐在获得试验结果之前（但在获得相关样本之后）立即进行治疗，这是因为高度重视对主要危害的预防。如果怀疑肾上腺皮质功能减退，则 ACTH 兴奋试验是孕妇可以选择的试验。在对健康孕妇进行的小样本队列研究发现，在妊娠中、晚期 ACTH 注射后的总皮质醇反应峰值明显高于非妊娠状态[中位数，1000 nmol/L（37 μg/dL）]，而在分娩后，反应程度恢复到孕前水平[中位数，700 nmol/L（26 μg/dL）][40]。因此，建议更高皮质醇临界值进行诊断，孕早、中、晚期分别为 700 nmol/L（25 μg/dL）、800 nmol/L（29 μg/dL）和 900 nmol/L（32 μg/dL）[39-40]。

从第 24 周开始，氢化可的松剂量应增加 20%~40%，以应对接下来游离皮质醇的生理增加。在分娩发动[宫颈扩张＞4 cm 和（或）每 5 min 一次宫缩持续 1 h]过程中，推荐应用与主要手术应激剂量相当的氢化可的松，静脉推注 100 mg 氢化可的松，然后每 24 h 连续输注 200 mg 氢化可的松。分娩后，氢化可的松可以迅速减至孕前剂量。

妊娠期肾上腺皮质功能减退症的管理需要内分泌医生、产科医生、儿科医生和（或）新生儿科医生等多学科协作。

病例分析

一 30 岁女性，1 型糖尿病控制良好，无明显并发症，主诉为间歇性慢性腹痛 6 个月。基于患者腹腔筛查实验室评估正常随后怀孕。妊娠期间平均 HbA1c 5.9%（41 mmol/mol），妊娠晚期间断出现低血糖，胰岛素剂量显著减少，此期间测晨起皮质醇为 15 μg/dL（415 nmol/L）。

正常足月分娩 3289 g 婴儿。母乳喂养困难，并且产后 6 周内恢复至产前体重。

产妇复诊时仍诉有腹痛和疲劳，测量血压 100/70 mmHg，HR 99/min，BMI 21 kg/m²，检查时有心动过速，但其他方面无明显异常。目前胰岛素用量比孕前减少了 20%。晨起皮质醇为 5 μg/dL（138 nmol/L），ACTH 为 120 pg/mL（10~50 pg/mL）；ACTH 兴奋试验后皮质醇为 8 μg/dL（220 nmol/L）；TFT 正常。

诊断和可能的病因是什么？需要什么紧急治疗？

该病例说明 1 型糖尿病患者原发性肾上腺皮质功能减退症的发生率增加。类似腹痛这种非特异性症状很容易被忽略，但如果出现体重减轻、频繁发生不明原因的低血糖和疲劳等更典型的症状，则应该评估是否存在肾上腺皮质功能减退症。

由于妊娠期雌激素产生增多，相关的 CBG 升高，从而导致总皮质醇水平假性升高，使得妊娠期肾上腺皮质功能减退症的诊断变得更为复杂，正如上述患者的情况。应使用妊娠期特定的皮质醇水平来解释这些结果。在妊娠早、中、晚期晨起皮质醇水平分别低于 11 μg/dL（300 nmol/L）、16.3 μg/dL（450 nmol/L）和 21.7 μg/dL（600 nmol/L）应怀疑肾上腺皮质功能减退症[39-40]。该患者妊娠晚期晨起皮质醇水平为 15 μg/dL（415 nmol/L），低于最佳水平 21.7 μg/dL（600 nmol/L），应及时进行治疗和快速 ACTH 兴奋试验确诊。同样，作为妊娠期快速 ACTH 兴奋试验的一部分，60 min 皮质醇水平的最佳临界值在妊娠早、中、晚期应分别＞25.3 μg/dL（700 nmol/L）、

29 μg/dL（800 nmol/L）、32.6 μg/dL（900 nmol/L）[39-40]。患者产后快速 ACTH 兴奋试验异常［正常＞18 μg/dL（500 nmol/L）］，证实为原发性肾上腺皮质功能减退症（即 ACTH 升高＞2 ULN）。

此外，还应考虑筛查其他潜在的自身免疫性疾病（如恶性贫血或甲状腺功能减退症）。许多患者符合 2 型多腺体自身免疫综合征的诊断标准[41]。

患者起始上午服用氢化可的松 10 mg，下午早些时候服用 5 mg，数天之内症状好转。患者需要进行适当的监测并考虑是否需要补充盐皮质激素[5]，还需要接受有关"生病时期规则"的教育；以及需要医学警示手环或类似物品。目前，经过糖皮质激素替代治疗后患者食欲改善，可能需要更高的胰岛素剂量。

肾上腺皮质危象的预防

为了预防肾上腺皮质危象，根据疾病的严重程度或应激源大小调整糖皮质激素剂量至关重要（表 20.4）。对患者进行有关应激情况下糖皮质激素剂量调整及肾上腺危象预防策略的教育，包括通过胃肠外自我或非专业的方式给予紧急糖皮质激素治疗都是有意义的。所有患者都应配备类固醇急救卡和医疗警示标识，以提示医疗卫生人员需要增加糖皮质激素剂量以避免或治疗肾上腺皮质危象，以及在紧急情况下需要立即静脉注射类固醇治疗。每个患者（包括家庭成员或重要的非专业人士）都应配备糖皮质激素注射包以备紧急使用，并教育如何使用。

所有患有肾上腺皮质功能减退的成年人至少每年由内分泌学专家或具有内分泌专业知识的医疗保健者评估是否有过度替代和替代不足的症状和体征。对于自身免疫性原发性肾上腺皮质功能减退患者，还应筛查在该人群中更为普遍的其他自身免疫性疾病。

总　结

有症状的急性肾上腺皮质功能减退症（肾上腺皮质危象）与显著的并发症发生率和病死率相关，应作为急症进行处理。肾上腺皮质危象是由于缺乏肾上腺皮质醇和（或）盐皮质激素而引起的，它有明显的临床体征和症状、特征性的实验室异常，需要紧急医疗救治。这种情况的严重程度与这些激素对能量代谢、盐和液体稳态的核心作用有关。肾上腺皮质功能减退症有两种形式：原发性和继发性。原发性肾上腺皮质功能减退症（也称为艾迪生病）是由于肾上腺皮质无法产生足量的糖皮质激素和（或）盐皮质激素（例如，由于自身免疫介导的肾上腺皮质组织破坏)引起的。继发性肾上腺皮质功能减退症（也称为中枢性肾上腺皮质功能减退症）由下丘脑－垂体轴受损，促肾上腺皮质激素缺乏导致的仅肾上腺糖皮质激素分泌不足引起。继发性肾上腺皮质功能减退症最常见病因是长期慢性外源性糖皮质激素治疗。原发性和继发性肾上腺皮质功能减退症的有效长期管理至关重要；因为这是一种重要的机会，通过反复强调"生病时期规则"及其他危象预防措施以减少患者反复入院、提高生活质量，并降低发病率和死亡率。

参考文献

请登录 www.wpcxa.com 下载中心查询或下载，或扫码阅读。

第 21 章

库欣综合征相关的急症

Krystallenia I. Alexandraki Ashley B. Grossman

要 点

- 库欣综合征（CS）定义为长期暴露于血液循环中超生理剂量的糖皮质激素。

- 由于伴发的代谢、心血管紊乱以及感染风险，无法控制的库欣综合征（如严重的库欣综合征）可导致较高的并发症发生率和病死率。

- 严重的高皮质醇血症（或糖皮质激素合成物水平升高）可加重这些并发症，从而导致需紧急处理的紧急情况。

- 在急诊室，通过严重的临床症状以及血皮质醇水平通常 > 1000 nmol/L（36 μg/dL）可快速诊断严重的库欣综合征，应采取紧急治疗措施使过量的糖皮质激素水平降至正常，治疗糖尿病、高血压等代谢并发症，稳定任何异常的精神状态，同时积极治疗任何可疑的脓毒症或内脏穿孔。紧急治疗优先于明确具体病因。

- 严重的库欣综合征可以出现以下

临床表现：脓毒症，机会性感染，难控制的高血压，水肿，心力衰竭，消化道出血，糖皮质激素诱发的急性精神错乱，进行性肌萎缩，血栓栓塞，或难控制的高血糖和糖尿病酮症酸中毒。

- 可疑因外源性糖皮质激素暴露导致的严重库欣综合征的病例，应了解详细的用药史（包括非处方药），并且任何相关的药物相互作用都应该被考虑在内。

- 疑似内源性糖皮质激素暴露导致的严重库欣综合征，其病因可能是继发于垂体大腺瘤的库欣病、异位 ACTH 综合征或肾上腺癌。

- 通过口服美替拉酮和（或）酮康唑可快速控制内源性库欣综合征，但如果需要肠外用药时，静脉注射依托咪酯对几乎所有病例都是快速有效的。但无论哪种治疗方法均需要严密监督和监测。

引 言

库欣综合征定义为机体长期暴露于血循环中超生理水平的糖皮质激素[1]。由于代谢紊乱、心血管并发症以及感染的风险，难以控制的库欣综合征如严重的库欣综合征，可导致较高的并发症发生率和病死率。

严重的高皮质醇血症或糖皮质激素合成物水平的升高可加剧上述情况，从而出现急需入院救治的紧急状况。在急诊抢救室，快速诊断严重的库欣综合征后应采取紧急治疗措施将过高的糖皮质激素水平降至正常，紧急治疗应优先于明确具体病因。下面这个是很多年前在急诊科收治的一个真实病例，当时处理严重库欣综合征的方法很少，通过这个病例可以显示出在急诊抢救过程中必须遵循的重要步骤。

病例分析

一例 65 岁男性因虚脱和昏迷于 1997 年 7 月住进了急诊科。经临床检查发现该患者为类库欣综合征，伴有腹型肥胖、满月脸、易瘀斑、皮肤菲薄、腹纹、双下肢至臀部水肿以及静脉溃疡感染加重的特征。给予抗菌药物（环丙沙星、红霉素、氟氯西林），胰岛素强化治疗方案，维生素 C、B 族复合维生素，阿司匹林，补钾，呋塞米，依那普利及华法林治疗。患者临床状态改善，意识转清。询问病史和专科查体。值得注意的是该患者在过去 3 年的时间内体重增加 7 kg，同时伴有勃起功能障碍（入院前最后一次射精是在 3 年前）、近端肌肉无力、无精打采、疲乏、夜尿增多、多饮、皮肤色素沉着（入院前 11 个月出现）、腹胀、视物模糊、焦虑、情绪低落。患者还患有 2 型糖尿病、高血压（检眼镜下可见银线样图像）及失代偿性心力衰竭，3 年前诊断骨质疏松，1 年前出现过肺栓塞，同时并发脚指甲耐药性真菌感染。

调查显示：午夜总血浆皮质醇水平升高，为 1028 nmol/L 和 1290 nmol/L（37.3~46.8 μg/dL），同时日平均血浆皮质醇水平升高（5 点），为 1055 nmol/L（38.2 μg/dL）。连续两个清晨监测 ACTH 水平，分别为 160 ng/L 和 200 ng/L（正常范围为 0~40 ng/L）。垂体 MRI 可见起源于垂体的大腺瘤，有明显的鞍上延伸。诊断为分泌 ACTH 的垂体腺瘤（也称为库欣病，CD）。开始时采取肾上腺靶向治疗，即美替拉酮、酮康唑和米托坦联用，但症状控制不佳，于是决定进行双侧肾上腺切除术。然而术后出现肾上腺静脉持续渗血，同时并发泌尿系感染及肾前性肾功能衰竭。最终该患者于术后第 39 天死于脓毒症。

病　因

典型情况下，库欣综合征最常见的病因是医源性外源性应用糖皮质激素，详细的用药史将阐明任何可能涉及的药物或非处方药物的使用情况。尤其是在涉及药物相互作用的情况下，外用型、吸入型和注射型制剂，或非处方药物的应用，都可能导致明显的糖皮质激素过量。这是一种在 HIV 感染者中联合使用抗反转录病毒药物与合成的糖皮质激素（甚至通过眼内滴注或关节内注射的方式）造成的严重糖皮质激素状态的情况。糖皮质激素合成物（曲安西龙、布地奈德、氟替卡松、地塞米松和泼尼松龙）与利托那韦、阿扎那韦等抗病毒药物合用时会导致血清糖皮质激素浓度升高。这是由于蛋白酶抑制剂抑制了肝酶 CYP3A4 和 P- 糖蛋白（PGP）的输出泵，而这两种介质均参与糖皮质激素的代谢[2-4]。

关于内源性库欣综合征方面，ACTH 依赖性库欣综合征包括库欣病和异位库欣综合征（ECS），其中库欣病更为普遍（占 80%~85%），而异位库欣综合征通常是由分泌 ACTH 的神经内分泌肿瘤（NEN）引起的。库欣病患者大多数为直径 < 1 cm 的垂体微腺瘤。而垂体大腺瘤占 5%~10%，伴或不伴鞍外扩展或侵犯性生长，尤其是

可导致如上述病例中的严重 CS。垂体促肾上腺皮质癌是以垂体外转移为特征的，如果瘤体过大，也可能导致严重的疾病[5]。一般来说，库欣病多见于女性，且发病年龄与上述病例相反，多集中在 25~40 岁。这表明慢性 CS 未被诊断出，而造成急诊入院。另一方面，ECS 在男性中更常见，通常发病年龄在 40 岁以后，发病时间比库欣病晚 10 年左右。与 ECS 相关的肿瘤可能起源于肺、胰腺、胸腺、肾上腺髓质（嗜铬细胞瘤）或甲状腺髓样癌的神经内分泌肿瘤，但某些情况下肿瘤可能无法被识别出[6]。这些肿瘤通常表现出惰性自然史，但肿瘤细胞可能会分泌较高水平的 ACTH，与肿瘤的大小无关。可以明确原发部位病变的 ECS 称为显性 ECS，而隐性 ECS 则是指在后续评估及随访时被确诊的 ECS。当始终无法确定肿瘤来源时也归属为隐性 ECS。

对于 ACTH 非依赖性皮质醇增多症，肾上腺皮质癌约占 40%，可能会根据瘤体大小标准，很快导致难以控制的高皮质醇血症。单侧或双侧肾上腺皮质腺瘤不同于肾上腺皮质癌，通常不易引起严重的 CS（图 21.1）。肾上腺皮质癌在女性中更常见，呈现双峰年龄分布特征，峰值出现在儿童及青少年时期和老年。

严重的库欣综合征调查研究

严重 CS 的自然史中最重要的步骤就是临床质疑。在一个紧急的临床环境中，临床医生可能无法获得详细的既往史和用药史，但这些应该尽快被明确[7]。最广为接受的严重 CS 的诊断标准（即严重高皮质醇血症）包括随机血皮质醇水平明显升高［即超过 1000 nmol/L（36 μg/dL）］或 24 h 尿游离皮质醇（UFC）超过正常上限

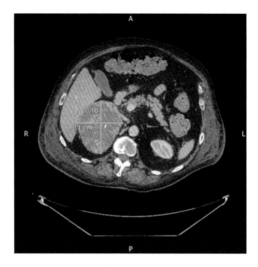

图 21.1 该患者表现为严重的库欣综合征。CT 扫描可见一 11 cm×10 cm 大小的肾上腺皮质肿瘤

的 4 倍以上，和（或）伴严重的低钾血症（即血钾浓度 < 3.0 mmol/L），同时最近出现以下一种或多种临床并发症：脓毒症、机会性感染、难控制的高血压、水肿、心力衰竭、消化道出血、糖皮质激素诱发的急性精神障碍、进行性衰弱性肌病、血栓栓塞或难控制的高血糖及糖尿病酮症酸中毒[8-10]。

然而，值得注意的是，ACTH 和皮质醇都是应激激素，在合并任何严重的代谢疾病或全身性应激源下（如脓毒症、心肌梗死），以及重症监护患者体内都可能升高[11]。基于这点，这些临床特征的有无至关重要。

最后，我们还必须考虑外源性激素摄入导致严重 CS 的罕见情况，特别是慢性病患者正在应用可能具有潜在相互作用的药物，例如 HIV 感染者应用抗病毒药物。

临床表现与特征

皮质醇增多症具有特征性的症状、体征和其他合并症。当出现这些特征时应高度怀疑皮质醇增多症。最具特征的临床表

现就是皮肤菲薄、四肢萎缩和肌肉无力、多血质面容以及自发性瘀斑。这种表型需主要除外副肿瘤消耗综合征，它可以掩盖ECS病例中的皮质醇增多症表现，但这种病例通常有快速发病且伴有严重代谢特征的特点，常继发于小细胞肺癌。CS的病程是决定其临床特征的主要因素，而非疾病程度。小细胞肺癌通常迅速起病，无典型的库欣综合征特征，但有严重的无力、踝关节水肿和色素沉着过多。神经内分泌肿瘤则与小细胞肺癌不同，可逐渐表现出特征。此外，当出现肾上腺肿物时，女性有严重的多毛症和男性化特征可高度提示肾上腺癌可能[1,7]。CS中常见并发症包括高血压、糖尿病前期、糖尿病和低钾血症等代谢性疾病，同时也可能出现骨质疏松性骨折和精神障碍，例如严重的精神病。

治　疗

常规的CS治疗目标是使糖皮质激素水平恢复正常，旨在逆转高皮质醇血症导致的相关临床症状，长期目标是避免暴露于过量糖皮质激素的后果。而对于严重的CS，其治疗目标与CS的常规治疗目标不同。治疗严重CS的首要任务是稳定患者生命体征，救治危及生命的情况，与此同时尽可能降低糖皮质激素水平。

稳定血流动力学的紧急干预措施

对于严重的CS，应紧急处理代谢紊乱，然后采取措施降低皮质醇水平。

糖尿病经常需要应用胰岛素联合或不联合口服药物进行控制；虽然胰岛素通常是必需的；当高皮质醇血症得到控制后，有发生严重低血糖风险时，应给予护理。

高血压治疗遵循常规降压模式，不推荐使用特效药。然而，高血压及踝关节水肿等体液潴留表现可能与心力衰竭有关，在老年人群中应予以特别护理。几乎所有的严重CS患者都存在低钾血症，尤其是ECS患者。首选保钾降压药。50 mg/d或100 mg/d的螺内酯作为初始治疗是一个很好的备选方案，若无法耐受螺内酯，可选用氨苯蝶啶或阿米洛利作为替代。与前面分析的病例一样，患者入院后的前几天可能需要补钾治疗。

最近有研究表明CS患者有显著的血栓形成倾向，对于住院的严重CS患者应考虑采取抗凝治疗作为预防。抗凝治疗的具体形式尚未确定；虽然对于轻症患者给予预防剂量的肝素抗凝是合适的，而对于重症患者，特别是对于长期卧床或行动不便的患者，当存在肺栓塞和（或）深静脉血栓形成的证据时，推荐给予治疗剂量的低分子量肝素抗凝[12-13]。

当出现急性精神障碍时，治疗可能是有问题的，此时氟哌啶醇可能有助于使患者镇静。而一些新的抗精神药物如奥氮平等已成功应用于临床个案。如果骨质疏松性骨折引起了症状，在其他支持性治疗的同时使用止痛药物治疗是必需的。

值得注意的是，对于过量糖皮质激素状态引起的急性有害影响，可能需要许多支持性治疗，而这些急性有害影响在高皮质醇血症缓解后可能会迅速逆转。为避免治疗过度或引起其他严重后遗症，尤其是在降低皮质醇治疗中并发的急性肾上腺皮质功能不全，必须持续密切地监测。

脓毒症仍然是严重CS最致命的并发症，特别是由于皮质醇增多症可能会掩盖脓毒症的常见症状和体征。因为皮质醇增多症患者属于典型的免疫抑制者，因此一且发现合并任何感染，无论细菌、真菌还是病毒，都必须竭力治疗。复方新诺明（过敏患者使用氨苯砜）对预防肺孢子菌肺炎（PCP）非常有效，已被推荐作为每日服用与 20 mg 泼尼松等量的糖皮质激素治疗 1 个月或更久的患者的常规治疗；对于有额外的免疫抑制因素，如作为副瘤综合征的 ECS，并正在接受化疗的患者，必须接受该药治疗[14]。然而，在一项病例报道中，一例皮质醇增多症患者尽管进行了预防性抗生素治疗，仍然并发肺孢子菌肺炎，从而引起人们对使用预防或治疗剂量的抗生素必要性的质疑[15]。另一方面，缓解 CS 有助于改善这些患者的免疫状态。还需要注意的是，当存在严重感染时，应降低血皮质醇水平至可耐受严重代谢紊乱或全身应激的水平，即 600~1000 nmol/L（22~36 μg/dL）。在前述病例中，尽管加强了抗感染治疗，但感染和脓毒症仍是导致死亡的并发症，这表明了这一因素是多么重要，应该如何积极地治疗。

最后，尤其是患有潜在憩室疾病的老年患者，在腹膜炎表现不典型的情况也可能并发内脏穿孔；如果必须进行手术，则应进行强有力的复苏。

药物相互作用

当药物相互作用被记录为严重 CS 的元凶时，经紧急干预治疗后，还需要采取特定措施。对于糖皮质激素合成物的治疗，应考虑选择替代治疗方案，例如用倍氯米松代替吸入性糖皮质激素，因为它不会被 CYP3A4 代谢。如果没有可替代的药物，例如在关节内给予曲安奈德的情况下，对患者进行密切随访可以防止并发症。也可以考虑从含有利托那韦的抗反转录病毒疗法转向非相互作用的化合物，例如整合酶抑制剂[2-4]。

肾上腺特异性治疗

紧急情况下，在试图获得血流动力学稳定期间，确定高皮质醇血症来源的诊断程序是没有必要的。然而，一旦开始紧急干预，药物治疗的目标就是降低糖皮质激素水平。这类似于手术前的非紧急情况，或因合并症而不能接受外科手术的患者中，或在不愿接受其他类型治疗以及手术治疗失败的患者中，为了逆转心血管代谢并发症或愈合不良而进行的长期治疗。然而，在紧急情况下，如果肾上腺特异性治疗不能完全控制严重的高皮质醇血症状态，还应考虑采取双侧肾上腺切除术。

降低升高的血清皮质醇水平，可以尝试使用针对肾上腺类固醇生成的药物（图 21.2）。通常首选美替拉酮，因为它起效快且效果好，但可能需要的剂量较高，最高可达每次 1 g，每天 4 次，终剂量不超过 6 g，需要分次服用。初始剂量为 500~750 mg，每日 3 次，以及更高剂量每日 4 次，通常在数小时内即可见效。与 CD 相比，ECS 或肾上腺肿瘤可能需要较低的剂量，因为在 CD 的情况下，调节反馈可以克服药物的阻滞。美替拉酮是一种 11β-羟化酶（CYP11B1）抑制剂，因此它的副作用包括由于雄激素前体蓄积导致的痤疮和多毛，盐皮质激素前体的增加引起的高血压、低钾血症、水肿，但这些在紧急情况下很少成问题；当美替拉酮与食物或牛奶一起服用时，可将头晕和胃肠道不适降至最低程度[16-17]。应该注意的是，使用 LC-MS 以外的大多数测定法测量的皮质醇可能包括皮质醇前体物质，例如 11-脱氧皮质醇，因此"真正的"皮质醇水平可能至少低 20%。

奥西卓司他（LCI699，Osilodrostat）是一种新型有效口服的 11β-羟化酶和醛固酮合酶（CYP11B2）抑制剂。一项概念验证研究和最近的一项长期Ⅲ期临床研究中结果显示出奥西卓司他治疗皮质醇增多症具有良好的有效性和安全性[18]。该药品与美替拉酮具有相似的治疗特性，有望成为一种有效的新疗法。

酮康唑是一种咪唑类衍生物，可抑制细胞色素 P450 酶，用于作为美替拉酮的补充或代替治疗。它的起效比预想的更快，通常从 400 mg/d 开始（分成两剂），然后增加到最大量 1.2~1.6 g/d，分 3 或 4 次服用。然而，目前尚不清楚它是像美替拉酮那样几小时内起效，还是在几天内起效。胃酸是将酮康唑代谢成活性化合物所必需的，当使用包括护胃药物进行紧急干预时，应考虑到这一点。酮康唑可能会导致肝酶轻度升高，极少数情况下可能会导致急性肝功能衰竭，因此需要监测肝功能；治疗开始或剂量增加时，可能会出现血清转氨酶轻度无症状升高，通常不需要停止治疗。需要关注概率极低的致死性肝中毒的出现。紧急情况下不会出现其他不良反应如胃肠道症状、男性乳房发育、性欲减退、勃起障碍、月经不调和致畸，然而需要考虑药物相互作用，因为它可有效抑制细胞色素 P450 酶（CYP3A4、CYP2C9、CYP1A2）[19-20]。左旋酮康唑是一种新研发的药物，是酮康唑的单一 2S、4R 对映异构体，旨在提供比目前使用的外消旋酮康唑更好的安全性和有效性。尽管它尚未用于急救治疗，但有望成为治疗严重高皮质醇血症的一种有前途的疗法[21]。

当单独或联合应用这些药物或其类似物无效或无法耐受时，可以选用糖皮质激素拮抗剂米非司酮，起始剂量为 300 mg/d，可缓慢加量至 400~800 mg/d（图 21.2）。米非司酮可迅速减轻高皮质醇血症的症状和体征，但由于血皮质醇不能作为疗效和安全性的标志物，患者可能会在不知不觉中发展成为艾迪生病。因此，尽管已有严重 CS 病患者使用米非司酮治疗的报道，仍必须更加小心，因为应用较高剂量的米非司酮可能会增加患者发生低钾血症和肾上腺皮质功能不全等副作用的风险。由于难以判定患者临床状态的变化是由于治疗作用还是其基础疾病所致，因此米非司酮通常不适于危重患者的治疗。米非司酮治疗引起的低钾血症可能很严重，但应用螺内酯可快速缓解，只是需要注意不应与通过 CYP3A 或 CYP2C 代谢的药物一起给药[15,22]。

如果以上治疗均无效，或重症患者无法接受口服药物治疗时，可以选择静脉注射依托咪酯，这是一种可有效阻断 11β-羟化酶、侧链裂解酶及醛固酮合酶的咪唑类衍生物，低麻醉剂量的依托咪酯可以挽救生命（图 21.2）。依托咪酯可用作紧急情况下的一线治疗，因为它可在数小时内起效，并且几乎总是非常有效，它的起始负荷剂量为 3~5 mg，随后逐步加量，持续 0.03~0.10 mg/（kg·h）（2.5~3.0 mg/h）的浓度输注。如果需要完全阻断皮质醇合成而不是部分阻断（"阻断和替代"），可以联合应用氢化可的松。该药在使用过程中需要非常严密地监测，需要由具有丰富使用激素经验的临床医生监测，否则，按最新指南的建议，这类患者应进入重症监护病房（ICU）或高依赖病房（HDU）严密监测。如果不注意可能会出现镇静相关的问题（但很少），应根据肾功能衰竭和应激（如脓毒症）的情况进行输注速度的调整以使生理应激状态下血皮质醇水平稳定在 280~560 nmol/L（10.1~20.3 μg/dL）或在非应激患者体内稳定在 150~300 nmol/L（5.4~10.9 μg/dL）[12,23-24]。同样，如在美替拉酮中提出的，血皮质醇水平在某些测定中可能会被其前体物质污染，准确的评估至关重要。

在采取所有这些用于稳定血流动力学和控制高皮质醇血症的治疗之后，当通过其他方式无法快速控制高皮质醇血症时，双侧肾上腺切除术可快速诱导临床症状缓解，并且可以挽救生命。然而，必须考虑到患者将需要终生应用糖皮质激素和盐皮质激素治疗，并进行详细的患者教育以预防肾上腺皮质功能不全。因为即使有很好的腹腔镜技术，在面对严重的 CS 时，手术也远远不够理想，因此应在术前尽一切努力利用药物降低皮质醇水平。

诊断注意事项

在临床怀疑内源性 CS 后，在进行任何鉴别诊断之前，必须通过生化检测明确高皮质醇血症的诊断，如 24 h 尿皮质醇测定、小剂量或过夜地塞米松抑制试验以及午夜血或唾液皮质醇的测定。严重的 CS 并非如此，不需要进一步的诊断性试验，血浆 ACTH 水平以及适当的影像学检查是明确病因最有用的非侵入性检查。当很容易检测到 ACTH 时，患者可能患有库欣病或ECS。若高皮质醇血症是垂体所致（如上述病例），通常影像学检查会发现明显的垂体大腺瘤，大多数情况下（而非所有情况），通过影像学检查会发现明显的异位来源。通过胸腹部的薄层多层 CT 的轴向成像和盆腔 MRI 对识别异位来源 CS 的检出率最高。由于库欣病和 ECS 患者的肾上腺可能会增大，因此肾上腺 CT 扫描也可辅助诊断，但需要注意嗜铬细胞瘤也可能是 ECS 的来源。由于 ECS 可能是由表达生

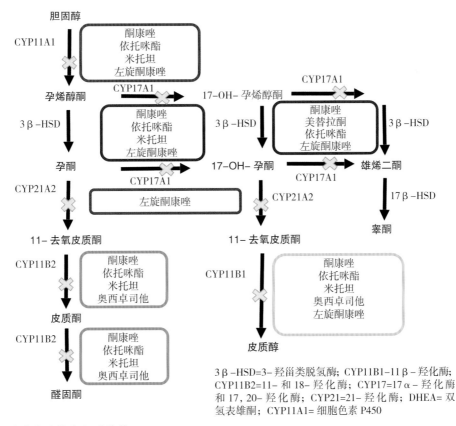

3β–HSD=3–羟甾类脱氢酶；CYP11B1–11β–羟化酶；CYP11B2=11– 和 18– 羟化酶；CYP17=17α– 羟化酶和 17, 20– 羟化酶；CYP21=21– 羟化酶；DHEA= 双氢表雄酮；CYP11A1= 细胞色素 P450

图 21.2　治疗库欣综合征的药物

长抑素受体的小神经内分泌肿瘤引起的，因此生长抑素受体闪烁显像（SRS）可能有助于这类疾病的诊断，虽然在紧急情况下无法进行该检查，但为传统影像学检查增添了支持性功能证据。当紧急情况过去后，采取其他功能性成像研究也是同样有效的，如 ^{18} 氟脱氧葡萄糖 – 正电子发射断层扫描（FDG-PET）或 ^{11}C-5– 羟色胺全身 PET-CT 显像。相反，当 ACTH 水平非常低或检测不到时，高分辨率肾上腺 CT 扫描对于超过 1 cm 的肾上腺肿物检出率最高，同时可以评估对侧肾上腺情况。而严重的 CS 通常由直径超过 5 cm 的肿物引起，在证实为恶性之前，必须考虑其定义（图 21.1）。

尽管进行了所有这些诊断性检查，但 CS 来源的明确证据还需要在肿瘤切除后临床症状和生化指标得到完全缓解或肿瘤减灭治疗后得到部分缓解，和（或）在 ACTH 依赖的病例，在肿瘤组织或转移部位组织中显示 ACTH 免疫组化染色。

病例分析评述

所汇报的病例证明了药物治疗控制高皮质醇血症的价值。最近，在 11 例严重的 ACTH 依赖型 CS 患者中证实了联合应用米托坦、美替拉酮和酮康唑治疗 24~48 h 是双侧肾上腺切除术的有效替代方案[25]，虽然本章汇报的病例并不能耐受这种联合治疗措施。我们通常会推荐美替拉酮和（或）酮康唑，对于需要肠外治疗的患者保留依托咪酯，我们很少使用米托坦或米非司酮。

近年来有哪些备选方案？

应用依托咪酯治疗昏迷患者可控制过量的皮质醇分泌。可以推测本例患者没有得到及时的控制，有很多高皮质醇

血症的并发症。在未来，左旋酮康唑和奥西卓司他等口服药物由于具有较少的不良反应，有可能也被证实是有价值的治疗 CS 的工具。此外，对于分泌 ACTH 的腺瘤，可以考虑采用帕瑞肽等靶向药物治疗。帕瑞肽是一种较新的多配体生长抑素类似物，它对生长抑素受体 –5（SSTR-5）、SSTR-1、SSTR-2 和 SSTR-3 亚型均具有较高的亲和力[26]，最近（在美国和欧洲）获批用于治疗无法进行手术的 CD 患者；同时这种药物也被用于严重 CS 患者，并获得成功[27]。但是，帕瑞肽通常只对轻度 CD 有效，一般不建议将其用于重症病例。

总　结

在紧急情况下，严重 CS 大多数情况下可以通过一天中的任意时间的单一的血清皮质醇明显升高来确诊。对于外源性 CS 病例，必须要有详细的用药史，任何相关的药物间相互作用都应立即处理。最紧急的任务是治疗糖尿病和高血压等代谢并发症，稳定任何一种异常的精神状态，并积极地治疗任何疑似的脓毒症或内脏穿孔。口服美替拉酮和（或）酮康唑可快速控制内源性 CS（图 21.2），但如果需要肠外治疗时，静脉注射依托咪酯在几乎所有的患者中都能迅速起效，但所有措施均需要进行严密监督和监测。

参考文献

请登录 www.wpcxa.com 下载中心查询或下载，或扫码阅读。

第 22 章

内分泌性高血压急症

Graeme Eisenhofer   Andrzej Januszewicz   Christina Pamporaki   Jacques W.M. Lenders

要 点

• 高血压可能是至少 15 种内分泌疾病的初始临床表现。

• 高血压急症定义为难以控制的高血压导致急性或危重的终末器官损害的情况。

• 当患者表现为与终末器官损伤有关的难以控制的高血压时，高血压急症的内分泌病因很容易被忽视。

• 嗜铬细胞瘤引起的高血压危象所致的急症尤其凶险。为了确保适当的治疗措施和良好的预后，应将分泌儿茶酚胺的肿瘤与常见的病因以及其他不常见的内分泌病因区分开来，如原发性醛固酮增多症、库欣综合征和甲状腺毒症。

• 然而，在紧急情况下，可能会因为临床状况的生理应激激活交感肾上腺系统，使诊断嗜铬细胞瘤变得困难。因此，儿茶酚胺过量的结果往往难以解释，因此只有在患者康复后才有可能得出可靠的诊断。

• 由于上述情况以及获得检查结果的时间延迟，在紧急情况下要了解可能

的内分泌病因需要仔细询问病史、症状和诱因，利用这些可能提供潜在病因的线索来指导治疗措施。

• 可疑的与内分泌病因相关的高血压急症：可以直接进行影像学检查以定位肿瘤（如嗜铬细胞瘤），而不需要坚持遵守推荐，只有在生化证据明确时才进行影像学检查。然而，只有当有足够证据怀疑内分泌病因或作为其他相关病理学研究的一部分（如主动脉夹层的检查）时，考虑此类影像学检查才是合理的。

• 对于内分泌原因引起的高血压急症患者的管理，不仅要以安全降低血压为目标，而且必须根据影响的终末器官和潜在的病因定制降压方案。后者在内分泌原因导致的高血压急症中尤为重要，在某些情况下，可能需要考虑额外的治疗策略（如在库欣综合征中使用类固醇合成抑制剂）或在某些情况下，其他治疗措施是禁用的（如嗜铬细胞瘤不用 β 受体阻滞剂）。

引 言

高血压急症定义为未控制的高血压导致急性或危重的终末器官损伤的情况[1]。

这种终末器官受累包括严重的心脏、血管、脑和肾脏并发症（表 22.1）。在最严重的情况下，高血压急症可表现为或进展为多器官衰竭、心血管系统崩溃和死亡。如果

表 22.1　高血压急症患者的心血管终末器官损害列表

- 急性左心衰
- 急性冠状动脉综合征
- 主动脉夹层
- 脑病
- 脑出血
- 蛛网膜下腔出血
- 急性缺血性脑卒中
- 急性肾衰竭
- 子痫
- 晚期视网膜病变

缺乏急性生命威胁的终末期损害来区别高血压急症，则需要从高血压急诊处开始快速治疗干预，如采用慢作用药物治疗而不需要将患者转移到重症监护室[2-3]。

一般情况下，对于高血压急症患者，需要使用速效降压药物降低血压，防止靶器官损害的进展。终末器官受累的性质决定了抗高血压药物的选择和血压下降目标。内分泌原因导致的高血压急症，需要根据潜在的病理考虑特定的药物。对于嗜铬细胞瘤患者，某些药物如 β 受体阻滞剂是禁用的。因此，对于高血压急症患者的管理，不仅要以安全降低血压为目标，而且必须根据影响的终末器官和潜在的病因进行定制[4]。

高血压急症

高血压急症以急性冠状动脉综合征或左心衰竭为最常见表现[5]。即使在没有冠状动脉疾病的患者中，也可能由于血压急性大幅升高导致心肌耗氧量和左心室壁压力增加，从而引起心肌缺血。患者出现另一种常见的紧急情况为严重高血压伴有脑卒中，严重的血压升高可能是覆盖了其他致病原因导致的急性诱发因素。通过标准

的病史、查体和实验室评估，此类紧急情况相对容易被识别（表 22.2）。

即使轻度高血压也可发生高血压脑病[4]，当平均动脉血压水平超过脑血流自动调节的血压上限时可能会诱发高血压脑病。在血压正常的个体中，平均动脉血压的上限约为 150 mmHg[6]。超过这个水平，自动调节则可能不堪重负，导致脑血流量与血压成比例地增加。这会引起脑血管舒张、脑水肿，以及随后出现的急性嗜睡、精神错乱、头痛、视觉障碍和癫痫发作。在已确诊的高血压患者中，脑血流自动调节的窗口右移，因此可能需要更高的血压才能突破血脑屏障。如果不治疗，脑水肿可进展为脑出血、昏迷和死亡。

在不太常见的高血压急症中，主动脉

表 22.2　高血压急症患者的检查

在紧急情况下对所有患者进行初步检查
- 血清肌酐和肾小球滤过率估值（eGFR），血浆钠和钾、葡萄糖
- 尿液分析：蛋白质、细胞和细胞管型
- 血细胞计数 / 微血管病溶血的涂片检查
- 心电图
- 胸部 X 线片
- 眼底镜检查晚期视网膜病变

在紧急情况下可选
- 在心肌缺血时检查肌钙蛋白
- 怀疑有心力衰竭时做超声心动图检查
- 有神经系统症状或体征时检查颅脑 CT 或 MRI
- 怀疑主动脉夹层时，行经食管超声心动图，磁共振血管成像或胸腹部 CT 血管造影
- 怀疑嗜铬细胞瘤，检查腹部 CT

内分泌疾病的初步筛查（适用于病情稳定的患者）
- 血浆游离的或 24 h 尿游离型甲氧肾上腺素类物质
- 血浆醛固酮和血浆肾素浓度或活性
- 24 h 尿皮质醇或午夜唾液皮质醇

夹层导致快速死亡的风险最高（图 22.1）。最常见的症状是快速发生胸部或背部剧烈、尖锐或撕裂性疼痛。患者可能会出现主动脉瓣反流、脉压增宽、左右上肢血压差异等表现。如果发生大的夹层或破裂，患者甚至会出现晕厥、低血压或休克。心排血量低时，患者可能出现急性心肌梗死、卒中、截瘫、肾功能衰竭或肢体及内脏缺血。

除了高血压病史外，动脉粥样硬化疾病、血管炎性疾病、可卡因使用、怀孕，以及先前诊断的血管异常（如主动脉瘤、主动脉瓣二瓣化畸形、主动脉缩窄）都是评估主动脉夹层可能性时需要考虑的危险因素。其他危险因素包括结缔组织疾病，如马方氏综合征或唐氏综合征。主动脉夹层也可能因手术或意外事故后的创伤而发生。确诊需要经食管超声心动图、磁共振血管造影或 CT 血管造影。

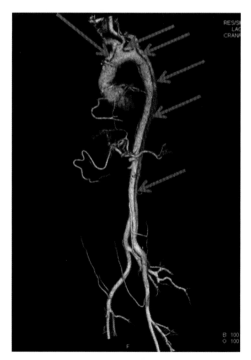

图 22.1　主动脉夹层（红色箭头）。37 岁严重高血压的男性患者，CT 扫描显示升主动脉修复手术后的 A 型 Stanford 主动脉夹层

发病机制

除了血压升高的根本原因外，在许多高血压急症的病例中，终末器官损害的发病机制被认为包括血管内皮完整性破坏，血管内皮水肿通透性增加和相关炎症反应[1]。这可能伴有小动脉纤维蛋白样坏死和血栓性微血管病性溶血。弥漫性血管内凝血也可由内皮纤维蛋白溶解活性丧失和凝血机制激活引起。据推测，高血压引起的内皮损伤也会触发促血栓形成的血管性血友病因子的释放，从而激活血管内凝血。

上述病理过程是考虑跟随突然的血管收缩剂反应作为起始步骤，这可能是在内源性血管收缩剂（如去甲肾上腺素或血管紧张素 Ⅱ）的影响下发生的。激活的交感肾上腺髓质，下丘脑 – 垂体 – 肾上腺皮质和肾素 – 血管紧张素醛固酮系统是内分泌高血压急症的基础。然而，同样的系统也可能参与其他情况，例如导致严重高血压和应激性心肌病。药物（如可卡因）会改变内源性血管收缩剂的分布，意味着神经元或内分泌系统可能作为启动血管收缩剂反应的介质的其他情况。

血管内皮通过自分泌 / 旁分泌释放一氧化氮和其他血管扩张剂，这有助于缓冲血管收缩反应。然而，当高血压严重或持续时，这些代偿反应将不堪重负。结果可能是受影响的终末器官局部缺血与衰竭，这可能参与分泌细胞因子的促炎症反应和进一步的内皮损伤及血管收缩反应。内皮完整性的破坏主要表现为水肿，如影响肺和脑。血小板聚集增加可能进一步促进血管收缩和炎症反应，导致血栓形成和终末器官缺血性损伤。

与嗜铬细胞瘤相关的高血压急症

相较于原发性醛固酮增多症、库欣

综合征和甲状腺功能亢进，嗜铬细胞瘤是高血压急症最主要的内分泌病因（图22.2）。文献中有大量涉及不同情况的病例报道，其中嗜铬细胞瘤高血压危象严重累及终末器官，许多病例最终导致死亡[7-8]。据报道，10%~20% 的患者会发生嗜铬细胞瘤的急性并发症[9-10]。虽然嗜铬细胞瘤危象的总病死率为15%，但出现急性心血管并发症的患者病死率更高[11]。由嗜铬细胞瘤引起的高血压比同样的血压升高水平的原发性高血压所引起的终末器官损害更严重[12]，提示高儿茶酚胺水平是血压的一个独立影响因素。

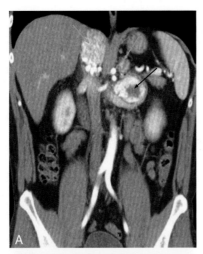

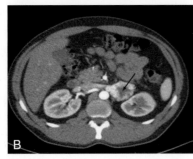

图 22.2　39 岁男性严重高血压伴 1 型副神经节瘤综合征（由于琥珀酸脱氢酶亚基 D 基因突变）（箭头）。A. 上腹部 CT 多平面重建显示主动脉弓周围多重增强的肿物。B. 显示肾脏水平和三个副神经节瘤下方的轴位扫描

正如其他文中详细描述的那样[11]，由嗜铬细胞瘤引起的高血压急症范围广泛。严重高血压可伴有心肌缺血或梗死[13-14]，缓慢心律失常或快速心律失常[15-16]，以及肥厚型心肌病和心力衰竭[17-18]。脑卒中和其他脑血管意外[19-22]，包括合并肥厚型心肌病[23-24]，也常被报道。在上述情况下，潜在的嗜铬细胞瘤往往难以识别，但当急性心力衰竭没有瓣膜疾病或冠状动脉疾病的证据时，应考虑嗜铬细胞瘤的可能性。

当前与嗜铬细胞瘤相关的应激性心肌病病例越来越多（图 22.3）。除了严重的高血压，这种形式的心肌病可能出现急性冠状动脉综合征的体征和症状，但没有明显的阻塞性冠状动脉疾病。据推测，嗜铬细胞瘤相关的应激性心肌病是由局部心肌儿茶酚胺水平过高介导的，导致心室基底部运动过度和心尖膨大。左心室的形状就像一个日本章鱼篓，也就是所谓的 Takotsubo。对于诊断为急性冠状动脉综合征症状而无冠状动脉狭窄或痉挛的患者，应考虑嗜铬细胞诱发的应激性心肌病，特别是当伴有明显的血压波动或休克时[8,25-26]。

急性主动脉夹层合并嗜铬细胞瘤使患者面临一个非常困难的境地，在准备手术时需要快速修复主动脉和足够的肾上腺素受体阻滞剂相平衡[27-28]。如果在没有阻断的情况下立即进行手术，继发于肿瘤释放儿茶酚胺导致的危及生命并发症的发生风险很高。因此，在评估为诊断主动脉夹层而进行的影像学研究时，重要的是不要忽视任何可能代表潜在内分泌原因的肾上腺或腹部肿物的情况。

无论是心源性的还是非心源性的肺水肿，均表现为严重的呼吸窘迫，这是与嗜铬细胞瘤相关的特别常见的急症。可能伴发其他危及生命的情况，也可能单独作为

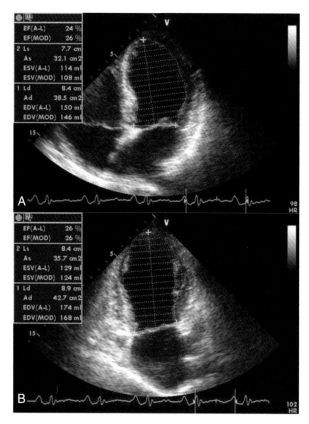

图 22.3 53岁应激性心肌病患者，心尖四腔（A）和心尖两腔（B）超声心动图显示左心室心尖和中间部分收缩膨大伴有明显的收缩功能障碍

肿瘤的主要特征 [29-30]。据推测，作为与血管收缩相关的血管灌注减少的反应，嗜铬细胞瘤也可以表现为急性肾功能衰竭或可逆功能性肾动脉狭窄 [31-33]。在其他嗜铬细胞瘤病例中，联合儿茶酚胺的作用而减少肠道蠕动和运动的局部缺血也被认为是导致假性肠梗阻、巨结肠和缺血性结肠炎等紧急情况的原因 [34-36]。在某些病例中，外周缺血可能严重到导致坏疽和组织坏死 [37-38]。

对于明确的嗜铬细胞瘤患者，出现不明原因的休克是最危险的情况之一 [39-41]。当伴有明显的腹痛、肺水肿、强烈的散瞳而对光刺激无反应、极度虚弱、出汗、发绀、高血糖和白细胞增多时，就应怀疑是嗜铬细胞瘤。在长期暴露于儿茶酚胺后，患者的血循环容量减少和肾上腺素能受体敏感性降低，在这种情况下肿瘤突然停止分泌

儿茶酚胺被认为是导致休克的主要机制。由儿茶酚胺诱发的心肌病或心肌梗死引起的心输出量减少也可能是诱因。

嗜铬细胞瘤患者休克可能伴有或随后出现多器官功能障碍综合征，早期发现肿瘤对提高患者的存活率至关重要 [42-44]。嗜铬细胞瘤多系统危象定义为多器官衰竭，乳酸酸中毒，体温常高于40℃，脑病以及高血压和（或）低血压 [45]。这种表现很容易被误诊为脓毒症，延误适当的治疗。发热和急性炎症症状可能是由于肿瘤产生白介素6导致的 [46]。因此，嗜铬细胞瘤应纳入休克患者的鉴别诊断。

患有嗜铬细胞瘤孕妇的高血压急症常常被误诊为先兆子痫，如果肿瘤仍未被诊断，产妇和胎儿死亡的风险特别高 [47-48]。然而，如果嗜铬细胞瘤被发现并作出适当

的处理，预后明显改善。现在母亲和新生儿的存活率接近 85%~90%。在未被诊断出嗜铬细胞瘤的孕妇中，麻醉、阴道分娩、妊娠子宫的机械作用、子宫收缩和剧烈的胎动和药物都可能会诱发潜在致命的高血压危象。D₂ 受体拮抗剂甲氧氯普胺（胃复安）是妊娠期经常用于治疗恶心的潜在危险药物之一。这种药物可能通过刺激肿瘤儿茶酚胺的释放而引起嗜铬细胞瘤危象[49-50]。

高血压急症的其他内分泌原因

最近内分泌学会的一项声明表示，高血压可能是至少 15 种内分泌疾病的最初临床表现（图 22.4）[51]。库欣综合征引起的高血压急症可能与嗜铬细胞瘤的高血压急症同样危险，但很少被描述。高皮质醇血症引起的高血压患者可出现左心衰竭、肺水肿和其他终末器官并发症[52-53]。也曾报道过，妊娠期间的库欣综合征伴无法控制的高血压曾被误认为先兆子痫[54-55]。与高皮质醇血症相关的临床情况，可加剧危险并进一步增加死亡的风险，也需要立即治疗。这些可能导致发病的情况包括电解质和代谢失衡，以及与免疫抑制相关的机会性感染甚至脓毒症。

原发性醛固酮增多症（图 22.5）具有心脏、肾脏和动脉壁终末器官损伤的高风险[56]。这不仅是因为高血压，还由于循环中高水平的醛固酮的直接有害影响和对电解质平衡的影响[57]。因此，由醛固酮增多引起的高血压和原发性高血压患者具有类似的血压升高，但具有更严重的终末器官损害。其机制被认为涉及盐皮质激素受体的激活，从而引起氧化应激、功能障碍、炎症和血管壁纤维化[58]。目前有足够的证据表明，手术和药物治疗对心血管预后和

死亡率都有长期有益的效果[59]。尽管醛固酮增多症患者有明显的终末器官损害，但高血压急症报道相对较少[60]。这也反映出原发性醛固酮增多症引起的血压通常是持续性的，且引起的终末器官损害常为慢性进展性而非急性的，这在顽固性高血压患者中尤其常见[61]。在一个大样本的顽固性高血压患者研究中，11.3% 的患者[62]通过确诊试验诊断为原发性醛固酮增多症。这提示顽固性高血压患者中原发性醛固酮增多症的患病率低于既往小规模研究中的报道。

醛固酮增多症患者的急危重症可能与低钾血症导致的心律失常、心室颤动和横纹肌溶解有关。低钾血症通常表现为肌肉无力、肢体疼痛，严重时表现为肌肉瘫痪。在原发性醛固酮增多症的严重高血压患者中也有肺水肿的个体病例报道[63]。

甲状腺功能亢进症出现的极端形式——甲亢危象（或甲状腺风暴），可伴有高血压。当然，这不是甲亢一贯或常见的主要临床表现。甲亢常见的临床表现是发热（往往伴有大汗）、心动过速、心律不齐和呼吸窘迫[64]。后者可能反映肺动脉高压和右心衰竭，严重甲状腺功能亢进患者的其他临床表现也报道得越来越多[65-67]。病因最常见的是 Graves 病，过渡到甲状腺毒性危象通常需要继发诱因，如感染、创伤或手术。这种情况可能导致多器官衰竭，病死率高达 10%~20%。

诊断注意事项

除了有助于确定终末器官受累的标准实验室检查 [如尿液分析、血清电解质、肌酐和肾小球滤过率估值（eGFR）、尿素或血尿素氮、血常规]，如果怀疑是内分泌原因引起高血压急症，也可收集血液或尿

儿茶酚胺类	盐皮质激素过量或效应		其他内分泌原因
嗜铬细胞瘤 / 副神经节瘤	原发性醛固酮增多症	过量的去氧皮质酮	

何时考虑

·阵发性症状 ·反常的血压反应 ·顽固性高血压 ·偶然发现的肾上腺肿块 ·既往 PPGL ·PPGL 家族史 ·综合征特征	·持续的 SBP ≥ 150 mmHg 和（或）DBP ≥ 90 mmHg ·顽固性高血压 ·高血压合并： ✓低钾血症 ✓偶然发现的肾上腺肿块 ✓阻塞性睡眠呼吸暂停 ✓有早发性高血压家族史或年轻时发生脑血管意外的家族史（≤ 40 岁） ·所有原发性醛固酮增多症患者的一级亲属	**先天性肾上腺皮质增生症：11β- 羟化酶缺乏或 17α- 羟化酶缺乏** ·患有高血压、低钾血症、醛固酮和肾素水平较低的儿童、青少年和青壮年 **产生去氧皮质酮的肿瘤** ·高血压和低钾血症伴有低水平的醛固酮和肾素 **原发性皮质醇抵抗症** ·高血压和低钾血症伴有低水平的醛固酮和肾素	**肾血管性高血压** ·高血压发病年龄 < 30 岁（考虑纤维肌性发育不良） ·进展性、顽固性、恶性高血压 ·ACE-I 或 ARB 治疗引起的肾功能恶化 ·吸烟患者 50 岁后新发的高血压（考虑大动脉转位术） ·肾脏不对称和无法解释的肾功能减退 急性肺水肿 **其他内分泌失调** ·库欣综合征 ·甲状腺功能亢进 ·甲状腺功能减退 ·高钙血症和原发性甲状旁腺功能亢进 ·肢端肥大症 阻塞性睡眠呼吸暂停综合征

筛查试验

在血液或 24 h 尿中检测到的甲氧基肾上腺素	醛固酮 / 肾素比率	DOC、11- 脱氧皮质醇、雄烯二酮、睾酮、硫酸脱氢表雄酮、皮质醇和 17- 羟基孕酮的血浆浓度	**肾血管性高血压** ·肾动脉多普勒超声或 CT 血管造影或 MR 血管造影或放射性核素显像 **阻塞性睡眠呼吸暂停** ·多导睡眠图 **库欣综合征** ·1 mg 地塞米松抑制试验，24 h 尿游离皮质醇水平，深夜唾液皮质醇

图 22.4 何时考虑以及如何检查内分泌高血压[51]。ARB = 血管紧张素 Ⅱ 受体阻滞剂；ASO = 大动脉调转术；CVA = 脑血管意外；DBP = 舒张压；DST = 地塞米松抑制试验；FMD = 纤维肌性发育不良；FHx = 家族病史；MR = 磁共振；SBP = 收缩压；UFC = 尿游离皮质醇；PPGL = 嗜铬细胞瘤和副神经节瘤；DOC = 去氧皮质酮；OSA = 阻塞性睡眠呼吸暂停

液标本测量特定激素（表 22.2）。诊断嗜铬细胞瘤的推荐检查包括血浆或尿游离型甲氧肾上腺素类物质[68]。对于原发性醛固酮增多症，推荐的一线检查为血浆醛固酮和肾素测定，以得出醛固酮和肾素的比值[69]。库欣综合征的一线诊断检查包括尿液或唾液中皮质醇的测定[70]。

对于出现高血压急症的患者，立即制定治疗对策的需求，代替了对于内分泌诊断性检查可能提供有用信息的需求。要得到这些检查的结果总是需要相当长的时间。甚至一些检查，如 24 h 收集尿液以测量尿

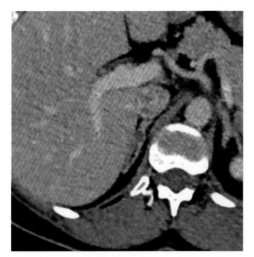

图 22.5 一原发性醛固酮增多症的 43 岁男性患者的 CT 扫描显示在右侧肾上腺有一个小的低密度肿物

中的甲氧肾上腺素或皮质醇，在紧急情况下要及时得到诊断性检查结果并不切实际。此外，由于所测量的化合物抑或是应激激素，抑或是应激激素的代谢产物，高血压急症时很可能出现假阳性的结果。

应激对诊断检查结果造成的有关影响，在儿茶酚胺及其 O- 甲基化代谢物——甲氧肾上腺素的测量方面是非常大的问题（图 22.6）。虽然甲氧肾上腺素类物质是嗜铬细胞和嗜铬细胞肿瘤衍生物通过独立于胞外分泌的过程产生的，但是代谢物也可由交感神经释放的额外神经元代谢产生的去甲肾上腺素，也有少量来自肾上腺髓质释放的肾上腺素[71]。从这一点可以理解，在高血压危象期间进行检查绝对没有任何好处。事实上，在最小应激条件下采血检测血浆甲氧肾上腺素类物质是最理想的，采血前应平卧 30 min，以减少交感肾上腺激活，降低假阳性结果的可能性[72]。

在紧急情况下，尽量减少假阳性结果的预防措施在很大程度上是不实际的。因此，非嗜铬细胞瘤患者在高血压急症期间

采集的血液样本中，血浆中甲氧去甲肾上腺素、甲氧肾上腺素和胺类前体物的浓度可以很容易地达到嗜铬细胞瘤患者常见的浓度范围（图 22.6）。在没有嗜铬细胞瘤的患者中，这些代谢产物的血浆水平也可以超过参考区间上限 10 倍或以上，而这种阳性检测结果几乎不可解释。通过生化检测确认任何引起高血压急症的内分泌原因也总是需要进行随访检测，这在紧急情况下也不切实际。内分泌诊断性检查当然可能产生可用于排除肿瘤的阴性结果。然而，在高血压急症的关键时期，当必须做出最佳初步临床决定时，这些结果很可能仍然得不到。

综上所述，高血压急症可以直接进行影像学检查以确定肿瘤位置，而不需遵循只有在生化证据明确时才进行影像学检查的建议。然而，只有在有足够证据怀疑内分泌病因或作为相关病理检查的一部分（如检查主动脉夹层）时，考虑此类影像学检查才是合理的。对于潜在内分泌病因的怀疑，了解临床线索是必不可少的（图 22.4）[51]。

高血压急症的内分泌病因线索

除持续性或阵发性高血压外，嗜铬细胞瘤患者常表现出儿茶酚胺过量的症状。虽然嗜铬细胞瘤的典型症状如出汗、心悸和头痛可能是常见的有用提示，但这些症状也常见于高血压急症患者。在怀疑潜在的嗜铬细胞瘤时，家族史、既往病史和诱发因素比单纯的症状更重要（表 22.3）。

基于以上所述，如果了解到患者或家人存在嗜铬细胞瘤或副神经节瘤肿瘤易感基因突变，应立即高度怀疑高血压急症是由分泌儿茶酚胺肿的肿瘤引起的。这种怀疑不仅需要了解患者已诊断的基因突变，还应

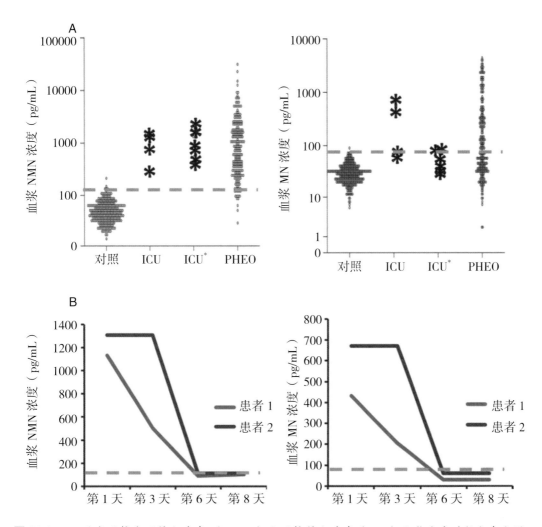

图 22.6　A. 游离甲氧去甲肾上腺素（NMN）和甲氧肾上腺素（MN）血浆浓度对数分布点图，显示的是参考人群（对照，n=262）和嗜铬细胞瘤患者（PHEO, n=198）与在重症监护室（ICU）中的无嗜铬细胞瘤患者使用去甲肾上腺素（ICU*, n=7）和不使用去甲肾上腺素（ICU, n = 4）。虚横线表示参考人口的上限（97.5%）。注意两组 ICU 患者的去甲肾上腺素浓度都远远高于参考区间的上限，这与嗜铬细胞瘤患者的浓度无法区分。此外，ICU 患者 4 例中的 2 例未接受静脉注射去甲肾上腺素的患者血浆 MN 浓度也远高于上限。B. 重复测量住院 8 d 内 2 例未接受静脉输液去甲肾上腺素患者的血浆游离甲氧去甲肾上腺素（NMN）和甲氧肾上腺素（MN）。需要注意 NMN 和 MN 血药浓度的正常化与临床稳定

包括家庭成员中嗜铬细胞瘤或相关临床综合征（如 2 型多发性内分泌瘤、1 型神经纤维瘤病、VHL 综合征）的既往史。如果患者有嗜铬细胞瘤病史，也应立即怀疑该急症是残留疾病复发的反映。既往有阵发性高血压病史或其他临床症状，如惊恐发作，也可增强对产儿茶酚胺肿瘤的怀疑。

在诱发因素中，已知的能引起肿瘤儿茶酚胺释放的药物可以为潜在嗜铬细胞瘤的诊断提供特别有用的线索[50]。D_2 多巴胺受体拮抗剂，如甲氧氯普胺，和 β 受体阻滞剂是更广为人知的可诱发嗜铬细胞瘤患

者高血压急症的药物。由 β 受体阻滞剂诱发的嗜铬细胞瘤所引起的高血压急症的特点通常包括严重高血压、肺水肿，在某些病例中进展为休克。当服用 β 受体阻滞剂的患者发生此类不良反应时，应立即怀疑是嗜铬细胞瘤。

其他被证明可导致嗜铬细胞瘤患者出现高血压急症的药物包括三环类抗抑郁药、单胺氧化酶抑制剂和拟交感神经药物[50]。糖皮质激素，包括地塞米松、泼尼松和氢化可的松，现在也越来越多地被认识到是导致未被怀疑的嗜铬细胞瘤患者出现高血压危象的药物，在一些病例中甚至可导致多器官衰竭和死亡[73-74]。因此，任何在使用类固醇后出现高血压急症的患者都应强烈怀疑是嗜铬细胞瘤。

其他需要强烈怀疑为嗜铬细胞瘤的高血压急症是发生在手术麻醉或物理操作过程中，未被怀疑的儿茶酚胺肿瘤受压或变形引起的生理损伤。后者包括妊娠、分娩和膀胱副神经节瘤患者因排尿引起的高血压急症。

高血压急症的其他内分泌原因的线

索，如库欣综合征、原发性醛固酮增多症和甲状腺毒症，在大多数情况下，最好从查体和常规实验室评估中提供。对于库欣综合征，女性出现典型满月脸、水牛背、腹纹、瘀斑、骨质疏松症、抑郁和多毛症等特征应引起怀疑。显著的低血钾应当怀疑原发性醛固酮增多症，但除此之外，只有少数明确的体征或实验室检查可立即提示此类患者醛固酮过多。然而，只有 1/3 的原发性醛固酮增多症患者出现血钾降低。另一方面，当患者出现高血压急症时，由于肾素–醛固酮–血管紧张素系统的激活，血钾通常很低，这使得血钾在诊断中应用变得复杂。甲状腺肿大、严重心动过速、体重减轻、腹泻和眼球突出均可为疑诊甲状腺毒症的线索，但通常也应有 Graves 病病史或其他已知的相关疾病。

高血压急症的治疗

在大多数高血压急症中，首要目标是部分降低血压，而不是使血压正常化[75]。指南建议高血压急症的治疗应考虑相关器官损害的性质，治疗范围从急性脑卒中时不降压或非常谨慎地降压，到急性肺水肿或主动脉夹层时迅速和积极地降血压。除了急性脑卒中，这些建议并不是基于比较积极降压与保守降压的随机对照试验，而是基于长期的临床经验。

脑血管受累的患者禁止快速降压，因为过度降压可导致卒中进展[76]。相比之下，在主动脉夹层患者中，提倡在 20 min 内至少快速降低收缩压至 120 mmHg。

有多种胃肠外药物可用于一线急性降压，可根据临床表现、急症类型和病因进行选择（表 22.4）。在急性冠状动脉综合征中，静脉使用作为血管扩张剂的硝酸甘油联合使用 β 受体阻滞剂如艾司洛尔或美

表 22.3　患者表现为高血压急症时，考虑嗜铬细胞瘤的临床线索

- 嗜铬细胞瘤的既往史
- 出现已知与嗜铬细胞瘤有关的阵发性体征和症状
- 使用引起嗜铬细胞瘤危象药物
- 一级或二级亲属患嗜铬细胞瘤
- 肾上腺意外瘤
- 已知与嗜铬细胞瘤相关的遗传综合征家族史：VHL 综合征，多发性内分泌瘤 2 型，神经纤维瘤病 1 型，家族性副神经节瘤综合征
- 已知嗜铬细胞瘤或副神经节瘤易感基因的突变

托洛尔，以降低心率和心肌耗氧量。在这些药物中，艾司洛尔是最常用的，因为它起效快，作用时间短，能滴定剂量。非选择性 α 和 β 受体阻滞剂拉贝洛尔也可供选择。

为控制高血压急症和左心衰患者的容量超负荷，静脉滴注硝酸甘油或硝普钠应与髓袢利尿剂联合使用。在主动脉夹层病例中，可以使用拉贝洛尔或艾司洛尔与硝普钠联合使用，能最大限度减少对主动脉壁的压力，防止夹层扩大。

在急性脑卒中患者中使用降压药，可能会因缺血区脑血流的自动调节受损而复杂化，血压降低可能会进一步减少受累大脑区域的血流，扩大梗死面积。因此，建议缺血性脑卒中患者只有血压超过 220/120 mmHg 时才考虑降压治疗[76]。即使这样，血压也只能逐步降低。这种情况下拉贝洛尔最常用。针对脑出血患者，起始降压治疗的血压阈值需要降低（即收缩压 > 180 mmHg）。尼卡地平或拉贝洛尔和硝普钠可用于急性出血性脑卒中患者。在高血压脑病的情况下，可以使用拉贝洛尔或尼卡地平。

嗜铬细胞瘤相关高血压急症的治疗

对于嗜铬细胞瘤患者的高血压急症，最好的治疗方法是静脉输注速效 α 受体拮抗剂，如酚妥拉明或乌拉地尔，但硝普钠和尼卡地平也可作为合理的备选药物。近期使用的抗高血压药物，包括氯维地平（一种超短效二氢吡啶钙通道阻滞剂），经 FDA 批准可用于高血压急症的治疗[77]。该药具有独特的药效学和药代动力学特性，与其他药物如尼卡地平、硝酸甘油和硝普钠相比，在临床试验中展现出了它的应用前景。已经有报道在嗜铬细胞瘤患

者的手术中使用该药物[78-79]。酚妥拉明以 1 mg/min 的速度静脉推注 2.5~5 .0mg，5~10 min 重复给药一次，或者酚妥拉明持续静脉给药（100 mg 加入 500 mL 5% 的葡萄糖注射液），滴速 0.5~1 mg/h，根据血压反应调整剂量。

一种使用较少但有效的大动脉扩张剂是硫酸镁。为了达到快速的效果，5 min 内静脉推注 4 g，然后以 1 g/h 的速度连续输注（表 22.4）。该药物可抑制儿茶酚胺的释放，阻断肾上腺素能受体，改善血流动力学，并可有效治疗儿茶酚胺所致心律失常[80-81]。硫酸镁具有可接受的安全性，非常适合患有嗜铬细胞瘤的儿童和孕妇。硫酸镁不应与钙通道阻滞剂联用，因为这会增加低血压风险。持续静脉注射过程中，建议监测血镁水平，使其保持在 2~4 mmol/L。乌拉地尔是一种选择性 α₁ 肾上腺素受体阻滞剂，也可以通过静脉注射或输注给药（表 22.4）。

β 受体阻滞剂可用于治疗心律失常或心动过速，心动过速常为应用血管扩张剂后反射性出现的，只有在充分阻断了 α 受体介导的血管收缩后才可使用此类药物。在许多接受 β 受体阻滞剂的未被怀疑的嗜铬细胞瘤患者的高血压急症病例分析中，已经记录了在没有首先阻断 α 受体的情况下，使用 β 受体阻滞剂的风险[50]。其机制被认为是 β 受体阻滞剂抑制了 β₂ 受体介导的血管扩张，导致 α 受体介导的血管收缩反应不受对抗。重要的是，这种不良反应已经在许多关于非选择性肾上腺素能受体阻滞剂拉贝洛尔的报道中得到证实[82-88]。这可能是由于当静脉使用时，拉贝洛尔的非选择性肾上腺素能受体阻断作用以 7 : 1 的比例超过 α 受体阻断作用。因此，拉贝洛尔不可用于任何真正怀疑有嗜铬细胞瘤

表 22.4 可用于紧急治疗高血压急症的药物

药 物	适应证	剂 量	不良反应
硝普钠	除缺血性心脏病和子痫外的大多数高血压急症。肾功能或肝功能衰竭时不得使用	开始：0.3~10 μg/（kg·min）；每 5 min 增加 0.5 μg（kg·min）	氰化物中毒，高铁血红蛋白血症，颅内压增高
硝酸甘油	缺血性心脏病	开始：5~100 μg/min；每 5 min 增加 5 μg/min	面色潮红，头痛，耐药
尼卡地平	除缺血性心脏病和心力衰竭的大多数高血压急症	开始：5 mg/h；每 15~30 min 增加 2.5 mg，直至 15 mg/h	反射性心动过速颅内压增高
氯维地平	除缺血性心脏病和心力衰竭的大多数高血压急症	开始：1~2 mg/h 然后静滴至最大剂量 16 mg/h	反射性心动过速颅内压增高大豆过敏
拉贝洛尔	除嗜铬细胞瘤、急性心衰、二度或三度房室传导阻滞和支气管阻塞性疾病外，大多数高血压急症	开始：1~2 mg/min。每 10 min 增加 1 mg/min，直到最大剂量 20 mg/24 h	
艾司洛尔	除嗜铬细胞瘤、急性心衰、二度或三度房室传导阻滞和支气管阻塞性疾病外，大多数高血压急症	开始：80 mg 静脉推注 30s，然后 150 μg/（kg·min）泵入	
酚妥拉明	因儿茶酚胺过量如嗜铬细胞瘤引起的高血压急症	2.5~5 mg 静脉推注，5~10 min 后重复，0.5~1.0 mg/h 维持	面色潮红，头痛，心动过速
非诺多泮	大多数高血压急症，特别是急性肾功能衰竭	0.1~0.6 μg/（kg·min）泵入	面色潮红，头痛，心动过速
乌拉地尔	因儿茶酚胺过量如嗜铬细胞瘤引起的高血压急症	12.5~50 mg 静脉推注，1~10 μg/（kg·min）维持	头痛

的高血压急症患者。

对于表现为休克和多器官衰竭的患者，在怀疑有潜在嗜铬细胞瘤的情况下，治疗选择是有限的。在一些儿茶酚胺引起休克的患者中，血管收缩可能非常严重，以至于无法进行可靠的血压测量，从而掩盖了严重的中枢性高血压。在这种情况下，评估容量状态和心功能至关重要。一旦明确低血容量性休克，扩容就变得很重要。

对于多系统危象或休克患者，必须正确使用胶体和（或）晶体液来纠正代谢性酸中毒及改善外周灌注。必要时还应评估和保护肾功能。对于嗜铬细胞瘤相关的心源性休克患者，识别和纠正低钙血症同样非常重要[89]。在这种情况下，钙离子替代治疗可以保护心脏功能和降低病死率。

肺水肿在嗜铬细胞瘤相关的高血压急诊病例中很常见，可能需要插管和肺保护性通气策略来维持氧合。高血压脑病、高热、高血糖和肝衰竭可能使多系统器官衰竭患者的预后和治疗选择进一步复杂化，并增加该疾病的高病死率。

如果怀疑是嗜铬细胞瘤相关的高血压急症，任何想要通过生化检测确认儿茶酚胺过量的需求都会因患者病情严重和可能延迟获得化验结果而变得不切实际。最好立即尝试定位检查，腹部 CT 是心脏和人工通气支持患者最实用的成像选择。计划周密的手术可能是多系统危象患者治疗成功的唯一机会 [40,44,90-91]。然而，在术前没有充分准备的情况下急诊切除嗜铬细胞瘤与手术并发症和高病死率相关，因此目前仍有争议 [92]。如果患者病情稳定，最好在术前使用推荐的 α 受体阻滞剂或其他药物来阻断肿瘤产生的儿茶酚胺对血流动力学的影响 [93]。

嗜铬细胞瘤孕妇的高血压急症治疗仍然是临床医生最困难的治疗挑战之一，因为母亲和胎儿的生命都处于危险之中。需要注意，一旦发现嗜铬细胞瘤，高血压危象的紧急治疗与没有怀孕的嗜铬细胞瘤患者并无不同。尼卡地平可能是首选药物，但有些医生更倾向使用酚妥拉明。有人提倡妊娠期静脉注射硫酸镁，其作用机制包括血管舒张以及减少儿茶酚胺的释放和作用 [80]。尼卡地平和硫酸镁联合使用可能产生协同作用，引起不必要的过度降压。一些药物如硝普钠是不可取的，因为有胎儿氰化物中毒的风险。产科医生、外科医生、内分泌科医生和麻醉师参加的多学科联合治疗方法对于实现最佳治疗效果至关重要。

其他内分泌高血压急症的治疗

库欣综合征患者中严重的高血压急症，静脉注射依托咪酯或使用其他速效类固醇抑制剂可立即缓解病情，但就像嗜铬细胞瘤一样，手术治疗是唯一的治疗方法 [51-52,94]。即使在更常见的促肾上腺皮质激素依赖性库欣综合征病例中，双侧肾上腺切除术也可作为一种急诊手术方法 [95]。在这种情况下，必须在手术中立即开始类固醇替代治疗，以避免肾上腺功能不全相关的风险，特别是心血管功能衰竭。

总　结

大多数降压药都可用于治疗高血压急症患者，但由于缺乏循证随机试验来支持一种药物是否优于另一种药物，因此临床治疗差异很大 [96]。然而，低水平的证据和推导强烈建议治疗药物和治疗模式的选择应根据临床表现和受影响的终末器官，另外还要考虑病因来进行个体化定制。后者在高血压急诊的内分泌病因中尤其重要，在这些急症中，可以考虑其他治疗策略（例如库欣综合征的类固醇抑制剂）或其他治疗是禁忌（例如在嗜铬细胞瘤患者中使用 β 受体阻滞剂）。标准血液或尿液检测用于诊断高血压急症内分泌病因，在很大程度上由于时间和应激所致的假阳性问题是无关紧要的。相反，临床特征和诱因对识别高血压危象的内分泌病因非常重要。

参考文献

请登录 www.wpcxa.com 下载中心查询或下载，或扫码阅读

VII

第 7 部分

钙、磷酸盐相关疾病和
代谢性骨病

Calcium, Phosphate, and Metabolic Bone Diseases

引 言

钙、磷酸盐相关疾病和代谢性骨病的急症处理

John P. Bilezikian

要 点

- 钙、磷酸盐和代谢性骨疾病的临床疾病现在已用生化、结构和分子术语进行了定义。

- 这些疾病中最常见的是骨质疏松症，一种骨骼微结构紊乱，通常表现为骨矿物质密度降低，导致全身大约99%的钙骨折风险增加。

- 骨质疏松症的治疗药物取得不断发展，包括各种形式的双膦酸盐制剂；另一种抗骨吸收类药物，RANKL抑制剂（地舒单抗制剂）；两种骨形成药物，特立帕肽rhPTH（1-34）和阿巴洛肽

（Abaloparatide, PTHrP的类似物）。目前尚在研发中的还有一种——抗硬化素药物罗莫单抗（Romosozumab）。

- 甲状旁腺疾病包括原发性和继发性甲状旁腺功能亢进，以及甲状旁腺功能减低，这些甲状旁腺疾病使我们了解了甲状旁腺激素对矿物质代谢的影响。目前，已经有rhPTH（1-84）可用于甲状旁腺功能减退症的激素替代治疗，使其成为最后一类有替代治疗的经典内分泌功能减退症。

在过去的五十年中，骨矿物质代谢领域作为重要的内分泌学科已经成立。在杰出的富勒·奥尔布赖特医生（Fuller Albright）的引领下，甚至在更早，钙代谢的临床疾病已经在生化、结构和分子方面进行了定义。这些疾病中最常见的是骨质疏松症，一种骨骼微结构疾病，通常表现为骨矿物质密度降低，导致骨折风险增加。骨质疏松症可以通过脆性骨折的发生或测量骨密度进行诊断。20世纪80年代后期，双能X射线吸收仪（DXA）问世，该技术将骨病引入了新的时代，骨质疏松可以通

过骨密度这一关键而有力的风险评估方法在疾病结果（即骨折事件）发生之前进行诊断。骨质疏松症的定义是骨密度测量值比峰值骨密度值低2.5个标准差以上（例如T值 < −2.5）。该领域的另一个关键是治疗，即开发可预防脆性骨折发生的安全有效的药物。1995年双膦酸盐阿仑膦酸钠被批准用于骨质疏松症的预防和治疗是我们领域的分水岭事件。此后，又有其他双膦酸盐类药物分别以每周、每月（口服）或每季度、每年（静脉）给药的制剂形式出现。除此之外，其他治疗骨质疏松的药物

包括另一种抗骨吸收类药物，RANKL 抑制剂地舒单抗；两种骨形成药物，特立帕肽 rhPTH（1-34）和阿巴洛肽（PTHrP 的类似物），这些药物推动着骨质疏松的治疗继续向前发展。目前还有正在研发中的一种抗硬化素药物罗莫单抗（Romosozumab）。

由于骨质疏松症患者成千上万，骨质疏松症在世界范围内盛行，且骨质疏松症会导致的最严重且具有摧毁性的后果——髋部骨折，其在骨和矿物质代谢领域中占据着主导地位。但是，其他骨和矿物质代谢异常疾病，也同样重要。例如，所观察到的甲状旁腺疾病——原发性和继发性甲状旁腺功能亢进症以及甲状旁腺功能减退症，这些疾病的相关研究对甲状旁腺激素（PTH）如何调控矿物质代谢产生了一些新见解。原发性甲状旁腺功能亢进症是一种相对常见的疾病，以高钙血症和 PTH 水平升高为典型特征。即使 PTH 没有明显升高，在高钙血症情况下，它也是异常的。原发性甲状旁腺功能亢进症最常见于绝经后女性中，但它也可发生在男性和任何年龄的男女中。通过对原发性甲状旁腺功能亢进症的研究，我们获得了关于甲状旁腺激素对骨骼和肾脏的靶作用以及对可能与该疾病有关的心血管或神经认知系统的脱靶作用的新见解。当血钙水平降低会刺激甲状旁腺分泌 PTH 水平增加，即可发生继发性甲状旁腺功能亢进症。在大多数情况下，继发性甲状旁腺功能亢进与肾脏或胃肠道疾病有关。与胃肠道疾病（例如吸收不良）有关的继发性甲状旁腺功能亢进的治疗可通过治疗胃肠道疾病来进行。关于慢性肾脏疾病，对如何治疗继发性甲状旁腺功能亢进症的指南已经制定。

甲状旁腺功能低下是由于甲状旁腺全部被切除或不可逆转损伤而不再起作用。这最常见于在甲状旁腺、甲状腺或其他颈部手术过程中甲状旁腺被切除。少数情况下，甲状旁腺的自身免疫破坏也是造成这种疾病的原因。更不常见的是，遗传缺陷所致的钙敏感受体与细胞外钙结合的敏感性增强，或者 PTH 合成受到干扰的基因缺陷，都可能导致甲状旁腺功能低下。低钙血症的同时 PTH 水平测不出或非常低有助于建立诊断。低钙血症可以发生神经肌肉兴奋如喉痉挛和癫痫发作，导致致命的急症。这一领域的新进展为甲状旁腺功能减退症中治疗性使用 PTH，rhPTH（1-84）作为治疗药物已获批准。甲状旁腺功能低下是最后一种可用激素替代治疗的经典内分泌缺乏疾病。

Paget 骨病是一种由破骨细胞介导的骨吸收过多导致的局灶性或多灶性疾病。它可以用氨基取代的双膦酸盐（例如唑来膦酸）进行有效治疗。在某些情况下，患者可以得到永久缓解。尽管 Paget 病的发病率有所下降，并且现在相对容易治疗，但需要注意的是，它也可以出现急症。如果 Paget 骨病发生在股骨或颈椎等脆弱部位，则需紧急处理，从而防止破坏性的骨和（或）神经系统后遗症。

在骨和矿物质代谢领域，营养问题变得越来越值得关注。维生素 D 的充足是正常骨骼和矿物质代谢的关键生理要求。足够的维生素 D 有助于促进钙和磷酸盐的吸收。当维生素 D 水平不足时，无论出于何种原因，血清钙将趋于正常的较低范围，甲状旁腺激素水平将升高。血清磷酸盐也会很低。维生素 D 缺乏的定义仍然存在争议，但大多数专家都认为维生素 D 水平 < 20 ng/mL（50 nmol/L）为不足。也有人认为 25- 羟基维生素 D 的水平应 > 30 ng/mL（> 75 nmol/L）。无论这种争议的结果是什么，维生素 D 的缺乏对骨骼有害是肯定的，必须予以纠正。

在营养方面，磷酸盐也很重要。循环中的磷和钙水平处于稳定状态，二者互相影响。在维生素 D 缺乏、吸收不良综合征或肾小管异常的情况下，血清磷酸盐水平可能非常低。当血清磷酸盐水平过低时 [< 1.5 mg/dL（< 0.48 mmol/L）]，可能会导致骨骼肌无力，血小板和白细胞功能障碍以及向组织的氧气输送减少。当血清磷酸盐水平较高时，例如甲状旁腺功能低下或无法控制的肾衰竭，升高的磷酸钙产物可导致磷酸钙复合物在软组织中异位沉积。

在第 7 部分中，我们将讨论这些疾病，讨论重点为紧急情况的识别和处理。

第 23 章

低钙血症

Glenn Matfin

要　点

· 全身大约 99% 的钙（1 kg）存在于骨骼中。剩余的钙大部分位于细胞内，仅少量存在于细胞外液中。

· 游离钙（离子钙）是生理上重要的离子，并受到严格的调控。

· 钙稳态是由维生素 D 代谢物和甲状旁腺激素（parathyroid hormone, PTH）直接或间接通过肾脏、肠道和骨骼进行调节。

· PTH 是由甲状旁腺主细胞分泌。细胞膜上有一种独特的钙受体，即细胞外钙敏感受体（CaSR），能对血清游离（离子）钙的变化做出快速调节。

· 血浆总钙含量低（低钙血症）可能是由于白蛋白结合钙或游离钙的减少或二者都减少。

· 低钙血症是一种常见的电解质紊乱，有 15%~26% 的住院患者以及高达 88% 的重症监护室危重患者会并发低钙血症。

· 已知的造成住院患者低钙血症的原因有很多：如颈前手术（包括甲状腺和甲状旁腺手术）、急性胰腺炎、输血和药物滥用等。

· 伴有神经、肌肉或心脏功能障碍的低钙血症发病率和死亡率都很高，应作为医疗紧急情况加以处理。

· 有症状的低钙血症患者（如手足搐搦、癫痫、喉痉挛、心律失常或心力衰竭）或这些校正钙（即校正白蛋白）浓度 < 8 mg/dL（2 mmol/L）的患者或游离（离子）钙浓度 < 4 mg/dL（1 mmol/L）的患者，均应立即通过静脉补钙治疗进行紧急干预。

· 针对低钙血症潜在病因的评估和治疗非常重要。在甲状旁腺术后相关的低钙血症和其他甲状旁腺功能减退症的病例中，在低钙血症的情况下 PTH 无法检测或不适当的低 PTH 水平与诊断是一致的。治疗包括钙和维生素 D 和（或）维生素 D 类似物（阿尔法骨化醇或骨化三醇）的补充。PTH（1–34）和 PTH（1–84）疗法也有发展价值。

· 由于低镁血症会抑制 PTH 的分泌及发挥作用，因此应该积极纠正；当低镁血症未纠正时，低钙血症可能会很难改善。同时还应对引起低镁血症的潜在病因进行诊断和治疗。

· 对低钙血症患者进行长期有效的护理有助于预防或减少与低钙血症和医源性高钙血症相关的急性并发症的发生。

引 言

钙是骨矿化所必需的，并且是机体许多生理过程的关键调节因子。钙离子在细胞内信号传导、细胞膜事件的调节以及细胞外蛋白（如参与凝血的蛋白）的功能中发挥着关键作用。细胞外游离（未结合）钙的浓度参考范围较窄，当偏离此浓度范围时可能引起发病和死亡。离子钙的调节非常精密和重要，为了维持其他器官的正常功能和生理活动，有时以骨钙丢失为代价以维持正常范围的血离子钙，进而引起骨骼健康显著受损。

在血液中，几乎所有的钙都存在于血浆中，血浆中钙的平均浓度为 9.5 mg/dL（2.38 mmol/L），且参考范围很窄（8.5 ~ 10.5 mg/dL；2.1~2.6 mmol/L）。钙在血浆中以三种物理化学状态存在：50% 为游离钙（离子钙），40% 与血浆蛋白结合，10% 为与小分子可扩散的无机和有机阴离子的复合（包括碳酸氢盐、乳酸盐、磷酸盐和柠檬酸盐）。

钙稳态通过多种相互作用紧密调节，包括饮食中摄入的骨矿物质和血清内稳态激素水平 [主要是 PTH、维生素 D 代谢物和磷酸盐制剂，如骨细胞分泌的成纤维细胞生长因子 23（FGF23）]，这些稳态激素主要作用于骨骼、肠道和肾脏。低钙血症（血浆总钙含量低，可能是由于白蛋白结合钙或游离钙的减少，或二者都减少导致的）表明钙稳态遭到严重破坏，在这种情况下，这些稳态机制已经被特定的病理状态所破坏。

维生素 D 缺乏对社区内低钙血症影响最大（尽管很少引起症状性低钙血症），而医院环境中手术导致的甲状旁腺功能减退是急性低钙血症的最主要原因。然而，很多其他药物和疾病可以相互作用从而影响病理过程。

低钙血症是一种常见的电解质紊乱，15%~26% 的住院患者和高达 88% 的重症监护病房（ICU）危重患者会并发低钙血症 [1-2]。低钙血症有许多已知的病因（表 23.1），尽管大部分紧急治疗是常规的，但通过适当的诊断，治疗的整体质量会大大提高 [3]。慢性低钙血症患者即使血清钙水平很低，也可能是无症状的。但严重或急性低钙血症常有先兆表现。伴有神经、肌肉或心脏功能障碍的低钙血症的发病率和死亡率都很高，应作为医疗紧急情况加以处理 [4-5]。

病理生理学

钙、磷酸盐和镁是人体中主要的二价阳离子 [6]。它们通过饮食摄取，经过肠道吸收、肾小球过滤、肾小管重吸收，并通过尿液排出。这三种离子只有少量存在于细胞外液（extracellular fluid，ECF）中。通过维生素 D 代谢物和 PTH 对肠道、骨骼和肾脏的调节作用使血钙浓度控制在很小的范围内。

维生素 D

维生素 D 在结构上类似于类固醇和类视黄醇激素，在功能上更像是一种激素前体，而不是传统意义上理解的"维生素" [7-9]。它通过增加肠道对钙和磷酸盐的吸收来调节血浆中钙和磷酸盐的水平，并通过促进骨矿化在正常骨形成中起着关键作用。

除非文中特殊说明，维生素 D（钙化醇）通常包含维生素 D_3（胆钙化醇）和维生素 D_2（麦角钙化醇）两种形式，它们仅侧链不同，均代谢为 25-（OH）D（骨化二醇）和 1,25-（OH）₂D（骨化三醇）。测定血液循环中的维生素 D 水平一般是指血浆中这两种维生素 D 羟基化后的产物，包括 25-（OH）D₃ 和 25-（OH）D₂（即胆钙化醇和麦角钙化醇的羟基形式）。

D₃ 主要是皮肤中 7- 脱氢胆固醇经紫外线照射（UVB: 约 300 nm 波长）合成（图 23.1），但在冬季，饮食来源可能占主导。血液循环中的 D₂（由海藻、真菌或海洋浮游生物产生的甾醇前体经紫外线照射合成）完全来自鱼油或营养制剂。它的生物活性比胆钙化醇 D₃ 低 25% 左右。还有一些食物中有合法添加维生素 D，但这在不同国家或地区差别很大。

钙化醇从皮肤或肠道吸收入血，在肝脏经羟基化作用形成 25- 羟维生素 D₃[25-（OH）D₃，骨化二醇]，然后运送至肾脏转化为活性的 1,25- 双羟维生素 D₃[1,25-（OH）₂D₃，或骨化三醇]。然而，一些 1-α

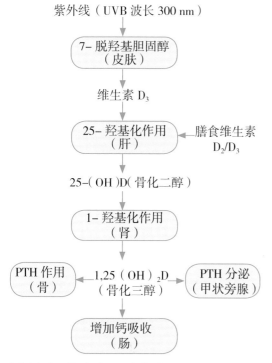

图 23.1　维生素 D 的代谢

羟基化作用也可以旁分泌的方式发生在外周组织的巨噬细胞中 [10]。骨化三醇的正常生成速度为 0.5~1 μg/d。骨化三醇的主要作用是增加肠道对钙的吸收，增强 PTH 的骨吸收作用，限制甲状旁腺的生长并抑制 PTH 的合成和分泌。骨化三醇的形成受血浆中钙、磷酸盐、FGF23（一种强有力的磷酸盐制剂，或磷酸腺苷）和骨化三醇自身的反馈调节。骨细胞感知高磷血症时分泌 FGF23。在慢性肾脏病（CKD）或罕见的肿瘤诱导的骨软化症患者中，高水平的 FGF23 可以阻断维生素 D 的 1-α 羟基化作用，从而导致低钙血症 [11]。甲状旁腺功能减退症患者也可以出现 FGF23 分泌增加。当 PTH 缺乏时，原有的 PTH 作用于肾小管的保钙作用减少，同时降低了 PTH 促进磷排出的作用，这两个病理生理过程在一定程度上导致了甲状旁腺功能减退症的低钙血症和高磷血症。同时 PTH 缺乏也会导致 1,25-（OH）₂D（骨化三醇）合成减少，由此产生的高磷血症刺激 FGF23 分泌增加，从而进一步抑制 1,25-（OH）₂D（骨化三醇）的生成，加重低钙血症。

甲状旁腺激素 PTH

PTH 是血浆钙和磷酸盐的主要调节因子，由位于或靠近甲状腺后表面的四个甲状旁腺分泌。PTH 主要受细胞外液的钙离子浓度的调节。甲状旁腺细胞膜上的一种独特的受体（钙敏感受体，或 CaSR）对细胞外液钙水平的变化反应迅速 [12-13]。PTH 的主要功能是维持细胞外液中的钙浓度。它通过促进骨骼中钙的释放，增加维生素 D 的活性来增加肠道对钙的吸收，并通过促进肾脏对钙保存同时增加磷酸盐的排泄来发挥作用。大部分的肾脏保钙作用是通过近曲小管的重吸收钙（65%）实现的。

PTH 通过促进磷酸盐的排出，使磷酸钙产物保持在较低水平，从而防止细胞外液中磷酸钙盐的形成。当血浆钙水平高时，PTH 的分泌受到抑制，反之亦然；PTH 对血浆钙变化的反应迅速，发生在数秒钟内。骨化三醇还有直接的、非钙依赖性的抑制 PTH 分泌的作用[11]。

病　因

钙稳态是通过甲状旁腺、肾脏、骨骼和维生素 D 代谢的相互作用来维持的[6]。低钙血症的定义是血清游离钙（离子钙）浓度低于正常范围的下限。低钙血症的发生是由于钙进入血液循环减少，或钙的螯合作用、钙流失增加导致的（表 23.1）。在普通人群和住院患者中，慢性低钙血症最常见的原因是维生素 D 缺乏，然而，这很少引起症状性低钙血症[14-15]。最常见的急性症状性低钙血症的原因是近期接受头颈部手术后导致的甲状旁腺功能减退（占甲状旁腺功能减退症病例的 75% 以上）[16-17]。然而，因甲状腺切除术或原发性甲状旁腺功能亢进症（primary hyperparathyroidism，PHPT）手术治疗的患者术后甲状旁腺功能

表 23.1　低钙血症的病因

循环中钙摄入减少	循环中钙流失增加
甲状旁腺功能障碍	**骨矿化加速**
·甲状旁腺功能减退症	·"骨饥饿"综合征
○自身免疫因素	·成骨细胞转移（例如前列腺癌、乳腺癌）
○自身免疫性多内分泌腺综合征	**游离（离子）钙的螯合作用**
○手术后甲状旁腺功能减退	·急性胰腺炎
○甲状旁腺浸润性病变（例如血色病，淀粉样变）	·高磷血症
·低镁血症	·CKD
·高镁血症	·肿瘤溶解综合征
·甲状旁腺的遗传性疾病，例如：	·横纹肌溶解
○迪格奥尔格（DiGeorge）综合征	·含柠檬酸盐或乙二胺四乙酸的血液输注
○CaSR 突变激活	·放血
·G 蛋白缺陷继发的假性甲状旁腺功能减退症	**其　他**
·药物（包含盐酸西那卡塞）	·脓毒症
维生素 D 缺乏	·药物（包括化疗药和膦甲酸钠）
·饮食或吸收不良（尤其是肥胖症手术后）	
·缺乏阳光照射	
·CKD	
骨吸收减少	
·药物（包括双膦酸盐和地舒单抗）	

CKD=慢性肾脏病；CaSR=钙敏感受体

减退症的发病并不常见，但这取决于甲状旁腺功能减退症如何定义（即急性或慢性甲状旁腺功能减退症）、颈部手术的范围以及外科医生的技能。因头颈部恶性肿瘤进行根治性颈部手术导致术后甲状旁腺功能减退症则更常见。一般而言，据估计，全球范围内 25.4%~83% 的患者在颈部手术后会发生持续时间小于 6 个月的短暂性术后甲状旁腺功能减退相关的低钙血症[17]。相比之下，颈前手术后永久性甲状旁腺功能减退的发生率为 0.1%~4.6%[16-17]。既往颈部放射治疗史也可能发生甲状旁腺功能减退症。即使是已知的甲状旁腺功能减退患者，对补充钙和活性维生素 D 的需求也会发生改变，或者对于那些依从性差的患者，可能会引起急性表现。其他常见的低钙血症的原因有中到晚期慢性肾脏病（即 CKD 3B~5 期）和低镁血症。在慢性肾脏病中，低蛋白血症、高磷血症、1,25（OH）$_2$D 缺乏（由于肾脏合成减少）和骨骼对 PTH 的抵抗都可导致低钙血症。

临床上许多低钙血症病例是多因素共同导致的，即两个或两个以上不同的危险因素（例如，维生素 D 缺乏 ± 药物引起的低镁血症 ± 甲状腺或甲状旁腺手术影响）[8]。可逆性甲状旁腺功能减退症也可见于严重的低镁血症（轻度低镁血症倾向于促进 PTH 分泌），从而易患低钙血症。例如，袢利尿剂、质子泵抑制剂（PPI）和酒精滥用（特别是联合使用）引起的镁消耗可能会导致顽固性继发性低钙血症。

低钙血症的罕见原因包括遗传 / 表观遗传、自身免疫和浸润性疾病[18]，后者分别包括淀粉样变性和血色病及威尔逊氏症分别导致的铁 / 铜过剩。肿瘤转移也可浸润和破坏甲状旁腺[19]。与恶性肿瘤有关的其他低钙血症原因包括转移癌（如乳腺癌或前列腺癌）引起的成骨细胞骨病，这些可能导致"骨饥饿"；此外，还有颈部手术和放射、肿瘤溶解综合征、化疗（如顺铂、西妥昔单抗）或其他原因引起的镁耗竭、维生素 D 缺乏，以及包括双膦酸盐和狄诺塞麦在内的强效骨吸收抑制剂的不良反应[19]。

遗传性疾病通过钙或 PTH 信号传导缺陷引起低钙血症。它们由多种综合征，即与其他腺体和系统相关，包括自身免疫性多内分泌腺综合征、迪格奥尔格（DiGeorge）综合征和巴特（Bartter）综合征以及非综合征的孤立形式组成。CaSR 突变导致常染色体显性遗传性 1 型低钙血症（ADH1）伴高尿钙，约 50% 的病例出现低钙血症症状[12-13]。5 型巴特综合征以肾脏失盐、低钾血症、高肾素血症性醛固酮增多症为特征，75% 的病例存在功能获得性 CaSR 突变伴低钙血症症状[13]。假性甲状旁腺功能减退症通常是由表观遗传 G- 蛋白缺陷导致的 PTH 的受体后作用被抑制引起的，与真正的甲状旁腺功能减退症同样表现为低钙血症和高磷血症，但 PTH 水平较高。可能表现出最常见的综合征形式，即 1 型假性甲状旁腺功能减退症 [Albright 遗传性骨营养不良症，Albright's hereditary osteodystrophy（AHO）]，如满月脸和第 3、4、5 掌骨和跖骨缩短。其分子基础是腺苷酸环化酶复合物中编码鸟嘌呤核苷酸结合蛋白的基因发生失活突变，导致不能产生第二信使环磷酸腺苷（cAMP）。因此，通过改良的 Ellsworth-Howard 试验（基于 Chase-Aurbach 试验）发现，应用外源性生物活性 PTH 可使尿液中 cAMP 水平降低[17]。自身免疫性甲状旁腺功能减退（这是颈前手术后甲状旁腺功能减退症的第二常见原因[16]）可以是独立的自身免疫疾病或 1 型自身免疫性多内分泌腺综合征（*AIRE*1 基因）的一部分，是一种与肾上腺皮质功能不全、暴发性肝病、白癜风、皮肤黏膜念珠菌病有关的家族性疾病。

由"骨饥饿综合征"引起的低钙血症(由于细胞外液过量钙进入骨）可发生于成骨细胞性骨病，包括转移癌（如乳腺癌或前列腺癌），这些常出现在甲旁亢引起的长期高钙血症被纠正后，有时也发生在甲亢、骨软化症治疗后骨快速再矿化时[20]。甲状腺切除术后常规预防性补充维生素 D 和钙剂可能有助于减少一过性症状性低钙血症的发生[21]，这种情况下补充维生素 D 和钙剂似乎比骨化三醇更具成本效益，并且还能提高生活质量[22]。然而，一些归因于骨饥饿综合征的术后低钙危象可能只反映了未确诊的严重维生素 D 缺乏。最近的一项研究表明，术前维生素 D 缺乏增加了术后一过性低钙血症（但不是永久性甲状旁腺功能减退症）的风险，并增加了甲状腺切除术后的住院时间[23]，因此术前应给予标准的维生素 D 治疗[24]。高磷血症最常见于肾功能不全，也是肿瘤溶解综合征和横纹肌溶解的特征表现，可以通过离子钙的螯合和络合导致低钙血症。急性胰腺炎与腹腔内钙复合物的形成有关。钙可与乙二胺四乙酸（EDTA）或柠檬酸发生螯合，但在肝肾功能正常的患者中很少见。脓毒症相关的低钙血症是多因素共同导致的，但主要因素包括肾功能不全、镁异常、炎症细胞因子的释放和频繁输血。低钙血症尤其与革兰氏阴性杆菌脓毒症有关，其死亡率高于不伴有低钙血症的脓毒症患者[25]。

许多药物治疗与低钙血症有关，所以用药史很重要[26]。这些药物包括骨转换抑制剂，如高剂量双膦酸盐和地舒单抗；

CaSR 激动剂西那卡塞；引起肾小管镁丢失的药物，可以是可逆性药物（利尿剂），也可以是不可逆性药物（如顺铂、卡铂、氨基糖苷类）；PPI 可能引起剂量依赖性的胃肠道镁丢失，以及钙与膦甲酸钠和氟化物螯合。最后，苯妥英钠、利福平、茶碱和苯巴比妥通过诱导细胞色素 P450 酶活性来加速骨化二醇的代谢，从而导致维生素 D 缺乏。

诊断注意事项

细胞外液钙离子浓度参考范围较窄，为 8.5~10.5 mg/dL（2.1~2.6 mmol/L）。低钙血症的定义是血清钙水平低于 8.5 mg/dL（< 2.1 mmol/L）或游离钙（离子钙）水平低于 4.25 mg/dL（< 1.1 mmol/L）。约 40% 的血清钙与蛋白质结合，其中大多数与白蛋白结合，而另外 50% 血清钙为具有活性的离子钙。根据标准生化分析，低蛋白血症是低钙血症最常见的原因，特别是在住院患者中，因为 1 g/dL（10 g/L）白蛋白结合约 0.8 mg/dL（0.02 mmol/L）的钙。例如，血清白蛋白每减少 1 g/dL（10 g/L）[以正常的白蛋白水平 4 g/dL 进行校正（40 g/L）]，总钙相应增加 0.8 mg/dL（0.02 mmol/L）。因此，当疑似低钙血症时应考虑白蛋白水平，尽管大多数实验室现在可提供校正或调整钙（adjusted calcium，ACa）水平。然而，在急性白蛋白波动的情况下如脓毒症，如果能获得准确直接的血清游离钙浓度，测定游离钙浓度能更可靠地评估钙状态。碱中毒时由于钙与白蛋白的结合加强，会降低游离钙（离子钙）水平。MRI 应用造影剂钆会干扰钙检测，从而引起明显的低钙血症，但由于造影剂可以迅速从尿液中排出，在肾功能正常时这种影响是短暂的[27]。

在不延误如下所述的紧急治疗的同时，如果发现急性低钙血症，应立即进行生化检测以确定病因，包括肾功能、PTH、磷酸盐、碱性磷酸酶（ALP）、镁、碳酸氢盐和维生素 D 水平（表 23.2，图 23.2）。PTH 的测量对于确定病因至关重要，因为检测不到或过低的 PTH 水平均提示甲状旁腺功能减退症（甲状旁腺功能减退症的诊断见表 23.3），而较高的 PTH 水平则为其他病因引起的低钙血症导致的 PTH 生理反应性增高。此外，严重的镁缺乏或过量都会影响 PTH 的释放。由于靶器官 PTH 抵抗，假性甲状旁腺功能减退症表现为 PTH 水平升高。

骨化二醇缺乏是低钙血症的重要原因之一，因此测量骨化二醇的水平至关重要。目前尚不清楚为什么一些维生素 D 缺乏症患者会出现低钙血症而其他患者不会出现，但可能反映了膳食钙摄入、合并用药和个体因素（包括 PTH 反应的敏感性）的相互作用。由于代偿性甲状旁腺功能亢进导致骨化三醇"正常"水平，此时血清骨化三醇的测量无意义。维生素 D 缺乏时可能会

合并低钙血症和低磷血症，而甲状旁腺功能减退、肿瘤溶解综合征和肾功能衰竭的患者往往会出现低钙血症和高磷血症。低镁血症和高镁血症都可抑制甲状旁腺释放 PTH，从而引起低钙血症。尿镁水平高表明肾性失镁。碱中毒可增加蛋白质结合而导致游离钙（离子钙）减少，所以酸碱评估也很重要。疑似胰腺炎时应检测淀粉酶 / 脂肪酶。

最后，详细的体格检查和影像学诊断对于评估转移性成骨细胞肿瘤的患者至关重要。高骨转换可能与 ALP 和其他血清或尿骨转换标志物水平升高有关。

临床评估

低钙血症的临床表现

识别低钙血症的临床表现至关重要，如果存在这些表现，可以鉴别可能需要紧急救治的有症状患者。体征和症状的严重程度取决于低钙血症的程度（特别是游离钙减少）和发病的速度，大多数特征与神经肌肉功能障碍有关。手术后迅速出现的

表 23.2　低钙血症相关检查

常规检查	特异性检查
· 游离钙（离子钙）和（或）校正钙（ACa）；磷酸盐	· 淀粉酶 / 脂肪酶 – 胰腺炎
· 甲状旁腺激素（PTH）– 第二代或第三代检测	· 粪弹性蛋白酶，肠道检查，呼吸测试 – 评估有无吸收不良 / 细菌过度生长
· 碱性磷酸酶（ALP）	
· 镁	· 尿镁测定 – 评估有无尿镁丢失情况
· 维生素 D 水平	· X 线片 – 骨软化症（由于维生素 D 缺乏）
· 血尿素氮（BUN）、肌酐 /eGFR	· 骨扫描和其他影像学检查 – 恶性肿瘤
· 肝功能检测	· 基因检测 – 遗传 / 表观遗传原因
· 碳酸氢盐水平；动脉或静脉血气	· 尿 cAMP– 假性甲状旁腺功能减退症
· 心电图 – 有无长 QTc 间期或心律失常	

QTc= 校正的 QT 间期；cAMP= 环腺苷酸；eGFR= 肾小球滤过率估值

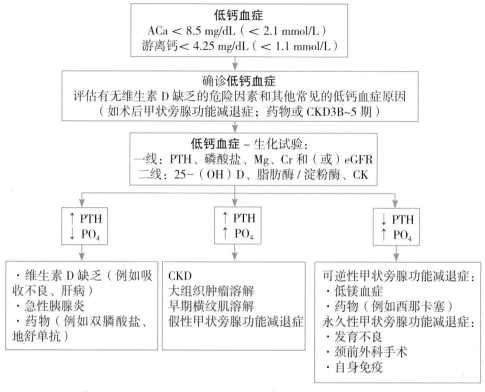

图 23.2　低钙血症诊治流程。改编自 [17]，经牛津大学出版社许可使用。ACa ＝调节或校正钙；CKD ＝慢性肾脏病；CK ＝肌酸激酶；eGFR ＝肾小球滤过率估值；Cr ＝肌酐；25-（OH）D ＝ 25-羟维生素 D

表 23.3　甲状旁腺功能减退症的诊断与评估 [17]

· 间隔至少 2 周，确诊低钙血症（ACa）至少两次
· 第二代或第三代免疫检测 PTH 浓度，存在低钙血症时至少两次检测不到或 PTH 浓度过低
· 磷酸盐水平在正常上限或明显超过正常范围（有用，但不一定）
· 颈部手术后 6 个月后才可以诊断慢性甲状旁腺功能减退症

低钙血症症状明显，需要立即采取措施积极干预。相比之下，慢性甲状旁腺功能减退导致的低钙血症患者，尽管其生化指标明显异常，但几乎无症状 [24]。

低钙血症早期症状是口周麻木和肢端感觉异常（相对缺血 / 缺氧区域），并且几乎有症状的病例都会出现，而其他常见的症状包括肌肉强直、肌痛和意识错乱（表 23.2、表 23.3）。在更严重的病例中，手指和脚趾会发生剧烈的疼痛和痉挛（即手足搐搦），并可能持续数分钟。更严重时可能会发生危及生命的喉痉挛。

面神经叩击征表现为在颧骨下方耳垂前 2 cm 处轻敲面神经时，同侧面部肌群抽搐，包括口周、鼻和眼部区域。然而，高达 25% 的正常人也会出现口周抽搐；相反，大约30%的低钙血症患者该体征呈阴性[28]。而Trousseau征是低钙血症更为敏感（94%）和特异的临床体征，表现为腕关节和掌指关节屈曲、手指过伸和拇指屈曲的特征性畸形，称为"助产士手"。用止血带或血压计缚于前臂充气至收缩压以上20 mmHg持续3 min可诱发该体征，在正常血钙患者中仅1%呈阳性[29]。

急性低钙血症的神经系统表现包括易激惹、意识错乱和癫痫发作。在已诊断的癫痫患者中，低钙血症会降低癫痫发作的阈值。慢性低钙血症的特征包括抑郁、痴呆、锥体外系症状、毛发和指甲改变、白内障和视神经盘水肿。慢性低钙血症急性发作的患者可同时表现出这两种特征。

低钙血症的心脏特征包括心电图（ECG）改变和心力衰竭[30]。低钙血症的心电图表现是校正QT间期（QTc）延长，其延长时间与低钙血症的程度成正比。QTc越长，发生心律失常的可能性越大。与QTc延长相关的最常见的心律失常是尖端扭转型室性心动过速，如果不及时治疗，可进展为心室颤动和心搏骤停。其他常见的心电图改变包括T波低平或倒置，尽管半数以上的低钙血症患者T波是正常的，此外还包括类似于急性前壁心肌梗死的变化。低钙可引起地高辛抵抗，还可导致心力衰竭，特别是与严重维生素D缺乏症有关的低钙血症。

低钙血症可以影响大多数器官的功能，在甲状旁腺功能减退症患者中，功能障碍最明显的是神经系统、认知系统、肌肉和心脏。二价阳离子失衡使这些系统易激惹，可能导致轻微的异常（例如，感觉异常、"脑雾"、心电图QTc延长），也可能危及生命。慢性低钙血症和高磷血症，随着血清磷酸钙产物的增加，多年后可导致软组织钙化。这些钙化通常出现在大脑（特别是基底节区）和肾脏（结石和肾钙盐沉着症），也可见于关节、眼睛、皮肤、脉管系统和其他器官系统[16,31]。甲状旁腺功能减退症最常见的主诉之一是生活质量下降。

病　史

病史对初步评估低钙血症至关重要，有助于为低钙血症的病因诊断提供关键提示。儿童期发病多提示遗传病因，但也必须考虑环境因素，如生活在高纬度地区的深色皮肤母亲母乳喂养的孩子出现严重维生素D缺乏症。当评估提示遗传原因时，例如年龄小、家族史、念珠菌病或多发性内分泌腺功能衰竭，应考虑进行遗传咨询和基因突变检测[16]。

腹痛或黄疸提示胰腺炎的可能性；有大量/多次输血史的患者，特别是创伤患者，提示输血相关的低钙血症。还应确定（或已具有明确的病史）可导致钙、维生素D和镁吸收不良的危险因素（如克罗恩病、乳糜泻、慢性胰腺炎和吸收不良性减肥手术）。肝肾疾病和（或）抗惊厥治疗史可能提示维生素D羟基化/代谢缺陷。近期的颈部手术，特别是甲状腺切除术或甲状旁腺切除术，提示由于甲状旁腺切除/甲状旁腺血供破坏导致急性甲状旁腺功能减退症，但其他危险因素也可能共存（表23.3）。

过度换气和焦虑症病史与诱发呼吸碱中毒导致的（可逆性）钙离子下降有关，使用钆剂的增强磁共振检查因造影剂干扰钙的检测可导致假性低钙血症。如前所述，用药史也很重要。与营养不良或慢性疾病相关的低蛋白血症可能导致总钙和ACa水平明显降低，因此需要测量游离钙（离子钙）。最后，具有成骨细胞转移倾向的恶性肿瘤病史也不应被遗漏，如乳腺癌和前列腺癌。

总之，一份完整的病史和传统的"从

头到脚"检查不仅可以发现低钙血症的征象，还有助于区分急性和慢性低钙血症、有症状和无症状的低钙血症，通常还会提示其他潜在的诊断。

紧急干预

一旦发现严重的低钙血症，患者应在急救室（acute medical unit，AMU）、高依赖病房（high dependency unit，HDU）或重症监护室（intensive care unit，ICU）等接受紧急的处理。及时对患者进行 ABCDE 评估和管理[即气道、呼吸、循环、障碍（即意识水平）和暴露（即体格检查和评估）]。

静脉补钙

低钙血症的症状并不总是与低钙程度完全一致。症状（感觉异常、手足抽搐、支气管或喉痉挛、手足搐搦、癫痫或精神状态改变）和体征（Chvostek 或 Trousseau 征、心动过缓、心肌收缩力受损以及 QTc 间期延长）的严重程度都取决于钙的绝对水平、下降的速度以及个体差异。

有症状的患者（如手足抽搐、癫痫、喉痉挛、心律失常或心脏功能障碍）或 ACa 低于 2 mmol/L（< 8 mg/dL）或游离钙 < 1 mmol/L（< 4 mg/dL）的患者应立即进行紧急静脉补钙治疗（表 23.4）。此外，

表 23.4　低钙血症患者的评估

急性低症血症的特征	慢性低钙血症的特征	潜在原因的特点
·口周和手指感觉异常	·帕金森病或其他锥体外系运动障碍	·颈部手术证据 – 甲状旁腺功能减退症（暂时或永久性）
·肌肉无力、抽搐、手足抽搐和手足痉挛	·痴呆	·腹部压痛，如胰腺炎
·Chvostek 征 – 特异性低（可见于 25% 的正常血钙中）	·"脑雾"	·腹部手术史（尤其是减肥手术）– 吸收不良和再进食综合征
·Trousseau 征 – 特异性高（仅见于 1% 的正常血钙者）	·指甲营养不良症	·近端肌无力 – 骨软化症综合征特征（如满月脸，第三、第四和第五掌骨短），提示遗传 / 表观遗传原因
·喉痉挛和支气管痉挛 – 气短、喘鸣	·脱发	·恶性肿瘤的证据，如乳腺癌、前列腺癌
·癫痫发作（部分或全身性）	·皮肤干燥	·浸润性疾病的特征，如青铜色的皮肤色素异常（血色病）;
·精神状态改变	·视盘水肿	·角膜色素环（Kayser-Fleischer 环）（威尔逊征）
·低血压和心力衰竭	·异位钙化（例如，眼睛）	·艾迪生病的特征、皮肤黏膜念珠菌病、白癜风 – 自身免疫性多内分泌腺综合征 1 型
·心律失常 – 检查脉搏和心电图（ECG）		

尽管一些明显低钙血症 [即 ACa < 7.0 mg/dL
（< 1.75 mmol/L）] 的患者可能没有症状，
但因为这种血钙水平可能会突然出现喉痉
挛、癫痫发作等危及生命的症状，所以也
需静脉补钙治疗。不能服用或口服补充钙
剂吸收障碍的患者可以很快出现低钙症状，
尽管在出现症状时血清钙可能没有显著下
降。最后，有一些女性通常在月经周期的
黄体期时出现症状。在这些情况下，需要
快速判断并及时给予静脉补钙治疗[31]。

应在医院静脉补钙并仔细监测钙水
平（通常至少 4~6 h 一次）。临床上常用
10~20 mL（1~2 标准安瓿等于 1~2 g 葡萄
糖酸钙或 90~180 mg 元素钙）10% 的葡萄
糖酸钙溶于 50~100 mL 生理盐水（或 5%
葡萄糖）中缓慢静脉给药，给药时间超过
10~20 min（需心脏监护）（图 23.3）。因
为有诱发严重心功能不全甚至心搏骤停的
风险，静脉补钙速度不宜太快。

紧急补钙首选葡萄糖酸钙，可重复使
用直到患者症状消失。也可以使用约 10 mL
的 10% 氯化钙（其中含有 273 mg 的元素
钙），但它比葡萄糖酸钙对静脉的刺激更大，
如果外渗会导致组织坏死。这可使血清钙水
平升高，维持 2~3 h，随后应给予 100 mL（10
标准安瓿）10% 葡萄糖酸钙溶于 1 L 生理
盐水（或 5% 葡萄糖）中缓慢输注。100
mL10% 的葡萄糖酸钙溶液含有 10 g 葡萄糖
酸钙，10 g 葡萄糖酸钙含 900 mg 的元素钙。
因此，1 L 液体中加入 100 mL10% 的钙，
得到浓度接近 1 mg/mL 的元素钙。液体应
以 50~100 mL/h（相当于 50~100 mg/h）的
速度开始输注，并调节滴速使血钙升到正
常范围的下限[5,16]。钙输注通常按照每小
时 0.5~1.5 mg/kg 元素钙的速度输注。在
8~10 h 内，这种治疗方案可提供 15 mg/kg
的元素钙，使血清钙水平提高约 2 mg/dL

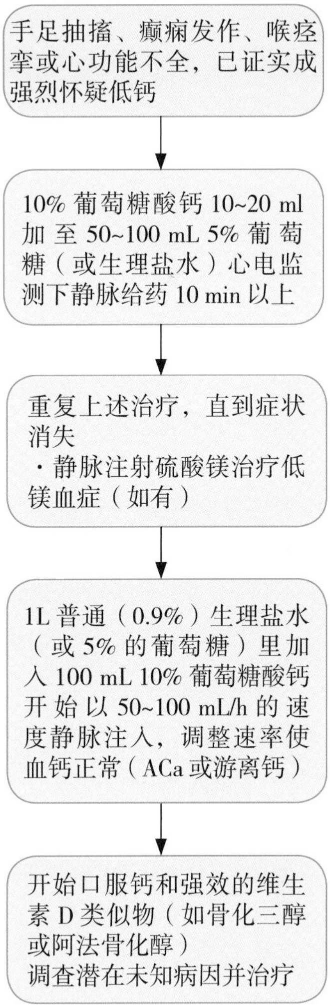

图 23.3　急性重度低钙血症的处理，改编自参
考文献 [5]

（0.5 mmol/L）。钙化合物的输注偶尔可
能会诱发心律失常和心肌梗死（因此，需
要进行心电监测）；如果存在高磷血症且
未纠正，可能引起螯合反应并最终沉积在
靶器官。如果患者合并冠状动脉疾病或心
律失常，在大多数情况下，应该优先纠正
严重的低钙血症。

低镁血症会抑制 PTH 分泌以及拮抗其
作用，因此应该及时纠正低镁血症。如果
低镁血症未纠正，那么纠正低钙血症可能
会很困难。将 6 g 硫酸镁（即 30 mL 20%，
800 mmol/L，$MgSO_4$）溶于 500 mL 生理盐

水（0.9%）或 5% 葡萄糖中，以 24 mmol/24 h 速度静脉补镁。监测血清 Mg^{2+} 浓度，以达到正常的血清镁水平[5]。如果补镁速度过快，就会导致尿镁和尿钙的过度流失。同时应该诊断和治疗低镁血症的根本原因。具体来说，除非绝对必要，否则应尽可能停用 PPI，以及使用可行的其他药物替代利尿剂。即使无法停药，减少剂量也是有用的。

在静脉补钙时，需注意以下三种情况[5]。首先，服用地高辛（低钙血症降低其作用）的患者，随着钙水平的提高，可能会出现地高辛中毒的临床表现。其次，高磷血症患者积极给予补钙治疗可导致磷酸钙盐沉积和转移性钙化，最常见于肿瘤溶解综合征。最后，对伴有低钙血症的肾衰竭患者进行纠酸治疗时可导致手足抽搐，这是由于钙蛋白结合增加，所以在纠正代谢性酸中毒之前应纠正低钙血症。

在急性期应经常测量血清钙水平。低钙血症症状的复发可能表明需要增加钙输注速率，并应同时测定血清钙，以评估治疗进展。静脉补钙应持续到患者接受有效的口服钙和维生素 D 的补充。通常在调整口服治疗时逐渐减慢静脉补钙速度（24~48 h 或更长时间）。除骨化三醇外，应尽快开始口服钙和维生素 D 前体（即骨化醇）治疗。

急性低钙血症的临床试验中，有关 PTH 使用的数据有限，而且没有 PTH（1-34）或 PTH（1-84）治疗慢性甲状旁腺功能减退症合并急性低钙血症的系统数据。目前尚不推荐注射 PTH 治疗急性低钙血症[16]。

口服疗法

对于需要从肠外补钙治疗过渡的患者以及"轻度"低钙血症 [即无症状或 ACa > 8 mg/dL（ > 2 mmol/L）] 的患者，应尽快开始口服补钙治疗（根据需要加上镁或磷酸盐）。开始使用口服钙补充剂，如 Sandocal 1000（含 1000 mg 元素钙），每天 2 次（或同等剂量），每次 2 片。在减肥手术后的治疗中，首选柠檬酸钙，因为它在胃酸产生减少的条件下能够更好地吸收，包括胃改造手术（如胃袖手术）。钙应该每 8 h 给药一次，也可适当增加剂量。这些患者可能需要咀嚼钙或液体制剂，特别是在术后初期。这种情况下中可能对维生素 D 的需求也会增加（有时在吸收不良时需要 10 万 U 或更多）。吸收不良时，注射活性维生素 D（骨化三醇和阿法骨化醇）可行。

应该尽快纠正维生素 D 缺乏，这将有助于维持患者后续接受口服治疗时病情稳定。在 6~8 周内给予负荷量约 30 万 U 的胆钙化醇或麦角钙化醇（1 μg=40 U）。虽然没有针对急性低钙血症的具体方案，对严重维生素 D 缺乏患者的药代动力学研究表明，单次口服 20 万 ~30 万 U 可使血清骨化二醇水平在 48~72 h 内恢复正常，并且没有"过量高钙血症"的风险，而同等剂量肌内注射可能需要数周才能达到此水平[32]。其他方案还可以考虑每天给予 6 万 U 的负荷剂量，连续使用 5 d。与此同时，骨化三醇 [1,25–（OH）$_2$D$_3$] 比未羟基化的维生素 D$_3$ 起效更快，可以立即开始使用，其初始剂量为 0.25~0.5 μg/d[5]。起效迅速和 4~6 h 生物半衰期使其成为治疗急性低钙血症的有效辅助药物。此外，单次口服后，钙对骨化三醇的反应可以持续超过 24 h，活性维生素 D 的注射剂型也可以应用（阿法骨化醇和骨化三醇）。

甲状腺切除术后无症状的患者，需要 24 h 内复测 ACa 和 PTH 水平（也可以在术后 4 h 评估 PTH 水平）。如果 ACa < 8 mg/dL（2 mmol/L）且 PTH 水平较低（例如，< 10~15 pg/mL），则患者有永久性甲状

旁腺功能减退的风险，应给予补充钙和维生素 D 类似物（例如骨化三醇 0.5 μg，每天 2 次），并进行密切监测 [24]。如果 ACa 为 > 8.5 mg/dL（2.1 mmol/L），患者可在 1 周内重复测量 ACa 之后出院。如果 ACa 保持 8~8.5 mg/dL（2~2.1 mmol/L），Sandocal 1000（或等效药物）可以增加到每天 2 次，每次 3 片。如果患者补钙后在术后 72 h 仍处于轻度低钙血症范围，则可开始使用 0.25~0.5 μg/d 的活性维生素 D（如骨化三醇或阿法骨化醇），并进行严密监测。

维持治疗

对于仅经历术后一过性甲状旁腺功能减退的患者，可能不需要维生素 D 的维持治疗。事实上，颈部手术后长期服用口服药物替代治疗的患者也有可能逐步停药。对于甲状旁腺功能完好，但既往出现过维生素 D 缺乏症的患者，应避免其他诱发因素或药物，口服维生素 D 维持治疗以达到 25-（OH）D 的最佳血清水平即可。由于维生素 D 亲脂性强，其有效半衰期长、体内分布容积广，这意味着自开始治疗后，对 25-（OH）D 水平的重复评估应在 3 个月后 [9]。由于无法监测任何有意义的血清水平，考虑到相对费用和过度治疗（即高钙血症）的风险，活性维生素 D（如骨化三醇 / 阿法骨化醇）不应用于常规维生素 D 替代治疗。然而，这些短效（6 h）制剂对需要更细微治疗的永久性甲状旁腺功能减退症患者非常有用。

永久性甲状旁腺功能减退症

甲状旁腺功能减退所致的慢性低钙血症的治疗有六个目标 [31]：①预防低钙血症的症状和体征；②维持血钙浓度略低于正常水平 [即低于正常范围不超过 0.5 mg/dL

（0.13 mmol/L）] 或在正常范围的低限；③维持钙磷乘积小于 55 mg^2/dL^2（4.4 $mmol^2/L^2$）；④避免高钙尿症；⑤避免高钙血症；⑥避免肾脏（肾钙质沉着症 / 肾结石）和其他骨外钙化。

甲状旁腺功能减退症患者的标准治疗包括口服元素钙补充剂（0~3000 mg/d）。据观察，每次给药只能吸收约 500 mg 的钙，所以可能需要全天分散服用更小剂量的钙（即通常每天服用 2~3 次，每次 500~1000 mg）。虽然碳酸钙是首选，但当存在胃酸缺乏症时，如使用 PPI、减肥术后患者胃解剖结构异常（如袖状胃切除术）或者应用碳酸盐导致过度便秘，也可以使用柠檬酸钙。还可以补充维生素 D 类似物 [即骨化三醇 0.25~2 μg 每天 1 次或 2 次（剂量超过 0.75 μg/d 通常分为每天 2 次剂量）或阿法骨化醇 0.25~4 μg/d] [34]。滴定增加活性维生素 D 的剂量可以帮助减少患者的补钙量。一些专家还提倡添加维生素 D（胆钙化醇或麦角钙化醇 800~1000 U/d），因为这些药物可以产生有益的"脱靶"效应，并更易调控（半衰期为 2~3 周），维生素 D 类似物的半衰期较短 [31,34]。对于一些患者来说，维生素 D 类似物可能也过于昂贵。

通过补充剂或调整生活方式达到 25-（OH）D 的目标水平后，应调整短效药物骨化三醇 / 阿法骨化醇（± 口服钙 ± 维生素 D）的剂量，以维持适当的血清 ACa 水平。由于 PTH 促进肾小管重吸收钙的作用缺乏，患者尿钙增多，这些患者的血钙含量超过大多数实验室报道的正常范围的上半部分时将导致尿钙排泄过多，易并发肾结石或肾钙沉着症。因此，甲状旁腺功能减退症患者血钙的治疗目标应为患者的症状得以缓解，且血清 ACa 水平达到或略低于正常范围下限。一旦达到满意的血清钙水平，就应该测量尿钙排泄量和钙／肌酐比值（通常在开始维生素 D 类似物治疗后 1 周化验 ACa，如果达标则在第 1、3 和 6 个月时复测），最好是留取 24 h 尿液，若不能留取 24 h 尿，亦可留取"单次"尿液样本检测尿钙。如果检测到过量的尿钙排泄，则应适当降低血清钙的控制目标。如果降低血钙目标值后出现低钙血症症状，应用一些辅助治疗（例如低剂量噻嗪类利尿剂）可以减少肾小管钙排泄（见下文）。即使是病情稳定的患者，也应每 6 个月监测血清和尿液钙水平，以检查是否存在高钙血症和高钙尿症 [16,31]。

辅助治疗

噻嗪类利尿剂可作为增加远端肾小管钙重吸收的辅助治疗，通常与低盐饮食合用以促进血钙维持 [31,34]。在开始治疗的 3 或 4 d 内可观察到对钙排泄的影响。氢氯噻嗪的用法为每天 25~100 mg，由于氢氯噻嗪的血浆半衰期较短，最常需要每天 2 次给药（即 25~50 mg，每天 2 次）。氯噻酮是另一种可以使用的噻嗪类利尿剂。噻嗪类利尿剂降低尿钙通常需要较高的药物剂量，但高剂量噻嗪类利尿剂可能会引起低钾血症、低镁血症、低钠血症。补充钾或保钾和镁的利尿剂（如阿米洛利 2.5~5 mg，每天 2 次）可与氢氯噻嗪联合使用，以预防低钾血症和低镁血症。

磷酸盐结合剂或低磷饮食一般不用于甲状旁腺功能减退症，除非高磷血症特别难控制。

妊 娠

妊娠期和哺乳期甲状旁腺功能减退症的治疗需要更频繁的监测血钙（每 2~3 周检测 ACa 或游离钙 [34]）并调整剂量 [35]。钙水平应保持在正常范围的低限。虽然在妊娠晚期通常需要保持甚至增加替代药物剂量，但是在孕期后 3 个月，由于胎盘 1-α 羟化酶活性增强，维生素 D 羟基化作用增强继而活性维生素 D 生成增多，一些患者需要减少替代药物剂量 [34]。内分泌科医生、产科医生、儿科医生或新生儿医生应采用多学科协作治疗。后者应及时治疗和监测母亲的治疗以及母亲潜在疾病（可能是遗传或表观遗传）对新生儿带来的可能后果 [34]。

新兴疗法

截至目前，甲状旁腺功能减退症是唯一一种危及生命的，却又无有效的激素替代治疗的激素缺乏症。然而，PTH（1-84）于 2015 年在美国获得批准 [16,31]。

PTH（1-34）

特立帕肽是一种合成的用于注射的人 PTH（1-34），在此之前，该药物仅获准用于治疗骨质疏松症，目前已作为慢性甲状旁腺功能减退症治疗的一部分。一些随机对照试验表明，与传统疗法（即钙和维生素 D/ 维生素 D 类似物）相比，特立帕肽能使甲状旁腺功能减退症患者恢复正常血钙水平，并防止骨软化 [36]。此外，特立帕肽治疗组患者尿钙水平保持"正常"（但没有降低），而在常规治疗的患者中高钙尿症较频繁（肾钙质沉着症或肾结石的风险增加）。患者常规接受特立帕肽 20 μg，每天 1 次皮下注射，每天 2 次给药方案（即 20 μg 每 12 h 一次），可获得更好的疗效。最近，一种可以持续泵入特立帕肽的泵输注系统已开展应用 [37]。在这些条件下，尿钙排泄量下降，骨转换标记物恢复正常。与多次每日给药方案相比，泵输注系统的日剂量更小。在术后甲状旁腺功能减退症的成人受试者中进行的一项开放性试验显示 PTH（1-34）20 µg，每天 2 次注射可改善患者生活质量[38]。此外，PTH（1-34）治疗对甲状腺切除术后低钙血症住院患者是安全的，它可以迅速控制低钙相关的症状，还可以缩短住院时间[39]。THYPOS 试验评估 PTH（1-34）在甲状腺切除术后低钙血症的一级预防中的作用，这项研究是术后 4 h PTH 水平低且低钙血症风险高的受试者，每 12 h 给予 20 µg PTH（1-34），与术后接受低钙血症标准治疗的对照组相比，PTH（1-34）可能预防了低钙血症的发生、缩短了住院时间，并且减少了钙和活性维生素 D 补充剂的应用[40]。PTH（1-34）也在 ADH1 患者中进行了研究，但 PTH 并不能预防高尿钙相关的肾脏并发症[13]。

PTH（1-34）的主要问题是快速耐药性，换用 PTH（1-84）后可耐药性可逆转。自 2002 年特立帕肽用于治疗骨质疏松症以来，持续的监测尚未发现任何提示人类受试者存在骨肉瘤风险的信息。然而，由于前期基础研究发现 PTH（1-34）可增加骨肉瘤风险，因此 PTH（1-34）的治疗时间限制在 2 年内。另外，部分患者治疗后出现高钙血症且伴随顽固的高钙尿症。

PTH（1-84）

越来越多的证据表明重组人 PTH（1-84）治疗原发性甲状旁腺功能减退症的疗效。从理论上讲，由于原发性甲状旁腺功能减退症的发病是由于分泌全长肽不足，因此 PTH（1-84）作为该病的替代激素可能更有优势。它在体内的作用时间更长，其生物半衰期长，每天 1 次给药比 PTH（1-34）更可行。在过去的十年中多个重组 PTH（1-84）的研究团队得到了以下观察结果：在短期和长期研究中，钙和活性

维生素 D 的需求显著减少，剂量减少常达 50%；仅为一过性的尿钙排出减少；通过最大程度减少高钙血症而改善生活质量；并且，PTH（1-84）的应用与骨骼动力学的形态计量和生化指标的改善相关。骨结构的变化与骨小梁和骨皮质重建速率的增加一致。这些变化表明 PTH（1-84）可通过将骨代谢恢复到正常甲状旁腺的骨代谢水平，从而改善甲状旁腺功能减退症患者异常的骨骼特性[31,41]。

随后针对重组 PTH（1-84）治疗甲状旁腺功能减退症进行了一项多中心、随机、双盲、安慰剂对照的关键性 3 期临床试验。REPLACE 研究是一项大型随机安慰剂对照双盲试验，研究结果令人鼓舞[42]。在这个为期 6 个月的试验中，将使用骨化三醇和钙补充剂的标准治疗与标准治疗联合重组 PTH（1-84）进行了比较。在标准方案基础上每天 1 次加用 50~100 µg 重组 PTH（1-84）可使维生素 D 类似物和钙的剂量减少 50% 以上，同时降低磷酸盐水平，但尿钙水平无显著变化。然而，在重组 PTH（1-84）治疗组中，血钙改善的同时尿钙没有上升。相比之下，安慰剂组中只有 2% 的患者减少了维生素 D 和钙的剂量。最近，有研究显示长期应用重组 PTH（1-84）治疗甲状旁腺功能减退症持续 6 年，可减少钙和骨化三醇补充需求，稳定血清钙浓度，并减少尿钙排出，同时具有较好的安全性[43]。

PTH（1-84）治疗甲状旁腺功能减退症的适应证为：除常染色体显性遗传的低钙血症（ADH）外任何病因导致的甲状旁腺功能减退症，且不能通过钙和活性维生素 D 控制病情者。PTH（1-84）说明书的使用建议如下[31]，50 µg 低剂量起始，每天 1 次大腿部位皮下注射；同时，减少 50% 的活性维生素 D 的剂量。在开始治疗的第

1 周内监测血清钙浓度，另外当重组 PTH（1–84）的剂量调整时测定血钙或根据需要也可随时检测。重组 PTH（1–84）治疗的目标是减少或停止活性维生素 D 的使用，每日补充的钙剂减少到 500 mg，并将血清钙维持在正常范围低限。另一种替代方法是从口服钙减少 50% 开始，而不是减少活性维生素 D 剂量。重组 PTH（1–84）的剂量调整可以每次增加 25 μg，逐渐调至每天 100 μg。没有任何因素有助于预测对个体患者最终的最适剂量。

由于所有剂型的 PTH 制剂半衰期均较短，所以不论任何原因停用重组 PTH（1–84），需要重视相关低钙血症的急性表现。所有患者的 25–（OH）D 水平一般应在 20~30 ng/mL（50~80 nmol/L）范围内，特别是对于停用重组 PTH（1–84）的患者。一旦停用，则应增加钙和活性维生素 D 的剂量，或者开始密切监测低钙血症的症状和体征。鉴于发生了两例停止特立帕肽治疗的患者突然发生低钙血症 [44] 的病例，推荐在逐步减少重组 PTH（1–84）剂量的方案同时，将患者钙和活性维生素 D 增加到 2~3 倍。

因为迄今为止研究发现各种 PTH 制剂均有致大鼠骨肉瘤发生的情况，美国 FDA 批准的重组 PTH（1–84）带有"黑框"警告，但没有标明 PTH 制剂使用的时间限制。高钙血症也可和由此导致的高钙尿症一起发生。然而，在一项对 33 例接受重组 PTH（1–84）治疗的甲状旁腺功能减退患者进行的为期 6 年的实验性研究中发现，在 6 年内检测到 12 次高钙血症，仅占 2.5%[43]。自重组 PTH（1–84）被批准用于原发性甲状旁腺功能减退治疗以来，由于成本以及需要更多的临床/试验证据的原因，其常规使用仍受到限制。有趣的是，最近欧洲内分泌学会在治疗慢性甲状旁腺功能减退症的临床指南中建议反对常规使用 PTH（1–84）或 PTH 类似物 [即 PTH（1–34）] 作为替代治疗 [34]。口服 PTH 制剂目前也在进一步的临床研发中。

溶钙剂

最后，目前正在研究通过负性变构调节拮抗 CaSR 的药物（称为溶钙剂），从而增加 PTH 分泌，有望在轻度/中度甲状旁腺功能减退症和 ADH1 患者的治疗中发挥作用 [13,45]。

总　结

低钙血症是一种常见的电解质紊乱，尤其在住院患者中比较常见。急性低钙血症的发病率和死亡率显著，应作为医疗紧急情况加以处理。由于不同的病因诊断与多种不同的钙 / 维生素 D 复方制剂，慢性低钙血症的治疗似乎很复杂，但是所有治疗应遵循病理生理基础为首要原则。长期服用强效羟基化维生素 D 类似物（如骨化三醇 / 阿法骨化醇）的患者应密切监测并及时发现治疗引起的并发症（如高钙血症、高钙尿症、肾钙质沉着症或肾结石）。胆钙化醇或麦角钙化醇并不仅用于维生素 D 缺乏的替代治疗，这是由于这些普通维生素 D 制剂更合理、安全并且便宜 [9,33]。

致　谢

作者感谢以前的共同作者 Richard Quinton 和 Muhammad Asam 对先前版本的贡献，这一章的部分便基于此撰写而成。

参考文献

请登录 www.wpcxa.com 下载中心查询或下载，或扫码阅读。

第24章

高钙血症

Glenn Matfin

要　点

- 骨骼是钙最大的仓库，体内99%的钙（1 kg）位于骨骼中，剩余的大部分钙位于细胞内，仅有小部分钙位于细胞外液。

- 游离钙是生理上重要的离子，受到严格的调节。

- 钙稳态是由维生素D代谢产物和甲状旁腺激素（PTH）通过肾脏、肠道和骨骼直接或间接调节的。

- PTH是由甲状旁腺主细胞分泌的。唯一的钙离子受体位于细胞膜上（胞外的钙敏感受体），对血清钙离子浓度的变化反应迅速。

- 高钙血症［血清钙离子浓度>10.5 mg/dL（2.6 mmol/L）至少测量两次］会影响大概0.5%的住院患者，如果校正后钙离子浓度小于12mg/dL（3.0 mmol/L）患者是可以耐受的。

- 校正后钙离子浓度大于阈值（3.0 mmol/L）会导致肾性尿崩，日益严重的脱水，神经系统、心脏和胃肠道功能紊乱，需要紧急处理，防止发生危及生命的后果。

- 在钙代谢紊乱的病因鉴别诊断中，测量全段PTH水平是非常关键的。高钙血症的病因可分为PTH依赖性（PTH升高或不适当的PTH正常水平）和非PTH依赖性（PTH分泌受到抑制）。

- 在门诊患者中，大部分高钙血症（>90%）的病因是原发性甲状旁腺功能亢进症。

- 恶性肿瘤导致的高钙血症见于5%~30%的恶性肿瘤患者，是住院患者高钙危象的最常见的原因（>50%）。

- 多种严重的高钙血症常见最后一个共同途径是RANK/RANKL通路激活部分破骨细胞，使骨钙动员增加。

- 对于严重高钙血症的治疗需要找到潜在的病因，需尽快启动多靶点的治疗。

- 高钙血症紧急处理的基础是迅速扩容的液体复苏，其他治疗方法包括短期应用降钙素；还有见效慢、长期控制且最有效的抑制骨吸收的药物（比如二膦酸盐、地舒单抗）；糖皮质激素可用于维生素D相关的高钙血症（比如维生素D中毒和肉芽肿疾病）和部分恶性肿瘤（比如骨髓瘤）。

- 如果是原发性甲状旁腺功能亢进症，需要外科手术切除甲状旁腺腺瘤。不能手术或者手术需要推迟的患者，可以应用一种新型的拟钙剂（盐酸西那卡塞片）降低血钙水平。

- 对于肿瘤所致的高钙血症，其进一步治疗需要依据相关恶性肿瘤的诊断、严重程度和总体预后情况。

引　言

骨骼系统是人体最大的器官之一，也是区分脊椎动物和无脊椎动物的标志之一。人体约有 1 kg 钙，其中 98%~99% 都贮存于骨骼。骨骼是矿化的结缔组织，Ⅰ型胶原在其中形成一个具有较小细胞部分的柔韧纤维网络。这种网状结构或基质的钙盐矿化是产生刚性骨架所必需的。

骨骼不仅是一个储存离子的仓库，而且对运动、重要器官的保护以及造血系统主要成分的产生和成熟至关重要。运动和保护器官所需的骨骼结构成分是骨皮质，占骨骼总量的 80%。较不坚固的内部松质骨（小梁）对骨骼的机械稳定性和灵活性也有作用，其微结构的破坏是造成轻微创伤骨折（即骨质疏松）的主要因素。此外，人们越来越认识到骨骼具有内分泌功能，其在调节代谢过程中发挥着重要作用。

骨是一种动态的组织，它处于不断地转换或重塑中，从而能够修复骨损伤并调整强度。破骨细胞和成骨细胞是位于骨表面的两种主要骨细胞，分别负责骨吸收和形成。骨细胞是成熟骨中数量最多的细胞，位于骨基质的陷窝中。破骨细胞吸收骨，成骨细胞在先前的骨吸收部位形成新骨，成骨细胞滋养骨骼并调节骨细胞的活动。骨的重塑不是随意发生的，而是发生在互不相连的腔隙中，称为"骨重塑单位"。骨吸收和骨形成通常是耦联发生的，伴随着旧骨的吸收后新骨也合成。每年估计有 10%~30% 的骨骼被重塑，个体间差异很大。在围绝经期、各种状态和药物的影响下，重塑率通常会增加，但过度吸收（负骨平衡）会导致骨净丢失（即继发性骨质疏松症，也就是骨质疏松症继发于疾病或药物）。

钙是骨骼矿化所必需的，也是许多生理过程的关键调节因子。钙离子在细胞内信号传导、质膜活动的调节以及细胞外蛋白（如参与凝血的蛋白）的功能中起着关键作用。在甲状旁腺激素（PTH）和维生素 D[1] 代谢产物的调控下，钙离子的循环浓度保持稳定。游离（未结合）钙的浓度稍偏离其正常范围可导致病态和死亡。游离钙的严格调控的非常重要，因为人们认识到有时骨骼健康可以严重受损以维持其他器官的生理过程。

在血液中，几乎所有的钙都存在于血浆中，其平均钙浓度为 9.5 mg/dL（2.38 mmol/L），参考范围很窄（8.5~10.5 mg/dL；2.1~2.6 mmol/L）。钙在血浆中以三种物理化学状态存在：50% 为游离钙（离子化的），40% 与血浆蛋白结合，10% 与小分子可扩散无机物和有机阴离子络合，包括碳酸氢盐、乳酸、磷酸盐和柠檬酸。

高钙血症 [血清钙浓度 > 10.5 mg/dL（2.6 mmol/L），至少测量两次] 影响着约 0.5% 的住院患者，如果校正后的钙（ACa，即用白蛋白浓度校正后）浓度 < 12 mg/dL（3.0 mmol/L），通常患者无明显症状（耐受性良好）。高钙血症常见于甲状旁腺功能紊乱和恶性肿瘤的情况，严重时可危及生命。测量全段甲状旁腺激素水平是鉴别高钙血症的关键。

校正后的钙 > 12 mg/dL（3.0 mmol/L）与肾性尿崩症（DI），日益严重的容量不足，神经、心脏和胃肠功能障碍有关，需要紧急治疗以防止危及生命。高钙危象经常被用来描述病情危重的高钙血症患者，患者严重血容量不足、感觉中枢异常，表现为昏迷、心功能不全（包括心律失常）和与急腹症相似的腹痛[2]。当校正后 Ca 水平 > 14 mg/dL（3.5 mmol/L）时，通常会出现高钙危象[3]。恶性肿瘤所致的高钙血症是住院患者高钙危象的最常见原因（＞50%），这使5%~30%的恶性肿瘤患者病情复杂化[4]。

严重的高钙血症需要紧急治疗[5]。尽管钙失衡的原因是多方面且相互重叠的，但许多紧急治疗是通用、符合逻辑和直观的。然而，做出正确的诊断对于治疗效果和后期预后仍然很重要[6]。

病理生理学

钙从饮食中摄入，在肠道中吸收，经肾脏的肾小球过滤，在肾小管中被重新吸收，最终经尿液排出[1,7]。机体总钙（1 kg）的99%存在于骨骼中，剩余的钙大部分位于细胞内，只有少量存在于细胞外液中。钙稳态通过膳食中摄入的骨矿物质和血清激素水平之间的多种相互作用来严格调节，涉及钙调节的激素包括甲状旁腺激素、维生素D代谢物和磷酸化激素如骨细胞分泌的成纤维生长因子23（FGF23），这些激素主要作用于骨骼、小肠和肾脏[7-9]。高钙血症表现为钙稳态的严重紊乱，特定的病理过程可破坏上述的钙稳态调节机制。

甲状旁腺激素由甲状旁腺的主细胞分泌（四个腺体通常位于甲状腺的后面或附近）。甲状旁腺细胞膜上一种独特的钙受体[细胞外钙敏感受体（CaSR）]可对血清游离钙[10-11]的变化迅速做出反应。当游离（离子）钙较高时，甲状旁腺激素合成和释放受到抑制，而游离（离子）钙的减少促使甲状旁腺激素释放增加（图24.1）。甲状旁腺激素维持细胞外液钙浓度的主要机制有：通过破骨细胞吸收促进骨钙释放，促进25-羟基维生素D[25-（OH）D，骨化二醇]向1，25-双羟维生素D[1，25-（OH）₂D，骨化三醇]的转化。骨化三醇可以增加肠对钙的吸收、增加PTH的骨吸收作用及肾脏对钙的重吸收，同时增加肾脏磷酸盐的排泄（防止细胞外液中磷酸钙盐的形成）（图24.1）[7]。

在高钙血症的病理生理过程中，至少

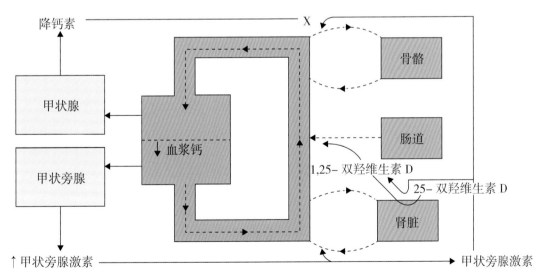

图24.1 甲状旁腺激素（PTH）对游离（离子）钙下降的反应。甲状旁腺主细胞上的钙敏感受体（CaSR）检测到游离（离子）钙的减少，刺激PTH的释放和合成。PTH作用于成骨细胞和破骨细胞，通过骨吸收促进钙释放；对促进肾脏钙重吸收和1，25-（OH）₂D（骨化三醇）的产生，骨化三醇可促进肠道钙吸收，从而增加游离钙水平

有以下一种机制参与其中：①肠道钙吸收的增加；②骨吸收的增加；③肾脏对钙重吸收增加或钙排泄减少。高钙血症常见于从骨骼、肠道或肾脏流入细胞外液的钙量大于其外流，例如恶性肿瘤骨矿物质吸收的增加。高尿钙往往在这种情况下出现。当肾脏排出滤过钙的能力被超过时，也会出现高钙血症；如果存在肾衰竭和钙排泄减少，则反常性出现低尿钙。高钙血症可由肠道吸收增加引起 [例如维生素 D 中毒（罕见）]，肾脏钙潴留增加（例如噻嗪类利尿剂），骨吸收增加（如活动减少）或多种机制的结合 [如原发性甲状旁腺功能亢进（PHPT）]。当 24 h 尿钙浓度超过 400 mg/dL（10 mmol/L）[血浆浓度约为 12 mg/dL（3.0 mmol/L）]，会出现肾性尿崩，这是由于与抗利尿激素相关的尿液浓缩功能受损、水通道蛋白下调以及肾间质钠浓度改变。高钙血症相关的呕吐也可导致容量减少。由此引起的血管收缩以及其导致的肾小球收缩滤过率（GFR）下降严重限制了肾脏排出钙的能力。如果出现持续的骨钙动员，血钙浓度会迅速增加，患者病情会进行性恶化，直到高钙血症得到治疗，恶性循环被打破。这一系列事件凸显了容量复苏在高钙血症治疗中极其重要 [12]。

高钙血症主要是由于钙从骨中动员增加所致。骨吸收增加的最后一个共同途径是激活一个关键的信号通路，即 RANK/RANKL/OPG 系统 [13]。RANK（核因子受体激活因子 – κB）是一种表达于破骨细胞表面的膜蛋白，其受体（RANK 受体，或 RANKL）存在于成骨细胞表面（也存在于基质细胞和 T 细胞上）。RANK 与 RANKL 的结合激活破骨细胞。骨钙素（OPG，字面意思是"骨保护剂"）是一种细胞因子 [肿瘤坏死因子（TNF）受体超家族中的一员]

和 RANK 同源物，可通过充当诱骗受体阻断 RANK 与其配体 RANKL 的结合，从而抑制破骨细胞的产生和成熟，阻断 RANK 与其配体 RANKL 结合。RANK 途径的激活见于许多原因导致的严重高钙血症，对这一途径的认识催生了一种新的治疗高钙血症 [14-16] 及某些代谢性骨病的方法（地舒单抗可阻止破骨细胞 RANK 途径的激活）。

病因学

高钙血症最常见的两个原因是原发性甲状旁腺功能亢进症和恶性肿瘤。原发性甲状旁腺功能亢进症在门诊患者中更常见，而恶性肿瘤在住院患者中最常见 [17-18]。维生素 D（胆钙化醇或麦角钙化醇）或维生素 D 类似物疗法已成为实验室检测到的高钙血症的最常见原因之一 [维生素 D 中毒定义为高钙血症和血清 25-（OH）D ＞ 250 nmol/L（充足 ＞ 50 nmol/L），伴有高尿钙和甲状旁腺激素抑制][19]。上述原因所致的高钙血症占所有高钙血症病例的 90%~95%。

高钙血症的原因可分为 PTH 依赖性（PTH 升高或正常范围内不适当的 PTH 水平，PTH 可增加维生素 D 在肾脏的羟化形成活性维生素 D，并增加骨吸收，导致高钙血症）和非 PTH 依赖性（PTH 分泌受到抑制）（表 24.1）[20]。与上述经典病因不同的包括家族性低尿钙性高钙血症（FHH）引起的高血钙，其中甲状旁腺激素分泌与异常 CaSR 感应到的环境钙水平相适应；或者由锂 [10-11] 治疗导致的高钙血症。家族性低尿钙性高钙血症（FHH）是一种罕见的疾病，由三种不同基因突变导致被命名为 FHH 1 型 ~3 型 [11]。因此，FHH 的特征是终生轻 – 中度高钙血症 [通常 ＜ 12 mg/dL（3 mmol/L）]，通常无症状（有超过 20% 的 FHH3 型病例中出现症状性高钙血症）。

表 24.1 高钙血症的病因

PTH 升高或正常范围内不适当的水平（PTH 依赖性）	PTH 受抑制（非 PTH 依赖性）
原发性甲状旁腺功能亢进（PHPT）	恶性肿瘤
·腺瘤（单发或多发）、增生、癌	·体液因子介导（PTH 相关肽）
·家族性 [例如，家族性低尿钙性高钙血症：多发内分泌腺瘤病（MEN）1 型（MEN1）、MEN2A 型（MEN2）和 MEN4；甲状旁腺功能亢进症 – 颌骨肿瘤综合征；家族性孤立性 PHPT]	·维生素 D 介导
	·多发性骨髓瘤
	·溶骨性骨转移
三发性甲状旁腺功能亢进（THPT）	药物诱导
·慢性肾脏病（CKD）	·钙剂 ± 维生素 D
·严重维生素 D 缺乏	·维生素 D 中毒
·钙吸收不良（如慢性腹泻疾病）	·维生素 A 中毒
	·噻嗪类利尿药
其他	内分泌疾病
·锂	·甲状腺毒症
·TH 治疗 –PTH（1–84）	·急性肾上腺功能不全
·异位 PTH 分泌	·嗜铬细胞瘤
	·血管活性肠肽瘤
	·肢端肥大症
	肉芽肿性疾病
	·结节病；结核病；铍中毒
	其他
	·长期制动
	·乳碱综合征

PTH= 甲状旁腺激素；PTHrP= 甲状旁腺激素相关肽；VIP= 血管活性抑制肽

FHH1 型是最常见的类型（约占所有 FHH 病例的 65%），由 CaSR 中的失活突变引起。这种失活突变引起受体对细胞外钙敏感度降低、PTH 水平升高，导致高钙血症而无高尿钙（95% 的病例出现低尿钙）。从生化角度来看，FHH 与 PHPT 非常相似，可通过较低的尿钙排泄率（FeCa）和无临床并发症与 PHPT 相鉴别。

在门诊患者中，PHPT 占检测出的高钙血症的大多数（＞90%）[7,21,23]。PHPT 的特征通常是 PTH 分泌增加，导致高钙血症。甲状旁腺腺瘤可能是单发（80%~85%）或多发的，这时存在甲状腺旁腺激素不适当的自主分泌[7]。甲状旁腺腺瘤是最常见的散发性腺瘤，也可能是内分泌腺瘤综合征的一部分，特别是在多发性腺瘤或年轻患者中时，如多发内分泌腺瘤病（MEN）1 型（MEN1），MEN2A（MEN2），还有 MEN4。遗传性 PHPT 总的发生率为 5%~10%，包括综合征（即与其他腺体和系统相关）和非综合征类型，在年轻患者或非典型特征患者（如年龄小于 45 岁、多腺体受累、甲状旁腺癌）中发病率较高。也可发生无明显生理刺激的甲状旁腺增生，通常累及所有四个腺体（约占 PHPT 的 15%）。甲状旁腺癌很少见（< 1% 的 PHPT 病例）。继发性甲状旁腺功能亢进症（SHPT）是对许多引起低钙血症疾病的适当的生理性适应，包括维生素 D 缺乏、慢性肾脏病（CKD）和胃肠道对钙的吸收不良[7,9]。然而，如果低钙刺激持续存在，甲状旁腺分泌会变成自主性，当出现高钙血症时，即出现三发性甲状旁腺功能亢进症（THPT）。持续严重的维生素 D 缺乏可以出现在 THPT 之前。锂疗法产生的生物化学变化与 FHH 相似，细胞内刺激 PTH 持续产生和分泌的钙浓度阈值升高，继而出现低尿钙。

恶性肿瘤导致的高钙血症（HCM）是住院患者高钙血症危象的最常见原因（> 50%），并使 5%~30% 的恶性肿瘤患者病情复杂化[2,4]。继发于恶性肿瘤的高钙血症通常出现在临床症状明显的肿瘤晚期疾病的背景下，预示着不良的预后，生存期通常在数月左右。发病机制有体液介导的骨吸收（> 80%）；或者直接骨破坏，无论是在骨髓瘤或溶解性转移疾病（约 20%）。在某些淋巴瘤中，由于 1α - 羟化酶活性增加而导致骨化三醇生成增加，异位 PTH 分泌是罕见的，不到 HCM 的 1%[4]。恶性肿瘤体液性高钙血症（HHM）大多数（> 80%）是由甲状旁腺激素相关肽（PTHrP）诱发的，PTHrP 是一种与 PTH 具有显著氨基末端同源性的肽。通过与 1 型 PTH 受体结合诱导骨吸收，也可诱导高磷酸盐尿 / 低磷血症。许多实体瘤与高钙血症有关，包括肺、头颈部、食管的鳞状细胞癌、肾细胞癌和乳腺癌。即使存在溶解性转移性骨病，PTHrP 刺激的体液介导的骨吸收仍是导致这些恶性肿瘤高钙血症的主要原因[24]。高钙血症的症状和体征在 HHM 患者中更为明显，因为血清钙含量迅速增加，并且通常高于 PHPT 患者的血钙浓度。血液系统恶性肿瘤如多发性骨髓瘤可通过局部产生的溶骨肽（包括 PTHrP）与高钙血症相联系。淋巴增生组织（包括淋巴瘤）中 1α - 羟化酶的表达增加偶尔会导致临床上显著的高钙血症，这是由于 1,25- 双羟维生素 D[25] 的合成显著增加。5%~15% 有高钙血症和恶性肿瘤患者同时存在 PHPT。

许多药物可以引起高钙血症。噻嗪类利尿剂减少尿钙排泄，增加肾脏钙的重吸收，因此，轻度高钙血症是常见的，这种情况可以揭露显示 PHPT。前面讨论了锂对血钙的影响。如果钙调节的正常生理机制是完整的，补充钙（± 维生素 D）很少引起高钙血症。在乳碱综合征中，大量摄入牛奶或碳酸钙（用于治疗消化不良或现在更常用于治疗骨质疏松症）可能导致高钙血症，这是由大量摄入钙和代谢性碱中毒引起的，而代谢性碱中毒增加了远端肾小管对钙的重吸收。这通常发生在肾功能损害和 GFR 降低的情况下，导致钙排泄减少，从而增加血清校正钙浓度。维生素 D 中毒引起的高钙血症是公认的，但很少见[8,19]，但维生素 D 类似物（阿法骨化醇、骨化三醇）治疗，尤其是在 CKD 和骨质疏松症中，越来越被认为是引起高钙血症的原因[26]。在接受大剂量维生素 D 前体（麦角醇或胆钙化醇）治疗的个体中，高钙血症尤其令人担忧，这种维生素 D 可在脂肪库中大量累积，一旦释放，可导致长期高钙血症。长时间制动（包括急性期后护理）后由于骨吸收明显增加可导致高钙血症。具有潜在高骨转换状态的患者具有特殊风险（例如：活动性 Paget 骨病）。肉芽肿相关的巨噬细胞局部表达1α羟化酶，随后活性1,25-（OH）$_2$D（骨化三醇）的转化增加而引起高钙血症，高钙血症也会让10%以上的结节病病例复杂化[26]。许多内分泌疾病与高钙血症有关。甲亢患者的高钙血症被认为是继发于骨吸收增加[27-28]。艾迪生病患者的容量减少会促进高钙血症的发生。嗜铬细胞瘤分泌 PTHrP 偶尔会导致临床意义上的高钙血症。分泌血管活性肠肽（VIP）的肿瘤较罕见，可能通过 VIP 刺激 PTH 受体，从而导致高钙血症。

诊断注意事项

通过测量游离（离子）钙（一种受严格调控的生物活性物质），可以更准确地明确体内钙的状态。血清总钙比较复杂，因为它包括与蛋白质、无机离子和有机离子的结合。只要正确的获取、处理和分析样本，游离钙浓度的解释就不那么复杂了。

严重的高钙血症定义为血总钙浓度 > 14 mg/dL（3.5 mmol/L）[29]。约40%的血清钙是与蛋白质结合的，大多数与白蛋白结合，而50%是离子的和具有活性的。因此，在评估高钙血症时应考虑白蛋白浓度，大多数实验室都提供了一个根据有效白蛋白调整的钙水平（ACa）。然而，在白蛋白水平急性波动状态下，如脓毒症、感染和许多紧急情况下，测量离子钙对于血钙状态的评估更为可靠（尽管碱中毒时钙与白蛋白结合增加因而离子钙水平降低）。在住院患者中，总游离（离子）钙测定可能比总钙测定更有用。据报道，成人体内游离钙的参考区间为4.6~5.3 mg/dL（1.15~1.33 mmol/L）。当测量游离钙时，高钙血症定义为 > 5.4 mg/dL（1.34 mmol/L）。

无论是临床诊断还是化验检测出的重度高钙血症均应立即治疗。评估高钙血症的第一步是在开始任何治疗前抽血测定甲状旁腺激素，以确定高钙血症是否依赖甲状旁腺激素[30]。

甲状旁腺激素在血清中可能不稳定，因此血样应放置于适当的防腐剂中，并及时送到实验室。目前临床中常规检测全段 PTH（1-84），这样可以消除不具有生物活性的 C 末端碎片的检测误差问题（尤其是在肾功能受损的患者中）。目前已经明确"完整"PTH 检测也测量了一些 PTH 片段[尤其是 PTH（7-84）]。这些片段在生物学上不活跃，但体内含量随着肾功能受损而累积，PTH（7-84）片段的百分比随着肾功能的下降而成比例增加。新的"全段"甲状旁腺素（PTH）检测方法已被发明，不会与 PTH（7-84）片段发生交叉反应。但事实上，与测定"完整"PTH 相比，这些方法在评估钙异常时没有显示出任何重要的临床实用性。我们应当记住，PHPT 是一种常见的疾病，因此有可能成为癌症患者高钙血症的原因之一（5%~15% 的 HCM 患者）[24,29]。

其他检查包括测定肌酐和 GFR 估值（eGFR）。肾功能可能因脱水而异常或提示三发性甲状旁腺功能亢进症。碱性磷酸酶升高与成骨细胞骨转移有关，但也与维生素 D 缺乏和急性骨折有关。全血细胞计数可能提示血液系统疾病，比如淋巴瘤，血清电泳可以诊断多发性骨髓瘤。结节病的血清1,25-（OH）$_2$D（骨化三醇）和血管紧张素转换酶（ACE）水平是升高的。如果患者正在服用维生素 D 的类似物、已确诊或怀疑淋巴组织增生性疾病，需要检测骨化三醇的水平。如果有相应的临床表现，应检查甲状腺疾病和急性肾上腺功能不全（表24.2）。FeCa（钙排泄分数）用于区分 PHPT 和 FHH，但 FHH 的确诊需要基因检测[11]。遗传性 PHPT 的二代基因测序现在更便宜，也更广泛应用。PTHrP 是可以测量的，但是如果恶性肿瘤相关的高钙血症已经很明显的话，测定 PTHrP 对治疗几乎没有什么帮助。其他检查应根据临床情况而定，包括心电图（ECG）和影像学检查（表 24.2）。

临床症状和体征

大多数轻度高钙血症患者无症状，是在临床血液检测中偶然发现的（包括 80% 的 PHPT 患者）。然而，严重的高钙血症通常是有症状的，症状可以从不适到严重脱水和昏迷等（表 24.3）。在临床中，大多数严重、急性高钙血症的病例都是由于癌症引起的。尽管过量摄入含钙产品会引起类似的生化现象，表现为甲状腺素激素抑制和碱中毒。

吸烟史、持续咳嗽、咯血和体重减轻

表 24.2　高钙血症检查[22]

常规检查	特殊检查
·校正钙（ACa）或游离（离子）钙；磷 – 低磷提示 PHPT 或 PTHrP 相关	·血液涂片 / 标志物 – 淋巴瘤
·尿素（BUN）/ 肌酐 – 因脱水或急性肾损伤（AKI）而升高或提示 THPT；eGFR < 60 ml/min–PHPT*	·血清和尿液电泳 – 多发性骨髓瘤
·碱性磷酸酶（ALP）– 随着骨转移或骨软化（可与 PHPT 或 THPT 共存）而升高	·胸片 / 胸部 CT 扫描 – 肺癌或肉芽肿性疾病
	·骨扫描 /MRI– 骨转移
	·DEXA 扫描（骨密度检查）– 低 –PHPT*
·PTH	·椎体骨折通过 CT、MRI 扫描或椎体骨折分析（VFA）–PHPT*
·维生素 D 水平 – 中毒或在其他状态下升高（说明是否需要测定骨化二醇或骨化三醇水平）	·影像学 / 内镜 / 活检 / 骨化三醇 / 血管紧张素转换酶 – 肉芽肿性疾病
	·PTHrP– 恶性肿瘤
·尿钙排泄（24 h）– 高尿钙 [>400 mg/dL（10 mmol/L）]–PHPT*；或低尿钙（如 FHH）	·肾脏超声或 CT– 肾结石 / 肾钙质沉着症 –PHPT*；肾癌
·点尿钙和肌酐计算尿钙 / 肌酐清除率 –FHH（< 0.01 者占 80%；0.01~0.02 "灰色区域"；多数 PHPT>0.015）	·甲状旁腺超声 / 甲状旁腺 MIBI 显像 –PHPT 或 THPT
	·甲状腺功能检测 – 甲状腺毒症
	·皮质醇水平 / 简化 ACTH 刺激试验 – 急性肾上腺功能不全
	·基因检测 – 遗传性综合征或非综合征（如 FHH，MEN）
	·手部 X 线片 – 维生素 A 中毒所致手骨膜钙化
	·维生素 A/ 茶碱水平 – 中毒

*PHPT 的手术适应证包括年龄 > 50 岁；ACa 超过正常上限 1 mg/dL 以上（0.25 mmol/L）；eGFR < 60 mL/min; DEXA 诊断骨质疏松或脆性骨折; 肾钙质沉着症或肾结石; 24h 尿钙 > 400 mg/d（10 mmol/d）; PHPT= 原发性甲状旁腺功能亢进；THPT= 三发性甲状旁腺功能亢进；PTH= 甲状旁腺激素；PTHrP= 甲状旁腺激素相关肽；ACE= 血管紧张素转换酶；MEN= 多发内分泌腺瘤病；FHH= 家族性低尿钙性高钙血症；ACTH= 促肾上腺皮质激素；BUN= 尿素氮

表 24.3　高钙血症患者的评估

高钙血症的临床表现	潜在病因的临床表现
·不适、疲劳、嗜睡	·淋巴结病 – 癌症、淋巴瘤或结核病
·厌食、恶心、呕吐、体重减轻	·杵状指，胸闷，咯血 – 肺癌
·精神状态变化：抑郁、意识模糊、昏迷	·腹部肿物，内脏肿大 – 实体器官恶性肿瘤或淋巴瘤
·骨痛	·颈部肿物 – 癌（包括甲状腺）或甲状腺肿
·多饮多尿	·心动过速，甲状腺肿，多汗 – 甲状腺毒症
·腹痛提示胰腺炎、消化性溃疡、反流性疾病、肾结石	·色素沉着和低血压 – 艾迪生病
·大便嵌塞（便秘）引起肠扩张	·终末期 CKD/ 透析 –THPT
·PHPT 或恶性肿瘤所致的骨质疏松性骨折	·综合征特征 –MEN1；MEN2A（MEN2）；MEN4；甲状旁腺功能亢进症 – 颌骨肿瘤综合征
·转移性钙化	
·心电图改变：短 QT 间期	

PHPT= 原发性甲状旁腺功能亢进；THPT= 三发性甲状旁腺功能亢进；MEN= 多发内分泌腺瘤病；CKD= 慢性肾脏病

提示肺癌是最可能的潜在诊断。背痛可能是由于骨转移、多发性骨髓瘤、骨质疏松性骨折、维生素 D 缺乏或罕见的佩吉特病引起的，但也可能与钙无关（例如，退行性疾病所致的背痛）。夜间盗汗和淋巴结肿大可能提示淋巴瘤或结核病。如果患者已确诊癌症，那么高钙血症很可能与恶性肿瘤有关，但应排除其他原因，尤其是 PHPT。长期和相对无症状的高钙血症通常是由于 PHPT，但需要进一步明确诊断。家族史可能提示遗传性疾病（占 PHPT 的 5%~10%），如 FHH、MEN 综合征或家族性甲状旁腺功能亢进 – 颌骨肿瘤综合征。噻嗪类利尿剂、锂、钙（包括抗酸剂）、维生素 D 补充和大剂量维生素 A 补充可能会促进高钙血症，通常停药后高钙血症是可逆的。

对高钙血症患者的检查应探索高钙血症本身的影响以及寻找潜在的原因。严重高钙血症通常影响多器官和系统（表 24.3）。慢性高钙血症患者可能表现为肾功能衰竭、肾结石或骨质疏松性骨折。腹部检查可触及肿物（包括乳房检查）、淋巴结肿大或内脏肿大，这提示可能是恶性肿瘤。杵状指、咳嗽、咯血和胸腔积液提示肺癌。背痛、下肢无力和脊柱压痛提示脊柱疾病（包括脊髓压迫的可能性，这是一种肿瘤急症），可能是肿瘤从其他部位转移而来。如果存在甲状腺毒症或肾上腺功能不全的特征，这可能是导致高钙血症的病因。肉芽肿性疾病通常在胸部或肠道产生症状，但其他器官系统也可能受到影响。

高钙血症的症状和体征主要与高钙血症的快速发生或慢性、伴随校正钙增加的容量的丢失以及发生的神经肌肉功能障碍有关。除了潜在的特定临床表现（即转移性肿瘤中的骨痛），无论病因如何，高钙血症的症状都是相同的，并且与血钙水平密切相关。如果 ACa < 12 mg/dL（3.0 mmol/L），则不太可能出现明显症状，尽管对轻度高钙血症患者进行全面问诊时，通常会诱导

出腹部或神经精神症状，但患者最初没有主诉上述症状。尽管高钙血症的鉴别诊断广泛，但当 ACa 升高到有明显临床症状时，几乎总是提示是 PHPT 或恶性肿瘤。高钙血症的急性发作和血钙的快速升高支持肿瘤性疾病的诊断，尽管继发于腹泻、呕吐、手术的急性容量减少或者长期制动可能会加重业已存在的高钙血症。

由于高钙血症引起的肾性尿崩，最初的症状与多尿和由此产生的适应性渴感增加有关。血钙升高对中枢神经有抑制作用进而引起神经功能障碍，表现为意识模糊、嗜睡、躁动、昏睡或昏迷，偶尔可见肌病。在慢性疾病中，钙介导的血管收缩可导致高血压，但不太可能发生在急性容量减少的情况下。心动过缓或心脏传导阻滞常见于严重的高钙血症，与细胞外钙增加对心脏动作电位的不利影响有关。胃肠道症状部分是由于平滑肌收缩减少引起，包括便秘、恶心、食欲缺乏、呕吐和腹痛，这些症状通常很严重。肾结石和胰腺炎亦可发生。术语"高钙危象"经常被用来描述病情严重的高钙血症患者，其严重血容量不足、感觉中枢异常，表现为昏迷、心功能不全和与急腹症相似的腹痛[2]。

当与恶性肿瘤相关时，有时很难在临床上做出高钙血症危象的诊断。这是因为患者由于潜在的恶性肿瘤、合并用药、化疗或放疗并发症以及合并疾病而导致虚弱、厌食、恶心、便秘或昏沉。这种情况下临床上提高警惕至关重要，可以减少不必要的发病率和病死率。

严重高钙血症的处理

紧急干预

一旦发现严重的高钙血症，应在适宜的紧急情况下对患者进行管理，如急诊科、重症康复病房或重症监护病房。应使用"ABCDE"对患者进行及时评估和管理 [即气道、呼吸、循环、意识、暴露（查体和评估）]。

高钙血症的紧急治疗将取决于许多因素，包括症状的严重程度、可能影响治疗选择的合并疾病以及患者的预后。在恶性肿瘤相关的严重高钙血症中，最好采取强调舒适、护理和症状控制的姑息疗法。

一般支持性治疗

急性治疗高钙血症的基石是液体复苏以恢复血容量[3]。如上所述，高钙血症可诱导利尿，随后的体液浓缩（即可发生至少 4 L 体液丢失），GFR 下降和尿钙清除减少。补液量应取决于评估机体容量消耗，但在大多数高钙危象的情况下，第 1 个小时应静脉给予 500~1000 mL 的生理盐水，前 24 h 给予 3~6 L（即 125~250 mL/h）（图 24.2）。该方案应持续 1~3 d，并仔细监测心脏状态和全身水化作用。虽然过去主张使用袢利尿剂（如呋塞米）在急性治疗中进一步诱导肾钙排泄，但最近的治疗策略警告说，如果使用这些药物会加重液体容量减少的风险，并通过降低血镁和血钾水平加重心律失常风险[31]。然而，袢利尿剂确实在那些快速液体复苏可能引起心脏超负荷的患者中发挥作用。在这种情况下，一旦恢复正常容量，应将积极补液（即 24 h 3 L 生理盐水）与静脉应用呋塞米治疗（每 2~4 h，20~40 mg）平衡，以保持液体平衡。在大多数情况下，这可以通过在 24 h 内利尿 2.5 L（即尿输出 100 mL/h），并允许 500 mL 不显性失水来实现。使用呋塞米时，应谨慎监测血钾和血镁含量，如有必要应适时更换呋塞米。对于难以通过外部临床

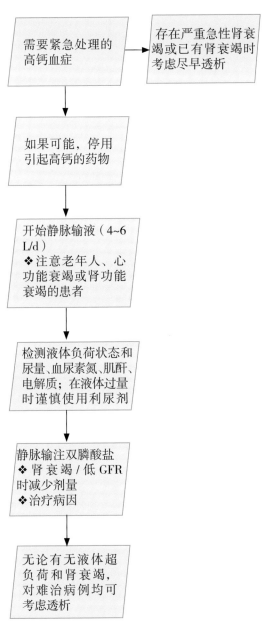

图 24.2 急性高钙血症的治疗流程 [3]

表现来评估液体状况的患者或难以耐受积极补液的患者，应考虑使用中心静脉置管测量中央静脉压（CVP）。如果立即实施，整体液体复苏可降低 ACa 水平至少 2 mg/dL（0.5 mmol/L）。

任何可能引起高钙血症的药物都应尽快停用。制动可促进破骨细胞骨吸收，因此应尽可能鼓励早期活动。维生素 D、维生素 D 代谢物、维生素 D 类似物依赖性高钙血症患者需要限制膳食钙摄入 [26]。

对于严重高钙血症的治疗应尽快查明原因，并尽早起始多方位综合治疗。应考虑快速起效（小时）方法，包括补液、强迫利尿、短期应用降钙素和长期最有效的骨吸收抑制剂（即双膦酸盐、地舒单抗）（除非因紧急甲状旁腺手术后骨饥饿综合征所致的低钙血症风险增加）。如果诊断为原发性甲状旁腺功能亢进，则应择期手术切除甲状旁腺腺瘤，理想情况是在患者病情稳定时进行，但偶尔也需要进行紧急手术（图 24.3）。

钙－特异性治疗

双膦酸盐

无论病因如何，严重高钙血症主要是由于骨钙的动员增加。双膦酸盐通过抑制破骨细胞活性直接解决了这一问题 [4,32]。目前有几种静脉注射双膦酸盐制剂，按效力排序，分别为含氮的唑来膦酸盐、帕米膦酸盐、伊班膦酸盐，以及不含氮基的氯膦酸盐。唑来膦酸钠和帕米膦酸钠是最有效的（唑来磷酸钠的药效是帕米磷酸钠的 1000 倍）。随机对照试验（RCT）的分析表明，在治疗恶性肿瘤导致的高钙血症方面，唑来膦酸钠的效果优于帕米膦酸钠（唑来膦酸钠与帕米膦酸钠分别使校正钙水平下降 90% 和 70%）[33]。对于严重的高钙血症，应在补液（12 h）后尽快静脉应用双膦酸盐（表 24.4），因为双膦酸盐的作用延迟，需 2~4 d 效果达到高峰。帕米膦酸钠的剂量取决于高钙血症的水平[即：钙＜12 mg/dL（＜3 mmol/L）或明显的肾功能损害（见下文），30 mg 超过 2 h；钙 12~14 mg/dL，60 mg 超过 4h；钙＞14 mg/dL（＞3.5 mmol/L），90 mg 超过 6 h]。肾功能损害时应谨慎使用，当肾小球滤过率小于

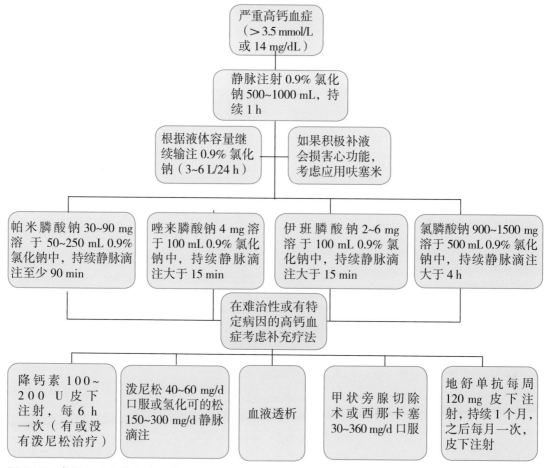

图 24.3 高钙血症的紧急处理流程

30 mL/（min·1.73 m²），帕米膦酸钠和唑来膦酸钠均相对禁忌使用。然而，临床医生应该评估治疗严重高钙血症的益处，而且也需要考虑到肾功能损害可能是高钙血症及脱水的结果。在这种情况下，随着高钙血症的减轻，肾损伤可能得到改善。注射双膦酸盐后，60%~90% 的患者血钙水平会显著下降，并且高钙血症复发后（尤其在恶性肿瘤的高钙血症中），应考虑继续应用双膦酸盐。由于这些药物持续时间较长，通常在一段时间内（至少 7~14 d）不需要第二次使用，应根据所使用药物的处方信息来决定第二次使用时间。双膦酸盐可能在肿瘤疾病方面有额外益处，如骨转移时的镇痛作用，

降低病理性骨折的概率，以及抗肿瘤作用。

原发性甲状旁腺功能亢进的治疗一般不需要双膦酸盐，因为单独补液治疗对这类患者就有效果。如果即将行甲状旁腺切除术，应避免使用双膦酸盐，因为可能会导致术后严重的低钙血症。在这种情况下，拟钙剂可能是更好的选择，如西那卡塞，它可激活钙敏感受体，减少甲状旁腺激素分泌，进而降低血钙水平[21]。

降钙素

降钙素通过抑制破骨细胞活动，从而抑制骨钙动员[34]，可皮下注射或肌内注射降钙素（100~200 U，每 6 h 一次），或者在紧急情况下也可静脉滴注（10 U/kg，

表 24.4　严重高钙血症的药物治疗

药 物	剂 量	输液速度	注 释
双膦酸盐			
帕米膦酸钠	30~90 mg	50~250 mL 0.9% 氯化钠静滴 2 h（或较慢的超过 6 h）	急性期反应，肾毒性，颌骨坏死降钙效果可持续 3~4 周
唑来膦酸钠	4 mg	50~100 mL 0.9% 氯化钠静滴 15 min	急性期反应，肾毒性，颌骨坏死，低钙反应（检查维生素 D 水平），房颤降钙效果可持续 3~4 周
伊班膦酸钠	2~6 mg	100 mL 0.9% 氯化钠静滴 15 min	急性期反应，颌骨坏死，恶心、呕吐降钙效果持续 2~4 周
氯膦酸盐	900~1500 mg	500 mL 0.9% 氯化钠静滴 4 h	急性期反应，恶心，腹泻，皮肤反应，支气管痉挛，颌骨坏死。降钙效果可持续 2 周
其他选择			
降钙素	100~200 U q6 h（或 4~8 U/kg q12 h）（皮试剂量：10~50 U）10 U/kg	肌内注射 / 皮下注射500 mL 0.9% 氯化钠静滴 6 h	过敏反应（需皮试）面部潮红，恶心、呕吐
糖皮质激素强的松（泼尼松）氢化可的松	40~60 mg，每日一次150~300 mg/d（给药剂量 50~100 mg，q8 h）	口服静脉注射	高血糖，中性粒细胞增多症，免疫抑制，肾上腺皮质功能抑制，精神错乱
拟钙剂西那卡塞	30~360 mg/d（30 mg/d 至 90 mg q6 h）	口服	恶心、呕吐、腹泻，低钙血症，低血压，肌痛，感觉减退，头痛
地舒单抗	120 mg，每周 1 次，持续 1 个月，后 120 mg 每月 1 次	皮下注射	关节痛，低钙血症（10%，检查维生素 D 水平），颌骨坏死

持续超过 6 h）。因为降钙素可导致超敏反应，所以在治疗前需要皮试（10~50 U）。面部潮红、恶心、呕吐是较轻的副作用。降钙素给药后可能会出现快速耐受性（3 d 内），联合使用糖皮质激素后可能会减少其快速耐受性（可延长其活性至少到 5 d）。

降钙素可使校正钙水平迅速下降（2~6 h 起效）。因此在等待双膦酸盐起效的同时早期使用降钙素，可以使血钙下降速度更快。当降钙素用于治疗难治性高钙血症时，其降低校正钙水平的绝对作用很小 [通常为 2 mg/dL（0.5 mmol/L）][29]。

糖皮质激素

糖皮质激素治疗适用于外源性（即维生素 D 或维生素 D 类似物中毒）或内源性（即肉芽肿或淋巴细胞增生性疾病）1,25-（OH）$_2$D 水平增加引起的高钙血症。因为糖皮质激素可使体内维生素 D 代谢增加，可减少 25- 羟维生素 D 向 1,25- 双羟维生素 D 的转换 [8,26]。泼尼松的剂量为 40~60 mg，每天 1 次，如果需要静脉给药，可使用氢化可的松，其剂量为 100~300 mg/d（即每 8 h 50~100 mg）。糖皮质激素通常在 2~4 d 内有效，可减低校正钙水平 > 3 mg/dL（0.75 mmol/L）。至少使用 3~7 d 糖皮质激素，但可视具体情况而定。糖皮质激素也在涉及细胞因子释放的恶性肿瘤引起的高钙血症（HCM）中有效（例如某些骨髓瘤），所以对于淋巴细胞增生性疾病与骨髓瘤，应与血液科专家共同制定一个整体管理计划。糖皮质激素也可用于治疗 HCM 之外的其他肿瘤问题（如脊髓压迫、脑转移）。羟氯喹对结节病相关的高钙血症也有治疗效果。

血液透析

低钙或者无钙的血液透析治疗高钙血症是有效的，并且在任何已经接受过血液透析或新发少尿性肾衰竭的患者都应该考虑血液透析（图 24.3、图 24.4）[3]。对于难治性高钙血症，即使没有潜在的肾功能损害，血液透析也可作为一种额外的治疗方法。在严重高钙血症，血液透析可快速有效地降低校正钙水平 [即在 2~4 h 内降低 3~5 mg/dL（0.75~1.25 mmol/L）]。

其 他

干扰破骨细胞作用从而影响骨吸收的药物包括硝酸镓和光辉霉素，但这类药物有很明显的副作用，很少使用。在降低校正钙水平方面，硝酸镓降低 ACa 水平的效

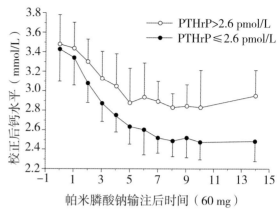

图 24.4　甲状旁腺激素相关蛋白对双膦酸盐效果的影响。循环甲状旁腺激素相关蛋白（PTHrP）高于 2.6 pmol/L 时（Nichols 公司测定），校正钙水平（ACa）正常化的患者百分比显著降低，并缩短了对输注 60 mg 帕米膦酸钠（APD）的起效时间

果几乎与帕米膦酸钠相当，但由于其注射时间较长应用受限，通常需要连续 5 d 在 24 h 内给予 200 mg/m^2[35]。快速输注硝酸镓时可引起肾损害，通常在 4 d 内引起，持续时间约 2 周，但其引起肾损害副作用可随着输注时间的延长而得到改善 [36]。光辉霉素是一种具有显著肝毒性及肾毒性的杀灭肿瘤细胞的抗生素，它目前仅用于研究，但具有显著的降钙效果。

输注磷酸盐可在几分钟内显著降低血钙水平，但可导致磷酸钙在组织内沉积，这使其不适用于大多数的高钙血症的治疗。注射磷酸盐的适应证为危及生命的恶性心律失常及不能立即透析的严重脑病。

病因治疗

严重高钙血症患者在紧急处理后 [多数患者 24~48 h 内校正钙水平可降低 3~9 mg/dL（0.7~2.2 mmol/L）]，应该确定其根本病因，根据其病因的诊断确定进一步的治疗方案。

甲状旁腺疾病

所有患有甲状旁腺疾病（如甲状旁腺腺瘤或甲状旁腺癌）的患者，如果出现高钙血症危象，都应该尽早择期行甲状旁腺切除术，除非有充分的理由选择保守治疗（即合并并发症、预后不良、不可定位的疾病或患者强烈的意愿选择非手术治疗）。所有因甲状旁腺功能亢进出现高血压危象[37]的患者，或者因甲状旁腺功能亢进症导致严重高钙血症且无法接受药物治疗的患者，均要考虑紧急甲状旁腺切除术。然而，甲状旁腺切除术的急诊手术与择期手术的初期治疗高钙血症成功率只有微小的差异，长期治疗效果相似，因此，在患者病情稳定的情况下择期手术是首选[38]。

另外可选择的是，盐酸西那卡塞片，一种激活钙受体从而减少甲状旁腺激素分泌的拟钙剂，目前用于治疗原发性甲状旁腺功能亢进（包括甲状旁腺癌，以及不适合手术的 PHPT），继发性甲状旁腺功能亢进和三发性甲状旁腺功能亢进[7,23]。在大多数原发性甲状旁腺功能亢进患者和大约 2/3 的甲状旁腺癌患者中，西那卡塞显著降低校正钙水平[39-40]。目前还没有西那卡塞治疗高钙危象的随机对照试验，但许多病例研究与病例报道证明了其在治疗难治性甲状旁腺功能亢进的有效性及安全性。西那卡塞的起始口服剂量是 30 mg 每天 1 次或 2 次，逐渐增加剂量，其最大的口服剂量为每 6 h 90 mg（肾透析患者每天剂量为 180 mg）。在开始应用西那卡塞或调整剂量 1 周后均应检测校正钙水平。双膦酸盐可以与西那卡塞同时使用（单用西那卡塞并不能增加骨密度）。如果患者拒绝行甲状旁腺切除术或合并手术禁忌证时，向甲状旁腺瘤内直接注射乙醇也是一种治疗方法。

基础肿瘤疾病的治疗

治疗表达甲状旁腺激素相关蛋白的原发性实体肿瘤可以预防高钙血症的发生。肿瘤分泌 PTHrP 会显著降低双膦酸盐治疗高钙血症的疗效，并导致早期反弹性高钙血症（图 24.4）。偶尔，由于溶骨性骨转移而导致的非体液性高钙血症的患者在放射治疗原发性疾病后高钙血症可能会得到改善。

其他治疗

应用糖皮质激素和免疫抑制剂的标准疗法治疗肉芽肿性疾病可能会降低循环 1,25-（OH）$_2$D（骨化三醇）浓度，从而降低校正钙水平[26]。羟基氯喹在治疗肉芽肿性疾病时也可能降低校正钙水平。

在罕见的情况下，严重的高钙血症也可能是药物引起的，此时必须停用此药物并监测校正钙水平 3~6 个月。停用药物对正在接受锂盐治疗的患者来说尤其困难。然而，新的有效治疗双相情感障碍的精神药物比普通药物在导致高钙血症这方面更加安全。在一般情况下，除非证明在治疗中具有显著的疗效，任何导致高钙血症的药物（如在 HCM 患者中给予噻嗪类药物）都必须停用。

新兴的治疗方法

RANK/RANKL 系统部分介导破骨细胞募集从而增加骨吸收[13]。成骨细胞来源的 RANK 配体激活位于未成熟破骨细胞上的 RANK 受体，促进破骨细胞的成熟和分化。地舒单抗，一种与 RANK 配体结合的单克隆抗体，可阻止 RANK 配体与 RANK 受体结合，已被证明可减少转移性骨病和骨质疏松症的骨吸收，且具有良好的安全性[14]。最近的报道已经证明了地舒单抗对治疗双膦酸盐"耐药"的 HCM 患者具有较好疗效 [15-16]。例如，在一项研究双膦酸盐难治性 HCM 患者（n=33，基线校正钙水平 13.5 mg/dL [3.4 mmol/L]）的研究中，应用地舒单抗（120 mg 每周 1 次皮下注射，持续 4 周，然后 120 mg 每月 1 次）[第 50 天校正后钙水平 约 10.2 mg/dL（2.4 mmol/L）] 后 64% 的患者平均到第 9 天校正钙水平恢复正常 [16]。上述地舒单抗的给药方案已成为临床上的治疗方案（可自行给药）。地舒单抗的起效时间一般是 7~10 d，持续 3~4 月。如果化疗和放疗等辅助治疗对伴难治性高钙血症的甲状旁腺癌治疗效果较差或无效时，地舒单抗可能对其具有一定的治疗效果 [41]。

病例分析

　　一位 76 岁老年患者表现为意识模糊，口渴加剧，腰部和臀部疼痛，下肢无力，数日无排便，入院 48 h 前尿量减少。患者既往患有前列腺癌，已行前列腺切除术。检查结果显示 PSA > 100 ng/mL（正常 < 4 ng/mL）；校正钙水平：3.5 mmol/L（14 mg/dL），甲状旁腺激素受抑制。脊柱和骨盆 X 线片提示广泛骨质破坏（图 24.5 A）。

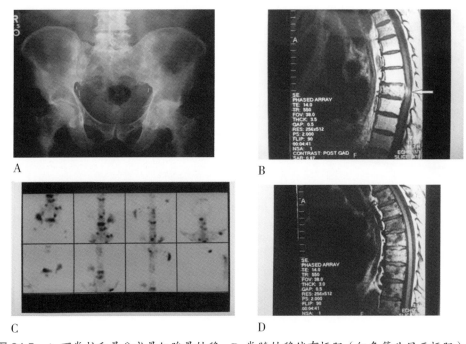

图 24.5　A. 下脊柱和骨盆成骨细胞骨转移。B. 脊髓转移伴有梗阻（红色箭头显示梗阻）C. 骨扫描显示广泛骨转移。D. 广泛的溶骨性骨转移，但无脊髓压迫

哪些肿瘤急症需要排除？

　　该患者因前列腺癌多发转移（图 24.5B，箭头）继发脊髓压迫（图 24.5C）。同时患有恶性高钙血症，有高钙血症和一定的甲状旁腺抑制。治疗上给予补液、导尿、止痛、静脉滴注唑来膦酸钠、大剂量地塞米松、急诊神经外科检查和脊椎放射治疗。泌尿外科进行了前列腺癌的进一步治疗。图 24.5B 显示脊髓转移导致的脊髓受压（红色箭头），图 24.5D 显示肺癌引起的广泛转移性溶骨病变和恶性肿瘤高钙血症，但没有脊髓受压的证据。

妊娠期高钙血症

妊娠期高钙血症是一种罕见的疾病(尽管在妊娠期筛查时可能是仅次于妊娠糖尿病和甲状腺疾病之后第三常见的内分泌疾病)，但其可能与孕产妇的发病(死亡率很低)和(或)胎儿或新生儿发病和死亡率相关[23,42]。在正常妊娠和哺乳期间，钙稳态会发生改变，妊娠期间诊断高钙血症的阈值较低，血清钙 > 9.8 mg/dL (2.4 mmol/L) 提示可能存在高钙血症。妊娠合并原发性甲状旁腺功能亢进(妊娠期高钙血症的主要原因)的患者的血钙水平较低时[例如 > 11 mg/dL (2.75 mmol/L)]，可能也需要行甲状旁腺切除术。可以在妊娠期任一时期选择行甲状旁腺切除术，但首选在孕中期时进行手术，其手术指征为校正钙水平大于 > 11.4 mg/dL (2.85 mmol/L)，这样可减低流产的发生率。妊娠期合并严重高钙血症可能会引起孕吐,PHPT 相关的高血压、先兆子痫，肾结石和胰腺炎。如果原发性甲状旁腺功能亢进发病人群较年轻，需考虑 MEN 等遗传性疾病。妊娠期高钙血症导致的胎儿问题包括宫内生长缺陷、宫内胎儿死亡和流产。新生儿期可能因低钙血症引起抽搐。

与妊娠期间合并其他疾病相同，妊娠期高钙血症需要多学科团队(MDT)管理，重要的是意识到此病中至少有两个生命参与其中;应及时提供上级意见,许多检查(如核素扫描)或药物(如双膦酸盐)是禁忌的，或需相应调整剂量的，或没有妊娠期间临床试验的证据。大多数(> 80%)的妊娠期高钙血症患者没有临床症状。然而，当高钙血症必须治疗时，可给予水化，静脉注射磷酸盐，静脉注射硫酸镁及降钙素在孕妇均有良好的耐受性。虽然西那卡塞没有被批准应用于妊娠期高钙血症，但被证明具有良好的治疗效果(似乎钙敏感受体在胎盘钙转运中不是关键)。静脉注射双膦酸盐不应在妊娠期使用，因为它们可以穿过胎盘并沉积在胎儿骨中。

当在妊娠期需要行甲状旁腺切除术时，应寻求经验丰富的甲状旁腺外科医生("最重要的定位手术")。甲状旁腺定位依赖于超声和其他非核素性的成像技术(尽管在妊娠期使用 MIBI 扫描时有较低的放射性剂量)。术中检测甲状旁腺激素水平是确认异常甲状旁腺切除成功的关键。因为甲状旁腺激素的半衰期很短(≤ 5 min)，术中测定全段甲状旁腺激素可用于评估甲状旁腺切除术的完整性，以便于行微创甲状旁腺切除术，从而改善成本效益和美观效果。应在切除前及切除甲状旁腺组织的后 20 min 再次检测甲状旁腺激素。外科医生不应该在术前(会增加甲状旁腺激素释放)检查及甲状旁腺切除术后(甲状旁腺激素可从受损的甲状旁腺中释放)按摩患者颈部。当甲状旁腺激素较之前下降 50% 以上时可认为切除了全部亢进的甲状旁腺组织。值得注意的是，妊娠合并 PHPT 的患者中，术后 5 年内原发性甲状旁腺功能亢进的风险可能会增加，因此需要定期筛查。

总　结

严重高钙血症是一种内分泌急症，需要紧急处理，以免引起严重的神经、心脏和肾脏并发症。对于任何已知患有甲状旁腺疾病或肿瘤的患者，尤其是出现神经功能障碍的患者,应考虑诊断严重高钙血症。对严重高钙血症管理的基石包括通过适当的检查做出准确诊断、液体复苏、降低血钙药物的应用如双膦酸盐。其他的治疗方法，包括拟钙剂和影响 RANK 系统的药物，可能会在未来得到更广泛的应用，尽管目前还需要进一步的研究来确定它们的作用。

参考文献

请登录 www.wpcxa.com 下载中心查询或下载，或扫码阅读。

第 25 章

磷代谢紊乱相关急症

Anda R. Gonciulea Suzanne M. Jan de Beur

要 点

- 血浆中磷包括有机磷和无机磷，只有无机磷可以测定。

- 磷的调节是一个复杂的过程，涉及肾脏、肠道、骨骼。甲状旁腺素（PTH）、维生素 D 及其代谢物、成纤维细胞生长因子 23（FGF23），均在磷代谢调节中发挥作用。FGF23 是一种调磷因子（调节磷代谢稳态的细胞因子）。

- 急性低磷血症伴磷缺乏是临床诊治过程中的常见问题（在高达 5% 的住院患者中观察到），可导致显著发病率。

- 急性低磷血症分为 3 级：轻度 [2~2.5 mg/dL（0.65~0.81 mmol/L）]、中度 [1~1.9 mg/dL（0.32~0.61 mmol/L）] 和重度 [＜1 mg/dL（0.32 mmol/L）]。低磷血症常发生于以下情况：饥饿/营养不良后再喂养、酒精中毒、糖尿病酮症酸中毒、营养不良/饥饿、术后以及重症监护病房。

- 急性低磷血症的临床表现涉及多

个系统功能障碍，包括中枢神经系统、骨骼肌、平滑肌、心肺系统和造血系统。

- 磷的补充可以通过口服、静脉输注、透析液或者全肠外营养多个途径。磷补充的速度及总量是经验性的，有几种算法可供参考。补磷治疗需根据以下情况调整：症状、磷缺乏的严重程度、预期疾病病程、合并症（如肾功能衰竭、容量超负荷、低/高钙血症、低/高钾血症和酸碱状态）。

- 高磷血症的原因有急性外源性磷负荷增加，细胞内磷重新分布到细胞外，肾脏磷排泄减少和假性高磷血症。

- 严重的高磷血症常见于肿瘤溶解综合征和应用磷酸盐类泻药。

- 急性高磷血症的并发症包括急性肾损伤和严重的低钙血症，伴发抽搐、心律失常、低血压和癫痫发作。

- 严重的急性高磷血症是需要立即治疗的医学急症。

引 言

机体内的血钙水平受到严格调节，其血浆水平在每天及一生中都是恒定的，而血磷不同，其在婴儿期和儿童期更高，并且有明显的昼夜变化[1-2]。成人正常血磷值

范围为 2.5~4.5 mg/dL（0.8~1.4 mmol/L）。低磷血症通常分为急性和慢性。磷丢失所致的急性低磷血症是临床诊治过程中的常见问题，严重者可导致明显的疾病[3-4]。慢性低磷血症通常与遗传性或获得性肾脏磷代谢障碍相关，在儿童表现为佝偻病伴下

肢畸形和生长异常，在成人则表现为骨软化症。急性低磷血症伴严重的磷缺乏是一种常见的代谢急症，将是本章节阐述的重点。慢性低磷血症也是需要治疗的，但由于不是代谢急症，故不在本章节中讨论，关于慢性低磷血症的病理生理及治疗可在其他综述中查阅[5-7]。高磷血症常见于慢性肾脏病、甲状旁腺功能减退症、假性甲状旁腺功能减退症和肿瘤样钙质沉着，这些疾病导致的高磷血症并非代谢急症，因而在本章中不进行讨论。本章重点阐述肿瘤溶解综合征或外源性使用磷酸盐肠道制剂后发生的急性高磷血症。

磷代谢稳态的病理生理

磷在多种生理过程中发挥重要作用，包括核酸合成、细胞膜构成、细胞内信号转导、蛋白合成、通过三磷酸腺苷（ATP）贮存能量、通过 2,3- 二磷酸甘油酸（2,3-DPG）调节血红蛋白携氧、酸排泄和骨骼矿化。人体中约有 85% 的磷分布在骨矿盐中，其余磷则以有机或无机形式分布于细胞内外，只有不到 1% 的磷分布于细胞外。磷的平衡由经口摄入、肠道吸收、骨骼释放和肾脏排泄等因素调节，肾脏排磷主要通过肾近曲小管上皮细胞刷状缘上的钠磷协同转运蛋白 NaPi2a 和 NaPi2c[8-10]。调节磷的重要激素和细胞因子有甲状旁腺素（PTH）和成纤维细胞生长因子 23（FGF23），二者均可促进肾脏排磷。相比之下，PTH 及 FGF23 对 1,25- 双羟维生素 D（1,25D）的作用相反，1,25- 双羟维生素 D 主要促进肠道的磷吸收（图 25.1）。PTH 促进 1,25D 的合成，而 FGF23 则抑制 1,25D 的合成并促进其降解。PTH 和 FGF23 在调节磷稳态的关键作用已明确，但二者之间如何相互作用仍存在争议。饮食中约 80% 的磷在小肠上皮细胞吸收，

在 1,25D 的调控下通过钠依赖性途径（部分通过 NaPi2b）或独立的细胞旁路途径进行。维生素 D 调节肠道磷吸收的机制尚未明确，一些研究表明维生素 D 可激活 NaPi2b 表达增加；另一些研究发现低磷饮食后 NaPi2b 表达增加，而该途径不依赖于维生素 D[9]。此外，磷酸盐稳态的变化可直接影响 1,25D 的合成。低磷时 1,25D 合成和肠道磷吸收增加，而高磷则抑制 1,25D 的产生从而减少肠道磷吸收。维生素 D 对血清磷水平的影响是通过直接作用还是通过 PTH 和 FGF23 的间接调节作用仍在研究中[10-11]。

血清磷水平受 PTH 的钙调节影响。血磷负荷增加可减少骨钙流出、与钙络合而降低血钙水平，这种相对的血钙降低刺激 PTH 的分泌来纠正血清钙水平，同时也增加了肾脏排磷进而降低血磷。高磷血症可直接刺激 PTH 的分泌[12]。相反，血清磷减少增加骨钙流出，降低血清 PTH 以及甲状旁腺 PTH 的分泌[6]。除了 PTH，FGF23 在磷稳态调节中发挥核心作用。FGF23 通过与协同受体 FGF1R/α-Klotho 相互作用，抑制 NaPi2a 和 NaPi2c 转运蛋白的转录、翻译及在肾小管上皮细胞的转位，促进尿磷排泄。FGF23 可以抑制 1-α-羟化酶的活性并激活 24-α-羟化酶，从而降低 1,25 D 水平[13]。磷负荷增加血清 FGF23 的水平，但是这种反应不是立即发生的也并不显著[14]。磷负荷导致血清 PTH 呈剂量依赖性增加，继而 FGF23 水平增加、1,25 D 水平降低。磷负荷以及随后的 PTH 升高是否是影响 FGF23 水平的主要因素尚无定论[15]。此外，FGF23 和 1,25 D 间也存在一条相互作用通路，1,25 D 可促进 FGF23 的分泌[16]。近期的研究发现高钙和缺铁与循环中 FGF23 水平增加相关，表明钙和铁在调节 FGF23 合成中发挥作用[17-18]。关于 PTH 在 FGF23 调控中的作用仍存在争议[19]。

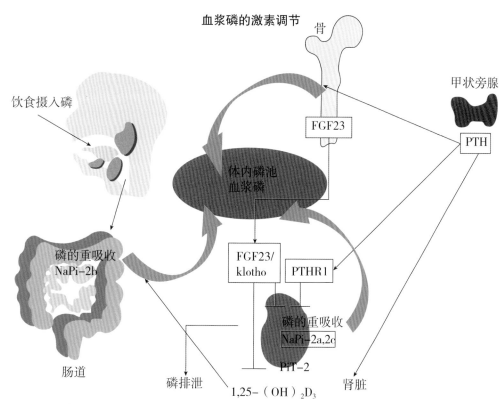

血浆磷的激素调节

图 25.1　无机磷代谢的稳态。PTH- 维生素 D_3-FGF23 轴和饮食磷摄入是调节肾脏和小肠磷吸收的重要因素。FGF23 是一种由骨细胞和成骨细胞分泌的内分泌激素，通过与 FGFR1 受体 - α-Klotho 复合物结合实现靶细胞特异性。FGF23 通过下调 NaPi-2a 和 NaPi-2c 的表达增加肾脏磷排泄，同时降低循环中 1,25 D 的水平。PTH 通过下调 NaPi-2a 和 NaPi-2c 的表达增加肾脏磷排泄，同时 PTH 促进 1,25 D 的合成，相应的 1,25 D 增加可抑制 PTH 的生成。相反，FGF23 可抑制 PTH 和 1,25 D 的产生，而 1,25 D 刺激 FGF23 的合成。蓝线表示磷进入循环

急性低磷血症

急性低磷血症的病因

　　住院成人患者低磷血症的发病率可高达 5%，在酒精中毒、脓毒症和 ICU 患者中低磷的发生率可达 30%~50%[3]。其他常并发急性低磷血症的疾病有：饥饿 / 营养不良后再喂养，神经性厌食、恶性营养不良或消瘦症所致的体重明显下降[4]。术后出现低磷血症的情况有肝脏手术、因严重的原发或继发性甲状旁腺功能亢进症行甲状旁腺切除术后出现的骨饥饿综合征。ICU 中行连续肾脏替代治疗（CRRT）的患者常见低磷血症。

　　磷缺乏主要由以下原因所致：吸收摄入减少，肾脏 / 体外丢失和磷向骨转移（骨饥饿综合征）；磷的跨细胞转移也是低磷血症的主要原因之一（图 25.2）。尽管严重的低磷血症常与磷缺乏相关，然而血磷值有时不能代表机体总磷的水平，不能体现磷缺乏。例如在急诊的血糖控制不佳糖尿病患者，尽管存在肾脏持续丢失磷和磷摄入减少，但是测定的血磷通常是正常甚至升高的[4]，当应用胰岛素治疗后，血磷大量进入细胞内进而出现低磷血症。低磷血症的另一个原因与输注果糖相关，果糖可将磷阻隔于细胞外或细胞内途径而不产生 ATP 和 2,3-DPG。最后，需要警惕可能导致假性低磷

血症的因素，在这种情况下补磷是没有必要的甚至可能有害。甘露醇、骨髓瘤蛋白和高胆红素血症均可干扰血清磷的比色测定。在急性白血病时，血标本中大量的白细胞摄取磷会导致测定磷降低（图 25.2）。

磷的跨细胞转移是一个有趣的现象，在磷缺乏或磷充足状态均有可能发生。当游离的细胞内磷酸盐进入糖酵解或蛋白合成途径时，细胞内游离磷水平下降，细胞外磷则转移到细胞内[20]，例如胰岛素和葡萄糖输注以及呼吸性碱中毒导致的磷减少（图 25.2）。在这些情况下，治疗低磷血症是不必要的，因为机体内 ATP 和 2,3-DPG 的水平是正常的。值得注意的是，在使用含有葡萄糖的液体后，血清磷急剧下降可能提示机体磷缺乏[21]。

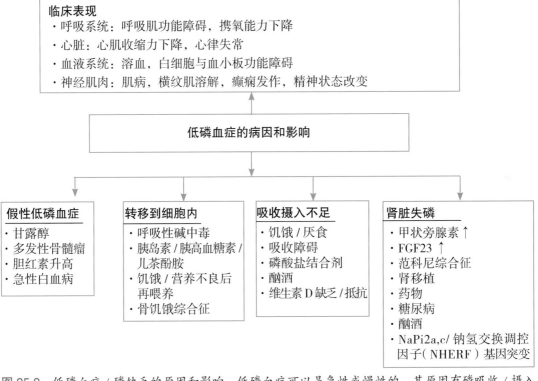

图 25.2　低磷血症 / 磷缺乏的原因和影响。低磷血症可以是急性或慢性的，其原因有磷吸收 / 摄入不足，胃肠道、肾脏或体外失磷，磷重新分布或是由以上原因综合所致。急性白血病时，在体外标本中由于磷被大量白细胞摄取可能导致假性低磷血症；而甘露醇、胆红素和蛋白异常血症均可因干扰磷的测定导致急性低磷血症

临床表现

急性低磷血症伴磷缺乏的临床表现多样，可增加致病率。导致急性低磷血症临床表现的主要机制是缺乏 ATP 和 2,3-DPG，这导致了机体能量储存减少和血红蛋白携氧能力下降[2,10]。严重的低磷血症可导致中枢神经系统症状，包括肢体僵硬、代谢性脑病、谵妄、癫痫和昏迷。在 ICU 病房，低磷血症与机械通气和住院时间延长、左心室每搏功指数和血压下降、室性心动过速和术后并发症发生率增加相关[3-4,22]。纠正严重的低磷血症可改善患者的心肌和呼吸功能[4,20]。低磷血症引起的肌肉功能障碍表现为近端肌群肌病、吞咽困难和肌肉痉挛。低

磷血症同样可影响血液系统的功能，引起溶血、粒细胞吞噬和趋化性降低以及血小板减少。

低磷血症的治疗

在某些情况下，及时补充磷酸盐可预防低磷血症。当营养不良再喂养时，应逐步增加液体、电解质和能量的摄入[4]。密切监测血磷是非常重要的。当实施肠外营养时，每 1 kcal 营养液中加入 11~14 mmol 磷酸钾可以预防症状性低磷血症。在接受 CRRT 的患者中，可以通过向透析液中添加磷酸盐或在血清磷低于正常值时补磷来预防低磷血症[4]。

急性低磷血症相关的磷缺乏可通过口服或静脉补充磷（表 25.1）。如有补磷的临床指征，首选经口服补充，因为这是更安全的方法。静脉补充能更快地纠正低磷血症，但也存在多种不良反应，包括低钙血症、心律失常、异位钙化和急性肾损伤（AKI）。低磷血症的严重程度决定了治疗的紧迫性和方式。在大多数情况下，轻度（血磷 2~2.5 mg/dL，0.65~0.81 mmol/L）和中度（血磷 1~1.9 mg/dL，0.32~0.61 mmol/L）低磷血症可通过增加饮食中磷摄入和口服磷酸盐补充剂来治疗。在重度低磷血症（血

表 25.1　口服及静脉注射磷酸盐制剂指导

制　剂	磷含量（g）	钠含量（mmol）	钾含量（mmol）
口服制剂			
脱脂牛奶（1 L）	1.0	28	38
磷酸钠盐口服液（1 mL）	0.150	4.8	0
K-phos original #1（1 片）	0.114	0	3.70
K-phos original #2（1 片）	0.250	5.80	2.80
K-phos neutral（1 片）	0.250	13.0	1.10
常用静脉制剂			
磷酸钠（1 mL）	0.011	4.0	0
磷酸钾（1 mL）	0.011	0	4.4

静脉替代指南				
	ICU 病房		**普通病房**	
血磷 mg/dL（mmol/L）	总量* （mmol/kg bwt）	时间 （h）	总量* （mmol/kg bwt）	时间 （h）
< 1（< 0.32）	0.6	6	0.64	24~72
1~1.7（0.32~0.55）	0.4	6	0.32	24~72
1.8~2.2（0.58~0.71）	0.2	6	0.16	24~72

并发症可能有腹泻（口服）、血栓性静脉炎（输注磷酸钾）、低钙血症、急性肾损伤、肾钙质沉着症、高钾血症、高钠血症 / 容量超负荷、高磷血症和代谢性酸中毒。静脉补磷时，应密切监测血清钙、磷、钾、镁和肌酐（至少每 6 h 一次），推荐进行遥测。磷的换算系数，mmol/L=mg/dL×0.3229。* 对于超过理想体重（bwt）30% 的患者，应使用调整后的体重

磷 < 1 mg/dL，< 0.32 mmol/L）伴磷缺乏时，静脉补磷通常是必需的，尤其是重症 ICU 患者。静脉补磷同样适用于不能耐受口服磷酸盐的低磷血症患者。

因为磷分布的体积存在高度可变性，所以恢复血磷水平和机体磷储存所需的补磷量是经验性的[23]。对于轻中度低磷血症给予口服补磷时，每天 32~65 mmol 磷，补充 7~10 d 可恢复机体磷储存。然而，对于严重缺磷患者，初始的补磷量每天可高达 97 mmol。牛奶是一个很好的磷补充来源（含磷量为 1 mg/mL），推荐选用脱脂牛奶可避免腹泻。以钠和钾为基础的口服磷酸盐制剂也可用于补磷（表 25.1）。

在严重低磷血症患者（血磷 < 1 mg/dL，< 0.32 mmol/L）进行静脉补磷的首次研究中，剂量为每 12 h 给予 9 mmol 磷（约 0.14 mmol/kg）。48 h 内需额外给予 3 次静脉补充可恢复正常血磷水平[4]。在随后

的研究中，静脉补磷的剂量为 0.32 mmol/kg 每 12 h 一次，如果在初始的 6 h 复查血磷升高不到 0.2 mg/dL（0.065 mmol/L），则剂量增加至 0.48 mmol/kg，每 12 h 一次[4]。10 例患者中有 7 例在 24 h 内血磷升高至 ≥ 2 mg/dL（≥ 0.65 mmol/L），所有患者在 48 h 内血磷均达到 ≥ 2 mg/dL。由于 ICU 的低磷血症患者常出现心肌损害及呼吸功能障碍，因此需要更快纠正低磷血症，这类患者经常使用静脉补充高剂量磷酸盐来纠正低磷。在严重低磷血症中，给予静脉补充 10~20 mmol/h 磷 1~3 h 未见不良反应[4]。在 6~9 h 内静脉给予 42~67 mmol/L 磷也许是更合适的方法（表 25.1）[4]。对于中度低磷血症患者，静脉补磷的剂量较严重低磷时更少。大多数研究中，当血钾大于 4 mmol/L 才使用磷酸钾或磷酸钠输注治疗。最后，在肾功能受损的情况应尽量减少补磷剂量及避免使用磷酸钾，在治疗过程中应密切监测血磷。

表 25.2　低磷血症和高磷血症的治疗要点

・严重程度：轻度（2~2.5 mg/dL，0.65~0.81 mmol/L）或中度低磷血症（1~1.9 mmol/L，0.32~0.61 mmol/L）可通过增加饮食磷摄入和口服磷酸盐补充剂来治疗。重度急性低磷血症（< 1 mg/dL，< 0.32 mmol/L）伴有磷缺乏是代谢急症，常需要静脉补磷，尤其是在 ICU 的患者。

・合并症：如果尚不明确低磷血症对临床症状的影响，患者疾病的严重程度应作为是选择口服补磷还是静脉补磷的决定因素之一。

・低钙血症、高钙血症：补磷治疗可加重低钙血症。在高钙血症患者中，补磷治疗可导致磷酸钙沉淀、肾钙质沉着和急性肾损伤。

・肾功能衰竭：对于肾功能衰竭的患者，磷的补充剂量至少减少 50%。

・磷酸钾或磷酸钠治疗：对于低钾血症患者适合选用含钾的磷酸盐制剂，而对于高钾的患者适用于含钠的磷酸盐。当血容量超负荷时，尽量避免选择含钠磷酸盐。而慢性肾脏病时推荐应用含钠磷酸盐。

・假性低磷血症：鉴别假性低磷血症非常重要，因为假性低磷血症无需治疗，补磷可能导致高磷血症（见图 25.2 低磷血症的原因）。

・肿瘤溶解综合征（TLS）所致的高磷血症：TLS 所致的严重高磷血症是代谢急症，可能导致急性肾损伤。是否应用连续肾脏替代治疗高磷血症取决于高磷血症的严重程度、血清磷升高的速度、肾功能的恶化程度以及尿量情况。

・磷酸盐肠道药物所致的高磷血症：磷酸盐灌肠剂和口服磷酸钠盐引起的重度高磷血症与急性肾损伤、低血压和严重代谢性酸中毒相关，尤其在老年人和肾功能减退患者中风险高。警惕其潜在的毒性是最好的预防措施。

治疗低磷血症的主要注意事项见表 25.2。

急性高磷血症

当磷进入细胞外液超过肾脏磷排泄，就会导致高磷血症，一般有以下四种机制：①急性外源性磷负荷增加；②细胞内磷重新分布到细胞外；③肾脏磷排泄减少；④干扰血磷检测方法引起的假性高磷血症。表 25.3 列举了引起高磷血症的具体病因。

急性高磷血症是一种代谢急症，常由以下两个原因导致：一是肿瘤溶解综合征导致细胞内磷快速进入细胞外液，二是外源性胃肠道应用磷酸盐药物（尤其是含磷灌肠剂）。下文我们将就这两种疾病进行讨论。

肿瘤溶解综合征（TLS）

近期有数篇肿瘤溶解综合征的综述发表 [24-26]。当巨大的、快速生长的恶性肿瘤对化疗高度敏感时，进行化疗过程中可能发生 TLS。TLS 最常见于血液系统恶性肿

表 25.3　高磷血症的原因

发病机制	病 因
肾脏磷排泄减少	肾功能不全 / 衰竭
	甲状旁腺功能减退症
	假性甲状旁腺功能减退症
	肿瘤样钙质沉着
	肢端肥大症
	双膦酸盐
急性磷负荷增加	含磷泻药
	磷酸钠盐灌肠剂
	静脉输注磷酸盐
	肠外营养
磷跨细胞重新分布	肿瘤溶解
	横纹肌溶解症
	酸中毒
	溶血性贫血
	严重高热
	急性重型肝炎（暴发性肝炎）
	系统性感染
假性高磷血症	高球蛋白血症
	高脂血症
	溶血
	高胆红素血症

瘤，如急性淋巴细胞白血病、急性髓系白血病和 Burkitt 淋巴瘤，但其他快速生长、对化疗敏感的恶性肿瘤化疗过程中亦可出现 TLS。除了肿瘤体积和对化疗的敏感程度外，肾功能受损（肌酐 > 1.4 mg/dL， > 123 μmol/L）增加 TLS 的发生风险[15]。

恶性肿瘤短时间内大量破坏导致尿酸和磷释放增多，损伤肾小管。决定治疗高尿酸血症还是高磷血症仍是一个挑战，这需要在化疗后观察是高尿酸血症还是高磷血症占主导地位。TLS 的推荐治疗方法是补充晶体液，只要尿量正常的情况下，每天至少补充 3 L 晶体液。如果以高尿酸血症为主，推荐静脉滴注碳酸氢钠碱化尿液，这会大大增加尿酸在尿中的溶解度。然而，如果高磷血症占优势，因为磷酸钙在酸性尿液中溶解度更大，故而推荐静脉滴注氯化钠注射液。

目前，有几种药物可用于预防和治疗 TLS 相关的高尿酸血症。别嘌醇是常用药物之一，可以口服或静脉给药。别嘌醇可抑制次黄嘌呤转化为黄嘌呤和黄嘌呤转化为尿酸，快速降低尿酸水平，但会增加肾脏排泄尿酸前体次黄嘌呤和黄嘌呤的负荷。考虑到黄嘌呤肾病潜在的肾损伤风险大，故别嘌呤仅推荐用于 TLS 中低风险患者[26]。非布司他是一种选择性黄嘌呤氧化酶抑制剂，可有效降低尿酸，其可通过胆汁清除，因而更适用于合并肾病的肿瘤患者预防和治疗 TLS。拉布立酶（Rasburicase）是一种重组尿酸氧化酶，可催化尿酸的氧化，形成水溶性更强的尿囊素，从而降低尿酸。由于拉布立酶的成本很高，我们不推荐预防性应用拉布立酶，而是在化疗结束后观察尿酸的变化，如果出现明显的高尿酸血症可给予单次剂量静脉滴注。因为拉布立酶可产生过氧化氢，所以患者在治疗前应

检查是否存在葡萄糖 6- 磷酸酶缺乏。由于拉布立酶具有良好的疗效，因此在抗肿瘤治疗前已存在高尿酸血症的患者以及 TLS 高危患者中可考虑使用拉布立酶。

急性高磷血症的并发症包括急性肾损伤和严重的低钙血症，伴发抽搐、心律失常、低血压和癫痫发作。是否治疗高磷血症取决于高磷血症的严重程度、血清磷升高的速度、尿量以及肾功能的恶化程度。由于磷的清除具有时间依赖性，因此最好应用连续肾脏替代治疗而非间歇性血液透析来清除磷。

磷酸盐肠道药物所致的肾病

因结肠镜口服磷酸钠盐（OSP）和应用磷酸盐类泻药均可引起急性磷酸盐肾病。OSP 常导致亚急性肾损伤，患者可无明显的临床症状而常在数月后出现肾功能下降[27]。一项研究表明，因结肠镜准备服用 OSP（11.6 g 磷酸盐）后，有 28% 的患者出现血磷升高 > 8 mg/dL（2.58 mmol/L）[16]。数月后血清肌酐升高时，行肾脏活检可发现肾小管上皮细胞有磷酸钙沉积。已知的肾毒性因素包括肾功能减退、血容量不足、年龄、女性、高血压、糖尿病，血管紧张素转化酶抑制剂或受体拮抗剂、利尿剂和非甾体抗炎药的使用。

与磷酸盐灌肠剂相关的急性磷酸盐肾病通常表现为代谢急症。一项对 11 例使用磷酸钠盐灌肠剂后住院患者的回顾性分析中表明，有 7 例患者在 24 h 内出现磷酸盐肾病的表现[28]。患者的平均年龄为 80 岁，其中 10 例患者因便秘接受 Fleet 公司的灌肠剂。其临床表现有低血压、容量不足、严重高磷血症、严重低钙血症、代谢性酸中毒、高钠血症、低钾血症和高钾血症，平均血磷水平为 18.8 mg/dL（6.06 mmol/L），

平均血钙水平 5.9 mg/dL（1.47 mmol/L）。其中 5 例患者死亡，3 例患者住院时间延长，8 例患者接受了 250 mL 的标准剂量灌肠，含有 10.7 g 元素磷，3 例患者接受了 500 到 798 mL 的灌肠剂剂量。在老年患者中，警惕磷酸盐灌肠剂可能导致代谢急症对于预防高磷有重要意义。老年患者多合并慢性肾脏病，增加了急性磷酸盐肾病的风险。在一项纳入 70 499 例退伍军人的回顾性队列研究中发现，与使用聚乙二醇的退伍军人比较，结肠镜检查前使用磷酸钠盐灌肠剂的退伍军人，其长期肾小球滤过率估值（eGFR）下降的风险是增加的。非缺铁性贫血患者的 eGFR 下降风险更高[29]。表 25.2 列举了高磷血症发病和治疗的要点。

总　结

低磷血症的治疗更多是基于经验性使用口服和静脉磷酸盐补充。对于严重的低磷血症尤其是 ICU 中的患者，推荐应用静脉输注磷。对高危人群的管理可有效预防磷酸肠道制剂带来的高磷血症及其代谢毒性。肿瘤溶解综合征所致的高磷血症需要积极治疗以预防其肾毒性。

致　谢

本章作者谨此感谢前作者 Arnold Felsenfeld 和 Barton Levine 对上一版的贡献，本章的部分内容以此为基础。

参考文献

请登录 www.wpcxa.com 下载中心查询或下载，或扫码阅读。

第 26 章

骨质疏松症相关急症

Dima L.Diab   Nelson B. Watts

要　点

- 骨质疏松症是一种全身性骨骼疾病，其特点为骨强度下降、易发生骨折。
- 骨质疏松性骨折（或称脆性骨折，非暴力骨折）是指无严重外伤的情况下，从直立高度或更低位置跌倒时发生的骨折。
- 实验室检查对诊断继发性骨质疏松症的病因非常重要。
- 骨质疏松症的非药物和药物治疗需要关注几个安全性问题（可能需要紧急处理）。
- 有一些证据表明（提示性证据，并非结论性），过量补钙可能会增加肾结石和心血管疾病的风险。
- 过量补充维生素 D，尤其联合补充钙剂可能导致高钙血症、高尿钙症和肾结石。
- 雷洛昔芬（一种选择性雌激素受体调节剂）会增加静脉血栓栓塞和致死性卒中的风险。
- 双膦酸盐治疗的安全问题包括胃肠道副作用（口服给药）、急性期反应、低血钙、肌肉骨骼疼痛、肾毒性、房颤和眼部不良反应。
- 地舒单抗 [一种靶向细胞核因子 κB 配体（RANKL）的完全人源单克隆抗体] 的安全性问题包括低钙血症、感染、皮肤不良反应、恶性肿瘤及停药后多发椎体骨折风险。
- 双膦酸盐和地舒单抗都可见下颌骨坏死和非典型股骨骨折的报道。
- 特立帕肽 [重组人甲状旁腺激素（1-34）] 的主要副作用为高血钙和高尿钙。
- 骨质疏松性椎体压缩性骨折的初始管理包括镇痛、尽快恢复活动和物理治疗。注意评估神经系统表现。
- 髋部骨折是最严重的骨质疏松性骨折，增加患病率和死亡率。髋部骨折患者的最初治疗包括充分镇痛和请骨科医生会诊。跌倒和发生骨折往往是机体不适的信号，因此从初诊到后续随访，包括从医院到社区医疗全程都需要综合管理。

引　言

骨质疏松症是一种全身性骨骼疾病，以骨强度下降、易发生骨折为特点[1]。骨质疏松症无典型临床症状，直到发生骨折时才会出现相应的临床症状。在美国，骨质疏松性骨折的年发生率高于 200 万例，2020 年估计将超过 300 万例[2]。诊断骨质疏松症的金标准是使用双能 X 线吸收检测法（dual-energy x-ray absorptiometry, DXA）测量腰椎、股骨颈、全髋和（或）桡骨远端 1/3 的骨密度（BMD）。经典的诊断标准是任意一个上述部位的 T 值小于 –2.5。国家骨骼健康联盟（National Bone Health Alliance, NBHA）和美国临床内分泌医师协会（American Association of Clinical Endocrinologists, AACE）建议根据 FRAX 特定阈值确定的骨量减少和骨折风险增加的患者也可以诊断骨质疏松症[3]。发生脆性骨折的患者也可以直接临床诊断骨质疏松症而不依赖于 T 值。目前抗骨质疏松症药物的安全性各不相同[4]。本章将深入回顾抗骨质疏松症药物治疗的安全性问题，重点是紧急情况和处理。本章还将讨论急性脆性骨折的检查和处理。

骨质疏松症治疗药物的安全性问题

钙

保证充足的钙摄入是防治骨质疏松症的重要手段。推荐绝经后妇女每天摄入钙 1200 mg（首选饮食摄入）[5-6]。当仅通过饮食无法摄入充足的钙时可补充钙剂。尽管钙离子浓度的安全范围很大，但过量补钙可能会导致高血钙、高尿钙以及肾结石。一般而言，担心膳食钙过多增加肾结石风险是没有根据的，因为在膳食钙摄入较多的人群中，无论男女，肾结石的发生率都不高[7]。但是，随机对照研究提示补充钙剂增加肾结石风险。妇女健康倡议（WHI）指出，补充钙剂和维生素 D 增加绝经期后妇女肾结石的发生风险（风险比 HR 1.17，95% CI 1.02~1.34）[8]。有肾结石病史的患者在补钙前应充分评估该风险。

补钙对心血管疾病的影响存在争议。上述 WHI 研究并未发现补充钙和维生素 D 对心血管疾病的影响[9]。但有两项针对钙剂伴或不伴维生素 D 的荟萃分析表明，钙剂会增加心肌梗死的风险[10-11]。一些前瞻性研究也表明补充钙剂会增加心血管疾病风险，但膳食钙与心血管疾病之间没有关系[12-13]。另一方面，一项持续 5 年的随机对照研究和 4.5 年的研究后随访数据显示，每日补钙 1200 mg 并未增加老年女性患动脉粥样硬化性血管疾病的风险[14]。甚至有荟萃分析表明联合补充钙及维生素 D 降低老年人全因死亡率（HR 0.91，95% CI 0.84~0.98）[15]。一个近期的系统评价和荟萃分析显示，高限范围内的钙摄入并不增加普通健康成人的心血管疾病风险[16]。国家骨质疏松症基金会和美国心脏病预防学会认为普通健康成年人的钙摄入（包括膳食钙或补充钙剂）与心脑血管疾病风险、死亡率或者全因死亡率均无关[17]。

高钙摄入，特别当补充碳酸钙时，其他可能的副作用包括腹胀和便秘。此外，钙剂补充可能会干扰其他药物吸收（如甲状腺激素）。在这种情况下，这些药物应间隔数小时后服用。

总之，鉴于过量钙摄入可能带来的副作用，每日的钙摄入总量（膳食钙加钙剂）不应超过 1500 mg。现有的研究建议优选膳食钙。

维生素 D

维生素 D 缺乏很常见，补充维生素 D 有助于维持骨量及肌力。维生素 D 水平主要通过检测其循环代谢物 25– 羟维生素 D[25–（OH）D] 的水平，其最低要求为 30 ng/mL（75 nmol/L）[18-19]。许多人每天至少需要补充 2000 U 维生素 D 才能达到这一水平。内分泌学会工作组于 2011 年 7 月发布了维生素 D 缺乏的评估、治疗和预防指南[18]。根据指南，维生素 D 缺乏患者应该每周补充维生素 D_2 50 000 U，共 8 周，然后隔周给予一次 50 000 U 或者每天 1500~2000 U，以达到并维持血液中 25-（OH）D 的水平在 30 ng/mL（75 nmol/L）以上。依据指南并结合临床评估确定患者的维生素 D 需求量。例如，肥胖、吸收不良和正在服用影响维生素 D 代谢药物的患者可能需要补充更高剂量的维生素 D，以维持理想的 25-（OH）D 水平。维生素 D 缺乏患者在起始治疗 3 个月后应复测 25-（OH）D，并根据检查结果调整维生素 D 的补充剂量。

过量补充维生素 D，尤其是联合补充钙剂，可能导致高血钙、高尿钙及肾结石。不建议每年一次大剂量使用维生素 D（300 000~500 000 U），因为这会增加跌倒和骨折风险[20-21]。一些关联性研究发现，长期高水平的 25-（OH）D[超过 50 ng/mL（125 nmol/L）] 与某些癌症风险（如胰腺癌）和全因死亡率的轻度增加有关[22-24]。因此，在得到进一步的证据之前，参考接受充足日晒的健康年轻成年人的水平，25-（OH）D 的合理上限是 50 ng/mL（125 nmol/L）。

雷洛昔芬

雷洛昔芬是一种选择性雌激素受体调节剂，已被证明可以降低椎体骨折风险，但不会降低髋部或非椎体骨折风险[25]。它还可以降低乳腺癌风险。雷洛昔芬的安全性问题包括血栓栓塞和致死性卒中的风险增加[26]。如果可能，建议患者在长途旅行或预期制动前（例如外科手术恢复期）至少提前 2 周停止服用雷洛昔芬。雷洛昔芬对骨骼的保护作用将在停药后的 1~2 年中消失。

双膦酸盐

双膦酸盐进入破骨细胞后抑制骨吸收并加速破骨细胞凋亡。1995 年，阿仑膦酸钠成为首个被美国食品药品监督管理局（FDA）批准用于治疗骨质疏松症的双膦酸盐类药物；利塞膦酸钠在 1998 年获得批准，唑来膦酸在 2001 年获得批准，伊班膦酸钠在 2005 年获得批准。在美国，双膦酸盐类药物的获批是基于一些持续 3~4 年的研究，其中一些研究已经进行了延长试验，提示唑来膦酸、利塞膦酸钠、阿仑膦酸钠的疗效分别可长达 6 年、7 年和 10 年[27-30]。

胃肠道反应是口服双膦酸盐的主要副作用，它们可能会刺激食道，引起反流性食管炎、食管溃疡以及罕见的出血。选择合适的患者并给予正确的服药指导将大大降低上述副作用发生。对于不能保持直立、有活动性上消化道症状或食管排空延迟的患者（如食管狭窄、贲门失弛缓症、严重蠕动障碍的患者），不应口服双膦酸盐类药物。

静脉输注双膦酸盐 24~72 h 内常出现不良反应，主要包括发热、肌痛和关节痛[31-33]。退热药物可以缓解上述症状，而且当再次输注双膦酸盐时上述症状很少复发。

使用双膦酸盐可能出现低钙血症，但通常没有明显的临床表现，除非患者合并甲状旁腺功能减退症、钙或严重维生素 D 缺乏[34]。在双膦酸盐治疗前应该首先纠正矿物质代谢紊乱。

在肾毒性方面，双膦酸盐对于轻中度肾功能不全的患者是安全有效的，而且这些患者不需要调整剂量。对于肾小球滤过率（GFR）< 35 mL/（min·1.73 m³）的患者，应谨慎静脉输注双膦酸盐类药物。目前没有严重肾功能不全和终末期肾病（ESRD）的患者使用双膦酸盐类药物的临床数据[35]。

成人口服或静脉注射双膦酸盐类药物后出现严重的肌肉骨骼疼痛 [骨骼、关节和（或）肌肉痛] 的病例已见报道 [36]。在一项包含 117 例患者的报道中，疼痛并不局限于某个特定部位，并且可能发生在起始双膦酸盐治疗后的任意时间。部分患者停药后疼痛立即缓解，大多数患者只能部分缓解或逐渐缓解。这一不良反应的发生频率和机制尚不清楚。尚无明确证据支持这种不良反应和双膦酸盐用药之间存在因果关系。

一般来说，双膦酸盐与房性心律失常之间没有关系。然而，HORIZON 关键骨折试验出人意料地报道了唑来膦酸的一个严重的副作用，即增加房颤的发生风险（1.3% vs. 0.5%），引起了人们对双膦酸盐引发心脏问题的关注 [37]。HORIZON 复发骨折试验是一个规模更小、时间更短的研究，目的在于评估双膦酸盐引起房颤及严重不良反应的发生风险 [38]，结果显示双膦酸盐并未增加房颤的发生率。同样，当 HORIZON 关键骨折试验延长至 6 年时，房颤的发生率也没有增加 [27]。当 HORIZON 关键骨折试验延长至 9 年时，相对于 6 年组，唑来膦酸治疗 9 年组的心律失常（包括重度和非重度）的发生率轻度增加 [39]。有关这个问题的数据并不一致，但总体证据仍然不支持双膦酸盐类药物与房颤之间存在因果关系。由于缺乏更可靠的数据，当考虑给有严重心脏疾病或有房颤病史的患者静脉输注双膦酸盐类药物时，必须权衡预防骨折的获益与潜在的房颤风险。

大多数双膦酸盐类药物都报道过眼部不良反应（静脉制剂比口服制剂更多），包括疼痛、视物模糊、结膜炎、虹膜炎、葡萄膜炎和巩膜炎，但这些不良反应的发生率很低，约为 1/1000 [40]。有严重眼部炎性疾病病史的患者应谨慎使用双膦酸盐。

地舒单抗

地舒单抗（Denosumab）是一种核因子 κB 受体活化因子配体（RANKL）的抑制剂，是特异性 RANKL 的完全人源单克隆抗体。地舒单抗抑制 RANKL 与其受体 RANK 结合，减少破骨细胞形成、功能和存活，从而降低骨吸收 [41]。它于 2010 年首次获得 FDA 批准，每 6 个月皮下注射一次。在 FREEDOM 延长试验中，接受地舒单抗治疗的绝经后骨质疏松症患者，在长达 8 年的时间里持续获益 [42-43]。一项开放的 II 期临床研究也显示地舒单抗治疗 8 年总体安全且耐受性良好 [44]。

FDA 标注需警惕使用地舒单抗后出现低血钙。有报道称输注地舒单抗后出现严重症状性低钙血症 [45-48]。虽然所有的抗骨吸收药物在给药后都可能引起轻微的、短暂的低钙血症，但在钙和维生素 D 充足摄入的患者中通常不会观察到有临床意义的低钙血症。因此，确保患者摄入充足的钙和维生素 D 非常重要，尤其对于容易发生低钙血症的患者，如慢性肾脏病（CKD）或者吸收不良综合征的患者。已存在低钙血症的患者在纠正低钙血症前不应使用地舒单抗。在前面提到的 FREEDOM 研究中，无论是在注册研究（最初的 3 年研究中安慰剂组发生 2 例，地舒单抗组 0 例）中，还是在延长试验中（超过 5 年），低钙血症在治疗组和安慰剂组的发生率没有差异。

地舒单抗的主要安全问题是感染和恶性肿瘤的潜在风险，因为 RANKL 普遍存在于包括免疫系统细胞在内的许多组织。FREEDOM 研究中感染或恶性肿瘤的总体风险没有增加，但是安慰剂组发生了 1 例（< 0.1%）皮肤感染的严重不良反应（蜂窝织炎和丹毒），地舒单抗组发生了 12 例

（0.3%）（$P = 0.002$）。其他的皮肤不良反应，如皮炎、湿疹、皮疹，治疗组的发生率也明显高于安慰剂组（10.8% *vs.* 8.2%，$P < 0.000\ 1$）[49]。一项针对感染发生率和感染类型的详细事后分析结果显示，地舒单抗组的感染严重不良事件（即皮肤、胃肠道、耳朵、泌尿系和心脏瓣膜感染）虽然在数字上高于对照组，但组间差异无统计学意义[50]。经过为期 3 年的盲法试验和随后的 3 年观察（其中患者接受 3 年以上的地舒单抗或从安慰剂交叉到地舒单抗），地舒单抗并未增加这些不良事件，也没有数据提示二者之间存在因果关系[51]。

从 2015 年开始，已有报道显示患者在停用地舒单抗治疗后出现多发椎体骨折[52-57]。

下颌骨坏死（ONJ）和非典型股骨骨折（AFF）

在长期安全性方面，两个不常见但可能与用药时间有关的不良事件值得关注：下颌骨坏死（ONJ）和非典型股骨骨折（AFF），与使用双膦酸盐[58-59]和地舒单抗都有关系。

ONJ 是指无颅面部放疗史的患者发生颌面区暴露性骨坏死，超过 8 周仍不愈合。表现为外露的黄白色硬骨区，边缘光滑或不规则，可伴有疼痛、肿胀、感觉异常、化脓、软组织溃疡、口腔内外窦道及牙齿松动（图 26.1）[60]。这种情况可以自发发生，但通常与侵入性的牙科操作如拔牙有关。ONJ 可见于长期使用双膦酸盐的患者，但在接受双膦酸盐治疗的癌症患者中似乎更为常见，其双膦酸盐用量是治疗骨质疏松症的10~12 倍[61]。为期 3 年的 FREEDOM 研究报道地舒单抗组及安慰剂组均无 ONJ 发生，在延长试验中观察到地舒单抗治疗组 ONJ 的发生率约为每 10 000 人年 5 例[43,62]。

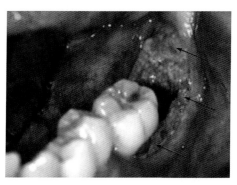

图 26.1　拔牙部位双膦酸盐相关的下颌骨坏死。坏死的、不愈合的暴露骨组织延伸到邻近牙齿的颊侧[60]。经允许调整、转载，引自 Bisphosphonate-Related Osteonecrosis of the Jaw in Patients with Osteoporosis, June 15, 2012, Vol 85, No12, American Family Physician。版权归 2012 美国家庭医生协会所有，保留所有权利

在已经接受抗骨吸收治疗的患者中，需要关注拟进行如拔牙或种牙等侵入性牙科操作的人群。美国口腔颌面外科医师协会也颁布了口腔外科医生指南[63-64]，建议口服双膦酸盐少于 4 年的患者可以如常进行牙科手术，如果患者治疗时间超过 4 年，建议牙科手术前停止口服双膦酸盐 2 个月，旨在骨骼愈合后重启治疗。但是，目前没有证据表明这样做会减少 ONJ 风险，因为双膦酸盐会在骨骼中存留多年。事实上，美国口腔协会的指南指出，抗骨吸收治疗的获益超过了发生 ONJ 的低风险。中止双膦酸盐治疗可能不会降低 ONJ 风险，但可能不利于低骨量患者的临床结局[65]。相关信息可以从网站（www.ada.org）和最新的来自国际组织的指南中查询获取[65-67]。每一个人均应保持良好的口腔卫生以及定期牙科检查。

AFF 被认为是应力性骨折，通常是双侧的。这些"粉笔状"骨折具有典型的放射影像学表现，包括皮质增厚、横向骨折、内侧皮质尖锐突起（图 26.2）。他们通常

是轻微外伤或者无外伤性骨折，在骨折部位一般会出现前驱疼痛[68-69]。AFF 在没有接受过任何抗骨质疏松治疗的患者中可见报道。一项病例对照研究发现，与短疗程（< 2 年）相比，长疗程使用双膦酸盐（5~9 年）（OR 117, 95% CI 34~402 *vs.* OR 35, 95% CI 10~124）发生 AFF 的风险更高[70]。2013 年的一项系统综述和纳入了 11 项已发表的关于双膦酸盐与 AFF 的临床研究的荟萃分析表明，双膦酸盐暴露与 AFF 风险增高有关，校正后的相对危险度（RR）为 1.70（95% CI 1.22~2.37）[71]。在 FREEDOM 研究中没有发现 AFF，但是在 FREEDOM 延长试验中 AFF 的发生率很低，约为每 10 000 人年 1 例 [43,72]。

FDA 目前建议对新发腹股沟区或大腿

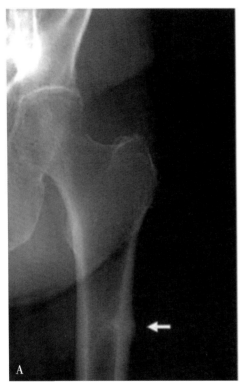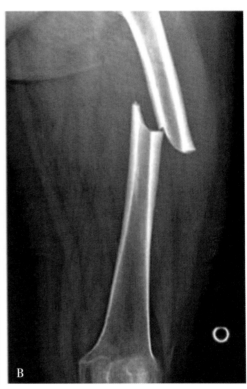

图 26.2　X 线片上可见即将发生的股骨干骨折（A）和"非典型"股骨干骨折（B），伴有皮质增厚、鸟嘴样改变及尖突形成[59]。引自 Long-Term Use of Bisphosphonates in Osteoporosis, JCEM,2010, 95:1555-1565. Copyright 2010, The Endocrine Society 版权归 2010 内分泌学会所有

疼痛的患者应该进一步评估[73]。首选常规 X 线，如果临床高度怀疑但常规影像无发现时，可以选择磁共振成像（MRI）或骨显像。对于确诊为 AFF 的患者，应停用抗骨吸收药物并上报。AFF 骨折患者，应高度怀疑可能存在对侧骨折。

目前还没有明确证据支持长疗程双膦酸盐暴露与这些不良结局之间存在因果关系。尽管使用双膦酸盐 5 年后有可能增加 ONJ 和 AFF 风险，但可能性却很低。FDA 建议在治疗 3~5 年后重新评估患者继续使用双膦酸盐的必要性[74]。地舒单抗不存在"药物假期"。

特立帕肽和阿巴帕肽

与先前讨论的抑制骨吸收的抗骨质疏松药物有所不同，特立帕肽（重组人甲状旁腺激素 1–34 片段，PTH）和阿巴帕肽（一种甲状旁腺激素相关肽类似物，PTHrp）促进骨重建，它们促进骨形成的作用大于骨吸收。特立帕肽[75]和阿巴帕肽[76]分别在 2002 年和 2017 年获得 FDA 批准。二者的用法均为每天 1 次，皮下注射。

特立帕肽最常见的短期副作用是高血钙和高尿钙。每天 1 次皮下注射特立帕肽后，血钙含量一过性轻度升高，这与内源性 PTH 对矿盐代谢的影响一致。由于特立帕肽血药浓度升高的时间很短，所以血钙增高也是短暂的[77]。严重的高钙血症很少发生，停药后如有持续高钙血症应该考虑其他原因。尿钙相对于基线轻度增加，大多数患者并没有临床意义。但是慎重起见，对于有肾结石病史的患者应考虑监测尿钙[78]。使用特立帕肽治疗的患者至少在末次用药 16 h 后才能测量血钙（早上使用特立帕肽的患者应在次日早上用药前检测血钙，睡前使用特立帕肽的患者应在次日下午晚些时候化验血钙）。阿巴帕肽引起高钙血症的概率低于特立帕肽[76]。

自 2002 年以来，在 100 多万接受特立帕肽治疗的患者中仅报告了 3 例骨肉瘤，这低于流行病学预期[79-80]。而且，一项上市后研究对美国在 2003 年至 2009 年期间诊断为骨肉瘤的 1448 例患者中的 549 例进行随访，没有患者报告使用过特立帕肽[81]。

尽管如此，这两种药物都有"黑框警告"，禁用于存在骨肉瘤危险因素的患者，包括 Paget 骨病、有骨骼放疗史以及骨骺未闭合的儿童。FDA 建议这两种药物的疗程都不能超过 2 年。促骨形成治疗和抗骨吸收药物的序贯治疗可以防止骨密度下降并预防骨折发生。

急性脆性骨折的检查与处理

骨质疏松性骨折（脆性骨折、低创性骨折）是指从直立高度或者较低的高度跌倒，没有外伤或轻微外伤的情况下发生的骨折。跌倒和骨折的危险因素包括神经系统疾病、视力下降、听力受损、虚弱和体能下降、近端肌病、肌少症、药物和环境因素（表 26.1）。可以采取一些措施预防跌倒，包括固定地毯、减少杂物、在浴室和大厅安装扶手、保持走廊和房间光线充足（表 26.2）。

表 26.1　增加跌倒和骨折风险的因素[3]

神经系统疾病
- 帕金森病
- 癫痫发作
- 周围神经病
- 既往卒中
- 痴呆
- 步态和（或）平衡能力受损
- 自主神经功能障碍伴直立性低血压

视力受损

听力受损

虚弱与体能下降

近端肌病

肌少症

药物
- 镇静催眠药
- 抗高血压药
- 麻醉镇痛药

环境因素
- 光线不足
- 楼梯
- 地板较滑
- 湿的、结冰的或不平坦的路面
- 不平坦的道路
- 电线或电话线

表 26.1（续）

- 遛大型犬、被小型犬绊倒
- 小块地毯
- 在湿的或干的浴缸中

表 26.2　防止跌倒的措施[3]

- 固定地毯
- 减少杂物
- 去除散乱的电线
- 使用防滑垫
- 在浴室、大厅和长廊安装扶手
- 明亮的走廊、楼梯间和入口
- 鼓励患者穿结实的低跟鞋
- 对容易跌倒的患者推荐使用髋关节保护器
- 将所有物品放在触手可及的地方，避免使用踏脚凳

椎体压缩性骨折是最常见的骨质疏松性骨折。大约 2/3 的椎体骨折没有症状，在影像学检查中被偶然发现。一些患者发现椎体骨折是由于身高下降或出现脊柱后凸畸形。症状性脊椎骨折的患者往往没有外伤史。典型的情况是患者在弯腰、咳嗽或负重后出现急性背痛。椎体压缩性骨折的疼痛可以是锐痛，也可以是钝痛，通常沿着邻近的神经分布向双侧前腹部放散。坐位和运动会加重疼痛。急性疼痛通常在 4~6 周后缓解，但疼痛不适可能会持续 3 个月之久[82]。

部分患者的疼痛可能会超过 3 个月，有时是因为椎旁肌肉痉挛。然而，持续更长时间的严重背痛应该警惕是否合并新发骨折或其他原因（如骨软化、感染、恶性肿瘤）。脊椎后部楔形比较少见，提示可能存在一个潜在的破坏性病灶。骨质疏松症也很少出现高于 T4 椎体的孤立性椎体骨折，这种骨折应该及时进一步评估。评估患者的神经系统表现，因为患者椎管内可能存在骨折碎片并需要手术治疗。如果尚未检查骨密度，应该在非紧急的情况下择期检查。

骨质疏松症的初步实验室检查应包括：

- 全血细胞计数；
- 全套代谢指标包括：肌酐、钙、磷、碱性磷酸酶和肝功能检查；
- 25-OH D 测定评估维生素 D 缺乏；
- 男性测定睾酮评估性腺功能减退；
- 24 h 尿钙、尿钠和肌酐检查钙吸收不良或高尿钙。

这些初步检查可以发现约 90% 的隐匿疾病[83]。对于初步检查异常、有可疑病史或体格检查中有可疑体征的患者，需要进一步的实验室检查[84]。

骨质疏松性椎体压缩性骨折的初步管理包括镇痛、尽快恢复活动和物理治疗。水疗可能有助于缓解这些患者的背痛。急性疼痛需要使用非阿片或阿片类镇痛药，并且可能需要制动。治疗药物包括对乙酰氨基酚（扑热息痛）、非甾体抗炎药或者阿片类药物与对乙酰氨基酚（扑热息痛）联合使用。对于使用口服止痛药不能充分缓解疼痛的患者，在急性情况下，短疗程使用降钙素鼻腔喷雾剂，每天 200 U(每喷)，两个鼻腔交替使用，可以作为传统止痛药的有效补充。

治疗应该针对病因, 对于骨质疏松症, 起始治疗应给予如双膦酸盐、地舒单抗或

特立帕肽等药物。肌松剂、背托、椎体成形术和（或）椎体后凸成形术不推荐用于骨质疏松性压缩性骨折引起的急性疼痛的常规治疗[85-87]。椎体强化术的短期并发症包括骨水泥外渗、罕见的肺部水泥栓塞或感染性并发症。椎体成形术和椎体后凸成形术都被认为会增加邻近椎体骨折的风险，但尚未得到证实。依据有限的证据，美国骨科医师学会不推荐椎体成形术，仅对没有神经系统受累的患者建议考虑椎体后凸成形术[88]。这些措施对于慢性疼痛的效果也没有得到充分的评估。运动可以提升骨密度，当疼痛减轻时可以启动运动计划。

髋部骨折是最严重的骨质疏松性骨折，明显增加并发症的发生率和死亡率。对髋部骨折患者的初步护理主要包括充分镇痛和请骨科医生会诊。因为跌倒和骨折的发生往往是机体不适的信号。因此从初始就诊到随访，包括从医院到社区就诊全程都需要综合管理。

总　结

骨质疏松症有多种治疗方法，不良反应和安全性各不相同。对骨质疏松性压缩性骨折的患者，需要进行神经系统检查和实验室检查排除继发性骨质疏松症。口服镇痛药是缓解椎体压缩性骨折引起的急性疼痛的一线治疗。降钙素可能是一种有效的辅助治疗。肌松剂、背托、椎体成形术和（或）椎体后凸成形术不作为骨质疏松性压缩性骨折引起的急性疼痛的常规治疗。及时起始抗骨质疏松治疗可减少新发骨折的风险。

参考文献

请登录 www.wpcxa.com 下载中心查询或下载，或扫码阅读。

第 27 章

Paget 骨病相关急症

Ethel S. Siris *Dorothy A. Fink*

要 点

· Paget 骨病（佩吉特病）是一种局部骨重塑异常的疾病，多见于 40~50 岁以上的男性和女性。

· Paget 骨病可能终身持续进展。

· 随着时间延长，骨结构变化导致骨质量更差，易于发生骨骼畸形或骨折。

· Paget 骨病可能完全没有症状，或者随着时间延长出现多种并发症，部分并发症需要紧急处理（例如，提示骨折或肿瘤的严重骨痛，神经系统并发症，高血钙，高输出型心力衰竭）。

· 双膦酸盐可以用于治疗大多数未来可能出现的并发症以及那些已经出现并发症的活动性的 Paget 骨病患者。在某些情况下可能还需要手术以及其他治疗方式（如糖皮质激素、化疗）。

引 言

Paget 骨病（佩吉特病）是一种局部骨重塑异常的疾病，常见于 40~50 岁以上的男性和女性，并且可能终身持续进展。患者的破骨细胞数目增多，细胞变大，骨吸收活性明显增强。骨吸收增加伴随着新骨形成的继发性增加，但骨吸收部位的新骨形成主要是杂乱无章的交织骨，而不是整齐排列的板层骨，因此不太致密，占据空间更大，血管更丰富。Paget 骨病可见于单骨（单骨型）或多骨（多骨型）。一般认为一旦这种疾病在特定的骨骼部位出现，它就会在这些骨骼中进展，但不太可能在数年后出现在以前未受累的骨骼中。随着病程延长，骨结构变化导致骨质量更差，使其易于发生骨骼畸形或骨折。

局部骨重塑增加体现为骨转换标志物如骨吸收标志物血清 C- 末端肽（CTX）和骨形成标志物血清总碱性磷酸酶（SAP）升高。由于高骨转换率和血流量增加，因此骨扫描中病变部位对放射性示踪剂的摄取增加。然而，骨转换标志物升高和骨显像剂摄取增加不是 Paget 骨病的特异表现。Paget 骨病的诊断应该基于放射影像学上发现骨骼的特征性病变 [有时需要磁共振成像（MRI）或计算机断层成像（CT）扫描]。上述放射影像学检查不仅可以提供诊断支持，还有助于明确一些 Paget 骨病可能发生的并发症的原因。

例如，在股骨或胫骨溶骨期，放射影像上显示出进展性的楔形或"草叶征"，从一端沿骨骼缓慢进展，有可能出现骨折。在成骨期，先前吸收的区域被填充后，新形成的骨结构不良，骨皮质增厚、骨骼增大，骨骼畸形。患者可能出现颅骨扩大和四肢弯曲畸形。由于 Paget 骨病的累及部位不同以及骨重塑存在差异，Paget 骨病可能在就诊时完全没有症状，也可能随着时间延长出现各种并发症（表 27.1），

部分并发症需要紧急处理。最近，内分泌学会发表了 Paget 骨病的临床指南和一项系统综述 [1-2]，提供了关于这种骨病及其管理的具体信息。本章重点讲述 Paget 骨病需要重视并及时治疗的并发症（表 27.2）。

表 27.1　Paget 骨病的症状和并发症 [1]

部位	并发症
骨骼肌肉	骨痛
	骨骼畸形
	邻近关节的骨性关节炎
	髋臼前突骨折
	椎管狭窄
神经系统	听力下降
	耳鸣
	脑神经缺损（罕见）
	颅底凹陷
	颅内压增加
	椎管狭窄
	截瘫、四肢瘫痪
	血管窃血综合征
心血管疾病	充血性心力衰竭
	心排血量增加
	主动脉瓣狭窄
	广泛性动脉粥样硬化
	心内膜钙化
代谢系统	制动性高钙血症
	高钙血症
	高尿酸血症
	肾结石
肿瘤	肉瘤（骨肉瘤、软骨肉瘤、纤维肉瘤）
	巨细胞瘤

表 27.2　Paget 骨病的急症

部位	症状
骨骼	新发或即将发生的骨折导致的新发、严重的骨痛
肿瘤	骨肉瘤、纤维肉瘤或软骨肉瘤，良性巨细胞瘤，原发癌(如乳腺癌、前列腺癌、肺癌)骨转移导致的新发、严重的骨痛
神经系统	脊髓受压（或血管窃血综合征）；扁平颅底、颅底凹陷、脑积水或脑干受压；脑神经压迫综合征
代谢系统	极高骨转换、多骨受累且制动的 Paget 骨病患者发生高钙血症
心脏	极高骨转换、多骨受累的 Paget 骨病患者出现高输出型心力衰竭

Paget 骨病患者的严重骨痛

严重骨痛可能提示存在骨折或即将发生骨折

患者理解的 Paget 骨病性骨痛可能是一种或多种原因所致，其中一些表现为急性、间歇性发作，或慢性、非急性发作，而有些则可能更为严重。非急性疼痛包括非特异性疼痛，弯曲肢体的凸面有微骨折引起的疼痛，一侧或双侧骨组织增大或畸形导致主要关节的关节炎性疼痛，头痛或在颅骨增大部位出现束带感或腰椎受累压迫神经根产生的神经根病变。

Paget 骨病患者先前无症状或轻微不适的部位出现新发的、严重的疼痛，无论

是否伴有骨增大及骨畸形，都需要立即完善检查排除骨折或即将发生的骨折（图 27.1）。如果 X 线检查不能确定但又高度怀疑骨折，应该进行 CT 扫描并且必须咨询骨科医生。Paget 骨病性骨折的骨科治疗比普通骨质疏松症骨折更复杂，因此需要有处理 Paget 骨病性骨折丰富经验的骨科医生，或者需要咨询其他有经验的专家[3]。未经治疗的 Paget 骨病患者，如果 SAP 超过正常上限 2~3 倍或更多，在完全骨折和骨折内固定手术中，出血量可能会比正常情况更多。因此在某些情况下，如果择期手术是安全的，且不会造成其他医疗风险，特别是老年患者，建议先静脉注射 5 mg 唑来膦酸并且延迟几天（最好至少 3 天）再进行开放性修复手术。即将发生的 Paget 骨病性股骨或胫骨骨折有时可能需要使用骨科支具来预防完全骨折，同样存在出血量大及使用双膦酸盐治疗的问题。总之，综合管理包括使用唑来膦酸治疗、非手术肢体一段时间内不能负重、详细的术后随访。

如果患者的临床表现和 MRI 检查确认没有神经卡压，Paget 骨病受累椎体出现的急性疼痛一般给予保守治疗。针对 Paget 骨病患者开展椎体后凸成形术及椎体成形术

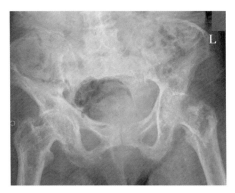

图 27.1　Paget 骨病累及骨盆和髋部。左侧股骨颈骨折

的经验很少[4-5]，很难判断该手术在这种情况下是否安全有效，特别是在相邻椎骨呈现 Paget 骨病特征性改变时。如果患者表现为活动性 Paget 骨病并伴随骨转换指标升高，应该谨慎输注唑来膦酸减少血管形成。目前还没有证据表明这种方法可以减轻疼痛，但是它可以降低骨转换率和减少局部血管形成增多。

肿瘤引起的严重骨痛

Paget 骨病中由肿瘤引起的骨破坏可能导致先前没有症状的部位出现严重的新发疼痛。除了平片，MRI 也很重要，因为它可以显示受累骨骼周围的软组织情况。CT 可以用来评估被侵蚀的骨骼状态。

受 Paget 骨病影响的骨骼肿瘤包括几种不同类型。不到 1% 的患者出现骨肉瘤，这是一种预后很差的恶性肿瘤[6]。纤维肉瘤和软骨肉瘤在 Paget 骨病中也可见报道。骨肉瘤需要肿瘤科医生和骨科医生给予积极的外科手术和化疗，有时需辅以放疗，尽管这些病变可能对放疗不够敏感。早期肺部转移是常见的并发症，患者通常在 1 年内死亡。

另一种是良性骨巨细胞瘤，由破骨细胞样巨细胞造成的高度血管性病变，在局部引起侵袭性骨破坏。这些肿瘤是相对少见的单一病变，更罕见的是随着时间的推移可以出现在多个受累骨的多个部位。这些良性的骨巨细胞瘤最初通常被认为是骨肉瘤，直到活检才能做出正确诊断。地塞米松（16~24 mg/d）分次给药后，这些骨巨细胞瘤通常会迅速缩小[7]。如果肿瘤在缓解期后出现局部复发，延长使用地塞米松可能会导致医源性库欣综合征。根据我们的临床经验，一例 Paget 骨病患者使用一个疗程的沙利度胺 100 mg/d 长达数月可以

有效终止受累椎体局部巨大的、破坏性的骨巨细胞瘤缓解后的复发，但治疗1年通常会发生周围神经病变。另外一例椎体周期性复发性骨巨细胞瘤患者在接受每4~5月一次60 mg地舒单抗（即RANKL抑制剂）治疗时，缓解期似乎有所延长。但是这种情况下长期使用地舒单抗的安全性尚不清楚。糖皮质激素、沙利度胺或者地舒单抗在Paget骨病相关性骨巨细胞瘤患者中的应用尚无推荐方案，目前以经验性治疗为主，需由肿瘤科医生与内分泌科医生共同商议决定。

临床经验证实，Paget骨病的受累骨多在常见原发肿瘤（如乳腺癌、前列腺癌或其他转移至骨骼的实体瘤）骨转移后引起疼痛的部位。目前并不清楚代谢活跃、高骨转换率的Paget骨病的血管形成增加是否会更容易吸引远处转移来的肿瘤细胞。这种情况下出现严重的急性骨痛必须给予影像学检查（如MRI），必要时辅以活检排除肿瘤。如果患者的转移灶位于Paget骨病受累部位，那么通常用于恶性肿瘤患者的骨扫描将无济于事，因为Paget骨病也会使骨扫描呈现阳性。

转移灶也可能呈现"象牙椎征"，椎体高信号意味着该椎体是远处原发肿瘤的骨转移灶或者血管瘤。如果骨扫描发现椎体及其后部组织均呈现高信号，那么Paget骨病的可能性大。有恶性肿瘤时，正电子发射断层扫描（PET）显示Paget骨病受累部位的活跃性下降，这可能有助于鉴别诊断[8]。为了明确椎体出现"象牙椎征"的原因，需要对患者进行全面检查，包括了解患者的病史、症状、完善其他临床、放射或影像学检查。

Paget骨病患者在严重疼痛部位的骨骼破坏到底是骨肉瘤、骨巨细胞瘤还是远处肿瘤的骨转移，需要肿瘤科医生帮助鉴别，大多数情况下还需要骨科医生进行活检以明确肿瘤的病理类型。不同诊断采取不同治疗方案。对Paget骨病受累部位发生的转移瘤，可给予抗肿瘤剂量的唑来膦酸。尽管双膦酸盐对Paget骨病有效，但目前尚未证明双膦酸盐对Paget骨病受累部位的骨巨细胞瘤有效。双膦酸盐用于治疗Paget骨病中的骨肉瘤经验有限，尚缺乏明确证据支持。帕米膦酸钠有时用于治疗非Paget骨病性骨肉瘤，但是否用于治疗Paget骨病性骨肉瘤需要联合肿瘤专科医生或骨科医生共同决定。

Paget骨病的神经系统并发症

Paget骨病受累骨通常比正常骨大，由于其结构不良、血管丰富以及可能发生畸形，因此可能导致多种神经系统并发症[9]。部分可能需要及时诊断治疗，必要时需要神经外科干预。

颅骨的Paget骨病可能导致头痛或听力丧失，经过多年进行性异常骨重塑，骨骼增厚增大变形，导致颅骨和面部骨骼发生广泛变化，可能出现一些相对少见的紧急情况。脑神经孔狭窄导致脑神经麻痹可能严重影响第 I、II、V、VII、VIII对脑神经。颅底扁平，被称为颅底扁平症，可以产生颅底凹陷，可能罕见导致脑干急性压迫。如果颅底凹陷导致脑脊液阻塞，出现脑积水，表现为共济失调、痴呆和尿失禁，甚至更罕见地伴有帕金森综合征[10]。

患者需要立即进行头颅影像学检查，而且必须马上请神经内外科会诊。有时候，患者的主要问题是Paget骨病受累部位骨骼增厚、变形导致神经组织直接受压。这种情况下，如果可行，需要在神经内外科的指导下立即使用大剂量糖皮质激素，随后给予外科减压手术。脑积水可以通过脑室分流术缓解，这是一种相对创伤较小的操作。静脉注射唑来膦酸应该作为手术前的经验性治疗。由于 Paget 骨病的骨转换率高，受累部位血管丰富，窃血综合征使得相邻骨血流量增加导致神经组织缺血，因此静脉注射强效双膦酸盐即唑来膦酸是合理的。如果不能使用双膦酸盐可以考虑使用降钙素。双膦酸盐很快抑制骨吸收随后抑制骨形成，最终减少 Paget 骨病受累部位的血流量，减轻窃血综合征的影响。在某些病例中，致病的主要原因是血管窃血而不是直接骨骼压迫，这时的主要治疗方法是静脉注射双膦酸盐。

对于某些脑神经综合征，如三叉神经痛或半面肌痉挛，卡马西平已被证明是有效的，并且手术减压可以有效减轻面神经麻痹[9]。

椎体的 Paget 骨病可以引起椎管狭窄或腰椎神经根受压，这通常是一个慢性病程，可用唑来膦酸治疗，必要时手术治疗。通常伴随的骨关节炎可以加重椎管狭窄，很难确定 Paget 骨病相关的椎体增大和椎体骨折对腰椎椎管狭窄有多大影响。对于腰椎椎管狭窄，如果骨转换率较高则双膦酸盐治疗效果好，反之可能疗效不佳。

亚急性或急性脊髓受压，通常发生在胸椎，伴有急性或亚急性运动功能丧失，是一种更罕见但非常严重的急性并发症。即使有先进的影像技术，也很难确定该并发症有多少是由于胸段神经结构（此处多存在椎管狭窄）直接受到骨冲撞所致，有多少是由于血管窃血所致。尽管有人推荐对于急性脊髓受压采用神经外科减压手术[9]，但我们的经验表明，积极使用短疗程、大剂量的地塞米松，并迅速给予唑来膦酸治疗，尤其当骨转换指标很高的时候，可能不需要手术。

任何时候使用唑来膦酸，都必须确保患者的维生素 D 和钙水平充足，避免发生低钙血症。在急性治疗时，应监测白蛋白校正后的血清钙水平。

高钙血症

当 Paget 骨病患者出现高钙血症时，需要进行诊断实验明确病因是否和甲状旁腺激素有关，并据此制定治疗方案。原发性甲状旁腺功能亢进症可以与 Paget 骨病并存，并且可能会使 Paget 骨病代谢更加活跃。临床上显著的急性高钙血症是 Paget 骨病的少见并发症。但是如果患者有多处骨骼受累，基础骨转换率很高，因某些原因制动（例如病后卧床休息）就可能诱发高钙血症。制动导致持续的骨吸收甚至略有增加，骨形成减少，最终发生高钙血症。与其他的急性高钙血症处理一样，监测血清甲状旁腺激素水平，积极补液，并根据需要输注唑来膦酸 4 mg 或 5 mg。

高输出型心力衰竭

如前所述，有多处骨骼受累且骨转换率高的 Paget 骨病患者，骨骼中的血管分布增多，部分患者心排血量增加。一项超声心动图的研究表明，相比于对照组，Paget 骨病患者（尤其是骨骼受累更广泛、骨转换率高的患者）的外周血管阻力更低，心搏量更高[11]。由于 Paget 骨病主要影响有基础心血管疾病的老年人，所以心脏高输出状态可能有害。因此，如果一个 Paget 骨病患者有充血性心衰，那么就需要评估高骨转换率对心搏量的影响。除了对心脏问题的规范治疗，还应根据需要使用唑来膦酸管理 Paget 骨病。

总 结

Paget 骨病可能完全没有症状，或者随着时间延长出现多种并发症，部分并发症需要紧急处理（例如，严重骨痛提示骨折或骨肿瘤、神经系统并发症、高钙血症、高输出型心衰）。双膦酸盐可以用于治疗大多数活动性且未来有可能出现并发症和那些已经有并发症的 Paget 骨病患者。当然 Paget 骨病患者也可能需要其他治疗方式，如手术、糖皮质激素和化疗。

参考文献

请登录 www.wpcxa.com 下载中心查询或下载，或扫码阅读。

第 28 章

肾结石相关急症

Hasan Fattah   David S. Goldfarb

要　点

·肾结石在美国是一种常见病，每11人中大约有1人在一生中至少发生一次。

·流行病学调查显示肾结石的全球患病率持续增长。尽管原因尚不清楚，但是可能与饮食习惯改变（补充钙剂）、从较凉爽的农村向温暖的城市迁移甚至是全球气候变暖有关。现在认为肥胖、高血压、代谢综合征和糖尿病是其重要的危险因素。

·"肾绞痛"这一术语广泛用于描述肾结石通过泌尿道时引起的疼痛。这种肾脏"绞痛"是导致急诊就诊的常见原因之一，需要完善多种鉴别诊断和实验室检查。

·肾结石最常见的晶体成分是草酸钙。大约20%的含钙结石以磷酸钙为主。钙结石大多时候是特发的，偶尔继发于系统性疾病。磷酸钙结石应考虑原发性甲状旁腺功能亢进症。

·钙结石最常见的危险因素是高尿钙。大多数情况下，高尿钙的病因仍然无法解释，通常称为特发性高钙尿症。

·尿酸结石与代谢综合征、肥胖和糖尿病有关，这些疾病都会导致氨合成受损和酸性尿。

·实验室检查包括尿液分析、全血细胞计数和评估代谢状况。尿液分析最重要的作用是排除泌尿系感染。

·肾、输尿管、膀胱的CT平扫是目前初步评估肾结石的金标准。

·肾绞痛的紧急处理包括镇痛和药物排石治疗（MET）。

·肾结石的预防相对经济有效，但很少能有效实施。

引　言

"肾绞痛"这一术语广泛用于描述肾结石通过泌尿道时引起的疼痛。这种严重的间歇性腰背部疼痛放射至下腹部、会阴部及腹股沟，可能与其他胃肠道及泌尿系统症状有关。这种肾脏"绞痛"是导致急诊就诊的最常见症状之一，需要完善多种鉴别诊断及实验室检查。

本章重点介绍肾绞痛的病理生理，肾结石的评估和急症处理，以及预防结石复发的方法。我们也将简要回顾输尿管结石的手术治疗。

流行病学

肾结石在美国是一种常见病，每11人中大约有1人在一生中至少发生一次[1]。肾结石的男女比例大约为2:1，但女性的发病率越来越高，与男性的差距正在缩小[2]。在美国，有6%~15%的男性和7%的女性有肾结石。这个比例与其他国家观察到的数据一致[3]。

此外，流行病学调查显示肾结石的全球患病率越来越高，来自美国疾病控制与预防中心的全国健康与营养调查结果（NHANES，1988—1994年和2007—2010年）很好地证明了这一点[2]。患病率增加的原因目前尚不清楚，但是可能与饮食习惯改变（补充钙剂）、从较凉爽的农村向温暖的城市迁移甚至是全球气候变暖有关。患病率增加导致美国肾结石的医疗花费增加，2000年花费约21亿美元[4]。

美国每年约有120万人出现肾绞痛，约占所有急诊就诊患者的1%，约占住院患者的1%[5]。美国每天大约有4000例尿石症患者需要急诊就诊[6]。

病理生理学

肾绞痛可以被简单认为是结石下降过程中输尿管受到刺激，肌肉收缩所致。事实上，机制似乎更加复杂。输尿管平滑肌蠕动式收缩可以排出结石。但是长时间的等张收缩最终导致乳酸产生增加，刺激位于上尿路的黏膜下神经末梢。疼痛可以放射到任何具有类似神经分布的器官，如胃肠道和泌尿生殖系统的其他器官[7]。肾移植手术导致去神经支配后，典型的肾绞痛不可能发生。超过50%的肾移植患者的新发结石或者捐献肾脏自带的结石都没有临床症状。

在急性单侧上尿路梗阻的动物模型中，肾盂压力和肾血流量在1~2 h内开始升高，可能是由于前列腺素 E_2 水平升高所致[8]。随之，入球小动脉扩张导致肾血流量和尿量进一步增加，可能进一步增加肾盂压力。

随后几小时，肾血流量下降，开始是由于出球小动脉收缩，肾盂压力和肾血流量都开始下降，随之而来的是肾小球滤过率、肾血流量及肾脏的氧化代谢持续下降[8-10]。这些下降在数小时内发生，在单侧输尿管完全闭塞2周后达到最低点。

钙盐结石

肾结石最常见的晶体类型是草酸钙[11]。大约20%的含钙结石是磷酸钙[12]。钙盐结石大多是特发的，偶尔继发于系统性疾病。如果血钙超过或处于正常范围上限，磷酸钙结石需要考虑原发性甲状旁腺功能亢进症。磷酸钙结石也要考虑肾小管酸中毒，此时血清碳酸氢盐浓度降低。

尿酸结石

尿酸结石源于尿 pH 下降，高尿酸尿作为危险因素并不重要[13]。最近认为尿酸结石与代谢综合征、肥胖和糖尿病有关，这些疾病都会导致氨合成受损和酸性尿[14]。糖尿病和代谢综合征的患病率增加导致尿酸结石的患病率增加，继而增加肾结石的患病率。出现尿酸结石时，偶尔会首先考虑糖尿病，此时应测量糖化血红蛋白。

磷酸镁铵结石

磷酸镁铵结石是"三价磷酸盐"晶体，包括磷酸镁钙铵。产生脲酶的细菌，特别是变形杆菌导致尿液 pH 非常高（≥ 7.5）[15]。磷酸镁铵结石在女性中更常见，因为女性更容易出现尿路感染。

胱氨酸结石

胱氨酸尿症是引起结石的遗传性原因，占所有结石的1%，占儿童结石的7%[16]。它是负责肾单位胱氨酸转运蛋白表达的两个基因发生突变所致。

病理学

内镜观察结石相关的肾乳头病理使人们对钙结石的起源有了新的认识[17]。位于肾乳头的兰德尔斑（肾钙斑，Randall's plaque）是草酸钙肾结石形成的重要条件。

钙结石最常见的泌尿系危险因素仍然是高钙尿症。在大多数情况下，高钙尿症的病因仍然无法解释，通常称为特发性高钙尿症。高钙尿症发生并导致尿液过饱和，促进结石形成的一个可能机制是近端肾小管钙重吸收减少[18]。重吸收减少的原因尚不清楚，可能与胰岛素有关。

鉴别诊断

肾结石是急诊腰痛最常见的原因。在评估一个急性腰痛的患者时，还应该考虑其他泌尿道和肾外原因。有研究表明，只有 25%~60% 的腰痛患者进行了 CT 平扫发现结石[19]。其余的 20%~35% 是由非泌尿系统因素所致的疼痛，如阑尾炎、憩室炎、意外的肠梗阻或卵巢囊肿蒂扭转。

危险因素

评估怀疑肾结石的患者应注意几个重要的危险因素。表 28.1 列出了相关危险因素。在一般人群中，肾结石显然受遗传影响。大约 40% 急诊就诊的肾绞痛患者的一级亲

表 28.1 急诊肾结石危险因素的初步评估

生活方式和病史	危险因素
既往史	钙盐和尿酸结石风险增加
·肾脏疾病，如多囊肾	
·解剖异常，如髓质海绵肾、马蹄肾	
·代谢紊乱，如痛风、甲状旁腺功能亢进症、肾小管酸中毒、糖尿病、肥胖症	
·遗传性疾病，如胱氨酸尿症	
·短肠综合征、炎性肠病、回肠造口	
·结节病，尿路感染	
脊髓损伤需要间歇性导尿、膀胱功能障碍、神经源性膀胱	磷酸镁铵结石风险增加
饮食习惯	钙盐结石风险增加
·高蛋白摄入	
·液体摄入少	
·高钠摄入	
·任何维生素 C	
·低钙膳食	
结石家族史	肾结石风险增加
药物使用	排除增加肾结石风险的药物
职业史：运动员、环境炎热、教师	肾结石风险增加

属有肾结石。双胞胎研究结果支持遗传因素的影响，同卵双胞胎同时出现肾结石的概率是异卵双胞胎或非同卵双胞胎的 2 倍多[20]。然而，和遗传相关的主效基因尚不清楚。编码钙代谢相关蛋白（如维生素 D 受体或钙敏感受体）的候选基因的多态性只能解释小部分钙石形成的原因[21-22]。

环境危险因素包括由于环境高温导致的尿量减少，以及可能因液体摄入少导致浓缩尿的职业因素[23]。饮食因素也得到广泛研究[24]。高动物蛋白摄入和低水果蔬菜摄入增加结石风险[25-26]。前瞻性流行病学研究证实膳食钙摄入最高（主要是通过乳制品，非乳制品也有贡献）的男性和女性患结石的风险最低[27]。这是因为摄入的钙可以结合小肠内的草酸，减少草酸吸收入血及随后的肾脏排泄。肥胖、高血压、代谢综合征和糖尿病现在也被认为是重要的危险因素[28]。

其他疾病也可能与肾结石风险增加有关。例如，由于妊娠可能导致如肾积水、尿潴留和尿液酸碱度改变等情况，故肾结石与妊娠高度相关。经产妇发生结石的概率是从未发生妊娠妇女的 2 倍多[29]。某些情况下，肾移植相关的代谢和尿动力学异常可能与肾结石的形成有关。

药物治疗

许多药物都与结石的形成有关。钙剂一直与结石发生率轻度增加有关，即使是柠檬酸钙也不例外[30]。维生素 D 是否增加结石风险尚不确定。我们对 25- 羟维生素 D 水平低于 30 ng/mL（75 nmol/L）的高尿钙性钙结石患者予以 50 000 U 维生素 D_2 治疗，发现 8 周后平均尿钙排泄量没有变化[31]。但是部分患者尿钙排泄增加，因此我们建议补充维生素 D 后重新收集 24 h 尿测定。

编码 24- 羟化酶（使 1,25- 双羟维生素 D 失活的酶）的 CYP24A1 的突变使患者易于发生维生素 D 中毒，表现为高血钙、高尿钙及低甲状旁腺激素[32]。

急诊评估

尿路结石的典型症状是间歇性腰背绞痛，无法找到舒适体位。这种情况不同于典型腹膜炎患者的不愿移动。当这种情况好转时，我们可能会被迷惑。因为疼痛可能会放射到下腹部或腹股沟，而后是生殖器。通常肾绞痛伴有恶心和发汗，有时还伴有呕吐。结石下降至远端输尿管时，也可出现下尿路症状，如排尿困难、尿频或尿急等。

实验室检查

实验室检查包括尿液分析、全血细胞计数和综合评估代谢状况。尿液分析最重要的作用是排除泌尿道感染。梗阻性泌尿道感染是泌尿外科急症，需要在发生菌血症之前解除梗阻[33]。出人意料的是，镜下血尿对肾结石既不敏感也不特异[34]。尿 pH ≥ 6.5 提示肾小管酸中毒，也可能提示尿路感染。数值 ≥ 7.5 最可能是产脲酶的细菌，如变形杆菌，它可能是破坏性磷酸镁铵结石的原因。尿 pH 低提示尿酸结石，但是不敏感也不特异。全血细胞计数有助于发现白细胞增多，结石在不伴泌尿道感染时白细胞不会增多，但在腹膜炎和其他腹部病变中可能增多。全面的代谢状况评估最重要的是评估肾功能。肾小球滤过率明显下降可能是因为双侧梗阻、孤立肾梗阻或者 CKD 患者单侧肾梗阻。高钙血症提示原发性甲状旁腺功能亢进症或结节病或 CYP24A1 突变。血碳酸氢盐低提示代谢性酸中毒（或由于疼痛和焦虑引起的呼吸性碱中毒），也可能是肾小管酸中毒的初始表现。

放射学检查

如果新发的肾绞痛是肾结石所致，常常需要进行腹部影像学检查明确诊断。但是并非每例患者都需要影像学检查。需要指出的是许多患者因为既往有结石病史而急诊就诊。我们强烈建议相信他们！首先应为复发性结石患者充分镇痛。我们认为，经常复发结石的患者可能由于被怀疑是"觅药行为"而未得到充分治疗。

CT 平扫目前是肾结石初步评估的金标准。CT 可以对总肾结石负担进行定量，分析结石特征，有助于制定后续可能需要的外科干预措施。目前临床医生能够通过亨氏单位了解结石密度，因为该值可能有助于确定肾结石成分[35]。亨氏单位低提示尿酸结石，亨氏单位高提示钙结石，但是两者存在交叉重叠，使这一分析的准确性下降。双源 CT 扫描分析结石成分更为准确。所有肾结石在 CT 上都可见，除了一些用于治疗 HIV 的蛋白酶抑制剂诱导的结石：如茚地那韦、沙奎那韦、奈非那韦和阿扎那韦[36]。虽然 CT 是最好和最准确的检查手段，但人们越来越担心电离辐射的潜在危害，尤其当慢性肾结石患者反复进行 CT 检查时。随着低剂量结石显影方案的不断开发和推广，这种担忧将得到改善[37]。

治 疗

肾绞痛的急性治疗包括镇痛和药物排石治疗（MET）。我们还将提供有关静脉输液的建议，并简要回顾入院指征、泌尿外科会诊指征和泌尿外科干预措施。

镇 痛

静脉注射麻醉药和非甾体抗炎药（NSAID）均可缓解疼痛。在部分研究中，NSAID 效果更好，不良反应更少[38]。前列腺素 E_2 可能在疼痛的发病机制中扮演重要角色，它破坏血管的自我调节增加肾内压力，增加输尿管肌肉痉挛。输尿管水肿可能延迟结石排出，消炎药可以减轻输尿管水肿。因此，NSAID 可能是肾结石患者急性发作时的首选治疗药物。

如果没有消化性溃疡病史和急性或慢性的肾小球滤过率估值（eGFR）下降（小于 50 mL/min），建议大多数患者首选 NSAID 治疗。为了快速控制疼痛，急诊室的常规做法是肠外给予酮咯酸。如果使用阿片类药物，我们经常同时使用对乙酰氨基酚（扑热息痛，Paracetamol）。哌替啶比吗啡更容易出现恶心，有时甚至呕吐。可以联合使用 NSAID 和阿片类药物。

药物排石治疗（MET）

没有研究表明静脉输液有助于肾结石排出。在唯一一项完成良好的随机对照试验（RCT）中，肾绞痛患者被随机分为两组，分别给予每小时 1 L 或者每小时 20 mL 生理盐水，持续 2 h[39]。结果显示两种补液方案对结石排出或疼痛几乎没有影响。事实上，任何大量的静脉输液都不可能缓解尿路阻塞。我们建议仅对不能进食水的呕吐患者补充生理盐水或者乳酸林格液。

关于使用 α 受体阻滞剂排石的证据仍然存在争议。小于等于 5 mm 的结石有大于 75% 的可能性在 4 周内自发排出[2]，这时 MET 的作用可能很微弱。9 mm 以上结石自发排出的可能性小于 25%。一项荟萃分析表明 α 受体阻滞剂有益于 5~10 mm

的结石排出[40]，但也有一些研究结果认为没有获益[41]。对于 10 mm 以内的肾结石且病情稳定的患者，最新的美国泌尿学会指南认为可以考虑 MET，当然指南也在不断修订。最常用的药物是每晚 0.4 mg 坦索罗辛。NSAID，例如萘普生，常用于门诊患者镇痛和 MET。

一些研究表明钙离子通道阻滞剂，特别是硝苯地平排石有效。相较于钙离子通道阻滞剂，α 受体阻滞剂对血压的影响较小；睡前服用药物可以减轻对血压的影响。MET 可与其他措施联用，例如对较大结石进行冲击波碎石，帮助结石排出[42]。

住院治疗

住院以及请泌尿外科会诊的重要指征是感染和肾衰竭。对于疼痛完全控制、恶心呕吐有效缓解、双肾存在和精神状态良好的患者，给予 MET 和准许出院是安全的。

泌尿外科干预

是否进行泌尿外科手术、体外冲击波碎石术或激光输尿管镜术应该由泌尿外科医生决定。美国泌尿学会指南对输尿管结石的治疗进行了全面的总结[43]。目前冲击波碎石术越来越少，输尿管镜使用越来越多。结石治疗方法总结如图 28.1。

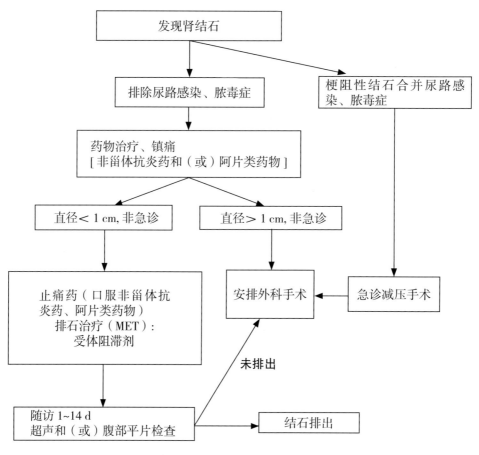

图 28.1　肾结石引起肾绞痛的处理建议

预防复发

肾结石的预防措施经济有效，但很少能实施[44]。应告知结石患者这是一种极易复发的疾病。肾绞痛发作时，许多患者的依从性明显增高。最近发表了一篇仅纳入 RCT 研究，关于预防肾结石的系统综述[45]。对大多数肾结石患者来说，不论是何种肾结石，不论是初发还是复发，增加液体摄入都是安全有效的一线治疗方法[46]。建议每天至少摄入 96 oz（1 oz = 29.57 mL）或 3 L 液体，每天至少达到 2.5 L 尿量。所有液体都可以，包括咖啡和酒精[47]。

钙结石患者不需要限制摄入乳制品。唯一一项 RCT 研究指出通过饮食预防结石形成：每天 3~4 份乳制品，共 1000~1200 mg 钙；减少动物蛋白、钠和草酸盐摄入[48]。限制高草酸盐食物摄入，增加高钙食物摄入，是高草酸尿症患者的主要治疗方法。高草酸盐和低草酸盐食物列表见 https://regepi.bwh.harvard.edu/health/Oxalate/files。减少动物蛋白摄入可能有益于减少尿酸结石。

如果增加液体摄入和饮食控制的效果不佳，或者由于某些因素（如因职业因素不能及时去卫生间，或有前列腺增生或尿失禁）导致增加液体摄入困难时，应考虑药物治疗。噻嗪类药物可以减少尿钙排出（吲达帕胺和氯噻酮的作用时间比氢氯噻嗪长，可作为首选）。持续至少两年的临床试验表明噻嗪类药物预防结石有效[49]。补充柠檬酸钾可以防止低钾血症，并增加尿柠檬酸排泄，有助于钙溶解。低柠檬酸尿症患者也可以服用柠檬酸钾，10~30 meq（1.08~3.24 g），每天 2 次[50]。避免使用柠檬酸钠，因为钠排出的同时会增加钙排出。

有研究表明，别嘌呤醇可有效预防高尿酸患者形成结石[51]。

尿液 pH < 5.5 时，尿酸的溶解性差，易于形成尿酸结石，因此应碱化尿液至 pH > 6.0[52]。别嘌呤醇可用于尿液持续呈酸性且不易碱化的患者，如存在肠道疾病的患者。

对于磷酸镁铵结石，最重要的是手术治疗，因为当细菌存在于肾脏时，泌尿系的抑菌治疗通常无效。通过内镜治疗彻底去除结石可能有效。几项 RCT 研究显示尿素酶抑制剂乙酰氧肟酸可用于治疗该类结石[53]，其副作用导致其仅用于不能手术的患者。

对于胱氨酸尿症患者，可以通过增加尿量、限制动物蛋白和盐的摄入、碱化尿液以及给予结合胱氨酸的硫醇类药物（硫普罗宁和 d- 青霉胺）预防结石形成[16]。

总　结

肾结石是一种发病率越来越高的疾病。它与多种疾病广泛联系，即使它们不是其他重要疾病（如代谢综合征和糖尿病）的危险因素，至少也是其他疾病的预警信号。它们是急诊和门诊就诊的主要病因之一。预防肾结石不只是泌尿外科医生的责任，内分泌科医生、内科医生和初级保健医生都应承担相应的职责。

参考文献

请登录 www.wpcxa.com 下载中心查询或下载，或扫码阅读。

第 8 部分

神经内分泌肿瘤

Neuroendocrine Tumors

神经内分泌肿瘤的急症处理

Kjell Oberg

要　点

- 神经内分泌肿瘤 [NET，也称为神经内分泌新生物（NEN）] 是一组具有异质性的恶性实体肿瘤，常见于弥漫性神经内分泌系统。

- NET 具有不同的临床表现和病程。一些 NET 表现为惰性，另一些则表现为高侵袭性，患者的生存期更短。转移性 NET 的 5 年总体生存率为 35%。

- NET 可以分为功能性瘤和无功能瘤。前者表现出激素相关症状，后者无明显激素相关症状。

- 功能性瘤可以导致多种内分泌和代谢急症。

- 治疗方案多样化，包括手术、放疗、肽受体放射性核素治疗（PRRT）、药物治疗（如生长抑素类似物）、化疗和靶向治疗 [如 mTOR（哺乳动物雷帕霉素靶点）抑制剂依维莫司或酪氨酸激酶抑制剂舒尼替尼]。

- 改善过多激素分泌所致的临床症状十分重要。例如，静脉注射葡萄糖纠正胰岛素瘤分泌过多胰岛素导致的低血糖症；质子泵抑制剂改善胃泌素瘤过度分泌胃泌素带来的影响。

- 小肠神经内分泌肿瘤产生 5- 羟色胺、速激肽和缓激肽引起类癌综合征。患者表现为皮肤潮红、腹泻和类癌性心脏病（多发生在右侧心腔）。抑制 5- 羟色胺合成的新药特罗司他乙酯（telotristat ethyl）可以显著减少类癌综合征患者的腹泻。

- 类癌综合征可以表现为危及患者生命的紧急情况——类癌危象。生长抑素类似物可用于防治类癌危象。

- 与胰腺 NET（pNET）相关的最常见的临床综合征是低血糖综合征（胰岛素瘤产生过多的胰岛素 / 胰岛素原）和 Zollinger-Ellison 综合征（胃泌素生成过多，胃酸分泌增加，反复出现胃肠道溃疡和消化道出血）。

- NET 在转移前的早期诊断始终是临床医生面临的挑战。NET 的及时诊疗将有效缓解疾病进展，防止出现内分泌代谢急症。

引　言

神经内分泌肿瘤是源于弥散神经内分泌系统的具有异质性的恶性实体瘤。NET 具有不同的临床表现和病程。一些 NET 表现为惰性，另一些则表现为高侵袭性，患者的生存期更短。这些相对罕见的肿瘤的发病率大约为 6.2 例 /10 万（人·年），患病率约为 35 例 /10 万（人·年）[美国监测流行病学和最终结果（SEER）2012]。转移性 NET 的 5 年总体生存率为 35%[1]。神经内分泌肿瘤的主要亚型是支气管 NET（30%）、小肠 NET（25%）、直肠 NET（17%）、结肠 NET（10%）、胰腺 NET（7.5%）和胸腺 NET（5%）。

根据世界卫生组织（WHO）2017 年的分类系统，NET 分为三类。第一类是分化良好的 NET：NET G1，Ki–67 指数 < 3%；NET G2，Ki–67 指数 3%~20%；NET G3，Ki–67 指数 >20%。第二类是分化差的神经内分泌癌（NEC）：NEC G3，Ki–67 指数 >20%。NEC G3 又可分为小细胞型和大细胞型。第三类是混合神经内分泌 – 非神经内分泌肿瘤 [也称为混合内分泌 – 非内分泌肿瘤（MENEM/MINEN）]。欧洲神经内分泌肿瘤学会（ENETS）以及国家综合癌症中心（NCCN）/ 国际癌症控制联盟（UICC）发布了一个分期系统。依据该系统，每个分期都有明确的特征 [2-4]。NET 可以分为功能性瘤和无功能瘤。前者表现出激素相关症状，后者无明显激素相关症状。功能性瘤可导致多种内分泌代谢急症。

小肠 NET

小肠神经内分泌肿瘤可产生 5- 羟色胺、速激肽和缓激肽，引起类癌综合征。患者表现为皮肤潮红、腹泻和类癌性心脏病（多发生在右侧心腔）。在某些情况下（如手术、血栓栓塞和活检），类癌综合征可以表现为危及生命的紧急情况——类癌危象。由于 5- 羟色胺和速激肽的大量释放，患者会出现心动过速、严重皮肤潮红和低血压 [5]。随着生长抑素类似物用于治疗类癌综合征，类癌危象已经相当罕见。但是患者在进行手术等治疗或接受研究性干预时应需警惕类癌危象发生 [5]。一种抑制 5- 羟色胺合成的新药特罗司他乙酯（Telotristat ethyl）可显著减少类癌综合征患者的腹泻症状 [6]。

胰腺 NET（pNET）

对于胰腺神经内分泌肿瘤，最重要的临床综合征是 Zollinger-Ellison 综合征、胰岛素瘤（低血糖综合征）和 Verner-Morrison 综合征（血管活性肠肽瘤，即 VIPoma 综合征）。Zollinger-Ellison 综合征与肿瘤产生过多的胃泌素有关，导致胃酸分泌增加，反复出现胃肠道溃疡，有时甚至影响到空肠，出血风险很大。现如今，这些患者接受高剂量质子泵抑制剂（PPI）治疗，有时与生长抑素类似物联合使用，大大降低这种风险。对于长期治疗，重要的是找到肿瘤的原发灶和转移瘤，尽可能切除肿瘤组织。肽受体放射性核素治疗（PRRT）通常用于降低这些患者的激素水平，改善临床症状。新的靶向疗法如 mTOR（哺乳动物雷帕霉素靶点）抑制剂依维莫司、酪氨酸激酶抑制剂（TKI）舒尼替尼也被证实对 pNET 有效 [7-8]。

与 pNET 相关的最常见的临床综合征是低血糖综合征（胰岛素瘤产生过多的胰岛素 / 胰岛素原）。低血糖综合征容易被漏诊，由于初始症状非特异，患者常被误诊为精神问题。低血糖同时伴有高胰岛素或高胰岛素原时方可诊断。该类患者需要及早定位肿瘤灶并手术切除，但这可能具有挑战性，因为肿瘤通常很小（大约 90% 的病灶小于 2 cm）并且位于胰腺中。由于上述原因，传统的定位研究，如 CT、MRI、选择性动脉内促泌剂刺激试验（SASI）和超声可能不足以识别胰岛素瘤。当所有常规成像结果均为阴性时，可以尝试针对生长抑素受体的成像方式（如 ^{68}Ga-DOTATATE PET/CT），尤其是准备进行微创手术时（图 8.1）[9]。^{68}Ga-DOTATATE PET/CT 对其他胃肠胰 NET 也有诊断价值[10]。对于恶性胰岛素瘤，细胞毒性药物多年来一直是标准治疗[11]。其他治疗包括靶向药物，如依维莫司和舒尼替尼[7-8]。

Verner-Morrison 综合征是一种严重疾病，典型特征为患者排出大量稀水样便，钾、镁和碳酸氢盐大量丢失。肿瘤可能位于患者的胰腺（最常见）或肺，分泌过量的血管活性肠肽。除尽可能手术切除肿瘤外，可以联用生长抑素类似物、α 干扰素和依维莫司显著降低激素水平，改善临床症状[12]。

胰高血糖素瘤（肿瘤分泌过多的胰高血糖素）很少出现急症，但会并发严重的高血糖、贫血和血栓栓塞，需要适当的紧急处理[11]。

与异位激素分泌有关的综合征

特殊情况下，胃肠神经内分泌肿瘤分泌的激素与起源组织没有直接关系，患者的临床症状与其异位分泌的激素有关。需要高度重视此类综合征。如果未能及时诊断，可能会增加发病率和死亡率。转移性 pNET 可以过度分泌甲状旁腺激素相关肽（PTHrP），引起严重的高钙血症，发生致命性的"高钙危象"[13]。

支气管和胸腺 NET 异位分泌促肾上腺

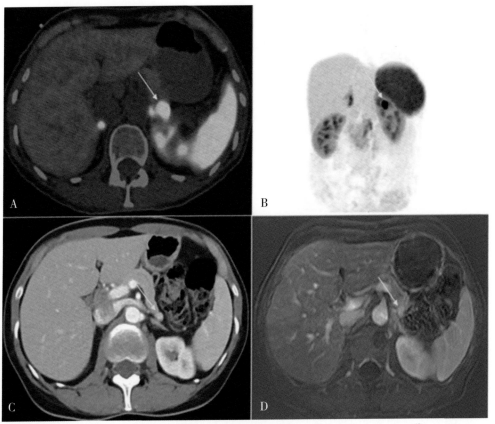

图 8.1　胰岛素瘤[9]。A. ^{68}Ga-DOTATATE-PET/CT 轴向图；箭头指向胰腺。B. ^{68}Ga-DOTATATE 前位三维最大密度投影图；箭头指向胰腺。 C. 动脉期 CT 轴位；箭头指向胰腺尾部动脉增强病变。D. MRI 轴向三维动脉增强成像；箭头指向胰腺尾部动脉增强病变

皮质激素（ACTH）或促肾上腺皮质激素释放激素（CRH），导致库欣综合征。类固醇抑制剂的治疗效果不佳，双侧肾上腺切除术可能是最终解决方案。异位库欣综合征有时可能发展为内分泌代谢急症[14]。

总 结

神经内分泌肿瘤可以表现为多种类型的内分泌代谢急症，需要采取不同的治疗手段改善患者的临床症状。某些新药（例如 mTOR 和基于 TKI 的靶向治疗）可用于治疗激素相关急症。尚需研发更多的个体化治疗手段。

NET 医生面临的临床挑战包括有效管理术后残余肿瘤，评估治疗效果，推动研究成果转化。NET 的及时诊疗能够缓解疾病进展，防止出现内分泌代谢相关急症。

参考文献

请登录 www.wpcxa.com 下载中心查询或下载，或扫码阅读。

第 29 章

神经内分泌肿瘤相关的内分泌代谢急症

Gregory Kaltsas   Krystallenia I. Alexandraki   Ashley B. Grossman

要 点

- 神经内分泌肿瘤（NET）被认为是起源于分散在胃肠道（GI）系统的多分化潜能细胞，属于弥漫性神经内分泌系统。

- 既往认为 GI 系统的 NET 比较罕见，但目前已成为第二常见的胃肠道恶性肿瘤。

- 这些肿瘤的显著特征是能够合成、储存和分泌多种生物活性物质（肽、胺类），引起典型的临床综合征（即功能性瘤）。

- 肿瘤通常起源于空肠和回肠，可以分泌具有生物活性的胺类物质，包括 5- 羟色胺、前列腺素和速激肽，导致 20%~30% 的肝转移患者出现类癌综合征（CS）。

- 在手术或其他诊疗方法干预期间，CS 患者可能发展为致死性的类癌危象。类癌危象患者可能有突然的血压变化，最常见的是低血压，有时伴有长时间过度的皮肤潮红、高热及偶发支气管痉挛。

- 多数 GI-NET 表达特异性生长抑素受体（SSTR）。生长抑素类似物（SS 类似物）与受体结合抑制血管活性物质分泌。在大多数 GI-NET 相关的综合征中，这些血管活性物质可导致很多表现和生化反应。生长抑素类似物是目前能够抑制大多数功能性 GI-NET 的最有效的药物。

- 长效 SS 类似物和最新批准的 5- 羟色胺抑制剂马尿酸特罗司他乙酯（Telotristat etiprate）有望联合用于治疗难治性 CS，改善临床结局。

- 静脉注射奥曲肽是防治类癌危象的最佳选择，应该在术前优先考虑。即使是在类癌综合征的诊断过程中，特别是对于广泛肝受累和高水平 5- 羟基吲哚乙酸（5-HIAA）的患者，奥曲肽也是最佳选择。

- 对于胰岛素瘤，紧急给予静脉注射葡萄糖，病情稳定后联用二氮嗪、奥曲肽和（或）帕瑞肽。对于顽固性低血糖，可以单独使用帕瑞肽和 mTOR 抑制剂（如依维莫司），也可与其他方法联用。

- 对于胃泌素瘤，质子泵抑制剂（PPI）是一线治疗方案。

- 对于难治性功能性瘤可以考虑采用肿瘤细胞减灭术，减少肿瘤负荷和分泌细胞的数量。

- 研发特异性受体拮抗剂可能是那些对现有疗法不敏感的患者的治疗希望。

- GI-NET 的发病率和死亡率主要与肿瘤的生长和转移有关。但对于功能性瘤，如何有效抑制肿瘤细胞的分泌功能仍然是一个难题。

引　言

　　神经内分泌肿瘤（NET）被认为起源于分散在胃肠道（GI）系统的多分化潜能细胞，属于弥漫性神经内分泌系统。这些肿瘤的显著特征是能够合成、储存和分泌多种生物活性物质（肽、胺类），引起典型的临床综合征（比如功能性肿瘤）[1-2]。传统观点认为，多数 NET 源于胰腺（pNET）和回肠（即所谓的中肠肿瘤）。因为这些 NET 能够分泌来源于其他组织的激素，从而增加诊断难度。此外，最初被认为是无功能的 NET，在疾病进展中可能会具备分泌功能。

　　胃肠系统神经内分泌肿瘤最初被认为是罕见的，但目前已成为第二常见的胃肠道恶性肿瘤[3]。通常，起源于空肠和回肠的肿瘤能够分泌具有生物活性的胺类物质，如 5- 羟色胺、前列腺素和速激肽，导致类癌综合征（CS）。有 20%~30% 的肝转移患者出现 CS。典型的 CS 通常表现为皮肤潮红、肠蠕动加快伴腹泻，偶发支气管痉挛（图 29.1）。在原发性卵巢病变或支气管病变中，当分泌产物（主要是 5- 羟色胺）超过肝脏的灭活能力直接进入体循环时也可能出现类癌综合征。广泛腹膜转移患者偶尔也会出现这种情况[1,4]。不太常见的非典型 CS 起源于胚胎前肠，主要是肺癌[4-5]。由于释放大量组胺和 5- 羟色胺，这些患者表现为严重的片状潮红、出汗、瘙痒、皮肤水肿、支气管收缩、流泪和低血压[4-5]，肝转移患者多见。如果 CS 在很长一段时间内没有系统治疗，可能会导致营养缺乏、癌性心脏病（CHD）和其他包括肠系膜在内的纤维化改变，大大增加患者的死亡率[1,6]。

　　多数 pNET 是无功能性的，只有一部分能够分泌肽类激素。这些激素来源于特定的胰腺内分泌细胞或胰腺实质中异位表

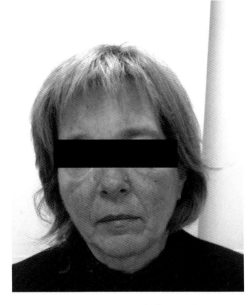

图 29.1　典型类癌综合征患者的面部

达的细胞，如胃泌素和 5- 羟色胺分泌细胞[7]。最常见的 pNET 相关的分泌综合征见表 29.1。此外有研究表明，之前认为无功能的 pNET，在疾病进展中可能转变为功能性 pNET[7-8]。不仅如此，初始分泌某种特定激素的 pNET，在疾病进展中可能转而分泌另一种激素，掩盖其临床表现[8-9]。

　　多数 GI-NET 的显著特征是表达特异性生长抑素受体（SSTR）。生长抑素类似物（SS 类似物）与受体结合后抑制血管活性物质分泌，在大多数 GI-NET 相关的综合征中，这些血管活性物质产生很多表现和生化反应[1-2]。SS 类似物目前被认为是功能性 GI-NET 的一线治疗药物。它们主要通过抑制细胞生长实现抗肿瘤细胞增殖，甚至被广泛用于无功能瘤[4,10-11]。在 SS 类似物上市之前，功能性 GI-NET 的治疗手段主要是改善临床症状而不是抑制高水平的 5- 羟色胺和胰腺激素[1-2]。当患者对 SS 类似物耐药时，仍可使用既往改善症状的一些疗法[1,7]。

表 29.1　继发于 GI-NET（类癌和 pNET）的功能性综合征

肿瘤部位 / 类型	发病率 [新发 /10 万（人·年）]	分泌激素	临床综合征
前肠类癌（支气管、胸腺）	2~5	5- 羟色胺，组胺，ACTH，GHRH，胃泌素	非典型（典型）类癌综合征
中肠类癌（空肠、回肠）	4~10	5- 羟色胺，速激肽，缓激肽	典型类癌综合征
胰岛素瘤	1~2	胰岛素，胰岛素原	神经源性低血糖症 Whipple 三联征
胃泌素瘤	1~1.5	胃泌素	ZES（消化性溃疡、腹泻、上腹痛）
血管活性肠肽瘤	0.2	VIP	水样泻，低钾血症，胃酸缺乏（WDHA）
胰高血糖素瘤	0.1	胰高血糖素	坏死松解游走性红斑
生长抑素瘤	< 0.1	生长抑素	胆结石，糖尿病，脂肪泻，胃酸缺乏
PTHrPoma（分泌 PTHrP 的 pNET）		PTHrP	高钙血症
ACTHoma（分泌 ACTH 的 pNET）	< 0.1	ACTH	皮质醇增多症
分泌 5-HT 的 pNET		5- 羟色胺	典型类癌综合征
分泌 GHRH 的 pNET	< 0.1	GHRH	肢端肥大症

ACTH= 促肾上腺皮质激素；GHRH= 生长激素释放激素；ZES= 佐林格 – 埃利森综合征（胃泌素瘤）；VIP= 血管活性肠肽；PTHrP= 甲状旁腺激素相关肽

SS 类似物可以改善 CS 的远期后遗症，并大大降低在诊疗过程中，特别是手术中激素突然分泌增加导致的致死性类癌危象的发生风险（比如血压突然变化，多数为低血压，有时伴有长时间的过度潮红、高热、偶发支气管痉挛）。初步研究表明，皮下注射奥曲肽（3 次 / 天，中位剂量 450 μg/d）可以改善大约 70%CS 患者的皮肤潮红和腹泻，而且尿 5- 羟色胺的代谢物 5- 羟基吲哚乙酸（5-HIAA）明显减少[10-11]。目前最常用的长效 SS 类似物为奥曲肽 30 mg 和兰瑞肽 120 mg，每月给药一次，CS 症状的

平均总缓解率为 65%~70%，且副作用最小[11-12]。当长效奥曲肽不能充分改善症状时，可以每天增加 50~100 μg（每天最多 1 mg）。另外可以增加长效 SS 类似物的给药频率或剂量。长效奥曲肽使用剂量可达每月 120 mg，没有明显毒性作用[13-16]。

尽管奥曲肽和兰曲肽主要结合 SSTR 2 和 SSTR5，但 GI-NET 可以表达多种 SSTR 亚型。帕瑞肽是一种可结合多种受体的 SS 类似物，对除 SSTR 4 受体外的其他 SSTR 都有很高的亲和力[7]。对于 CS 患者，长效帕瑞肽每月 60 mg 的治疗效果并不优于每月

40 mg 的长效奥曲肽，副作用的发生率反而更高，特别是高血糖（28.3% *vs.* 5.3%）[17]。另一种能有效改善 CS 症状的药物是 α 干扰素（3~9 U/d）[18]。α 干扰素和聚乙二醇干扰素能够改善 40%~70% 的 CS 患者症状 [1,19]。然而，因发热、疲劳、厌食、体重减轻、自身免疫疾病及骨髓抑制等不良反应，α 干扰素在临床中较少用于治疗 CS[1]。由于其高停药率，α 干扰素被认为是 SS 类似物无效时的二线治疗 [17]。还有一些证据表明，这两种药物可能发挥协同作用 [19-21]。

对于 SS 类似物仅能部分控制症状的 CS 患者，可以考虑口服一种 5- 羟色胺合成抑制剂马尿酸特罗司他乙酯。马尿酸特罗司他乙酯不能穿过血脑屏障，因此中枢神经系统副作用少见（因为它不会消耗大脑中的 5- 羟色胺）。马尿酸特罗司他乙酯的使用剂量为 250~500 mg，3 次 / 天 [22-23]。由于其副作用小，美国 FDA 批准马尿酸特罗司他乙酯可用于治疗对 SS 类似物不敏感的难治性 CS 患者（图 29.2）。该药还可以减少腹水和心脏瓣膜纤维化 [23]。患者也可使用抗腹泻药物如洛哌丁胺和磷酸可待因，但应避免饮酒和辛辣食物。腹泻有时可能因盲袢内细菌过度生长、胆汁酸去结合或胰腺外分泌功能不全所致，因此需要特殊治疗 [1]。补充维生素 B 避免烟酸缺乏和糙皮病（皮炎、腹泻和痴呆），注意同时补充其他脂溶性维生素，以免其他营养缺乏 [24]。

如果现有药物治疗不能充分缓解症状，应采用包括肝脏靶向治疗和（或）手术在内的肿瘤细胞减灭术，减少肿瘤负荷和分泌功能，改善临床症状。此时应预防性使用奥曲肽，尽量减少类癌危象的发生风险。

特殊肿瘤及情况

类癌综合征（CS）

CS 患者在诊断和（或）介入治疗（如动脉栓塞、射频消融术和内镜手术）过程中有发生类癌危象的风险；或由于手术（小手术或大手术）刺激激素分泌过多所致 [25]。即使是无功能瘤患者，如果有广泛肝转移和高水平尿 5-HIAA，也容易发生类癌危象 [26]。麻醉或肿瘤手术引起的类癌危象表现包括血压改变（主要是低血压）、长时间过度的皮肤潮红、高热、支气管痉挛，很少出现高血压危象 [25,27]。有时，非特异性症状可能掩盖危象，表现为患者术后病情不稳或恢复缓慢 [28]。据报道，静脉注射奥曲肽可快速逆转类癌危象，已成为紧急救治的主要药物。建议术前预防性使用奥曲肽静脉输注，初始剂量为 50 μg/h，术前 12 h 开始，术后至少持续 48 h，必要时调整剂量，最高可达 500 μg/h[25-26,28]。然而在某些情况下，即使给予足够的奥曲肽仍可能发生类癌危象。使用长效 SS 类似物进行预处理可降低发生类癌危象的风险，但并不能完全消除。实际从理论上来说，一旦机体释放血管活性介质，奥曲肽可能不会起效，除非能进一步抑制血管活性介质释放。由于组胺释放及其外周作用不能被 SS 类似物完全阻断，因此可以联合使用最大剂量的组胺受体（HR）拮抗剂（H1R，如氯雷他定；H2R，如雷尼替丁）以及糖皮质激素（如泼尼松龙 60 mg）。与既往观点不同的是，发生顽固性低血压时应给予正性肌力支持 [25]。

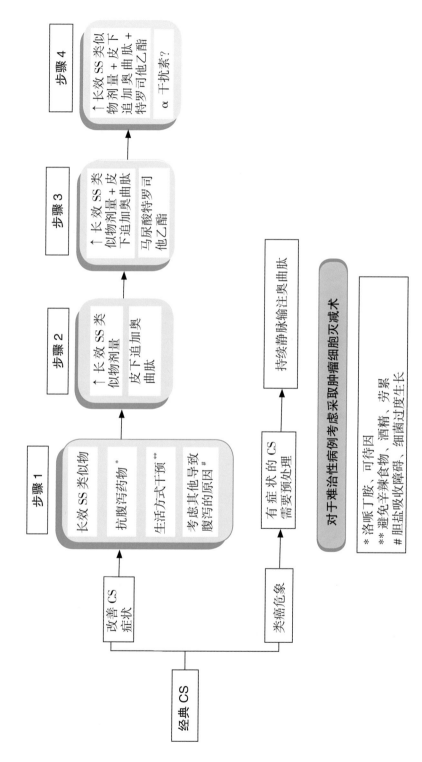

图 29.2　典型类癌综合征和类癌危象的治疗建议

病例分析

一例 56 岁女性患者，有 3 年腹泻和皮肤潮红病史，最近出现呼吸急促（图 29.1）。起初潮红发作持续数分钟，仅限于上半身，可以自发缓解，一度归因于饮酒及口服格列齐特。因腹泻频率和腹泻量增加，行相关检查未发现明显异常。临床检查时，患者呼吸心跳过速，直立性低血压，血压下降 30 mmHg。听诊时有广泛的收缩期杂音，吸气时更明显，双侧踝关节水肿，颈静脉压升高，呈明显的"V"波。腹部膨胀，肝脏呈"结节状"肿大，伴腹水。

经复苏及抗心衰治疗后，患者接受胸、腹及骨盆的 CT 成像。尽管未发现局限性原发灶，但发现有不规则的肝钙化灶，伴肝坏死及腹部淋巴结肿大。随后常规肿瘤标志物检查、上下消化道内镜检查和 18-FDG-PET/CT 扫描未能发现原发肿瘤。肝活检后，患者大量腹泻，血流动力学不稳定，转移到重症监护室治疗。后续发现其尿中 5-HIAA 水平很高。

你认为初步诊断是什么？需要什么紧急治疗？

初步诊断 CS 伴类癌危象，立即给予奥曲肽治疗后患者病情稳定，症状改善。患者并未确诊小肠 NET，肝活检等诊断性操作诱发类癌危象。漏诊的原因不仅是该患者缺乏肿瘤特异性症状，而且类癌危象缺乏高敏感性和高特异性的早期诊断标志物。即使患者合并多发转移灶，但总体状态良好。高水平的 5- 羟色胺导致患者的右心瓣膜纤维化（右心衰，有明显的三尖瓣反流。95% 以上冠心病患者的三尖瓣都会受到影响），表现为冠心

病。对于类癌综合征患者，至少要测量 NT-proBNP 和超声心动图或心脏磁共振成像（MRI），因为心脏受累的发生率高达 50%。研究表明，可能因为 SS 类似物的使用，冠心病的发病率在过去几十年间下降至 20% 左右。

本例重在指出，在疾病早期，类癌综合征的临床表现与其他胃肠道疾病相似，且缺乏高度敏感性和特异性的生物标志物，因此类癌综合征常常被误诊。如果患者合并转移灶，出现多种异常表现但总体状态良好，主管医生要特别警惕。因为漏诊误诊会延迟治疗，最终使发病率和死亡率升高。

胰腺 NET：胰岛素瘤

最常见的功能性 pNET 是胰岛素瘤。大多数情况下，当疾病局限于局部时可早期做出诊断。然而，大约有 10% 的胰岛素瘤表现为难治性低血糖。这些胰岛素瘤多已出现远处转移[1]。这种难治性低血糖需要静脉输注高浓度葡萄糖，肌内注射胰高血糖素，有时甚至需要补钾。二氮嗪（50~300 mg/d，最大剂量为 600 mg/d）通过 ATP 敏感性钾通道（KATP）抑制胰岛素瘤细胞分泌胰岛素。长效 SS 类似物可用于治疗胰岛素瘤。由于胰高血糖素分泌也被抑制，当肿瘤不表达 SSTR2 和 SSTR5 时，SS 类似物可能会增加大约 50% 患者的低血糖发生风险。然而，如果奥曲肽显像或生长抑素受体闪烁扫描（SRS）提示肿瘤表达 SSTR 时，长效 SS 类似物的治疗是积极有效的。

需要特别考虑两种相对较新的药物[7,29]。多受体 SS 类似物帕瑞肽大约导致 30% 的患者出现高血糖。这说明帕瑞肽对抗低血

糖的效果优于第一代 SS 类似物。由于目前研究数据有限,这一结果仍需进一步观察[30]。mTOR 通路在 pNET 病情进展、葡萄糖稳态、促进胰岛素分泌及增加葡萄糖利用中发挥重要作用。mTOR 抑制剂依维莫司因其特异性升高血糖的作用,有望用于治疗转移性胰岛素瘤[29,31]。研究表明,无论依维莫司如何影响肿瘤生长,它在实现长达 6.5 个月的血糖控制方面优于其他疗法[32]。依维莫司可能存在双重作用模式,不仅抑制肿瘤分泌胰岛素,而且导致胰岛素抵抗[32],尽管后者的影响可能不是很重要。紧急情况下,静脉注射葡萄糖仍然是主要治疗手段。

胰腺 NET:胃泌素瘤

佐林格-埃利森综合征(ZES)源于胃泌素分泌过多(主要来自十二指肠和胰腺 NET)。高达 25% 的病例继发于多发性内分泌腺瘤综合征 1 型(MEN1)[33]。此类患者常表现为难治性多发性消化性溃疡,不常见部位的溃疡,以及因肠道暴露于大量酸性胃内容物出现的继发性腹泻。目前,质子泵抑制剂(PPI)被认为是一线治疗药物,可有效抑制胃酸,充分缓解多数患者的症状[34]。有时需要高达 80 mg 奥美拉唑,因其半衰期为 3~4 d,可每天 1 次给药。在紧急情况下,泮托拉唑 80 mg,每 8 h 静脉给药 1 次,可快速控制胃酸分泌过多,其效果维持长达 1 周[34-35]。生长抑素类似物也可用于难治性病例,从皮下或静脉注射奥曲肽开始,剂量为 50~100 μg/h,理想情况下可持续输注。口服胃泌素受体拮抗剂奈塔西派,具有快速起效和作用持久的特点,可用于治疗难治性胃泌素瘤[36]。

胰腺 NET:VIP 瘤

VIP 瘤患者表现为严重腹泻,每天高达 20 L,伴有严重的体液和电解质(主要是钾和碳酸氢盐)流失,伴有乏力、痉挛、手足抽搐和心律失常,甚至猝死[1-2]。由于肠道丢失较多,患者表现为严重的低钾血症(钾水平 < 2.5 mmol/L,每天丢失 > 400 mmol)和低碳酸氢盐,发生严重的高氯性酸中毒。低磷血症和低镁血症也可能发生,部分患者伴有高钙血症。SS 类似物在大多数情况下可显著降低 VIP 水平并控制腹泻。对于难治性病例,既往也使用糖皮质激素、可乐定和洛哌丁胺[1]。有学者提出,多靶点酪氨酸激酶(TKI)抑制剂舒尼替尼可作为 VIP 瘤的辅助治疗[37]。紧急情况下,首先连续输注奥曲肽(大约 1000 μg/24 h),同时联用 60 mg/d 的泼尼松龙,待症状改善后迅速减量。对于"胰性霍乱",需要积极补液,保持体液平衡。

胰腺 NET:胰高血糖素瘤

胰高血糖素瘤的特征表现为体重下降、糖尿病、唇干裂、腹泻和坏死松解性游走性红斑(NME)[38]。这种皮损通常在 7~14 d 内发生,最初表现为腹股沟小片红斑,也可累及会阴、下肢和口周区域。是否存在皮损以及皮损的严重程度与血清胰高血糖素水平无关,与脂肪酸、锌和氨基酸缺乏有关。精神异常常见,高达 30% 的病例合并血栓栓塞[1]。患者积极使用 SS 类似物(如上所述)、输注氨基酸和抗生素可以有效缓解皮疹,但不影响血糖[38]。糖尿病多采取常规治疗,当胰高血糖素水平下降时血糖将有所改善。患者易发生血栓栓塞,应预防性使用高剂量的低分子量肝素。

胰腺 NET:生长抑素瘤

生长抑素瘤可以是发生于胰腺体部的

巨大的胰岛 δ 细胞瘤。十二指肠生长抑素瘤通常较小且多发，可发生于 1 型神经纤维瘤病或 HIF-2α 嵌合体功能获得性突变患者。生长抑素瘤患者也可出现高血糖、胆石症、腹泻、脂肪泻和胃酸减少。有意思的是，有报道认为部分患者对 SS 类似物反应敏感[1]。他们很少出现需要紧急处理的情况。

与异位激素分泌相关的综合征

特别需要注意异位分泌的血管活性物质可导致不同的临床表型[39]。有时 GI-NET 分泌的激素与组织来源无关，其临床症状与异位分泌的激素有关。应熟悉异位激素分泌的临床表现，避免发生漏诊误诊而增加发病率和死亡率。对于难治性的异位激素分泌相关综合征患者，可考虑肝动脉栓塞、化疗栓塞和（或）手术。

异位分泌促肾上腺皮质激素（ACTH）导致的库欣综合征常见于肺 NET，偶见于 GI 肿瘤。无论是针对肿瘤（生长抑素类似物、卡麦角林）、肾上腺（甲吡酮、酮康唑）还是糖皮质激素受体，控制激素分泌都能显著降低发病率和潜在死亡率。有报道称静脉注射依托咪酯成功用于难治性病例，但需密切监测。

异位分泌的甲状旁腺激素相关肽（PTHrP）与转移性 pNET 密切相关。PTHrP 可导致难以控制的高钙血症，增加发病率和死亡率。在这种情况下，疾病的早期诊断治疗非常重要。

总　结

既往认为功能性 GI-NET 较为罕见，但目前人们已经认识到功能性 GI-NET 的临床表现多种多样。有时，功能性 GI-NET 可以出现危及生命的紧急情况。奥曲肽和兰瑞肽等长效生长抑素类似物，因其抗激素分泌作用强以及副作用小的特点，目前是功能性 GI-NET 的一线治疗药物。紧急情况下应给予皮下注射或静脉输注 SS 类似物。静脉输注奥曲肽的起始剂量是 100 μg/h，调整剂量直至症状改善。积极纠正水电解质紊乱，保持代谢平衡。在侵入性和外科手术过程中，应常规静脉输注奥曲肽，抑制血管活性物质的过度分泌。毫无疑问，有效的个体化治疗方案有益于 NET 的长期控制。

参考文献

请登录 www.wpcxa.com 下载中心查询或下载，或扫码阅读。

IX

第 9 部分

糖代谢紊乱
Glucose Disorders

引 言

糖代谢紊乱的急症处理

Gerry Rayman

> **要 点**
>
> · 糖尿病是一种常见病，全球患病率为 8.8%，2015 年有 4.15 亿糖尿病患者。预计到 2040 年，全球患病率将上升至 10.4%，约有 6.42 亿糖尿病患者。
>
> · 糖尿病患病率的不断上升使糖尿病患者的住院管理成为一个重要问题：2010 年，英国国家糖尿病住院患者审核（NaDIA）数据显示，糖尿病患者占住院总人数的 14.6%；2015 年，这一比例增加到 16.8%，2020 年将达到 20%。事实上，英国许多医院糖尿病患者的住院比例已经高达 30%，超过美国部分地区。
>
> · 部分患者入院时发现一过性高血糖，出院后恢复正常，即所谓的"应激性高血糖症"。
>
> · 超过 90% 的成年糖尿病住院患者属于 2 型糖尿病，超过 30% 的患者接受胰岛素治疗，增加了院内血糖管理的复杂性。仅有不到 40% 的接受胰岛素治疗的住院患者血糖控制良好，约 10% 的患者在住院期间发生严重的低血糖 [血糖 < 3 mmol/L（54 mg/dL）]。
>
> · 现在普遍认为，住院患者的低血糖和高血糖都与不良结局有关，包括增加并发症和死亡风险。目前尚不清楚究竟是血糖控制不佳还是疾病的严重程度导致并发症和死亡风险增加。
>
> · 住院期间血糖达标对专科和非专科医护人员来说都是严峻挑战。医院需要开展院内血糖管理的相关培训。
>
> 近年来，人们越来越关注糖尿病住院患者的血糖管理，预防常见并发症，如低血糖、糖尿病足溃疡、糖尿病酮症酸中毒和高血糖高渗状态（HHS），并缩短住院时间。

引 言

糖尿病是一种常见病，全球患病率为 8.8%，2015 年有 4.15 亿糖尿病患者。预计到 2040 年，全球患病率将上升至 10.4%，约有 6.42 亿糖尿病患者[1]。糖尿病患病率的不断上升使糖尿病患者的住院管理成为一个重要问题。在英国，2015 年糖尿病的患病率约为 6.2%[1]。2010 年，英国国家糖尿病住院患者审核（NaDIA）数据显示，糖尿病患者占住院总人数的 14.6%；2015 年，这一比例增加到 16.8%[2]，2020 年将达到 20%。事实上，英国许多医院的糖尿病患者的住院比例已经高达 30%，超过美国部分地区[3]。部分患者入院时发现一过性高血糖，出院后恢复正常，即所谓的"应激性高血糖症"。糖尿病和应激性高血糖症都很常见，增加了住院患者并发症的发生风险。

超过 90% 的成年糖尿病住院患者属于 2 型糖尿病，超过 30% 的患者接受胰岛素治疗，增加了院内血糖管理的复杂性。仅有不到 40% 的接受胰岛素治疗的住院患者血糖控制良好，约 10% 的患者在住院期间发生严重的低血糖 [血糖 < 3 mmol/L（54 mg/dL）][2]。现在普遍认为，住院患者的低血糖和高血糖都与不良结局有关，包括并发症和死亡风险增加 [4-7]。目前尚不清楚究竟是血糖控制不佳还是疾病的严重程度导致糖尿病患者的并发症和死亡风险增加。

迄今为止，人们对重症监护室的血糖管理关注较多。早期研究表明非常"严格的血糖控制"可以降低并发症和死亡率 [8-9]。反之，随后的研究却证实"严格控制血糖"可能会增加死亡率，这可能与低血糖发生频率增加有关 [10-11]。由于绝大多数糖尿病住院患者都不是重症监护室的患者，因此这些研究对我们为普通病房住院患者制定血糖控制目标，以及探讨血糖如何达标是无益的。因为普通病房的血糖监测频次明显偏低，医患比和护患比也较低，因此需要探索更适宜的血糖管理办法 [12-15]。

多种因素影响患者住院期间血糖达标。这些因素包括患者日常生活方式改变，进食量和进餐时间的变化，因呕吐或肠内营养中断导致碳水化合物的摄入减少，术前禁食，与疾病和（或）手术有关的应激的影响，以及因使用类固醇等药物引起胰岛素敏感性改变。超过 90% 的糖尿病患者因为与糖尿病无关的原因（例如肺炎或骨折）入院，他们将由非糖尿病专科医生管理，

这些医生可能并不熟悉胰岛素剂量调整，如何正确制定个体化降糖方案 [如停用钠 – 葡萄糖协同转运蛋白 2（SGLT-2）抑制剂，评估继续使用二甲双胍的风险等]，以及如何有效管理低血糖和高血糖。此外，现有降糖方案联合新型胰岛素类似物和高浓度胰岛素使血糖管理更加复杂，给非专科医生带来了挑战。

基于上述原因，医院需要针对非专科医护人员开展院内血糖管理培训。2009 年在英国成立了英国糖尿病协会联合住院治疗组（JBDS），汇集了来自多个机构 [包括英国临床糖尿病专家协会（ABCD）、英国糖尿病协会和糖尿病住院专科护士小组] 的糖尿病专家。这个小组的主要工作是在循证医学证据的基础上撰写糖尿病院内管理的指南和共识。美国也成立了一个糖尿病专家协会，即糖尿病住院研究联盟（PRIDE），该联盟的目的也是在对糖尿病院内管理的各个方面提供指导和建议 [16]。

第 9 部分内容的撰写者多为糖尿病领域的著名专家，其中许多人是 JBDS 和 PRIDE 的成员，他们对制定指南作出了贡献。本部分内容包括院内血糖管理、血糖危急情况的处理，包括低血糖、糖尿病酮症酸中毒（DKA）和高血糖高渗状态（HHS）；也包括特殊情况下患者的治疗，如肠内、肠外营养和类固醇治疗，如何使用皮下胰岛素泵和高浓度胰岛素，肾功能不全、急性冠脉综合征、卒中、心力衰竭患者的管理，以及糖尿病足的管理。糖尿病足溃疡是糖尿病的常见并发症。除了良好控制代谢指标，还需要控制感染、外科清创、血管介入，以及管理常见的多种内科并发症，如肾功能不全、贫血和心力衰竭。围手术期的糖尿病、应激性高血糖症和妊娠糖尿病的血糖管理将在其他部分讲述。

总之，近年来人们越来越关注糖尿病住院患者的血糖管理，常见的并发症（低血糖、糖尿病足溃疡、糖尿病酮症酸中毒和高血糖高渗状态）的预防，以及住院时间的缩短。人们将不断发展的新技术用于改善院内血糖管理，包括胰岛素电子处方、持续的葡萄糖监测[17]以及更安全的患者护理自动化系统。例如，一个全自动闭环（"人工胰腺"）系统已经试用于1型和2型糖尿病住院患者[18]。然而，如欲将该系统推广至非糖尿病专科的医护团队，特别是用于急症处理，还有很多工作需要完成[19]。因此，本部分内容对所有参与糖尿病院内管理的医护人员都意义非凡。

参考文献

请登录 www.wpcxa.com 下载中心查询或下载，或扫码阅读。

第 30 章

医院非重症监护病房糖尿病和（或）应激性高血糖的管理

Rodolfo J. Galindo　Guillermo E. Umpierrez

要 点

· 高血糖增加住院患者的不良结局，包括并发症和死亡率，延长住院时间。

· 住院患者的高血糖主要有 3 种情况：①已确诊的糖尿病患者；②入院时未确诊的糖尿病患者；③应激性高血糖患者。后两组可通过测定糖化血红蛋白 A1c（HbA1c）加以鉴别（这对于评估血糖控制和调整出院时的治疗方案也很重要）。

· 死亡率与并发症的发生风险与高血糖的严重程度有关。既往无糖尿病病史的患者发生风险更高。

· 大量研究表明，改善血糖控制水平可降低重症和普通病房住院患者并发症的发生率。

· 胰岛素治疗是控制住院患者高血糖的首选方式。此外，二肽基肽酶 4

（DPP-4）抑制剂（联合或不联合胰岛素）也是有效的。

· 低血糖症是胰岛素治疗和血糖管理的主要制约因素。因此，住院患者应控制高血糖，制定个体化血糖控制目标，减少 / 预防并发症，避免出现低血糖及其相关并发症。

· 基础胰岛素联合餐时胰岛素或 DPP-4 抑制剂是管理住院患者高血糖的重要方式。必要时可调整胰岛素剂量或增加胰岛素剂型。

· 转为门诊治疗时需要调整方案。血糖控制尚可的糖尿病患者继续原治疗方案。控制不佳的患者需要强化治疗。

· 未来非重症住院患者高血糖管理的前景是实施个体化的管理方案。

引　言

住院患者的高血糖主要有 3 种情况：①已确诊的糖尿病患者；②入院时未确诊的糖尿病患者；③应激性高血糖患者 [1]。不论患者既往是否有糖尿病史，高血糖都会增加住院患者的不良结局，如死亡率、住院时间、感染和多种并发症 [2-4]。这不仅

与患者入院时的血糖水平有关，还与住院期间平均血糖水平有关 [5-6]。值得注意的是，并发症和死亡风险与高血糖的严重程度呈正相关 [3-4]。大量研究表明，控制住院期间高血糖会降低多种并发症的发生率 [7]。然而，低血糖是胰岛素治疗和血糖管理的主要制约因素 [8-11]。因此，住院患者应控制高血糖，制定个体化血糖控制目标，减少 /

预防并发症，避免出现低血糖及其相关并发症。本章回顾了高血糖和低血糖的定义、患病率，在不同临床情况下高血糖和低血糖给非重症患者带来的不良结局。本章还针对应激性高血糖或糖尿病的非重症住院患者提供了实用性很强的血糖管理建议。

住院患者高血糖和低血糖的简要定义

在非重症住院患者中，美国糖尿病协会（ADA）、美国临床内分泌医师协会（AACE）和内分泌学会将住院患者的高血糖定义为无论是否有糖尿病，患者入院时或住院期间的血糖（BG）≥ 140 mg/dL（7.8 mmol/L）[12-14]。住院患者低血糖定义为血糖 < 70 mg/dL（3.9 mmol/L），严重低血糖定义为血糖 < 40 mg/dL（2.2 mmol/L）[12-14]。

应激性高血糖是指急症（如麻醉、手术、感染）期间发生的暂时性血糖升高，在急

症改善后血糖自行恢复正常（图 30.1）。无论患者既往是否有糖尿病，应激性高血糖都有可能发生。与已诊断为糖尿病的患者相比，没有糖尿病病史的患者（即新发高血糖和应激性高血糖的患者）具有更高的死亡率和并发症风险[25,15]。内分泌学会[13]、AACE[12]和 ADA[14] 将应激性高血糖定义为既往无糖尿病的患者，糖化血红蛋白 A1c（HbA1c）水平 < 6.5%（48 mmol/mol）时，任意血糖水平 > 140 mg/dL（7.8 mmol/L）。虽然应激性高血糖通常会随着急症缓解或手术应激减轻而改善[15-16]，但随访这些患者至关重要，因为 40%~60% 的新发或应激性高血糖患者将在 1 年内发展为显性糖尿病[17]。指南建议用 HbA1c 而并非口服糖耐量试验评估有应激性高血糖病史的患者出院后的代谢状况[12-13]。

建议对所有糖尿病住院患者和住院期间伴有持续高血糖 [BG > 140 mg/dL

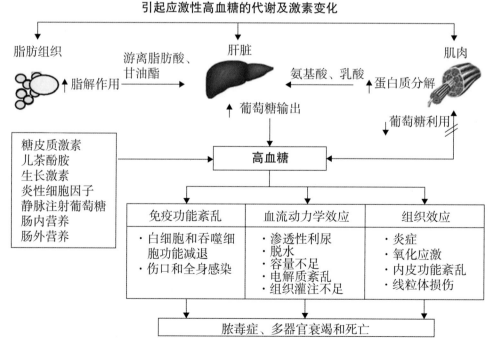

图 30.1　住院患者高血糖及其并发症的病理生理机制。TG= 甘油三酯

（7.8 mmol/L）]的非糖尿病患者检测 HbA1c。HbA1c 有助于鉴别应激性高血糖患者和既往未被确诊的糖尿病患者，并且有助于发现能够通过强化血糖管理获益的糖尿病患者[13,18-20]。但是，临床医生应该意识到下列情况可能会影响 HbA1c 的检测：血红蛋白病、近期输血、严重肝肾功能障碍、肝病以及缺铁性贫血[21-22]。

非重症监护病房中高血糖和低血糖的患病率

来自美国疾病预防控制中心（CDC）的数据显示，2014 年美国共有 2910 万成年人患有糖尿病，占美国成年人的 12%。成年糖尿病患者的住院频率是非糖尿病患者的 3 倍[23]。据估计，2012 年美国医院出院的成年患者中约有 23%（800 万 ~900 万）诊断为糖尿病，每年的花费为 1240 亿美元[24-25]。社区医院高血糖的患病率为 32%~38%[2,26-27]，在因急性冠脉综合征或心力衰竭入院的患者中糖尿病的患病率为 30%~44%[28-29]，心脏手术后的患者中糖尿病的患病率为 80%[30-31]。

低血糖常见于因高血糖接受胰岛素强化治疗的患者。一项对全国 575 家医院的调查报告显示，根据床旁血糖监测结果，非重症患者低血糖的发生率 [BG < 70 mg/dL（3.9 mmol/L）] 为 5.7%[32]。来自非重症住院患者的数项随机对照试验（RCT）的数据显示，低血糖和严重低血糖的患病率分别为 10%~32%[7,33-34] 和 2%~4%[11]。

非重症监护病房的高血糖与结局

在普通内科和外科收治的非重症患者中，高血糖增加感染和并发症的发生风险[24,35-36]。

以下机制解释了高血糖的不利影响（图 30.1）[18]。高血糖可引起渗透性利尿，导致低血容量、肾小球滤过率降低和肾前性氮质血症。高血糖与白细胞功能受损有关，包括吞噬能力下降、细菌杀伤力减弱和趋化功能受损，导致院内感染和伤口愈合不良。此外，急性高血糖症会激活核因子 kB（NF-kB），产生促炎性细胞因子产生，促进氧化应激，导致血管通透性增加和线粒体功能障碍。高血糖通过抑制一氧化氮形成以及引起血管舒张功能障碍，损害内皮功能。

在一项纳入因社区获得性肺炎入院的 2471 例患者的前瞻性研究中[4]，入院时血糖水平 > 200 mg/dL（11.1 mmol/L）的患者死亡率为 13%，入院时血糖水平 ≤ 200 mg/dL（11.1 mmol/L）的患者死亡率为 9%。同样，入院时血糖水平 > 200 mg/dL（11.1 mmol/L）的患者院内并发症发生率较高（29% *vs.* 22%）。在一项针对 348 例慢性阻塞性肺疾病急性加重和呼吸道感染的患者的回顾性研究中，与血糖水平为 108 mg/dL（6.0 mmol/L）的患者相比，血糖水平为 126~160 mg/dL（7~8.9 mmol/L）的患者的相对死亡风险为 2.1，血糖水平 > 162 mg/dL（9.0 mmol/L）的患者的相对死亡风险为 3.4[37]。此外，血糖水平每增加 18 mg/dL（1 mmol/L），不良临床结局（定义为死亡或住院时间 > 9d）的风险增加 15%。

在普通手术患者中，高血糖患者不良结局的风险增加。与血糖水平 < 110 mg/dL（6.0 mmol/L）的患者相比，血糖水平为 110~200 mg/dL（6.0~11.1 mmol/L）和血糖水平 > 200 mg/dL（11.1 mmol/L）的患者的死亡率分别增加了 1.7 倍和 2.1 倍[38]。另一项普外科手术研究显示，术后血糖水平 > 110 mg/dL（6.0 mmol/L）的患者，血糖水平每升高 40 mg/dL（2.2 mmol/L），术后感染率增加 30%[39]。同样，近期一些研究和一项关于普通非心脏手术患者的荟萃分析也报道了围手术期高血糖会增加糖尿病患者术后感染的风险[36,40-41]。在 RABBIT 研究中，一项针对普外科患者的随机对照试验显示，基础 + 餐时胰岛素方案优于每天 4 次的普通胰岛素方案，基础 + 餐时胰岛素方案改善了患者的血糖控制，显著降低了多种并发症的发生，如伤口感染、肺炎、急性肾损伤和菌血症[7]。

与既往确诊的糖尿病患者相比，应激性高血糖患者的不良结局和并发症发生风险更高[2,42-44]。一篇纳入 54 项针对卒中患者的研究的综述显示，入院高血糖增加症状性颅内出血的风险[44]。一项关于普通住院情况的研究显示，合并新发高血糖的患者住院时间长，进重症监护治疗病房（ICU）的概率高，出院回家的可能性小，经常需要转移到过渡护理病房或疗养院继续治疗[2]。有研究表明，与有糖尿病史的患者（P=0.748）相比，无糖尿病史的患者术前血糖水平较高，术（非心脏手术）后死亡风险也较高（P=0.008）[41]。

非重症监护病房的低血糖与预后

虽然胰岛素强化治疗是院内的标准治疗，但它与低血糖发生密切相关[9-10]（表30.1）。低血糖与不良心血管事件有关，如 QT 间期延长、缺血性心电图改变 / 心绞痛、心律失常、猝死和炎症加剧[45-49]。值得注意的是，急性冠脉综合征住院患者的死亡率和血糖控制之间的关系呈 U 形曲线[49-51]。然而一项研究结果显示低血糖增加死亡风险。Boucai 等详细分析了住院患者低血糖的原因后报道，与医源性低血糖相比，作为病情严重程度标志的自发性

表 30.1　成人糖尿病住院患者低血糖的影响因素[18]

- 药物：胰岛素，磺酰脲类，格列奈类，喹诺酮类
- 强化血糖控制
- 不适当的胰岛素剂量和用药错误
- 胰岛素剂量和食物摄入不匹配
- 中断肠内、肠外营养输注
- 无症状性低血糖
- 肾功能不全
- 肝衰竭
- 严重疾病，脓毒症
- 痴呆
- 虚弱
- 内科治疗和手术治疗

经许可，引自美国糖尿病协会

低血糖临床结局更差，死亡率更高[47]。然而，Akirov 等认为，无论是自发的还是胰岛素治疗导致的低血糖均增加了住院非重症患者的死亡率[52]。

低血糖与 C 反应蛋白和促炎细胞因子（TNF-α、IL-1β、IL-6 和 IL-8）的增多有关，这些物质是脂质过氧化、活性氧和白细胞增多的标志物[53-54]。此外，急性低血糖会导致高凝状态、缩血管物质增多、血小板聚集、内皮功能障碍和血管收缩、心脏复极异常以及儿茶酚胺引起的心血管系统改变，如心率增加、心绞痛和心肌梗死，这些都会增加死亡率[53,55]。

血糖的变异性

重症监护室的血糖变化与死亡率增加有关[56-59]。人们鲜少关注 ICU 以外的住院患者的血糖变异与临床结局之间的关系。在一些研究中，由于缺乏患者的个人史；缺乏公认的血糖变异性的定义；以及观察性研究中对床旁血糖的过度依赖，导致在非重症监护病房中血糖变异性研究受限。血糖变异性对氧化应激、内皮功能障碍和

细胞凋亡的影响的试验表明，血糖变异性导致血管功能损伤[56-59]。一项纳入 748 例出院诊断为充血性心力衰竭患者的单中心回顾性研究显示，死亡患者的中位血糖变异系数高于仍存活者（18.1 vs. 6.82，P=0.000 3）[60]。一项纳入 276 例接受全肠外营养（TPN）的内外科患者的前瞻性研究指出，死亡患者的血糖变异性显著高于非死亡患者 [SD：48 ± 25 mg/dL vs. 34 ± 18 mg/dL（2.7 ± 1.4 mmol/L vs. 1.9 ± 1 mmol/L）；△ 变化：75 ± 39 mg/dL vs. 51 ± 29 mg/dL（4.2 ± 2.2 mmol/L vs. 2.8 ± 1.6 mmol/L），P 均 < 0.01][61]。值得注意的是，这种相关性仅限于既往没有糖尿病史的患者。一项回顾性研究纳入了 935 例普通内科住院患者及 620 例外科住院患者，结果显示，血糖 SD 每增加 10 mg/dL（0.55 mmol/L），90d 死亡风险增加 10%（RR 1.10，95% CI 1.04~1.16，P < 0.001），血糖变异系数每增加 10%，90d 死亡风险增加 21%（RR 1.21，95% CI 1.07~1.35，P=0.002）[62]。

非重症住院患者高血糖的管理

对高血糖和低血糖实施计算机化管理已被证明有助于改善院内血糖。一些医院已经制定了判别、治疗高血糖患者的标准化诊疗流程（和当前的指南推荐一致，图 30.2，图 30.3）。这些流程应简单易行，便于医生判断哪些患者需要启用胰岛素治疗以及如何调整胰岛素方案，并提供患者咨询和糖尿病教育。

作为治疗规范，既往有糖尿病史的患者入院时，无论入院的原因为何，都应该制定一个积极的高血糖管理计划，而不是被动处理。该计划应分为住院部分和出院部分。通过分别制定入院和出院时的血糖管理计划，我们就可以避免临床常见的出院后未及时调整降糖方案的情况[63]。

糖尿病住院患者应避免的常见情况是：①院内高血糖的管理不到位，仅增减胰岛素剂量（仅调整超速效、速效或短效胰岛素的剂量，未联合基础胰岛素），直到血糖控制不佳才调整胰岛素剂型；②处理其

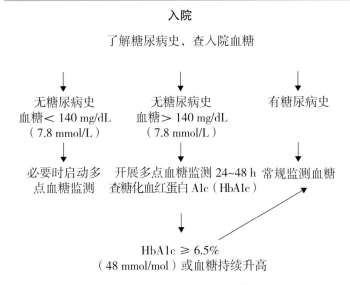

图 30.2　入院后应激性高血糖和糖尿病的诊断、识别和监测[13]

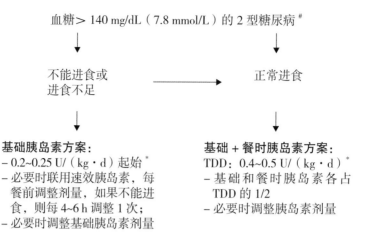

图 30.3　2 型糖尿病非重症住院患者的胰岛素起始治疗方案。# 血糖目标：空腹和餐前血糖在 140~180 mg/dL（7.8~10 mmol/L）；BG > 180 mg/dL（10 mmol/L）启动胰岛素治疗，或按照个体化目标启动胰岛素治疗。* 基础胰岛素降至 0.1~0.15 U/（kg·d）；≥ 70 岁或肌酐 ≥ 2.0 mg/dL[或 eGFR < 45 mL/（min·1.73m²）] 的患者胰岛素每日总剂量（TDD）降至 0.2~0.3 U/（kg·d）

他急症的同时，仍沿用患者入院前的家庭降糖方案；③继续应用患者入院前的门诊降糖方案；④因担心发生低血糖而过度放宽血糖控制目标。

内分泌学会、AACE 和 ADA 临床指南建议，对于大多数非 ICU 患者，血糖控制目标为：餐前血糖水平 < 140 mg/dL（7.8 mmol/L），随机血糖水平 < 180 mg/dL（10 mmol/L）[12-13]。然而在过去 3 年中，ADA 建议大多数非 ICU 和 ICU 患者的血糖控制目标应在 140~180 mg/dL（7.8~10 mmol/L）[14]。

推荐对于非重症患者使用皮下（SC）注射胰岛素降糖[12-13]。制定住院患者胰岛素每日总剂量（TDD）可参考以下指标：①体重；②既往门诊胰岛素总剂量；③既往住院期间的胰岛素总剂量。为满足患者每天对胰岛素的需求，皮下注射胰岛素方案应包括患者的基础需求（防止空腹状态下高血糖）和营养需求 [餐前给予超速效、速效或短效（普通）胰岛素预防餐后高血糖]。当血糖高于控制目标时，应调整胰岛

素剂量或增加胰岛素剂型[1,12-13]。TDD 应包含基础和餐前胰岛素剂量。

实现基础需求可以通过每天 1 次注射长效胰岛素类似物（例如甘精胰岛素、地特胰岛素或德谷胰岛素）或每天 2 次注射中效胰岛素 NPH。速效胰岛素类似物（如赖脯胰岛素、门冬胰岛素或赖谷胰岛素）或短效普通人胰岛素可用于满足营养需求。为了帮助患者血糖达标，不推荐糖尿病患者仅调整胰岛素剂量，而应考虑及时增加胰岛素剂型。近年来，新型超长效基础胰岛素制剂已被批准用于治疗糖尿病，包括甘精胰岛素 U300 和德谷胰岛素 U100 和 U200。此外，许多国家都有速效赖脯胰岛素 U200 和速效门冬胰岛素 U100。据我们所知，目前尚无评价院内使用上述胰岛素制剂安全性和有效性的研究。

胰岛素起始日剂量为 0.4~0.5 U/kg（图 30.3），建议老年人、肾功能不全患者 [肾小球滤过率 < 60 mL/（min·1.73m²）]、有低血糖病史或风险的患者从低剂量（0.2~0.3 U/kg）起始[18]。正常进食的患者需要基

础联合餐时胰岛素方案，基础和餐时剂量各占一半。进食不足或禁食水的患者应给予基础胰岛素 [0.2~0.25 U/（kg·d）]，而不使用餐时胰岛素。建议老年人、肾功能不全患者[肾小球滤过率< 60 mL/(min·1.73m²)]、有低血糖病史或风险的患者降低基础胰岛素剂量（0.1~0.15 U/kg）[18]。进餐患者如果血糖> 140~180 mg/dL（7.8~10 mmol/L），应在餐前给予速效胰岛素类似物或短效胰岛素，不能进食的患者可以每 4~6h 1 次速效胰岛素类似物或短效胰岛素控制血糖。一项随机对照试验比较了基础 – 餐时胰岛素方案和预混胰岛素（70/30）对住院患者高血糖的影响。两种方案在血糖控制方面没有显著差异，但预混胰岛素增加了低血糖的发生风险[64]。不推荐对营养摄入不足、手术、合并有多种共病的 2 型糖尿病患者给予预混人胰岛素治疗[64]。

RABBIT 研究（一项多中心随机对照研究）对比了基础 – 餐时胰岛素方案（甘精胰岛素联合谷赖胰岛素治疗，初始剂量为每天 0.5 U/kg）和每天 4 次普通人胰岛素注射（SSI）在接受普外科手术的 2 型糖尿病患者中的有效性和安全性[65]。研究终点包括每天血糖水平和术后并发症（伤口感染、肺炎、呼吸衰竭、急性肾衰竭和菌血症）的差异。结果表明，基础 – 餐时胰岛素方案显著改善了血糖的控制水平，降低了术后并发症的发生率。在普通外科 2 型糖尿病患者中，与每天 4 次普通胰岛素注射法相比，基础 – 餐时胰岛素治疗可显著改善血糖控制，减少院内并发症。

非重症监护环境下高血糖的个体化管理：新的范式

近期报道的"Basal plus"（基础 – 追加）研究[66]招募了 375 例既往采用

饮食控制、口服降糖药或小剂量胰岛素 [≤ 0.4 U/（kg·d）] 治疗的 2 型糖尿病患者。将这些患者随机分为 3 组：①标准的每天 1 次甘精胰岛素加三餐前谷赖胰岛素组；② Basal plus 方案组：每天 1 次甘精胰岛素，当血糖> 140 mg/dL（7.8 mmol/L）时临时给予谷赖胰岛素；③每天 4 次普通胰岛素组。这项随机对照研究的结果显示，与标准的基础 – 餐时胰岛素方案相比，基础胰岛素 + 临时给予谷赖胰岛素在改善血糖控制和低血糖发生率方面的效果相似。但这前两种方案均优于每天 4 次普通胰岛素注射方案。因此，对于既往未使用胰岛素的患者、入院时接受低剂量胰岛素 [< 0.4 U/（kg·d）] 治疗的患者以及进食较少的患者，可以考虑用 Basal plus 方案替代标准的基础 – 餐时胰岛素方案。当患者持续高血糖或恢复进食时可以升级到基础 – 餐时胰岛素治疗方案（图 30.4）。

肠促胰岛素治疗在非危重患者中的应用

由于缺乏安全性和有效性研究，既往指南未推荐住院患者使用口服降糖药[1,67]。大多数口服降糖药物都有很大的局限性，包括起效缓慢，患者病情变化时无法迅速调整剂量，胰岛素促泌剂有导致低血糖发生的风险[68]。对于食欲不佳或被要求限制饮食的住院患者，磺酰脲类药物会增加低血糖的发生风险。此外，当抑制 ATP 敏感性钾通道时，磺酰脲类药物可能会影响心肌细胞缺血预适应，发生严重的心脑缺血[69-70]。许多患者在入院时有一个或多个使用二甲双胍的禁忌证[71-72]，包括急性充血性心力衰竭、肝肾功能障碍、低血压等，乳酸性酸中毒的风险增加[73]。噻唑烷二酮类药物

2 型糖尿病非重症住院患者的治疗建议

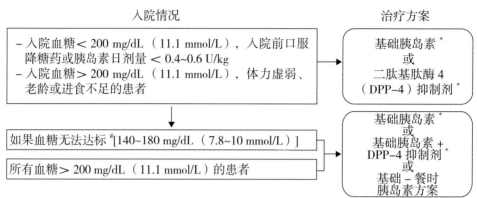

图 30.4　2 型糖尿病非重症住院患者的个性化治疗 [34,81]。* 必要时联合餐前胰岛素，如果患者不能进食，可每 4~6h 给予一次速效胰岛素。基础胰岛素：甘精胰岛素、地特胰岛素、德谷胰岛素。DPP-4 抑制剂：西格列汀或利格列汀。# 血糖目标应该个体化

增加外周血容量，促使或加重充血性心力衰竭和外周水肿，因而使用受限 [72,74-76]。钠 - 葡萄糖协同转运蛋白 2（SGLT-2）抑制剂是一类通过抑制近端肾小管重吸收葡萄糖降低血浆葡萄糖浓度的口服降糖药，已被证实能有效降低 HbA1c 0.6%~1.0%(7~13 mmol/mol)，且低血糖风险较低。然而，这些药物可以增加泌尿生殖道感染和脱水风险，禁用于肾功能受损的患者。此外有报道称 SGLT-2 抑制剂与 1 型和 2 型糖尿病患者发生糖尿病酮症酸中毒有关 [14]。这些潜在的副作用导致 SGLT-2 抑制剂不适用于急性高血糖住院患者 [18]。

多项临床研究结果证实，基于肠促胰岛素的治疗方案（其疗效已获证实，且低血糖风险较低）可以用于住院患者 [34,77-80]。一项多中心随机对照研究纳入了既往采用饮食控制、口服降糖药或小剂量胰岛素 [≤ 0.4 U/（kg·d）] 治疗后血糖在 140~400 mg/dL（7.8~22.2 mmol/L），在普通内科和外科住院的 2 型糖尿病患者，对比单用西格列汀或联合基础胰岛素治疗对患者

血糖的影响 [78]。患者被随机分为 3 组：西格列汀（每天 1 次）组；西格列汀（每天 1 次）联合基础胰岛素组；基础 - 餐时胰岛素组。所有餐前和睡前血糖 > 140 mg/dL（7.8 mmol/L）的患者，均临时给予速效胰岛素（赖脯胰岛素）。西格列汀组患者根据肾功能每天单次服用 50~100 mg。轻 - 中度高血糖 [< 180 mg/dL（10 mmol/L）] 患者，西格列汀联合赖脯胰岛素或联合基础胰岛素，在日平均血糖水平、低血糖发生率或治疗失败次数这 3 个方面都与基础 - 餐时胰岛素治疗方案无显著差异。

SITA-HOSPITAL 研究是一项多中心、非劣效性的随机对照研究，纳入了美国 5 家医院入住普通内科和外科 279 例年龄在 18~80 岁、接受口服降糖药物或低剂量胰岛素治疗 [< 0.6 U/（kg·d）] 的 2 型糖尿病患者 [34,78]。结果表明，在血糖控制、低血糖率、住院时间、治疗失败次数或住院并发症（包括急性肾损伤或胰腺炎）方面，口服西格列汀加单次基础胰岛素治疗与标准基础 - 餐时胰岛素治疗方案没有显著差异 [34]。而前

者的胰岛素注射次数和日剂量都更少[34,78]。

尽管基础－餐时胰岛素方案在医院广泛应用，但我们知道这不是一个万能选择。SITA-HOSPITAL 研究展现了未来住院患者高血糖管理的新阶段，重点是制定更加个性化的治疗方案。例如，轻度高血糖[< 180~200 mg/dL（10~12 mmol/L）] 患者、低血糖高风险患者、进食不良者、年老体弱者、未使用过胰岛素或使用小剂量胰岛素的患者，可能需要更加个体化的降糖方案[34,78,81]。

出院建议

尽管有证据表明部分糖尿病患者出院时未能及时调整降糖方案，但少有研究关注于此。Griffith 等的研究表明，超过 60% 的既往血糖控制不佳（基于入院时的 HbA1c）的患者到出院时仍然维持原降糖方案[13,82]。

内分泌学会关于非 ICU 糖尿病患者的住院管理指南[13]建议糖尿病和新发现的高血糖患者应测量 HbA1c，评估入院前的血糖控制情况，并在出院时制定新的治疗方案。

Umpierrez 等开展的一项随机对照研究测试了一种基于入院 HbA1c 的出院降糖方案。HbA1c < 7%（53 mmol/mol）的住院患者出院时可以不调整降糖方案；HbA1c 在 7%~9%（53~75 mmol/mol）的患者出院时给予入院前的口服降糖药联合住院期间基础胰岛素剂量的一半进行治疗；HbA1c > 9%（75 mmol/mol）的患者出院时采用基础－餐时胰岛素方案或二甲双胍＋基础胰岛素（住院期间胰岛素剂量的 80%）联合治疗。所有患者的 HbA1c 均有显著改善，从入院时的 8.7%（±2.5%）（71.6 mmol/mol），降至随访 4 周时的 7.9%（±1.7%），随访 12 周时降至 7.3%（±1.5%）（56 mmol/mol）。临床医生应注意到，出院后 3 个月内，在使用基础或基础－餐时胰岛素方案的患者中，有 30% 会出现低血糖[63]。根据这项研究，除在入院前已使用胰岛素的患者外，对于 HbA1c > 7.5%（60 mmol/mol）或 8%（64 mmol/mol）的患者继续保留基础胰岛素，尤其是老年患者、热量摄入不足或肾功能受损的患者。

总　结

高血糖常见于非重症患者，无论是否有糖尿病史。观察性和随机对照研究表明，改善血糖水平可降低住院并发症和死亡率。标准化方案建议在特定情况下启用基础胰岛素联合餐时胰岛素或 DPP-4 抑制剂，这是管理住院患者高血糖的重要方案。必要时可调整胰岛素剂量或增加胰岛素剂型。非重症住院患者高血糖管理的前景是实施个体化的管理方案。

参考文献

请登录 www.wpcxa.com 下载中心查询或下载，或扫码阅读。

第 31 章

低血糖症

Elizabeth M. Lamos   Lisa M. Younk   Stephen N. Davis

要 点

· 低血糖症是临床医生最常见的内分泌急症之一。

· 低血糖症是糖尿病患者最常发生的内分泌急症，但在非糖尿病患者中相对少见。

· 无论是否有糖尿病，急性低血糖症增加并发症的发病率，有时甚至导致死亡。

· 低血糖症造成的经济负担影响糖尿病患者血糖管理的短期和长期效果。

· 糖尿病患者的低血糖诊断切点仍有争议。国际低血糖研究小组将低血糖阈值定义为血糖水平 ≤ 70 mg/dL（3.9 mmol/L）。目前认为这是低血糖警戒值，提示需要给予快速起效的碳水化合物和（或）调整降糖药剂量。血糖 < 54 mg/dL（3.0 mmol/L）被认为是临床显性低血糖，提示严重的低血糖。

· 低血糖症的亚型包括严重低血糖症、有症状的低血糖症、无症状的低血糖症、可能症状性低血糖症和假性低血糖症。严重低血糖症的定义是需要他人施行抢救的低血糖症。

· 大多数人推荐以 Whipple 三联征（即较低的血浆葡萄糖值、低血糖症状或体征以及血浆葡萄糖升高后症状消失）来确诊低血糖症，尤其是在没有糖尿病的人群中。

· 健康人群存在多种抵御血糖降低机制。抑制胰岛素分泌，释放强效的反调节激素（包括胰高血糖素和肾上腺素），共同作用形成紧急防御低血糖机制。交感神经应答也很重要。

· 低血糖症表现为一系列自主神经（如心悸、震颤、出汗、苍白和焦虑）和中枢神经（如行为改变、疲劳、癫痫、意识丧失）的症状和体征。出现自主神经症状和体征的血糖阈值通常为 60 mg/dL（3.3 mmol/L）。

· 交感－肾上腺髓质系统失调会导致严重的低血糖。在低血糖反复发作的情况下，启动反调节激素应答的血糖阈值下降，激素的反应迟钝。患者会出现未感知性低血糖，这种情况下低血糖症状会延迟或减弱，并可能不被患者察觉。

· 整体而言，低血糖反复发作引起的反调节激素分泌减少和低血糖症状钝化是一种低血糖相关自主神经衰竭（HAAF）的表现，它的存在进一步增加了严重低血糖的发生风险。

· 谨慎避免低血糖，HAAF 可在 2~3 周内逆转。重新评估血糖目标，预防严重低血糖症并保留感知。

·在伴或不伴糖尿病的患者中都应采取相同的方法快速处理低血糖症，减少不良事件的发生率和死亡率。

·低血糖症常见于糖尿病患者。

对非糖尿病患者的评估更为复杂，需要仔细询问病史联合实验室检查寻找潜在病因。

·教育是预防和早期干预低血糖的关键。

引　言

低血糖症是临床医生最常见的内分泌急症之一。低血糖症是糖尿病患者最常发生的内分泌急症，但在非糖尿病患者中相对少见[1]。无论 1 型糖尿病（T1DM）还是 2 型糖尿病（T2DM），急性低血糖症增加不良事件甚至导致死亡。低血糖症造成的经济负担影响糖尿病患者血糖管理的短期和长期效果[2-3]。非糖尿病患者的低血糖诊断往往具有难度。本章对门诊、住院的非糖尿病和糖尿病患者中低血糖症的定义、机制、诊断和紧急处理展开讨论。

低血糖症的定义

低血糖症的诊断切点仍然存在争议。内分泌学会认为出现症状的任何血糖数值都可以诊断低血糖症[4]。美国糖尿病协会（ADA）和内分泌学会的 2013 年工作报告认为糖尿病患者的医源性低血糖指对患者造成潜在危害的血糖水平[5]。ADA 和欧洲糖尿病研究协会（EASD）的联合立场声明认可了由国际低血糖研究小组推荐的低血糖阈值[6]。血浆葡萄糖 ≤ 70 mg/dL（3.9 mmol/L）是低血糖症警戒值，提示需要给予快速起效的碳水化合物和（或）调整降糖药剂量。血糖 < 54 mg/dL（3.0 mmol/L）被认为是临床显性低血糖，提示严重的低血糖。这也是公认的在针对降糖药物开展的临床研究中需要报告低血糖事件的阈

值。2018 年 ADA 指南引用了该阈值[3]。低血糖症的分型包括严重低血糖症、有症状的低血糖症、无症状的低血糖症、可能症状性低血糖症和假性低血糖症（表 31.1）。严重低血糖症是指需要其他人紧急救助的低血糖症[5]。

大多数人推荐以 Whipple 三联征（即较低的血浆葡萄糖值、低血糖症状或体征以及血浆葡萄糖升高后症状消失）来确诊低血糖症，尤其是在没有糖尿病的人群中[7]。对于被诊断为糖尿病且接受治疗的患者中，低血糖症发生的可能性很高，即使无法获得血糖值，也应立即开始治疗。

流行病学

低血糖症主要发生在接受胰岛素和（或）胰岛素促泌剂治疗的 T1DM 或 T2DM 患者中。在一项纳入 8500 例糖尿病患者的

表 31.1　**糖尿病患者的低血糖症分型**[5]

严重低血糖症	需要他人救助
有症状的低血糖症	典型症状，血糖 ≤ 70 mg/dL（≤ 3.9 mmol/L）
无症状的低血糖症	无症状，血糖 ≤ 70 mg/dL（≤ 3.9 mmol/L）
可能症状性低血糖症	典型症状，不依赖血浆葡萄糖值
假性低血糖症	典型症状，血浆葡萄糖 > 70 mg/dL（> 3.9 mmol/L）

经许可，引自美国内分泌学会

为期 1 年的大型研究中，7.1% 的 T1DM 患者和 7.3% 的 T2DM 患者至少发生过一次严重低血糖[1]。每年约有 0.8% 用磺酰脲类药物治疗的 2 型糖尿病患者会发生严重低血糖。老年人发生低血糖的风险增加。包括 ACCORD[8] 和 ADVANCE[9] 在内的 2 型糖尿病患者强化血糖治疗的大型随机对照研究提示，随着年龄的增长，低血糖风险每年递增 3%。在 T1DM 患者中进行的 T1D Exchange 研究显示，年龄 ≥ 65 岁的老年患者 1 年内严重低血糖的发生率为 19%[10]。与孕前相比，糖尿病孕妇在妊娠早期严重低血糖的发生率增加了近 3 倍，在妊娠中期和妊娠晚期逐渐下降。在妊娠早期、中期、晚期，严重低血糖事件的发生率分别为 5.3/（患者·年）、2.4/（患者·年）、0.5/（患者·年）[11]。在重症监护室接受胰岛素强化治疗的危重患者，低血糖的发生率为 2.1%~11.5%[12]。

在美国，从 1993 年到 2005 年，因低血糖到急诊科就诊的次数增加到 500 万次，其中 25% 的患者需要住院[13]。这在不断增加的老年糖尿病患者中非常常见。与相对年轻的（65~84 岁）有保险的 T2DM 患者相比，在近 3400 万的 85 岁及以上有保险的 T2DM 患者中，因严重低血糖症入院的人数是因高血糖入院人数的 2 倍[14]。整体而言，接受胰岛素治疗的患者发生低血糖，继而导致因各种原因住院或急诊就诊的次数增加了 2 倍[15]。低血糖症在老年住院患者中也很常见，多伴随不良结局，比如死亡率增加（或作为潜在严重疾病的标志）[15]。低血糖症带来很大的经济负担，每年增加额外的医疗费用达 3200 美元 / 人。误工和短期伤残补偿也显著增加[16]。

报道显示 2%~13% 的 T1DM 患者的死亡与低血糖有关[4,17]。低血糖可能通过心脏传导系统导致"睡眠死亡"综合征。在夜间自发性低血糖发作期间，连续心电图监测显示窦性心动过缓、房性和室性早搏、P 波异常、QT 间期显著延长[18-19]。在胰岛素诱导的低血糖得到控制的情况下，部分 T2DM 患者仍可观察到心动过缓、室性早搏、st 段下移和 t 波低平等现象[20]。回顾性分析显示，因严重低血糖就诊于急诊科的 T1DM 和 T2DM 患者 QT 间期延长的发生率分别为 50% 和 60%[21]。严重低血糖的定义为患者无法自行纠正低血糖而需要紧急医疗救助。一项单中心的回顾性研究发现凌晨 4 点至 10 点发生的严重低血糖更容易导致 QT 间期延长[22]。

低血糖也可能导致长期的心血管损害。因为单次和反复的低血糖事件会诱发急性炎症、氧化应激、白细胞增多、内皮功能障碍以及促血栓和动脉粥样硬化[23-25]。反复出现轻度和重度低血糖也与炎症、内皮功能障碍、内 – 中膜增厚和血流介导的动脉扩张减少有关[26]。大型血糖干预研究表明，低血糖不仅增加了主要大血管和微血管事件的风险比，还增加了心血管相关的全因死亡率[9,27]。此外，NICE-SUGAR 研究证明严格控制危重症患者的血糖，中重度低血糖的发生风险增加，死亡风险增加[28]。

血糖测量

在评价急性低血糖症时，应考虑血糖值的准确性。血浆葡萄糖数值比静脉全血葡萄糖数值高 15%[29]。静脉全血葡萄糖的正常下限大约为 60 mg/dL（3.3 mmol/L），因此应知晓血糖仪提供的是全血还是血浆葡萄糖值。静脉全血葡萄糖值低于动脉或毛细血管葡萄糖值。生理性高胰岛素血症且对胰岛素敏感的患者，静脉血糖可比动脉血糖数值低达 25 mg/dL（1.5 mmol/L），导致血糖数值假性降低。

很多因素影响血糖采样的准确性：血糖仪精度不够，特别是在低血糖水平时[29]。应校正血糖仪的准确度，特别是血糖读数低但患者缺乏相应症状时。其他的影响因素包括：不含氟和（或）草酸盐的采血管[血糖在室温下可以下降 10~20 mg/（dL·h），即 0.5~1 mmol/（L·h）]，长时间放置血样，高甘油三酯血症，海拔，温度，湿度，血红蛋白水平[30]。

葡萄糖代谢的生理机制

健康人群具备多种抵御血糖下降的机制。抑制胰岛素分泌和释放强效的反调节激素（包括胰高血糖素和肾上腺素），共同作用形成紧急防御低血糖症的生理机制。急性低血糖发作时，皮质醇和生长激素作用有限。但是长期缺乏皮质醇和（或）生长激素可以诱导紧急低血糖发作（图 31.1）[31]。

餐后血糖主要来源于肠道摄取的营养物质。食物经胃肠吸收后，血糖浓度取决于肝脏释放葡萄糖（先是糖原分解，然后是糖异生）和外周组织（主要是肌肉）摄取葡萄糖之间的平衡。肝糖输出受胰岛素、胰高血糖素和自主神经系统调节。外周葡萄糖摄取受胰岛素、胰岛素抵抗和儿茶酚胺水平（主要是肾上腺素）调节。胰高血糖素对外周摄取葡萄糖的影响非常有限。

血糖下降时，机体首先抑制内源性胰岛素释放。这通常发生在血糖低于 80 mg/dL（4.5 mmol/L）时。当血糖达到 70 mg/dL（3.9 mmol/L）时，机体会释放反调节激素（胰高血糖素、肾上腺素、皮质醇、生长激素）。

胰岛素水平下降的同时，升高的胰高血糖素刺激糖原分解和糖异生。肾上腺素启动多种机制抵御低血糖：刺激肝糖输出（最初通过肝糖原分解，然后经过肝脏和肾脏的糖异生）、脂肪组织脂解、骨骼肌糖原及蛋白质分解，同时抑制胰岛素敏感组织对葡萄糖的摄取。肾上腺髓质及自主神经系统对脂解的调节作用是另一个重要

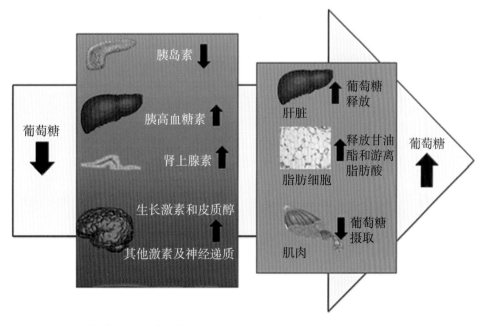

图 31.1　血糖水平下降导致反调节激素和代谢变化

的反调节机制。事实上，脂解作用产生的甘油酯及游离脂肪酸（FFA）分别为糖异生提供底物和能量，贡献了 25% 的升糖作用。此外，升高的游离脂肪酸还作为替代能源，减少了肌肉对循环中葡萄糖的摄取。血糖下降刺激去甲肾上腺素释放。即使血糖正常，高胰岛素血症也会激活自主神经系统，刺激去甲肾上腺素释放。如果低血糖持续时间较长（＞4 h），生长激素和皮质醇开始发挥作用。两者都能刺激肝糖输出（糖异生）并抑制葡萄糖摄取。但是这两种激素的升糖贡献大概只有肾上腺素的 20%。

低血糖症表现为一系列自主神经系统（心悸、震颤、出汗、苍白和焦虑）和中枢神经系统（行为改变、疲劳、癫痫、意识丧失）的体征和症状（图 31.2）。发生自主神经系统症状和体征的血糖阈值是可变的，但通常血糖在 60 mg/dL（3.3 mmol/L）时更容易发生。血糖水平较低（50 mg/dL，

2.8 mmol/L）时会出现中枢神经系统表现。饥饿本身对诊断低血糖症的意义有限。自主神经症状的起源复杂，交感肾上腺系统似乎是主要的诱导因素。低血糖症状中肾上腺素因素占所有因素的 20%~25%，这表明大部分低血糖症的体征和症状来自交感神经兴奋[32]。能够自我识别低血糖的能力被称为低血糖的感知性。低血糖发作时自主神经系统的体征和症状是患者最容易识别的两类指标，但存在个体差异。

男性和女性出现反调节激素应答和低血糖症状的血糖阈值非常接近，但女性反调节激素水平的峰值低于男性，这可能和雌激素的水平高低有关[33-35]。

糖尿病糖代谢的病理生理学

T1DM 和胰岛素缺乏的 T2DM 患者体内存在多种作用机制障碍，影响机体对低血糖的反调节应答。

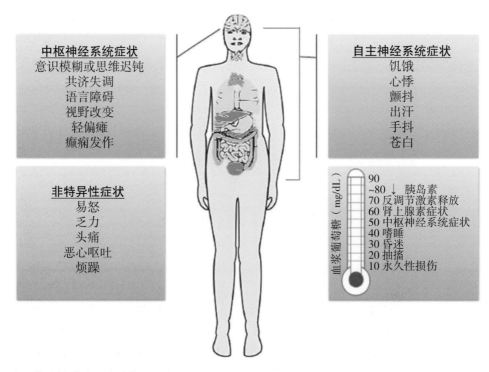

图 31.2 低血糖的症状和体征

·第一道防线。血糖下降时，胰岛素分泌减少，以降低机体对葡萄糖的需要。病程短的 T2DM 患者胰岛功能虽然受损，但低血糖发生时仍存在对胰岛素分泌的生理性抑制，为机体抵御低血糖提供了一个缓冲。T1DM 和病程长的依赖胰岛素治疗的 T2DM 患者失去了对胰岛素的抑制作用，无力抵御之前注射的长效胰岛素和皮下存留的胰岛素，导致即使血糖下降也不能有效降低循环中的胰岛素水平。

·第二道防线。发病 5 年后，T1DM 患者胰高血糖素对低血糖的反应下降。这可能和内源性胰岛素缺乏和（或）自主神经功能紊乱导致 α 细胞功能缺陷有关。然而，T1DM 的 α 细胞数量和大小正常，并可对其他生理应激（如运动、氨基酸刺激）作出正确应答。没有足够的胰高血糖素分泌，肝糖输出的快速响应能力（10~15 min）下降。肝糖原分解和随后的糖异生作用（有甘油、乳酸、丙酮酸和氨基酸时）也可能受损。

·第三道防线。肾上腺素应答减少。胰高血糖素缺乏时，纠正低血糖的能力依赖于肾上腺素介导的 β 肾上腺素能机制[36]。这在无症状的低血糖症或经典的糖尿病自主神经病变相关的低血糖症中尤为明显。如果没有足够的肾上腺素刺激，肝糖原分解和肝肾糖异生受损，对脂肪分解的应答钝化，可用的 FFA 和甘油酯减少，机体主要依赖循环中的葡萄糖。肾上腺素对骨骼肌葡萄糖摄取的抑制作用减弱，低血糖症持续发生。

·症状和体征。系统应答钝化，反调节激素反应下降[37]，这可能和肾上腺素水平下降和交感神经功能紊乱有关。重要的是，随着血糖进行性下降，机体表现出自主神经症状，然后很快出现中枢神经系统症状，医生只有很短的时间判断和纠正低血糖，避免发生认知功能障碍。

上述保护机制失效可能导致严重的低血糖症。在低血糖反复发作的情况下，启动反调节激素应答的血糖阈值下降，且激素应答变得迟钝。肾上腺素的延迟反应使医源性低血糖的风险增加 25 倍[38]。患者出现无感知性低血糖，低血糖症状延迟发生或减弱，可能无法被患者识别。20%~25%的 T1DM 患者出现无感知性低血糖[39]，T2DM 患者的发生率也不容忽视[40]，它将发生严重低血糖的风险提高了 6 倍。

整体而言，低血糖反复发作（或存在其他刺激自主神经兴奋的刺激源）、激素水平下降及症状反应迟钝是低血糖相关自主神经衰竭（HAAF）的表现[41]，它的存在进一步增加了严重低血糖的发生风险（图 31.3）。HAAF 不是糖尿病的特有变现，它的发展并不依赖于经典的糖尿病自主神经病变，因为 HAAF 可以出现于反复发作高胰岛素血症性低血糖的非糖尿病患者[42]。轻度的前次低血糖（< 70 mg/dL，3.9 mmol/L）足以使第 2 天的胰高血糖素和肾上腺素对低血糖的反应迟钝。更低的血糖 [60 mg/dL 和 52 mg/dL（3.3 mmol/L 和 2.9 mmol/L）] 数值还可以钝化第 2 天低血糖时的去甲肾上腺素和生长激素水平，以及内源性葡萄糖产生和脂解作用[43]。即使是短暂的低血糖（5~30 min）也会导致对随后发作的低血糖的激素反应明显减弱[44]。HAAF 的危险因素包括运动和夜间自主神经兴奋性下降。长时间的低到中度耐力运动和前次低血糖都可以减弱机体对随后低血糖的反调节反应[45-46]。在上述任何一种情况下，患者发生低血糖的风险增加。在睡眠期间，机体对低血糖的反调节应答能力下降，感知迟钝[47]，因此持久的夜间低血糖时常发生[48]。

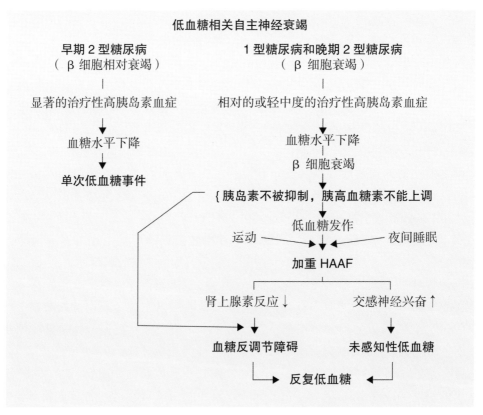

图 31.3　低血糖相关自主神经衰竭（HAAF）在糖尿病医源性低血糖发病机制中的作用

夜间低血糖会减弱机体对第 2 天低血糖的反应[49]。HAAF 的发生机制复杂且可见大量报道[41]。

许多干预措施能够部分恢复受损的反调节反应。适当放宽血糖控制目标严格避免低血糖，加强低血糖防治策略的患者教育有助于恢复患者对低血糖的感知和肾上腺素反应[50]。以下药物能够改善患者对低血糖的反应和（或）减少前次低血糖造成的钝化效应：氟西汀和舍曲林（选择性 5 羟色胺再摄取抑制剂）、纳洛酮（阿片受体阻滞剂）和二氮嗪（通过 ATP 敏感性 K^+ 通道抑制胰岛素分泌）[51]。

年龄因素

与年轻人相比，老年糖尿病患者发生严重低血糖事件的风险增加，特别是糖尿病病程较长和残存胰岛细胞功能有限的情况下[52]。尽管有争议，一些数据表明，可能原因是激素应答和（或）症状反应延迟（需要更低的血糖水平激活反调节反应）[53]或激素和症状表现不匹配[54-55]。总之，随着年龄的增加，患者对轻度低血糖症的感知下降，因为无论有无 2 型糖尿病史，老年人都可能发生低血糖[53]。有必要对老年人定期进行低血糖教育并及时进行认知功能评估[56]。

病例分析

78 岁男性患者，2 型糖尿病病史 19 年，糖尿病肾病 3a 期 [eGFR 58 mL/（min·1.73m²）]，微量白蛋白尿。目前服用二甲双胍 1 g，2/d，西格列汀 50 mg，

1/d。血压 134/70 mmHg，体重 75 kg，体重指数 24 kg/m²。检查无明显异常。患者最近一次的糖化血红蛋白 A1c(HbA1c) 为 7.7%（60 mmol/mol），睡前基础胰岛素起始剂量为 0.2 U/kg 或 15 U。自报平均空腹指尖血糖水平 93~135 mg/dL（5.2~7.5 mmol/L）。目前的 HbA1c 为 6.5%（48 mmol/mol）。进一步询问后，患者自诉每周有 2~3 次半夜有饥饿感、出汗。发作期间未查血糖，但经常会吃一小块三明治。午餐后也有类似症状，这使他无法在午后散步。但患者对自己的血糖控制还算满意。

结合患者的年龄、糖尿病病程和其他因素，你认为他目前的 HbA1c 数值是否合适？

本病例说明过度积极的血糖控制对老年患者存在不良影响。合并糖尿病肾病(轻度）的老年患者的 HbA1c 目标应个体化，通常应 < 7.5%~8%（59~64 mmol/mol）。本患者可以考虑通过饮食和生活方式调整提高血糖水平，不需要额外增加药物治疗。尽管基础胰岛素治疗有效且起始剂量相对较低，但基础胰岛素还是会增加低血糖风险（如同此例患者）。

我们可以借此机会帮助患者了解低血糖的症状和体征，指导患者通过测指尖血糖确认低血糖，并给予正确处理。

本病例表明，尽管该患者的空腹血糖 < 135 mg/dL（7.5 mmol/L）是可以接受的，但我们认为患者实际已经出现夜间低血糖（应在发作时自我检测血糖或偶尔监测凌晨 3 点血糖），是患者加餐改善了空腹血糖水平。

低血糖症的管理

大多数糖尿病患者出现低血糖时能够自我发现并纠正，无需去医院治疗。初始干预手段包括摄入 15~20 g 碳水化合物，改善轻度低血糖症状（表 31.2，图 31.4）。血糖低于 50 mg/dL（2.8 mmol/L）时考虑摄入 20~30 g 碳水化合物。患者服用 α-葡萄糖苷酶抑制剂治疗时只能服用纯葡萄糖凝胶或片剂，因为这类药物会抑制碳水化合物吸收。目前还不清楚口服葡萄糖在胃排空延迟的情况下是否有效，例如胃轻瘫或者使用延迟胃排空的药物，如胰高血糖素样肽 1（GLP-1）激动剂、抗胆碱能药和麻醉剂。低血糖时不建议摄入含有脂肪的食物，因为脂肪会延缓葡萄糖吸收。摄入碳水化合物 15 min 后复测血糖，如果低血糖数值或症状不能缓解，应摄入更多的碳水化合物。如果患者不能或不愿口服葡萄糖，可以给糖尿病患者处方胰高血糖素，并给他们的朋友、家人或同事培训皮下注射或肌内注射胰高血糖素（1 mg）。胰高血糖素通过刺激肝糖原分解发挥作用，注射 10 min 后起效，并且只对有糖原储备的患者有效。值得注意的是，家庭成员或急救人员应避免将碳水化合物（比如硬糖）放在无意识或意识障碍的患者舌下，因为这会增加误吸风险。因为皮下脂肪中的胰

表 31.2　轻度、能够自我发现并纠正的低血糖

1. 服用 15~20 g 碳水化合物：
   · 3~4 片葡萄糖；
   · 4 盎司（1/2 杯）果汁；
   · 6 盎司（1/2 罐）普通苏打水。
2. 等待 15min。
3. 复测血糖。
4. 如果血糖仍低于 80 mg/dL（4.4 mmol/L），则重复步骤 1~3。
5. 如果 30~45 min 或 3 个周期后血糖仍低于 70 mg/dL（3.9 mmol/L），请联系医生。
6. 如果血糖大于 80 mg/dL（4.4 mmol/L），给予长效的复合碳水化合物。

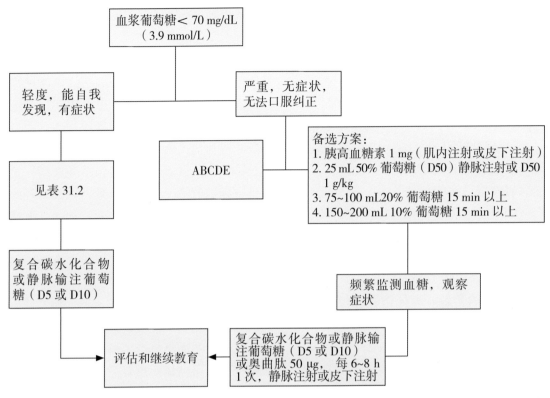

图 31.4 低血糖处理原则。ABCDE = 气道、呼吸、循环、障碍（意识水平）和暴露（检查和评估）

岛素"仓库"可能仍然活跃，也为了促进糖原储备，在纠正低血糖后，应该吃一顿饱餐或复合能量小点心。既往血糖水平控制不佳使用强化治疗方案的患者出现假性低血糖时，应该给予5 g碳水化合物，避免纠正过度引起高血糖，并帮助患者在3~4周内改善血糖水平。

需要他人协助的严重低血糖事件应在医院进行评估和处理。初步的评估和管理应该从ABCDE开始，即气道、呼吸、循环、障碍（意识水平）和暴露（检查和评估）（图31.4）。应注意鉴别与低血糖症状相似的其他急性疾病（如急性冠状动脉综合征、急性缺血性脑卒中、脓毒症和休克）。必须尽快识别低血糖，因为长期严重的低血糖将导致不可逆的脑损伤、心血管事件，甚至死亡[25,57]。

急救医生主要给予25 g 50% 葡萄糖（D50），有时也会用D10（10% 葡萄糖）或同时给予D10和D50[58]。在未建立静脉通路的情况下，肌内注射胰高血糖素。对于因低血糖住院的患者，首先静脉给予25 g D50或按1 g/kg给予D50。D50具有刺激性，需要大血管给药，给药后最好用生理盐水冲管。D20（20% 葡萄糖）或D10刺激性较小，可以通过容量较大的外周静脉给药。目前英国推荐用D10和D20纠正住院患者的低血糖（图31.4）[59]。

能够自我纠正低血糖的患者，一旦达到正常血糖，应该摄入包括碳水化合物和蛋白质在内的食物防止低血糖再次发作。不愿口服者应输注D5或D10维持正常血糖。临床中可以考虑用肠外或肠内营养补充患者的糖原储备。磺酰脲类药物引起的低血糖症，患者服用葡萄糖实际上会刺激胰岛素持续分泌，静脉或皮下注射 50~100 μg 生长抑素类似物奥曲肽（每 8 h1 次）可以抑制胰岛素分泌，能够预防该种情况下低血糖反复发作[60]。使用长效和超长效胰岛素类似物（例如 U100/U200 德谷胰岛素；U300 甘精胰岛素）导致的持续性低血糖，需要输注葡萄糖或持续摄入碳水化合物，直至抵消胰岛素的作用。

维生素 B$_1$（100 mg）可以减少营养不良或怀疑长期酗酒的患者发生 Wernicke 脑病的风险[61]。由于糖原储备减少，肠内或肠外营养对这些患者有益。怀疑肾上腺危象时，静脉给予氢化可的松 50~100 mg[62]，患者病情稳定后可改为口服。

对于怀疑先天性代谢缺陷的患者（表31.3），应考虑特殊治疗[63]。例如，遗传性果糖不耐受的患者应限制果糖摄入。线粒体脂肪酸氧化代谢病的患者，在应激期间，应补充肉碱和（或）避免空腹以维持血糖水平。糖原累积症患者应避免应激，夜间注意加餐，及时补充生玉米淀粉。

纠正低血糖后至少在 2 h 内每隔 15~30 min 重测一次血糖，必要时延长监测时间[3-4]。血糖正常后，低血糖的症状和体征消失。如果症状持续，但血糖正常应考虑其他诊断（如卒中、谵妄、药物过量）。

病因学

一旦患者血糖稳定，需要及时寻找病因，减少再次发生低血糖的风险。积极处理糖尿病以外因素（表 31.4）。尽管都是低血糖，但糖尿病患者和非糖尿病患者的关注重点不同。

门诊患者

医生应了解所有门诊就诊的糖尿病患者是否发生过低血糖。对于经常发作和（或）发作严重低血糖，并在门诊治疗的糖尿病患者（T1DM 或 T2DM），需要深入了解他们的治疗方案、依从性、低血糖发生的时间和频率、降糖方案（特别是使用胰岛素或胰岛素促泌剂或与其中任何一种药物联用的治疗方案）、新增药物（如吲哚美

表 31.3　先天性代谢缺陷导致的低血糖症[63]

空腹低血糖	
糖原累积症	Ⅰ型，Ⅲ型，O 型，Fanconi-Bickel 综合征（GLUT-2 缺陷）
线粒体脂肪酸氧化代谢病	CPT1，VLCAD，MCAD，SCHAD，LCHAD，HMG-CoA 合成酶和裂解酶缺陷
糖异生作用缺陷	1，6- 二磷酸果糖缺乏
餐后低血糖	
非胰岛素瘤胰源性低血糖综合征	基因突变：SUR1，Kir6.2，SCHAD，GDH，葡萄糖激酶，MCT1（也与运动诱导的低血糖有关），UCP2
先天性糖基化障碍	1a 型，1b 型，1d 型
遗传性果糖不耐受	

CPT= 肉碱棕榈酰基转移酶；GDH = 谷氨酸脱氢酶；GLUT-2= 葡萄糖转运体 2；HMG=3- 羟基 -3- 甲基戊二酰辅酶 A 还原酶；LCHAD = 长链 3 羟基酰基辅酶 A 脱氢酶；MCAD = 中链酰基辅酶 A 脱氢酶；MCT = 单羧酸转运蛋白；SCHAD = 短链 1- 3- 羟基酰基辅酶 A 脱氢酶；UCP = 线粒体解耦联蛋白；VLCAD = 极长链酰基辅酶 A 脱氢酶

表 31.4 低血糖的病因及可能机制

胰岛素增加	糖异生 / 糖原分解受损	反调节障碍
·外源性胰岛素	·水杨酸盐	·运动
·β 受体阻滞剂	·自主神经功能紊乱	·艾迪生病
·磺酰脲类	·肝衰竭	·全垂体功能减退症
·格列苯脲	·肾衰竭	·生长激素缺乏症
·奎宁	·酒精	·甲状腺功能减退症
·复方新诺明		
·酒精		
·胰岛素瘤		
·胰岛素或胰岛素受体抗体（自身免疫因素）		
胰岛素敏感性增加	葡萄糖利用 / 外周组织摄取增加	复杂机制
·运动	·运动	·间质肿瘤（胰岛素样生长因子 2）
·减肥	·脓毒症	·胰岛细胞增生
·禁食		·遗传性代谢缺陷
β 细胞毒性	胰岛素清除下降	反应性低血糖
·喷他脒	·肾衰竭	·特发性
		·胃倾倒综合征（包括减肥手术后）

辛，非选择性 β 受体阻滞剂，抗生素如复方新诺明），以及饮酒史。患者应提供他们首次出现低血糖症状或体征时的血糖值。不常出现低血糖的降糖药物 [如 GLP-1 受体激动剂、二肽基肽酶 4（DPP-4）抑制剂、噻唑烷二酮类（TZD）药物、阿卡波糖、二甲双胍、钠 – 葡萄糖协同转运蛋白 2（SGLT-2）抑制剂] 联合胰岛素和（或）磺酰脲类药物治疗时可能会发生出乎意料的低血糖事件[64]。一个详细的运动方案或减重历史有助于解释为什么部分患者对胰岛素更敏感。斋月禁食时需要临时改变糖尿病患者的治疗方案，或者使用连续血糖监测系统（CGM）监测血糖[65]。应评估食物安全问题。T1DM 患者可能需要了解碳水化合物计数法和胰岛素泵治疗的常规方案。新的或加重的神经病变通常意味着需要评估自主神经功能紊乱和无感知性低

血糖症。进展性肾脏疾病可能导致胰岛素或磺酰脲类药物及其代谢产物 [如格列本脲（优降糖）] 清除率下降[66]。适当评估 T1DM 患者发生肾上腺皮质功能不全和甲状腺疾病的风险[67]。

一项荟萃分析（CONTROL）纳入了一系列观察严格控制血糖对 2 型糖尿病患者影响的大型研究，指出强化治疗 5 年对主要心血管事件发生风险的影响不大[68]，强化治疗可以带来微血管获益。然而，CONTROL 荟萃分析也表明，全面强化血糖控制引起的严重低血糖事件是它所预防的微血管和大血管事件的两倍。另外，ACCORD 研究指出，强化血糖控制增加死亡率（尽管 CONTROL 荟萃分析未发现总体死亡率增加），低血糖发生的频率更高[68-69]。ADA/EASD 指南鼓励医生根据患者的年龄和并发症评估并制定个体化治疗

目标，同时要考虑患者通过改善血糖控制得到的微血管和大血管获益[68,70]。医生要灵活实施胰岛素方案，增加自我血糖监测（SMBG）和 CGM 频率 [特别是在正常饮食条件下调整胰岛素剂量（DAFNE）时][71]。对于频发低血糖的 T1DM 或伴有胰岛素绝对缺乏的 T2DM 患者，考虑改用胰岛素泵治疗。胰岛素泵已被证明不仅可以改善血糖控制，还可以降低低血糖的发生率[72-73]。

无感知性低血糖常见于胰岛素绝对缺乏患者（即 T1DM 或病程长的 T2DM），并可导致低血糖症的恶性循环（图 31.3）。患者十分恐惧夜间低血糖和"睡眠死亡"综合征，这可能会妨碍治疗和血糖达标。有必要评估基础胰岛素剂量以及进行睡前血糖监测。新型基础胰岛素，如甘精胰岛素 U300 和德谷胰岛素（U100/U200），似乎可以降低 T2DM 和 T1DM 患者的夜间低血糖[74-75]。内分泌学会 2016 指南[76] 评估了连续血糖监测和（或）胰岛素泵在 1 型或 2 型糖尿病患者（包括严重低血糖患者）中的治疗效果。使用连续血糖监测可以提醒患者或家人血糖快速下降，或调低胰岛素泵内的预警装置，自动停止胰岛素输注，都可以减少夜间低血糖发生。当患者对预设的胰岛素泵的低血糖警报没有反应时，低血糖暂停技术将自动暂停胰岛素输注长达 2 h。在一项研究中，使用具备"低血糖停止胰岛素输注"特点的胰岛素泵的 T1DM 患者，夜间低血糖的发生率比对照组降低了 31.8%[77]。传感器灵敏的胰岛素泵降低了血糖变异性，与每日多次注射胰岛素相比，胰岛素泵在不增加低血糖发生率的情况下改善了血糖控制[76,78]。连续血糖监测系统的准确性不断提高，特别是对较低的血糖水平[79]。一些试点研究表明，胰岛素泵和连续血糖监测作为闭环（"人工胰腺"）系统的一部分，在 1 型和 2 型糖尿病住院和门诊患者中都初见成效。这些初步研究为正在努力减少低血糖的糖尿病患者提供了可能。

通过提高患者的血糖控制目标和平均血糖耐受阈值，谨慎地避免低血糖仅 3 周时间，就可以改善 T1DM 和 T2DM[41] 患者对低血糖症状的感知能力[41]。

运　动

运动是糖尿病综合治疗计划的重要组成部分。但是运动相关的低血糖会影响患者从运动中获益。运动相关性低血糖可能在运动后数分钟到数小时内发生[80]。因此有必要让患者了解胰岛素 / 胰岛素促泌剂用药后的运动时间，运动前、中、后碳水化合物的摄入和监测血糖的必要性。

酒　精

酒精抑制肝糖原释放诱发低血糖。禁食、持续运动、营养不良和药物治疗（如胰岛素或胰岛素促泌剂）都有促进作用[81]。饮酒后 24 h 内都可能发生低血糖。美国糖尿病协会的建议包括限制饮酒，增加水化（水、奎宁水），避免在计算碳水化合物时纳入含酒精的碳水化合物，饮酒时应摄入碳水化合物，并在睡前测血糖[3]。

其他活动

应该为有低血糖风险的人提供关于驾驶和娱乐活动（如水肺潜水）的明确建议。近期，欧洲和美国放宽了对糖尿病患者的驾驶限制[82]。但是，发作过未感知性低血糖或近 12 个月内有严重低血糖的糖尿病患者不应驾车。他们应当定期接受糖尿病教育和低血糖风险评估。驾驶前检测血糖，之后每隔 1~2 h 自我血糖监测。血糖正常后，司机应等待至少 45 min 才能开车，并随身携带快速起效的碳水化合物。

妊　娠

妊娠期母体低血糖是小于胎龄儿的危险因素，高血糖则会增加长期风险，如糖尿病、冠状动脉疾病和高血压 [83]。非糖尿病妇女妊娠期间餐后血糖大约下降 10 mg/dL（0.55 mmol/L），平均血糖值为 71 mg/dL（4.1 mmol/L）[84]。建议糖尿病孕妇餐前、餐后和日平均血糖水平分别为 < 95 mg/dL（5.3 mmol/L），< 140 mg/dL（7.8 mmol/L）和 < 120 mg/dL（6.7 mmol/L），HbA1c 控制在 6.0%~6.5%（42~48 mmol/mol）[3]。研究表明妊娠期间机体对低血糖的反应下降 [85]。以下因素增加严重低血糖症的发生风险：曾发生严重低血糖和未感知性低血糖、糖尿病病程超过 10 年、大剂量胰岛素以及糖化血红蛋白 < 6.5%（< 48 mmol/mol）[11]。建议就以下内容对孕妇进行宣教：如何识别和纠正低血糖，完成自我血糖监测和连续血糖监测，随身携带小零食，定时运动，规律饮食，调整胰岛素剂量。此外，孕前加强血糖管理有助于降低风险，建议低血糖感知受损的孕妇放宽血糖控制目标 [3,84]。

病例分析

一位有 2 年 T1DM 病史的 28 岁女性计划妊娠。她被建议积极控制血糖，使糖化血红蛋白小于 6.5%（48 mmol/mol）。患者因此停用每日多次注射胰岛素，改为胰岛素泵联合连续血糖监测（CGM）进行管理。检查发现其糖化血红蛋白为 5.9%（41 mmol/mol），她非常高兴并打算停用口服避孕药。

回顾患者的连续血糖监测资料，其存在明显的血糖变异，血糖 < 70 mg/dL（3.9 mmol/L）的时间超过了记录时间的 15%。患者的血糖范围为 45~350 mg/dL（2.5~19.4 mmol/L）。患者暂停了 CGM 的低血糖警报。患者报告说其在上个月有两次血糖 < 50 mg/dL（2.8 mmol/L）时没有任何症状。与既往相比，患者需要更多的时间和更多的碳水化合物来恢复血糖水平。

你是否同意患者立即停止避孕？

该病例考虑无感知性低血糖症。平均血糖水平不高是以明显的低血糖为代价的。合理的做法是考虑放宽血糖控制目标，2~3 周内积极避免（零容忍）低血糖发生。重新激活低血糖和高血糖警报器也会有所帮助。

现在不是备孕的最佳时间。尽管患者的 HbA1c 处于妊娠目标范围，但其频繁且严重的低血糖可能是发生胎儿并发症的危险因素。此外，由于患者有严重低血糖症发作史、糖尿病病程长和目前的 HbA1c 水平偏低，其在妊娠期间出现严重低血糖症的风险增加。

住院患者

讨论糖尿病住院患者发生低血糖原因时应考虑该患者在院外发生低血糖的情况。必须详细了解患者的用药史，特别是使用多种药物治疗的老年患者。了解患者的院外降糖方案，并在住院后根据病情调整方案。及时调整更换降糖方案可以降低低血糖发生风险。加强胰岛素电子系统管理，特别是加强对 U500 普通胰岛素和其他高浓度胰岛素（如 U200、U300）的管理，避免发生用药错误 [86-87]。如果未及时调整胰岛素治疗方案有可能发生低血糖。对于不能进食或限制饮食的患者，应确定是否继续使用餐时胰岛素和胰岛素促泌剂，对于那些中断肠外及肠内营养的患者也应考虑是否继续使用胰岛素治疗。非胰岛素降糖药在住院患者的治疗中作用有限。营养不良、肝肾疾病、脓毒症、恶性肿瘤及糖皮质激素快速撤退均可改变外周血糖摄取、糖异生、糖原分解以及药物清除率[88]。胰岛素治疗为住院患者的综合管理增加了难度。2016 年英国国家糖尿病住院患者审核（NaDIA）数据显示，接受胰岛素治疗的住院患者中，近半数（46%）患者的胰岛素治疗方案（处方或药物管理）出现错误[89]。近 1/5（20%）的糖尿病患者在住院期间发生低血糖，近 1/12（8%）的患者发生严重低血糖[89]。1 型糖尿病住院患者约有 1/4（27%）发生了严重的低血糖事件[89]。

由专科医生开展的结构化糖尿病教育会为所有糖尿病住院患者带来获益[90]。ADA 建议根据患者的病情变化制定个体化血糖控制目标。大多数病情危重的患者，应将血糖控制在 140~180 mg/dL（7.8~10 mmol/L）。如果能平稳达标（没有低血糖风险），非危重患者餐前血糖应 < 140 mg/dL（7.8 mmol/L），随机血糖 < 180 mg/dL（10 mmol/L）。重症患者静脉输注胰岛素是最有效的降糖方案[91]。根据血糖波动情况，使用经过验证的算法调整静脉胰岛素输注速度[90]。内分泌学会建议非 ICU 患者采用基础 - 餐时胰岛素方案[92]。

非糖尿病患者

非糖尿病性低血糖症实质上是内源性葡萄糖生成与葡萄糖高利用率不匹配。应全面了解患者病史，完善查体和实验室检查，确定是否为药物、激素缺乏及重症疾病引起的低血糖和（或）反应性低血糖。

药物诱导低血糖的机制包括外源性高胰岛素血症、糖异生受损和胰岛素分泌增加[93]。避免服用此类药物。酒精的使用或滥用也应该被记录在案。激素缺乏，如肾上腺皮质功能不全（原发性、继发性或库欣病术后患者）和垂体功能减退症均可导致葡萄糖的反调节失效。低血糖时血浆皮质醇水平可能不足以诊断肾上腺皮质功能不全，应进行正规的促肾上腺皮质激素（ACTH）刺激试验[62]。甲状腺功能减退症可能与下丘脑 - 垂体 - 肾上腺轴异常有关，从而导致低血糖[94]。生长激素缺乏症是低血糖症的罕见病因。脓毒症可导致葡萄糖摄取增加，肝衰竭或严重营养不良与糖异生和糖原分解受损有关。肾脏糖异生占总糖异生的 25%~50%，晚期肾脏疾病患者可能出现低血糖症。

儿童时期遗传代谢紊乱的病史可以警示潜在的相关疾病（如遗传性果糖不耐受症或多发性内分泌腺瘤病综合征）或多腺体缺陷综合征（即肾上腺皮质功能不全、甲状腺功能减退、1 型糖尿病）的风险[95]。许多遗传代谢缺陷可合并低血糖症（表 31.3）[63]。

这通常和糖异生受损、无法有效利用酮体有关。与儿童相比，成人表现较少，但更严重。患者发生低血糖相关脑病、神经系统缺陷、多器官受累甚至死亡时应该考虑遗传代谢缺陷病可能，并筛查血乳酸、丙酮酸、FFA、甘油酯、酮体、氨基酸、肉碱、酰基肉碱和半乳糖血症。尿检应包括有机酸和肉碱[63]。

减肥术后

对于出现反应性或餐后低血糖的患者，应询问近期有无减肥或胃部手术史。高达 30% 的患者在胃旁路术后发生无症状性低血糖症，仅有一小部分（1%）患者住院治疗[96]。不同类型的胃旁路手术（限制性和吸收不良性），由于切除了近端消化道，营养物质快速输送到下消化道可能是发生严重低血糖的关键因素[97]。具体机制目前仍不明了。有研究发现反应性低血糖导致不恰当的高胰岛素血症，进食混合餐 4 h 内 GLP-1 释放增加[98]。胰岛细胞增生的影响、GLP-1 促进 β 细胞增殖以及减肥手术后低血糖与胰岛素瘤的关系都可见报道[99]。用于诊断的混合餐试验通常需要进行 5 h 以上[4]，治疗方法包括外科手术 [胰岛细胞增生症患者可切除部分胰腺，尽管许多患者在术后仍反复出现低血糖（这可能与胰岛 β 细胞弥漫性增生有关）]、调整饮食（如增加长效碳水化合物或少食多餐）和（或）药物治疗（如 α - 葡萄糖苷酶抑制剂、钙通道阻滞剂、二氮嗪或生长抑素类似物如奥曲肽、兰瑞肽或帕瑞肽）[100]。

罕见病因

满足 Whipple 三联征，但无相关病史、查体无阳性发现的患者，需要鉴别诊断内源性 / 外源性高胰岛素血症和其他病因。发生低血糖时，应该检测血糖、胰岛素、C 肽、胰岛素原、β - 羟基丁酸并筛查包括格列奈类在内的口服磺酰脲类药物。抽血后，静脉注射胰高血糖素，用 30 min 后的血浆葡萄糖值评估肝糖原储存情况。关键的诊断指标为：当血糖 < 55 mg/dL（3 mmol/L）时，血清 C 肽 ≥ 0.6 ng/mL（0.2 nmol/L），胰岛素原 ≥ 5 pmol/L，胰岛素 ≥ 3 μU/mL（18 pmol/L）。β - 羟基丁酸水平 ≤ 2.7 mmol/L，并且在胰高血糖素刺激后血糖至少增加 25 mg/dL（1.4 mmol/L）表明糖原储备正常。评估和管理成人低血糖症的内分泌指南涵盖了具体的实验室检查结果和

相关的诊断方法[4]。检测胰岛素抗体有助于识别胰岛素自身免疫性低血糖。个别情况下胰岛素受体抗体也有参考意义[101]。免疫抑制剂治疗自身免疫性低血糖症的疗效不一，但该病可能是自限性的。非胰岛细胞肿瘤，如大的间质瘤或肝细胞肿瘤，分泌的胰岛素样生长因子 2（IGF-2）与胰岛素受体发生交叉反应增加葡萄糖利用率。手术、放疗或化疗通常可以解决肿瘤导致的低血糖症，也可以考虑药物治疗（如上所述）。

重现某些特定条件有助于诱发症状。一些患者通宵禁食即可诱发症状，另一些患者可能需要住院进行正规的 72 h 禁食试验。大多数胰岛素瘤患者禁食不足 72 h 即能达到诊断标准[102]。胰岛素瘤的诊断非常复杂。因为对胰岛素敏感的患者在高生理性胰岛素血症时可能出现假性低血浆葡萄糖。诊断胰岛素瘤应开展 72 h 禁食试验而不是 3 h 的口服糖耐量试验。胰岛素瘤通常很小（< 1 cm），即使影像学检查未发现肿瘤也不应排除诊断。当传统的定位检查如 CT、MRI、选择性动脉促泌剂注射（SASI）和超声检查都无法识别出可疑的胰岛素瘤时，应考虑针对生长抑素受体的新成像模式 [如 ^{68}Ga-DOTATATE 正电子发射断层扫描（PET）/CT 扫描]，尤其是计划微创手术时[103]。良性胰岛素瘤需要手术切除。恶性和（或）转移性胰岛素瘤需要外科手术，和（或）其他细胞减量治疗；和（或）药物治疗（如二氮嗪，生长抑素类似物如奥曲肽、兰瑞肽或帕瑞肽，或靶向治疗如舒尼替尼、依维莫司）。

最后，评估一个其他方面健康的低血糖症患者需要考虑恶意、滥用或意外不当使用胰岛素或胰岛素促泌剂。有必要尿检筛查服药种类或仔细了解患者的用药情况。

病例分析

一名54岁的健康男性在过去6个月里出现了间歇性出汗、呕吐和恶心症状。他有高血压和糖耐量异常病史。上述症状随机发作，运动可以引发，进食可以缓解。血压135/82 mmHg，心率75/min，体重指数29 kg/m²。过去他每周去5次健身房，因为担心出现上述症状现在已经不去健身房了。自从他不去健身房以来，体重增加8磅。其他检查无特殊可记。

HbA1c 5.5%（37 mmol/mol），甲状腺功能正常。上午的皮质醇为20 μg/dL（550 nmol/L）。毛细血管血糖分别为72 mg/dL、82 mg/dL和101 mg/dL（4 mmol/L、4.6 mmol/L和5.6 mmol/L）。上述症状发作时未测量血糖，因为症状严重不足以支撑患者开车去医院检查。禁食一整夜后空腹血糖正常，磺酰脲类药物筛查阴性。连续血糖监测（CGM）显示发作期间的血糖水平为45 mg/dL（2.5 mmol/L），但未经血清样本证实。

入院后行72 h禁食试验。禁食18 h的毛细血管血糖为58 mg/dL（3.2 mmol/L），血浆血糖为49 mg/dL（2.7 mmol/L）。此时胰岛素水平为4.2 μU/mL（正常<3 μU/mL），胰岛素原为7 pmol/L（正常<5 pmol/L），C肽为1.1 nmol/L（正常<0.2 nmol/L）。β-羟基丁酸为0.6 mmol/L（正常>2.7 mmol/L）。给予胰高血糖素，血糖升高至92 mg/dL（5.1 mmol/L）。

你如何解释72 h禁食试验的结果？

本病例中描述了评估和诊断高胰岛素血症性低血糖症的复杂性。患者症状发作时如果不具备检测血浆血糖的条件，可以采用CGM技术。在高度怀疑的情况下开展金标准72 h禁食试验。绝大多数高胰岛素血症性低血糖会在禁食后24~48 h发作。

关键的诊断标准是：当血糖<54 mg/dL（3 mmol/L）时出现症状、体征，或两者都有，且血浆胰岛素≥3 μU/mL（18 pmol/L），C肽≥0.6 ng/mL（0.2 nmol/L），胰岛素原≥5 pmol/L（表明内源性高胰岛素血症）。胰高血糖素刺激后，β-羟基丁酸水平≤2.7 mmol/L，并且血糖至少增加25 mg/dL（1.4 mmol/L）（后者表明糖原储备充足），提示胰岛素介导低血糖发生[4]。

其他检查包括筛查口服降糖药物、了解现有用药方案、检测胰岛素抗体。如果这些检查结果均阴性，需要完善影像学检查。

总　结

急性低血糖症是一种常见的内分泌急症，需要及时评估和治疗。无论是否患有糖尿病，都应快速处理，减少不良事件的发生率和死亡率。低血糖症常见于糖尿病患者，评估患者的降糖方案和并发症并开展低血糖教育是必要的。对非糖尿病患者的评估更为复杂，需要仔细询问病史、完善相关的实验室检查寻找可能病因。加强患者教育是预防和早期干预的关键。

致　谢

本部分工作获得以下基金资助：5-R01-DK-069803，5-P01-HL-056693，JDF-12001-828

参考文献

请登录 www.wpcxa.com 下载中心查询或下载，或扫码阅读。

第 32 章

严重高血糖、糖尿病酮症酸中毒和高血糖高渗状态

Ketan Dhatariya   Glenn Matfin

要 点

· 因高血糖紧急入院治疗临床常见且富有挑战性。

· 糖尿病酮症酸中毒（DKA）和高血糖高渗状态（HHS）的发病机制不同，治疗方法不同，发病年龄不同，需要多学科通力协作，确保及时正确的救治。

· 必须同时满足 3 个要素（"D""K"和"A"）方可诊断糖尿病酮症酸中毒。

· 床旁监测血酮有助于推进治疗。

· 对于高血糖高渗状态，治疗初始阶段重在积极补液（这个说法欠妥当）降糖。血糖缓步下降后可转为皮下注射胰岛素治疗。

· 上述急症重在预防，不断加强对患者、看护人员和医护工作者的再教育。

引 言

糖尿病酮症酸中毒（DKA）和高血糖高渗状态（HHS）是糖尿病的急性严重代谢并发症[1]。严重高血糖可以发展为有潜在致死风险的 DKA 和 HHS，需要尽早明确诊断，积极治疗。

严重高血糖的特征是显著高血糖 [即糖化血红蛋白 A1c（HbA1c）≥ 10%（86 mmol/mol）]；或空腹血糖（FPG）> 250 mg/dL（13.9 mmol/L）；或随机血浆葡萄糖 > 300 mg/dL（16.7 mmol/L），或有伴随症状（突然持续减重、多尿、多饮）[2]。

DKA 是一种复杂的代谢紊乱。美国糖尿病协会（ADA）将其定义为严重高血糖 [即血浆血糖 > 250 mg/dL（14 mmol/L）]、酮体阳性和代谢性酸中毒（pH ≤ 7.3，血清碳酸氢盐 < 18 mmol/L）[1]。2009 年 ADA 高血糖危象管理共识进一步将 DKA 分为轻度（血清碳酸氢盐 15~18 mmol/L，pH 7.25~7.30），中度（血清碳酸氢盐 10~15 mmol/L，pH 7.00~7.24）和重度（血清碳酸氢盐 < 10 mmol/L，pH < 7.00）[1]。近来，英国糖尿病协会联合住院治疗组（JBDS IP）DKA 指南 2013 版将血酮水平 [3-β-羟基丁酸（β-HBA）] 纳入 DKA 的定义[3]。美国糖尿病学会实验室指南 2011 版建议将 β-HBA 用于 DKA 的诊断和监测[4]。血酮优于尿酮已经得到认可[5]。2013 版 JBDS IP 指南指出 DKA 的定义应满足以下 3 点：①血酮 ≥ 3 mmol/L 或尿酮阳性（尿酮

≥ 2+)；②血糖 > 200 mg/dL（ 11.1 mmol/L ）；③静脉（或动脉）血碳酸氢盐 < 15 mmol/L 和（或）pH < 7.3[3]。近期，ADA 共识指南受到质疑，因为它没有特别指出血糖正常的 DKA，也没有强调同时满足 3 个条件（ "D" "K" "A" ）的重要性[6]。此外，应强调血酮的诊断价值，而不是尿酮，并且应详细推荐 DKA 患者头几个小时的治疗原则[6]。

DKA 主要影响 1 型糖尿病患者。2%~25% 既往未诊断 1 型糖尿病的患者，首发表现为 DKA[7-9]。DKA 最常见的诱因是反调节激素（即胰高血糖素、皮质醇、肾上腺素和生长激素）释放导致胰岛素的需求增加[8]。当高血糖合并酮症或其他代谢失调的表现时，通常可以直接诊断 1 型糖尿病（特别是儿童和青少年）。2 型糖尿病患者也可以出现酮症（即酮症倾向性高血糖，尤其是非洲裔人），其中 5%~25% 的患者合并 DKA[10]。近年来，DKA 的发生风险明显增加，特别是血糖正常的DKA，通常出现在服用钠 – 葡萄糖协同转运蛋白 2（SGLT-2）抑制剂的 1 型和 2 型糖尿病患者[11]。

HHS 的特点是高血糖 [血糖 > 600 mg/dL（ 33.3 mmol/L ）]、高渗透压（血浆渗透压 > 320 mOsm/kg）、脱水、中枢神经系统症状、无酮症酸中毒[1]。2012 年 JBDS IP 对 HHS 的定义包括：显著高血糖 [> 540 mg/dL（ 30 mmol/L ）]；无明显酮症（< 3 mmol/L）；无酸中毒（pH > 7.3，碳酸氢盐 > 15 mmol/L）；低血容量；渗透压通常大于 320 mOsm/kg[12]。指南也指出 HHS 和 DKA 可能同时发生。HHS 常见于 2 型糖尿病患者，但约 20% 的患者既往未诊断糖尿病。

在美国，DKA 的患病率持续上升，但死亡率下降[8,13]。这在一定程度上与提高对 DKA 发病机制的理解以及密切监测和纠正电解质紊乱有关。高达 42% 的 DKA 患者在 12 个月内再次入院[7,9]。在过去的 20 年中，患者死亡率从 7.96% 下降到不足 1%[8,14-15]。60 岁以上老年患者的死亡率仍然较高，特别是合并多种并发症、低收入国家以及非住院的老年患者[16]。这说明必须及早诊断和采取有效的预防措施。向世界各地提供便宜的胰岛素有助于降低死亡率[17]。脑水肿仍然是最常见的死亡原因，特别是在幼儿和青少年。导致成年人死亡的主要原因包括严重低钾血症（以及相关的心脏功能障碍）、急性呼吸窘迫综合征（ARDS）、合并肺炎、急性冠脉综合征（ACS）和脓毒症[18]。DKA 治疗过程中常见低血钾和低血糖[9]。这可能与目前的指南推荐不够完善或者治疗措施不够到位有关。通过降低胰岛素输注速度 [当血糖 < 250 mg/dL（ 14 mmol/L）时] 减少低血糖和低血钾发生仍未达成共识[19]。HHS 相对少见，但 HHS 造成的死亡率可能高于 DKA，最新研究提示 HHS 的死亡率为 5%~20%[8]。

病理生理学

DKA 通常是绝对或相对胰岛素缺乏伴随反调节激素增加[20]。激素失衡增强了严重高血糖患者的肝糖异生和糖原分解（图 32.1）。脂解作用增强，导致血清游离脂肪酸增加，进一步促进酮体合成[5]。这导致酮体大量积聚，随后发生代谢性酸中毒。丙酮是酮体，β–HBA 是羟基丁酸，乙酰乙酸是酮酸。β–HBA 是 DKA 的主要酸性物质。

DKA 脱水的机制有：高血糖引起的渗透性利尿，呕吐（通常与 DKA 相关），以及最终失去意识而无法喝水。电解质紊乱与渗透性利尿有关。高钾血症和低钾血症都需要特别注意。

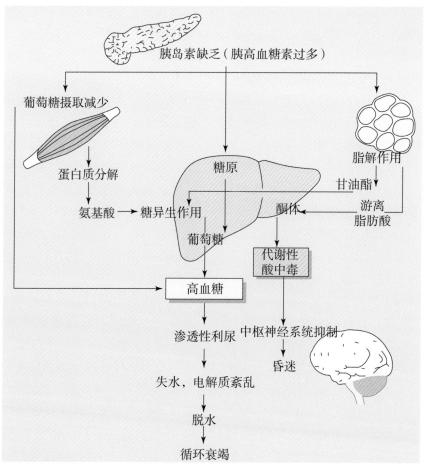

图 32.1 糖尿病酮症酸中毒（DKA）的发病机制。DKA 的发生与胰岛素缺乏、高水平的升糖激素（胰高血糖素、儿茶酚胺）有关。胰高血糖素和儿茶酚胺水平升高促进糖异生和生酮作用。糖异生不仅满足大脑和其他组织（可能依赖于胰岛素）对葡萄糖的需求，还可导致血糖上升。胰岛素缺乏导致脂肪分解增加，游离脂肪酸增多，酮体生成加速，引起酮症

与 DKA 不同的是，HHS 有足够的胰岛素防止酮症发生，但是不足以影响肝糖异生和（或）葡萄糖摄取[21]。如果同时存在反调节激素上升（例如有其他伴随疾病），就会导致血糖进一步升高，随后引起渗透性利尿。如果没有补足水分就会发生脱水、肾功能下降。高血糖引起血浆渗透压升高。肾功能受损导致无法排泄葡萄糖。患者因而出现高血糖、渗透性利尿、低血容量和脱水[22]。血浆渗透压 > 330 mOsm/kg 时会出现精神异常。

病因学

多种情况可以诱发 DKA 和 HHS（这些情况多和字母 I 有关）：Insulin，胰岛素缺乏（糖尿病或机体未能获取足够的胰岛素）；Iatrogenic，医源性药物（例如糖皮质激素、噻嗪类药物和非经典抗胆固醇药物）；Infection，感染（DKA 和 HHS 最常见的诱因）；Inflammation，炎症（例如急性胰腺炎、胆囊炎）；Ischemia or Infarction，缺血或梗死（例如急性冠脉综

合征、卒中、肠梗阻）；Intoxication，中毒（如酒精、可卡因）。

很少有研究评估成人 1 型糖尿病患者发生 DKA 的影响因素。70 家美国内分泌中心的 T1D Exchange 门诊登记处完成了一项包括 7012 例 1 型糖尿病患者的横断面研究[23]。结果发现 DKA 发生率增加与较低的社会经济地位（$P < 0.001$）及较高的糖化血红蛋白 A1c 水平（$P < 0.001$）有关。21% 的糖化血红蛋白 A1c ≥ 10.0% 的患者在过去 12 个月内发生过一次 DKA。值得注意的是，胰岛素泵治疗患者 DKA 的发生率并不高于皮下注射胰岛素的患者。这是一个重要发现，因为既往认为胰岛素泵输注故障可能会增加 DKA 发生风险。美国有研究表明，治疗分散化（即入住多家医院）有可能导致 DKA 复发，这些患者的死亡率更高[24]。

诊断的注意事项

如前所述，只有同时满足三项标准（"D""K"和"A"）方可诊断 DKA。

患者的初步检查结果应包括血糖、尿素氮、肌酐、电解质、血浆渗透压、血酮、尿常规、基线静脉（或动脉）血气分析、全血细胞计数和 ESR 或 CRP（如果有必要）。合并其他疾病时还应考虑心电图、胸部 X 线片、尿液和血液培养。根据临床情况进行其他检查（例如心肌肌钙蛋白、血清乳酸、影像检查、毒性检测和药物筛选）。

监测血清 β–HBA 浓度，因为这是疾病严重程度的直接标志物。阴离子间隙的计算方法为血清中未校正的 Na^+ 浓度减去 Cl^- 与 HCO_3^- 的浓度之和：$[Na^+ – (Cl^- + HCO_3^-)]$。正常的阴离子间隙为 7~9 mmol/L。阴离子间隙 > 10~12 mmol/L 表明存在 AG 增高型代谢酸中毒[英国指南建议 $K^+ + Na^+ – (Cl^- + HCO_3^-)$，

这样数值会更高（> 16）]。尽管动脉血气是评估通气及酸碱状态最准确的指标，但临床常用静脉血气测量血碳酸氢盐及 pH 值，因为动静脉的 pH（静脉的 pH 值只比动脉低 0.03）、碳酸氢盐和钾水平差别不大，不足以影响治疗方案[25-26]。

尽管患者存在失水（肾脏和肠道），由于细胞内外液体转移，入院时测得的血钠通常偏低或正常。为了评估低钠和脱水的严重程度，可以校正血钠。当葡萄糖浓度在 100 mg/dL（5.6 mmol/L）至 440 mg/dL（24 mmol/L）时，葡萄糖每增加 100 mg/dL（5.6 mmol/L），测得的血钠需要增加 1.6 mmol/L[27]。血糖 > 440 mg/dL（约 24 mmol/L）时，血钠可通过以下方法进一步校正：葡萄糖超过该阈值时，每增加 100 mg/dL（5.6 mmol/L），测得的血钠增加 4 mmol/L。或者是将测得的血浆葡萄糖浓度（mmol/L）除以 4，然后将这个数值加上测得的血钠即为校正钠。血钾可能低、正常或升高，尽管由于多尿和呕吐通常导致低血钾[1]。

入院时，DKA 患者的白细胞增多，细胞计数通常在 10 000~15 000/mm³ 范围内，这通常和应激有关，可能不代表感染。然而，白细胞计数 > 25 000/mm³ 可能提示感染，需要进行评估。

据报道，21%~79% 的 DKA 患者有高淀粉酶血症。然而，是否合并高淀粉酶血症，以及高淀粉酶血症的严重程度或淀粉同工酶类型（例如 DKA 中唾液淀粉酶也可以增加）与胃肠道症状（恶心、呕吐和腹痛）或胰腺影像学改变之间没有必然联系。血清脂肪酶检测可能有助于胰腺炎的鉴别诊断。但是即使不存在胰腺炎，DKA 患者的脂肪酶也可能升高。

并非所有酮症酸中毒患者都是 DKA。临床病史和血糖浓度可区分饥饿酮症和酒

精性酮症酸中毒。两者的血糖浓度介于轻度升高 [很少大于 200 mg/dL（11.1 mmol/L）] 到低血糖之间。应该寻找既往滥用药物和中毒的病史。

临床症状与特点

HHS 的发展过程通常在几天到几周之间，而 DKA 急性发作的发展过程往往要快得多（通常小于 24 h）。对于 DKA 和 HHS，典型的临床表现包括多尿、多饮、体重减轻、视力改变、呕吐、脱水、虚弱和精神改变。DKA 患者呼吸频率和深度增加（即 Kussmaul 呼吸），伴丙酮气味、心动过速和低血压。体液评估包括主观指标（皮肤黏膜干燥、意识障碍）、客观指标（血压、脉搏、体位检查、体重）和实验室检查（血钠、血渗透压、尿素氮、血细胞比容和尿渗透压）。严重低血容量可表现为心动过速（脉搏 > 100/min）和（或）低血压（收缩压 < 100 mmHg）。由于无法获知发病前的基础数值，故每种评估指标都存在局限性。

精神状态可以从完全清醒变为深度昏睡或昏迷，后者在 HHS 中更为常见。急性认知功能损害可能与脱水有关，但并非 HHS 特有，也并非必要表现。血清渗透压超过 330 mOsm/kg 时可能会出现精神状态改变。局灶性神经症状（偏盲和偏瘫）、巴宾斯基征阳性、失语、幻视、癫痫（局灶性或全身性）和昏迷也可能是 HHS 的表现。因为 HHS 多见于老年人，神经系统表现常被误认为是卒中。考虑到糖尿病（诊断和未被诊断）或应激相关性高血糖的发病率增加，以及高血糖带来的危害，所有来医院就诊的患者都应该测量血糖。

虽然感染是 DKA 和 HHS 的常见诱因，但是因为外周血管扩张，患者最初可能体温正常甚至低体温。恶心、呕吐、弥漫性腹痛在 DKA 患者中较为常见（> 50%），但在 HHS 中并不常见。如果纠正脱水和代谢性酸中毒后上述症状仍无缓解，需要进一步评估病情。

严重高血糖、DKA 和 HHS 的管理

严重高血糖、DKA 和 HHS 的成功治疗需要纠正脱水、高血糖和电解质紊乱，明确并去除诱因，动态观察病情。

紧急处理

一旦发现严重的高血糖、DKA 或 HHS，患者应该在糖尿病专科处理。对于重度高血糖和轻度 DKA 的患者可以免预约快速在门诊就诊。大多数患者需要住院并在首先在急诊科或高依赖病房（HDU）、重症监护治疗病房（ICU）抢救。与其他抢救一样，应及时进行 ABCDE[气道、呼吸、循环、意识和暴露（检查和评估）] 的评估和处理。仔细评估和记录 DKA 和 HHS 严重程度的所有指标（表 32.1）。

常规支持治疗

支持性治疗包括大静脉置管补液、纠正电解质紊乱、营养支持、持续心电监护和指脉氧测定。处理并发症。必要时排除妊娠。

由于动脉和静脉血栓栓塞（VTE）的风险增加，如无禁忌所有 DKA 或 HHS 患者均应在整个住院期间接受低分子肝素（LMWH）治疗。HHS（和一些 DKA）患者可能会发生压力性溃疡。对有神经病变、外周动脉疾病（PAD）、既往溃疡史或下肢畸形的患者，应对足部进行评估，并应用足跟保护器。每天检查足部。如果患者

表 32.1 DKA[3] 和 HHS[12] 病情变化的观察指标

严重程度的指标	DKA（JBDS IP 2013）	HHS（JBDS IP 2012）
精神状态	GCS ＜ 12 分或 AVPU 评分异常	GCS ＜ 12 分或 AVPU 评分异常
血氧饱和度	＜ 92%（假设基线呼吸功能正常）	＜ 92%（假设基线呼吸功能正常）
静脉 / 动脉 pH 值	pH ＜ 7.1	pH ＜ 7.1
血钾	低钾血症（＜ 3.5 mmol/L）或高钾血症（＞ 6 mmol/L）	低钾血症（＜ 3.5 mmol/L）或高钾血症（＞ 6 mmol/L）
收缩压	＜ 90 mmHg	＜ 90 mmHg
脉搏	＞ 100/min 或＜ 60/min	＞ 100/min 或＜ 60/min
尿量	＜ 0.5 mL/（kg·h）或其他急性肾损伤的证据	＜ 0.5 mL/（kg·h）或其他急性肾损伤的证据
血酮	＞ 6 mmol/L	＞ 1 mmol/L
碳酸氢根水平	＜ 5 mmol/L	
阴离子间隙	＞ 16 mmol/L*	
血钠		＞ 160 mmol/L
渗透压		＞ 350 mOsm/kg
其他参数		低体温
		急性或严重合并症（ACS、心力衰竭或卒中）

诊断 DKA 或 HHS 之后，如果在住院期间出现以下情况，应迅速请上级医师查看和（或）转入高依赖病房（HDU）。GCS= 格拉斯哥昏迷量表；AVPU=（警觉，声音，疼痛，无反应）量表。DKA= 糖尿病酮症酸中毒；HHS= 高血糖高渗状态；ACS= 急性冠脉综合征。* 在美国等同于阴离子间隙＞ 12 mEq/L（美国公式不包含 K+）

格拉斯哥昏迷量表（GCS）＜ 12 分或过度呕吐，考虑使用具有气道保护的 NG 管，防止误吸。如果患者小便失禁，监测尿量有困难 [尿量应不少于 0.5 mL/（kg·h）]，或者患者无尿（60 min 内未排尿），均需考虑导尿。

高血糖的特殊治疗

严重高血糖

看护人员应关注糖尿病患者伴发急症时出现严重高血糖的可能性，尤其是那些接受胰岛素治疗的患者。首先预防高血糖。当严重高血糖最终发生时应遵循全方位的循序渐进的治疗原则（通常称为“病假”法则）。急症时由于应激激素水平升高，患者的血糖浓度通常会升高。此时就应启动“病假”法则：先维持正常饮食，必要时调整降糖方案。适当增加摄入低热量流食。糖尿病患者如果出现恶心呕吐，应调整饮食。胰岛素治疗的患者，应规律监测血糖和血酮（条件许可的话每 2~4 h 测量 1 次）。如果连续 2 次测得的血糖浓度＞ 250 mg/dL（约 14 mmol/L），建议糖尿病患者立即联系临床医生（这里需要重新修改一下），因为可能需要联用短效或速效胰岛素。当血糖持续升高 [例如＞ 300 mg/dL

（16.6 mmol/L）]和（或）出现中度至高度酮尿症/酮血症（例如尿酮≥ 2 +，或血清酮体≥ 2.0 mmol/L）时，患者必须联络医护人员，因为此时可能发生 DKA 或 HHS，需要医患之间频繁沟通，防止病情进一步恶化。

糖尿病患者出现急症时首先应评估患者是否需要住院，或者是否可以在社区或门诊有效治疗。大多数病情较轻的患者可以在社区或门诊治，但必须充分考虑以下因素：病情（例如代谢指标的严重程度、相关的并发症、意识状态）和其他问题[如患者独居或有家庭成员陪护，医护人员与糖尿病患者和（或）看护人员之间是否有顺畅的沟通方式]。出现以下情况应考虑入院治疗：①严重和长期高血糖；②高血糖（尿酮≥ 2+）超过 6 h，或血酮浓度≥ 3.0 mmol/L；③呕吐、腹泻和（或）腹痛；④医护人员与糖尿病患者和（或）看护人员沟通不畅；⑤由临床医生和（或）根据当地指南酌情决定。

DKA 和 HHS

2009 年的 ADA 高血糖危象管理共识和 JBDS-IP 指南仍然是 DKA 和 HHS 患者管理的主要依据[1,28]。ADA 指南中的方案见图 32.2[1]。治疗 DKA 的总体目标是改善循环容量和组织灌注、降血糖、纠正酸中毒和电解质紊乱，主要通过给予小剂量 [0.1 U/（kg·h）]胰岛素静滴、静脉输液和补充电解质来实现。如未能及时给予小剂量胰岛素缓慢静滴，可以通过定速静脉胰岛素输注（FRIII）或持续静脉胰岛素输注（CII）给予短效或速效胰岛素[28]。密切监测血糖、静脉血 pH 值和 β–HBA 浓度。监测患者的 β–HBA 更容易发现代谢指标异常，在 DKA 的管理中优于葡萄糖的提示意义和诊断价值。经常复查肌酐和电解质，

指导补液和纠正电解质。当血糖逐步下降接近正常水平时，适当补液、纠正电解质和 pH 值非常重要。血糖下降过快可能导致低血糖（究竟是未严格落实指南推荐方案，还是静脉输注胰岛素的速度过快造成的低血糖仍有争议）[19]。当血糖下降过快时，细胞外液的渗透压也会突然发生变化，导致脑水肿。酸中毒纠正后，钾离子从细胞外进入细胞内，血清钾浓度下降，但这也可能和胰岛素输注速度过快，葡萄糖浓度迅速下降有关[19]。因此，通常需要在静脉输液中加钾。识别和去除诱因，如感染也很重要。在 DKA 治疗过程中，纠正高血糖比纠正酮症酸中毒更快。血糖< 250 mg/dL（约 14 mmol/L）和酮症酸中毒被纠正（pH > 7.30，碳酸氢根> 18 mmol/L）的平均治疗时间分别为 6 h 和 12 h[9]。一旦血浆葡萄糖< 200 mg/dL（11.1 mmol/L），补液应改为 10% 葡萄糖，持续给予胰岛素直至酮体消失，同时避免低血糖。2 型糖尿病患者的 DKA（即酮症倾向性高血糖），治疗方案同标准 DKA[4]。

目前还没有简单易行的酮体检测方法。因此毛细血管血糖，静脉 pH 和碳酸氢根是 DKA 的主要诊断和观察指标。JBDS IP 关于 DKA 的 2013 版指南建议包括（流程见图 32.3）：

（1）治疗目的是纠正酸中毒（即酮血症）。监测 β–HBA，因为它疾病严重程度的直接标志。DKA 缓解依赖于消除酮血症，血酮是反应治疗效果的最佳指标[29–32]。

（2）胰岛素按标准剂量给药，直到酮体清除。根据体重计算所需胰岛素量，采用 FRIII。50 U 的短效或速效胰岛素，加 0.9% 的氯化钠溶液配成 50 mL（胰岛素浓度为 1 U/mL）。初始剂量按 0.1 U/（kg·h）胰岛素（如 70 kg 体重，每小时 7 U）可以快

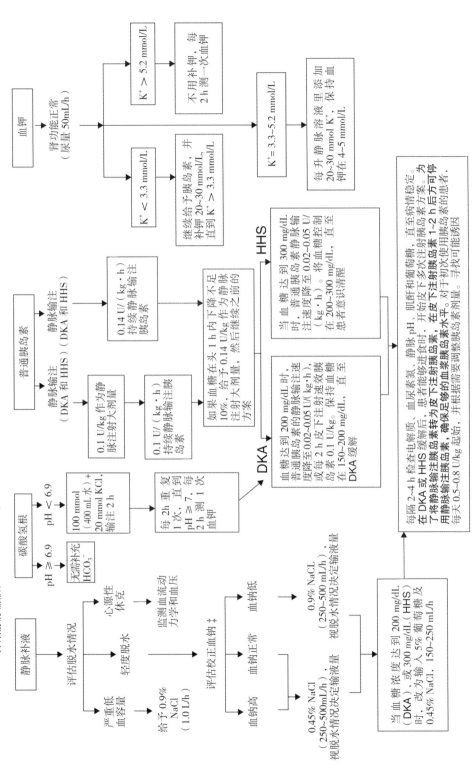

图 32.2 成人 DKA 或 HHS 管理方案。DKA 诊断标准：血糖 > 250 mg/dL（13.8 mmol/L），动脉 pH ≤ 7.3，碳酸氢根 < 15 mEq/L（15mmol/L），中度酮尿症或酮血症。HHS 诊断标准：血糖 > 600 mg/dL（33.3 mmol/L），动脉 pH > 7.3，血清碳酸氢根 > 15 mmol/L，微量酮尿症和酮血症。†15~20 mL/（kg·h）；‡血钠应被校正 [血糖 > 100 mg/dL（5.6 mmol/L）时，每增加 100 mg/dL（5.6 mmol/L），血钾值加 1.6 mEq/L（1.6 mmol/L）作为校正的血钠值]。DKA= 糖尿病酮症酸中毒；HHS= 高血糖高渗状态

定速静脉胰岛素输注（FRIII）

成人糖尿病酮症酸中毒管理指南（18 岁及以上）

姓名：＿＿＿＿＿＿＿＿＿＿

国家保险号码：＿＿＿＿＿＿

出生日期：＿＿＿＿＿＿＿＿

与医疗小组讨论病情后**转给糖尿病团队**

DKA 的诊断 · 血糖＞ 11 mmol/L（200 mg/dL）或已知为糖尿病 · pH ＜ 7.3 +/- HCO₃⁻＜ 15 mmol/L · 血酮体 ≥ 3 mmol/L 或尿酮体＞ 2+	如果存在下列任何情况，要求监护室会诊： · pH ≤ 7.1 或 2 h 后没有改善 · 持续低收缩压，＜ 100 mmHg · 尿量＜ 0.5 mL/（kg·h），持续 3 h · 格拉斯哥昏迷量表（GCS）评分＜ 12 或 AVPU 评分不达标 · 血酮＞ 6 mmol/L · HCO₃⁻＜ 5 mmol/L · 入院时低钾血症（＜ 3.5 mmol/L） · 所有怀疑 DKA 的孕妇

0~60 min：诊断、启动治疗		
检查	治疗	监测
· 全血计数、肾功能和电解质（包括血清钾和碳酸氢根）、肝功能 · 静脉血气 pH 值 碳酸氢根 葡萄糖 电解质 · 心电图 · 胸部 X 线 感染指标（如有指征）	· **输液泵起始输注 1 L 0.9% NaCl ＞ 1 h** · **固定速率静脉胰岛输注：** 胰岛素剂量为 0.1U/（kg·h）（在胰岛素输注前纠正严重低钾血症） · **补钾** ＞ 5.5 mmol/L：不补钾 3.5~5.5 mmol/L：补钾（20~40 mmol/L） ＜ 3.5 mmol/L：补钾（40 mmol/L），心电监护至少 2 h（血钾维持在 3.5~5.5 mmol/L） **若 eGFR ＜ 15 mL/（min·1.73m²），补钾前应与肾病科医生讨论补钾安全性** （失水量约为 100 mL/kg，24~48 h 内纠正） · 如果没有禁忌证，可以预防性使用肝素	· 每小时监测毛细血管血糖 · 每小时监测毛细血管血酮 · 心电监护 · 测量血压、脉搏、呼吸的基础值，每小时测量一次 · 指脉氧 · 观察神经系统表现 · 调整出入量 [以血糖下降速度 3 mmol/（L·h），血酮下降速度 0.5 mmol/（L·h），碳酸氢根上升速度 3 mmol/（L·h）为宜]

60 min 至 6 h：再次评估生命体征，观察患者对治疗的反应		
检查	治疗	监测
· 每 2 h 测血清钾和碳酸氢根 · 静脉血气 pH 值 HCO₃⁻	· 0.9% NaCl 1L 静脉输注 2 h 余，静滴续滴 1 L 至少 2 h，静滴续滴 1 L 至少 4 h · 固定速率静脉输注胰岛素 · 必要时补钾 · 一旦血糖＜ 14 mmol/L（250 mg/dL），开始静脉输注 10% 葡萄糖，滴速为 125 mL/h · 如果需要继续输注 0.9% NaCl，调整滴速以防液体超负荷 · 如果既往常规使用基础胰岛素，如甘精胰岛素（U100 或 U300）、地特胰岛素、德谷胰岛素、中效胰岛素者可继续使用	· 每小时测毛细血管血糖 · 每小时测毛细血管血酮 · 心电监测 · 每小时测血压、脉搏、呼吸 · 指脉氧 · 观察神经系统表现 · 严格调整出入量

6~24 h：根据病情调整治疗方案		
检查	治疗	监测
· 6 h 和 12 h 复查肾功和电解质 –（血钾低者需要多次复查）	· 0.9% NaCl 1 L 静脉输注 4 h 余，静滴续滴 1 L 至少 6 h，静滴续滴 1 L 至少 6 h · 继续以固定速率输注胰岛素 · 必要时补钾 · 一旦血糖＜ 14 mmol/L（250 mg/dL）时，开始静脉输注 10% 葡萄糖	（同上）

DKA 缓解指标：血酮体＜ 0.6 mmol/L + HCO₃⁻＞ 15 mmol/L + pH ＞ 7.3
重要提示：如果患者尚未恢复进食进水，且血酮体＜ 0.6 mmol/L，转为可变速静脉胰岛素输注（VRIII）

图 32.3 英国成人糖尿病酮症酸中毒管理指南。APUV=（警觉、声音、疼痛、无反应）量表；DKA= 糖尿病酮症酸中毒；eGFR= 肾小球滤过率估值

中止 FRIII

应考虑以下要点：
- DKA 缓解（血酮 < 0.6 mmol/L），但仍未恢复进食水，改用 VRIII
- 用餐时暂停 FRIII
- 既往皮下注射胰岛素者，可重新启用胰岛素，并参考糖尿病专科意见

对于新诊断的糖尿病患者：
- 计算过去 24 h 静脉输注的胰岛素总量（如果血糖稳定的话），减少 30% 后为皮下注射胰岛素的总剂量

  总剂量的 2/5 作为睡前基础胰岛素（如地特胰岛素或甘精胰岛素），1/5 作为餐前的速效胰岛素

  或者每日两次胰岛素，每日总剂量的 2/3 给早餐，1/3 给晚餐（例如重组人胰岛素 25，诺和锐 30 或优泌乐 25）

  首次餐时皮下注射短效或速效胰岛素后，需要继续 FRIII 30~60 min 后方可停用 FRIII

  胰岛素泵 – 重新连接泵，设置基础率和餐时大剂量，泵输入 1 h 后停止静脉输注胰岛素
- 饭前和睡前继续监测血糖，确保血糖稳定

与糖尿病专科联系获取详细建议

图 32.3（续）

速消酮。如果未达标 { 即血酮浓度至少降低 0.5 mmol/（L·h）；静脉碳酸氢根浓度至少增加 33 mmol/（L·h），或毛细血管血糖至少降低 50 mg/（dL·h）[3 mmol/（L·h）]}，可以调整胰岛素的泵速。胰岛素泵速以每小时 1 U 递增，直到酮体下降（还要排除漏液和连接不良）。只要及时采用 FRIII 静脉泵入胰岛素，就没有必要给予大剂量胰岛素。当血浆葡萄糖 < 250 mg/dL（约 14 mmol/L）时，只能使用可变速静脉胰岛素输注（VRIII）+10% 葡萄糖。

（3）当 FRIII 被中断时，之前已经使用皮下注射长效胰岛素的患者可以快速过渡到之前的胰岛素方案。但这并不排除在停用 FRIII 之前给予短效或速效胰岛素的必要性。如果患者日常使用的是中效胰岛素（NPH），患者在停用 FRIII 之后也可以继续使用 NPH。因此，FRIII 是一种胰岛素的补充方式。新诊断的 1 型糖尿病患者应该每天皮下注射 0.25 U/kg 的长效胰岛素（或 NPH），避免停用 FRIII 后酮症复发[33-34]。

（4）使用 0.9% 的氯化钠溶液进行急救补液，不要使用胶体。如果收缩压 <

表 32.2　心功能正常的 DKA 患者的补液速度[3]

液体	体积
0.9% 氯化钠 1 L	1000 mL，1 h 余
含氯化钾的 0.9% 氯化钠 1 L	接下来的 2 h 余补充 1000 mL
含氯化钾的 0.9% 氯化钠 1 L	接下来的 2 h 余补充 1000 mL
含氯化钾的 0.9% 氯化钠 1 L	接下来的 2 h 余补充 1000 mL
含氯化钾的 0.9% 氯化钠 1 L	接下来的 4 h 余补充 1000 mL
含氯化钾的 0.9% 氯化钠 1 L	接下来的 4 h 余补充 1000 mL

必须在 12 h 重新评估心功能，可能需要进一步补液。参照表 32.3 监测和纠正血钾异常。DKA = 糖尿病酮症酸中毒。经 John Wiley & Sons 许可引用

90 mmHg，考虑除脱水以外的其他病因，如心力衰竭、脓毒症等。给予 500 mL 0.9% 氯化钠溶液输液 10~15 min 以上，必要时可重复补液。如果血压没有改善，请上级医生支援。如果收缩压 > 90 mmHg，参照表 32.2 中的建议处理。年龄在 18~25 岁的年轻人、老年人、孕妇、心脏病或肾衰

竭的患者应考虑谨慎补液 [还应考虑转入
HDU 和（或）中央静脉置管的可能性]。
降低老年人 / 心脏病 / 轻中度 DKA 患者（碳
酸氢钠＞ 10 mmol/L ）的补液速度。快速补
液增加 ARDS 和脑水肿风险。

（5）60 min、2 h 和之后每 2 h 测静脉
血气 pH 值、碳酸氢根和血钾。

（6）保持血钾在 4.5~5.5 mmol/L（表
32.3），低钾血症和高钾血症都有生命危险，
在 DKA 中很常见 [9]。

（7）避免低血糖。一旦血糖低于
250 mg/dL（约 14 mmol/L），继续输注 0.9%
NaCl 的同时泵入 10% 的葡萄糖（125 mL/h），
避免低血糖。

（8）一般不应给予碳酸氢盐，因为它
可能加重细胞内酸中毒和脑水肿，特别是
对儿童和青少年 [35-36]。

（9）低磷血症和低镁血症常见于
DKA 和 HHS。除非与严重的营养不良有关，
不常规补充。

（10）应在 24 h 内解决酮血症（＜
0.6 mmol/L）和酸中毒（静脉碳酸氢根＞
15 mmol/L，静脉 pH ＞ 7.3）。如果患者不
吃不喝，继续静脉输液。如果患者没有进
食和饮水，也没有酮血症，转为 VRIII。
如果患者正常饮食，转为皮下胰岛素。确
保在停止静脉输注胰岛素前就开始皮下注
射胰岛素。理想做法是进餐时皮下注射短
效或速效胰岛素，1 h 后再停止静脉输注胰
岛素。

（11）患者入院后应由糖尿病专业管
理团队尽早指导治疗。

与 DKA 不同的是，成人 HHS 的管理
指南并不多见，但管理原则与 DKA 没有本
质区别。当然 HHS 不同于 DKA，治疗方法
不尽相同。HHS 患者通常是老年人，经常
有多种合并症，病情严重。即使有指南可

参考，也应根据患者的实际情况灵活运用。
HHS 的主要治疗目标是逐步安全地恢复渗
透压，补充体液、纠正电解质紊乱，恢复
血糖。其他目标包括寻找和纠正根本原因；
防止动脉或静脉血栓形成；预防其他潜在
并发症（如脑水肿）；防止足部溃疡。英
国 JBDS IP 小组为 HHS 管理提供了一些具
体的指导建议 [12]。

2012 年 JBDS IP 小组的 HHS 指南主要
包括以下建议：

（1）经常测定或计算渗透压：$2 \times Na^+$
（mmol/L）+葡萄糖（mg/dL）/18+BUN（mg/dL）/
2.8；或 $2 \times Na^+$（mmol/L）+ 血糖（mmol/L）+
尿素（mmol/L），观察治疗效果。

（2）初始治疗目的是扩张血管内外容
积，恢复外周灌注。补液首选 0.9%NaCl。
每小时测量或计算渗透压，调整输液速率，
确保液体正平衡，渗透压逐渐下降。当葡
萄糖浓度缓慢下降时，由于渗透性利尿可
能持续数小时，患者尿量增加。随着血糖
降低，渗透压下降，以及水分移入细胞内，
必然导致血钠浓度升高。这不一定是必须
给予低渗溶液（所谓的"等渗"0.9%NaCl
相对于血清是低渗的）的指征，特别是
患者仍存在临床低血容量。如果血糖能
安全下降，例如不超过 90 mg/（dL·h）
[5 mmol/（L·h）]，虽然伴随血钠上升，

表 32.3　肾功能正常患者在 DKA 和 HHS 中的
补钾速度 [3]

头 24 h 的血钾水平	液体中的补钾量
＞ 5.5 mmol/L	无
3.5~5.5 mmol/L	40 mmol/L
＜ 3.5 mmol/L	上级医师评估，需要额外补钾

DKA= 糖尿病酮症酸中毒；HHS= 高血糖高渗
状态

但渗透压会下降。监测血钠浓度，并调整液体中的钠含量，促进校正的血钠浓度逐渐下降。对于高钠性脱水，推荐每小时血钠下降 0.5 mmol/L 为最佳。血钠下降每天不应超过 10~12 mmol/L。在最初 12 h 内补充大约 50% 的估计失水量，其余的在随后 12 h 补充。当然补液量也取决于病情、肾功能损害和相关合并症的严重程度。这些都会限制血钠的纠正速度。

（3）如果存在明显的酮血症（β–HBA > 1 mmol/L），表明患者存在相对的低胰岛素血症，应立即开始胰岛素治疗。如果没有明显的酮血症（β–HBA < 1 mmol/L），不必开始胰岛素治疗。由于大多数 HHS 患者对胰岛素敏感，单独使用 0.9% NaCl 补液可能会导致血糖迅速下降，增加渗透压急剧下降的风险。在补足液体之前进行胰岛素治疗可能会导致血管内的液体转移，血容量下降，出现心衰。补液后血糖下降不满意者应重新评估肾功。此时可以启动胰岛素治疗或增加注射速度（增加 1 U/h）。FRIII 输注胰岛素，推荐的剂量是 0.05 U/（kg·h）（如 80 kg 体重，每小时给 4 U 胰岛素）。血糖下降速度不宜超过 90 mg/（d·h）[5 mmol/（L·h）]。

（4）避免低血糖。初始 24 h 内血糖控制目标为 180~270 mg/dL（10~15 mmol/L）。一旦血糖低于 250 mg/dL（约 14 mmol/L），继续输注 0.9% NaCl 的同时泵入 10% 的葡萄糖（125 mL/h）。

（5）补钾。原则同 DKA，参照表 32.3。

（6）电解质和渗透压完全恢复正常可能需要 72 h。

（7）评估治疗中出现的任何并发症 [如液体超负荷、脑水肿、渗透性脱髓鞘综合征（如意识水平恶化）]。

（8）由于动脉血栓栓塞和静脉血栓栓塞的风险增加，除非有禁忌，所有患者在整个入院期间应接受低分子量肝素治疗。高危 HHS 患者即使出院也要坚持预防和正规管理。

（9）出院计划：因为许多患者有多种合并症，能否康复很大程度上取决于他们的器官功能和潜在的 HHS 诱因。一旦他们恢复进食水，通常可以停止静脉输注胰岛素。如果摄入量仍然不足，补液可能需要更长时间。许多患者可能需要转换为皮下注射胰岛素。对于既往无糖尿病史或口服降糖药物控制良好的患者，病情稳定后应考虑从胰岛素治疗转回适当的非胰岛素治疗。

（10）条件许可时，患者入院后应由糖尿病专业管理团队尽早开始规范治疗。

去除诱因

对于 DKA 和 HHS，分析任何可能的诱因并进行恰当治疗。

妊娠期间的 DKA

DKA 是妊娠期间的一种急症，发病率为 1%~3%，胎儿流产率高达 10%~25%。妊娠期间，孕妇对饥饿的反应敏感，因而糖尿病孕妇易发生 DKA。DKA 发生在妊娠期间血糖水平较低时。有研究报道，11 例孕妇 DKA 患者中有 4 例血糖 < 200 mg/dL（11.1 mmol/L）。妊娠期血糖接近正常的情况下，DKA 的发生可能和以下因素有关：增加的葡萄糖转运体 GLUT–1 促使葡萄糖从母体转运到胎儿和胎盘；妊娠期易饥饿可能导致酮尿症；肾糖阈下降，肾小管重吸收能力降低，尿糖排出增加。此外，孕期孕酮水平过高会导致呼吸性碱中毒，引

起代偿性代谢性酸中毒，降低缓冲能力。对于恶心、呕吐、腹部不适、摄食减少或发热、高血糖者应及时评估 DKA 的发生风险。妊娠期常见的诱因包括感染（特别是泌尿系感染）、妊娠剧吐、新发生的 1 型或妊娠期间偶然发现的 2 型糖尿病（酮症倾向性高血糖）、胰岛素注射遗漏、胰岛素泵故障或胰岛素泵导管阻塞、糖皮质激素诱导胎肺成熟以及使用特布他林（用于预防早产）。妊娠期 DKA 的治疗方法与非妊娠 DKA 相似（可能发生血糖正常的 DKA，需要早期联合葡萄糖和胰岛素消除酮体）。DKA 治疗期间需要严密的母婴监护。遵循指南及时处理非常重要 [3]。

总 结

严重高血糖、DKA 和 HHS 都需要紧急处理。首先是提高防范意识。这需要对患者、看护人员和医护人员持续开展继续教育。此外，高效的糖尿病患者的住院管理至关重要。住院患者使用胰岛素带来的治疗挑战不容忽视。2016 年英国国家糖尿病住院患者审核（NaDIA）数据显示，1/25（4%）的 1 型糖尿病患者因胰岛素治疗不足在医院发生 DKA[37]。约 1/500（0.2%）的 2 型糖尿病住院患者在住院期间发生 HHS。医院应将 DKA 和 HHS 作为严重事件详细记录，并仔细分析根本原因。

参考文献

请登录 www.wpcxa.com 下载中心查询或下载，或扫码阅读。

第33章

新发 2 型糖尿病患者的短期胰岛素强化治疗

Wen Xu   David Owens   Jianping Weng

要 点

· 2 型糖尿病（T2DM）是一种复杂的慢性代谢性疾病。胰岛素抵抗和胰岛 β 细胞功能缺陷是其主要的病理生理特点。

· 2 型糖尿病的自然病程主要与胰岛 β 细胞功能的进行性恶化有关，这是一种持续的病理过程。

· 近年来，在 2 型糖尿病早期给予短期胰岛素强化治疗（STII）被认为可阻止或改变长期自然病程。STII 为新发的 2 型糖尿病患者提供了糖尿病缓解期的可能性，即保留 β 细胞功能，长期无需使用药物。

· 由于减重手术（代谢手术）使 2 型糖尿病患者的糖尿病缓解率高达 95%，"糖尿病缓解"的概念重新引起人们关注。

· 美国糖尿病协会（ADA）共识声明对糖尿病缓解的定义：部分缓解是指血糖低于糖尿病诊断切点至少 1 年；完全缓解是指血糖正常至少 1 年；长期缓解是指完全缓解状态至少持续 5 年。这是一个令人鼓舞的概念，它意味着 2 型糖尿病有望部分甚至完全逆转。

· 在精准医疗时代，临床医生需要尽可能制定最佳的个体化治疗方案。

· STII 以及其他短期强化干预疗法（包括改善饮食和生活方式）将影响临床医生对新诊断的和已确诊的 2 型糖尿病患者的管理方式。临床医生应特别关注治疗理念的更新（比如糖尿病缓解），而不是简单控制患者的高血糖。

引 言

2 型糖尿病（T2DM）是一种复杂的慢性代谢性疾病，其病理生理机制主要包括靶细胞对胰岛素活性抵抗（胰岛素抵抗）和胰岛 β 细胞分泌相对不足（β 细胞功能缺陷）。这在不同个体间存在差异。2 型糖尿病的自然病程主要是胰岛 β 细胞功能长期进行性恶化。因此，这种疾病的典型临床过程为：随着时间的推移，需要逐渐增加降糖药物控制血糖。β 细胞功能持续恶化直到必须依靠外源性胰岛素控制血糖。当 2 型糖尿病进展到这一阶段时就需要胰岛素持续治疗。

众所周知，在全球范围内 2 型糖尿病患者的血糖控制并不理想。来自多个地区的证据表明，初诊时患者的糖化血红蛋白 A1c（HbA1c）往往已经很高[1-2]。美国两个医疗数据库的数据表明[1]，在 1256 例新诊断的 2 型糖尿病患者中，66% 的患者首次用药前 180 d 的 HbA1c > 7%（53 mmol/mol），而近 1/4（23%）的患者 HbA1c > 9.0%（75 mmol/mol）。另外一份来自丹麦新诊断的 1136 例 2 型糖尿病患者 [单次空腹全血葡萄糖 ≥ 126 mg/dL（7.0 mmol/L）或者空腹血浆葡萄糖（FPG）≥ 144 mg/dL（8 mmol/L）] 的数据表明，只有 8.5% 的患者 HbA1c ≤ 7.4%（57 mmol/mol）[2]。

英国糖尿病前瞻性研究（UKPDS）指出 2 型糖尿病诊断后尽早血糖达标十分重要且能获得长期获益（即代谢记忆或遗留效应）[3]。越来越多的后续研究证实了这一点[4-5]。尽早治疗尚不足以充分阻断 2 型糖尿病的病理生理过程，关键在于及时启动恰当的强化治疗方案[6-7]。近年来，2 型糖尿病早期临时给予 STII 治疗引起了人们的重视。对新发 2 型糖尿病患者给予短期胰岛素强化治疗有望恢复胰岛 β 细胞功能并改善高血糖状态（不使用降糖药物也可维持正常血糖）。STII 治疗被证明可改善残留的胰岛 β 细胞功能延缓疾病进程，这对新发的 2 型糖尿病具有重要的意义[8-9]。早期给予胰岛素强化治疗可带来以下获益：显著降低糖毒性，恢复 β 细胞反应性以及胰岛素敏感性，甚至可以缓解高胰高血糖素血症，在多种情况下缓解病程进展[9-10]。一些基础研究揭示了这些获益的潜在机制：应激导致的高血糖诱导 β 细胞去分化为内分泌前体细胞，血糖达标后可使上述去分化的前体细胞再次分化成为成熟的 β 细胞，恢复对药物治疗的反应性[11-12]。

2018 年美国临床内分泌医师协会（AACE）/ 美国内分泌协会（ACE）的 2 型糖尿病综合管理办法中推荐有症状且 HbA1c > 9.0%（75 mmol/mol）的 2 型糖

尿病患者使用胰岛素治疗[6]。糖尿病全球合作管理模式提出对新诊断的 HbA1c > 9%（75 mmol/mol）的 2 型糖尿病成人患者可临时使用胰岛素治疗，但并没有详细阐述具体原因，并对 STII 治疗持中立态度[13]。美国糖尿病协会（ADA）/ 欧洲糖尿病研究协会（EASD）共识声明建议，HbA1c ≥ 9%（75 mmol/mol）的糖尿病患者应考虑启动胰岛素治疗。当 HbA1c ≥ 10%~12%（86~108 mmol/mol）时，明确推荐使用胰岛素治疗。同时也提到，患者体内的糖毒性改善后应逐步减少胰岛素用量，并考虑调整为非胰岛素治疗方案[7]。基于越来越多的胰岛素治疗获益的证据，有专家认为对于一些新诊断的 2 型糖尿病患者应考虑 STII 治疗[14]。基于 STII 治疗的重要性与安全性，及其降低糖脂毒性、保护 β 细胞功能的证据，以色列最新的相关指南建议对 HbA1c > 9%（75 mmol/mol）或者有症状的患者尽早（也可能是短期）使用胰岛素治疗[15-16]。这也是第一次将 STII 治疗列入专家指南。其中仍有几个问题值得探讨，以期在临床实践中优化使用 STII 治疗，比如目标人群和治疗时机，随访治疗方案，基础护理，STII 治疗教育等。在本章中作者简要讨论了目前 STII 治疗 2 型糖尿病的进展及临床经验。

STII 治疗新发 2 型糖尿病的临床证据

目前有大量证据支持在新诊断的 2 型糖尿病患者中使用 STII 治疗。我们的研究小组也多次发现，接受 STII 治疗的受试者即使停用所有降糖药物，仍能达到并长期维持糖尿病缓解（血糖正常）。此外，许多正式注册的临床研究也证实对于新发 2 型糖尿病患者，STII 治疗 [通过持续皮下胰岛素输注（CSII）或每日多次注射（MDI）]可以快速控制血糖、改善 β 细胞功能，恢复胰岛素的一相分泌[9,17-21]（表33.1）。不仅如此，STII 还可以减少高胰高血糖素带来的毒性作用，说明 α 细胞功能也得到改善[10,22]。一项荟萃分析和一些综述文章对 STII 治疗进行了评价[23]，STII治疗要么是评价的重点，要么作为一种新的治疗方法与其他治疗方案对比分析[5]。

一项严谨的大型 STII 临床研究在中国的 9 家医疗中心开展，共纳入 382 例新诊断的 2 型糖尿病患者，这些患者被随机分配到胰岛素治疗组（CSII 或 MDI）或口服降糖药组[9]。基线数据表明 3 组患者 β 细胞功能和胰岛素抵抗情况无显著差异。空腹和三餐后血糖达标并继续维持治疗 2 周。停止治疗 2 d 后 3 组患者静脉注射葡萄糖后的胰岛素一相分泌水平均有所增加。1 年的随访结果显示，胰岛素治疗组的缓解率（51.1% CSII，44.9% MDI）显著高于口服降糖药组（26.7%），两个胰岛素治疗组的一相胰岛素分泌增加，口服药物组的一相分泌呈下降趋势（图 33.1）。

一项包含上述临床研究及其他 6 项小型 STII 临床研究的荟萃分析共纳入 839 例受试者[23]。结果发现，46% 的患者在 12个月后仍处于糖尿病缓解状态，再次证实了 STII 治疗的合理性及有效性。除一项研究外，其他研究都认为 STII 治疗不仅改善胰岛 β 细胞功能还改善胰岛素抵抗 [通过稳态模型评估 β 细胞功能（即 HOMA-B）以及 HOMA-胰岛素抵抗指数（HOMA-IR）]。汇总分析发现，3 个月时糖尿病缓解率为66.2%，6 个月时为 58.9%，12 个月时为46.3%，24 个月时为 42.1%（图 33.2）。

并非所有新诊断的 2 型糖尿病患者在停止 STII 治疗后胰岛 β 细胞功能都得到改善或者达到长期缓解[30]，尽管任何降低糖毒性的治疗都可能改善 β 细胞的反应性[31]。因此，问题的关键就是能够通过表型特征和（或）其他生物标志物来识别那些最有可能在 STII 治疗后保留 β 细胞功能的患者，实现患者的个性化治疗。目前已经有很多临床研究预测了糖尿病患者可能长期缓解的因素[23]，包括血糖控制指标。在上述荟萃分析中，基线时较低的 FPG和较高的 BMI 与 STII 治疗的缓解率显著相关[21]，这可能是由于 STII 治疗解除了β 细胞的糖毒性，改善了内源性胰岛素分泌。预测 β 细胞功能改善的因素包括糖尿病病程较短[32-33]、停用 STII 治疗后高水平的 1，5- 脱水山梨糖醇（短期的血糖控制指标）[29]、持续的胰岛素晚相分泌[24]、FPG[29,32,34]和早餐后 2h 血浆血糖水平[32]。有些报道认为 STII 治疗前较高的 HbA1c[21]也和 β 细胞功能改善有关，这可能是因为糖毒性掩盖了患者真实的 β 细胞功能，糖毒性导致诊断时 HbA1c 升高。

如上所述，预测 2 型糖尿病患者缓解潜力的核心问题是 β 细胞的功能。而 β细胞功能受多种因素的影响：治疗后的可逆因素（如糖脂毒性）和不可逆因素（治疗无法改善的内在缺陷）[23]。这两组因素（可逆和不可逆因素）的相对作用具有个体差异。在许多临床试验研究中，若将 β 细胞功能视作因变量，首先应消除能产生不同程度可逆影响的混杂因素，这样才能阐明STII 治疗改善 β 细胞功能（不包括减少糖毒性）的作用机制[23-24]。此外还存在其他的可能作用机制，如抑制肿瘤坏死因子（TNF）-α 有助于 STII 改善 β 细胞功能[25]。另一项研究表明，胰岛素治疗后内脏脂肪减少和骨骼肌量增加可能与 β 细胞功能改善相关[35]。由于肝糖输出受到门脉胰岛

表 33.1 荟萃分析中纳入的 STII 研究的特点 [23]

	发表时间	样本量	研究类型	IIT 方案	IIT 治疗天数	受试者平均年龄（年）	男性	受试者基线 BMI（kg/m²）	受试者基线 HbA1c	总随访时间（月）	血糖缓解情况
Li Y 等 [8]	2004	126	干预性单臂研究	CSII	14	48.6（11.6）	61.9%	25.1（3.6）	10.0%（1.9%）	24	是
Chen H 等 [25]	2007	138	干预性单臂研究	CSII	14	45.8（7.0）	62.3%	25.4（3.4）	11.9%（2.0%）	0	否
Zhao Q 等 [26]	2007	120	干预性单臂研究	CSII	14	47.0（12.0）	83.3%	24.0（3.0）	未获取	0	否
Chen H 等 [27]	2008	22	随机对照研究；一组长期随访；一组短期观察	MDI	14	58.7（16.0）	77.3%	27.7（6.5）	11.7%（1.9%）	0	否
Weng J 等 [9]	2008	251	随机对照研究；两组 IIT	CSII 或 MDI	14	50.0（10.5）	67.3%	24.7（2.8）	9.7%（2.3%）	12	是
Chen A 等 [28]	2012	118	干预性单臂研究	CSII	14~21	51.6（10.2）	66.0%	25.0（3.0）	11.0%（2.1%）	12	是
Liu H 等 [29]	2012	64	干预性单臂研究	CSII	14	49.3（9.5）	68.7%	25.5（3.5）	11.0%（1.8%）	3	是

除非特殊说明，数据均为平均值。IIT＝胰岛素强化治疗；CSII＝持续皮下胰岛素输注；MDI＝每日多次注射；BMI＝体重指数；HbA1c＝糖化血红蛋白 A1c。经许可引自 Elsevier

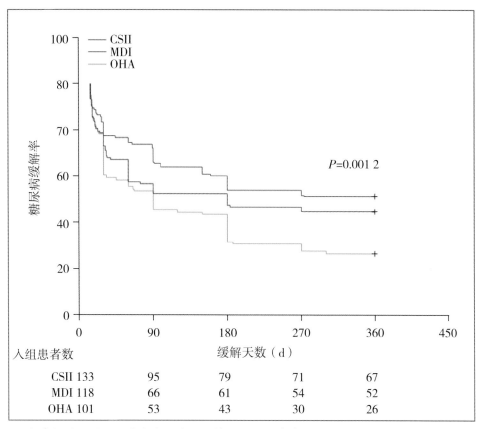

图 33.1　新诊断的 2 型糖尿病患者接受短期持续皮下胰岛素输注（CSII）、每日多次注射（MDI）和口服降糖药（OHA）治疗后的缓解率[9]

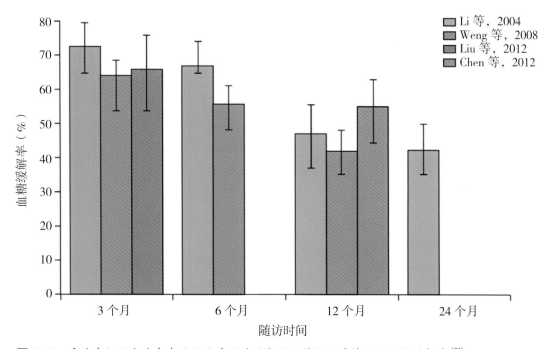

图 33.2　受试者经短期胰岛素强化治疗后随访期间无药物治疗情况下血糖缓解率[23]

素浓度的严格调控[36]，所以肝脏被认为是2型糖尿病发病机制的中心环节。肝脏胰岛素信号受损引起肝脏胰岛素抵抗，脂解障碍导致游离脂肪酸过量，再加上血浆胰高血糖素水平升高，共同促进糖异生及高血糖。STII治疗后肝脏HOMA-IR好转是β细胞功能改善的必要条件[21]。

STII 在新发 2 型糖尿病患者中的临床应用

目前，启动STII治疗的最佳阈值（如HbA1c水平）以及血糖恢复正常后继续维持治疗的时间尚未达成共识。目前缺乏大规模的对比性数据，有研究建议对HbA1c > 9.0%（75 mmol/mol）和FPG > 200 mg/dL（11.1 mmol/L）的患者启用STII治疗[6,23]。虽然HbA1c基线水平比较低的患者也能从STII治疗中获益，但以临床常用阈值作为STII治疗的起始时机会增加患者的依从性[37]。值得注意的是，作为基础－餐时治疗方案，STII比ADA/EASD或AACE/ACE指南推荐的仅用基础胰岛素治疗的效果更强。糖尿病缓解失效可能和STII治疗的时长有一定关系。曾有荟萃分析研究了糖尿病缓解失败者的STII治疗时间，由于研究的异质性问题需要谨慎分析这些数据[23]。STII治疗时间的长短影响β细胞功能的保留和恢复，因此需要更多的临床研究探索最佳的STII治疗时间。

STII终止后的治疗方案有待确定。尽管在缓解期可以停药，但是也要考虑在调整生活方式的基础上给予药物治疗也许会获益更多。为证实这一点，将结束STII治疗的2型糖尿病患者随机分为标准疗法或二甲双胍或选择性的非胰岛素治疗［如肠促胰岛素治疗，胰高血糖素样肽1（GLP-1）受体激动剂或二肽基肽酶4（DPP-4）抑制剂］，然后比较缓解失效的时间。一项临床研究纳入51例2型糖尿病患者，STII治疗4周后分组注射利拉鲁肽或安慰剂。结果显示，利拉鲁肽组β细胞功能增强并持续48周以上，安慰剂组在停止STII治疗2周后便出现β细胞功能下降[37]。

即使是内分泌专科医生对于STII治疗的临床经验也非常有限，所以非专科医生需要接受STII治疗的指导。医生应该意识到STII治疗对某些新诊断的2型糖尿病患者是一个可行的治疗选择。新诊断的2型糖尿病患者尚保留相对较多的β细胞功能，如果尽早使用胰岛素，可能仅需要小剂量胰岛素就能实现血糖达标，低血糖的发生风险也低（因为残留的β细胞对内源性胰岛素仍有调节作用，低血糖时抑制胰岛素分泌）。STII治疗改善β细胞功能可能与血糖变异性下降有关[38]。的确，早期应用STII治疗的2型糖尿病患者低血糖发生率较低[39]。当然，STII能否及时应用很大程度上取决于医疗团队的水平、患者的依从性以及是否对胰岛素治疗存在偏见。我们认为门诊患者采用STII治疗也是可行的。

胰岛素治疗的理念对于临床医生和患者来说都非常重要。尽管有些2型糖尿病患者刚开始不接受胰岛素治疗[40]，但当他们熟悉胰岛素治疗并从中获益，治疗的依从性就会提高[41]。确实如此，胰岛素治疗已经得到患者的认可，特别是那些充分了解胰岛素治疗优势的患者[18,42-43]。积极的治疗态度可以提高血糖达标率[42]。一项研究纳入了34例既往未使用过胰岛素治疗的2型糖尿病患者进行为期4~8周的STII治疗[43]。在STII治疗完成前后在所有患者中对生活质量及治疗满意度展开调查。健康调查量表（SF-36）的以下数据均有显著差异：身体功能（*P*=0.009）、总体健康状况（*P*=0.03）及心理健康状况（*P*=0.04）。糖尿病生活质量（DQOL）量表中，对糖尿病的担忧（*P*=0.006）以及治疗满意度（*P*=0.007）都得到显著改善。在另一项研究中，胰岛素和二甲双胍联合治疗 63 例新诊断的无胰岛素使用史的 2 型糖尿病患者[18]。97% 的患者对胰岛素治疗效果满意。在一项为期 39 个月的研究中，新诊断的 2 型糖尿病患者先应用胰岛素联合二甲双胍治疗 3 个月，然后随机分为继续上述方案组或口服三联降糖药（二甲双胍、吡格列酮和格列本脲）治疗组[42]。随机分至胰岛素组的受试者都表示愿意继续胰岛素治疗，两组患者的治疗满意度无显著差异。在今后的糖尿病临床试验中，STII 治疗有望成为改善随机分组前患者血糖水平的方法[23]。由于受试者对治疗结果和临床获益满意，胰岛素治疗比预想的效果好，所以受试者可能会在临床研究结束后要求继续使用胰岛素治疗。

从实践的角度出发，有一些问题可能会影响 STII 治疗的推广应用。内分泌科医生可能是推荐 2 型糖尿病患者接受 STII 治疗的最佳人选。除了因血糖过高需要紧急处理的患者，他们管理的糖尿病患者往往非新诊断患者。相比之下，初级保健医生反而更有可能接触到初诊的 2 型糖尿病患者。但是由于培训不足（缺乏糖尿病教育），以及患者就诊时间有限（特别是在门诊就诊），初级保健医生可能不会起始 STII 治疗。许多国家还存在其他问题：内分泌专科医生数量欠缺，患者就诊机会不足。从公共卫生的角度来看，2 型糖尿病全球患病率的不断增加成为糖尿病管理的严重挑战，而且人群中还存在很大一部分尚未确诊的患者（在美国 2900 万 2 型糖尿病患者中，

约有 800 万人未确诊）。如果确诊时间严重延迟，这部分患者会因残留的 β 细胞太少而不能从 STII 治疗中获益。由于公共卫生基础设施、胰岛素以及血糖监测资源有限，上述问题在很多低收入和中等收入国家更为突出。有必要深入理解 STII 治疗的成本 - 效益比。开展 STII 治疗的挑战还包括部分 2 型糖尿病患者认为胰岛素只适用于病情非常严重的糖尿病患者，而且一旦使用就不能停药。另外，迄今有关 STII 的研究主要纳入的是亚洲人群，因此有一种看法认为 STII 疗法可能并不适用于其他种族群体。然而有一项包含了多种族的研究表明，STII 治疗对非亚洲人群的 2 型糖尿病患者同样有效[21]。

一项从卫生经济学角度讨论 STII 治疗如何降低医疗费用的研究有助于大众接受这种治疗方案。此外，随访研究发现 STII 治疗可以改善糖尿病的微血管并发症。尽管目前并不清楚 STII 治疗能节约多少后续治疗成本，但改善 β 细胞功能就有助于长期血糖控制以及改善患者的健康状况。一旦对 STII 疗法有了明确认识并达成共识，就有可能利用现有数据构建卫生经济学模型。评估已有的糖尿病缓解数据有助于分析可能节约的医疗成本。

总 结

STII 方案为新发 2 型糖尿病患者提供了保存 β 细胞功能和达到长期糖尿病缓解的可能。因为减肥（代谢）手术可改善体内葡萄糖代谢和 β 细胞功能，并且高达 95% 的患者因此表现为糖尿病缓解，糖尿病缓解的概念再次受到关注[44]。ADA 共识对糖尿病缓解的定义是：部分缓解是指血糖低于糖尿病诊断切点至少 1 年；完全缓解是指血糖正常至少持续 1 年；长期缓解

是指完全缓解至少持续 5 年[45]。这是一个令人鼓舞的概念，它意味着 2 型糖尿病的自然病程有望部分甚至完全逆转。

近期一项针对新发和已诊断的 2 型糖尿病患者进行的为期 2~4 个月的研究，采用口服药物、胰岛素治疗和生活方式干预联合的方案（被称为短期强化干预代谢策略）进行治疗。结果发现，高达 40% 的受试者在停止治疗 3 个月后仍保持糖尿病缓解状态[46]。该文章作者认为"此结果证明 2 型糖尿病可以被逆转，至少是在短期内。糖尿病的逆转不仅可以通过减肥手术，而且也可以通过药物干预实现。"与既往的研究相比，该研究有几个重要特点[47]。第一，以减轻原有体重 5% 并维持为目标的生活方式干预联合药物治疗被证明是一种依从性较高的、可接受的短期强化干预方案。第二，受试者包括新诊断的和既往已确诊的 2 型糖尿病患者。第三，同一种联合治疗方案干预不同时间用于评估时间对糖尿病缓解率的影响。因此，该研究为 2 型糖尿病患者治疗后的缓解情况提供了新的临床证据，与其他研究一起强有力地支持强化干预策略可能有益于部分 2 型糖尿病

患者的病情缓解。因此我们需要重新考虑 2 型糖尿病患者的起始治疗策略[47]。一项发表的来自初级护理中心的 DiRECT 研究表明[48]，我们不仅要重视 2 型糖尿病患者的起始治疗方式，还要考虑后期治疗策略。仅给予 2 型糖尿病患者（平均诊断时间 6 年）完全的生活方式干预 [摄入极低热量饮食（825~850 kcal/d）3~5 个月，然后给予结构化饮食和生活方式干预维持体重]，随访 12 个月时几乎半数的受试者不需要降糖药物却实现了糖尿病缓解[HbA1c < 6.5%（< 48 mmol/mol）]。

我们相信，精准医疗时代要求临床医生能够针对每位患者提出最佳的个体化治疗方案。STII 及其他短期强化干预治疗（例如包括饮食在内的强化生活方式干预）应成为临床医生管理新诊断和部分确诊的 2 型糖尿病患者的重要手段。治疗方式的转变应以逆转疾病为核心（包括糖尿病缓解），并不只局限于简单的控制高血糖。

参考文献

请登录 www.wpcxa.com 下载中心查询或下载，或扫码阅读。

第 34 章

急症处理中的高浓度胰岛素管理

Nuha El Sayed   Megan J. Ritter   Alissa R. Segal

要 点

· 标准胰岛素的浓度为 100 U/mL（即 U100 胰岛素）。这种胰岛素已使用多年，也是处理急症时最常用的胰岛素。

· 近年来，几种新型高浓度胰岛素已经上市（如 U200 和 U300 胰岛素）。

· 新型胰岛素的作用时间延长，或者单位体积可以携带更多的胰岛素。对需要增加胰岛素剂量的胰岛素抵抗患者来说，新型胰岛素颇具吸引力。因为减少胰岛素注射体积不仅能够改善疗效，还增加了患者的依从性。

· 但是，使用这些新型高浓度胰岛素也可能会导致医患双方错误用药。

· 虽然高浓度胰岛素在住院或者急诊中心的使用较少，我们仍有必要了解高浓度胰岛素的特点，以及高浓度胰岛素如何影响患者的治疗效果。

· 近年来，肥胖和胰岛素抵抗患者增加，导致浓度为 500 U/mL（即 U500）的普通胰岛素（人胰岛素）的使用显著增加。在肥胖和胰岛素抵抗患者中，U500 胰岛素的活性谱与预混的中短效胰岛素相似（即 30~45 min 起效，7~8.5 h 达到药效峰值，作用时间持续 11.5 h）。

· 在药效动力学评价中，速效赖脯胰岛素（U200）及超长效德谷胰岛素（U200）均显示出与标准胰岛素（U100）的生物等效性。

· 将甘精胰岛素浓度由标准的 U100 增加到 U300（即 300 U/mL）可延长起效和作用时间（即从长效胰岛素变为超长效胰岛素）。

· 胰岛素治疗带来的挑战可发生在急症处理的各个环节。使用高浓度胰岛素会增加门诊患者在不同科室间转诊治疗的难度。

· 标准化流程和继续教育为患者在急症处理中心的胰岛素治疗（无论是标准剂型或是高浓度剂型）提供了安全保障。

引 言

在过去的几年中，胰岛素的剂型迅速增多。这些胰岛素新剂型可能是作用时间延长（图 34.1）和（或）单位体积携带更多的胰岛素。但是胰岛素新剂型也可能导致医生和患者的错误用药，特别是患者在医院的不同科室之间转诊时。尽管这些新型胰岛素在住院或急症处理中心使用较少，但仍有必要了解新型胰岛素的特点以及这些胰岛素如何影响患者的治疗效果。本章将简要总结这些新型胰岛素的特点，并简述在急症处理中心和科室间转诊的患者使用新型胰岛素可能出现的情况。

高浓度胰岛素的背景介绍

目前有 4 种高浓度胰岛素（表 34.1）。在过去，高浓度胰岛素常用于治疗胰岛素抵抗患者（通常定义为胰岛素 > 200 U/d 或 > 2 U/kg），但也增加了胰岛素的错误用药风险[1]。近年来，由于肥胖症和胰岛素抵抗患者增加，浓度为 500 U/mL 的普通（人）胰岛素（即 U500 胰岛素）的使用明显增加。在肥胖和胰岛素抵抗患者中，U500 胰岛素的活性谱与预混的中短效胰岛素相似（30~45 min 起效，7~8.5 h 达到药效峰值，作用时间持续 11.5 h）[1-2]。临床试验及用药经验证明，每日使用 2~3 次餐时高浓度胰岛素是安全的[3-4]。为了提高这些高浓度

表 34.1　浓缩胰岛素剂型

胰岛素剂型	浓度
德谷胰岛素（Tresiba™）	200 U/mL（U200）
甘精胰岛素（Toujeo™）	300 U/mL（U300）
赖脯胰岛素（Humalog™）	200 U/mL（U200）
普通胰岛素（Humulin™）	500 U/mL（U500）

胰岛素的使用安全性，部分地区可以买到专用的给药装置（针对 500 U/mL 的胰岛素注射器及一次性胰岛素笔）[5-6]，但是这些给药装置尚未普及。在没有这些专用给药装置的情况下，需谨慎使用 U500 普通胰岛素。

德谷及赖脯胰岛素均有 200 U/mL 的剂型（即 U200 胰岛素）。U100 赖脯胰岛素在首次注射后 15 min 起效，30~90 min 达峰并且在 5 h 内迅速清除[7]，成为门诊及住院患者优选的速效胰岛素。皮下注射后，德谷胰岛素以多聚体形式存在并缓慢释放

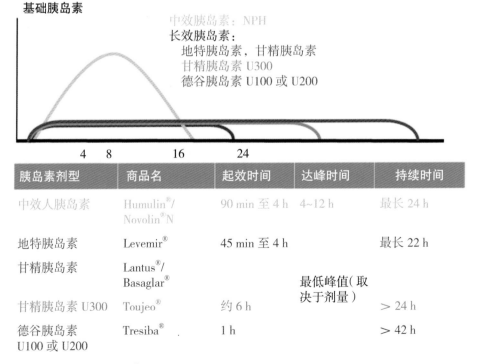

图 34.1　基础胰岛素。Basaglar® 是甘精胰岛素 U100 的生物仿制药

胰岛素单体[8]。这一过程将持续超过42 h（即超长效胰岛素）[9]。住院患者使用德谷胰岛素的数据有限[10]。在药效学评价中，U200赖脯胰岛素和U200德谷胰岛素和标准胰岛素剂型相比具有生物等效性[11-12]，但相同的注射体积能释放两倍的胰岛素。临床研究表明德谷胰岛素的两种剂型在门诊患者的疗效相仿[13]。

另一种高浓度胰岛素是甘精胰岛素，其浓度为300 U/mL（即U300胰岛素）。甘精胰岛素浓度从100 U/mL（U100）增加到300 U/mL（U300）延长了起效时间及作用时间（即从长效胰岛素变为超长效胰岛素），活性时间可长达33 h[14]。EDITION系列研究发现，在1型和2型糖尿病患者中，与U100甘精胰岛素相比，U300甘精胰岛素疗效相近但低血糖事件发生率更低，而且低血糖事件主要发生在夜间[15-20]。一项即将进行的临床研究将评估U300甘精胰岛素在住院患者中的疗效[21]。

住院患者使用胰岛素治疗所面临的挑战体现在住院治疗的各个方面[22]。2016年英国国家糖尿病住院患者审核（NaDIA）数据显示，近半数（46%）接受胰岛素治疗的住院患者存在胰岛素治疗不规范（处方或处置错误）[23]。使用高浓度胰岛素的门诊患者问题更多，最常见的情况是从浓度为500 U/mL（U500）的普通（人）胰岛素转换为高浓度胰岛素。主要有以下两点原因，第一，从1952年起，普通胰岛素主要是动物胰岛素，1997年以后普通胰岛素改为人胰岛素。而高浓度胰岛素出现不到10年。第二，只有用一次性胰岛素笔注射新型的高浓度胰岛素制剂时才能按实际的胰岛素单位给药[24-26]。使用胰岛素笔给药可以减少给药过程中的剂量错误，但胰岛素笔尚未在住院治疗中常规使用。U500普通胰岛素有小安瓿瓶和笔芯两种包装[6]。为了避免高浓度胰岛素在使用过程中出现差错，医疗机构应严格规范使用程序并培训。

入　院

患者一住院就需要启动胰岛素规范用药流程。本节将为急症处理中心的医生提供高浓度胰岛素用药建议。目前关于新型高浓度胰岛素的研究很少，因此大部分数据来源于U500胰岛素和U100胰岛素。医生应熟悉高浓度胰岛素的药效学和药代动力学特点，如果对此不熟悉，则应立即向内分泌科或药剂科咨询。

部分指南及研究建议基于患者体重计算胰岛素剂量或根据患者血糖或糖化血红蛋白水平调整胰岛素剂量[27-31]。因此，急诊科医生应结合患者入院前和入院时的血糖水平以及患者的总体情况制定胰岛素剂量。入院前3月未查糖化血红蛋白的糖尿病患者或疑诊糖尿病的患者需要完善糖化血红蛋白检查，了解患者入院前低血糖事件的发生频率、严重程度、发生时间及意识状态[28]。了解患者的病情和治疗方案，患者是否能准确描述病情、能否自我管理以及对胰岛素治疗的依从性。住院患者的胰岛素剂量可能不同于门诊治疗剂量[27,32-33]，表34.2列举了患者可能需要更多或更少胰岛素的原因[27,32-33]。比如，住院期间多种因素导致营养物质摄入减少，使用U500普通胰岛素的患者在转换为标准胰岛素时需要减少50%的胰岛素剂量[33-34]。频繁的血糖监测有助于尽早发现代谢指标变化[28]。

并非所有医院药房都有高浓度胰岛素。如果没有高浓度胰岛素，患者住院后需要改为使用院内药房提供的胰岛素。通常情况下，在确定胰岛素剂量后，胰岛素可以

表 34.2　胰岛素剂量变化情况 [27,32-33]

胰岛素剂量需求增加	胰岛素剂量需求减少
感染和脓毒症	禁饮食
入院时高糖化血红蛋白 A1c	急性肾衰竭
使用激素	急性肝衰竭
抗精神病药物	院外频发低血糖
急性疾病状态	院外未坚持降糖治疗
全肠外营养（TPN）	进食量减少
静脉输液中含葡萄糖	院外使用大剂量长效胰岛素控制餐后高血糖
饮食因素	
卧床，尤其是之前正常活动的患者	

等剂量单位转换。胰岛素特充是按实际胰岛素单位给药的，即使注射高浓度胰岛素也无需转换剂量 [6,24-26]。当注射高浓度普通胰岛素（U500）时，需要仔细了解给药装置。U500 胰岛素特充或 U500 专用胰岛素注射器可按实际单位给药。但有时会用到带有胰岛素剂量标记的 U100 胰岛素注射器或毫升注射器（表 34.3）[4,6]。另外，还可以通过持续皮下注射的方式给予高浓度胰岛素。但由于目前尚无针对高浓度胰岛素的胰岛素泵程序，因此当收治院外使用胰岛素泵的患者时，必须仔细查看胰岛素的剂量及剂型。

住院期间

使用高浓度胰岛素的患者进入急症处理中心的原因各不相同，应给予针对性治疗建议。目前急症处理中心使用高浓度胰岛素的数据有限。一些通用原则和用药规范可以帮助医生更好地开展恰当且安全的治疗。

在急症治疗中，控制血糖的最好方式可能是持续静脉胰岛素输注 [CII，也被称为可变速静脉胰岛素输注（VRIII）]。这当

表 34.3　U500 普通胰岛素的剂量转换

U500 胰岛素剂量（实际单位）	U100（标记单位）	结核菌素注射器（mL）
25	5	0.05
50	10	0.1
75	15	0.15
100	20	0.2
125	25	0.25
150	30	0.3
175	35	0.35
200	40	0.4
225	45	0.45
250	50	0.5
275	55	0.55
300	60	0.6
325	65	0.65
350	70	0.7
375	75	0.75
400	80	0.8
425	85	0.85
450	90	0.9
475	95	0.95
500	100	1
实际单位	除以 5	除以 500

剂量（实际单位）/5=U100 胰岛素注射器标记单位。
剂量（实际单位）/500= 结核菌素注射剂毫升量

然需要制定有效且安全的胰岛素用药方案[最好采用已验证过的书面医嘱或计算机化医生医嘱录入系统（CPOE）][28]。静脉注射胰岛素的半衰期较短（< 15 min），当患者的营养状态或健康状况发生不可预测的变化时可以灵活地调整胰岛素输注速率。如果患者在入院前已经使用长效或超长效基础胰岛素（包括 U100/U200 德谷胰岛素和 U300 甘精胰岛素）且医院也有这些胰岛素，那么就继续使用这些胰岛素。当停用静脉输注胰岛素时，继续皮下注射胰岛素（SC）可以防止血糖反弹。需要注意的是，当从静脉输注胰岛素过渡至皮下注射胰岛素时，在停用静脉胰岛素前至少30 min 就要开始使用短效或速效胰岛素（超速效门冬胰岛素的起效时间要比一般的速效胰岛素快）。停用静脉胰岛素前启用基础胰岛素的时间取决于基础胰岛素的药代动力学数据，U100 基础胰岛素至少提前2 h，U300 甘精胰岛素最好提前 6 h，U100和 U200 德谷胰岛素则应提前 2~4 h。

计划短期住院或择期手术

手术患者的血糖管理一般是基于患者拟行手术的特点和范围、院外胰岛素治疗方案以及入院前或手术前的代谢控制情况[35-36]。了解胰岛素的峰值活性及作用时间有助于调整患者在手术前或禁食期间的胰岛素用药方案。德谷胰岛素（U100/U200）和 U300 甘精胰岛素的作用时间长于其他基础胰岛素，而普通胰岛素（U500）同时具有餐时及基础胰岛素活性[2,12,14]。我们必须考虑患者的糖尿病分型、使用的胰岛素剂型、既往胰岛素注射剂量以及患者限制饮食的时长等因素，才能确定是否需要在术前或术中调整胰岛素剂量[27,37]。对于使用 U300 甘精胰岛素或者 U100/U200

德谷胰岛素的 2 型糖尿病患者，通常将其院外胰岛素剂量减少 20%~50%，1 型糖尿病患者，建议剂量减少 20%[38]。使用高浓度餐时胰岛素（如 U200 赖脯胰岛素）的患者应使用调整后的胰岛素剂量。禁饮食的患者，每 4 h 调整 1 次速效或超速效胰岛素类似物或每 6 h 调整 1 次标准浓度的普通短效胰岛素剂量[31,39-42]。调整血糖时，医生必须记录胰岛素剂量，避免在患者需要调整胰岛素剂量时重复使用了相同的胰岛素剂量。医生还应当将患者的禁食状态通知药剂科。

住院时间延长或非计划性住院

急症处理中心的治疗通常是多变的，因此需要采取必要的指导措施帮助患者血糖达标，预防低血糖，减少或消除不必要的医疗差错[4,43-45]。如前所述，医生下达正确的胰岛素剂量后，药师应再次确认胰岛素剂量、给药途径及给药的频次是否正确。无论是使用胰岛素注射器还是胰岛素笔，每次给药均应核对给药装置。高浓度胰岛素应当始终保存在贴有"高危"标签的存储箱中。胰岛素储存箱需要贴有"高危"警示标签和"仅无菌试剂区域"警示卡。不建议胰岛素在药房以外区域存放。

在有专用给药装置的情况下，高浓度胰岛素应始终使用专用给药装置（一次性胰岛素注射笔或注射器）给药。如果没有高浓度胰岛素的专用给药装置（高浓度普通胰岛素除外），则应将患者的高浓度胰岛素转换为标准浓度的胰岛素。如果没有U500 胰岛素的专用注射器，则应由药剂师进行胰岛素配药。药剂师将所有胰岛素的实际剂量转换为 1mL 结核菌素（TB）注射器的注射体积（或按当地要求使用 U100 胰岛素注射器）。配好的胰岛素注射器不能过量填充，并且应装有针头。

U500 普通胰岛素推荐使用结核菌素注射器给药，总剂量以单位和体积表示 [如 200 U（0.4 mL）][43,45]。每只注射器的有效期为 24 h，并且都应贴有"高危"警示。为确保患者能及时注射 U500 普通胰岛素，药房应至少提前 2 h 将药物配送至科室。药师应当标记给药时间，并且不要给科室同时发放多种剂量的胰岛素以免混淆。

在注射高浓度胰岛素之前，药师应当和护士就给药信息进行沟通确认。药师和注册护士核对医嘱、胰岛素剂量、给药途径和频次。在每次给予胰岛素之前，两个护士需要进行双人独立核对并做好记录[46]。护士确认医嘱无误后方可给药，护士不能更改胰岛素剂量。必须由医生调整患者的治疗方案，必须通过药房重新准备和发放新的胰岛素剂量。护士交班时应交接病情和治疗方案。用药方案的任何调整都必须通知药师。规范上述操作将会减少高浓度胰岛素的给药错误（表 34.4）。

如果患者和（或）陪护人员具有接受教育的能力，应考虑开展糖尿病教育，改善和（或）评估胰岛素治疗效果、患者自我管理能力和护理质量。表 34.5 列举了糖尿病教育的内容[47-48]。

出　院

为确保患者转出急症处理中心后能够管理好糖尿病，必须落实以下内容：

表 34.4　减少错误使用高浓度胰岛素的流程

- 药师审核流程
- 正确储存和设置标签
- 标准化的处方、配药、发放和注射流程
- 规范的教育培训和双重核对流程

表 34.5　出院教育内容

基本的糖尿病管理技能
- 血糖监测
- 用药管理
- 识别低血糖与高血糖
- 纠正低血糖
- 基本膳食计划
- "疾病日"处理原则

胰岛素教育
- 胰岛素名称
- 胰岛素剂型和活性
- 剂量
- 时间
- 储存
- 胰岛素笔和胰岛素针头的使用
- 胰岛素安瓿和注射器的使用
- 注射部位的选择和轮换方式
- 胰岛素注射针头的安全处置方法

高阶技能（如适用）
- 胰岛素泵的管理
- 计算碳水化合物

接受糖尿病自我管理教育，准备必需药品和相应处方，按时随访[27,49]。医疗机构应当给患者和（或）看护人员提供规范的出院指导[27-28,50]。

患者出院时是否需要将住院期间的胰岛素治疗方案改为入院前的高浓度胰岛素治疗方案尚无定论。制定患者出院后的胰岛素方案时需要考虑患者住院期间的胰岛素剂量、院前血糖控制情况、出院后的健康状况以及医疗方案（表 34.6）[27-28,51]。医生应向患者提供胰岛素处方或方案及合适的血糖监测用品。这些处方应该严谨措辞，避免患者用药错误[4]。重要的是，所有用于高浓度胰岛素的专用给药装置（包括一次性胰岛素注射笔和注射器）都应按照胰岛素的实际单位给药，患者不需要进行剂量转换[6,24-26]。如果处方中有 U500 普通胰岛素，建议使用 U500 专

表 34.6 出院时胰岛素剂量调整的原因 [27–28,51]

增加胰岛素量	减少胰岛素量
入院时高糖化血红蛋白 A1c	入院时糖化血红蛋白 A1c 达到或接近个人控制目标
使用激素	启用或重新启用非胰岛素制剂
抗精神病药物	门诊或住院期间频繁低血糖
营养物质摄入增加（与入院或入院前相比）	糖尿病治疗依从性不强的门诊患者
长期卧床（长期卧床诱发胰岛素抵抗）	持续饮食摄入减少
	使用大剂量长效胰岛素控制餐后高血糖的门诊患者

表 34.7 浓缩胰岛素的处方建议

常规内容
- 胰岛素的实际剂量
- 频次
- 给药装置

高浓度普通胰岛素处方举例

如果使用专用给药装置
- 每日三餐前使用 U500 专用胰岛素注射器皮下注射，每次 50 U

如果没有专用给药装置

使用 U100 胰岛素注射器者
- 每日三餐前用 U100 胰岛素注射器抽取 10 个标记单位（相当于 50 U U500 胰岛素）

使用结核菌素注射器者
- 每日三餐前用结核菌素注射器抽取 0.1 mL（相当于 50 U U500 胰岛素）

用胰岛素注射笔或 U500 胰岛素注射器[5–6]。如果没有专用的给药装置，为了减少表述错误，处方用语建议参照表 34.7[4]。出院后复诊评估病情对控制血糖和加强教育非常重要。大多数指南建议出院后应为患者联系好复诊医生，出院 1 个月后复诊，但最好是在出院后 1~2 周就重新评估病情 [27–28]。

总 结

高浓度胰岛素的使用增加了患者治疗的复杂性。医护人员需要了解各种胰岛素的特点 [高浓度和标准浓度制剂（包括 U100 甘精胰岛素和 U100 赖脯胰岛素）]。标准化操作和规范教程为患者在急症处理中心的胰岛素治疗提供了安全保障。

参考文献

请登录 www.wpcxa.com 下载中心查询或下载，或扫码阅读。

第35章

住院患者胰岛素泵的管理

Bithika M.Thompson   Patricia A. Mackey   Curtiss B. Cook

要　点

- 持续皮下胰岛素输注（CSII）疗法（也称为胰岛素泵疗法）用于治疗糖尿病患者。

- 胰岛素泵以前多用于门诊患者，目前已广泛用于多种情况，包括一些以前不曾应用CSII的情况。使用胰岛素泵的住院患者日益增多。

- 尽管许多患者能够有效管理胰岛素泵，但他们并没有意识到住院期间使用胰岛素泵的潜在问题；特别是在血糖水平可能会迅速变化的情况下（如营养摄入减少、感染、肾功能变化和应用类固醇激素）。

- 当带泵患者入院治疗时，主管医生可能会遇到以下3种情况：①病情允许患者继续进行CSII自我管理直至出院，无需中断治疗；②病情需要患者尽早停用胰岛素泵，根据情况决定出院前是否重新启动胰岛素泵；③患者在住院期间无法进行CSII自我管理。最后一种情况取决于患者的意愿、病情，或者仅仅是因为该医院未开展CSII治疗。

- 如果需要长时间终止胰岛素治疗（例如放射治疗时），应视病情需要将胰岛素治疗方案改为每日多次注射（MDI）方案或持续静脉胰岛素输注[CII，也被称为可变速静脉胰岛素输注（VRIII）]。

- 不具备CSII治疗条件的医院应制定正规的治疗流程，根据病情将患者的治疗方案转换为MDI或CII（VRIII）。作为继续治疗和出院医嘱的一部分，从MDI或CII（VRIII）安全有效地过渡到CSII也很重要。

- 住院期间使用CSII时，医患协作是最大限度地减少错误和不良事件的关键因素。由于糖尿病治疗技术的不断进步，医患双方都有必要及时接受再教育。

引　言

持续皮下胰岛素输注（CSII）疗法（即胰岛素泵疗法）用于治疗糖尿病患者。美国有400 000例糖尿病患者使用CSII[1]。有报告显示2014年在16 000余例1型糖尿病患者中有60%使用胰岛素泵治疗。使用胰岛素泵的2型糖尿病患者也在日益增加[2]。虽然胰岛素泵既往多用于门诊患者，但目前已广泛用于多种情况，包括一些以前不曾使用CSII的情况。在美国，合并糖尿病的住院患者不断增加。与非糖尿病患者相比，糖尿病患者住院的概率更高，多次住院的风险更高，住院时间更长[3-8]。因此，带 CSII 的住院患者越来越多，医护人员将面临如何管理住院患者胰岛素泵的问题。

目前虽然可以获得糖尿病住院患者的数据，但尚无 CSII 使用患者的数据。许多患者能够很好地自我管理胰岛素泵，但当他们因其他疾病住院时，将会有一些非糖尿病专科的医护人员（他们可能对糖尿病的了解还不如患者）管理患者的血糖，导致这些患者对自己的血糖管理不满意。在院外能够自如使用 CSII 的患者并没有意识到住院期间继续使用胰岛素泵的潜在问题；特别是在血糖水平可能会迅速变化的情况（如营养摄入减少、感染、肾功能变化和使用类固醇激素）下。允许患者结合院外自我管理 CSII 的经验提出建议，在无不良结局的情况下让患者更多地参与 CSII 的管理，增加患者的满意度。

CSII 住院患者的自我管理定义为医患双方的协作过程，如无禁忌允许患者继续使用胰岛素泵。有研究表明，熟悉 CSII 使用的患者经常要求在住院期间继续使用 CSII，当他们被允许这样做时患者的满意度很高（86%）[9]。一些机构发布了住院患者 CSII 自我管理指南[9-12]。一些研究报道证实，接受胰岛素泵治疗的患者可以成功地从门诊方案过渡到住院方案[9,13-16]。

住院期间使用 CSII 有一些潜在的安全问题（例如泵出现故障或断开连接无法识别）。由于住院期间 CSII 自我管理存在问题，主管医生不熟悉该技术，部分医生接诊此类患者时容易焦虑。医院应颁布相应的使用规范，具体描述如何将院外胰岛素泵方案转变为住院方案以及后续如何管理。本章就住院期间使用 CSII 提供建议，回顾了住院期间使用 CSII 的已发表数据，强调了 CSII 患者可能遇到的特定情况。

住院期间 CSII 治疗的背景

当带泵患者入院治疗时，主管医生可能会遇到以下 3 种情况：①病情允许患者继续进行 CSII 自我管理直至出院，无需中断治疗；②病情需要患者尽早停用胰岛素泵，根据情况决定出院前是否重新启动胰岛素泵；③患者在住院期间无法进行 CSII 自我管理。最后一种情况取决于患者的意愿、病情，或者仅仅是因为该医院未开展 CSII 治疗。不管什么情况，如果需要长时间终止胰岛素泵治疗（例如放射治疗），应视病情需要将胰岛素治疗方案改为每日多次注射（MDI）方案或持续静脉胰岛素输注 [CII，也被称为可变速静脉胰岛素输注（VRIII）]。不具备 CSII 治疗条件的医院应制定正规的治疗流程，根据病情将患者的治疗方案转换为 MDI 或 CII（VRIII）。

总 则

CSII 患者是糖尿病住院患者的一部分。因此，CSII 自我管理规范应该包括在糖尿病患者住院管理规范 [包括识别和纠正低血糖、床旁即时血糖监测、皮下或 CII（VRIII）给药] 之内。

尽管多家机构制定了 CSII 管理规范，但就 CSII 患者如何从门诊治疗方案转换为急症处理中心的治疗方案尚未形成共识。美国糖尿病协会（ADA）认为应该制定相应的政策，但没有提供具体建议[17]。联合委员会建议，如果允许使用胰岛素泵，就应当制定相应的标准明确患者是否需要在住院期间继续使用胰岛素泵治疗。该标准应说明患者继续胰岛素泵治疗的禁忌证以及医患双方的职责[18]。

作者所在医院于 2005 年首次发布了住

院期间使用 CSII 的流程（图 35.1）[10]。住院期间使用胰岛素泵的指南通常包含 3 个部分：①住院期间 CSII 自我管理的禁忌证；②患者签署住院期间使用 CSII 的知情同意；③医务人员管理胰岛素泵的参考方案。住院期间选择胰岛素泵治疗的患者最好在院外就已经佩戴胰岛素泵。住院患者可以在院外基础率和餐时大剂量的基础上，根据目前的血糖和病情适当调整胰岛素剂量。特别需要指出的是，当住院患者跨时区就诊时，其当前泵的设置时间可能是居住地的时间。当患者的胰岛素泵方案出现问题时应有替代方案。如果从 CSII 转换为皮下注射胰岛素，计算碳水化合物的量可能是确定餐前胰岛素剂量的首选方法。住

院期间 CSII 的自我管理过程需要持续评估其安全性和有效性。

住院期间 CSII 自我管理的禁忌证

选择适合 CSII 治疗的患者非常关键（表 35.1）。医生应判断患者是否需要 CSII 治疗。如果患者在急诊室中佩戴的胰岛素泵出现故障，或出现影响患者自我管理的情况，如感觉中枢异常，应改为皮下注射胰岛素治疗。作者所在医院允许一名家庭成员在患者不能自我管理胰岛素泵的情况下协助管理胰岛素泵，前提是该家庭成员能 24 h 陪护。当出现严重影响血糖平稳的情况（如肝衰竭、肾衰竭、频繁低血糖事件或严重高血糖）或者患者处于危险情况（如自杀

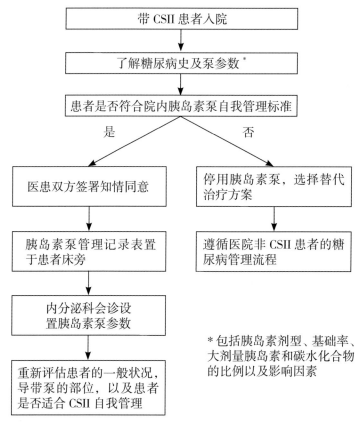

图 35.1 遵循糖尿病管理原则（包括低血糖的识别和管理，床旁血糖监测，胰岛素治疗），参考该表格将患者院外持续皮下胰岛素输注（CSII）方案转换为院内方案。患者知情同意、胰岛素泵管理记录和医嘱示例参阅参考文献 [10,13]

表 35.1　住院期间 CSII 自我管理的禁忌证

- 患者意识状态改变
- 合并糖尿病酮症酸中毒（DKA）/ 高血糖高渗状态（HHS）
- 危重患者需要监护或存在影响血糖控制的其他应激情况
- 有自杀风险患者
- 患者无法参与 CSII 管理，或者患者无法找到一位熟悉胰岛素泵的功能和操作的家庭陪护人员管理胰岛素泵
- 患者不接受 CSII 或倾向于住院期间使用其他胰岛素治疗方案
- 主管医生发现的其他不适宜的情况

CSII= 持续皮下胰岛素输注

倾向）时应重新考虑 CSII 治疗是否适宜。病情危重时的高血糖状态、出现糖尿病酮症酸中毒（DKA）/ 高血糖高渗状态（HHS）时最好使用 CII 控制血糖直到危险解除。如果存在患者不愿配合、无法提供必要的胰岛素泵耗材的情况，或其他不符合患者知情同意的情况，建议停止 CSII 治疗。

患者知情同意

　　为确保住院期间 CSII 管理的安全性和有效性，患者应知晓自己在治疗过程中的职责。在作者所在医院，患者或其授权人需要阅读并签署知情同意。任何版本的知情同意都应包含以下基本要素（表 35.2）。

　　患者应该已经习惯每 48~72 h 更换一次管道，住院期间也做同样要求。此外，医院药房无法储备市场上各类 CSII 耗材，患者应同意使用自己现有的耗材。在某些情况下，医院药房可能没有患者所用胰岛素的种类，患者须自己提供胰岛素，或同意用医院的胰岛素替代。许多患者配戴了直接与泵连接的即时血糖监测设备。出于追踪数据和实验室质控的目的，患者应同

表 35.2　住院期间 CSII 自我管理患者知情同意中应包含的内容

- 每 48~72 h 或根据需要更换 1 次管道，允许医护人员评估注射部位
- 提供胰岛素泵的相关耗材（包括 CGM，如果患者同时佩戴的话）
- 向医护人员提供基础率和餐前大剂量[*]
- 允许医护人员使用血糖仪进行床旁即时血糖检测
- 向医护人员报告低血糖或高血糖症状
- 报告任何与泵相关的问题
- 家庭成员可以协助管理胰岛素泵，条件是他们必须全程陪护
- 下列任何一种情况都需要停泵，改为其他胰岛素治疗方案：
  - 医生医嘱
  - 再评估后不适宜带泵
  - 感觉或意识改变
  - X 线检查
  - 医护人员认为需要停泵的其他原因

CSII= 持续皮下胰岛素输注；CGM= 连续血糖监测系统。[*] 记录于放在床旁的 CSII 管理记录表上（知情同意和 CSII 管理记录表见参考文献 [7]）

意让医护人员使用病房的血糖仪监测血糖。患者每日与医护人员交流血糖数值、泵参数和胰岛素剂量。患者（或其委托人）坚持记录基础率和餐前大剂量，填写 CSII 管理记录表，并置于床旁。医护人员查房时可通过此记录快速浏览患者的血糖水平、基础率和餐前大剂量。患者应向医护人员报告任何有关泵的问题或是否有高血糖 / 低血糖症状。患者应理解在某些情况下需要停用胰岛素泵。

入院 / 入院后的情况

　　负责办理入院的医生或工作人员应了解患者的糖尿病史和 CSII 治疗情况（图 35.1）。了解胰岛素泵类型、末次注射部

位和时间、胰岛素类型及胰岛素泵参数（基础率、大剂量、胰岛素与碳水化合物比例、校正参数）。评估有无 CSII 自我管理的禁忌证，无禁忌患者可在住院期间继续胰岛素泵治疗。如存在 CSII 治疗禁忌证，则应停泵并改为其他的胰岛素治疗方案。胰岛素泵花费巨大，考虑到患者在住院期间常需离开病房做检查或因病情变化调整床位，停用的胰岛素泵应妥善交还患者家属以免丢失。

如果医患双方都没有发现患者有 CSII 自我管理的禁忌证，主管医生和患者签署 CSII 自我管理的知情同意，并将 CSII 管理记录表和医嘱单放在患者床旁。医嘱单可以是电子医嘱（记录或其他类型医嘱记录）。条件允许时积极联系内分泌专科医生协助诊治。每日评估查看患者情况，检查胰岛素泵管道部位和 CSII 管理记录表，及时发现问题，了解患者状态变化，必要时停用胰岛素泵。

住院期间 CSII 自我管理的实践经验

虽然住院患者配戴 CSII 控制高血糖的安全性及有效性数据有限，但对于条件适合的门诊带泵患者，完全可以在住院期间继续佩戴 CSII。Noschese 及其同事分析了 2004—2006 年 50 例佩戴 CSII 治疗的住院患者的血糖和安全数据。结果仅发现两个小事件：①泵故障；②导管输注部位问题。患者普遍对院内胰岛素泵治疗效果感到满意[9]。

Kannan 等报道了 51 例住院期间佩戴 CSII 患者的情况，旨在研究患者对胰岛素泵的了解与住院期间血糖控制情况的关系。该研究分为 3 组患者：①未接受任何糖尿病教育并继续 CSII 治疗（A 组）；②接受糖尿病教育后继续 CSII 治疗（B 组）；③不宜继续接受 CSII，改为 MDI 治疗（C 组）。A、B 组间平均血糖、高血糖发生率和低血糖事件均无显著统计学差异。这项研究表明，即使存在教育差距，患者仍可安全有效地继续管理胰岛素泵[19]。

在作者后续发表的文章中，纳入研究的样本量不断增加。作者一直在研究如何将胰岛素泵门诊治疗方案转化为住院治疗方案。作者指出必须严格遵守规定流程，评估住院患者配戴 CSII 的血糖控制水平及治疗安全性[13-15]。迄今最大规模的研究纳入了 2006—2011 年累计住院 253 次的 136 例患者，将其分为 3 组[1]。"开泵"组（164/253 或 65%）为符合 CSII 自我管理标准并且持续带泵直至出院。"停泵"组（38/253 或 15%）为不符合住院 CSII 使用条件，入院时停止泵治疗，出院时仍然停用。"间断泵"组（50/253 或 20%）为入院时 CSII 治疗，但住院期间因病情变化而关停胰岛素泵的患者，或入院时停止泵治疗但后续因病情好转重新启用泵治疗的患者。大多数患者能够在住院期间进行 CSII 自我管理[16]。不仅如此，患者对必要程序（如配合治疗，落实知情同意的内容及内分泌专科会诊）的依从性比较高。开泵组和停泵组的平均血糖无显著差异（$P > 0.1$），但开泵组严重高血糖 [> 300 mg/dL（16.7 mmol/L）] 和低血糖 [< 40 mg/dL（2.2 mmol/L）] 的发生率显著下降。全体带泵患者仅发生 1 例不良事件：胰岛素输注导管打折导致可纠正的非致死性高血糖。全体带泵患者未发现注射部位感染、泵故障或 DKA 发作[16]。

住院期间胰岛素泵发生故障的情况非常少见。Fauld 等报道了 2 例"泵失控"现象，即患者接受了泵自发胰岛素注射，导致严重低血糖[20]。

连续血糖监测系统

连续血糖监测系统（CGM）提供实时、连续的血糖数据。现代 CGM 技术常与 CSII 设备集成，将数据传送到手机。因此，部分入院患者可能同时佩戴 CSII 和 CGM。医院关于住院胰岛素泵使用的建议应包含 CGM 的相关内容。目前尚无住院期间使用 CGM 安全性或有效性的有力证据，有待进一步展开研究[21]。笔者所在医院允许患者佩戴 CGM，但所有血糖管理的参考数据均需来自医院的血糖监测设备。

特定场景

上述内容讨论了如何将门诊 CSII 治疗方案转换为住院期间的治疗方案，但并未对患者住院后可能面对的特殊情况提供指导性意见，尤其是患者一入院就可能需要处理的特殊情况。以下案例为可能出现的特殊情况提供了一些建议。

病例分析：拟手术患者的 CSII 管理

76 岁男性，1 型糖尿病病史 40 年，佩戴 CSII，主因胸痛入院。按标准程序评估后继续使用胰岛素泵治疗。拟行心导管检查术。术前停用胰岛素泵。术中在导管室未记录血糖值。术后患者返回监护病房，未开启胰岛素泵，也未应用其他胰岛素治疗方案。此后胰岛素泵持续关闭 5 h，血糖上升至 500 mg/dL（28 mmol/L），需要启动 CII 治疗。

该病例说明有必要对不同科室可能出现的 CSII 治疗中断的问题提出建议。具体建议如图 35.2 所示。简言之，如继续应用胰岛素泵，必须进行血糖监测。如要停泵，必须有胰岛素替代方案，并且随时调整血糖监测频率。不同医护团队之间必须交接患者胰岛素泵治疗的情况。

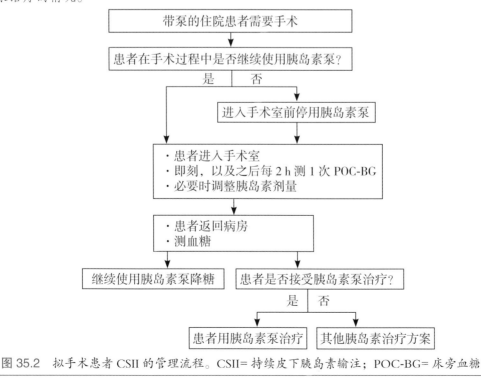

图 35.2　拟手术患者 CSII 的管理流程。CSII= 持续皮下胰岛素输注；POC-BG= 床旁血糖

病例分析：从 CSII 过渡到 MDI

60 岁男性，2 型糖尿病病史 30 年，佩戴 CSII，主因胸痛入院，拟手术。与主管医生交流后，患者倾向于改为皮下注射胰岛素代替胰岛素泵治疗。如患者住院期间不愿继续接受 CSII 治疗，应改为其他胰岛素治疗方案。对于非危重症患者，通过调整胰岛素剂量，长效或中效胰岛素 + 餐时短效或速效胰岛素可有效控制高血糖[22]。长效和短效胰岛素剂量可参考胰岛素泵剂量。胰岛素泵 24 h 基础率相当于长效胰岛素剂量。基础胰岛素首次注射 2 h 后停泵。根据胰岛素与碳水化合物的比例和胰岛素敏感因子设定餐时胰岛素剂量。如果无条件计算患者摄入的碳水化合物量，可根据预先计算的相对固定的碳水化合物量设置短效胰岛素剂量。

病例分析：从 CII 过渡到 CSII

45 岁女性，1 型糖尿病病史较长，合并终末期肾病，主因 DKA 入院。1 月前行肾移植术，在家中佩戴胰岛素泵，入院时停用胰岛素泵，接受 CII 治疗，DKA 好转后患者想恢复胰岛素泵治疗。CSII 患者住院期间常需改为 CII 治疗，常见原因如下：术后患者病情变化 [需要插管和（或）使用升压药]；DKA；因移植器官排异再入院（通常需要大剂量激素治疗）。一旦患者血糖平稳，病情稳定，认知能力恢复则可转回 CSII 治疗。鉴于胰岛素泵皮下吸收缓慢，需要在停止静脉输注胰岛素前 2 h 就启用胰岛素泵。

围手术期 CSII 应用

虽无详细数据，但佩戴 CSII 的患者需

要外科手术的情况越来越普遍。患者将经过一系列场所：术前等待区、手术室、恢复室，出院回家或继续住院治疗。每一个区域都可能出现胰岛素泵治疗差错。常见的诱因有工作人员对胰岛素泵不熟悉、血糖监测次数不够导致漏检高血糖和（或）低血糖，胰岛素泵意外脱落或断开，泵导管植入点在手术视野内，胰岛素泵故障。考虑到以上安全问题，如果医院允许手术患者使用胰岛素泵，就必须制定使用规范确保患者安全。

CSII 患者拟行手术治疗时，外科及麻醉团队可选择停用胰岛素泵，改为胰岛素皮下注射或继续使用胰岛素泵。急诊手术（如致死性创伤）的患者最好停用胰岛素泵并改为术中 CII（VRIII）治疗。择期手术的 CSII 患者在围手术期可有 3 种选择：①继续 CSII（必要时可追加静脉或皮下注射胰岛素）；②由 CSII 转换为 CII（VRIII）；③暂停 CSII，视血糖情况间断给予胰岛素。门诊麻醉学会的共识声明提倡择期手术期继续使用 CSII[23]。医院应制定相应的规范筛选适合 CSII 治疗的手术患者并确保 CSII 的安全性和有效性。

最新数据表明，术中可以安全使用胰岛素泵，其有效性接近 CII 的血糖控制水平[24-26]。一项来自意大利 4 个中心共 68 例 CSII 孕妇的回顾性研究旨在评估分娩时血糖控制情况，其中有 56%~85% 的女性在 CSII 治疗期间行剖宫产手术。该研究的主要终点是评估 CSII 在 1 型糖尿病孕妇分娩期间的安全性和有效性。次要终点为由于血糖控制不佳需转为 CII 治疗。结果表明，不同分娩方式（剖宫产 vs. 顺产）对平均血糖的影响无明显差异。不仅如此，这些孕妇没有 1 例需转为 CII 治疗[25]。

作者构建了相应的流程图确保围手术

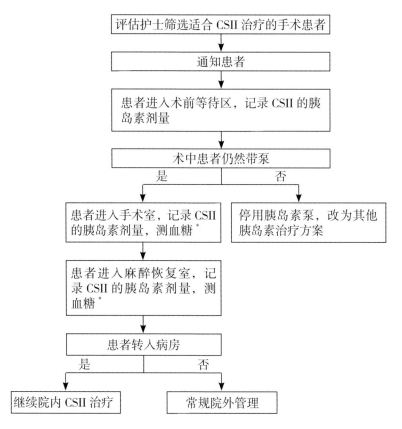

图 35.3 带泵患者在围手术期的管理流程[26]。＊至少每小时测 1 次血糖。经 SAGE 许可引用。CSII= 持续皮下胰岛素输注

期患者能够安全有效地使用胰岛素泵治疗（图 35.3）。该流程图针对围手术期不同阶段的胰岛素泵管理提出了建议。近期的研究表明，遵循这一流程确实改善了血糖监测，且未见不良事件发生[26]。其他医院也建立了安全有效的方案用于指导手术日的血糖管理[27]。

建议的局限性

上述建议适用于因非危重症住院的成人 CSII 患者，并不适用于儿科住院患者。儿科住院患者使用 CSII 治疗虽可见报道，但暂无安全性数据[28]。上述建议也不适用于那些初次佩戴 CSII 控制住院期间高血糖的患者[29-30]。

总　结

佩戴 CSII 的患者可能会因其他疾病需要住院治疗。尽管与住院总人数相比，这部分患者并不多，但入院时仍需要引起足够重视。现有数据表明，正确筛选患者并规范操作，大多数 CSII 患者可以安全地转为院内治疗方案。医患协作是最大限度减少医疗差错和不良事件的关键因素。由于糖尿病治疗设备和技术的不断进步，医患双方需要不断学习胰岛素泵和其他新技术。

参考文献

请登录 www.wpcxa.com 下载中心查询或下载，或扫码阅读。

第36章

肠内、肠外营养期间糖尿病和（或）应激性高血糖的管理

Aidar R. Gosmanov　　*Niyaz R. Gosmanov*

要　点

- 高血糖常见于营养支持的住院患者。
- 30% 以上肠内营养（EN）和 50% 以上肠外营养（PN）患者的血糖水平高于控制目标。
- 营养支持期间高血糖的发生机制复杂。
- 所有 EN 或 PN 患者应监测末梢血糖。
- 营养支持期间高血糖增加并发症和死亡风险。

- 由于缺乏该人群前瞻性随机对照研究，我们主要依据专业协会的推荐管理营养支持患者的高血糖。
- 降糖方案要符合常规原则，不仅要控制高血糖，还要减少低血糖。
- 血糖超过 180 mg/dL（10 mmol/L）时应考虑胰岛素治疗。
- 经常评估患者的病情特点不仅有助于平稳控糖，还可预防低血糖。
- 需要更多的研究确定营养支持患者的血糖控制目标以及最佳治疗策略。

引　言

住院患者发生营养不良较为常见，且多伴随住院日延长、预后不良及医疗费用巨大。一般而言，是否合并高血糖并不影响对危重患者的营养评估、营养支持指征和估算营养需求[1]。营养不良患者是否需要营养支持取决于近 3~6 个月非主观减重的时间、程度、能量的消耗程度[取决于基础能量存储或体重指数（BMI）]、有无应激情况，以及患者在多长时间内无法通过口服满足营养需求。目前没有评估营养状况的金标准，营养评估方法的准确性尚

未得到验证。研究表明提供营养支持至少 1 周可有临床获益。由于没有证据表明短于 1 周的营养支持能够获益，因此重症医学会（SCCM）和美国肠外肠内营养协会（ASPEN）联合指南指出，只有预期需要 7 d 以上营养支持者方可给予肠外营养(PN，一种包括有大量蛋白质、葡萄糖、脂肪、微量电解质、矿物质、微量元素、维生素和水的复合静脉营养溶液)[2]。对于胃肠道功能正常患者，应给予肠内营养 [EN，液体营养组分通过管路（即"管饲"）进入胃或小肠]。

从内科角度来看，观察是否发生再喂

养综合征十分重要。该综合征是饥饿或严重营养不良患者在再喂养过程中可能发生的代谢紊乱的综合表现，可有轻微或严重电解质、矿物质（尤其是低磷血症）和水溶性维生素代谢紊乱。器官损害表现为肺、心脏、神经肌肉和血液系统并发症。应适当监测每日体重、出入量、是否水肿直至病情稳定。每天测量血清钾、磷和镁的水平，并及时纠正紊乱。补充维生素 B_1（硫胺素）。避免过度喂食、过量肠外营养和摄入过量的钠。

高血糖常见于营养支持的住院患者。据报道，30% 以上肠内营养（EN）和 50% 以上肠外营养（PN）患者的血糖水平高于控制目标[1]。需注意，在该人群中缺乏前瞻性随机对照试验，我们依据专业协会的最新建议管理营养支持患者的高血糖[2-3]。降糖策略要遵循一般原则，不仅要控制高血糖，还要降低低血糖发生风险。

住院患者高血糖常见原因包括胰岛素剂量不足、过度喂养、某些治疗措施以及应激、炎症和感染。营养支持期间高血糖的发生机制复杂。血糖升高是由于葡萄糖生成增加和外周组织葡萄糖利用减少所致[1]。此外，住院患者通过肠内或肠外途径过量输注葡萄糖和糖异生底物也会导致高血糖。一般而言，高血糖会增加住院患者的并发症和死亡风险[3]。尽管缺乏证据，至少在非危重患者中，降糖治疗改善了临床预后[4]。回顾性和观察性研究的结果表明，糖尿病和非糖尿病患者肠内外营养支持期间常见高血糖[5]，营养支持期间的高血糖（以及因试图纠正高血糖导致的低血糖）增加了并发症和死亡风险[6]。

肠内和肠外营养患者的血糖控制目标

营养支持患者的高血糖管理十分复杂。

这主要由于降糖治疗不积极，患者合并症多（例如急性卒中，或更担心诱发低血糖），缺乏设计良好的随机对照研究明确高血糖的潜在危害和营养支持期间的血糖控制目标。大多数非危重症患者，如能安全有效降糖，餐前血糖目标应在 100~140 mg/dL（5.6~7.8 mmol/L），随机血糖应低于 180 mg/dL（10 mmol/L）[3]。危重患者目标血糖水平应在 140~180 mg/dL（7.8~10 mmol/L）[7]。ASPEN 建议 EN 和 PN 成年患者的血糖目标为 140~180 mg/dL（7.8~10 mmol/L）[2]。易发生低血糖和（或）有多种合并症的患者，建议血糖目标相对宽松。血糖稳定的患者，建议采用更严格的血糖控制目标。在获得前瞻性随机对照研究结果前，数项针对重症监护治疗病房（ICU）患者的观察性和干预性研究表明，血糖目标值为 110~150 mg/dL（6~8.3 mmol/L）时营养支持患者的临床预后更好[1,8]。

专业营养支持期间患者的高血糖管理

任何在 ICU 中至少 5 d 或在普通病房中 7~14 d 无法通过口服摄入足够营养（≥ 60% 营养需求）的患者都应考虑专业营养支持[9]。糖尿病住院患者的允许性低摄入 [为糖尿病住院患者提供约 150 g/d 的碳水化合物，热量不超过 15~25 cal/（kg·d）] 目前仍存在争议[10-13]。EN 和 PN 均已被证明可有效预防住院患者饥饿和营养不良带来的不良影响。由于 PN 导致高血糖和感染的发生率相对较高，在临床实践中首选 EN[5]。营养支持患者的高血糖管理策略包含调整喂养成分以及安全有效的降糖药物治疗（图 36.1）。EN 或 PN 患者如需要胰岛素，应该分为基础、营养和校正三种情况。特别对于 T1DM 患者，无论是否给予营养

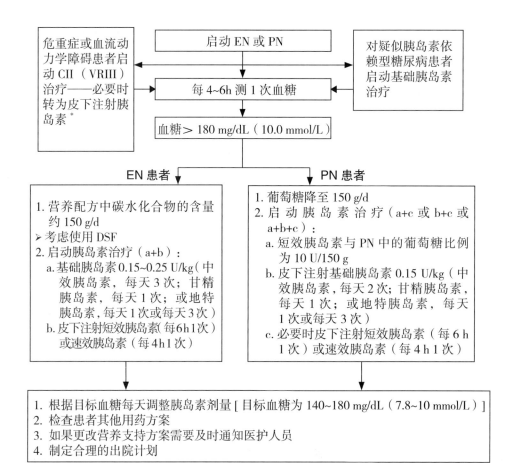

图 36.1　糖尿病患者在营养支持期间的高血糖管理办法。*当患者由静脉改为皮下给药时，可参考静脉给药的胰岛素每日总剂量（TDD）确定皮下注射胰岛素的日剂量。例如，静脉给药最后 6 h 的胰岛素总量除以 6 再乘以 20（非 24，以降低低血糖风险）即患者皮下注射胰岛素的日总剂量，其中 30%~50% 为基础量，必要时可给予餐时大剂量。EN= 肠内营养；PN= 肠外营养；DSF= 糖尿病专用配方；CII= 持续静脉胰岛素输注 [也称为可变速静脉胰岛素输注（VRIII）]

支持，都应在医院通过皮下或静脉给予基础胰岛素治疗（必要时给予营养和校正胰岛素）。

肠内营养患者

　　EN 治疗期间的降糖策略应包括计算热量、调整营养配方和安全使用药物（图 36.1，表 36.1）。标准肠内配方含 1~2 cal/mL，通常包括蛋白质、长链脂肪酸和碳水化合物。与标准配方（碳水化合物提供 55%~60% 的总热量）相比，新的糖尿病

专用配方（DSF）碳水化合物含量更低，并且含有膳食纤维（10~15g/L）和果糖。与标准高碳水化合物配方相比，DSF 可降低非急症糖尿病门诊患者的餐后血糖 [20~30 mg/dL（1.1~1.7 mmol/L）]，改善糖化血红蛋白并减少胰岛素剂量 [1]。但目前尚无证据表明与标准肠内营养配方相比，DSF 可显著改善糖尿病住院患者的血糖及临床预后 [2,14]。

　　EN 可能导致胃内细菌定植、胃残留量过高以及后续发生吸入性肺炎和腹泻。在

表 36.1　糖尿病或应激性高血糖患者在肠内营养（EN）期间的血糖管理[2]

- 营养管可置入胃或小肠。胃管管饲分为持续喂养或间歇喂养。危重患者通常采用持续喂养，病情稳定患者通常采用间歇（重力）喂养。空肠喂养应持续进行。喂养方式影响胰岛素方案的制定。
- 在通过胰岛素良好控制血糖之前，勿增加管饲输注速度。
- 对于既往未诊断糖尿病且未使用胰岛素或口服降糖药的高血糖患者，建议首先使用短效胰岛素治疗，直至管饲良好耐受。这最大限度地降低了由于注射中效胰岛素持续皮下吸收导致的低血糖风险，特别是在因管饲不耐受而意外中断管饲的情况下。一旦管饲输注速度达到 30~40 mL/h，使用中效胰岛素是安全的。
- 重力喂养：喂食应间隔至少 4 h。每次喂食前和喂食结束后 4 h 都要测血糖。部分接受重力喂养的患者可以每天仅使用 1 次或 2 次中效胰岛素降糖，大多数患者需要中效和短效胰岛素联合治疗。
- 持续喂养超过 12 h：长期家庭 EN 的患者通常采用 12h 以上的持续喂养。大多数患者在开始管饲前只需要每天 1 次中效胰岛素（可以单独或联合使用短效胰岛素）。
- 持续喂养超过 24 h：可能需要定期给予中效胰岛素，通常每 8 h 1 次。优选中效胰岛素而非长效胰岛素。如果饲管被移除或移位，使用长效胰岛素发生长时间低血糖的概率更高。与长效胰岛素相比，中效胰岛素需要更频繁地调整剂量才能快速控制血糖。
- 对于每天 1~2 次皮下注射中效胰岛素（有或无短效胰岛素）的糖尿病住院患者，白天的中效胰岛素剂量应为入院前白天剂量的 1/2。同样，夜间的中效胰岛素剂量也为入院前夜间剂量的 1/2。
- 皮下注射长效胰岛素的 1 型糖尿病患者，一般继续使用入院前长效胰岛素的剂量。患者血糖超出目标范围时可皮下注射速效胰岛素。
- 严重高血糖或皮下注射胰岛素无法使血糖达标时，应开始静脉胰岛素输注。此时需要重新评估热量并考虑允许性低摄入。
- 对于管饲患者，低血糖最常见的原因是意外停止管饲。

经 SAGE 许可引用

接受胰岛素或口服降糖药（OHA）治疗的患者中，饲管意外移位或由于恶心、完善检查暂时中断营养支持治疗可能增加低血糖事件。

一项前瞻性 RCT 研究评估了 EN 住院患者应用不同胰岛素治疗方案的有效性[15]。在这项研究中，50 例有或无糖尿病史且血糖水平高于 140 mg/dL（7.8 mmol/L）的患者被随机分配接受普通（短效）胰岛素（按比例增减）或每天 1 次长效甘精胰岛素。研究表明，甘精胰岛素能够有效控制 EN 期间的高血糖。糖尿病患者需要的胰岛素每日总剂量（TDD）为 0.61 ± 0.28 U/kg。多项回顾性研究观察了甘精胰岛素对糖尿病患者在 EN 期间的降糖效果[16]。对接受

EN 治疗的糖尿病患者，可以每 12 h 注射 1 次地特胰岛素。其他胰岛素方案，包括每 8~12 h 注射 1 次 NPH（中效）胰岛素[17] 或每天注射 70/30 预混胰岛素 2 次（每次注射 TDD 的 50%）或 3 次[18] 均被证明可有效管理进行糖尿病肠内营养患者的血糖。这些回顾性研究报告的低血糖发生率介于 0.9%~1.4%。今后需要更多的前瞻性研究来评估糖尿病肠内营养患者用不同胰岛素治疗的风险 – 获益比，包括低血糖的发生率。

体重是计算连续肠内营养的糖尿病患者 TDD 的主要因素。对大多数非重症糖尿病患者而言，起始的 TDD 按照 0.3~0.5 U/kg [基础胰岛素约占 50%，即 0.15~0.25 U/kg（图 36.1）]计算是安全有效的[19]。

我们认为，当已接受基础胰岛素治疗且血糖控制良好的糖尿病住院患者开始 EN 时，主管医生应考虑增加 25%~50% 的胰岛素剂量，调整基础胰岛素剂量或给予速效胰岛素（每 4 h 1 次）或短效胰岛素（每 6 h 1 次），胰岛素和碳水化合物的比例应在 1:10 至 1:15。在肠内营养早期，患者可能出现胃肠道不适，往往需要几天时间才能适应，逐渐满足机体的营养需求，此时的胰岛素剂量不宜过大。

糖尿病可以影响整个胃肠道的功能。病史长的 1 型糖尿病患者通常会出现明显的糖尿病胃轻瘫。结合患者的病史，并且排除其他减缓肠道蠕动的因素方可诊断。明确的胃排空延迟有助于诊断胃轻瘫。准确诊断糖尿病胃轻瘫非常重要，因为它避免了将胃肠道症状错误地归因于管饲或其他减缓肠道蠕动的因素。大多数糖尿病胃轻瘫患者不能耐受胃管管饲，但可以接受低速率起始，缓慢增速的空肠管饲。只有当患者管饲失败时才考虑肠外营养。

肠外营养患者

已证实 PN 可以改善重症患者的营养状况并减少并发症[5]。然而，PN 期间过量给予葡萄糖可能产生代谢异常并导致肠黏膜萎缩、过度喂养和高血糖，增加重症患者的感染风险和死亡率[5]。院内 PN 期间高血糖与高死亡率和高并发症发生率独立相关[1]。推荐通过调整营养成分和（或）使用胰岛素预防和纠正 PN 期间的高血糖。

危重患者起始 PN 的时机和患者发生 PN 相关并发症的风险相关。一项大型的多中心研究对比了早期营养支持与延迟营养支持对 PN 相关并发症的影响[20]。早期营养支持：在 ICU 第 1 天静脉注射 20% 葡萄糖溶液，第 2 天给予 EN 和 PN 联合营养。

延迟营养支持：在 ICU 第 1 天静脉注射 5% 葡萄糖溶液，第 2 天 EN 和第 8 天 PN。结果表明，直到第 8 天才给予 PN 显著降低 ICU 感染风险、缩短脏器功能障碍的病程和 ICU 住院时间，大大降低了医疗费用。

ICU 中大多数成人患者每日总热量为 15~25 kcal/kg[10]。为预计在 ICU 停留 3 d 以上的糖尿病重症患者开具低热量 PN 配方 [15 kcal/（kg·d）] 有利于改善血糖指数[12]。按理想体重计算，PN 的主要营养成分应包括 2~3 g/（kg·d）的葡萄糖（PN 制剂中唯一的碳水化合物）、0.7~1.5 g/（kg·d）的脂肪乳和 1.3~1.5 g/（kg·d）的氨基酸[1]。重症 PN 患者葡萄糖的输注速度应低于 4 mg/（kg·min），因为葡萄糖的高速输注会增加高血糖的发生风险和胰岛素用量[21-22]。因此，PN 期间每天葡萄糖输注量不超过 150 g，不仅能够降低高血糖发生风险，也足以满足大脑的代谢需求和完成基本细胞功能[23]。事实上，与接受 2.6±1.4 g/（kg·d）的葡萄糖输注率相比，1.8±1.3 g/（kg·d）的葡萄糖输注率改善了 ICU 非糖尿病患者的死亡率[24]。整体而言，PN 患者葡萄糖总量为 150~200 g/d 是合理的，当然还需要前瞻性 RCT 研究进一步明确葡萄糖输注速度的差异能否改善糖尿病重症患者的临床结局。

PN 相关并发症发生率也可能与脂质成分有关。FDA 批准的大豆油为主的脂肪乳含有可能有害的亚油酸和 ω-6 多不饱和脂肪酸。由于其亚油酸含量高，以大豆为主的脂肪乳可生成类花生酸，增加应激和创伤时的炎症反应[25]。100 例内科和外科 ICU 患者分别给予含有橄榄油脂肪乳的 PN（用橄榄油部分替代大豆油，降低脂肪乳中的亚油酸）和含有标准大豆油脂肪乳的 PN，结果发现两组重症患者的感染率、非感染性并发症的发生率、ICU 或住院时长以及血糖控制程度没有显著差异[26]。

胰岛素可用于控制 PN 期间的高血糖（图 36.1，图 36.2，表 36.2）。皮下和静脉注射胰岛素均可有效控制患者的高

血糖[22,27]。重症或血流动力学受损的患者首选持续静脉胰岛素输注 [CII，也称为可变速静脉胰岛素输注（VRIII）]，因为它可以随时调整胰岛素剂量。一些研究表明，在 PN 混合物中添加胰岛素在临床上可安

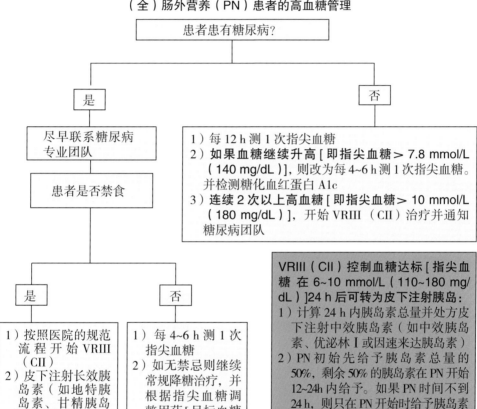

图 36.2 （全）肠外营养患者高血糖管理的英国通用指南。在英国，通常不建议在肠外营养（PN）中直接添加短效（普通）胰岛素。CII= 持续静脉胰岛素输注 [也称为可变速静脉胰岛素输注（VRIII）]

表 36.2　糖尿病或应激性高血糖患者在肠外营养（PN）期间的血糖管理[2,11,27]

- PN 开始前测血糖。PN 第 1 天避免过量喂养并限制葡萄糖为 150~200 g
- 所有患者在 PN 开始前 2 d 都应测血糖。后续的检测次数因人而异。对于已确诊为糖尿病或者显著高血糖的患者，每天测 2~4 次血糖直到血糖稳定。随后每天测 2 次血糖即可
- 大多数糖尿病患者在输注葡萄糖时需要胰岛素对抗。既往采用胰岛素或口服降糖药治疗的患者，或连续 2 次血糖值大于 150 mg/dL（8.3 mmol/L）时，按每克葡萄糖给 0.1 U 短效（普通）胰岛素 [如每升 20% 葡萄糖需要 20 U 胰岛素（200 g/L）]。这种胰岛素和葡萄糖的比例不太可能导致低血糖，从而最大限度地减少 PN 的浪费。如果患者有终末期肾病或严重肾衰竭，则每克葡萄糖给 0.05 U 胰岛素。当 PN 中的葡萄糖含量增加或减少时，胰岛素相应调整
- 如果停用 PN，胰岛素也随之停用。这种方法的特点就是因任何原因停止输注时葡萄糖和胰岛素都会停止给药
- 必要时可皮下注射短效胰岛素或静脉输注胰岛素
- 如果 24 h 内血糖值始终超过目标范围，肠外营养的胰岛素可按照每克葡萄糖给 0.05 U 短效（普通）胰岛素的比例增加，每天每克葡萄糖最多可增加 0.2 U 胰岛素
- 此时需要重新评估所需热量。应当考虑允许性低热量喂养
- 当 24 h 的血糖值都在目标范围内后，方可增加 PN 中葡萄糖含量
- 如果患者出现低血糖，应按照低血糖治疗方案处理
- 在后续的营养支持中，PN 中的胰岛素量通常要减少 50%，除非考虑是同时给予的皮下胰岛素导致低血糖发生。这种方法可降低随后低血糖的发生风险
- 如果前期血糖控制良好 [血糖水平 < 160 mg/dL（8.9 mmol/L）]，突然停用持续性肠外营养几乎不会出现低血糖症状

全有效地控制 PN 期间的高血糖。在肠外营养早期，按 1 U 胰岛素 /10~15 g 葡萄糖的比例添加可以有效控制糖尿病患者的高血糖[1]。有明显胰岛素抵抗的 PN 患者，胰岛素与碳水化合物比例大约为 1U：4 g[28]。在接受 PN 的糖尿病非重症患者中，每天给予基础胰岛素可作为控制住院期间高血糖的备选方案[29]。肠外营养因其他原因中断的情况并不少见，这使得那些将胰岛素添加到 PN 的糖尿病患者面临高血糖的风险。此外，由于糖尿病史不详，在某些情况下医生很难明确患者的糖尿病分型。因此，我们认为根据体重计算基础胰岛素的剂量（但不能加入 PN）可以防止在暂时停用 PN（含胰岛素）的情况下出现高血糖。

PN 脂质管理问题

许多研究表明，在肠外营养期间，静脉注射脂肪乳（IVFE）可增加感染率，这可能和免疫功能受损有关[29]。肠外营养患者常出现高甘油三酯血症，而且甘油三酯水平会随着 IVEF 进一步升高。目前尚不清楚这是否与免疫损伤有关。给予 IVFE 后 1~2 d 需检测甘油三酯水平。如果甘油三酯 > 300 mg/dL（3.4 mmol/L），应停止或减少 IVFE 剂量，改用低热量方案，因为等热量脱脂喂养也可加重高甘油三酯血症[29]。

糖尿病营养支持患者的出院管理方案

急症纠正后，部分患者出院后仍需要营养支持。一旦病情稳定，需要重新评估 EN 患者的降糖方案，特别是从连续肠内营养过渡到每天 3~4 次推注喂养的患者。根据糖尿病病史和住院期间胰岛素使用剂

量，具有残存细胞功能的患者可以尝试简化胰岛素治疗方案，使用口服降糖药物（OHA）治疗。根据我们的经验，总胰岛素需求量低于 40~50 U/d 的 2 型糖尿病患者可以安全使用 OHA。在严密观察下，患者可服用胰岛素促泌剂和二肽基肽酶 4（DPP-4）抑制剂增加内源性胰岛素分泌。二甲双胍对 2 型糖尿病患者有很多益处；可以尝试使用特殊的液体或粉末二甲双胍通过肠内营养管给药，但价格昂贵 [30]。考虑到未知的药物吸收效果和管道堵塞的风险，不建议粉碎 OHA。EN 患者如果能够吞咽就不要粉碎口服降糖药。作者认为，用长效胰岛素单药治疗 2 型糖尿病时，加用缓释促泌剂和（或）

DDP-4 抑制剂可以替代餐时胰岛素或减少长效胰岛素剂量。

营养支持患者的低血糖

频繁发生低血糖增加并发症发生风险、住院时间和死亡率。此外，对低血糖的恐惧是阻碍住院患者血糖达标目标的主要因素之一。EN 或 PN 患者低血糖风险高，主要由于这些患者对血糖下降的反应不够敏感。低血糖发生可能是由于胰岛素剂量过量、突然减少或停止营养支持、病情好转、糖皮质激素或血管升压药减量以及进行性器官衰竭。营养支持期间患者预防和纠正低血糖的方法参考低血糖一般管理策略，并需要考虑该患者群体可能并发症的特点（表 36.3）。

表 36.3　EN（肠内营养）和 PN（肠外营养）患者预防和管理低血糖的策略

1. 预防低血糖症
   - EN 中断
     - 以 50 mL/h 的速度静脉滴注 10% 葡萄糖
     - 考虑减少长效胰岛素剂量
     - 增加血糖监测频率
   - PN 中断
     - 增加血糖监测频率
   - 如有下列情况，应减少胰岛素剂量：
     - 肾功能不全
     - 类固醇药物停用或减量
     - 停用血管升压药
     - 降低碳水化合物的输注率

2. 纠正低血糖
   - 准备 10% 葡萄糖
   - 如果血糖 < 70 mg/dL（3.9 mmol/L）：
     - 静脉注射 25~50 mL 50% 葡萄糖（如果条件不允许，肌内注射 1 mg 胰高血糖素）
     - 15 min 后复测血糖仍低于 70 mg/dL（3.9 mmol/L），重复葡萄糖静脉推注并以 50 mL/h 的速度静脉滴注 10% 葡萄糖
     - 15 min 后复测血糖 ≥ 70 mg/dL（4.0 mmol/L），1 h 后再测血糖，重复上述操作直到血糖 > 100 mg/dL（5.6 mmol/L）
   - 后续胰岛素减量或暂时维持原剂量，分析低血糖原因

可给予 10% 或 20% 的葡萄糖（50% 的葡萄糖对静脉的刺激性较大）

病例分析

70 岁男性，近期因慢性疼痛性胰腺炎行全胰切除。术后患者在家中每天注射 12 U 甘精胰岛素和随餐注射速效胰岛素（1 U 门冬胰岛素：15 g 碳水化合物）。现因顽固性恶心呕吐收住外科病房。入院时无发热，血压正常，体重 60 kg（BMI 21 kg/m²）。实验室检查示白细胞计数正常，随机血糖 189 mg/dL（10.5 mmol/L），血清肌酐 1.2 mg/dL（106 μmol/L），对应 eGFR 60mL/（min·1.73m²）。手术团队持续给予患者脂肪乳剂全胃肠外营养（TPN）（75 mL/h）；TPN 中每天葡萄糖含量为 160 g。糖尿病团队管理患者的糖尿病。考虑患者年龄大、轻度肾功能不全及对胰岛素敏感，给予皮下注射甘精胰岛素 10 U/d，每 4 h 注射 1 次门冬胰岛素，每 4 h 测 1 次血糖。住院期间，甘精胰岛素剂量无变化，血糖波动于 100~200 mg/dL（5.5~11.1 mmol/L）。应用 TPN 3 d 后，胃肠道症状明显改善。患者恢复进食后出院回家。

糖尿病营养支持患者在住院期间是否有特定的血糖目标？

目前的数据表明，接受营养支持的糖尿病住院患者每日最佳碳水化合物需求量为 150 g。目前缺乏指导临床医生有效管理肠内或肠外营养患者高血糖的证据。在获得此类证据之前，应按照常规治疗策略控制住院患者的高血糖。同样，这些患者的血糖控制目标应该符合非危重症和危重症糖尿病患者的一般建议目标。

总　结

是否给予营养支持需要评估患者的营养摄入、体脂含量和蛋白质储备、疾病严重程度和预期的口服摄入不足的持续时间。需要营养支持的患者应首选 EN 而不是 PN。高血糖常见于营养支持患者（表 36.4）。EN 和 PN 期间高血糖与预后不良和死亡率独立相关，特别是在急诊室。只有少数小型前瞻性研究提出了针对 EN 和 PN 患者的血糖控制目标和结局，主要是伴有糖尿病的住院患者。我们建议按照

表 36.4　肠内营养与肠外营养患者的胰岛素剂量设置

分类	基础 / 餐时胰岛素	校正胰岛素
持续肠内营养	**基础：**参考之前的基础胰岛素剂量给药，如果之前未使用基础胰岛素，按 TDD 总量的 30%~50% 给药；或每 12 h 皮下注射 5 U 中效胰岛素或地特胰岛素；每天 1 次皮下注射 10 U 甘精胰岛素或德谷胰岛素 **喂养时：**每 6 h 皮下注射短效（普通）胰岛素；或每 4 h 皮下注射速效胰岛素；从 1 U 胰岛素 /10~15 g 碳水化合物起始，或按 TDD 总量的 50%~70% 给予；需每天调整胰岛素剂量	每 6 h 皮下追加短效（普通）胰岛素；或每 4 h 注射速效胰岛素降糖

经许可，引自 2018 年美国糖尿病协会 [31]

表 36.4（续）

分 类	基础 / 餐时胰岛素	校正胰岛素
定时推注肠内营养	**基础**：继续之前的基础胰岛素方案，如果无，则按 TDD 总量的 30%~50% 给药；或每 12 h 皮下注射 5 U 中效胰岛素或地特胰岛素；每天皮下注射 10 U 甘精胰岛素或德谷胰岛素	每 6 h 皮下注射短效（普通）胰岛素；或每 4 h 注射速效胰岛素降糖
	喂养时：喂养前皮下注射短效（普通）胰岛素或速效胰岛素，从 1 U 胰岛素 /10~15 g 碳水化合物起始；每天调整胰岛素剂量	
肠外营养	在肠外营养液中添加短效（普通）胰岛素，从 1 U 胰岛素 /10 g 碳水化合物起始；每天调整胰岛素剂量	每 6 h 皮下注射短效（普通）胰岛素；或每 4 h 注射速效胰岛素降糖

TDD= 胰岛素每日总剂量

图 36.1 管理营养支持患者住院期间的高血糖。我们建议糖尿病患者在开始 EN 或 PN 时检测指尖血糖。血糖超过 180 mg/dL（10 mmol/L）应开始胰岛素治疗。主管医生可以通过减少碳水化合物的量降低血糖浓度。经常重新评估患者的病情至关重要，不仅有助于维持血糖稳定，还可以防止低血糖。未来需要更多的研究探讨对营养支持患者安全有效的血糖控制目标以及最佳治疗策略。

致　谢

现任作者在此感谢 Molly McMahon 和 John Miles 对本章内容的贡献。

参考文献

请登录 www.wpcxa.com 下载中心查询或下载，或扫码阅读。

第 37 章

肾功能不全住院患者的糖尿病和（或）高血糖管理

Glenn Matfin

要 点

· 糖尿病和（或）出现应激性高血糖的住院患者常合并急性肾损伤（AKI）和慢性肾脏病（CKD）。

· AKI 和 CKD 是使用胰岛素或磺酰脲类降糖药的患者发生低血糖的重要危险因素。常见原因包括胰岛素清除率下降、降糖药排泄率下降、肾脏糖异生减少、胃轻瘫、血糖变异升高、未感知性低血糖、肾脏替代治疗后胰岛素敏感性增强、食欲欠佳或进食不规律所致的摄食减少。

· 目前的指南推荐肾功不全的糖尿病住院患者使用静脉给予胰岛素（可联合皮下注射基础胰岛素），或皮下注射基础胰岛素（可联合餐时胰岛素），避免使用某些非胰岛素降糖药。

· 2 型糖尿病合并慢性肾脏病／终末期肾病（ESRD）的患者对胰岛素的需求降低。为减少肾功不全住院患者的低血糖发生频率，需要及时调整胰岛素剂量。

· 随着肾脏疾病的进展，2 型糖尿病合并慢性肾脏病患者胰岛素用量逐渐减少，甚至停用胰岛素（即糖尿病"缓解"）。同样，1 型糖尿病患者在合并 CKD/ESRD 时，胰岛素每日总剂量（TDD）也可能大幅下降。

· 合并 CKD/ESRD 时，糖化血红蛋白 A1c（HbA1c）往往不能准确反映血糖控制情况，建议住院期间密切监测血糖。

· 建议始终采用个体化的血糖控制方案。合并 CKD/ESRD 的 2 型糖尿病患者（多同时合并其他严重并发症）应首先考虑降低低血糖的发生风险，而非严格控制血糖。

· 医生必须了解 2 型糖尿病合并 CKD/ESRD 患者可以选择哪些种类的非胰岛素降糖药。

· 二甲双胍相关乳酸性酸中毒（MALA）虽然罕见 [5~10/10 万（人·年）]，但死亡率很高（约 50%）。MALA 的发生可能是肾小球滤过率估值（eGFR）< 30 mL/（min·1.73m^2）[即 AKI 和（或）晚期 CKD] 时二甲双胍蓄积和（或）二甲双胍过量所致。二甲双胍在 CKD 3B 期 [eGFR 30~45 mL/（min·1.73m^2）] 时应谨慎应用，禁用于 CKD 4 期和 5 期 [eGFR < 30 mL/（min·1.73m^2）]。

· 晚期 CKD 或透析患者发生糖尿病酮症酸中毒（DKA）在临床表现、实验室检查及治疗方面与非晚期 CKD 患者可能有所不同。

· 如果对合并 AKI 和（或）CKD 的糖尿病患者在肾脏疾病诊断和（或）相应治疗方面没有把握，应及时转诊肾内科。

引　言

急性肾损伤（AKI），既往称为急性肾衰竭，包括不同程度的肾脏损伤。虽然AKI 的定义在不断演变，但都包括突然和暂时的肾功能丧失。AKI 的诊断目前主要侧重于监测血清肌酐水平及肾小球滤过率估值（eGFR）的变化，尿量并非主要指标。13%~20% 的住院患者合并 AKI。大多数 AKI 患者（至少在最初阶段）由非肾脏专科医生管理。AKI 往往诊断及报告不足，导致患者反复住院（1 年内再入院比例为23%~35%）以及死亡率增加（约 50% 的患者需要肾脏替代治疗）[1]。AKI 的主要并发症包括容量超负荷、电解质紊乱、尿毒症和相关并发症和药物毒性。治疗手段包括根据可能病因进行针对性治疗和支持治疗，预防和管理并发症。AKI 目前被认为是慢性肾脏病（CKD）进展和不良结局的主要危险因素。

CKD（也称慢性肾衰竭 / 慢性肾功能不全）比 AKI 更为常见，约 15% 的美国成人群患有 CKD[1]。CKD 的定义也侧重于血清肌酐水平和由此得出的 eGFR（最好用CKD-EPI 公式计算）；主要通过由尿白蛋白 / 肌酐比值（ACR）估算的尿白蛋白排泄量来评估肾脏损害，也可通过包括病理、尿液、血液或影像学检查评估肾脏损害（表37.1）。此外，诊断 CKD 需要至少 3 个月或更长时间的持续 eGFR 和（或）ACR 异常。CKD 分为 5 期（表 37.1）。CKD 进展的危险因素包括高血压、高血糖和蛋白尿。AKI 和 CKD 可在患者体内共存，导致肾功急性 – 慢性恶化。CKD 4~5 期通常被认为是晚期 CKD（尽管 CKD 3B 期也可能有明显的代谢异常和其他不良后果）。eGFR < 15 mL/（min · 1.73m²）为 CKD 5 期，

表 37.1　慢性肾脏病（CKD）分期

分 期	肾小球滤过率估值（eGFR）	临床意义
1 期	> 90 mL/（min · 1.73m²）	肾脏损害*伴 eGFR 正常或升高
2 期	60~89 mL/（min · 1.73m²）	肾脏损害*伴 eGFR 轻度下降
3A 期	45~59 mL/（min · 1.73m²）	eGFR 轻度至中度下降
3B 期	30~44 mL/（min · 1.73m²）	eGFR 中度至重度下降
4 期	15~29 mL/（min · 1.73m²）	eGFR 重度下降
5 期	< 15 mL/（min · 1.73m²）或肾脏替代治疗（肾移植或透析）	肾衰竭或终末期肾病（ESRD）

*肾脏损害定义为持续微量白蛋白尿或其他病理、尿液、血液或影像学检查异常（CKD 3~5 期也可能出现上述改变）

包括接受透析或移植的终末期肾病（ESRD）和未接受透析或移植的肾衰竭。糖尿病仍然是 CKD 的主要病因，由糖尿病引起的CKD 也称为糖尿病肾病，发达国家约 50%的 ESRD 由糖尿病肾病引起[2]。因此，许多CKD 患者同时患有糖尿病（约 40%）[1]。

糖尿病住院患者的数量持续增长（英国约为 17%；美国超过 20%）[3]。英国国家糖尿病住院患者审核（NaDIA）数据预测 2020 年糖尿病住院患者大约占 20%。其实在许多医院，这一比例可能已经超过了30%[4]。部分患者入院时出现高血糖，出院后血糖恢复正常，即所谓的"应激性高血糖"（入院时 HbA1c 处于正常或糖尿病前期范围）[5]。整体而言，合并糖尿病或暂时性高血糖的住院患者入住普通病房的比例为 32%~38%；入住重症监护室和拟接受心

脏手术的比例在 28%~80%。

AKI 和 CKD 常见于糖尿病或入院期间出现高血糖的患者[6]。AKI 和 CKD 又是低血糖的重要危险因素，尤其是当这些患者使用磺酰脲类药物和（或）胰岛素治疗时[2,6-8]。在正常情况下，肾脏糖异生占总糖异生的 20%~40%，在禁食和低血糖情况下，可增加 2~3 倍。肾功能不全患者发生低血糖的因素主要包括：摄食减少导致糖异生底物不足，肾脏糖异生减少，血糖变异性增加，肾脏降解和排泄胰岛素减少，口服降糖药的清除率下降，肾脏替代治疗后胰岛素敏感性增加，以及升糖激素反应不足等[2,9]。有研究表明，住院期间发生低血糖的患者死亡率增加，可能并不仅仅与低血糖有关，还有更严重的疾病（如晚期 CKD/ESRD）参与[9-10]。

目前的糖尿病管理指南建议合并 CKD/ESRD 的住院患者首选静脉注射胰岛素（可联合皮下注射基础胰岛素）或皮下注射基础胰岛素（可联合餐时胰岛素），避免使用某些非胰岛素药物[4,11]。强烈建议不要仅仅使用短效、速效或超速效胰岛素，而不联合基础胰岛素[4,11]。

糖尿病合并晚期 CKD（尤其是 ESRD）的患者对胰岛素的需求降低，因此需要采用特定的胰岛素给药方法降低低血糖的发生率。糖尿病确诊后的早期治疗在于使血糖达标（同时尽量减少低血糖风险）并诱导代谢记忆，降低微血管（包括糖尿病肾病）和大血管并发症的发生风险[12-13]。始终建议采用个体化的血糖控制目标。然而，对合并 CKD/ESRD 的糖尿病患者（多同时合并其他严重并发症，尤其是心血管疾病），应首先考虑降低低血糖发生风险，而非严格控制血糖。糖尿病并维持性透析患者用胰岛素治疗的目的是提高生活质量，

避免出现低血糖和高血糖。为该患者群体制定降糖方案必须考虑严重低血糖和心血管疾病发生风险[12-13]。此外，医生必须了解该患者群体可以选择哪些种类的非胰岛素降糖药[2,8,10]。

晚期 CKD 或透析患者发生糖尿病酮症酸中毒（DKA）在临床表现、实验室检查及治疗方面与非晚期 CKD 患者可能有所不同。

糖尿病、低血糖和慢性肾脏病

糖尿病是 CKD 和 ESRD 的主要病因，临床常见 CKD 合并糖尿病[1]。不幸的是，糖尿病合并 CKD 患者的死亡率增加，主要和心血管疾病增加有关[14]。

糖尿病合并 CKD/ESRD 患者的糖化血红蛋白 A1c（HbA1c）由于诸多因素往往不可靠（例如，红细胞代谢增加或近期输血可"假性"降低 HbA1c；血液透析患者常因铁缺乏导致 HbA1c 升高，铁替代治疗可改善这一现象）。因此，建议患者住院期间密切监测血糖[4,11]。尽管如此，糖化血红蛋白与 CKD 和 ESRD 患者的生存率仍显著相关。与糖化血红蛋白在 7%~8%（53~64 mmol/mol）相比，HbA1c < 7%（53 mmol/mol）或 > 8%（64 mmol/mol）时死亡率增加[15-17]。特别是在 HbA1c < 6%~7%（42~53 mmol/mol）时患者的低血糖发生风险增加,死亡率增加。

美国退伍军人健康管理局对 243 222 例患者进行低血糖研究时发现，在校正年龄、种族和其他并发症因素后，eGFR < 60 mL/（min·1.73m^2）的糖尿病患者血糖 < 70 mg/dL（3.9 mmol/L）的比例为 10.72/100（人·月），而肾功正常的糖尿病患者发生低血糖的比例为 5.33/100（人·月）[18]。该研究收集的 2 040 206 次血糖数据中约 57% 来自住院患者。所有 CKD 患者低血糖

发作当天的死亡率均有所增加，血糖 60~69 mg/dL（3.3~3.8 mmol/L）对应的 OR 值为 1.85，血糖 50~59 mg/dL（2.8~3.2 mmol/L）对应的 OR 值为 4.10，血糖 < 50 mg/dL（2.8 mmol/L）对应的 OR 值为 6.09（P 均 < 0.000 1）。因此，低血糖是糖尿病住院患者，包括合并 CKD/ESRD 患者死亡率增加的高危因素（或标志物）[9-10]。

合并 CKD/ESRD 的糖尿病住院患者和（或）住院时发现高血糖患者的胰岛素治疗

目前指南建议该类住院患者首选胰岛素治疗而非胰岛素之外的降糖药物治疗 [4,11]。CKD/ESRD 患者无论选择何种形式的胰岛素方案 [静脉注射和（或）皮下注射胰岛素] 都需谨慎。需要了解肾功不全时胰岛素药代动力学和药效学的变化特点和其他相关因素制定个体化降糖方案。

晚期 CKD/ESRD 患者的胰岛素清除率

CKD/ESRD 患者的胰岛素和糖代谢发生了多重改变。由于内源性胰岛素通过门静脉分泌，肝脏首先代谢约 50% 的胰岛素。肾脏会清除约 65% 到达肾脏的胰岛素。外源性胰岛素被吸收后首先在肾脏代谢[19]。当 GFR < 20 mL/（min·1.73m²）时，胰岛素的肾脏清除率显著下降[20]。ESRD 患者低血糖风险增加的其他因素包括肾脏糖异生减少、厌食纳差、体重减轻和蛋白质营养不良[8,21]。

CKD/ESRD 患者的胰岛素需求

当糖尿病患者的肾病进展到 ESRD 时，1 型糖尿病患者对胰岛素的需求量下降 38%，从 0.72 U/（kg·d）下降到 0.45 U/（kg·d）；2 型糖尿病患者对胰岛素的需求量下降 51%，从 0.68 U/（kg·d）下降到 0.33 U/（kg·d）[22]。许多 2 型糖尿病患者在发展至 ESRD 时，甚至无需降糖治疗，这种现象被称为"缓解"[23]。例如，约 65% 的透析患者的 HbA1c < 7%（53 mmol/mol），35% 的透析患者的 HbA1c < 6%（42 mmol/mol）。该水平对 ESRD 人群的预后没有获益，应当深入分析优化胰岛素和（或）非胰岛素降糖方案以及血糖控制目标。

CKD/ESRD 患者的胰岛素敏感性

2 型糖尿病合并 ESRD 患者在血液透析治疗前后胰岛素敏感性和血糖控制情况有显著差异。对 19 例受试者进行连续血糖监测（CGM），发现透析前 24 h 平均血糖为 226 ± 101 mg/dL（12.5 ± 5.6 mmol/L），透析后 24 h 内血糖均值降至 176 ± 68 mg/dL（9.8 ± 3.8 mmol/L）[24]。无症状低血糖多见于透析后。一项使用正葡萄糖钳夹技术的研究表明，与透析前一天相比，透析后一天的基础胰岛素剂量减少了 25%，而餐时胰岛素剂量没有变化[25]。

一项评估甘精胰岛素和谷赖胰岛素（即基础胰岛素联合餐时胰岛素）的研究纳入 107 例暂不需要透析的 2 型糖尿病合并晚期 CKD[平均 eGFR 31 mL/（min·1.73m²）] 的非危重住院受试者[26]。受试者随机分为胰岛素每日总剂量（TDD）0.5 U/kg 和 0.25 U/kg 两组。TDD 的 50% 作为每日甘精胰岛素剂量（基础），TDD 的 1/6 作为能进食的受试者的每餐谷赖胰岛素剂量。每天根据餐前和睡前血糖调整剂量。入院时平均 HbA1c 为 8%（64 mmol/mol）。其中 76% 的患者入院前接受胰岛素治疗。两个胰岛素剂量组第 1 天的平均血糖水平 [196 ± 62 mg/dL（10.9 ± 3.4 mmol/L）] 相同，随后两组血糖水平都降至平均值 174 ± 49 mg/dL（9.7 ± 2.7 mmol/L）。虽然不同剂量胰岛素组的降糖效果没有差异，但低剂量组的低血糖发生率降低了 50%。

CKD/ESRD 患者的胰岛素新疗法

由于新型胰岛素制剂（例如超长效胰岛素 U100/U200 德谷胰岛素和 U300 甘精胰岛素；速效胰岛素 U100/U200 赖脯胰岛素；以及超速效门冬胰岛素）的临床经验和研究证据有限，应基于 CKD/ESRD 患者对传统胰岛素的反应（即短效和速效胰岛素及中长效胰岛素）调整剂量[2]。对于基础胰岛素和胰高血糖素样肽 1（GLP-1）受体激动剂的复方制剂（如德谷胰岛素联合利拉鲁肽，甘精胰岛素联合利司那肽），从肾脏的角度而言主要考虑 GLP-1 受体激动剂的用药范围 [利司那肽在 CKD 4 期谨慎应用，在 CKD5 期避免应用；利拉鲁肽可用于 CKD 全程(CKD5 期用药经验有限)]。

糖尿病和（或）住院时发现高血糖的患者合并 CKD/ESRD 的非胰岛素治疗

大型前瞻性随机研究表明，强化血糖控制可延缓 1 型糖尿病和 2 型糖尿病患者糖尿病肾病（出现蛋白尿和 eGFR 下降）的发生发展[5,13]。某些降糖药物可使肾脏直接获益。例如，钠 – 葡萄糖协同转运蛋白 2（SGLT-2）抑制剂（一类通过抑制肾脏近端小管葡萄糖重吸收降低血糖的口服降糖药）通过与血糖调节无关的机制降低肾小球内压、减少蛋白尿和延缓 GFR 下降[27]。尽管 SGLT-2 抑制剂的降糖作用因 eGFR 降低而减弱（表 37.2），但在一项大型有关心血管结局（EMPA-REG）的研究中，与安慰剂相比，不论是基线 eGFR 为 30~

59 mL/（min · 1.73m²）的受试者还是基线 eGFR ≥ 60 mL/（min · 1.73m²）的受试者，恩格列净均可带来相似的肾脏获益[28]与心血管获益[29]。一项研究发现，与安慰剂相比，卡格列净改善心血管结局和蛋白尿进展，eGFR、肾替代治疗或肾死亡的综合降幅达 40%[30]。这些肾脏获益可能与 SGLT-2 抑制剂诱导的渗透性利尿和血流动力学因素改变有关，其他机制（例如球 – 管反馈增加）正在研究中[27]。GLP-1 受体激动剂[31]和二肽基肽酶 4（DPP-4）抑制剂对肾脏也有直接作用，与安慰剂相比可改善肾脏预后。

合并 AKI 和（或）CKD/ESRD、失代偿性心力衰竭、低灌注或休克、急性 / 慢性肺部疾病或接受静脉造影剂的住院患者最好避免使用某些降糖药。许多降糖药受到肾脏功能下降的影响，导致 AKI 和（或）CKD/ESRD 患者的药物作用时间延长并增加低血糖发生风险。目前可用于 2 型糖尿病的降糖药（其中一些药物也被用作 1 型糖尿病的辅助治疗）在 CKD 各期的安全性见表 37.2。

如果住院患者（或门诊 / 社区诊所就诊患者）停止降糖治疗，患者可能出现严重高血糖，需要（至少暂时）使用胰岛素治疗，因而必须加强血糖监测。对于急性和（或）慢性肾功能不全的患者，如发生严重高血糖可通过脱水和低血压进一步加重 AKI 或 CKD/ESRD。对于合并 AKI 或 CKD/ESRD 的糖尿病患者，停止 / 维持 / 重新评估患者常用的肾毒性药物也至关重要，如血管紧张素转换酶（ACE）抑制剂、血管紧张素受体阻滞剂（ARB）、盐皮质激素拮抗剂、利尿剂以及非甾体抗炎药（NSAID）。同时应考虑静脉造影剂带来的风险 – 获益比。虽然他汀类药物很少引起横纹肌溶解，但他汀类药物诱导的横纹

表 37.2　合并 CKD 的 2 型糖尿病患者的非胰岛素降糖治疗

类别 / 药物名称	常用剂量	是否可安全用于 CKD 患者	CKD 时剂量调整方案
磺脲类			
格列本脲	1.25~10 mg/d	否	CKD3~5 期避免应用
格列吡嗪	2.5~20 mg/d	谨慎使用	无需调整剂量
格列苯脲	1~6 mg/d	谨慎使用	保守剂量起始（如 1 mg/d）
格列齐特	40~320 mg/d	谨慎使用	无需调整剂量
格列奈类			
瑞格列奈	0.5~2 mg 随餐	谨慎使用	CKD4~5 期每餐 0.5 mg 起始
那格列奈	60~120 mg 随餐	谨慎使用	CKD4~5 期每餐 60 mg 起始
二甲双胍	500~2000 mg/d	谨慎使用	CKD1~3A 期全剂量
			CKD3B 期剂量减少 50%
			CKD4~5 期避免应用
吡格列酮	15~45 mg/d	是	无需调整剂量
DPP-4 抑制剂			
西格列汀	100 mg/d	是	CKD1~2 期全剂量
			CKD3 期 50 mg/d
			CKD4~5 期 25 mg/d
沙格列汀	5 mg/d	是	eGFR > 50 mL/（min·1.73m^2）全剂量
			eGFR ≤ 50 mL/（min·1.73m^2）2.5 mg/d
利格列汀	5 mg/d	是	全剂量
阿格列汀	25 mg/d	是	CKD1~2 期全剂量
			CKD3 期 12.5 mg/d
			CKD4~5 期 6.25 mg/d
维格列汀	50 mg，每天 2 次	是	CKD3~5 期 50 mg/d
GLP-1 受体激动剂			
艾塞那肽	10 mg，每天 2 次	谨慎使用	CKD1~3 期全剂量
			CKD4~5 期避免使用
艾塞那肽 XR	每周 2 mg	谨慎使用	CKD1~3 期全剂量
			CKD4~5 期避免使用
利拉鲁肽	0.6~1.8 mg/d	谨慎使用	CKD1~5 期全剂量
			严重 CKD 经验有限
利司那肽	10~20 mg/d	谨慎使用	CKD1~3 期全剂量
			CKD4~5 期避免使用

表 37.2（续）

类别 / 药物名称	常用剂量	是否可安全用于 CKD 患者	CKD 时剂量调整方案
司美格鲁肽	每周 0.5~1 mg	谨慎使用	CKD1~5 期全剂量
			严重 CKD 经验有限
度拉糖肽	每周 0.75~1.5 mg	谨慎使用	CKD1~5 期全剂量
			严重 CKD 经验有限
α 葡萄糖苷酶抑制剂			
阿卡波糖	25~50 mg 随餐	谨慎使用	仅限 CKD1~3 期
米格列醇	25~50 mg 随餐	谨慎使用	仅限 CKD1~3 期
SGLT-2 抑制剂			
卡格列净	100~300 mg/d	谨慎使用	CKD1~2 期全剂量
			eGFR 45~59 mL/（min·1.73m^2）100 mg/d
			eGFR < 45 mL/（min·1.73m^2）避免应用
达格列净	10 mg/d	谨慎使用	CKD1~2 期全剂量
			CKD3~5 期避免使用
恩格列净	10~25 mg/d	谨慎使用	CKD1~2 期全剂量
			eGFR 45~60 mL/（min·1.73m^2）10 mg/d
			eGFR < 45 mL/（min·1.73m^2）避免使用
			eGFR < 30 mL/（min·1.73m^2）禁用
埃格列净	5~15 mg/d	谨慎使用	CKD1~2 期全剂量
			CKD3~5 期避免使用

DPP-4= 二肽基肽酶 4；eGFR= 肾小球滤过率估值；GLP-1= 胰高血糖素样肽 1；SGLT-2= 钠 - 葡萄糖协同转运蛋白 2；XR= 缓释剂

肌溶解症会导致 AKI 和（或）CKD 恶化。是否继续使用这类药物或采取替代治疗在出院时应重新评估。

二甲双胍

二甲双胍是目前 2 型糖尿病患者的基础治疗用药，通常情况下安全有效[5,13]。肾功能损害时二甲双胍蓄积，但没有肾毒性。美国修订了二甲双胍的处方信息，指出其可安全用于 eGFR ≥ 30 mL/（min·1.73m^2）的患者[5]。美国食品药品监督管理局（FDA）

也建议使用 eGFR 代替血清肌酐来指导治疗。修订后的 FDA 指南规定：① eGFR < 30 mL/（min·1.73m^2）的患者禁用二甲双胍；②服用二甲双胍时应监测 eGFR；③当 eGFR 降至 < 45 mL/（min·1.73m^2）（即 CKD 3B 期或更差）时，应重新评估二甲双胍治疗的风险 - 获益比；④ eGFR < 45 mL/（min·1.73m^2）的患者不建议启用二甲双胍；⑤对于 eGFR 在 30~60 mL/（min·1.73m^2）的患者，在静脉注射碘造影剂之时或之前暂停二甲双胍（造影

前可按原剂量服用一次二甲双胍）；如果患者可进食和饮水，且 eGFR > 60 mL/（min·1.73m²）（或患者恢复到可接受的基线 eGFR 值），24 h 后恢复服用二甲双胍。

推荐 CKD 3A 期 [即 eGFR 45~59 mL/（min·1.73m²）] 患者无需调整二甲双胍剂量；CKD 3B 期 [即 eGFR 30~44 mL/（min·1.73m²）] 患者需减少二甲双胍剂量（即不超过 1 g/d）；CKD 4 或 5 期患者应停用二甲双胍[32]。AKI 患者应停用二甲双胍，如欲启用二甲双胍需再次评估。

住院期间应谨慎使用二甲双胍，因为在急症入院期间可能会出现肾功能下降和心肺功能损害。不良反应包括恶心、呕吐、腹泻和造影剂相关的并发症。最严重的不良反应是二甲双胍相关乳酸性酸中毒（MALA）。尽管罕见，仅有 5~10/10 万（患者·年），但 MALA 的死亡率接近50%[32-34]。与其他双胍类药物一样，二甲双胍主要通过抑制肝脏线粒体呼吸链，以浓度依赖方式增加血乳酸水平（苯乙双胍是一种更有效的线粒体呼吸链抑制剂，苯乙双胍乳酸性酸中毒的发生率是二甲双胍的24 倍）。血浆二甲双胍浓度升高（如发生在肾功能不全的患者中）以及进一步干扰乳酸生成或清除的继发性事件或状况（如肝硬化、脓毒症或低灌注）是导致 MALA发生的必要条件[34]。当乳酸生成增加与代谢受损 / 清除减少之间不平衡时，就会发生 MALA。如果担心发生 MALA，可以测量乳酸水平（血浆乳酸 < 3.5 mmol/L 代表安全）并根据需要进行评估。eGFR < 30 mL/（min·1.73m²）[即 AKI 和（或）晚期CKD] 时二甲双胍蓄积和（或）过量均可引起 MALA。这将导致：①线粒体功能受损，糖异生和糖原分解减少，糖酵解增加；②激活肠内无氧代谢[32]，最终导致多系统器官

功能衰竭，包括心血管系统（心排血量减少和低血压、心律失常）、呼吸系统（肺水肿）和中枢神经系统（谵妄、昏迷）。

乳酸性酸中毒分为两类：A 型乳酸性酸中毒，与缺氧条件下通过糖酵解导致乳酸蓄积有关；B 型主要是乳酸生成增加，但乳酸清除减少（通过氧化或糖异生的方式）。MALA 属于 B 型（非缺氧性）乳酸性酸中毒，通常表现为血液 pH < 7.35、乳酸水平极高（> 15 mmol/L）、阴离子间隙大（> 20 mmol/L）及肾功能不全 [eGFR < 30 mL/（min·1.73m²）][35]。MALA 时极少发生低血糖（二甲双胍是一种胰岛素增敏剂）。二甲双胍中毒剂量可引起胰腺炎。MALA 的紧急处理包括停用二甲双胍和在重症监护室进行治疗。血液滤过可治疗严重的代谢性酸中毒及 AKI，并清除血中的二甲双胍[35]。

磺酰脲类药物

磺酰脲类药物通过刺激胰岛 β 细胞分泌内源性胰岛素。这些药物可引发低血糖。常用的磺酰脲类药物包括格列本脲，其半衰期长，在肾功能不全时蓄积，因此CKD3~5 期糖尿病患者应避免使用[36]。格列苯脲虽然也可在 CKD4~5 期蓄积，但在该组患者中可以谨慎应用（从 1 mg/d 保守起始）[2]。格列齐特广泛用于美国以外地区，并提供了许多切实可行的剂量方案（包括住院）。格列齐特发生严重低血糖的风险低于格列本脲和格列苯脲，但在CKD4~5 期也应谨慎使用，并考虑从较低剂量起始[2]。格列吡嗪通过肝脏代谢成若干无活性的代谢产物，其清除率和半衰期不受 eGFR 影响，因此 CKD 患者无需调整剂量，但仍应建议从 2.5 mg/d 起始，避免低血糖（在这种情况下，低血糖可能是

多种因素引起，而不仅仅与药物清除率有关）。综上所述，格列吡嗪是 CKD 患者的首选磺脲类药物 [尽管格列苯脲或小剂量格列齐特（例如 40 mg，1~2/d）可以在精细调量和严密监测的情况下使用]。

磺酰脲类药物起效快（24~48h 内），可以快速改善某些非失代偿性高血糖状态。但在住院期间应极其谨慎地应用所有磺酰脲类药物，因为患者的进餐时间不规律，增加低血糖风险的因素也比较多 [4,13]。

SGLT-2 抑制剂

SGLT2 抑制剂的降糖作用随 eGFR 降低而减弱。在 CKD 3A 期 eGFR > 45 mL/（min·1.73m²）时恩格列净和卡格列净需要调整剂量（表 37.2）。达格列净只能在 eGFR > 60 mL/（min·1.73m²）时应用。但是大型心血管结局研究结果显示，与安慰剂相比，基线 eGFR 为 30~59 mL/（min·1.73m²）的受试者较基线 eGFR > 60 mL/（min·1.73m²）的受试者，恩格列净的肾脏获益（延缓肾脏疾病进展，包括需要肾脏替代治疗在内的肾脏事件发生较少）和心血管获益（减少心血管死亡，降低心力衰竭住院率）并无显著差异 [28-29]。CANVAS 研究也观察到卡格列净有类似的心血管和肾脏获益 [30]。

SGLT-2 抑制剂与许多不良事件相关，包括脱水、AKI、尿路感染和糖尿病酮症酸中毒（DKA，包括正常血糖 DKA）[12-13]。在 2 项应用卡格列净的大型研究中发现腿部和足部截肢风险增加（主要影响脚趾）[30]，FDA 在卡格列净的说明中添加一个黑框警示该类风险。在有酮体产生的严重疾病以及长时间禁食和外科手术期间，避免使用 SGLT-2 抑制剂 [37]。使用利尿剂的患者使用 SGLT-2 抑制剂时，为了防止脱水和潜在的 AKI 或 CKD 进一步恶化，应减少利尿剂剂量和复查肾功。在确定安全性和有效性之前，一般不建议将 SGLT-2 抑制剂用于常规住院治疗 [37]。

GLP-1 受体激动剂

GLP-1 受体激动剂直接影响肾脏。据报道，与安慰剂相比，GLP-1 受体激动剂（利拉鲁肽，每天 1 次；司美格鲁肽，每周 1 次）可改善肾脏和心血管结局 [31]。GLP-1 受体激动剂的不良事件包括恶心、呕吐和脱水，导致 AKI 和（或）CKD 急性加重。在确定安全性和有效性之前，一般不建议将 GLP-1 受体激动剂用于常规住院治疗 [4]。

DPP-4 抑制剂

DPP-4 抑制剂（提高活性 GLP-1 的循环浓度）用于 CKD 时可减少也可不减少剂量（表 37.2）。DPP-4 抑制剂可用于住院治疗。研究表明，西格列汀对轻度至中重度 2 型糖尿病住院患者安全有效。在内科和外科患者中，西格列汀（根据肾功能调整剂量）联合基础胰岛素的降糖效果不劣于基础 - 餐时胰岛素方案 [38]。西格列汀（± 基础胰岛素）特别适用于老年住院患者 [9]。相比之下，沙格列汀和阿格列汀尚未在住院患者中广泛开展研究。如果患者出现心力衰竭（常见于合并心肾疾病的患者），或已有心力衰竭（这在糖尿病患者中非常普遍，尤其是合并 CKD/ESRD 和相关心血管并发症的患者），应停用这两种药物 [5]。

晚期 CKD/ESRD 合并糖尿病酮症酸中毒的诊断与治疗

晚期 CKD 或透析患者的 DKA 在临床表现、实验室检查以及治疗方面可能与非晚期 CKD 患者有所不同[39]。DKA 并不常见于透析患者，但随着糖尿病相关 ESRD 发病率的上升，DKA 的发生率也越来越高。

代谢性酸中毒通常发生于透析相关 DKA。透析患者发生 DKA 时平均血清碳酸氢盐和阴离子间隙（AG）分别为 12.0 ± 4.6 mmol/L 和 27.2 ± 6.4 mmol/L[40]。在极少数情况下，代谢性酸中毒可被患者在血透期间暴露于高碳酸氢盐透析液而导致的代谢性碱中毒所掩盖。在这种情况下，混合性酸碱平衡紊乱可以导致血清碳酸氢盐水平正常或轻微下降。不过，高 AG 仍是诊断 DKA 的线索。此外，由于肾衰竭引起的酸性代谢物堆积，ESRD 患者的 AG 在没有 DKA 的情况下也会升高。并非只有 ESRD 的 AG 超过 20 mmol/L（20 mmol/L），应考虑其他可能原因如 DKA。

目前尚无前瞻性研究系统评估透析患者发生 DKA 的诊疗策略；因此，应与肾病科专家密切合作制定相应的诊疗方案[39]。胰岛素是治疗透析患者合并 DKA 的主要手段，通常也是唯一的治疗方法[40]。临床上，透析患者较少表现出容量不足，通常表现出细胞外液容量增加，例如下肢水肿、肺水肿以及高血压[39]。由于肾功能严重受损，渗透性利尿不足，因而患者较少出现容量不足。目前认为，在患 DKA 的透析患者中，总细胞内液保持不变，而细胞外液保持正常或有所增加[41]。因此，ESRD 患者如果没有呕吐、腹泻或过量的不显性失水等细胞外液丢失的临床证据，通常不需要静脉补液。如果存在血容量不足的证据，则需要谨慎地给予小剂量生理盐水（250 mL）并密切监测呼吸和血流动力学参数[39]。少数情况下，严重 DKA 通过高血糖相关的间质高渗导致肺水肿。胰岛素治疗通常对 DKA 的肺水肿有效[41]；严重情况下可能需

要紧急透析。

肾小球滤过率下降、胰岛素不足和高渗增加了发生 DKA 的 ESRD 患者发生高钾血症的风险[42]。在同样的高血糖情况下，透析患者的高钾血症通常比非透析患者更严重，甚至可能危及生命[42]。因此，除非血钾水平 < 3.3 mmol/L，否则不需要常规补钾[39]。胰岛素通常是治疗需要维持透析的 DKA 患者高钾血症的唯一方法。严重的高钾血症患者需完善心电图。透析后细胞内外钾水平会发生变化，因此需要在透析 2 h 后复测血钾水平。

血液透析在 DKA 治疗中的作用存在争议，且尚未在 ESRD 患者中进行系统研究。严重肺水肿和高钾血症是 DKA 患者紧急血液透析的两个主要指征。对没有明确适应证的 ESRD 合并 DKA 的患者进行紧急透析会导致血浆渗透压迅速降低，增加神经系统并发症的发生风险[39]。

糖尿病和（或）住院时发现高血糖的患者合并 CKD/ESRD 的治疗实践

上述各种临床研究结果如何影响糖尿病和（或）住院时发现高血糖的患者在合并 CKD 时的血糖管理？表 37.3 概述了治疗糖尿病合并 CKD/ESRD 患者的实用建议。

CKD/ESRD 会影响强化降糖治疗和一些特殊降糖治疗的获益（早期 CKD 患者，强化降糖治疗的获益主要表现为改善 eGFR，但获益在 2 型糖尿病至少有 2 年的滞后时间，在 1 型糖尿病有超过 10 年的滞后时间。晚期 CKD/ESRD 患者几乎没有获益）。维持性血液透析的糖尿病患者用胰岛素治疗的目的是提高生活质量，避免出现低血糖和高血糖的极端情况。如果没有最新的血糖检测结果，所有高血糖或有糖尿病病史

表 37.3　提高糖尿病合并 CKD/ESRD 患者胰岛素安全性的建议

1. 老年患者的血清肌酐仅轻度升高（肌肉量减少），但 GFR 可能下降明显。应考虑患者的 eGFR 对非胰岛素降药物剂量和基于体重计算的胰岛素剂量的影响。

2. ·推荐 2 型糖尿病住院患者的胰岛素日起始剂量为 0.5 U/（kg·d）（＞70 岁时 0.2~0.3 U/（kg·d））：其中 50% 为长效胰岛素；50% 为短效或速效胰岛素分配至三餐前。

   ·或者，如果单独使用基础胰岛素（中效 NPH 或长效胰岛素），则为 0.1~0.2 U/（kg·d）（± 非胰岛素降糖药物治疗）。

3. ·为降低低血糖发生风险，eGFR ＜ 45 mL/（min·1.73m^2）的 2 型糖尿病患者（CKD 3B~4 期），住院期间胰岛素起始剂量为 0.25 U/（kg·d）；eGFR ＜ 15 mL/（min·1.73m^2）的 2 型糖尿病患者（CKD 5 期），胰岛素起始剂量为 0.2 U/（kg·d）。胰岛素日剂量的 50% 为长效胰岛素，50% 为短效或速效胰岛素。

   ·单独使用基础胰岛素（中效 NPH 或长效胰岛素）的患者，如果 eGFR ＜ 45 mL/（min·1.73m^2）（CKD 3B~5 期），将胰岛素起始剂量降低至 0.1~0.15 U/（kg·d）（± 非胰岛素降糖药治疗）。

4. ESRD 患者使用中效 NPH，建议每日上午给药；下午注射 NPH 会增加后续低血糖风险。

5. 胰岛素治疗患者的低血糖最常发生在早上 2 点至 7 点之间，该时间窗主要受长效胰岛素剂量影响。

   a）如果夜间/空腹血糖水平[*] ＜ 100 mg/dL（5.6 mmol/L），基础胰岛素剂量至少减少 10%~20%。每周调整 1~2 次（或根据需要随时调整）。

   b）如果夜间/空腹血糖水平[*] ＞ 200 mg/dL（11.1 mmol/L），基础胰岛素剂量至少增加 10%~20%。每周调整 1~2 次（或根据需要随时调整）。

   c）如果血糖[*] 仅是中度升高，避免在睡前给予短效或速效胰岛素。避免夜间或空腹低血糖。

   d）ESRD 患者血透期间的基础胰岛素剂量应减少 25%（或根据需要）。其他胰岛素（速效或预混胰岛素）剂量可能需要减少 10%~15%。

6. 如果午餐前、晚餐前或睡前血糖水平[*] ＜ 100 mg/dL（5.6 mmol/L），短效或速效胰岛素的剂量应减少 10%~20%；如果 ＞ 200 mg/dL（11.1 mmol/L），则增加 10%~15%。所有接受胰岛素治疗的住院患者睡前血糖水平[*] 必须 ＞ 140 mg/dL（7.8 mmol/L）。所有睡前血糖水平 ＜ 140 mg/dL（7.8 mmol/L）的患者须在 1~2 h 内重新测血糖，必要时考虑睡前加餐。

7. 消化功能差的患者，在餐后 20 min 原量或减量注射速效或短效胰岛素，有助于降低餐后低血糖的发生风险。

8. 2 型糖尿病合并 ESRD 患者的出院建议[*]：

   a）HbA1c[*] ＜ 8%（64 mmol/mol）——低血糖风险增加，减少/停用磺酰脲类药物。

   b）HbA1c[*] ＜ 7%（53 mmol/mol）——减少/停用短效或速效胰岛素。

   c）HbA1c[*] ＜ 6%（42 mmol/mol）——减少/停止所有降糖治疗。

   d）当 HbA1c[*] ＞ 8%（64 mmol/mol）且需要降糖治疗时，二肽基肽酶 4（DPP-4）抑制剂、吡格列酮（注意体液潴留）或小剂量长效胰岛素是最安全的选择。

[*] 所有血糖控制目标和治疗建议都必须个体化[12-13]。此外，住院患者的血糖控制目标通常与门诊患者的目标不同[5,11]。CKD= 慢性肾脏病。eGFR= 肾小球滤过率估值；ESRD= 终末期肾病；NPH= 中性鱼精蛋白锌胰岛素；HbA1c= 糖化血红蛋白 A1c

的住院患者都应该测量 HbA1c [5,11]。HbA1c 控制在 7.0%~7.9%（53~63 mmol/mol），透析患者的死亡率最低。HbA1c 过低 [如 < 7%（53 mmol/mol）] 或过高 [如 > 8%（64 mmol/mol）]，应根据个体化血糖控制目标调整患者出院后的降糖方案 [5]。许多接受胰岛素或磺酰脲类药物治疗的糖尿病透析患者，住院期间 HbA1c 常通常小于 7%（53 mmol/mol）。必须认识到这些患者发生低血糖和死亡的风险增加，参考住院期间的血糖水平和胰岛素剂量调整患者出院时的降糖方案（胰岛素减量或最好停用磺酰脲类药物）。英国联合糖尿病协会（JBDS）的最新指南建议维持性血液透析的糖尿病患者的 HbA1c 的控制目标应该个体化，考虑到患者的低血糖发生风险，HbA1c 控制目标应在 7.5%~8.5%（58~68 mmol/mol）[21]。

对于 HbA1c < 7.5%（58 mmol/mol）的患者，在使用增加低血糖风险的降糖药物时应考虑减量。

低血糖的预防及纠正对于住院患者（应记录和追踪低血糖事件）和门诊患者都至关重要。如果确实发生低血糖，应参照表 37.4 及时处理。

维持性血液透析是 ESRD 患者发生低血糖事件的独立危险因素，避免使用无糖透析液进行血液透析。英国 JBDS 指南建议，使用胰岛素的患者只能用含有葡萄糖的透析液进行透析 [21]。无症状 / 症状性低血糖的发生风险在透析后的前 24 h 内最高，与热量摄入无关，可能与胰岛素敏感性改善有关。此外，血液透析患者的血糖变异性很大，因为他们往往需要间隔数日透析，在透析日血糖水平较低；血糖的最低值通

表 37.4　非糖尿病和糖尿病患者合并 CKD/ESRD 时的低血糖处理原则

1. 处理急性低血糖：
- 口服 15~20 g 葡萄糖
  - 如果在 15 min 内复测血糖 < 70 mg/dL（3.9 mmol/L），重复快速摄入 15~20 g 葡萄糖，然后再摄入 10~20 g 复合的或低升糖指数的碳水化合物。必要时每 15 min 重复 1 次
- 如果患者不能耐受口服或对口服葡萄糖治疗无反应，则给予：
  - 静脉注射 50% 葡萄糖 25~50 mL*，或者肌内注射 1 mg 胰高血糖素
  - 如果低血糖持续存在，静脉输注 10%~20% 葡萄糖
- 糖尿病患者暂时停用引起低血糖的降糖药物
  - 如果怀疑是磺酰脲类药物引起的低血糖，并且患者在口服和（或）静脉注射葡萄糖后血糖仍不能恢复正常，考虑使用奥曲肽（静脉或皮下注射）治疗

2. 反复低血糖的预防和管理：
- 回顾（分析"根本原因"），调整糖尿病患者的降糖方案
  - 使用低血糖风险低的降糖药物
  - 减少胰岛素剂量
  - 加强糖尿病教育
- 调整营养状况
- 动态自我血糖监测（或连续血糖监测）
- 如果透析前血糖 < 126 mg/dL（7 mmol/L），建议在透析开始时服用 20~30 g 低升糖指数碳水化合物，预防血糖水平进一步下降

* 可给予 10% 或 20% 等效的葡萄糖，减少对静脉的刺激。CKD= 慢性肾脏病；ESRD= 终末期肾病。

引自参考文献 [8]

常出现在透析后。尽管接受相似的降糖治疗，非透析日的血糖较高。适当调整降糖药物剂量，尤其是在透析期间和透析后（透析当天）立即减少胰岛素剂量，避免未能及时进食发生低血糖，并加强自我血糖监测（或 CGM）[8,21]。透析前后检测指尖血糖。如果透析前血糖＜ 126 mg/dL（7 mmol/L），建议在透析开始时服用 20~30 g 低升糖指数碳水化合物防止血糖水平进一步下降。

在某些情况下，糖尿病合并 CKD/ESRD 的患者也可能因为一些"非糖尿病"因素导致低血糖[8]。非糖尿病合并 ESRD 患者发生低血糖的原因有以下两种情况：胰岛素水平下降或检测不到或者胰岛素水平不恰当的升高（图 37.1）。营养不良、酗酒、器官衰竭、感染、药物和（或）肾上腺功能不全都是常见原因。重要的是，非糖尿病 ESRD 患者发生低血糖通常是多因素的，由不止一种事件触发。需要回顾病史和完善体格检查以识别 ESRD 低血糖

潜在病因的早期线索，并进行适当防治[8]。

腹膜透析使患者暴露于高糖负荷，加重胰岛素抵抗。腹膜透析期间通过腹腔注射胰岛素比皮下注射胰岛素效果更好：它可以防止血糖波动和形成胰岛素抗体。但由于稀释效应及透析液塑料储液袋对胰岛素的吸附作用，胰岛素需求量通常更大[43]。腹膜炎是腹膜透析的主要并发症，应紧急处理。

患有糖尿病的血液透析患者易发生足部溃疡（诱发因素包括糖尿病和尿毒症神经病变、外周动脉疾病、动脉钙化和内皮功能障碍等多种因素）[14]。因此，在血液透析期间，所有糖尿病患者的足跟都应使用合适的减压装置进行保护。所有接受透析的糖尿病患者每周至少检查 1 次足部，并定期到足部治疗小组复诊[21]。

在美国、英国和许多其他国家，放弃肾脏替代治疗是 ESRD 患者的常见死因[44-45]。这在老年人、患有慢性或进展性并发症，

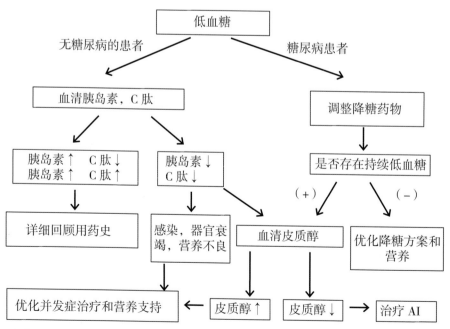

图 37.1 晚期 CKD/ESRD 患者的低血糖分析路径。引自参考文献 [8]。AI= 肾上腺功能不全

以及日益依赖肾脏替代治疗的人群中更为常见。以患者为中心的多学科决策应充分考虑患者、家属和相关治疗小组的意见。治疗应以改善症状为主[45]。

转诊肾病专科

当有以下情况时，考虑转诊患者至肾病专科：肾脏疾病（如 AKI 或 CKD）的病因不确定；合并其他情况（如贫血、继发性甲状旁腺功能亢进、代谢性骨病、顽固性高血压或电解质紊乱）；需要考虑肾脏替代治疗的晚期 CKD[如 eGFR < 30 mL/（min·1.73m²）][2,5]。有可能进展为 ESRD 的患者需要尽早接种乙型肝炎病毒疫苗。

病例分析

72 岁女性患者，1 型糖尿病病史 60 年，5 d 前因上腹痛、恶心、呕吐入院。患者于家中每日注射甘精胰岛素 22 U 和进餐时注射 5~10 U（"估摸"剂量）速效胰岛素（门冬胰岛素）控制血糖。至少在过去 10 年中，患者自认为"血糖控制正常"，一直使用相似的胰岛素方案和剂量。患者既往有自身免疫性甲状腺功能减退症病史，应用甲状腺素替代治疗；既往有冠心病病史，应用阿司匹林治疗。入院时，患者无发热，血压正常，体重 60 kg（BMI 为 24 kg/m²）。实验室检查示白细胞计数正常，血红蛋白 10.2 g/dL，淀粉酶/脂肪酶正常，TSH 正常，随机血糖 76 mg/dL（4.2 mmol/L），eGFR 为 18 mL/（min·1.73m²）[基线 eGFR 为 20~25 mL/（min·1.73m²），考虑糖尿病肾病相关 CKD]。HbA1c 为 6.5%（48 mmol/mol）。因患者不能耐受进食，且拟行胃镜检查，所以住院初期采用静脉给予胰岛素控制血糖，同时联合基础

胰岛素皮下注射。在静脉输注胰岛素期间，患者反复出现低血糖，给予葡萄糖纠正低血糖的同时维持胰岛素输注。胃镜检查证实有胃炎，给予质子泵抑制剂，并将阿司匹林改为氯吡格雷。随后患者恢复了既往常用的胰岛素治疗方案和剂量。在接下来的 48 h 内，患者指尖血糖波动于 50~97 mg/dL（2.8~5.4 mmol/L），需要重复给予葡萄糖治疗。

鉴于患者的年龄和并发症，您认为患者的 HbA1c 是否合适？

为什么患者在恢复既往常用的胰岛素治疗方案后仍反复出现低血糖发作？考虑到患者年龄大、1 型糖尿病病程长、存在微血管和大血管并发症以及合并晚期 CKD，包括 HbA1c 在内的血糖控制目标过于严格。血糖控制目标和管理应个体化，而不是"一刀切"。血糖控制目标是可变的，需定期调整[该患者的心脏问题不断进展，eGFR 从 10 年前的 38 mL/（min·1.73m²）持续下降，但该患者的血糖和 HbA1c 控制目标已超过 10 年未变]。患者至少在去年，每周都会发生 1~2 次低血糖事件，一般不会出现明显的低血糖症状，除非血糖达到 50 mg/dL（2.8 mmol/L）。在此次入院之前，患者没有发生严重低血糖事件。住院期间，甘精胰岛素剂量逐渐减少到每天 6 U，每餐进食 20 min 后给予 1~2 U 的门冬胰岛素（剂量取决于餐前血糖值和进食量）。血糖水平控制在 110~200 mg/dL（6.0~11.1 mmol/L）。调整方案后患者未再次出现低血糖。出院回家后逐步耐受进食，同时就血糖最佳控制目标和低血糖防治进行再教育。

患者曾有过频繁的无感知性低血糖

发作，部分原因是胰岛素过量。患者的血糖控制目标过于严格，胰岛素剂量偏高，尤其是其有晚期 CKD 和频繁的低血糖事件。在 CKD/ESRD 患者中，与 HbA1c < 6%~7%（42~53 mmol/mol）相关的死亡率增加在一定程度上与低血糖发生增加有关。许多接受胰岛素治疗的 2 型糖尿病合并 CKD 的患者随着肾脏疾病的进展逐渐停用或减少胰岛素用量。就像该患者一样，1 型糖尿病患者的胰岛素日剂量可能会大幅下降。结合患者的病情特点，应筛查其他导致低血糖和胰岛素敏感性增加的原因，例如肾上腺功能不全和乳糜泻（本例为阴性）。

总　结

糖尿病和（或）发现应激性高血糖的住院患者常合并 AKI 和 CKD。如果这类患者接受磺酰脲类药物和（或）胰岛素治疗，AKI 和 CKD 是低血糖的重要危险因素。目前的糖尿病住院指南一般建议住院期间优先使用胰岛素方案，避免使用某些非胰岛素降糖药。糖尿病合并肾功能不全的患者对胰岛素的需求减少，因此需要调整这部分住院患者的胰岛素剂量，尽量减少低血糖的发生率。此外，医生需要了解适用于肾功不全住院患者的非胰岛素降糖药。由于患有 CKD/ESRD 的糖尿病患者发生心血管事件的风险很高，因此 ADA2018[12] 和 AACE2018[13] 指南建议，对于 2 型糖尿病合并动脉粥样硬化性心脏病的患者，在安全合理的前提下，优先使用已证实具有心血管和肾脏获益的降糖药（目前有恩格列净、利拉鲁肽、司美格鲁肽和卡格列净）[12-13]。

致　谢

本章作者参考了 David Baldwin 在第 1 版中撰写的相关内容，在此对 David Baldwin 表示感谢。

参考文献

请登录 www.wpcxa.com 下载中心查询或下载，或扫码阅读。

第 38 章

糖皮质激素诱导的糖尿病和（或）高血糖的治疗

Han Na Kim   Nestoras Mathioudakis

要　点

· 由于有效抗炎和免疫抑制作用，糖皮质激素被广泛用于治疗多种疾病。

· 约 1% 的普通人群需要口服糖皮质激素。老年人服用糖皮质激素的比例更高，近 1/3 的患者需长期服用（≥ 5 年）。

· 尽管糖皮质激素有很多益处，但也容易诱导药物性高血糖。

· 糖皮质激素不仅使糖尿病患者的血糖难以控制，而且也会导致既往血糖正常的人群出现高血糖。

· 糖皮质激素诱导的高血糖（GIH）是指既往有糖尿病的患者发生高血糖，而糖皮质激素诱导的糖尿病（GID）是指既往葡萄糖耐量正常的人群发生糖尿病。

· 当住院和门诊患者出现 GIH 和 GID 时，治疗难度增加。此时需要考虑糖皮质激素的药理作用和药效、预期用药时间和血糖基线水平（GIH 患者）。

· 由于循证证据有限，因此了解糖皮质激素的作用特点及其对血糖的影响有助于针对性制定恰当的处置策略。

· 在启动糖皮质激素治疗之前，医护人员应提前评估患者发生高血糖的可能性并做好预案。

· 对于既往无糖尿病但 GID 风险较高的患者，应在启动糖皮质激素治疗的前两天监测午餐后和晚餐前血糖。如果所有血糖值均 < 140 mg/dL（7.8 mmol/L）可以停止监测血糖。

· 糖尿病患者应频繁监测血糖，包括午餐后血糖，以免漏诊餐后高血糖。

· 鼓励所有患者摄入足够水分，遵循低碳水化合物饮食习惯。

· 降糖方案取决于基础胰岛细胞功能、糖皮质激素治疗的剂量和持续时间。

· 尽管目前关于非胰岛素降糖药物疗效的证据相对不足，但根据现有的研究、临床经验、糖皮质激素的作用特点和对血糖的影响，以及非胰岛素降糖药物的药理学作用机制，部分患者可能仅通过非胰岛素降糖药物治疗便可使血糖达标。

· 非胰岛素降糖药物优选胰岛素增敏剂和靶向降低餐后高血糖的药物。非胰岛素降糖药物的选择包括二甲双胍、短效磺酰脲类药物和格列奈类、二肽基肽酶 4（DPP-4）抑制剂和胰高血糖素样肽 1（GLP-1）受体激动剂。药物的选择还应考虑药物的起效时间和降糖效果。

· 已经最大限度地使用非胰岛素降糖药物治疗持续高血糖的患者，应及时启动胰岛素治疗。

· 使用中效糖皮质激素治疗时，由于中性鱼精蛋白锌胰岛素（NPH）的峰值效应与糖皮质激素基本一致，建议每天1次NPH，与早晨的糖皮质激素同步给药。

· 每天2次中效或每天1次长效糖皮质激素的患者，建议使用改良的基础-餐时胰岛素（BBI）方案，即餐时胰岛素占比更高（如70%），或者每天2次NPH方案。

引 言

由于其有效的抗炎和免疫抑制作用，糖皮质激素被广泛用于治疗多种疾病。大约1%的普通人群口服糖皮质激素。老年人服用糖皮质激素的比例更高，近1/3的患者长期使用糖皮质激素（≥5年）[1-2]。尽管糖皮质激素有很多益处，但也容易诱导药物性高血糖[3]。糖皮质激素不仅会使糖尿病患者的血糖难以控制，而且会导致既往血糖正常的患者出现高血糖。当住院和门诊患者出现GIH和GID时，治疗难度增加。此时需要考虑糖皮质激素的药理作用和药效、预期用药时间和血糖基线水平。尽管循证证据有限，但了解糖皮质激素的作用特点及其对血糖的影响有助于针对常见的导致高血糖的临床情况制定恰当的处置策略。

定 义

目前尚无准确定义描述糖尿病患者使用糖皮质激素后血糖进一步升高，以及既往无糖尿病患者使用糖皮质激素后出现高血糖的现象。GIH与GID的定义常常被混淆。部分人用GIH一词描述已有糖尿病的患者出现高血糖，而GID指的是既往葡萄糖耐量正常的患者进展为糖尿病。在本章中，GIH指糖尿病患者出现高血糖，GID指非糖尿病患者进展为糖尿病。

发病率

据文献报道，糖皮质激素诱导高血糖的患病率差异很大。13项观察性研究的荟萃分析显示，接受不同剂量和不同治疗时间糖皮质激素治疗的患者，GIH和GID的患病率分别为18.6%和32.3%[4]。一项来自三级医院的单中心研究发现，64%的住院患者和56%的非糖尿病患者在接受高剂量糖皮质激素治疗超过2 d后出现高血糖[5]。据报道，在接受糖皮质激素治疗的血液系统恶性肿瘤的住院患者中，高血糖的患病率为39%；在因原发性肾脏疾病和呼吸系统疾病接受糖皮质激素治疗的非糖尿病患者中，高血糖的患病率分别超过40%和15%[6-8]。在接受移植治疗的患者中，由于可能同时使用影响糖代谢的免疫抑制剂，糖皮质激素诱导的糖尿病的发病率差异很大（2%~50%）[9]。

GID 的危险因素

由于糖皮质激素对患者糖代谢的影响具有个体差异，而且并非所有经糖皮质激素治疗的患者都会发展为高血糖，因此很难预测哪个患者会进展为GID，这也是管理与糖皮质激素治疗相关的高血糖的难点之一。然而，糖皮质激素的使用剂量和持续时间显然与GID的发生风险呈正相关[10-11]。一项近12 000例的病例对照研究发现，随着糖皮质激素剂量的增加，发生 GID 的风险增加：氢化可的松剂量为 1~39 mg/d 时，GID 的发生风险增加 2 倍；为 40~79 mg/d 时，风险增加 3 倍；为 80~119 m/d 时，风险增加 6 倍；120 mg/d 或更高剂量时，风险增加 10 倍[10]。2 型糖尿病（T2DM）的传统危险因素如高龄、体重指数（BMI）、糖耐量受损和糖尿病家族史也是 GID 的危险因素[12]。丙型肝炎病毒感染、在移植患者中使用钙调磷酸酶抑制剂，以及系统性红斑狼疮患者使用吗替麦考酚酯等药物也被认为是 GID 发生的独立危险因素[12]。

糖皮质激素常用方案

图 38.1 列出了不同糖皮质激素的药效和作用时间。氢化可的松是用来纠正围手术期肾上腺皮质功能不全或治疗肾上腺危象和感染性休克时最常用的短效糖皮质激素，常用剂量为每 8 h 静脉注射 100 mg 或每 6~8 h 静脉注射 50 mg。

泼尼松和甲泼尼龙是中效糖皮质激素，由于其有效的抗炎和免疫抑制作用，广泛应用于临床。泼尼松（40~60 mg/d，可减

量）可以用于慢性阻塞性肺疾病（COPD）和哮喘发作，病情危重时可以考虑口服甲泼尼龙 60~125 mg，1~4 次 / 天，持续数天。治疗狼疮肾炎和急性排斥反应可考虑大剂量糖皮质激素冲击治疗（甲泼尼龙 250~1000 mg/d，持续 3 d）。

长效糖皮质激素，如地塞米松，常用于治疗神经外科相关疾病和肿瘤。例如，地塞米松 4~8 mg，每 4~6 h 静脉给药，这是治疗脑水肿的常用方案，更高剂量可用于化疗。地塞米松 40 mg/d 常用于急性淋巴细胞白血病的治疗。地塞米松 8~20 mg 可用于姑息治疗或处理外科术后的恶心。间断性使用糖皮质激素改善化疗导致的恶心无疑增加了血糖管理的难度，这种情况下患者经常会发生血糖漂移。

GIH 的病理生理机制及作用模式

外周肌肉和脂肪组织对葡萄糖的摄取减少、肝脏糖异生增加（尤其是在餐后阶段），以及内源性胰岛素生成减少都会增加胰岛素抵抗，使 GIH 的发生风险增加[3,13]。糖皮质激素可明显引起餐后高血糖，但对

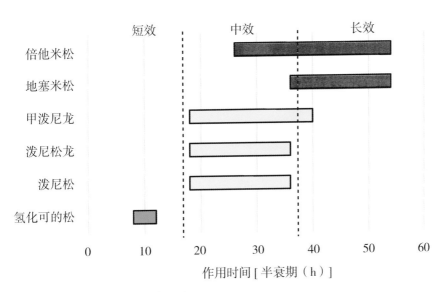

图 38.1 糖皮质激素的种类及作用时间

空腹血糖的影响较小。对于中效糖皮质激素，如泼尼松和泼尼松龙，每天早上给药1次后血糖逐渐升高，午餐后和晚餐前达到高峰，第2天早上血糖恢复到基线水平（图38.2）[7,14-16]。这种血糖变化反映了糖皮质激素的作用特点，用药后4~8 h达到峰值，作用时间持续12~16 h[16]。

人们对于糖皮质激素的其他影响知之甚少。一项小型研究检测了地塞米松对健康成人葡萄糖耐量的影响。结果显示，地塞米松8 mg导致空腹血糖增加，但2 mg或4 mg则不会增加空腹血糖[17]。地塞米松的作用持续时间为36~54 h，单次地塞米松诱导的高血糖在24 h达到峰值，48 h后消失。另一项关于早晨接受地塞米松冲击治疗（40 mg）的多发性骨髓瘤的研究中，无论既往是否罹患糖尿病，患者的血糖峰值都出现在下午5~6点[18]。地塞米松不影响非糖尿病患者的空腹血糖，但可导致糖尿病患者的空腹血糖升高1倍。在健康受试者中，地塞米松给药后20 h，胰岛素水平显著升高，表明与中效糖皮质激素相比，地塞米松的血糖峰值效应略有不同，其作用持续时间更长[16]。

诊　断

目前没有关于GIH/GID的诊断指南，但美国糖尿病协会（ADA）的糖尿病诊断标准同样适用。然而，如果仅仅依靠空腹血糖水平可能会影响判断，因为糖皮质激素在很大程度上会影响餐后血糖代谢，但患者的空腹血糖水平可能是正常的。糖化血红蛋白（HbA1c）可能不适用于近期开始糖皮质激素治疗或仅接受短期糖皮质激素治疗的患者。因此，最实用和最有价值的诊断标准是随机血糖 > 200 mg/dL（11.1 mmol/L）。餐后血糖可能是检测GIH最敏感的指标。一些研究建议早晨接受糖皮质激素治疗的患者在开始治疗的前2~3 d监测午餐后或晚餐前血糖，如果晚餐前和午

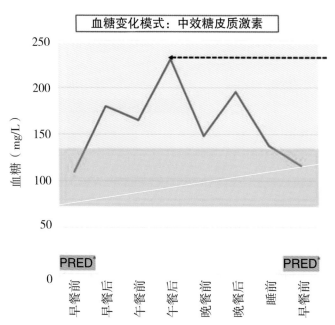

图38.2　一天中血糖变化情况：午餐后和晚餐前达到峰值，第二天早上血糖恢复到基线水平。PRED* = 泼尼松或泼尼松龙，每天早上给药1次

餐后血糖值分别 ≥ 140 mg/dL（7.8 mmol/L）和 ≥ 200 mg/dL（11.1 mmol/L），就应该考虑启用降糖治疗[3]。

不良结局

糖皮质激素相关的严重高血糖可能导致患者脱水、肾功能不全和急性肾损伤（AKI），甚至住院治疗。针对不同患者群体的研究表明，糖皮质激素相关的严重高血糖可导致严重不良结局。接受糖皮质激素治疗的COPD急性加重期的患者，死亡风险、住院时间和血糖水平呈正相关[19]。对接受全身糖皮质激素治疗的患者进行的一项回顾性研究发现，血糖水平最高时，可以预测罹患血液系统恶性肿瘤的非糖尿病患者的住院时间[6]。一项关于急性移植物抗宿主病的研究发现，糖皮质激素相关的高血糖使患者的总体生存率下降[20]。也有研究表明，高血糖可增加血液系统恶性肿瘤患者的感染风险、化疗毒性、移植物抗宿主病发生风险和死亡率[6,21-24]。糖皮质激素相关的高血糖不仅影响脑肿瘤患者的总体生存期，还通过增加主要心血管事件和移植物衰竭影响实体器官移植患者的总体生存期[25-27]。因此，尽早诊断高血糖的高危患者并及时实施有效治疗对于应用糖皮质激素患者的管理至关重要。

治疗方案

支持GIH/GID药物治疗的证据有限。迄今为止，还没有大型随机对照研究评估GIH/GID不同的治疗策略或降糖方案，仅有一些小型研究评估了各种胰岛素治疗方案的有效性。评估非胰岛素降糖方案的研究更少，其中一些研究是以健康人群为研究对象，因此取得的结果并不完全适用于糖耐量异常或糖尿病患者。据我们所知，

目前没有针对该类患者的比较各种非胰岛素降糖方案的头对头研究，也没有评估新型高浓度胰岛素或钠-葡萄糖协同转运蛋白2（SGLT-2）抑制剂的研究。因此，我们提出的建议仅仅是基于有限的证据、已知的病理生理机制、各种降糖药物的药理特点、专家意见和个人临床经验。

非胰岛素降糖方案

根据患者的基础胰岛素水平、糖皮质激素治疗的剂量和持续时间，部分患者可能通过调整非胰岛素降糖药物达到满意的血糖控制。由于目前支持非胰岛素降糖药物的证据较少，对于严重高血糖患者，尽管能够进行最大剂量的非胰岛素降糖药物治疗，但也应该考虑及时启用胰岛素治疗。

二甲双胍

在最近一项双盲、安慰剂对照研究中，34例既往无糖尿病史的患者接受了至少4周的泼尼松治疗（中等剂量30~35 mg）。与安慰剂相比，二甲双胍（850 mg，2次/天）并未改善患者4周后的糖耐量水平[28]。由于糖皮质激素能够显著降低肝脏胰岛素的敏感性，理论上二甲双胍应该对GIH治疗有效[29]。然而，二甲双胍起效缓慢，可能并不适合接受短期糖皮质激素治疗的患者。对于严重的高血糖患者，不仅要减轻胰岛素抵抗，还要增加内源性胰岛素的生成，可能需要联合快速起效的降糖药物，如磺酰脲类药物或格列奈类药物。对于已经接受胰岛素治疗的患者，使用二甲双胍最大剂量增加胰岛素敏感性可以减少总体胰岛素需求，降低低血糖和体重增加的风险。

胰岛素促泌剂

磺酰脲类药物中目前仅有格列美脲有证据支持用于治疗GIH/GID。长期使用泼尼松龙的患者（起始剂量20~40 mg/d，

维持剂量 5~10 mg/d，持续 1 年以上）在服用格列美脲 8 周后细胞功能有所改善，HbA1c 下降约 2%（26 mmol/mol）[30]。有文献报道那格列奈可成功改善长期服用泼尼松龙导致的餐后高血糖[31]。

从机制上讲，推荐优选胰岛素促泌剂（如磺酰脲类药物或格列奈类药物），因为此类药物可以对抗糖皮质激素治疗中出现的细胞功能障碍。然而，部分磺酰脲类药物的作用时间长，可能与中效糖皮质激素导致的高血糖持续时间不匹配，患者有发生空腹低血糖的风险，尤其是在糖皮质激素减量期间。而格列奈类药物起效快，作用时间短，可用于治疗餐后高血糖，并且不会显著增加空腹低血糖的风险。

总而言之，胰岛素促泌剂可用于非重度高血糖或拒绝接受注射降糖药的患者。使用胰岛素促泌剂时，临床医生应选择作用时间较短的药物，尽量与预期的糖皮质激素峰值时间匹配。例如，早上服用泼尼松龙可能会在午餐时出现血糖高峰，其余时间血糖值会下降（图 38.2）。长效磺酰脲类药物，如格列本脲或格列美脲，可能会使这类患者发生空腹低血糖；而短效磺酰脲类药物，如格列吡嗪或格列齐特（或格列奈类药物）在早餐或午餐前服用，发生空腹低血糖的可能性较小。

噻唑烷二酮类药物

一项针对长期患有 GID 患者的小型研究（n=7）显示，使用曲格列酮 400 mg/d 治疗 5~8 周能够显著改善 HbA1c 和餐后血糖。但由于曲格列酮可造成肝损伤，已退出市场[32]。鉴于噻唑烷二酮类药物（TZD）（如吡格列酮）用于治疗糖皮质激素相关高血糖的证据较少，且 TZD 具有严重不良反应（如充血性心力衰竭和脆性骨折），我们不建议使用 TZD 控制糖皮质激素导致的高血糖。

DPP-4 抑制剂

尽管西格列汀能够改善代谢综合征患者和既往无糖尿病患者的细胞功能，但是研究者未能在一项为期 2 周的大剂量泼尼松龙联用西格列汀的研究中看到获益[33]。Ohashi 等人的研究发现阿格列汀能够表现出积极作用[34]。在既往无糖尿病但应用大剂量泼尼松龙治疗后引起高血糖的患者中，阿格列汀治疗 3 周可使餐后 2 h 血糖水平降低约 35 mg/dL（约 2 mmol/L）。尽管存在相互矛盾的证据，但因其起效快且能降低餐后血糖，DPP-4 抑制剂可用于既往无糖尿病、使用糖皮质激素后出现中度高血糖的患者。

GLP-1 受体激动剂

GLP-1 受体激动剂可通过多种机制降糖，包括增加葡萄糖依赖性胰岛素释放、抑制餐后胰高血糖素分泌和减缓胃排空。在一项健康受试者每天服用泼尼松龙 80 mg 的小型随机、安慰剂对照研究中，与安慰剂相比，艾塞那肽可改善餐后高血糖和细胞功能[35]。尽管 GLP-1 受体激动剂尚未在接受糖皮质激素治疗的糖尿病患者或糖尿病高风险患者中进行严格研究，但其多重降糖机制使该药良好控制糖皮质激素相关高血糖成为可能。但是对于短期使用糖皮质激素的非糖尿病患者来说，注射类药物方案可能缺乏吸引力（特别是 GLP-1 受体激动剂可能带来胃肠道反应）。

SGLT-2 抑制剂

据我们所知，目前尚未在 GIH 人群中开展 SGLT-2 抑制剂相关的研究。由于起效快，SGLT-2 抑制剂可能适用于那些伴有中度高血糖并且不愿接受注射类药物治疗的患者（尽管可能会增加糖皮质激素相关的脱水和 AKI 发生风险）。

胰岛素

几乎所有接受糖皮质激素治疗的严重糖尿病患者都需要启动胰岛素或给予胰岛素强化方案。此外，对于那些已经使用最大剂量的非胰岛素降糖药物仍有持续性高血糖的患者，应开始使用胰岛素治疗。各种胰岛素制剂均可使用，制定最佳方案应考虑糖皮质激素作用时间及给药间隔。

NPH

由于 NPH 和糖皮质激素的峰值效应相近，因此每天早上给予 1 次 NPH 是覆盖中效糖皮质激素作用的首选方案（图 38.3）。NPH 可单次注射，也可与长效胰岛素或基础 – 餐时治疗方案（长效 + 短效或速效胰岛素）联用改善餐后高血糖。当 NPH 与已有的胰岛素方案联用时，不需要改变原有胰岛素治疗方案，只需简单增加 NPH 剂量并与糖皮质激素同步给药。

根据 Clore 和 Thurby-Hay 的建议，每 10 mg 泼尼松对应 NPH 的起始剂量为 0.1 U/kg。对于 40 mg 或更大剂量的泼尼松，建议 NPH 最大起始剂量为 0.4 U/kg[16]。例如，70 kg 的患者早晨服用 40 mg 泼尼松，应同时给予 NPH[起始剂量是 28 U（0.4 U/kg × 70 kg）]。如果患者每天接受 2 次中效糖皮质激素或 1 次长效糖皮质激素治疗，建议 NPH 分 2 次注射，每天胰岛素总量计算方法不变。

BBI 方案

对于每天 2 次服用中效或每天 1 次服用长效糖皮质激素的患者，由于可能出现全天持续性高血糖，应考虑采用 BBI 方案（图 38.4）。我们建议使用长效胰岛素（例如甘精胰岛素、地特胰岛素）和速效胰岛素（门冬胰岛素、赖脯胰岛素、谷赖胰岛素）改善糖皮质激素导致的餐后高血糖。推荐每天起始总剂量为 0.5~0.6 U/kg，其中总剂量的 30% 为基础胰岛素，70% 为餐时胰岛素。

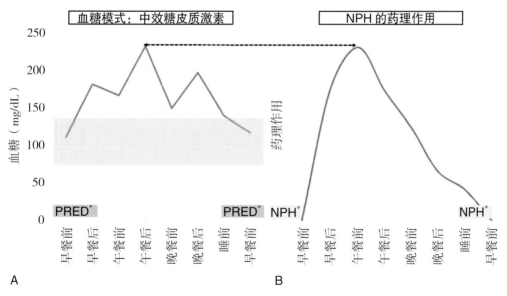

图 38.3　中效糖皮质激素诱导的血糖变化和 NPH 的药效曲线。图 38.3（B）显示 NPH 在 4~8 h 达到峰值，血糖也同步达到峰值；16 h 后 NPH 作用下降，同时在夜间禁食状态下的血糖也逐渐恢复正常。绿色区域表示正常的血糖范围 [71~140 mg/dL（4~7.8 mmol/L）]，红色区域表示高血糖。PRED* = 泼尼松或泼尼松龙；NPH* = 注射中性鱼精蛋白锌胰岛素

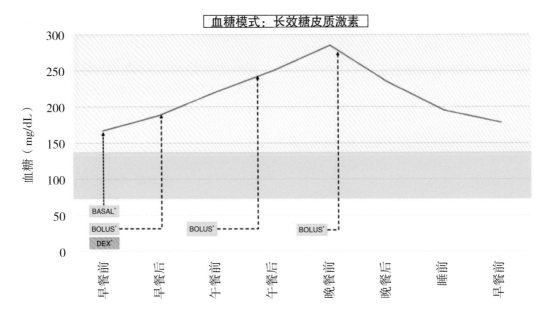

图 38.4　长效糖皮质激素导致的血糖变化及使用基础－餐时胰岛素治疗方案。该图显示，使用长效糖皮质激素后，空腹和餐后血糖升高，血糖峰值出现在下午 5~6 点。基础胰岛素主要降低空腹高血糖，餐时胰岛素主要降低餐后高血糖（黄色表示注射胰岛素的时间，箭头所示为血糖值）。绿色区域表示正常血糖范围 [71~140 mg/dL（4~7.8 mmol/L）]，红色区域表示高血糖。DEX* = 地塞米松；BASAL* = 长效胰岛素（例如甘精胰岛素、地特胰岛素）；BOLUS* = 速效胰岛素（例如门冬胰岛素、赖脯胰岛素、谷赖胰岛素）

胰岛素泵

胰岛素泵患者的管理类似于 BBI 患者的管理。由于糖皮质激素可增加胰岛素抵抗，导致餐后血糖明显升高，因此需要调整胰岛素与碳水化合物的比例和胰岛素敏感因子。早晨的胰岛素基础率可能需要增加，但总体基础率保持不变，除非服用糖皮质激素后出现全天持续高血糖。

高浓度胰岛素

部分患者在糖皮质激素治疗后可能会出现严重的胰岛素抵抗，这时需要大量的胰岛素。为保证胰岛素的有效吸收，减少患者不适，可考虑使用 U200、U300、U500 等高浓度胰岛素。医生在调整现有的 U500 胰岛素方案时应注意，这种胰岛素的起效时间接近普通（人）胰岛素，但作用持续时间介于普通胰岛素和 NPH 胰岛素之

间[36]。为避免医生处方有误或患者使用错误，建议使用 U500 胰岛素注射笔或 U500 专用注射器注射胰岛素[37-38]。

预混胰岛素

由于剂量调整缺乏灵活性，预混胰岛素（例如 NPH/ 普通胰岛素、精蛋白锌门冬胰岛素 / 门冬胰岛素、精蛋白锌赖脯胰岛素 / 赖脯胰岛素）通常不适用于 GID/GIH 的管理。

胰岛素剂量调整

无论选择哪种胰岛素方案，都必须经常监测血糖 [包括餐前血糖（反映了上一餐的餐后血糖漂移）和睡前血糖]，并且可能需要每天调整胰岛素剂量使血糖维持在目标范围内。通常建议调整剂量的 10%~20%，但在使用糖皮质激素时可能需要增加 20%~50% 的剂量。对于大多数

患者而言，推荐的目标血糖值为餐前 80~130 mg/dL（4.4~7.2 mmol/L）和餐后 < 180 mg/dL（10 mmol/L）。这些血糖目标应个体化，并根据年龄和低血糖风险进行调整，例如，建议老年人的餐前血糖值为 90~150 mg/dL（5~8.3 mmol/L），餐后血糖值 < 200 mg/dL（11.1 mmol/L）[39]。

糖皮质激素减量时调整胰岛素剂量

当糖皮质激素减量时（日剂量至少减少 15%），需要先调整胰岛素剂量避免低血糖。胰岛素减量取决于过去 24 h 的血糖变化和预期的糖皮质激素减少的剂量。如果正在使用 NPH，可以参考之前介绍的减量原则，即每 10 mg 泼尼松对应 0.1 U/kg NPH。如果大多数血糖值在目标范围内，也可将 NPH 总量减少 10%~20%。对于 BBI 方案，可能需要根据空腹与餐前血糖值调整基础和餐时胰岛素剂量。通常，建议按 10%~20% 调整胰岛素剂量。如果血糖变化大，就需要更积极地调整胰岛素剂量。

一般原则

考虑到糖皮质激素有增加餐后高血糖的可能性，建议所有糖尿病或非糖尿病患者尽量采用低碳水化合物饮食。此外，应鼓励患者摄入充足的水分。

GID

对于短期使用糖皮质激素治疗（< 7d）且无明显症状的非糖尿病患者，停用糖皮质激素治疗后高血糖会缓解，因此可以暂不进行降糖治疗。但是这些患者应坚持低碳水化合物饮食，并确保摄入充足的水分。

对于长期使用糖皮质激素治疗的患者，基于糖皮质激素对血糖的影响，建议根据餐后（尤其是午餐后）偏高的血糖值进行

血糖管理。对于持续餐后高血糖的患者 [< 200 mg/dL（11.1 mmol/L）]，考虑使用二甲双胍和（或）DPP-4 抑制剂、SGLT-2 抑制剂（图 38.5）。如果患者能接受注射治疗，GLP-1 受体激动剂也是一种选择。如果患者在服用最大剂量的口服降糖药物或给予 GLP-1 受体激动剂后仍出现持续高血糖，应启用 NPH 治疗。

对于持续且严重高血糖的患者 [餐后血糖 ≥ 200 mg/dL（11.1 mmol/L）]，在使用 NPH 的基础上联用二甲双胍增加胰岛素敏感性。对于那些不愿意使用胰岛素治疗的患者，考虑到二甲双胍起效时间较长，最好能够启用起效更快的降糖药物，例如格列奈类、短效磺酰脲类（格列吡嗪、格列齐特）和（或）GLP-1 受体激动剂（表 38.1）。

GIH

对于接受非胰岛素降糖治疗的糖尿病患者，通过调整现有降糖药物剂量或联合新药也许能够达到满意的血糖控制，如若效果不佳应及时启动胰岛素治疗。

对于中度高血糖 [餐后血糖 < 200 mg/dL（11.1 mmol/L）] 的 T2DM 患者，建议使用最大剂量的二甲双胍增强胰岛素的敏感性。如果尚无改善餐后高血糖的药物，可考虑联用 DPP-4 抑制剂、SGLT-2 抑制剂、GLP-1 受体激动剂或胰岛素促泌剂（最好是格列奈类或短效磺酰脲类药物）。这些药物的选择取决于糖皮质激素使用的预期持续时间和高血糖程度（图 38.6）。对于已经最大限度使用非胰岛素降糖药物治疗但仍持续伴有高血糖的患者，建议开始启用胰岛素，并根据糖皮质激素类型和给药时间决定胰岛素使用的具体方案。

表 38.1　不同降糖治疗的起效时间和降糖效果

		降糖效果	
		降糖效果弱[HbA1c 水平降低＜1% （13 mmol/mol）]	降糖效果强[HbA1c 水平降低≥1% （13 mmol/mol）]
起效时间	慢(数日至数周)		二甲双胍
			吡格列酮
			GLP-1 受体激动剂
	快（数小时）	α 葡萄糖苷酶抑制剂	磺酰脲类
		DPP-4 抑制剂	格列奈类
		SGLT 抑制剂	基础胰岛素
		普兰林肽	中效胰岛素
			速效胰岛素
			高浓度胰岛素

HbA1c= 糖化血红蛋白

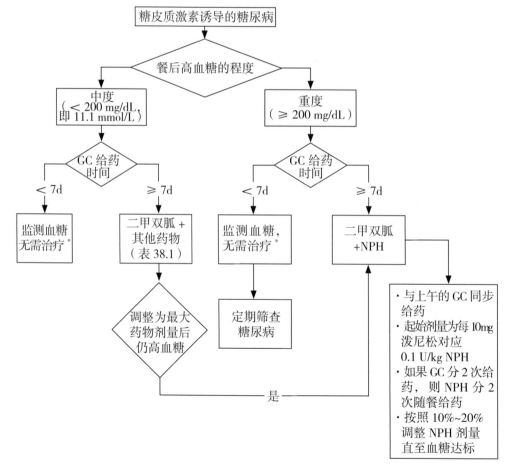

图 38.5　糖皮质激素诱导的糖尿病管理建议。GC= 糖皮质激素。*由短期使用 GC 带来的高血糖在停用 GC 后可能得到缓解，因此没有明显症状的患者无需治疗，但需监测血糖。同时鼓励该类患者采用低碳水化合物饮食及摄入足够水分

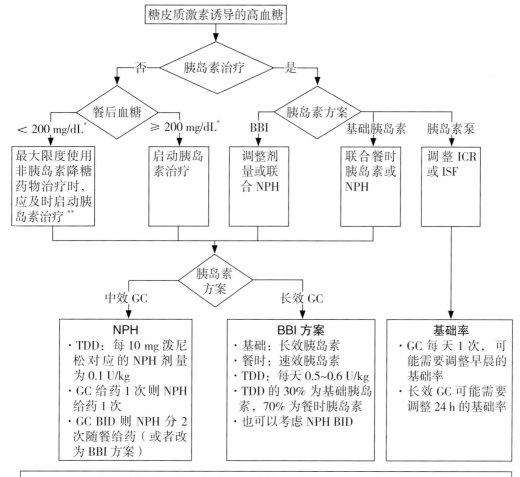

图 38.6　糖皮质激素诱导的高血糖管理建议

BBI= 基础 - 餐时胰岛素；ICR= 胰岛素与碳水化合物的比率；ISF= 胰岛素敏感因子；
GC= 糖皮质激素；TDD= 每日总剂量；BID= 每天 2 次
* 目前尚无糖皮质激素诱导的高血糖官方管理指南，我们根据临床经验设置了餐后血糖
200 mg/dL（11.1 mmol/L）这个切点。医生可根据患者的临床情况决定启动胰岛素治疗的
时机
** 关于最大限度使用非胰岛素降糖药物治疗的建议：
·根据基线血糖控制、糖皮质激素治疗的剂量和持续时间选择治疗方案（表 38.1）
·二甲双胍使用最大剂量以增加胰岛素敏感性
·考虑联用针对餐后高血糖的药物（DPP-4 抑制剂、SGLT-2 抑制剂、GLP-1 受体激动剂
日制剂和胰岛素促泌剂）
·如果使用胰岛素促泌剂，优先选择与糖皮质激素峰值同步的短效药物（例如格列奈类、
格列吡嗪、格列齐特）

病例分析

口服降糖药治疗的 T2DM 患者接受小剂量泼尼松治疗

　　1 名 56 岁的 T2DM 女性患者，因风湿性多发性肌痛症需要每天服用 15 mg 泼尼松。
目前她服用二甲双胍 1000 mg，2 次 / 天和格列吡嗪 5 mg，2 次 / 天，无低血糖发生。服
用泼尼松后，自测空腹血糖值为 110 mg/dL（5.6 mmol/L），午餐前血糖值为 145 mg/dL

（8 mmol/L），晚餐前血糖值为 171 mg/dL（9.5 mmol/L）。体重为 78 kg（BMI=32 kg/m²）。

可以选择哪些方案？

患者服用小剂量泼尼松后血糖值升高。建议选择以改善餐后血糖为主的非胰岛素降糖药物控制血糖。患者已经服用最大剂量的二甲双胍和短效磺酰脲类药物，在此基础上可以考虑联用 DPP-4 抑制剂或 GLP-1 受体激动剂。如果患者接受注射治疗，应优选 GLP-1 受体激动剂。因为与 DPP-4 抑制剂相比，GLP-1 受体激动剂具有更好的降糖效果，GLP-1 受体激动剂还可以改善泼尼松引起的体重增加。

如果非胰岛素降糖治疗效果不佳，应尽早启用胰岛素治疗。NPH 起始剂量为 12 U（每天 0.15 U/kg，与早晨的泼尼松同步给药）。

病例分析

口服降糖药治疗但血糖控制不佳的 T2DM 患者开始使用地塞米松

1 名 52 岁的 T2DM 女性患者，超重，血糖控制差 [HbA1c 9.2%（78 mmol/mol）]，由于化疗的需要开始地塞米松治疗。患者每天服用格列本脲 5 mg、二甲双胍 500 mg，每 3 周接受两次地塞米松静脉滴注，每次 12 mg。体重 80 kg（BMI 28 kg/m²），肾功能正常。自测早餐前平均血糖值为 187 mg/dL（10.4 mmol/L），午餐前平均血糖值为 196 mg/dL（10.9 mmol/L），晚餐前平均血糖值为 224 mg/dL（12.4 mmol/L）。

可以选择哪些方案？

由于患者服用地塞米松前就已出现严重高血糖，因此需要胰岛素治疗，同时二甲双胍应加量至 1000 mg，2 次/天，以增加胰岛素敏感性。考虑到格列本脲作用时间长和低血糖风险，建议停用该药。

一种方案是使用 BBI 方案，即长效胰岛素（如甘精胰岛素、地特胰岛素）联合速效胰岛素（例如门冬胰岛素、赖脯胰岛素、谷赖胰岛素）。建议日起始总剂量为 40 U [0.5 U/（kg·d）×80 kg]，其中基础胰岛素剂量为 30%（12 U），餐时胰岛素剂量为 70%（每餐前 9 U）。应根据血糖调整胰岛素剂量。

地塞米松对血糖的影响预计持续 48 h，如果血糖控制达标，建议患者提前减少胰岛素剂量。可参考表 38.2 中的方法。

表 38.2　胰岛素剂量和时间

	长效胰岛素剂量	速效胰岛素剂量
化疗日	12 U	餐时 9 U
第 2 天	12 U	9 U
第 3 天	11 U	7 U
第 4 天	11 U	7 U
第 5 天	10 U	5 U
第 6 天	10 U	5 U
第 7 天	9 U	3 U
化疗日	12 U	9 U

另一种方案是每天使用两次 NPH。地塞米松剂量需要等效转换为泼尼松剂量（12 mg 地塞米松 =75 mg 泼尼松），按照 0.4 U/（kg·d）估算起始剂量为 32 U/d。建议分两次随餐给药（即 16 U，2 次/天）。根据血糖调整胰岛素剂量，使用地塞米松 2 d 后参照上表进行胰岛素减量。

病例分析

使用 BBI 方案血糖控制不佳的 T2DM 患者启动泼尼松治疗

1 名 53 岁接受胰岛素治疗的 T2DM 女性患者类风湿性关节炎突然发作，需要每天服用 40 mg 泼尼松。目前她服用二甲双胍 1000 mg，2 次/天，睡前注射甘精胰岛素 42 U，三餐前注射门冬胰岛素 16 U。HbA1c 为 8.6%（71 mmol/mol）。体重 90 kg（BMI 32 kg/m²），肾功能正常。

可以选择哪些方案？

一种方案是调整现有的 BBI 剂量，控制餐后高血糖。患者每天胰岛素总量为 90 U，但由于基线血糖水平控制不佳，每天胰岛素总剂量应增加 10%（约为 100 U），其中 30% 为基础胰岛素（30 U），70% 为餐时大剂量胰岛素（每餐前 23 U）。

或者考虑联用 NPH。NPH 的起始剂量为 36 U，每天 1 次 [即 0.4 U/（kg·d）]，与上午的泼尼松同步给药。应根据血糖进一步调整 NPH 剂量。

总　结

在患者开始糖皮质激素治疗前，医生就应该做好降糖预案。对于非糖尿病但 GID 风险较高的患者，需要在启动糖皮质激素治疗后的前 2 d 监测午餐后和晚餐前血糖。如果所有血糖值均 < 140 mg/dL（7.8 mmol/L），可以停止血糖监测。糖尿病患者应更加频繁地监测血糖，包括午餐后血糖，以免遗漏餐后高血糖。鼓励所有患者摄入足够水分，采取低碳水化合物饮食管理。治疗方案的选择取决于基础胰岛素储备、糖皮质激素治疗的剂量和持续时间。尽管目前针对非胰岛素降糖药物治疗方案的证据相对不足，但根据现有的研究、临床经验、糖皮质激素的作用特点和对血糖的影响，以及非胰岛素降糖药物的机制特点，部分患者可能仅通过非胰岛素降糖药物治疗便可使血糖达标。

非胰岛素降糖药物优选胰岛素增敏剂和靶向降低餐后血糖的药物：二甲双胍、短效磺酰脲类药物和格列奈类、DPP-4 抑制剂和 GLP-1 受体激动剂。药物的选择还应考虑药物的起效时间和降糖效果。对于最大限度使用非胰岛素降糖药物治疗，但仍持续高血糖的患者应及时启动胰岛素治疗。胰岛素的选择取决于糖皮质激素的作用时间和服药间隔。由于 NPH 的峰值效应与中效糖皮质激素基本一致，建议中效胰岛素 NPH（1 次/天）与早晨的糖皮质激素同步给药。对于接受 2 次/天中效糖皮质激素或 1 次/天长效糖皮质激素的患者，建议使用改良 BBI 方案，即餐时胰岛素占比更高（70%），或者 NPH 方案（2 次/天）。

参考文献

请登录 www.wpcxa.com 下载中心查询或下载，或扫码阅读。

第 39 章

急性冠脉综合征、急性卒中和急性心力衰竭患者糖尿病和（或）高血糖的管理

Miles Fisher

要 点

· 心血管疾病能够影响糖尿病患者的预后。它是糖尿病患者常见的致病性（其他疾病）和致死性原因。

· 在 2 型糖尿病（T2DM）的多重管理中，降压联合降脂治疗可降低动脉粥样硬化性心脏病（ASCVD）的患病率。过去糖尿病患者 ASCVD 的患病率是非糖尿病患者的 4~6 倍，现在大约是 2 倍。

· DIGAMI 研究提示胰岛素强化治疗降低了心肌梗死后的死亡率，但并未得到其他研究或荟萃分析证实。

· 糖尿病或高血糖患者急性冠脉综合征（ACS）的处理原则与非糖尿病患者相同，包括双重抗血小板治疗、磺达肝癸钠或低分子肝素（LMWH）、经皮冠状动脉介入治疗（PCI）、血管紧张素转换酶抑制剂（ACEI）或血管紧张素受体阻滞剂（ARB）、β 受体阻滞剂和高剂量他汀类药物治疗。

· 除非有临床指征，否则 ACS 后的降糖治疗并不常规推荐静脉胰岛素强化治疗。

· 胰岛素强化治疗并不能改善急性卒中的死亡率或功能障碍，而且由于它会增加低血糖的风险，所以不推荐常规用于急性卒中合并糖尿病或高血糖。

· 建议急性卒中患者的血糖控制在 5~15 mmol/L（90~270 mg/dL），密切监测血糖，避免低血糖。

· 吡格列酮能够改善非糖尿病患者卒中后的胰岛素抵抗，但由于液体潴留和骨折增加等副作用，不推荐常规用于临床。

· 目前尚无急性心力衰竭后高血糖管理的相关研究。

· 糖尿病和高血糖患者急性心力衰竭的处理原则与非糖尿病患者相同，包括给予 ACEI 或 ARB、β 受体阻滞剂、盐皮质激素拮抗剂、伊伐布雷定（心率快时）和利尿剂缓解症状。

· 急性心力衰竭发作期间停用二甲双胍，患者病情稳定后重新使用。慢性心力衰竭患者可以安全使用二甲双胍，避免使用吡格列酮。钠－葡萄糖协同转运蛋白 2（SGLT-2）抑制剂能够使心力衰竭患者获益。

· 美国糖尿病协会（ADA）和美国临床内分泌医师协会（AACE）2018 年的指南均建议：合并 ASCVD 的 T2DM 患者，除了调整生活方式及进行二甲双胍治疗，还应优先选择具有心血管获益证据的降糖药物（目前包括恩格列净、利拉鲁肽和坎格列净）。索马鲁肽（也显示出心血管获益）有望在不久的将来优先用于合并 ASCVD 的 T2DM 患者。

引　言

心血管疾病对糖尿病患者的预后十分重要。它是糖尿病患者常见的致病（其他疾病）和致死原因。在 T2DM 的多重管理中，降压联合降脂治疗降低了 ASCVD 的发病率。过去糖尿病患者的 ASCVD 发病率是非糖尿病患者的 4~6 倍，现在大约是 2 倍[1-2]。

并非所有的糖尿病患者都会合并心血管疾病。根据心血管疾病发生风险和死亡率，糖尿病患者可以分为以下几类：

1. 无血管病变。

2. 稳定性冠状动脉疾病（心绞痛）或脑血管疾病（卒中和短暂性脑缺血发作）。

3. ACS，即 ST 段抬高心肌梗死（STEMI）和非 ST 段抬高心肌梗死（NSTEMI）。

4. 慢性心力衰竭（高危组，1 年死亡率达 30%~40%）。

冠心病和急性卒中患者常合并糖尿病。排除已确诊为糖尿病的患者后，余下患者约有 1/3 为新诊断的糖尿病，1/3 为糖尿病前期。在缺乏体育锻炼及肥胖人群中，这一比例可能会更高。

机体对急性疾病的应答包括反调节激素的释放，可能诱发和加重高血糖。近 40 年来，人们一直试图联用胰岛素降低心肌梗死的死亡率，但临床结果并不一致，甚至相互矛盾。

本章主要就以下内容展开论述：ACS、急性卒中和急性心力衰竭患者降糖治疗的证据，以及长期强化降糖或使用特定的降糖药物降低上述疾病复发率的证据。

ACS

定义和病理生理学

ACS 包括 STEMI、NSTEMI 和不稳定型心绞痛。该综合征主要根据胸痛史、心电图改变和心脏损伤的生化标记物诊断。动脉粥样硬化斑块破裂、血栓形成、心肌缺血后会发生心肌梗死。冠状动脉完全闭塞会导致 STEMI，最好的治疗方法是紧急经皮冠状动脉介入治疗（PCI）。而冠状动脉局部闭塞可导致 NSTEMI。肌钙蛋白是反映心肌坏死的生物标志物，肌钙蛋白水平升高意味着心肌梗死。在不稳定型心绞痛中，肌钙蛋白水平并不升高。

与非糖尿病人群相比，糖尿病人群更容易罹患 NSTEMI。NSTEMI 在糖尿病患者中的临床表现可能是非典型或无痛的，可导致症状出现延迟，耽误诊断和治疗。ACS 的初始治疗原则同样适用于 ACS 合并糖尿病的患者，包括 PCI、双重抗血小板治疗、LMWH 或磺达肝癸钠抗凝治疗及给予 β 受体阻滞剂。但是糖尿病患者更容易发生心肌梗死和心力衰竭。尽管给予了多种治疗手段，糖尿病 ACS 患者的死亡率仍然是非糖尿病 ACS 患者的 2 倍。

ACS 死亡率升高与患者发病前的致病因素有关：

- 范围更广及更远端的冠状动脉疾病。
- 纤维蛋白溶解受损。
- 自主神经病变。
- 糖尿病性心肌病。

梗死后的致病因素也可导致 ACS 死亡率升高：

- 胰岛素抵抗增加。
- 心肌脂肪酸 β 氧化增强。

高血糖的强化治疗

心肌梗死后静脉输注胰岛素的代谢效应包括：

- 降血糖。
- 减少可能具有毒性或致心律失常作用的游离脂肪酸。
- 增加可能具有保护作用的有氧代谢。
- 促进钾离子进入心肌，这可能有助于改善心肌细胞功能。

胰岛素的其他获益包括：

- 抗血栓形成 / 抗纤维蛋白溶解。
- 抗血小板聚集。
- 抗炎。
- 减轻缺血或再灌注损伤。
- 增加心肌血流量。

过去 20 年，人们针对已知糖尿病患者和（或）高血糖患者（新诊断的糖尿病或应激性高血糖）突发心肌梗死后给予静脉胰岛素强化治疗的效果进行研究。这些研究大致分为两类：

- 以血糖为重点。在这些研究中胰岛素被用作降糖治疗，使升高的血糖降至正常（例如，DIGAMI、DIGAMI 2、HI-5、HEART2D、BIOMArCs 2 研究）[3-8]。
- 以胰岛素为重点。在这些研究中胰

岛素用于抑制游离脂肪酸、促进钾离子的吸收、增强糖酵解（如 IMMEDIATE 研究）[9]。

上述研究参见表 39.1。

DIGAMI 研究证实，入院时血糖值 > 11.1 mmol/L（200 mg/dL）的 STEMI 患者，给予静脉胰岛素强化治疗 + 皮下胰岛素强化治疗的序贯治疗可降低死亡率[3]。瑞典的冠心病病房招募了 620 例受试者，主要终点事件为平均随访 3.4 年的死亡率。静脉输注胰岛素 24 h 后血糖明显降低，皮下注射胰岛素 3 个月后糖化血红蛋白（HbA1c）显著下降。总死亡率在 1 年和 3.4 年时均降低。DIGAMI 研究 2014 年公布了 20 年的随访数据，强化治疗组和常规治疗组的死亡率分别为 89% 和 91%。平均随访时间为 7.8 年，胰岛素强化治疗使生存期延长了 2.3 年[4]。

但在随后的 DIGAMI 2[5] 和 HI-5[6] 研究中，上述结果无法重复。近期一项结合了 DIGAMI、DIGAMI 2 和 HI-5 的荟萃分析提示胰岛素强化治疗对死亡率、心力衰竭、心律失常或再梗死率均没有显著影响，但低血糖发生率显著升高[10]。DIGAMI 2 招募了 1253 例有糖尿病史或入院血糖值 > 11.1 mmol/L（200 mg/dL）的疑似急性心肌梗死的受试者。这些受试者被随机分为 3 组：静脉胰岛素强化联合后续皮下胰岛素强化治疗；静脉胰岛素强化；全程常规治疗。由于受试者招募不足，血糖值差异不大，研究结果为阴性，最终 DIGAMI 2 研究被终止。

HI-5 研究招募了 240 例急性心肌梗死且已知患有糖尿病或血糖值 > 7.8 mmol/L（140 mg/dL）的受试者。将受试者随机分为两组：一组接受胰岛素 - 葡萄糖输注至少 24 h，血糖值维持在 < 10 mmol/L（180 mg/dL）；另一组接受常规治疗。该研究的干预力度不及 DIGAMI 和 DIGAMI 2 研究。虽然之后的分析表明血糖值维持在

表 39.1　胰岛素治疗 ACS 的相关研究

临床研究	受试者	干预手段	主要终点事件	备注
DIGAMI	620 例 BG 值＞ 11.1 mmol/L（200 mg/dL）的急性心肌梗死患者	静脉胰岛素强化＋皮下胰岛素强化的序贯治疗 vs. 常规降糖治疗	总死亡率显著下降	
DIGAMI2	1253 例急性心肌梗死合并 T2DM 或合并 BG 值＞ 11.1 mmol/L 的患者	静脉胰岛素强化＋皮下胰岛素强化的序贯治疗 vs. 静脉胰岛素强化 vs. 常规治疗	总死亡率无显著差异	因招募缓慢和结果无效而终止
HI–5	240 例 BG 值＞ 7.8 mmol/L（140 mg/dL）的急性心肌梗死患者	以 BG 值＜ 10.0 mmol/L（180 mg/dL）为目标值的静脉输注胰岛素 / 葡萄糖治疗 vs. 常规治疗	对死亡率无显著影响	3 个月内再梗死和心力衰竭发生率下降
HEART2D	1115 例 T2DM 合并急性心肌梗死的患者	皮下基础胰岛素 vs. 皮下餐时胰岛素	心血管结局无显著差异	因空腹和餐后血糖无显著差异而终止
BIOMArCS 2	294 例 ACS 患者，血 BG 值为 7.8~16.0 mmol/L（140~288 mg/dL）	静脉胰岛素强化治疗 vs. 常规治疗	对反映梗死面积的指标——肌钙蛋白 T 无显著影响	静脉胰岛素强化组的死亡率增加
IMMEDIATE	871 例疑似 ACS 的患者	院外输注葡萄糖 – 钾 – 胰岛素 vs. 葡萄糖输注	对 ACS 的进展没有影响	心脏停搏和院内死亡率下降

BG= 血糖；ACS= 急性冠脉综合征；T2DM=2 型糖尿病

8.0 mmol/L（144 mg/dL）以下可能对受试者有益，但对总死亡率并没有影响。

另外三项关于急性心肌梗死后血糖管理的研究也值得一提。HEART2D 研究以发生急性心肌梗死的 T2DM 患者为研究对象，随机分组给予基础胰岛素或餐时胰岛素治疗。由于未能达到预设的血糖目标、组间血糖差异不明显且心血管结局无明显差异，该研究也被提前终止[7]。

BIOMArCS 2 研究是一项开放单中心随机对照研究。该研究纳入了 294 例 ACS 患者，血糖值为 7.8~16.0 mmol/L（140~288 mg/dL），

随机分为静脉胰岛素强化治疗组和常规治疗组，比较两组的降糖效果[8]。结果显示，强化治疗组的中位血糖值较低，但 72 h 的肌钙蛋白 T 这一主要终点事件在两组间无显著差异。令人惊讶的是，强化治疗组的死亡人数显著增加（强化治疗组 8 例 vs. 常规治疗组 1 例，P=0.04），发生严重低血糖的人数也显著增加。此外，在平均 5 年的随访期内均观察到死亡率持续增加。

IMMEDIATE 研究观察了 871 例疑似 ACS 的患者院外使用葡萄糖 – 钾 – 胰岛素（GKI）治疗的效果[9]。主要终点事件为患

者在 24 h 内是否进展为明确的心肌梗死，结果显示 GKI 干预并未减少主要终点事件的发生率，但减少了次要复合终点（心脏停搏或住院期间死亡）的发生率，尤其是在 STEMI 患者中。

指　南

很难将这些结果多为阴性且矛盾的研究纳入一份临床实践指南。因此不同指南提出了多种建议[11-14]。表 39.2 列举了指南中的一些最新建议。ADA 最近未发布任何关于 ACS 后高血糖管理的具体建议。

近期发生心肌梗死的糖尿病患者的长期管理

从罗格列酮疑似增加非致死性心肌梗死事件之后[15]，美国食品药品监督管理局（FDA）和欧洲药品管理局（EMA）要求新型降糖药物都需要验证心血管的安全性。通常包括开展关于心血管结局的随机对照

研究（CVOT），主要终点事件包括非致死性心肌梗死、非致死性卒中、心血管性死亡、主要不良心血管事件（MACE），或 MACE 并且因不稳定型心绞痛住院治疗。CVOT 研究通常是事件驱动型研究，因此纳入近期罹患 ACS 的受试者是快速积累足够的主要终点事件的方法之一。

EXAMINE 是一项双盲安慰剂对照研究，该研究将发生 ACS（需要住院治疗的急性心肌梗死或不稳定型心绞痛）后 15~90 d 的 5380 例 T2DM 患者随机分配至阿格列汀组和安慰剂组，中位随访时间为 18 个月（表 39.2）[16]。结果显示阿格列汀组和安慰剂组分别有 305 例（11.3%）患者和 316 例（11.8%）患者发生了 MACE 终点事件，说明阿格列汀不增加心血管复合事件的发生风险。

ELIXA 研究使用了类似的设计，纳入 6088 例 T2DM 患者。这些患者在近半年有心肌梗死或不稳定型心绞痛发作史，被随

表 39.2　ACS 的高血糖管理指南 [11-12,14,51]

NICE 指南 CG130（2011 年）	SIGN 148（2016 年）	ESC/EASD（2013 年）	CDA（2013 年）
· ACS 住院患者的血糖值应 < 11.1 mmol/L（200 mg/dL），同时避免低血糖。首先考虑剂量可调整的胰岛素输注（VRIII），定期测血糖 · 除非有临床指征，否则不建议常规通过胰岛素强化治疗，如静脉输注胰岛素 - 葡萄糖（含钾或不含钾）管理 ACS 住院患者的高血糖（血糖值 > 11.1 mmol/L）	· 确诊 ACS 且合并糖尿病或明显高血糖（血糖值 > 11.1 mmol/L）的患者应立即进行降糖治疗。血糖目标值为 7.0~11.1 mmol/L（126~200 mg/dL） · 胰岛素 - 葡萄糖的输注不能延误有时间窗的干预措施的实施，如 PCI	· 明显高血糖 [血糖值 > 10 mmol/L（180 mg/dL）] 的 ACS 患者应考虑予以胰岛素为基础的降糖方案，降糖目标的设置需要考虑对并发症的影响 · 糖尿病合并 ACS 的患者可能需要不同的降糖药物	· 入院时血糖值 > 11.1 mmol/L 的急性心肌梗死患者血糖应控制在 7.0~10.0 mmol/L（126~180 mg/dL），后续应达到长期控制目标 · 胰岛素治疗有助于血糖达标 · 入院时血糖值 < 11.1 mmol/L 的糖尿病患者合并 ACS，也需给予相同处理

ACS= 急性冠脉综合征；VRIII= 可变速静脉胰岛素输注；PCI= 经皮冠状动脉介入治疗；NICE= 国家临床医学研究所；SIGN= 苏格兰指南网络；EASD= 欧洲糖尿病研究协会；ESC= 欧洲心脏病学会；CDA= 加拿大糖尿病协会

机分配至胰高血糖素样肽–1（GLP–1）激动剂利西那肽组和安慰剂组（入组时间平均 72d）[17]。研究结果显示利西那肽组和安慰剂组分别有 406 例患者（13.4%）和 399 例患者（13.2%）发生了 MACE 终点事件，说明利西那肽也不增加心血管复合事件的发生风险。

心肌梗死后糖尿病的长期管理

UKPDS 研究表明二甲双胍能够明显降低新诊断为糖尿病的超重患者（不包括近期发生心肌梗死或心力衰竭的患者）的心肌梗死发生率和全因死亡率[18]。在其他大型研究中，磺酰脲类药物或胰岛素并未表现出类似获益，因此，研究者认为二甲双胍可能通过降糖以外的其他机制减少心血管事件的发生。SPRIT-DIMCAD 研究结果也支持二甲双胍的心血管获益。该研究发现，与格列吡嗪组相比，二甲双胍组心血管事件的复发率更低[19]。HOME 研究结果显示二甲双胍减少了大血管次要复合终点事件[20]。

PROactive 是首个随机、双盲、安慰剂对照研究，旨在观察吡格列酮对糖尿病合并 ASCVD 患者心血管硬终点事件的影响[21]（表 39.3）。该研究开始于 FDA 的要求发布之前，近一半的受试者（47%）有心肌梗死病史。该研究结果在当时充满争议。首先，和安慰剂相比，吡格列酮未能显著降低包括外周血管事件在内的主要终点事件的发生率，但却显著降低了心血管性死亡、心肌梗死和中风等次要终点事件的发生率。其次，吡格列酮增加了心力衰竭的发生率，但当时并不清楚其机制。对 2445 例有心肌梗死病史的患者进行详细分析，结果显示吡格列酮使包括 ACS 和心源性死亡在内的心脏复合终点事件降低

了 19%[22]。

ORIGIN 研究以病程较短的糖尿病患者或糖尿病前期患者为研究对象（其中约 66% 的受试者有心血管疾病史，34% 有心肌梗死病史），旨在观察甘精胰岛素的有效性和安全性[23]。结果表明，甘精胰岛素不增加 MACE 事件（心血管性死亡、心肌梗死、卒中）或心血管复合结局，但可增加低血糖的发生率。

FDA 公布的大多数 CVOT 包括大量有心肌梗死病史的受试者，心肌梗死已被纳入主要终点事件，心肌梗死的影响因素已被纳入次要终点事件。DPP–4 抑制剂沙格列汀（SAVOR-TIMI）[24] 和西格列汀（TECOS）[25] 的心血管安全性研究结果令人失望。DPP–4 抑制剂并不影响心血管事件的危险因素。SAVORTIMI、EXAMINE 和 TECOS 研究均得到中性结果，即 DPP–4 抑制剂并不增加主要心血管复合终点的发生风险（表 39.3）。

EMPA-REG OUTCOME 研究纳入了 7020 例 T2DM 合并心血管疾病的患者，其中有近一半的患者有心肌梗死病史，1/4 的患者有冠状动脉旁路移植术史，1/4 的患者有卒中史，1/5 的患者有外周动脉疾病。1/4 的患者肾小球滤过率（eGFR）基线值为 30~60 mL/（min·1.73m²），1/10 的患者伴心力衰竭，因此这是一个高风险的受试者群体。在常规治疗的基础上，该研究将受试者随机分配至恩格列净 10mg、25mg 和安慰剂组，旨在观察恩格列净的心血管安全性和有效性[26]。

结果显示，恩格列净显著降低了主要大血管事件（心血管性死亡、非致死性心肌梗死、非致死性卒中），全因死亡率降低了 32%，结果优于安慰剂组。两种剂量的恩格列净均有获益。此外，恩格列净组

因心力衰竭住院的发生率也降低了 1/3，但未显著降低次要终点事件（非致死性心肌梗死）的发生风险（表 39.3）。

两项关于 GLP-1 受体激动剂的 CVOT 表明，与安慰剂相比，GLP-1 受体激动剂能显著减少 MACE 事件的发生。LEADER 研究纳入了 9340 例糖尿病患者，旨在观察利拉鲁肽的心血管安全性[27]，其中约 82% 的患者有心血管疾病史，31% 有心肌梗死病史。结果显示利拉鲁肽可明显改善主要终点事件发生率、全因死亡率和心血管相关死亡率，但非致死性心肌梗死、非致死性卒中和因心力衰竭住院事件无统计学差异。SUSTAN-6 研究中约 83% 的患者有心血管疾病史，32% 的患者有心肌梗死病史。结果表明，与安慰剂相比，索马鲁肽降低了 MACE 事件的发生率[28]，但非致死性心肌梗死、非致死性卒中和因心力衰竭住院事件同样无统计学差异。

最近开展的 CANVAS 系列研究纳入了全球 10 142 例受试者（其中 66% 有心血管疾病史），旨在观察 SGLT-2 抑制剂坎格列净的心血管安全性和有效性[29]。与安慰剂相比，坎格列净显著降低了 MACE 事件的发生率，但对次要终点事件（心血管性死亡、非致死性心肌梗死和非致死性卒中）

表 39.3　心血管结局临床研究结果[53]

研究名称	干预药物	对 MACE/MACE+ 的影响	对心肌梗死的影响	对卒中的影响	对心力衰竭的影响
PROactive	吡格列酮	降低	无明显降低	无明显降低	HFH 增加
RECORD	罗格列酮	无效	无效	无效	HFH 增加
SAVOR-TIMI	沙格列汀	无效	无效	无效	HFH 增加
EXAMINE	阿格列汀	无效	无效	无效	亚组内 HFH 增加
TECOS	西格列汀	无效	无效	无效	无效
ELIXA	利西拉肽	无效	无效	无效	无效
EXSCEL	艾塞那肽缓释剂型	无效	无效	无效	无效
ACE	阿卡波糖	无效	无效	无效	无效
EMPA-REG OUTCOME	恩格列净	降低	无明显降低	无明显降低	HFH 降低
CANVAS Program	坎格列净	降低	无明显降低	无明显降低	HFH 降低
LEADER	利拉鲁肽	降低	无明显降低	无明显降低	无效
SUSTAIN-6	索马鲁肽	降低	无明显降低	降低	无效
ORIGIN	甘精胰岛素	无效	无效	无效	无效
DEVOTE	德谷胰岛素或甘精胰岛素	无效	无效	无效	无效

MACE= 主要不良心血管事件；HFH= 因心力衰竭住院治疗

的影响没有统计学差异。和 EMPA-REG OUTCOME 研究结果类似，与安慰剂相比，坎格列净组心力衰竭患者的住院风险降低了 33%。坎格列净组出现 eGFR 降低、终末期肾病或肾性死亡的风险较安慰剂组降低 40%，但截肢风险增加，主要集中在脚趾或跖骨。

DEVOTE CVOT 研究纳入了 T2DM 合并心血管高风险的患者，比较德谷胰岛素和甘精胰岛素的心血管安全性[30]。结果表明德谷胰岛素的心血管安全性与甘精胰岛素相当，德谷胰岛素组 MACE 事件（包括心血管性死亡、非致死性心肌梗死或非致死性卒中）的发生率非劣于甘精胰岛素（ORIGIN 研究）。

强化血糖控制能减少心肌梗死吗？

纳入 T1DM 患者的 DCCT 研究和纳入 T2DM 患者的 UKPDS、ADVANCE、ACCORD 和 VADT 研究均试图探讨强化血糖控制是否能减少包括心肌梗死在内的心血管事件[31-35]（表 39.4）。上述几项研究的结果均显示在干预结束时，心血管复合事件没有显著减少。由于强化治疗组患者死亡风险显著增加，特别是心血管猝死的风险增加，ACCORD 研究

进行了 3.5 年后被提前终止（表 39.3）。值得注意的是，ACCORD 研究结果显示，在 5 年治疗期结束时，心肌梗死的发生率显著降低，但全因死亡率有所增加。总之，这些阴性研究结果并不意外，因为高血糖对心血管疾病的影响不如高血压或高胆固醇[1]。即使 HbA1c 达标，患者也需要长时间强化降糖治疗才能得到心血管获益。在 ACCORD 研究中，强化降糖治疗带来的问题包括治疗方案迅速升级、过早使用大剂量胰岛素、体重大幅度增加和频繁发生低血糖。

对 UKPDS、ACCORD、ADVANCE 和 VADT 研究的数据进行荟萃分析，结果显示和非强化治疗组相比，强化治疗组心肌梗死和主要心血管事件显著减少，但两组的卒中、心力衰竭或死亡率没有显著差异[36]。强化治疗增加了低血糖的发生率。

上述干预研究结束后，受试者全部恢复常规降糖治疗。之前接受强化治疗的受试者微血管事件减少，血糖得到控制。之前在非强化治疗组的受试者血糖控制不理想。但在干预研究结束后的 1 年内，两组受试者的 HbA1c 水平相近。

上述干预研究都进行了长期随访，均显示出明确的心血管获益（表 39.5）[37-41]。

表 39.4　强化血糖控制对微血管并发症、大血管并发症和全因死亡率的影响

临床研究	对微血管并发症的影响	对大血管并发症的影响	对全因死亡率的影响
DCCT	视网膜病变、肾病、神经病变发生率下降	对主要心血管和外周血管事件无影响	无影响
UKPDS	微血管终点事件发生率下降	对心肌梗死无影响	无影响
ACCORD	视网膜病变、肾病、神经病变发生率下降	对 MACE 无影响	死亡率增加
ADVANCE	肾病发生率下降	对 MACE 无影响	无影响
VADT	延缓蛋白尿进展	对主要大血管事件无影响	无影响

MACE= 主要不良心血管事件

表 39.5　强化血糖控制对微血管并发症、大血管并发症和全因死亡率影响的临床研究

临床研究	对微血管并发症的影响	对大血管并发症的影响	对全因死亡率的影响
DCCT/EDIC	视网膜病变、肾病、神经病变发生率下降	MACE 发生率下降	死亡率降低
UKPDS-PTM	微血管并发症发生率下降	心肌梗死发生率下降	死亡率降低
ACCORDION	视网膜病变发生率下降	对 MACE 事件无影响	不再增加
ADVANCE-ON	终末期肾病发生率下降	对 MACE 事件无影响	无影响
VADT	无相关结果	主要大血管事件发生率降低	无影响

MACE= 主要不良心血管事件

DCCT/EDIC 研究开展了长达 30 年的随访。随访结果显示全因死亡率显著降低 33%，MACE（心肌梗死、卒中和心血管性死亡）事件降低 32%，心血管事件（心肌梗死加心血管性死亡）降低 30%[37]。

经过 20 年的随访，UKPDS-PTM 研究显示，二甲双胍组、磺酰脲类药物或胰岛素组的心肌梗死发生率和全因死亡率均有所下降[38]。VADT 的 10 年随访研究显示，强化降糖治疗组的主要心血管事件（心脏病发作、卒中、新出现的或恶化的充血性心力衰竭、缺血性坏疽截肢或心血管性死亡）发生率显著下降[39]。相比之下，在 ADVANCE 研究基础上进行的 ADVANCE ON 后续研究未能显示强化血糖控制可降低心血管事件的发生率[40]。ACCORD 的延展研究 ACCORDION 表明，回归常规治疗可以减少强化治疗 3.5 年后出现的全因死亡率上升问题。因此在进行了为期 9 年的随访后，全因死亡率无显著差异，但心血管疾病的死亡人数明显减少[41]。

总之，这些研究结果证实了强化血糖控制在减少心血管事件，特别是心肌梗死方面的长期获益，建议参照 UKPDS、ADVANCE 或 VADT 的循证证据制定强化治疗方案。

卒中和短暂性脑缺血发作

定义和病理生理学

卒中曾经被定义为由于脑梗死或脑出血超过 24 h 导致脑部功能突然丧失。如果症状持续不足 24 h，则称为短暂性脑缺血发作（TIA）。目前对卒中的定义是持续超过 24 h 的急性脑功能障碍，或者病程不稳定、计算机断层扫描（CT）或磁共振成像（MRI）检查可发现与症状相关的梗死灶或缺血灶。TIA 被重新定义为持续不到 24 h 的脑局灶性功能障碍且影像学无梗死证据。糖尿病患者卒中的风险是非糖尿病患者的 2 倍多。和非糖尿病患者相比，糖尿病患者的死亡率增加，功能预后更差。过去认为糖尿病患者的卒中发病模式与一般人群不同，前者腔隙性卒中更常见，但最近一些流行病学证据表明糖尿病和卒中亚型没有明确关系。

高血糖的即时管理

发生急性卒中的高血糖患者预后比血糖基本正常的糖尿病患者更差，前者死亡率更高、卒中程度及功能受损更严重。在接受和未接受溶栓治疗的受试者中均可观察到上述现象。急性高血糖可上调 1 型纤

溶酶原激活物的活性，延迟经组织型纤溶酶原激活物（t-PA）溶栓治疗后缺血半暗带的血流恢复时间，降低了血管再通率，临床预后不佳。继静脉输注胰岛素治疗心肌梗死之后，已经有几项研究观察了强化胰岛素治疗对卒中预后的影响。

这些结果被纳入最近的一项 Cochrane 系统评价中，但结果并不理想[42]。Cochrane 评价纳入了 11 项随机对照研究，其中强化治疗组纳入 791 例受试者，对照组纳入 792 例受试者。其组间血糖差异很小：强化治疗组的平均血糖值为 6.7 mmol/L（121 mg/dL），对照组为 7.3 mmol/L（131 mg/dL）。对照组给予安慰剂或低强度胰岛素治疗。两组的死亡率、功能独立性或最终神经功能损伤方面无显著差异。强化治疗组低血糖发生率增加，但在糖尿病患者和非糖尿病患者之间无显著差异。

笔者认为静脉输注胰岛素对卒中没有获益，但发生有症状和无症状低血糖的风险增加。这些研究的明显缺陷是样本量较少。正在进行的 SHINE 研究纳入了 1400 例急性缺血性卒中患者，旨在比较常规皮下胰岛素注射和静脉胰岛素强化治疗对卒中结局的影响，可分析的数据量明显增加[43]。

卒中后糖尿病的长期管理

PROactive 研究中约 19% 的受试者有卒中史。生存分析（Kaplan-Meier）提示吡格列酮组卒中复发率为 6%，安慰剂组复发率为 10%。吡格列酮组的卒中复发风险降低了 47%[44]。IRIS 研究（卒中后胰岛素抵抗干预研究）纳入了 3876 例近期发生缺血性卒中或 TIA、存在胰岛素抵抗但无糖尿病的患者，随机分为吡格列酮（45 mg）组与安慰剂组[45]。使用稳态模型评估胰岛素抵抗指数（HOMA-IR），即通过空腹血糖和胰岛素值估算 β 细胞功能和胰岛素敏感性。

与安慰剂组相比，吡格列酮组主要复合终点事件（致死性或非致死性卒中或心肌梗死）的发生率显著降低（11.8% vs. 9%，HR=0.76）。在 IRIS 研究中，吡格列酮组的新发糖尿病显著减少（73 例，4%），安慰剂组新发糖尿病 149 例，占 8%（HR=0.48）。吡格列酮组的次要终点事件（致死性和非致死性卒中）的发生率下降，但无统计差异。

FDA 要求开展的 CVOT 中伴脑血管病史的患者远少于心肌梗死病史的患者。而且在这些研究中，作为次要终点事件，卒中的发生率远低于心肌梗死。除了索马鲁肽的 SUSTAIN-6 研究[28]，大多数研究未发现卒中复发率具有显著性差异。在 SUSTAIN-6 研究中，索马鲁肽组患者的非致死性卒中发生率为 1.6%，安慰剂组为 2.7%（HR=0.61，P=0.04）（表 39.3）。索马鲁肽获益的具体机制尚不清楚，可能与改变动脉粥样硬化的进程有关。

心力衰竭

即时治疗

心力衰竭是糖尿病常见的晚期血管并发症，尤其是在伴心肌梗死病史的患者中。心力衰竭患者发展为糖尿病也很常见，这与反调节激素增加和发生胰岛素抵抗有关。在急性心力衰竭发作期间，血糖控制不佳往往意味着预后不良。笔者通过详细的文献搜索未能找到任何关于急性心力衰竭期间胰岛素强化治疗的研究。因此，这是一个值得研究的领域。考虑到体液负荷的问题，强化治疗方案都可能需要胰岛素、浓缩葡萄糖和钾联合输注。虽然没有确切证据，但在心力衰竭急性期可以尝试小剂量可变速率的胰岛素输注。

过去人们认为二甲双胍可能会导致心力衰竭患者发生乳酸性酸中毒，但现在出现了不同的见解。队列研究表明，与磺酰脲类药物相比，二甲双胍提高了糖尿病慢性心力衰竭患者的生存率。但有研究者开展了一项针对糖尿病慢性心力衰竭患者的随机对照研究，因和安慰剂相比，二甲双胍未影响心力衰竭结局而终止。急性心力衰竭期间可能发生缺氧和酸中毒，因此建议对于急性心力衰竭患者，暂停二甲双胍，直至急性心力衰竭得到纠正，并在出院前恢复二甲双胍的治疗。

长期管理

针对强化血糖控制研究（UKPDS、ACCORD、ADVANCE、VADT）开展的荟萃分析并未显示出心力衰竭进展在总体上有所减少。在这些研究中，基线时出现心力衰竭的受试者数量较少，不足以进行有意义的亚组分析[46]。研究表明格列酮类药物会增加肾脏的水钠潴留，导致或加重心力衰竭。吡格列酮禁用于 NYHA 分级为 Ⅰ ~ Ⅳ 级的心力衰竭患者。来自 PROactive 和其他研究的心力衰竭相关资料参见表 39.3。

按照 FDA 的要求，DPP-4 抑制剂也需要进行 CVOT 研究。一个意想不到的发现是 DPP-4 抑制剂可导致因心力衰竭住院治疗（HFH）的发生率增加。SAVOR-TIMI 研究显示沙格列汀可显著增加 HFH，EXAMINE 研究中的亚组分析发现阿格列汀也可增加 HFH。TECOS 研究未发现西格列汀对 HFH 的影响。可见这三项研究中关于心力衰竭患者住院的研究结果并不一致[47-49]。SAVOR-TIMI 研究分析显示，沙格列汀可显著增加既往无心力衰竭病史患者的 HFH 风险（2.3% vs. 1.7%，HR=1.3，P=0.03）。在 EXAMINE 研究中，有 1501 例（28%）患者在基线时出现心力衰竭，其中约 60% 的患者心力衰竭的出现早于 ACS。对基线时无心力衰竭病史的患者进行事后亚组分析，结果显示与安慰剂相比，阿格列汀明显增加了 HFH 风险（1.3% vs. 2.2%，HR=1.76，P=0.026）。TECOS 研究对基线时存在心力衰竭的患者进一步分析得出结论：与安慰剂相比，西格列汀不增加 HFH 风险（7.0% vs. 7.4%，HR=1.03，P=0.86）。临床上谨慎的做法是避免将沙格列汀或阿格列汀用于有心力衰竭病史的患者，并在患者因心力衰竭住院时停用所有 DPP-4 抑制剂。

EMPA-REG OUTCOME 研究发现动脉粥样硬化终点事件和 HFH 风险显著下降。约 10% 的受试者在基线时被判断为临床心力衰竭，但并无生化或影像学证据，而且在研究早期就已发现这一问题。事后分析表明，根据基线特征定义的不同亚组，不论基线期是否合并心力衰竭，以及联合何种治疗方案，恩格列净都可以降低 HFH 风险[50]。恩格列净改善了心力衰竭患者的结局，即减少了因心力衰竭而住院或死亡。恩格列净带来心血管获益的机制尚不清楚，目前仅有学者提出了一些代谢和血流动力学方面的假说。DAPA-HF 和 EMPEROR HF 研究旨在探索 SGLT2 抑制剂对慢性心力衰竭患者（伴或无不伴糖尿病）的影响，以射血分数为基线特征，观察 SGLT2 抑制剂能否降低 HFH 的发生风险。

与恩格列净相似，坎格列净在 CANVAS 研究中也表现出动脉粥样硬化终点事件以及 HFH 风险显著下降[29]。同 EMPA-REG OUTCOME 研究类似，CANVAS 研究约有 14% 的受试者在基线时被判断为临床心力衰竭，但并无生化或影像学证据。

ELIXA 研究中的利西拉肽、LEADER 研究中的利拉鲁肽或 SUSTAIN-6 研究中的索马鲁肽均未显示出对 HFH 风险的影响（表 39.3）。

总　结

高血糖常见于 ACS、急性脑卒中和急性心力衰竭患者，通常预后不良。荟萃分析表明 ACS 和急性卒中后使用胰岛素强化治疗并无明显获益，而且有研究表明，ACS 后使用胰岛素强化治疗可能增加患者的死亡率。因此仍然需要大规模、前瞻性的随机研究深入探讨胰岛素强化治疗对常见的急性心血管疾病结局的影响。

不同版本的 ACS 后高血糖管理指南有所不同（表 39.2），临床医生应灵活运用，实施个体化治疗方案。如能得到多学科专家的建议，对制定降糖方案大有裨益。许多卒中指南没有对高血糖的管理提出任何建议，临床医生应加强讨论交流。从长远来看，对高血糖的强化治疗可能会进一步减少心肌梗死和卒中的发生，特别是个体化治疗可能会带来长期获益。没有证据表明在心血管疾病的急性期开始强化治疗能够带来心血管获益。糖尿病患者复诊时应及时调整治疗方案。2018 年 ADA 指南建议，对于患有 ASCVD 的 T2DM 患者，除了改变生活方式和使用二甲双胍外，应优先增加可使心血管获益的降糖药物（目前包括恩格列净、利拉鲁肽和坎格列净）[52]。索马鲁肽（也显示出心血管获益）有望在不久的将来加入优先用药的名单中。

参考文献

请登录 www.wpcxa.com 下载中心查询或下载，或扫码阅读。

第 40 章

急性糖尿病足

Glenn Matfin

要　点

· 糖尿病足是糖尿病非常常见且十分严重的并发症，是糖尿病患者住院和截肢的主要原因。

· 糖尿病足增加患者的住院费用，延长住院时间，增加医保负担。

· 2016 年英国国家糖尿病住院患者审核（NaDIA）数据显示，近 1/10（9%）的糖尿病患者入院时合并活动性足病。近 1/20（4%）的患者因活动性足病入院。更严重的是，1/75（1.4%）的糖尿病患者在住院期间出现新的足病。

· 糖尿病患者每年应至少筛查一次足病，合并危险因素的患者需要定期专科复诊、接受患者教育，特别是足部自我护理指导。

· 最常见的足部并发症是皮肤溃疡，常继发于糖尿病周围神经病变（保护性感觉丧失），其次是糖尿病周围血管病变或者同时合并两者。

· 糖尿病足部溃疡的定义为糖尿病患者踝关节以下出现皮肤和（或）深层组织损伤，糖尿病患者足部溃疡的发生风险为 10%~25%。

· 高达 85% 的下肢截肢患者前期曾患足部溃疡。

· 糖尿病截肢患者 5 年生存率仅为 30%。这部分患者的高死亡率多与心血管疾病相关，提示糖尿病及心血管疾病风险管理非常重要。

· 通过减轻溃疡局部压力，改善动脉循环，积极控制感染，大部分足部溃疡可以治愈。

· 近期数据显示降糖药钠 - 葡萄糖协同转运蛋白 2（SGLT-2）抑制剂坎格列净可能增加下肢截肢风险（常影响足中段和足趾）。美国食品药品监督管理局（FDA）针对此药发布了"黑框"警告。这也可能是 SGLT-2 抑制剂共同的副作用，但需要更多的研究证实。如果糖尿病患者出现严重的足部并发症，如感染或足部溃疡，医生应停用 SGLT-2 抑制剂。

· 糖尿病患者出现单足肿胀，皮肤温度略高，但不合并溃疡，应考虑诊断为急性夏科氏关节病（CN）。

· 糖尿病住院患者足部护理原则适用于所有糖尿病患者，而不仅限于合并活动性足病的患者。护理原则包括采集足部病史、检查足部、查找神经病变、缺血、溃疡、炎症和（或）感染、畸形或 CN 的证据。

· 糖尿病患者住院期间应每天检查足部，发现新问题时应与糖尿病足多学科综合诊治团队（MDT）共同处理（有条件的情况下）。

· 对医患双方开展糖尿病足预防和早期诊断的继续教育非常关键。

引 言

糖尿病足是糖尿病最常见且十分严重的并发症，是糖尿病患者住院和截肢的主要原因。糖尿病足增加患者的住院费用，延长住院时间，大幅度增加医保支出。据估计，英国国家医疗服务体系（NHS）每支出 150 英镑就有 1 英镑用于治疗糖尿病足（1 英镑 ≈ 8.54 人民币）[1]。数据显示，用于糖尿病足治疗的总费用超过 10 亿英镑（NHS 整体医疗预算为 1200 亿英镑）[2]。全世界每年有 910~2610 万糖尿病患者罹患足病，平均 30 s 会出现 1 例糖尿病相关的下肢截肢患者 [3]。

最常见的足部并发症是皮肤溃疡，常继发于糖尿病周围神经病变（保护性感染缺失），也可继发于外周动脉疾病（PAD）或者同时合并以上二者。糖尿病足部溃疡（DFU）的定义为糖尿病患者踝关节以下局部皮肤或深层组织损伤。糖尿病患者足部溃疡的发生风险是 15%~25%。也有其他数据表明 19%~34% 的糖尿病患者会发生足部溃疡 [4]。

约半数的 DFU 在发病时合并感染，这些创伤显著增加了不良预后的风险。感染是指微生物入侵宿主组织并在其中增殖，诱导宿主炎症反应，导致组织破坏。感染是导致下肢截肢的主要原因。糖尿病患者的截肢风险较正常人群高 23 倍。超过 85% 的糖尿病患者在截肢前有足部溃疡 [4]。糖尿病截肢患者 5 年生存率只有 30%，而肾脏替代治疗的患者截肢后 2 年死亡率高达 74%[2,4]。这部分患者过高的死亡率多与心血管疾病相关，因此糖尿病及心血管疾病风险管理非常重要 [5]。另一种严重但不常见的糖尿病神经病变并发症是 CN，可导致足部畸形和溃疡。

糖尿病住院患者足部护理原则适用于所有入院患者，而不仅仅是那些活动性足病患者。护理原则包括采集既往足部病史、足部检查、寻找神经病变、缺血、溃疡、炎症、和（或）感染、畸形或 CN 的证据 [6]。脱掉鞋袜等覆盖物，检查足部是否有潜在伤口，确认足部受压点皮肤是否正常。糖尿病患者住院期间应每天检查足部，发现新问题应与糖尿病足 MDT 共同处理（足病医生、糖尿病医生、血管和骨科医生、介入放射科医生、伤口处理护士、感染科医生、糖尿病教育护士和矫形师）。急性糖尿病足的表现包括入院时所有足部伤口、每天检查足部时发现的新伤口（表 40.1，住院期间每天对所有糖尿病患者进行足部评估）、疑似 CN、任何不明原因的红斑、皮肤颜色变化、肿胀或足部发白、变冷（图 40.1）。

2016 年英国 NaDIA 数据显示，近 1/10（9%）的糖尿病患者入院时合并活动性足病 [7]。近 1/20（4%）的患者主因活动性足病入院。更严重的是，1/75（1.4%）的糖尿病患者在住院期间出现新的足病。

大多数足部感染和其他相关问题都是可以预防的，至少是可治疗的，因此医生需要了解如何管理严重糖尿病足 [8]。

预防糖尿病足并发症

血管并发症是糖尿病患者死亡的主要原因。这归因于多种代谢异常的相互作用，包括高血糖、高血脂、基因和表观遗传、局部组织对代谢异常的应答等。此外，吸烟也是重要的危险因素。

糖尿病足的病理生理机制中，常见的大血管并发症（如外周动脉疾病）和微血管并发症（如外周和自主神经病变）同等重要 [9]（图 40.2）。运动神经功能障碍

表 40.1　英国糖尿病住院患者足部评估表

粘贴患者标签
名:
姓:
住院号:
国家保险号:
出生日期:

病房:　　　　　　　　　主管医生:

下表适用于所有糖尿病患者日常足部评估

入院时, 注册护士进行 Ipswich 轻触觉检查了解患者有无感觉缺失

触觉检查

· 让患者闭上眼睛
· 确认患者的左右侧
· 告知患者你将触摸他的足趾, 感觉到触摸后分辨左右侧
· 按图中顺序, 轻轻碰触足趾尖 1~2s
· 足趾顺序: 1. 右侧第一足趾; 2. 右侧第五足趾; 3. 左侧第一足趾;
  4. 左侧第五足趾; 5. 右侧足中趾; 6. 左侧足中趾
· 若能感觉到碰触, 则圈 Y, 无感觉则圈 N

出现 2 个或以上阴性结果表明感觉异常, 即为糖尿病足高风险
完成日期: _____

受试者右足, 医生的左侧　　　　　受试者左足, 医生的右侧

足部护理计划

1. 必要时呼叫护士
2. 站立、坐下或卧床时要注意足部减压
3. 日常足部检查包括足趾间和足底
4. 使用足跟保护装置, 如果足跟部有压力性损伤应使用缓震垫
5. 每日评估足部情况, 包括压疮, 并填表
6. 润肤霜: 每天使用 2 次含尿素的润肤霜, 避免足部干裂
7. 恶化: 考虑是否是急性糖尿病足, 必要时转诊

如果是急性足病请转诊

若出现 2 个或多个 "N" 提示感觉异常, 需开展足部护理计划

急性糖尿病足应该立即联系糖尿病足治疗团队。联系方式见背面 (参考住院患者糖尿病足转诊标准)

符合以下任何一种情况都属于糖尿病足高危人群, 需要开展足部护理计划

既往溃疡或截肢病史 ☐
夏科氏关节等畸形 ☐
已知的外周动脉疾病 ☐
认知功能障碍 ☐
意识障碍 ☐
卒中 ☐
肾衰竭或透析 ☐
视觉障碍 ☐
已知或怀疑有神经病变 ☐

最多一项, N= 感觉正常

每天评估足部情况并记录

每天完成足部情况评估, 并填写下表, 还应完成压力性损伤量表

全足评估: 由护士或专业家庭护理人员完成

圈出患者足部情况并签名。如果患者有足病, 需要联系处理伤口的护士或足病治疗医生

日期													
健康	右	左	右	左	右	左	右	左	右	左	右	左	
不健康	右	左	右	左	右	左	右	左	右	左	右	左	

不健康: 皮肤颜色变化、发红、出现斑点、皮肤发黑、皲裂

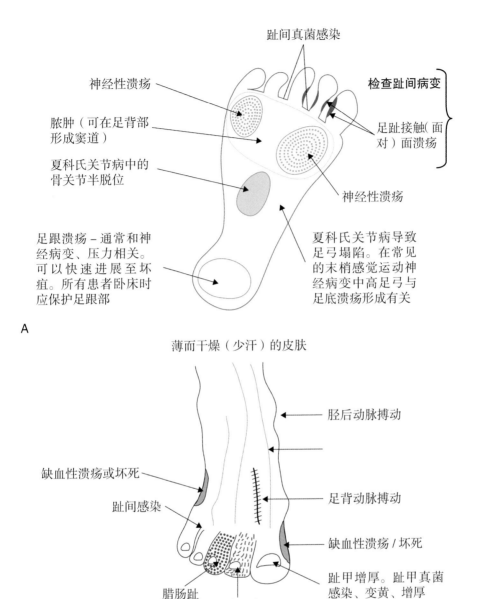

趾间真菌感染

神经性溃疡

脓肿（可在足背部形成窦道）

夏科氏关节病中的骨关节半脱位

足跟溃疡-通常和神经病变、压力相关。可以快速进展至坏疽。所有患者卧床时应保护足跟部

检查趾间病变

足趾接触(面对)面溃疡

神经性溃疡

夏科氏关节病导致足弓塌陷。在常见的末梢感觉运动神经病变中高足弓与足底溃疡形成有关

A

薄而干燥（少汗）的皮肤

缺血性溃疡或坏死

趾间感染

腊肠趾

趾端坏疽

胫后动脉搏动

足背动脉搏动

缺血性溃疡/坏死

趾甲增厚。趾甲真菌感染、变黄、增厚

B

图 40.1 神经性和缺血性足病的临床表现。A. 足底观。B. 足背观。移除敷料，记录所有发现，包括每天填写足部评估表（表 40.1）。对于多处溃疡的患者，应完成影像学检查。经 John Wiley & Sons, Ltd 许可使用

会影响站姿和平衡，增加足部压力（图 40.3）；感知觉障碍会导致痛觉丧失，无法采取保护性行动；下肢自主神经病变可导致排汗减少，皮肤干燥易感染；自主神经病变伴发微血管病变和微循环障碍，可导致组织缺氧和足温异常。除神经病变和缺血外，最主要的危险因素是感染。感染可以加速组织坏死。因此，可干预的时间窗稍纵即逝[10]。

降糖、降压、降脂、戒烟、管理体重、抗血小板药物对于预防或延缓血管并发症的发生发展非常重要[10-11]。

两项大型临床研究的数据表明，钠-葡萄糖协同转运蛋白2（SGLT-2）抑制剂坎

477

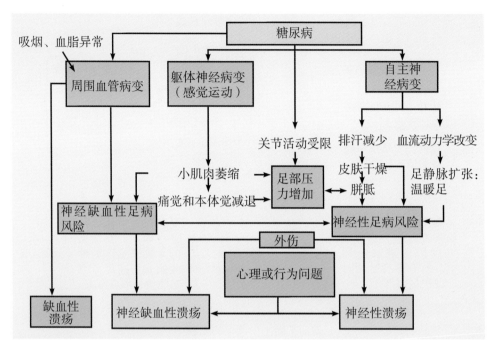

图 40.2　糖尿病患者足部溃疡的形成路径。经 John Wiley & Sons, Ltd 许可使用

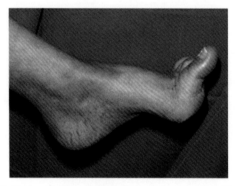

图 40.3　高风险神经病变相关足病表现为高足弓、跖骨突出，爪型趾、第一跖骨头下胼胝形成。患者的伸肌和屈肌的牵引张力失衡、关节变形、足底压力增加（形成胼胝，增加溃疡风险）以及鞋与足趾摩擦增加。经 John Wiley & Sons, Ltd 许可使用

格列净可能增加下肢截肢风险（常影响足中段和足趾），这可能是 SGLT-2 类药物共同的副作用，但仍需要更多的数据支持。美国 FDA 对于坎格列净的处方信息给予"黑框"警告。据报道，每年每 1000 名患者中有 3~7.5 名需要下肢截肢手术。如果糖尿

病患者出现严重的足部并发症，如感染或 DFU，医生应停止使用 SGLT-2 抑制剂。

筛 查

大部分糖尿病足并发症是可预防的。首先，需要通过全面的足部评估识别高危人群，成年糖尿病患者每年至少需要评估一次。高危人群更应频繁地进行详细的足部检查。其次，所有糖尿病患者每次就诊（包括住院）时都应检查足部。合并以下危险因素的人群发生溃疡或截肢的风险更大：血糖控制不佳、周围神经病变与保护性感觉丧失（LOPS）、抽烟、足部畸形、夏科氏足、足部胼胝或鸡眼、足部溃疡病史、既往截肢、视力受损、糖尿病肾病特别是透析患者[6,9-10]。

足部检查包括皮肤完整度和骨骼肌肉是否畸形。血管评估包括足动脉触诊、毛细血管充盈、足温、踝肱压力指数。神经检查旨在识别 LOPS。LOPS（大神经纤维

功能）提示存在远端感觉运动多神经病变，是糖尿病足部溃疡和截肢的危险因素。10 克尼龙丝检查法是诊断 LOPS 最常用的检查。双足各测 4 个点，还应进行至少一项其他评估（针刺痛觉或温度觉测试 [小神经纤维功能]，振动觉或足踝反射 [大神经纤维功能]）[6,9-10]。尽管这五项检查中的任何一项都可以用于识别 LOPS，但在人群筛查时至少需要完成两项。一项或多项检查异常提示 LOPS，但至少两项正常（或者没有异常）才能排除 LOPS。在英国，Ipswich 轻触觉检查被广泛使用（表 40.1）。

高危人群管理

所有糖尿病患者，尤其是合并糖尿病足高危因素的患者及家人，例如，有截肢或溃疡病史、畸形、LOPS 和（或）PAD 患者，均应加强高危因素管理教育。鞋（包括矫正器）应穿着舒适。必要时应进行足部评估以得到是否需要专科就诊的建议。英国国家糖尿病足统计（NDFA）数据（2014—2016 年）显示 [2]，在 11 000 名急性足部溃疡的患者中，1/3 的溃疡通过患者自我评估发现，而 2/5（40%）的溃疡由临床医生诊断发现（这部分患者没有进行自我评估），等待专科检查需要耗费两周或更长时间 [2]。

糖尿病足的分型和诊断

过去 30 年里出版了数种糖尿病足常见并发症的分级方法。2004 年，由美国感染性疾病协会（IDSA）和国际糖尿病足工作组（IWGDF）的多学科专家撰写的指南特别强调了糖尿病足感染（DFI）和感染相关的分类方案。IDSA 和 IWGDF 分别于 2012 年和 2016 年更新了指南（PEDIS 分级：血液灌注、溃疡面积、溃疡深度、感染和感觉）[12-13]。该分级已经在多项研

究中得到验证。IDSA/IWGDF 分类方法定义了糖尿病足的感染及严重程度（表 40.2）。此外，IDSA 分类法还提出了 10 个关键问题（表 40.3），以及相应推荐证

表 40.2　IDSA 和 IWGDF 糖尿病足感染分级 [13]

临床表现	IDSA	IWGDF
未感染		
无全身或局部症状及感染征象	未感染	1
感 染		
感染局限于皮肤或皮下组织：≥ 2 个炎症表现（化脓或红斑、疼痛、压痛、皮肤温度升高或硬结）；任何蜂窝组织炎或红斑在溃疡周围延伸≤ 2 cm，无局部并发症或无系统感染表现	轻度感染	2
感染累及的组织深达皮肤或皮下组织。患者无全身系统感染表现，红斑 ≥ 2 cm*，筋膜下淋巴管炎，深层组织脓肿，坏疽，肌肉、肌腱、关节或骨骼受累	中度感染	3
任何足部感染合并 2 个以上全身表现（系统性炎症反应综合征）： ·体温 > 38 ℃（100.4 ℉）或 < 36 ℃（96.8 ℉） ·心率 > 90/min； ·呼吸 > 20/min 或 $PaCO_2$ < 32 mmHg ·白细胞计数 > 12×10^9/L 或 < 4×10^9/L 或不成熟白细胞 > 10%		
全身中毒症状可能表现为食欲不振、寒战、低血压、意识混乱、呕吐、酸中毒、高血糖和（或）氮质血症。严重的肢体缺血会加重病情	严重感染	4

* 从伤口边缘开始向任何方向。经 John Wiley & Sons, Ltd. 许可使用。IDSA= 美国感染性疾病协会；IWGDF= 国际糖尿病足工作组

表 40.3　IDSA 糖尿病足感染指南的 10 个关键问题[12]

①糖尿病合并足部创伤时应怀疑感染吗？应该如何鉴别？

糖尿病合并任何足部创伤均需考虑感染的可能性，尤其是患者合并周围神经病变或外周动脉疾病时。

IDSA/IWGDF（表 40.2）对感染的严重程度进行了分级。

②如何评估患者是否合并 DFI？

临床医生需要从以下三点评估：全身情况、患肢情况、创面情况。评估神经病变、血管病变和感染程度。

③对于 DFI 患者，何时以及如何联系会诊？

门诊和住院的 DFI 患者应由糖尿病足 MDT 管理。如果没有 MDT，主管医生尽可能获取所有相关专科的建议。

英国 NICE 糖尿病足护理流程建议所有糖尿病住院患者在 24 h 内完成足部评估，如果有阳性发现，应在 24 h 内转诊至糖尿病足 MDT[8,13]。

④哪些糖尿病足感染患者需要住院治疗，出院前需要满足哪些标准？

重度感染、中度感染合并并发症（如外周动脉疾病），以及无条件门诊治疗的患者均需考虑住院治疗。

⑤何时需要以及如何从糖尿病足部伤口采集标本做培养？

有感染迹象的伤口需要进行微生物培养。临床医生需采集适当的标本进行有氧和厌氧菌培养。采集样本应在经验性抗生素治疗前。伤口清创后，通过活检、刮除或抽吸脓性分泌物从深层组织获取标本。

⑥应如何选择 DFI 的抗生素治疗方案，何时需要调整？

依据最可能的病原菌和本地抗生素的敏感性，经验性选择抗生素方案，并根据治疗效果和药敏结果考虑是否需要调整方案。经验性抗生素的选择应基于感染的严重程度（表 40.4）和其他因素（表 40.5）。

⑦何时需要影像学检查评估 DFI，应选择哪一种？

对所有新诊断 DFI 的患者进行 X 线检查，明确是否有骨骼畸形、软组织气体或不透射线的异物。必要时进行更高级的影像学检查，如 MRI、SPECT/CT 和 PET。

⑧如何诊断和治疗糖尿病足骨髓炎？

任何合并感染、深或大的足部溃疡，尤其是慢性病变或位置在骨突出处的溃疡，应考虑骨髓炎可能。临床医生应获取骨标本进行微生物学和组织病理学检查以明确诊断。骨髓炎需要抗感染治疗，有时还需要联合手术切除坏死和感染的骨组织。

⑨哪些 DFI 患者需要考虑手术治疗，适合哪种类型的手术？

许多 DFI 患者需要外科手术治疗，外科医生应评估大部分中度和所有重度 DFI 患者的手术可能性（特别是潜在截肢风险，表 40.4）。大部分患者不需要紧急截肢，除非有危及生命的严重感染或广泛组织坏死。择期截肢适用于以下情况：不可逆的肢体功能丧失，给予充分治疗但仍有足病反复；无条件长时间或反复住院治疗的患者。

⑩哪种伤口护理技术和敷料适合糖尿病足伤口？

清洁伤口，对胼胝和坏死组织进行清创和减压。

经 Oxford University Press 许可使用。DFI= 糖尿病足感染；MDT= 多学科综合诊治团队；NICE= 国家临床医学研究所；IDSA= 美国感染性疾病协会；IWGDF= 国际糖尿病足工作组；SPECT= 单光子发射计算机体层摄影据的力度，其中一个关键点是 DFI 的临床诊断是根据临床表现和炎症程度（例如皮肤发红、皮肤温度升高、肿胀、疼痛或压痛）或脓性分泌物判定，而不是由伤口分泌物培养结果判定。例如 I 级（未感染），还需要排除外伤、痛风、急性 CN、骨折、血栓、静脉血流淤积等其他原因引起的皮肤炎症反应。

其他分级系统包括 SINBAD 和 Wagner 评分系统。SINBAD 由英国国家临床医学研究所（NICE）推荐[8]。SINBAD 评分系统根据 6 个要素对溃疡的严重程度分级。SINBAD 的 6 个要素是：部位（足后部）——溃疡穿透足后部；缺血——足部循环障碍；神经病变——足部 LOPS；细菌感染——足部细菌感染（如红肿、皮肤温度升高、出现分泌物）；面积（≥ 1 cm²）——溃疡覆盖较大面积（1 cm² 或更多）；深度（肌腱或骨质）——溃疡深及肌腱或骨。0 分最轻，6 分最重。SINBAD 评分 ≥ 3 分者为严重溃疡。SINBAD 评分 < 3 分者归类为轻度溃疡。英国 NDFA 结果（2014—2016 年）显示，首次专业评估时，近一半（46%）的溃疡分级为严重溃疡（SINBAD 评分 ≥ 3 分）[2]。

DFI 的管理

评 估

临床医生评估合并 DFI 的患者应考虑以下 3 个问题：①患者的一般情况（如意识、代谢状况、体液量）；②患肢情况（如神经、血管病变）；③创面情况。临床医生需要监测生命体征，触诊足背动脉，检查周围神经病变，检查任何开放性伤口。检查时需特别注意捻发音、大疱、新发压痛或麻木、进展迅速的蜂窝织炎或坏疽（表 40.4，图 40.4）。发现上述问题需立即咨询有经验

的足外科医生。除血常规和生化检查外，所有足病患者均应拍摄足部 X 线片，检查是否有气体、异物或骨骼损伤。

有临床症状或 X 线检查异常时，需要进行高敏感度和特异度的检查，如 MRI[14]。糖尿病足患者进行 MRI 检查的适应证包括：怀疑有深部感染（如坏死性筋膜炎、深部脓肿）、协助诊断 CN、X 线检查结果不明确甚至是阴性时；X 线检查看不清楚的可疑足中部和跖骨骨折。

DFI 严重程度分级非常重要，有助于确定患者是否需要住院和给予广谱抗生素治疗（通常用于严重感染，轻、中度感染少见）。当合并严重肢体缺血时，门诊治疗效果不佳或者不适合门诊治疗时，DFI 患者也需要住院治疗。严重的 DFI 需要快速评估（特别是血管状态），注意代谢紊乱，选择适合的外科手术治疗方案。另外，深部软组织脓肿或骨髓炎也需要进行手术评估。

表 40.4　危及肢体的急性感染迹象[12]

- 有系统性炎症反应综合征证据
- 感染进展迅速
- 广泛的组织坏死或坏疽
- 体格检查有捻发音或影像学检查提示组织内有气体
- 广泛的瘀斑或出血点
- 大疱，尤其是出血性大疱
- 新发创面感觉丧失
- 疼痛程度与临床表现不符
- 近期出现的神经功能障碍
- 严重的肢体缺血
- 广泛的软组织缺损
- 广泛的骨质破坏，特别是足中段和足后段
- 感染难以控制

如果医生经验不足，较轻程度的感染也可能导致截肢

经 Oxford University Press 许可使用，引自美国感染性疾病协会指南（2012 年）

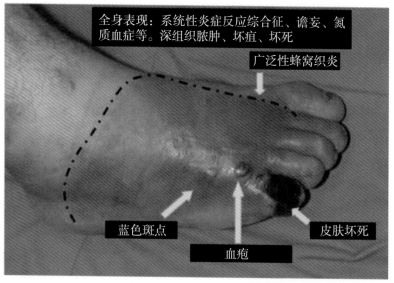

全身表现：系统性炎症反应综合征、谵妄、氮质血症等。深组织脓肿、坏疽、坏死

广泛性蜂窝织炎

蓝色斑点

血疱

皮肤坏死

图 40.4 快速播散的糖尿病足严重软组织感染（表 40.4），需要紧急手术探查

MDT 和临床路径

MDT 的专业指导可以改善住院和门诊患者的预后，降低下肢截肢的风险。MDT 成员的专业知识和治疗糖尿病足的职业热情非常重要[6,15]。最好能在患者床旁进行多学科会诊，条件不允许时团队成员之间可以通过远程医疗、电话会议或邮件进行交流[15]。近期一些 DFI 指南肯定了 MDT 的重要性，但是 MDT 主要集中在医疗资源丰富国家的大型医院[12,16-17]。即使在这些国家，糖尿病足 MDT 的建立和实施也存在很多问题。2016 年英国 NaDIA 结果显示：参与调研的医院中有近 1/4 没有成立 MDT，NICE 糖尿病足指南建议的临床治疗路径落实不到位[8]，入院 24 h 内完成糖尿病足检查的糖尿病住院患者不足 1/3（30%）（表 40.1）。的确，目前糖尿病足的治疗路径还存在诸多问题。建立完善、系统的糖尿病足治疗路径将帮助大多数住院患者得到快速而恰当的治疗。

抗感染治疗

未感染的伤口不需要进行微生物培养。目前没有证据证明，抗生素治疗可以促进伤口愈合或预防感染。感染伤口需要应用抗生素治疗。有效的治疗需要了解微生物群的组成（如感染的细菌）[18]。最好在开始经验性抗感染治疗前，在感染创面取得组织样本进行培养，这是选择合适的抗感染方案的关键环节。标本应在伤口清洁和清创之后取得。深部组织标本可通过活检或刮除术取得，脓性分泌物更容易培养出致病菌，较少产生微生物定植。避免使用棉签或拭子[12]。如果患者没有脓毒症，血培养很少得到阳性结果。

经验性使用抗生素应根据感染的严重程度，针对最可能的病原体进行选择（图 40.5）[18]，还应考虑本地区域内抗生素的耐药情况（表 40.5）。此外，还需要考虑患者近期是否接受过抗感染治疗、是否有过敏史，以及其他并发症、经济条件、购买是否便利以及其他配伍禁忌。抗生素的

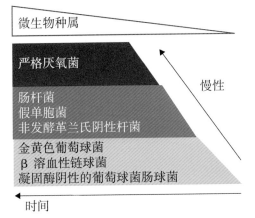

图 40.5　糖尿病足部溃疡微生物群的发展变化。定殖菌群的种类受溃疡和创面形成时间的长短影响，逐渐由单一微生物演变成多微生物群体[18]。经 John Wiley & Sons, Ltd 许可使用

选择参见表 40.6。轻、中度 DFI 患者，近期没有进行抗感染治疗，一般先选择口服抗需氧革兰氏阳性球菌（尤其是金黄色葡萄球菌或链球菌）的药物。慢性感染或已经接受过抗生素治疗的患者，革兰氏阳性菌中会合并需氧革兰氏阴性菌。严重感染

病例，选择可以覆盖葡萄球菌、链球菌、常见革兰氏阴性菌的广谱抗生素静脉给药。厌氧菌也是混合感染的一部分，常伴随坏疽或局部缺血。这部分患者应尽快交由糖尿病足 MDT 处理[10]。

　　经验性使用抗生素方案需要根据细菌培养和药敏试验结果调整。如果症状好转，抗生素方案不需要覆盖培养出的所有细菌，尤其是不完全合格的创面标本中培养出的毒力较低的细菌（如凝固酶阴性的葡萄球菌或肠球菌）。当患者临床症状和伤口感染情况好转，可以从静脉给药改为口服给药。临床医生应尽量避免在不必要的情况下使用广谱抗生素。感染症状控制后停用抗生素，不需要等伤口完全愈合。一般软组织感染治疗时间为 1~2 周[13]。

外科治疗

　　大多数严重感染、相当一部分中度感染和少数轻度感染的糖尿病足需要手术治

表 40.5　IWGDF 指南（2016 年）中影响治疗糖尿病足感染的抗生素选择的因素（药物、给药途径和治疗时间）[13]

感染相关因素	病原情况	患者情况	药物情况
感染严重程度分级（表 40.2）	非革兰氏阳性球菌	抗生素过敏史	安全性（不良反应发生频次和严重程度）
3 个月内是否有抗感染治疗史	细菌定殖病史或多重耐药菌感染	免疫功能受损	药物相互作用
骨感染表现（疑似或已知）	当地的抗生素耐药情况	治疗偏好	给药频次
		治疗依从性	处方药 / 限制处方药
		肝肾功能不全	花费（包括药费和治疗费用）
		胃肠功能受损	有药物适应证
		患肢动脉供血不足	可能导致艰难梭菌相关疾病或发生耐药
		暴露于高风险多重耐药菌或罕见病原菌环境	已发表数据

经 John Wiley & Sons, Ltd. 许可使用。IWGDF= 国际糖尿病足工作组

疗。这些手术包括在床旁或诊所进行伤口清创或切开引流,以及需要在手术室进行的手术(如脓肿引流、骨切除术)。当感染严重,危及生命及四肢,如广泛软组织坏死或气性坏疽时需尽快手术治疗。当有全身感染表现或深部感染时考虑手术探查。所有的伤口都需要每日检查,有些需要连续清创。如果保守治疗不能控制感染,患肢丧失功能,或给予恰当治疗后溃疡仍有复发风险者,推荐截肢手术。截肢时尽量选择比较低的解剖层面。有肢体缺血症状的患者需要评估血管情况;如果存在血流灌注不足(经皮氧分压测量或其他研究方法),推荐通过开放手术或血管内介入手术尽早恢复血液运行[19]。

其他注意事项

抗感染和手术治疗都有重要价值,但尚不足以治愈 DFI。除进行上述特殊处理外,临床医生需要控制患者的代谢紊乱(主要是高血糖)和其他并发症,尤其是心血管疾病和晚期慢性肾脏病(4~5 期)(图40.6)。糖尿病患者出现严重的足部并发症,如感染或溃疡时,停用 SGLT-2 抑制剂坎格列净(可能还有其他 SGLT-2 抑制剂类药物)。创面需要选择合适的辅料覆盖(取决于创面干燥或有分泌物),充分减压[15]。有效减压有助于临床治疗糖尿病足部溃疡。全接触管型石膏(TCC)和其他固定装置使患者不能随意移除装置,因而非常有效。急性感染、肢体缺血、深部溃疡和创面引流时不可使用 TCC。充分减压后一般的足底溃疡有望在 6~8 周内愈合[20]。高压氧(HBO)治疗的定义是在大于海平面压力下吸入 100% 的氧气。HBO 治疗已经被证明可以促进肉芽组织增殖,调节白细胞功能,刺激血管生成,促进血管收缩减轻水肿[21-22]。HBO 用于 DFU 的辅助治疗已有数十年,但疗效仍有争议[23-25]。Cochrane系统评价结果显示,HBO 治疗后短期(6周)随访时溃疡愈合率增加,但后续随访 1 年时溃疡愈合率和截肢率并无明显改善[26]。糖尿病患者的白细胞功能受损,有研究观察了粒细胞集落刺激因子(G-CSF)对 DFI 的影响。结果表明,相对于安慰剂组或无 G-CSF 治疗组,虽然 G-CSF 没有明显改善 DFI 的感染及伤口愈合情况,但确实减少了外科手术特别是截肢手术率,缩短了住院时间[27]。近期,美国 FDA 首次批准了冲击波(如 Dermapace 系统)用于治疗 DFU。冲击波系统能机械刺激伤口,可用于足部溃疡的常规治疗。

糖尿病足感染的入院标准

IDSA/IWGDF(或类似)分级法评估感染的严重程度(表 40.2)。

建议符合以下情况的患者住院治疗(表 40.7)。

·严重感染的患者。

·中度感染患者合并以下情况:如严重 PAD 或缺乏家庭支持,需要紧急外科清创(如深部感染),不能执行门诊治理方案。

·肢体缺血严重的患者。

·透析患者(有病情进展迅速和全身感染的风险)。

·无上述特征,但是门诊治疗效果不佳者需住院治疗。

·血糖控制差的患者。

骨髓炎

20% 的 DFI 患者合并骨髓炎,其中超过 60% 为重度感染。骨髓炎的临床表现因感染的位置、范围、病原体、软组织受累和血管状况不同而有差异。患者出现大而

表 40.6 根据糖尿病足感染的严重程度经验性选择抗生素的建议

感染等级（PEDIS*）	症状和体征	首选抗生素	备选方案	注意事项	治疗周期	检查	转诊路径
轻度	两个或多个炎症表现，如化脓、疼痛、皮肤温度升高或硬结感染仅限于皮肤或皮下组织，溃疡周围范围不超过2 cm 没有全身感染表现，如脓肿或可疑骨髓炎	口服氟氯西林，1 g QDS	口服克拉霉素，500 mg BD	可疑MRSA，经验性口服抗生素治疗，如多西环素	1~2周	伤口清洗和清创后，用手术刀刮取坏死组织组织优于棉拭子表面取样，如果有脓液，细针抽吸取样为最佳	门诊患者转诊至糖尿病足MDT
中度	全身状况较好，但合并以下任意一项： · 溃疡周围蜂窝织炎>2 cm · 快速进展为淋巴管炎 · 累及深部筋膜以下，包括局部脓肿 · 怀疑骨髓炎	口服复合阿莫西林克拉维酸，625 mg TDS	口服左氧氟沙星，500 mg OD 或BD；克林霉素300~450 mg QDS	可疑MRSA，经验性给予静脉输注替考拉宁或口服多西环素和利福平。排除MRSA感染后，停止抗MRSA治疗，可观察到骨组织或容易探及骨组织的溃疡，经过6周以上的伤口护理和减压治疗后仍不愈合者应怀疑骨髓炎	无骨髓炎者一般需要2~4周，合并骨髓炎需要疗至少6周	怀疑骨髓炎，进行X线检查，2~4周后复查。如果不能确诊为骨髓炎，则需要MRI检查。如果需要进行骨活检，应在局部麻醉下手术。可以开展微生物和组织学检查。白细胞计数和CRP检查缺乏特异性。X线检查观察到溶骨性骨坏死提示骨髓炎，尤其是病情呈进行性改变但没有其他溶解性骨关节病时	门诊患者转诊至糖尿病足MDT或住院评估病情后开始治疗

表 40.6（续）

感染等级（PEDIS*）	症状和体征	首选抗生素	备选方案	注意事项	治疗周期	检查	转诊路径
重度	全身感染表现或代谢指标异常	静脉输注哌拉西林或他唑巴坦 + 甲硝唑，PO 或 IV 替考拉宁	替考拉宁、左氧氟沙星和甲硝唑，PO 或 IV 替考拉宁	如果排除 MRSA 感染，可停用替考拉宁	2~4 周		住院评估病情后开始治疗

大型／小型截肢术后控制感染的建议

截肢清创后局部感染情况	首选抗生素	其他方案	治疗周期
所有感染组织均被切除	术后预防性用药＜72 h	术后预防性用药＜72 h	＜72 h
仅有软组织感染	口服复合阿莫西林克拉维酸，625 mg TDS	口服左氧氟沙星，500 mg OD 或 BD，以及克林霉素，300~450 mg QDS	2~4 周
存活骨组织感染	同上	同上	6 周
坏死骨组织（为什么不切除坏死骨组织？）	同上	同上	12 周时需要复诊

IV = 静脉给药；PO = 口服；TDS = 3 次／天；QDS = 4 次／天；MRSA = 耐甲氧西林金黄色葡萄球菌；CRP = C 反应蛋白。*参见表 40.2

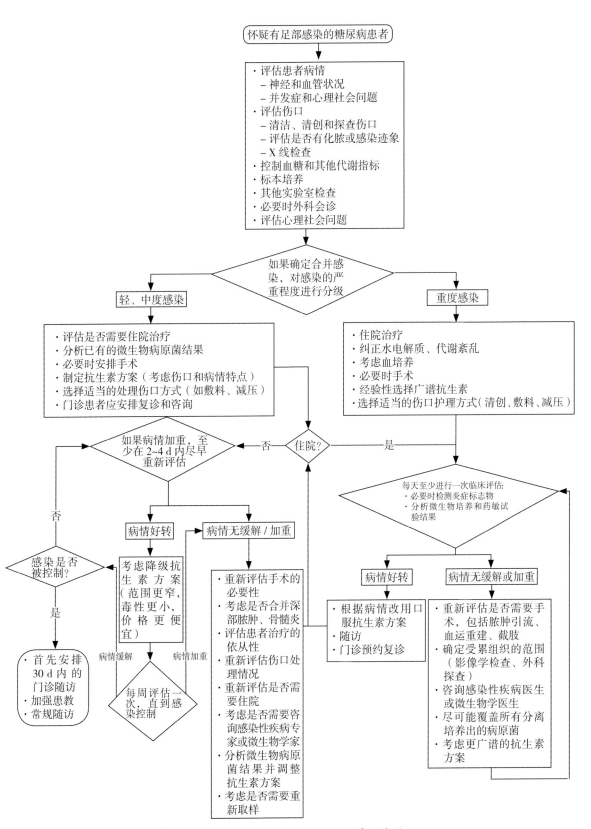

图 40.6　糖尿病足感染的管理路径。经 John Wiley & Sons, Ltd 许可使用

深的感染创面，尤其是慢性溃疡、创面肿胀、腊肠趾，应考虑骨髓炎。操作正确的骨探查（伤口清创后用无菌钝头金属探针探查）是重要的诊断方法[13]。验前概率低的患者，骨探查试验阴性显著降低了骨髓炎的可能性[28]。验前概率高的患者，骨探查试验阳性则骨髓炎的可能性大[29]。

骨髓炎的影像学检查通常为普通 X 线检查，但是 X 线的敏感度和特异度均较低（特别是对于急性感染）。最主要的问题是需要鉴别骨髓炎和非感染性 CN[30]。患者既往的 X 线片对于诊断和随访有一定价值。CT 扫描或核医学成像，如应用 ^{99m}Tc- 亚甲基二膦酸盐可提高敏感度，但特异度偏低[31]。MRI 不仅用于诊断骨髓炎，还可以评估是否有深部软组织感染或窦道形成。有几项新研究提示 MRI 联合一些新方法，如单光子发射 CT（SPECT）/CT 和 PET 比单独使用 MRI 准确性更高[14]。

目前大多数人认可的骨髓炎诊断标准仍然是获得骨组织标本（手术活检或经皮穿刺活检）进行微生物病原菌培养和组织病理学检查[32-33]。骨活检虽不是必须手段，但在诊断不明或经验性抗感染治疗无效时仍有较大价值。如果多项检查结果出现阳性，如骨探查试验、X 线、MRI 或放射性核素扫描等，提示存在骨髓炎[13]。

骨髓炎常需抗感染治疗，或者联合手术清除感染和坏死的骨组织。骨髓炎的抗感染治疗疗程仍存在争议，这取决于是否需要手术切除坏死的骨组织，抗感染一般在 6 周以内进行（表 40.6）[13,34]。实际上，部分病例可以仅给予试验性抗感染治疗。一些回顾性研究[35-36]和最近的一项前瞻性研究显示抗感染治疗的缓解率为 60%~70%[37]。外科手术可以减少住院时间，缩短抗生素治疗周期，提高缓解率，但是会引起术后并发症。

坏死性筋膜炎

坏死性筋膜炎是致死性的、进展快速的侵袭性软组织感染，包括皮下脂肪和深筋膜层[38]。组织快速坏死常导致全身性脓毒症、毒性休克综合征和多器官功能衰竭。坏死性筋膜炎的死亡率是 15%~30%。发生坏死性筋膜炎的糖尿病患者通常存在多种微生物感染，最常见的是需氧菌（尤其是链球菌、葡萄球菌、肠杆菌科）和厌氧菌（通常为拟杆菌属和消化链球菌属）。相对少见的还有 β 溶血性链球菌或葡萄球菌[39]。气性坏疽相对少见，通常由梭状芽孢杆菌引起。

坏死性筋膜炎初始表现为局部皮肤发红、肿胀，有或无近期外伤史。早期诊断比较困难，需要鉴别坏死性筋膜炎和常见的皮肤感染，如丹毒、蜂窝织炎或软组织脓肿等。在坏死性筋膜炎患者中，疼痛与感染的范围、程度可能不一致。随着感染的进展，会出现局部感觉缺失，这可能与神经纤维坏死有关。坏死性筋膜炎可伴有发热和捻发音，但一般不会出现自发排液和流脓。随着感染进展，皮肤会出现大疱、瘀点、瘀斑、发紫等深度烧伤样改变。坏死性筋膜炎可累及身体的任何部位（糖尿病患者阴部感染被称为 Fournier 坏疽），包括存在溃疡的足部。临床表现、血液检查和 CT 结果有助于诊断可疑的坏死性筋膜炎，最终确诊需要探查感染组织[39]。

一项关于坏死性筋膜炎的多变量分析研究结果显示，合并糖尿病、皮肤坏疽均显著增加患者的截肢风险[40]。与病死率增加显著相关的因素包括合并其他疾病、高龄或低龄、合并脓毒症等[40]。

表 40.7　糖尿病足严重感染的特点和住院指征 [13]

严重足部感染的表现

创面特点

创面	深及皮下组织（如筋膜、肌腱、肌肉、关节和骨骼）
蜂窝织炎	面积广泛，超过溃疡边缘外 2 cm 或进展迅速
局部症状	严重的炎症或硬结、捻发音、大疱、变色、坏死或坏疽、瘀斑瘀点及新发的痛觉缺失

整体特点

表现	急性发作、恶化或进展迅速
全身症状	发烧、寒战、低血压、神志不清、血容量不足
实验室检查	白细胞升高，C 反应蛋白或血沉升高，高血糖严重或加重，酸中毒，新发氮质血症或加重，电解质紊乱
合并症	异物（意外或手术植入）、扎伤、深部脓肿、动脉或静脉功能不全、淋巴水肿、免疫抑制性疾病或免疫抑制剂治疗
治疗	接受抗感染和支持治疗时病情仍有进展

需要住院治疗的情况

· 严重感染（表 40.4）
· 代谢或血流动力学异常
· 需要静脉给药（没条件或不适合门诊治疗）
· 门诊不能完成有助于诊断的辅助检查
· 足部缺血严重
· 需要外科手术
· 门诊管理效果不佳
· 没条件或不愿意接受门诊治疗
· 需要进行复杂换药，患者或看护人员不能完成
· 需要严密观察病情

治疗坏死性筋膜炎需要快速纠正水电解质紊乱，保持血流动力学稳定，衰竭器官功能支持和抗生素治疗。依据指南选择不同的抗生素治疗方案。一般来说，首先考虑广谱抗生素，比如哌拉西林 / 他唑巴坦、碳青霉烯类，如果疑似合并耐甲氧西林金黄色葡萄球菌感染，通常与克林霉素或者万古霉素联用（表 40.6）。此外，早期积极的外科清创治疗（彻底清除所有坏死组织）也是必要的。手术延误或清创不充分会增加死亡率。在某些情况下，经验丰富

的外科医生评估无须紧急行清创手术时，仍必须对患者进行严密的观察和随访。此外还有包括 HBO 在内的多种辅助治疗，但是疗效尚不肯定 [13]。

夏科氏关节病

CN 是一种影响足踝的骨质、关节和软组织的非感染性疾病。确切的发病机制尚不清楚，但是现有证据表明其发病原因可能包括周围神经病变、PAD、未识别或治疗的损伤、持续的重复性损伤 [41-42]。另外还有其他

潜在的影响因素，骨密度降低（骨吸收异常时可能通过 RANK/RANKL 途径调节肿瘤坏死因子 –α）、胶原蛋白的非酶糖基化、局部炎症过度刺激多种细胞因子分泌（肿瘤坏死因子 –α，白细胞介素 1β）等[43]。

夏科氏足急性期会出现红斑、硬化、疼痛等症状，易被误诊为痛风、深静脉血栓、蜂窝织炎或扭伤[42]。CN 慢性期会出现足部的半脱位、骨折，尤其是在足中段（跖跗关节损伤），导致多种畸形（图 40.7）。估计糖尿病患者 CN 的发病率为 7.5%，由于许多病例未被确诊，实际发病率约为 0.2%，真实数据应该更高[44-45]。CN 有潜在的肢体损伤和致死风险，因为足部畸形可导致足部压力增高、复发性溃疡和截肢[46]，英国 NDFA 数据（2014—2016 年）显示[2]，3% 的新发足溃疡与活动性或可能活动的夏科氏足有关。此外，4% 的新发溃疡与陈旧的非活动期的夏科氏足有关。

CN 可按解剖位置、临床分期或既往病史分类。患者足动脉搏动正常，但由于存在感觉神经病变，通常痛觉迟钝或缺失[43]。X 线检查是基础影像学检查方法，但是在 CN 急性发作后 3 周内通常没有阳性结果。典型的早期影像学改变包括轻微的骨折和脱位，后期常表现为跖趾关节"笔套样"畸形或跖趾关节脱位[47]。在没有典型特征的情况下，MRI 可作为高敏感度的非侵入性检查评估软组织和骨髓病变[48-50]。当 MRI 不可用或有禁忌证时，可以开展核医学检查，如锝-99m（^{99m}Tc）进行骨三相扫描[13,51]。和骨髓炎一样，骨扫描诊断早期 CN 有很高的灵敏度，但是不够特异。监测患足皮肤温度也有一定诊断价值。

控制活动期 CN，主要包括解除压力负荷，最好使用 TCC 支具[52]。TCC 支具最初使用 3 d 后更换，后续每周更换一次并检查足部。需要佩戴支具 3~6 个月，直到患肢水肿消退、皮肤温度恢复正常，X 线或 MRI 提示病情好转。急性发作缓解后，依畸形程度选择合适的矫正器。对于有轻微足部畸形的患者，可以考虑使用有适当深度和摇摇鞋底的糖尿病足预制鞋；对于中度畸形的患者，可以考虑使用定制的、全接触的鞋垫。严重的足部畸形或踝关节受损时，可选择可拆卸的夏科氏固定支具。不同病程的患者在急性发作后，都需要接受严密随访[53]。

经减压和制动后 CN 畸形仍难以恢复或者溃疡无法愈合时需要手术治疗，防止严重畸形或加重关节不稳定。CN 急性期最好延迟手术，避免继发二次感染或机械性损伤。导致溃疡的骨性突出无法用矫形器矫正时，通常需要切除外凸骨骼。足底压力分布异常时，考虑跟腱肌腱延长或腓肠肌肌腱缩短术，减少前足压力，改善足部轴线。关节融合术可能对复发性溃疡有一定作用。如果上述方法均不能稳固足部，需要进行截肢。

多种治疗方案如双膦酸盐等被尝试用于治疗急性 CN。在一些研究中，双膦酸盐治疗可降低患肢皮肤温度，加快骨转换，但其长期疗效，尤其在预防溃疡和畸形发生中的作用尚不清楚[54]。急性 CN 的早期诊断和治疗非常重要，可以避免病情快速发展至永久性足部畸形，引起相关的严重并发症（图 40.7）。

外周动脉疾病

DFU 患者中有一半合并 PAD，PAD 是糖尿病足截肢的独立危险因素[55]。当存在对称性末梢多发性神经病变，临床症状和特征被掩盖时，识别 PAD 非常困难。所有存在足部溃疡的患者应该接受下肢血管状况

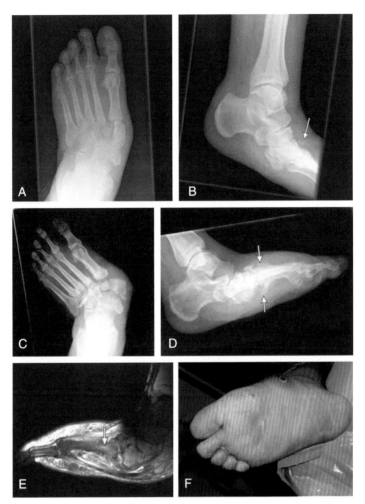

图 40.7　夏科氏关节病。男性，72 岁，2 型糖尿病患者，合并神经病变。7 个月前足部受伤，患者在向足科医生报告病情之前已经注意到足部畸形加重，第一足趾内侧的跖跗关节处发展成直径约 5 cm 的溃疡。有明显足部畸形的溃疡需警惕同时合并夏科氏关节病和骨髓炎。A~B. 左足正侧位 X 线检查显示夏科氏关节病的典型表现：①第二、三跖跗关节脱位（Lisfranc 关节）；②跖跗和跖间关节的早期破坏；③新的异位骨形成（箭头所示）。C~D. 6 个月后的 X 线正侧位片。显示足部畸形加重，跖跗关节严重脱位，跖跗和跖间关节渐进性破坏，新生异位骨形成（箭头所示）。E. MRI 显示近端第一跖骨骨髓水肿，提示早期骨髓炎改变（箭头所示）。F. 男性，36 岁，1 型糖尿病病史 15 年，扭伤脚踝，因痛觉丧失继续行走 2 周。典型的夏科氏足部外观：足弓塌陷、关节畸形、皮肤溃疡。经 John Wiley & Sons, Ltd 许可使用

的基础评估，还应包括既往病史（尤其是跛行、静息痛和既往的血管评估和治疗情况），足动脉触诊（足背动脉和胫后动脉）。如未触及明显的足动脉搏动或有缺血表现，应用手持多普勒超声仪检查是否存在搏动和波形（单、双或三相），并测量踝臂指数（ABI）。

ABI 是筛查和诊断下肢 PAD 的一线检查，也是评估动脉粥样硬化和心血管疾病风险的重要指标。如果这些检查仍不能确定，考虑测量经皮氧分压（$TcPO_2$）或趾臂指数[56]。ABI < 0.6（正常值范围为 1.0~1.4；临界值为 0.9~0.99；< 0.9 或 > 1.4 为异常）与动

脉内壁钙化导致的动脉硬化相关性较大。$TcPO_2 < 40$ mmHg 或趾压 < 30 mmHg 提示明显缺血，伤口难以愈合[57]。

血管外科医生或血管病专家通过评估患者的症状、体征或利用多普勒超声诊断 PAD。在影像学评估 PAD 的方法中，多普勒超声是首选的成像检查方法。当考虑血运重建时，高分辨率的数字成像血管造影（特别是膝以下动脉疾病）是最佳检查方法，尽管该方法会引起造影剂相关肾病、过敏反应或严重血肿等不良反应。也可以选择其他的放射性检查，如增强磁共振血管造影术（MRA）或 CT 血管造影（CTA）[58-59]。

合并足部溃疡的患者何时进行血运重建仍未达成共识[58-59]。需要评估血运重建术潜在的获益和风险以及不进行血运重建伤口愈合的可能性。皮肤灌注良好（$TcPO_2 > 40$ mmHg）、轻型 PAD（ABI ≥ 0.6）和小伤口的患者，通常需要在最佳处理后进行为期 6 周的观察。严重 PAD 患者，尤其是合并足部感染和大溃疡者，早期血运重建更加重要。建议用新的分级系统（WIfI）对所有患者的缺血性静息痛或伤口（包括 DFU）进行初步评估[59]。可通过 3 个主要因素评估 1 年内的截肢风险：伤口（W）、局部缺血（I）和足部感染（fI）。应反复讨论血运重建的意义，是因为随着病情加重（即截肢风险增加），血运重建的必要性越来越大（除临床分级 5 级，即肢体不可挽救的患者外，通常取决于创面感染范围或严重程度）。临床医生可以选择旁路手术或血管内干预治疗。虽然有一些研究评估了这两种方法的效果，但目前尚无针对缺血性 DFU 开展的随机对照研究。有报道提示，两种方法的预后没有差别，也没有足够的证据提示哪种是最佳的血运重建方法[60]。医生可根据病情的范围、程度、合并症、术者的技术和专业偏好来选择。

全面管理 PAD 包括降糖、降压、降脂、戒烟、使用抗血小板药物、运动、减肥，去除 PAD 进展和其他血管并发的危险因素（有数据显示 SGLT-2 抑制剂恩格列净可减少 PAD 患者的心血管事件）[11]。

出院标准

DFU 患者病情平稳；无任何急需要进行的手术；血糖控制达标；能接受院外管理（独自或在他人帮助下）；制定院外治疗方案，包括继续应用抗生素治疗、支具方案（如果需要），详细的伤口护理说明；适当的门诊随访，同时提醒患者，感染加重或出现其他足部并发症时应及时复诊。

总　结

足部溃疡合并感染对糖尿病患者而言是一个日益严重的问题。很大程度上是由于周围神经病变和（或）PAD 导致，如果管理不当，可能会导致严重后果。DFI 是一种血糖控制不佳的并发症，增加了患者的死亡率。大量研究为 DFI 和 CN 的管理提供了有力证据。目前的首要任务是建立 MDT，预防和早期识别糖尿病足，提供最佳治疗方案，并对患者进行继续教育[13]。使用新的遥感技术（如皮肤热成像扫描、高光谱成像和皮肤灌注压）有助于识别足部溃疡高风险人群，早期干预以预防足部溃疡的发生[18]。

致　谢

作者在此感谢 Ben Lipsky、Karim Gariani 和 Ilker Uckay 对上一版中本章内容做出的贡献。

参考文献

请登录 www.wpcxa.com 下载中心查询或下载，或扫码阅读。

第 10 部分

钠代谢紊乱

Sodium Disorders

引 言

钠代谢紊乱的急症处理

Richard H. Sterns

要 点

· 人类细胞生活在"盐水"中，它们的健康状态取决于机体调节细胞外环境中盐的能力。通过控制水的摄入和排出，渗透压调节系统通常将血钠离子浓度保持在 135~142 mmol/L，否则细胞将处于低渗或高渗环境中。

· "张力"描述了血浆渗透压对细胞的影响；低张力（低血浆渗透压）使细胞膨胀，高张力（高血浆渗透压）使细胞收缩。高钠血症意味着高渗透压，低钠血症通常提示低渗透压。

· 尽管所有细胞都会受到影响，但低钠血症和高钠血症主要影响神经系统。血钠浓度快速升高或降低都可能导致严重的、持久的，甚至是致命性脑损伤。

· 由于大脑能够适应异常血钠水平，过度或过快地纠正慢性血钠浓度异常是有害的，应该予以避免。

通常，人类的细胞存活于适当盐化的环境中。渗透压调节系统使血钠离子浓度保持在 135~142 mmol/L。当调节系统出现异常时，需要医生帮助恢复细胞生存环境。细胞外液中血钠浓度过高或过低对所有细胞都是有害的，尤其是脑细胞。血钠浓度的突然变化可能会对大脑产生永久损伤[1]。

近 1 个世纪以来，人们已经深入了解渗透压调节紊乱带来的严重后果[2-3]。糟糕的是，尽管我们知道低钠血症和高钠血症都会影响大脑功能，快速纠正慢性血钠浓度异常会导致脑损伤，但相关的临床证据尚不丰富，目前的证据主要来自个案报道。尽管临床医生明确知道治疗目标，但往往会错失治疗时机，且缺乏有力的理论指导。

由于缺乏确凿的证据，关于如何正确纠正严重的低钠血症一直存在很大争议[4]。当脑桥中央和脑桥外髓鞘溶解症（现在通常称为"渗透性脱髓鞘综合征"）作为快速纠正低钠血症的并发症被首次报道时，一个治疗上的难题便出现了。许多专家认为，必须将血钠浓度提高至 120 mmol/L 甚至 128 mmol/L 以上，以确保细胞存活、避免缺氧性脑病，所以纠正低血钠的速度过快或过慢都会对患者造成伤害。这个问题导致临床医生进退两难——"纠正低钠血症，任何速度都不安全"[4-5]。

目前我们已经有了一系列令人信服的证据并已在专家中达成共识，希望能够为血钠浓度的纠正速度提供参考[6]。如果低钠血症症状严重，出现危及生命的脑水肿和脑疝征兆，应紧急输注高渗盐溶液，将血钠浓度迅速升高 4~6 mmol/L。这意味着，无论情况多么危急，病情多么严重，血钠浓度多么低，低钠血症患者的血钠浓度在 1 d 之内最多只能提高 6 mmol/L。过度纠正低钠血症会导致渗透性脱髓鞘综合征。但对于纠正低钠血症的"停止标志"仍然存在分歧：1 d 内将血钠浓度提高 8 mmol/L、10 mmol/L 或 12 mmol/L，和（或）48 h 内提高 16 mmol/L、18 mmol/L 或 20 mmol/L 尚无定论[4,7]。尽管"停止标志"仍然存在不确定性，但临床医生已有据可依，不再需要在治疗不足和过度治疗之间做出两难抉择。

在发现快速纠正慢性低钠血症和渗透性脱髓鞘综合征的相关性之前，人们已经发现快速纠正慢性高钠血症可能会导致婴儿癫痫发作和脑水肿[8]。成人尚无相关病例报道。由于快速出现严重的高钠血症也会导致渗透性脱髓鞘综合征，所以临床医生又会面临一个新的治疗难题。重新降低血钠浓度可以防止实验动物在快速纠正低钠血症后出现渗透性脱髓鞘综合征，而且无意中过度纠正的低钠血症患者对再次降低血钠浓度似乎反应良好[9]。这一结果是否意味着快速纠正高钠血症能防止渗透性脱髓鞘综合征？如果是，那么快速纠正成人高钠血症的获益是否会超过罹患脑水肿的风险？

表 1 和表 2 总结了症状性低钠血症和高钠血症的治疗原则[1]。希望未来几年会出现新的更扎实的证据，为纠正血钠紊乱提供参考依据。

表 1　症状性低钠血症的治疗原则

	持续时间		
	数小时	1~2 d	时间未知或 >2 d
诱发情况	自体诱发水中毒 ·精神疾病 ·运动 ·迷幻药*	肠外补液，尤其是术后	患者常规饮水，院外发作
Rx 前的症状和体征	头痛，恶心，呕吐，谵妄，癫痫发作，呼吸骤停风险，神经源性肺水肿和脑疝	头痛，恶心，呕吐，谵妄，癫痫发作，呼吸骤停风险，神经源性肺水肿和脑疝	倦怠，疲劳，意识模糊，痉挛，跌倒，癫痫发作相对少见（血钠浓度 <110 mmol/L 时发生率为 10%）
脑损伤	Rx 前脑疝形成（Rx 后无渗透性脱髓鞘风险）	Rx 前脑疝形成（Rx 后渗透性脱髓鞘风险小）	Rx 后渗透性脱髓鞘（Rx 前脑疝形成风险小）
造成永久性脑损伤的危险因素	尚不明确	死亡病例大多为妇女和儿童	血钠浓度 ≤ 105 mmol/L 低钾血症 酒精中毒 营养不良 肝脏疾病
Rx 目标	立即输注 100 mL 3% 高渗盐水，将血钠浓度提高 4~6 mmol/L，必要时输注 3 次	立即输注 100 mL 3% 高渗盐水，6 h 内将血钠浓度提高 4~6 mmol/L，必要时输注 3 次	输注 100 mL 3% 高渗盐水，每天可提升血钠浓度 4~6 mmol/L（症状严重者应在 6 h 以内输注），必要时可重复

表 1（续）

	持续时间		
	数小时	1~2 d	时间未知或 >2 d
血钠浓度 < 120 mmol/L 时，Rx 的治疗上限	无明确限制	10~12 mmol/（L·d） 18 mmol/（L·48 h）	10~12 mmol/L 18 mmol/（L·48 h） 如果渗透性脱髓鞘综合征风险较高，则治疗上限为 8 mmol/（L·d）
过度纠正时再次降低血钠浓度	没有必要	可能没有必要	如果渗透性脱髓鞘综合征风险高，建议再次降低血钠浓度

* 迷幻药即 3，4-亚甲基二氧甲基苯丙胺。Rx= 低钠血症治疗

表 2　症状性高钠血症的治疗原则

	持续时间		
	数小时	1~2 d	时间未知或 >2 d
诱发情况	急性盐中毒	尿崩症或渗透性利尿引起的水分丢失	具有尿浓缩能力的患者进展缓慢
Rx 前的症状和体征	癫痫，昏迷，发热	嗜睡，昏迷	嗜睡，意识模糊
脑损伤	脑出血	快速出现高钠血症引起的渗透性脱髓鞘综合征	Rx 后脑水肿
造成永久性脑损伤的危险因素	尚不明确	尚不明确	仅在婴儿中报道过
Rx 目标	快速降至 145 mmol/L	24 h 内血钠浓度降至正常	10 mmol/（L·d）
Rx 治疗上限	无明确限制	无明确限制	1 mmol/（L·h） 10~12 mmol/（L·d）
过度纠正时再次提升血钠浓度	没有必要	没有必要	脑水肿或癫痫发作时（仅见婴儿报道）可考虑

Rx= 高钠血症治疗

参考文献

　　请登录 www.wpcxa.com 下载中心查询或下载，或扫码阅读。

第41章

急、慢性低钠血症的急症处理

Joseph G. Verbalis

要　点

· 严重的症状性低钠血症并不常见，但因其导致的高发病率和高死亡率使得纠正低钠血症具有重要意义。

· 低钠血症的症状与血钠下降的程度及持续时间有关。患者的年龄和性别影响神经系统症状。

· 急性低钠血症是指低钠持续时间 ≤ 48 h，慢性低钠血症是指低钠持续时间 > 48 h。

· 应立即评估和治疗住院患者的症状性低钠血症，缓解症状，预防或尽量减少与该疾病独立相关的许多不良结局。

· 严重低钠血症通常定义为血钠水平明显降低（通常 < 125 mmol/L），以明显的神经系统症状为特点，如昏迷、反应迟钝、癫痫、呼吸窘迫和无法解释的呕吐。上述症状持续时间不长，通常代表急性低钠血症。慢性低钠血症也可能有显著的神经症状，偶尔也可危及生命。

· 评估低钠血症导致的神经系统症状的严重程度十分重要，因为这是制定大多数初始治疗方案的依据，而不是仅仅依靠血钠水平。

· 制定治疗方案应始终包括评估治疗方案潜在的获益和风险，必须为每个患者进行个体化评估。有时只要停止使用可能引起低钠血症的药物，就足以纠正低钠血症。

· 出现严重神经系统症状的急性低钠血症会危及生命，应立即补充高渗盐液（通常为 3% 氯化钠溶液），这是快速提升血钠水平最可靠的方法。在使用高渗盐液纠正低钠血症后至少 24 h 内，不建议进行降钠治疗（比如使用 vaptans 类药物）。

· 轻、中度症状的低容量患者应进行体液复苏，给予等渗盐溶液（0.9% 氯化钠溶液）静脉输注或口服补钠治疗。

· 所有积极治疗症状性低钠血症的患者都应频繁监测血钠水平和细胞外液容积，确保血钠浓度不超过安全上限。监测尿量也很重要。

· 建议血钠浓度最大变化幅度为 10 ~ 12 mmol/（L·24 h）或 18 mmol/（L·48 h），预防慢性低钠血症患者出现渗透性脱髓鞘综合征（ODS）。ODS 高危患者可进一步降低纠正速度。如果超过此速度，特别是对于 ODS 高危患者而言，应考虑使用低渗液（无论是否使用去氨加压素）再次降低血钠。急性症状性低钠血症患者无 ODS 风险，可迅速纠正血钠至正常水平。

引　言

严重的症状性低钠血症并不多见，但因其导致的高发病率和死亡率使得纠正低钠血症具有重要意义。大多数严重的症状性低钠血症发生在低钠血症急性进展时，慢性低钠血症也可能有明显的神经系统症状，偶尔会危及生命（表 41.1）。一些专家小组就评估和治疗低钠血症提出了综合建议 [1-2]。本章不再重复这些建议，而是着重讨论住院患者症状性低钠血症的评估和治疗：建议立即开始治疗，及时缓解症状，预防或减少与低钠血症独立相关的诸多不良后果 [3-5]。选择合适的治疗方案首先需要了解低钠血症的分类、症状、发病机制，以及相关并发症的发病率和死亡率。

表 41.1　住院患者症状性低钠血症的常见病因

急性低钠血症（持续时间 ≤ 48 h）
- 精神性多饮（通常为精神分裂症患者）或强迫过度饮水导致的水中毒
- 运动相关的低钠血症（马拉松、超级马拉松和类似长时间的耐力运动）
- 术后低钠血症
- 3，4- 亚甲基二氧甲基苯丙胺（"摇头丸"）

慢性低钠血症（持续时间 > 48 h）
- 抗利尿激素分泌异常综合征（多病因）
- 药物相关性低钠血症（特别是抗抑郁药 SSRI）
- 低容量性低钠血症（多病因，特别是噻嗪类引起的低钠血症）
- 心力衰竭
- 肝硬化
- 肾病综合征
- 肾衰竭

SSRI：5- 羟色胺选择性重摄取抑制剂

按血浆张力、细胞外液容量和严重程度对低钠血症进行分类

低钠血症可按多种方式进行分类。依据血浆张力，低钠血症可为低渗、等渗或高渗，这取决于血浆渗透压与血钠浓度的关系。低渗性低钠血症是指钠离子和血浆渗透压都很低，包括抗利尿激素分泌异常综合征（SIADH）、心力衰竭和肝硬化。在临床上，区分低渗性低钠血症、等渗性低钠血症和高渗性低钠血症至关重要。等渗性低钠血症表现为低血钠，血浆渗透压正常。这种情况常见于高血糖和假性低钠血症（高脂血症和血浆蛋白水平明显升高所致）。高渗性低钠血症的血钠降低，但血浆渗透压升高，多见于伴有脱水的严重高血糖，或者使用渗透性脱水药物，如甘露醇。这些区别很重要，因为只有低渗性低钠血症才会导致水从细胞外液沿渗透压梯度进入细胞内。因此，它也是唯一可以改变细胞内液和细胞外液平衡的亚型。

一旦确诊为低渗性低钠血症，下一步需要确定患者的细胞外液容量。根据细胞外液容量，低渗性低钠血症可分为低容量、正常容量和高容量。低容量的患者有容量消耗的典型表现。较为常见的病因包括胃肠道、肾脏或皮肤失水及使用利尿剂。脑性耗盐和原发性肾上腺功能减退较为少见。正常容量性低钠血症一般没有细胞外液容量减少或增多的表现。血尿素氮和肌酐比值正常或偏低，血尿酸偏低，尿钠升高或随钠摄入变化。正常容量性低钠血症多见于 SIADH，其他不太常见的原因包括非甾体抗炎药的使用、原发性肾上腺功能减退、严重甲状腺功能减退（黏液性水肿）、运动相关的低钠血症、低钠饮食和烦渴。高容量性低钠血症常见于水肿、腹水、肺淤

血或水肿相关疾病，如心力衰竭、肝硬化、肾衰竭和肾病综合征。因此，细胞外液容量将影响后续的治疗方案。

低钠血症也可按严重程度进行分类，主要表现为神经系统症状（表 41.2）。严重低钠血症通常定义为血钠浓度 < 125 mmol/L，伴有明显的神经系统症状，如昏迷、反应迟钝、癫痫、呼吸窘迫和不明原因的呕吐。典型病例上述症状持续时间短，通常表现为急性低钠血症（表 41.1）。中度低钠血症定义为血钠浓度 < 130 mmol/L。中度低钠血症仍然存在神经系统症状，但不如严重低钠血症明显，表现为精神状态改变、定向障碍、精神混乱、不明原因的恶心、步态不稳和跌倒。这些患者低钠血症的持续时间通常在 24~48 h 以上，一般不会持续数周或数月。轻度低钠血症的血钠浓度上限低于 134 mmol/L，有非常轻微和非特异性的神经系统症状，包括注意力难以集中、易怒、情绪改变、抑郁和无法解释的头痛。通常这个程度的低钠状态可能已经持续数天、数周至数月不等，因此轻度低钠血症通常表现为慢性低钠血症。神经系统症状的严重程度更依赖于大脑对低钠血症的适应程度，而不是血钠浓度。这就可以解释在表 41.2 中，不同程度的低钠血症为何对应的是一个比较宽泛的血钠浓度范围。大多数治疗方案的确定依赖于低钠血症的严重程度，如神经系统症状。因此，评估低钠血症的严重程度非常重要。

表 41.2　根据症状的严重程度进行低钠血症分类

	血钠水平	神经系统症状	持续时间
重度	< 125 mmol/L	呕吐、癫痫、反应迟钝、呼吸窘迫、昏迷	急性发作（< 24 ~ 28 h）
中度	< 130 mmol/L	恶心、意识错乱、定向障碍、精神状态改变、步态不稳或跌倒	相对较长（> 24 ~ 48 h）
轻度	< 135 mmol/L	头痛、易怒、难以集中注意力、情绪改变、抑郁	慢性病程（数天、数周至数月不等）

低钠血症的症状、发病率和死亡率

低钠血症的症状与血钠降低的程度以及低钠血症持续的时间有关。低钠血症的症状通常起始于血钠浓度 < 130 mmol/L 时。早期常发生胃肠道症状，但最常见的是神经系统症状，包括嗜睡、精神混乱、定向障碍、反应迟钝和癫痫发作，通常被描述为低钠性脑病[6]。低钠性脑病的许多症状都和脑水肿有关。严重时脑水肿可导致小脑幕裂孔疝。在这种情况下，患者可因脑干压迫和呼吸骤停死亡。脑水肿还会引起神经源性肺水肿和低氧血症[7]，增加脑肿胀的严重程度[8]。低钠性脑病最严重的临床表现通常为急性低钠血症（发病时间 < 48 h），大多数情况下发病时间 < 24 h（表 41.1）。神经系统症状的出现还与患者的性别、年龄有关。老年和儿童低钠血症患者容易出现严重的神经系统症状。还有研究发现，神经系统症状多见于月经期的女性[8]。

严重低钠血症的中枢神经系统症状很可能与细胞外液渗透压急性降低导致水进入细胞内引起细胞肿胀和脑水肿有关。人类和实验动物的尸检发现，脑水肿偶尔会引起脑疝。因为大脑中存在细胞体积感受器，所以脑细胞中的水不会显著增加。这种体积调节机制有利于防止脑水肿的发生。已有学者就这一问题做了深入研究和讨论[9]。对大鼠的研究表明，低钠血症发生后，脑细胞可快速丢失电解质和渗透性有机溶质[10]（图41.1）。纠正低钠血症时，脑细胞恢复失去的电解质和渗透性有机溶质的速度具有重要的病理生理意义。Na$^+$和Cl$^-$恢复迅速，甚至可超过正常水平，但渗透压的恢复可能有所延迟[11]。这一现象可能是已经适应慢性低钠血症的实验动物被快速纠正低钠血症后出现更明显的脑细胞脱水的原因[12]。

据报道，急性症状性低钠血症的死亡率为5%~55%[13-14]。前者基于文献回顾，后者来源于就诊患者的数据。慢性低钠血症的死亡率一般较低，可能为14%~27%[15-16]。低钠血症本身对低钠血症患者死亡率的影响并不明确。在对低钠住院患者（血钠浓度 < 128 mmol/L）的调查中，46%有中枢神经系统症状，54%无症状[17]。然而作者认为只有31%出现症状的患者和低钠血症有关。在亚组分析中，有症状和无症状患者的死亡率无显著差异（9%~10%）。相比之下，那些非低钠血症导致中枢神经系统症状的患者死亡率高达64%，这些患者的死亡更多的是和其他疾病有关，而非电解质紊乱本身。这与Anderson等人的早期报告一致[18]。他注意到低钠血症患者的死亡率是正常对照组的60倍，低钠血症患者经常在血钠水平趋于正常后死亡，这可能是由于合并了其他严重的潜在疾病。低钠血症可能是严重疾病和预后不良的指标，而不是导致死亡的原因。但也有越来越多的证据表明，即使是轻度低钠血症，

也可能是多种疾病高死亡率的独立危险因素，包括急性ST段抬高型心肌梗死、心力衰竭及肝脏疾病[5,19]，以及所有住院及接受外科手术的患者[3,20]。一项荟萃分析表明，纠正低钠血症后，患者的死亡风险明显下降[21]。因此，低钠血症究竟导致了不良结局还是仅仅预测了潜在共病的严重程度，目前仍不明确。

慢性低钠血症的症状轻于急性低钠血症，这主要和脑细胞容量调节有关[23]（表41.2）。尽管脑体积对低钠血症有强大的适应能力，慢性低钠血症还是经常表现出不同程度的神经系统症状，通常比较轻微。即使常规的神经系统检查未发现异常，也不能认定患者无症状，因为患者可能存在尚未被认知的临床症状。在一项研究中，16例继发于SIADH，血钠水平为124~130 mmol/L的低钠血症患者表现出明显的步态不稳，纠正低钠血症后恢复正常[24]。一项针对122例低钠血症患者的研究揭示了步态不稳的意义（这些患者在就诊时都曾被认定为"无症状"）。研究人员将这些患者与244例年龄和性别相匹配、同期就诊的患者进行对比，结果发现，21%的低钠血症患者近期因跌倒就医，而对照组只有5%，在多变量校正后仍然具有显著差异[24]。因此，该研究表明这些所谓的"无症状"低钠血症患者跌倒的发生率增加。一项关于2370例美国大型医院的老年住院患者的回顾性分析也证实了这一点：低钠血症与跌倒的OR值为1.81，其危险程度高于非低钠血症患者跌倒的危险因素（85岁以上者除外）[25]。多项研究证实低钠血症患者步态不稳和易于跌倒可增加骨折发生率[4,26-29]。一项动物实验研究表明，低钠血症与骨质流失有关。在NHANESIII数据库超过50岁的患者中，低钠血症与股骨颈骨质疏松的OR值

明显增加（OR 2.85，95% CI 1.03~7.86，$P < 0.01$）[30]。290 万份电子健康记录证实了上述发现。结果显示：慢性低钠血症患者骨折的 OR 值显著增加（OR 3.97，95% CI 3.59~4.39，$P < 0.001$），慢性顽固性低钠血症患者的 OR 值更高（OR 12.09，95% CI 9.34~15.66，$P < 0.001$）[31]。因此，慢性低钠血症可能和老年患者跌倒或骨折的发病率和死亡率增加密切相关。

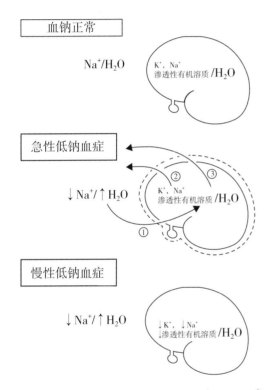

图 41.1　脑体积适应低钠血症的示意图。正常情况下，脑细胞渗透压和细胞外液渗透压处于平衡状态（上图）；细胞内溶质主要为 K^+ 和有机溶质，细胞外溶质主要为 Na^+。当细胞外液处于低渗状态时，水进入脑细胞内（中图），导致脑水肿（虚线，①）。作为对脑水肿的应答，大脑迅速失去细胞内外的溶质（中图，②），同时伴随失水，脑水肿改善，脑体积基本恢复正常（中图，③）。如果低渗状态持续，脑体积最终可以完全恢复正常，适应细胞外液的低钠血症（下图）

症状性低钠血症的治疗原则

纠正低钠血症能够显著改善严重低钠血症患者的神经系统症状。回顾性研究发现，对于出现严重神经系统症状和血钠 < 125 mmol/L 的患者，应立即给予等渗或高渗生理盐水，数天内血钠水平升高 20 mmol/L，几乎可以纠正所有病例的神经系统症状。相反，血钠纠正不及时（72 h 血钠上升 < 5 mmol/L）者，神经系统症状的改善不容乐观，多数患者可能死亡或处于植物人状态[32]。因此，必须立即纠正伴有严重神经系统症状的低钠血症。

脑疝是低钠血症最可怕的并发症，几乎都发生在急性低钠血症患者（通常发病 < 24 h）或颅内病变患者中[33-35]。在术后患者和自我强迫过度饮水的患者（可能与马拉松跑步、精神障碍或使用"摇头丸"有关）中，头痛、恶心、呕吐或精神错乱等非典型症状可迅速发展为癫痫发作、呼吸骤停，可因严重脑水肿导致永久性植物人状态甚至死亡[36]。非心源性肺水肿和（或）通气不足引起的缺氧会加剧低钠引起的脑水肿[7-8]。癫痫发作会使严重慢性低钠血症和急性低钠血症的治疗更复杂。虽然这种低钠性癫痫发作通常具有自限性，但对抗惊厥药物治疗反应不佳。

如前所述，由于脑体积的自我调节，慢性低钠血症的症状通常不明显，许多临床医生认为无须太过担心，此类患者常常被认为属于"无症状低钠血症"。其实许多这样的患者经常会有神经系统表现，只是表现形式更温和、更隐匿[24]。因此，无论低钠血症病程长短，血钠水平高低，所有表现出可能与低钠相关的神经系统症状的患者都应积极纠正低钠。积极治疗的另一个原因是防止在治疗其他疾病时（如肠外营养增加液体输入、采用襻利尿剂治疗心力衰竭)血钠水平进一步下降,导致不良结局。

症状性低钠血症的处理办法

低钠血症的常规治疗策略包括盐水输注、限制液体及使用调节体液平衡的药物。虽然方法很多,但有些方法不适用于纠正症状性低钠血症,这是由于有些方法起效慢,或不适用于所有住院患者(如地美环素、糖皮质激素)。选择治疗方案时,应考虑可能的风险获益比,并且为每位患者制定个体化方案[37]。需要注意的是,并不是简单停用可能导致低钠的药物就能纠正低钠血症。

高渗盐溶液

当急性低钠血症合并严重神经系统症状并危及生命时,应立即补充高渗盐溶液,通常为3%氯化钠溶液(钠离子浓度为513 mmol/L),这是快速提高血钠浓度的最可靠的方法。持续输注高渗氯化钠溶液通常用于住院患者。医生可以通过多种公式计算初始输注速度[33],但最佳输注速度尚无统一标准。下列公式可简单估算3%氯化钠溶液的初始输注速度[37]:

患者的体重(kg)× 纠正血钠速度的目标值 [mmol/(L·h)]=3% 氯化钠溶液的输注速度(mL/h)

结合当地医院的治疗规范,输注高渗盐溶液时可能需要考虑以下安全问题:转入 ICU、中央静脉置管、家属签字等。每位临床医生都需要高度重视,确保诊疗方案最优化。

运动性低钠血症具有急性发作和致命风险,专家共识建议:紧急情况下可静脉输注3%氯化钠溶液 100 mL;如果临床症状无改善,可间隔 10 min 重复给药2次[1,38]。

该剂量的高渗盐溶液可使血钠平均水平升高 2~4 mmol/L,远低于推荐方案中的每日最大增幅 10~12 mmol/(L·24 h)或 18 mmol/(L·48 h),以预防 ODS 的发生[39]。颅腔和颅内容物之间有 8%~10% 的代偿空间。如果能使急性低钠血症患者的血钠浓度迅速增加 2~4 mmol/L,可以有效减轻脑水肿,降低颅内压,避免发生脑疝[40]。

等渗盐溶液

治疗失水失盐性低钠血症(即低容量性低钠血症)主要给予等渗生理盐水(钠离子浓度 154 mmol/L)恢复细胞外液容积,确保足够的器官灌注。该治疗适用于低容量性低钠血症或尿钠浓度 < 20~30 mmol/L 的患者[1],而对稀释性低钠血症无效,如 SIADH[41]。等容量性低钠血症患者持续使用等渗生理盐水会加重低钠血症[42-43],导致液体超载。虽然等渗生理盐水可能会改善部分高容量性低钠血症患者的血钠水平,但等渗生理盐水同样会导致液体负荷增加。因此除非有严重的神经系统症状,否则应避免给予等渗生理盐水。

限制液体摄入

对于慢性低钠血症患者而言,限制液体摄入一直是治疗方法之一。存在 SIADH 时,液体通常限制为 500~1000 mL/24 h。由于限制液体摄入主要是通过减少肾脏排泄提升血钠浓度,有学者建议初始液体限制摄入量应比每日尿量少 500 mL[44]。必须告知护理人员和患者,限制液体摄入包括所有消耗的液体,而不仅仅是水(表41.3)。由于存在非显性失水(汗水、呼出的空气、粪便等),通常食物中的水可以不包括在液体摄入限制的范畴内。但富含水分的食物（如水果和汤）要考虑在内。在特定患者中适当限制液体摄入是有效的，但即使严格执行液体摄入限制的措施[41]，血钠每天通常只会缓慢增加 1~2 mmol/L。此外，由于渴感难以耐受，通常患者对限制液体摄入的耐受性和依从性比较差。但它经济可行，而且对部分患者确实有效。

限制液体摄入不适用于低容量性低钠血症患者，特别是继发于精氨酸血管升压素（AVP）升高的高尿渗透压住院患者。如果患者的尿钠和尿钾总浓度超过血钠，则患者对限制液体摄入无效[45-47]。表 41.3 总结了限制液体摄入无效的可能因素。这些因素导致限制液体摄入并不都适用于症状性低钠血症住院患者。此外，限制液体摄入对重症监护室的住院患者并不适用，因为他们经常需要大量补液。这部分患者需要选择其他更有效的治疗方案。

表 41.3　限制液体摄入的一般性建议和导致治疗无效的可能因素[1]

一般性建议
· 限制所有液体的摄入量，不仅仅是水
· 液体摄入应比 24 h 尿量少 500 mL
· 不限制钠或蛋白质的摄入，除非有特殊要求

可能导致限制液体摄入无效的因素
· 尿渗透压高 [> 500 mOsm/（kg·H_2O）]
· 尿钠和尿钾浓度超过血钠浓度
· 24 h 尿量 < 1500 mL/d
· 液体摄入限制 ≤ 1 L/d 时，24~48 h 血钠浓度上升 < 2 mmol/（L·d）

AVP 受体拮抗剂

传统低钠血症治疗虽然在特定情况下有效，但由于疗效不稳定、起效慢、难以耐受的不良反应和严重的毒性等原因，使其不能成为最佳治疗方案。传统治疗最大的问题在于没有直接针对稀释性低钠血症的病因，即 AVP 水平不恰当升高。一种新的药物——血管升压素受体拮抗剂，可直接阻断 AVP 介导的受体激活，被批准用于治疗正常容量（美国和欧盟）和高容量（美国）性低钠血症[48]。

美国食品药品监督管理局（FDA）批准盐酸考尼伐坦用于正常容量和高容量性低钠血症住院患者。它仅作为静脉制剂应用，负荷剂量 20 mg，输注时间至少 30 min，维持剂量为 20~40 mg/d[49]。通常，在最初 24 h 输注 20 mg 观察治疗反应。如果血钠水平上升 < 5 mmol/L，则输注率可提高至 40 mg/d。由于该药会和经 CYP3A4 肝同工酶代谢的其他药物相互作用，盐酸考尼伐坦最长治疗时间为 4 d。重要的是，在使用该类药物纠正低钠血症期间需要监测血钠浓度，盐酸考尼伐坦至少每 6~8 h 监测一次，伴随 ODS 危险因素的患者监测应该更加频繁[37]。如果在最初 24 h 内血钠浓度上升超过 10~12 mmol/L，应停用盐酸考尼伐坦，密切观察病情。考虑补足水分，口服或静脉给予 5% 葡萄糖溶液，避免血钠浓度每天上升超过 12 mmol/L。伴 ODS 高危因素的患者，血钠最大纠正上限应为 8 mmol/（L·24 h）（图 41.2，表 41.4）[1]。考尼伐坦最常见的副作用包括头痛、口渴和低钾血症[50]。

托伐普坦是一种口服升压素受体拮抗剂，经美国 FDA 批准用于治疗正常容量和高容量性低钠血症。托伐普坦片剂可短期或长期口服[51]，但必须在住院期间开始用药，以便及时监测并调整药量。在美国，血钠 < 125 mmol/L 的患者才能接受处方药托伐普坦治疗；血钠 ≥ 125 mmol/L 的患者只有在出现低钠血症的症状或者不适合用

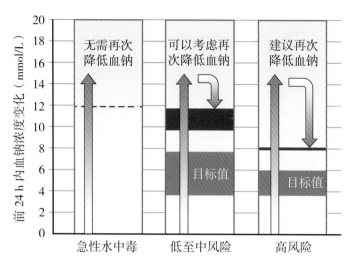

图41.2 伴随ODS风险因素的患者纠正低钠血症时推荐的目标值(绿色)和上限值(红色)。血钠 < 120 mmol/L 的患者在前 24 h 内血钠浓度上升超过校正值上限后,需要重新降低血钠浓度的目标值[1]。ODS= 渗透性脱髓鞘综合征

表 41.4　合并高风险因素的 ODS 患者需要缓慢纠正低钠[1]

ODS 高风险
·血钠浓度 ≤ 105 mmol/L
·低钾血症*
·酒精中毒*
·营养不良*
·晚期肝病*

* 与血钠浓度的准确定义不同,当渗透压改变时,影响大脑功能的血清钾浓度、酒精中毒、营养不良或肝病的严重程度尚无严格定义

于限制液体摄入时才能开始托伐普坦治疗[52]。在欧盟,托伐普坦只被批准用于治疗正常容量的低钠血症,但任何有症状的患者都可以考虑接受托伐普坦治疗,无需考虑血钠水平或限制液体摄入的疗效。托伐普坦首剂量为 15 mg,如果血钠浓度仍然 < 135 mmol/L 或前 24 h 血钠浓度增幅 < 5 mmol/L,服药 24 h 后可调整为 30 mg,最大剂量为 60 mg。口服托伐普坦的患者应至少每 6~8 h 监测一次血钠浓度,尤其是伴有 ODS 危险因素的患者。托伐普坦纠正低钠血症的安全目标和注意事项,以及纠正过快的补救方法与盐酸考尼伐坦相同(图 41.2)。用药期间不限制液体摄入有助于避免托伐普坦纠正血钠浓度过快。托伐普坦常见的副作用包括口干、口渴、尿频、头晕、恶心和直立性低血压[51-52]。

AVP 受体拮抗剂不适用于治疗低容量性低钠血症,因为它会增加尿液中游离水的排泄。此外,AVP 受体拮抗剂会诱导或加重这些患者的低血压,因而不适用于低容量性低钠血症[37]。但在正常容量和高容量性低钠血症患者中进行的考尼伐坦或托伐普坦的临床试验均未观察到低血压现象。虽然该类药物没有将肾功能减退列为禁忌证,但如果血清肌酐水平 > 3.0 mg/dL(265 μmol/L),这些药物通常效果不佳。

尿素

尿素可用于治疗 SIADH 和其他低钠性疾病。其纠正低渗透压的作用机制是增加游离水排泄和减少尿钠排泄。一般剂量为

15~60 g/d，为达到血钠目标值可每隔一周递增 15 g/d。建议将尿素溶解在橙汁或其他味道强烈的液体中改善口感。即使没有达到完全正常的水平衡，在尿素治疗期间不必严格限制液体摄入。尿素的缺点在于口感差（虽然近期开发了新的口味），高剂量时可能出现氮质血症且不易获得。有数据显示在尿素治疗期间，血液中尿素水平可能会翻倍[53]，但这并不代表肾损伤。

回顾性研究表明，尿素对蛛网膜下腔出血和危重症疾病导致的有低钠血症表现的 SIADH 患者有效[54]。有病例报道尿素可成功用于改善婴儿慢性 SIADH 和抗利尿激素分泌失调相关的肾病综合征[55-56]。一项小型 SIADH 患者的短期研究表明，尿素能够改善慢性 SIADH 引起的低钠血症，可能与 AVP 受体拮抗剂疗效相当[57]。

呋塞米和氯化钠

呋塞米（20~40 mg/d）和高盐摄入（200 mmol/d）已从治疗急性症状性低钠血症扩展到用于正常容量性低钠血症的长期管理[58]，并在一些小样本量的患者中得到证实[59]。然而，该方案是否能快速有效地纠正症状性低钠血症目前仍不明确（图 41.2）。

不同治疗方法纠正低钠血症的疗效

目前还没有足够的随机对照试验比较低钠血症不同治疗方法的有效性和安全性。来自美国和欧盟住院患者的前瞻性观察性研究提供了正常容量的低钠血症患者成功治疗的数据[60-61]（表 41.5）。在该研究中，"成功治疗"分为 3 个不同的标准：①血钠水平至少增加 5 mmol/L；②治疗后血钠水平 ≥ 130 mmol/L；③血钠水平 ≥ 135 mmol/L。如表 41.5 所示，3% 氯化钠组和托伐普坦组的患者 50% 以上达到标准①，而托伐普坦组的患者达到标准②、③的比例最高；特别值得注意的是，液体限制组和等渗盐水组分别只有 44% 和 36% 的患者达到标准①。

表 41.5　SIADH 住院患者纠正低钠血症的成功率[61]

诊断与治疗	△ [Na⁺] ≥ 5 mmol/L	[Na⁺] ≥ 130 mmol/L	[Na⁺] ≥ 135 mmol/L
SIADH，no Rx（*n*=168）	41%	45%	20%
SIADH，FR（*n*=625）	44%	29%	10%
SIADH，NS（*n*=384）	36%	20%	4%
SIADH，托伐普坦（*n*=183）	78%	74%	40%
SIADH，3% NaCl 溶液（*n*=78）	60%	25%	13%

no Rx= 无治疗；FR= 限水治疗；NS= 等渗盐水；SIADH= 抗利尿激素分泌异常综合征

低钠血症的治疗原则（基于严重程度）

尽管许多学者发表了低钠血症的治疗建议[1,2,33,35,37,62-64]，但目前尚无标准化治疗方法。大多数治疗建议的初始评估都包括评估患者的细胞外液容量，因为低容量、正常容量和高容量患者的治疗方案有所不同。治疗低钠血症的专家意见如图 41.3 所示。治疗方案基于低钠血症患者的神经系统症状，而非血钠水平或低钠血症的起病

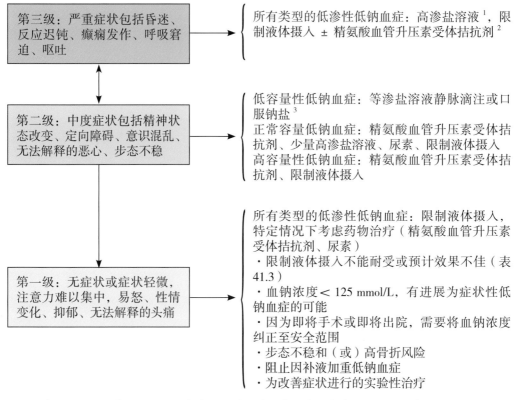

图41.3　基于症状的低渗性低钠血症患者的治疗方案。箭头表示患者的症状可以在不同级别之间变化。
1 一些学者建议同时联用去氨加压素，限制纠正速度。2 在输注高渗盐溶液 24 h 内不主动给药，以防过快纠正血钠并降低 ODS 的发生风险。3 输注等渗盐溶液时，必须密切关注血钠和尿钠水平，以防过快纠正血钠浓度，降低 ODS 的发生风险。修改自参考文献 [78]

快慢，后者常难以界定。仔细询问病史和详细评估有利于明确患者出现神经系统症状的潜在原因。根据患者的症状可将低钠血症分为以下 3 种类型（表41.2）：轻度、中度和重度。

重度（第三级）包括昏迷、反应迟钝、癫痫发作、呼吸窘迫或骤停，以及无法解释的呕吐，通常意味着低钠血症急性发作或恶化，需要立即积极纠正。迅速提高血钠浓度以改善脑水肿，降低发生脑疝的风险。

中度（第二级）包括精神状态改变、定向障碍、意识混乱、无法解释的恶心、步态不稳和跌倒。这些症状可以是慢性或

急性的，一般有足够的时间详细评估并制定治疗方案。

轻度（第一级）包括难以集中注意力、易怒、性情改变、抑郁和不明原因的头痛，几乎没有明显症状，患者可能患有慢性或缓慢演变的低钠血症。这些症状应仔细评估并鉴别，特别是当患者有其他合并症时。

有重度症状的患者应采用 3% 高渗氯化钠溶液作为一线治疗，其次为限制液体摄入或联合精氨酸血管升压素受体拮抗剂。10% 以上接受高渗氯化钠溶液治疗的患者血钠浓度纠正过快 [43,65]，ODS 患病风险增加。因此有学者建议同时联用去氨加压素防止血钠浓度上升过快 [66-67]。目前尚无足

够的临床数据证明该方法的安全性和有效性。托伐普坦单药治疗的患者仅有 1 例出现 ODS[68]。此外，有两篇摘要报道在输注高渗盐水 24 h 内同时使用精氨酸血管升压素受体拮抗剂的患者发生 ODS[1]。因此，至少在使用高渗盐水治疗的 24 h 内，不建议联用精氨酸血管升压素受体拮抗剂。

中度症状患者的治疗方案取决于他们的细胞外液容量（图 41.3）。低容量患者可以输注等渗氯化钠溶液或口服钠盐[1]。正常容量的低钠血症患者，如 SIADH，可以考虑给予精氨酸血管升压素受体拮抗剂、少量高渗盐水，或在某些情况下使用尿素制剂。当 SIADH 由慢性疾病引起时，可以考虑液体摄入限制或长期给予精氨酸血管升压素受体拮抗剂[1]。对于合并心力衰竭的高容量性低钠血症患者，精氨酸血管升压素受体拮抗剂是最佳选择。对于这类患者限制液体摄入的效果不佳。输注生理盐水可能会发生液体潴留、水肿。如果肝功能受损，尿素会导致胃肠道氨积聚。出现中度神经系统症状可能提示患者处于急性低钠血症的早期阶段，但脑容量尚可代偿，尚无明显的脑水肿表现。由于大多数中度低钠症状的患者都是慢性低钠血症，建议参照图 41.2 设定目标值和纠正速度上限，对这些患者进行密切监测，直到症状改善或稳定。

轻度症状或无症状患者应首先限制液体摄入（图 41.2）。如果限制液体摄入的升钠效果不佳，或者存在可能导致限制液体失效的因素（表 41.3）时，应考虑使用精氨酸血管升压素受体拮抗剂或尿素。

有一种特殊情况是低钠血症以一种不安全的速度自发快速上升。这种情况常见于低钠血症患者停用去氨加压素，肾上腺功能不全患者采用糖皮质激素替代治疗，

利尿剂导致的低钠血症患者溶质置换，以及一过性 SIADH 的自发缓解。如果低钠血症持续的时间足够长（通常 ≥ 48 h），脑细胞已发生适应性调节，此时血钠浓度快速上升可能导致 ODS 引发脑损伤。如果血钠浓度上升速度超过了之前建议的速度或者超过预期（通常是由于持续排泄低渗尿），可以通过输注低渗液体（联合或不联合垂体升压素）降低脱髓鞘的发生风险。动物实验[69]和病例报告[35,70]都证实了该方法的有效性，即使患者有明显症状也可行[71]。如果早期血钠纠正过快，我们建议 ODS 高风险的患者进行降钠治疗（表 41.4），ODS 低度或中度风险患者必要时可以考虑降钠治疗，急性水中毒患者不考虑降钠治疗（图 41.2）。

这种分类基于患者在首诊时是否出现症状。需要注意的是有些患者可能处于低钠血症早期，尚未表现出明显症状。有些几乎无症状的患者在补液期间可能出现低钠血症的症状。在 31 例平均血钠浓度为 119 mmol/L，因出现低钠血症症状而就诊的患者中，大约 70% 的患者在就诊前就已经是无症状低钠血症[72]。因此，积极治疗能够预防低钠血症的进展和加重，特别是对于过去反复出现症状性低钠血症的患者。

病例分析

一名 75 岁女性因症状性低钠血症入院，其血钠浓度为 123 mmol/L。既往有数年轻度慢性低钠血症病史，最近出现意识模糊和头晕。检查发现血容量正常，没有服用抗抑郁药或利尿剂。近 3 d 每天摄入液体 1000 mL，患者仍有症状并感到口渴。第 3 天实验室检查结果：血钠浓度 126 mmol/L（正常范围为 135~145 mmol/L），血钾浓度 4.0 mmol/L（正常范围为 3.5~5.0 mmol/L），

血浆渗透压 265 mOsm/（kg·H₂O）[正常范围为 285~300 mOsm/（kg·H₂O）]，尿渗透压 535 mOsm/（kg·H₂O），尿钠浓度 45 mmol/L，尿钾浓度 70 mmol/L，血糖值 99 mg/dL（正常范围为 65~100 mg/dL），血尿素氮浓度 18 mg/dL（正常范围为 8~21 mg/dL），肌酐浓度 0.8 mg/dL（正常范围为 0.8~1.3 mg/dL），促甲状腺激素 3.5 mcu/mL（正常范围为 0.5~5.0 mcu/mL），皮质醇 18 μg/dL（正常范围为 500 nmol/L）。

SIADH 诊断是否成立？限制液体摄入是否有效？

该患者符合 SIADH 诊断标准，因此最初选择限制液体摄入是合理的。但是有 3 个指标显示患者当前限制液体摄入效果不佳：①尿渗透压 > 500 mOsm/（kg·H₂O）；②尿电解质/血电解质 =0.91，即（45+70）/126；③1000 mL/d 的液体摄入量使血钠水平每天提升不足 2 mmol/L（表 41.3）。虽然将液体量降至 500~800 mL/d 可能会改善血钠水平（即尿电解质/血电解质 < 0.5，每天最多限制液体摄入 1000 mL；尿电解质/血电解质为 0.5~1.0，每天最多限制液体摄入 500 mL；尿电解质/血电解质 > 1.0，无需限制液体摄入），但患者已有明显渴感，尿素肌酐比值 > 20，表明早期容量减少，因此限制液体摄入的效果不佳。等渗盐溶液不适用于治疗 SIADH 引起的低钠血症，因为有进一步降低血钠的风险。高渗盐溶液对增加血钠有效，但如果患者没有严重的神经系统症状（如癫痫、反应迟钝、昏迷、呼吸窘迫）时不作为首选，且不适于作为慢性低钠血症的长期治疗。尿素也可有效提高血钠水平，但缺乏用药时长的相关数据。因此，托伐普坦是迅速增加血钠水平并缓解患者

神经系统症状的最佳选择，托伐普坦至少能将血钠水平提高 5 mmol/L。本病例的要点是当限制液体摄入超过 1~2 d 但效果不佳或存在影响升钠效果的因素时，应迅速采取更有效的治疗手段（图 41.3）。

低钠血症患者的血钠监测

血钠监测频率取决于低钠血症的严重程度和所选择的治疗方法。所有低钠血症患者应尽早评估神经系统症状，明确低钠血症的严重程度，判断患者是否需要紧急处理。所有中、重度症状性低钠血症患者在积极纠正血钠水平的过程中需要频繁监测血钠浓度和细胞外液容量（每 2~4 h），确保血钠水平安全上升[37]，减少 ODS 发生风险[73]。用精氨酸血管升压素受体拮抗剂治疗中、重度症状性低钠血症患者时，在头 24~48 h 内每 6~8 h 监测一次血钠水平。所有接受低钠血症治疗的患者需监测尿量，因为大量稀释尿液（如水中毒）表明血钠纠正过快；这对于用等渗或高渗盐纠正低容量性低钠血症患者尤为重要，因为细胞外液容量的正常化会抑制血浆 AVP 水平[1]。当患者出现下列情况时应停止高渗盐或精氨酸血管升压素受体拮抗剂治疗：患者不再出现症状时，血钠水平 > 120 mmol/L，或血钠在 24 h 内上升 10~12 mmol/L，48 h 内上升 18 mmol/L[37,39]，或者是具有高 ODS 风险的患者，24 h 血钠水平上升超过 8 mmol/L（表 41.4）。有些学者认为所有低钠血症患者 24 h 内血钠水平上升超过 8 mmol/L 时就应引起注意，不管低钠血症的病程或 ODS 风险如何[2,74]。采用限制液体摄入或补充高渗盐以外的治疗手段的患者在血钠水平稳定后，每天测定一次血钠即可。如果后续没有更加积极地纠正血

钠浓度或大量补液，血钠水平一般不会很快发生变化。

病例分析

一名 25 岁的健康女性刚刚完成了第一次马拉松比赛。在比赛快结束时，患者感到不适，但能够独自步行回到旅馆。6 h 后，其室友发现患者行为异常，于急诊科就诊。患者精神错乱、意识模糊，但无局灶性神经功能缺陷症状。除呼吸频率为 32/min 外，其余体征尚可。患者临床检查结果如下：血钠浓度 122 mmol/L（正常值参考范围为 135~145 mmol/L），血钾浓度 3.6 mmol/L（正常值参考范围为 3.5~5.0 mmol/L），血浆渗透压 254 mOsm/（kg·H_2O）[正常值参考范围为 285~300 mOsm/（kg·H_2O）]，尿渗透压 412 mOsm/（kg·H_2O），尿钠浓度 50 mmol/L，血糖值 120 mg/dL（正常值参考范围为 65~100 mg/dL，即 6.8 mmol/L），血尿素氮浓度 12 mg/dL（正常参考范围为 8~21 mg/dL），肌酐浓度 0.8 mg/dL（正常参考值范围为 0.8~1.3 mg/dL）。

导致低钠血症原因的可能是什么？

该患者为运动相关的低钠血症（EAH），这通常和耐力运动期间或运动后过度补充水分有关。EAH 发生时，AVP 水平异常。由于 EAH 是在 24 h 内发生的急性低钠血症（表 41.1），患者有发生脑水肿的风险。为了防止脑疝造成脑干压迫和呼吸骤停，必须尽快给予 3% 氯化钠溶液治疗，可在数分钟内提升血钠水平。初始治疗给予 100 mL 可开始扭转大脑的渗透梯度，降低颅内压。之后建议重复给予 3% 氯化钠溶液纠正低钠血症，

条件允许时持续输注会更有效。应频繁监测血钠浓度，治疗初期建议每 1~2 h 检测一次。由于这是急性低钠血症，患者通常没有 ODS 风险。因此，当血钠水平增加 10~12 mmol/L 时不需要中断治疗，并且可以快速恢复至正常血钠水平（图 41.2）。本病例提示有神经系统表现的急性低钠血症患者需要采用可靠有效的治疗方法快速提升血钠浓度。

症状性低钠血症的常见临床问题

·临床指标提示容量正常的低钠血症患者，评估其细胞外液容量状态的最佳方法是什么？

大多数情况下，尿钠浓度是评估有效细胞外液容量的最佳指标[75-76]。尽管许多学者提出了尿钠浓度的不同切点值，但大多数人认为尿钠浓度 < 20~30 mmol/L 提示低容量。例外的是，心力衰竭或肝硬化患者，尽管处于高容量状态，但由于肾灌注不足，尿钠浓度通常较低。

·使用利尿剂的患者还需要检测尿钠浓度吗？

症状性低钠血症患者开始治疗之前应检测尿钠浓度。如果尿钠浓度低，提示低容量，除非患者有心力衰竭或肝硬化。如果尿钠浓度 > 30 mmol/L，在利尿剂的效果消失之前（通常为 24 h），无法确定尿钠浓度增加是由于细胞外液容量减少还是利尿剂的作用。测量尿酸排泄分数可能是一个替代办法[76]，或者尝试输注少量等渗氯化钠溶液观察低血钠是否能改善[1]。

·对于细胞外液容量不确定的患者，低钠血症的最佳初始治疗方案是什么？

如果患者是有症状的严重低钠血症，需要输注高渗氯化钠溶液，纠正低血钠的

同时改善细胞外液容量。如果患者是有症状的中度低钠血症，首先输注等渗盐水，观察血钠浓度的变化[1]。通常，输注1~2 L（超过24 h）即可观察疗效决定下一步治疗方案。如果血钠水平没有改善，则应停止输注，因为对 SIADH 患者继续输注等渗氯化钠溶液会导致水潴留，引起"脱盐"而进一步降低血钠水平[42-43]。

·已经输注生理盐水的低钠血症患者检测尿钠水平是否仍有意义？

尿钠浓度反映的是患者当前的细胞外液容量。因此，不管低钠血症的原因是什么，即使已经输注生理盐水，测定尿钠浓度仍是有意义的。然而，一旦低钠血症被纠正，测定尿钠浓度就失去意义了，因为许多 SIADH 患者会进入钠潴留阶段，以纠正在适应慢性低钠血症过程中出现的全身钠离子缺乏[77]。

·如果患者存在提示液体限制摄入效果不佳的因素，是否还应尝试限制液体摄入？

表41.3列举了限制液体摄入可能无效的因素，但并非绝对无效。如果患者存在一个或多个可能导致液体限制摄入无效的因素，应在充分评估病情后再尝试限制液体摄入，增加成功的可能性（液体最大摄入量为500~800 mL/d）。

·接受精氨酸血管升压素受体拮抗剂治疗的患者是否需要监测肝功能？

一项关于多囊肾的临床研究提示，使用3~5倍推荐剂量的托伐普坦治疗超过3个月的低钠血症患者出现了肝功能异常[1]。因此肝脏病变的患者避免使用托伐普坦。短期（<30 d）使用美国 FDA 批准剂量（15~60 mg/d）的患者无需密切监测肝功能。

·托伐普坦治疗是否可以超过30 d？

托伐普坦不建议服用超过30 d，因为高剂量托伐普坦可能导致肝衰竭。因此，托伐普坦的治疗时间应该充分考虑患者的风险与获益。如果服用托伐普坦超过30 d，则在治疗第一年至少每3个月监测一次肝功能[1]。

参考文献

请登录 www.wpcxa.com 下载中心查询或下载，或扫码阅读。

第 42 章

急、慢性高钠血症的急症处理

Aoife Garrahy   Christopher Thompson

要 点

· 高钠血症是常见急症，发病率高，在许多情况下预示死亡。

· 高钠血症主要继发于液体摄入不足，常因合并其他急性疾病和体液丢失过多而加重。

· 数据（特别是来自重症监护病房的数据）表明，高达 50% 的高血钠症患者的血容量增加。由于尿浓缩能力下降，肾脏自由水清除率增加，加之静脉输注等渗盐溶液，可能导致高钠血症。

· 尿崩症患者表现为低渗性多尿。因为存在完善的渴感机制，患者可以通过饮足够的水补充肾脏水分流失，因而较少出现高钠血症。如果尿崩症患者合并渴感减退、意识下降或呕吐，则可能发生严重的高钠血症。

· 高钠血症患者的临床症状主要和脑细胞脱水皱缩有关，常表现为嗜睡、困倦、精神状态改变，如果不积极治疗会发展成癫痫、昏迷甚至死亡。

· 了解高钠血症的病因有助于及时进行正确干预。需要注意的是，高钠血症的发展速度影响症状的严重程度。急性高钠血症（< 48 h）的危险程度远远高于慢性高钠血症（> 48 h）。

· 当高钠血症急性发作或出现严重的神经系统症状时应立即治疗。建议急性高钠血症患者在开始治疗后 24 h 内使血钠浓度降至正常。

· 在高钠血症病因不明的情况下，保守的建议是，使用低渗溶液纠正血钠浓度的最高速度为 1 mmol/（L·h）或 10~12 mmol/（L·d）。如果是慢性高钠血症且症状轻微，可以逐步纠正。

· 患者可以通过口服或静脉输注低渗溶液纠正高钠血症。但当高钠血症患者出现低血压时，需要静脉输注等渗溶液（晶体液或胶体液）以恢复血流动力学的稳定性。

引 言

相较于低钠血症，高钠血症在临床中相对少见[1]。然而，重症患者常常伴高钠血症，特别是在重症监护病房的老年和幼儿患者更为多见[2]。因高钠血症在急诊就诊的患者也比低钠血症多见。在一项纳入 3182 例急诊就诊患者的回顾性研究中，高钠血症约占 13%，低钠血症仅占 4%[3]。

随着年龄的增长，特别是长期住院治疗的患者，高钠血症的发病率逐渐增加。在接受长期医疗照护的人群中，高钠血症的发病率高达50%[4]。一项前瞻性研究发现，来自疗养院需要医疗照护的老年患者患高钠血症的风险是居家自理的同龄患者的10倍[5]。老年患者患高钠血症的原因是多方面的。在老年人群中，渗透压对口渴中枢的刺激减弱，液体摄入不足[6]。许多长期在护理机构居住的老年患者表现出持续性高钠血症，这是包括认知障碍、与年龄相关的渴感减弱和活动能力下降在内的多因素综合作用的结果[7]。

高钠血症与水从细胞内转移到细胞外引起的细胞皱缩有关。高钠血症的临床症状主要和脑细胞脱水皱缩有关，其表现主要包括嗜睡、困倦、精神状态改变，甚至发展为癫痫、昏迷，如果不及时治疗可导致死亡[8]。如果未能及时采取有效措施，高钠血症会增加患者的发病率和死亡率[9-10]。

本章主要讨论调控水平衡的生理、病理机制，以及高钠血症的鉴别诊断和治疗。

水平衡的生理机制

健康人的血浆渗透压在生理条件下变化幅度仅为1%~2%。因此，临床上发生高钠血症是由于钠水平衡出现严重异常。应渗透性调节体液平衡保持血浆渗透压相对稳定。

位于下丘脑前部的特殊的渗透压感受器能够感受到血浆渗透压的变化（图42.1）。渗透压感受器是溶质特异性的，它们能感受到血钠浓度的变化，对尿素浓度变化的感受较小，不能感受到血糖浓度变化。大细胞神经元的渗透压感受器主要位于终板血管器和穹隆下器官，血钠浓度的变化可引起大细胞神经元的渗透压感受器去极化，向视上核和室旁核发放神经信号。血浆渗透压升高导致这些核团去极化，垂体后叶加压素[又称精氨酸血管升压素（AVP）或抗利尿激素]的合成和分泌增加。升高的血管升压素和位于肾脏集合管的受体结合，能够促进水通道蛋白-2的合成，移动到细胞膜上形成水通道，促使水分重新吸收，使尿液浓缩。

在上述稳态调节作用下（图42.2），血浆渗透压保持在一个较窄的参考值范围内。血管升压素浓度与尿渗透压之间的关

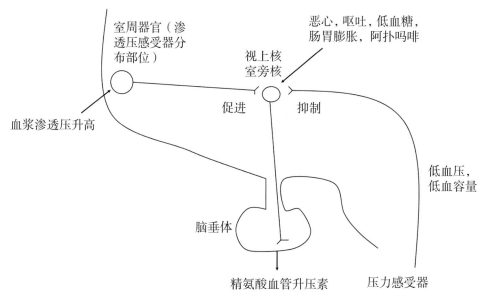

图42.1 影响血管升压素分泌的因素

系如图 42.3 所示。如果过量摄入低渗液体使血浆渗透压低于 280~285 mOsm/kg，则血管升压素的分泌受到抑制，会引起低渗性多尿[11]。自由水清除的增加可使血浆渗透压上升到正常范围。

渗透压影响生理条件下血管升压素的分泌和渴感产生。血管升压素分泌减少和渴感消失不受渗透压影响，饮水可以抑制渴感和血管升压素的分泌。对处于高渗状态的男性的研究表明，在监测到血浆渗透压变化之前，饮水已经导致血管升压素分泌减少和渴感减退[12]。液体摄入后，血管升压素的合成迅速减少，这表明吞咽引起的神经内分泌反射抑制了血管升压素的分泌。

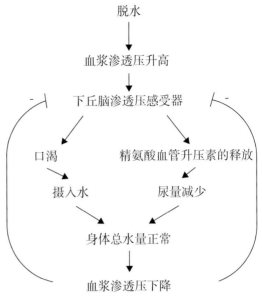

图 42.2　血浆渗透压的调节

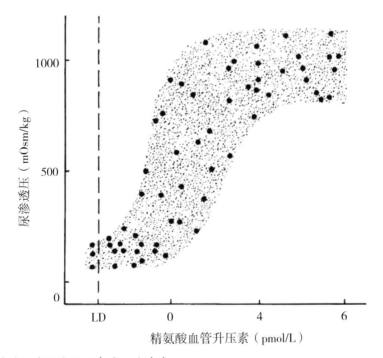

图 42.3　血管升压素浓度与尿渗透压的关系

高钠血症的病因

住院患者发生高钠血症的原因很多，主要分为以下 6 种。

·水分摄入减少。

·水分丢失过多且摄入不足。

·水分从细胞外转移到细胞内。

·重症合并高钠血症。

·摄入过量的盐。

·醛固酮增多症。

表 42.1 总结了高钠血症的常见原因，下文将对其展开详细讨论。

水分摄入减少

健康人群在水分摄入不足时容易发生高钠血症。极端气候条件下，如暴露在高温或高海拔条件下，需要摄入适当的水分防止高渗性脱水。老年人群，特别是在疗养院的老人，由于认知能力下降和行动不便都会导致摄水不足。

某些情况下患者会出现渴感减退[13]。当渗透压阈值超过 300 mOsm/kg（正常值 282~286 mOsm/kg）时会出现渴感、血管升压素释放增加（原发性高钠血症），可以防止发生严重的高钠血症[14-15]。蛛网膜下腔出血后夹闭前交通动脉瘤可导致渴感丧失和血管升压素分泌缺乏[16]。临床常常见到神经外科术后恢复意识的患者出现多尿和高钠血症。渗透压感受器的血液供应来自前交通动脉的小动脉，在夹闭动脉瘤时渗透压感受器的血供受损。当渗透压感受器受到影响时，非渗透性刺激，如恶心和低血压会刺激患者分泌血管升压素，但对高渗刺激无应答[17]。有报道显示，神经结节病、广泛下丘脑手术治疗颅咽管瘤[16]或罕见的垂体大腺瘤[18]，也会导致渴感减退。

相较于有完善渴感机制的患者，渴感减退的尿崩症患者更容易发展为高钠血症。一项大型回顾性系列研究发现，高钠血症在门诊尿崩症患者中并不多见，除非同时存在渴感减退[19]。但是因其他疾病紧急入院的尿崩症患者，不论是否口渴都容易发生

表 42.1 高钠血症的病因

背 景	原 因
水分摄入减少	年龄 认知障碍 不能获取足够的水分 渴感丧失或原发性高钠血症
水分丢失过多且摄入不足	胃肠道丢失 发热、过度通气 引流、术中丢失 利尿剂、甘露醇、血管升压素受体拮抗剂、地美环素 糖尿病酮症酸中毒、糖尿病高渗状态 尿崩症
水分从细胞外转移到细胞内	运动 癫痫
重症合并高钠血症	肾脏水处理异常 补充等渗或高渗溶液 骨钠库流动？
摄入过量的盐	过量摄入盐或海水 静脉输注碳酸氢盐
醛固酮增多症	原发性醛固酮增多症 库欣综合征 摄入甘珀酸或甘草

高钠血症。这说明当尿崩症患者发生感染或需要手术时应高度重视体液平衡的维持。

病例分析

27 岁男性，突发严重头痛，血压 186/112 mmHg，伴有脑膜炎和嗜睡。脑部 CT 显示蛛网膜下腔出血，血管造影显示前交通动脉动脉瘤。手术夹闭动脉瘤，术后 24 h 患者出现多尿；血钠浓度从 138 mmol/L 上升至 156 mmol/L，尿液稀释（尿渗透压为 102 mOsm/kg），24 h 尿量为 4800 mL。患者无认知障碍，也无渴感，没有通过饮水来改善高钠血症。复查脑部 CT 显示下丘脑前区梗死。

可能的诊断和病因？

尿崩症继发于蛛网膜下腔出血后的前交通动脉动脉瘤夹闭。口服去氨加压素控制持续多尿（即尿量 > 3 L/d）。6 周后，通过禁水试验确诊为尿崩症。尽管患者有高钠血症，但视觉模拟评分量表显示患者没有渴感。因而诊断尿崩症伴渴感缺乏。患者用去氨加压素控制尿量，但因渴感缺乏而间歇性出现血钠浓度升高。

水分丢失过多且补充不足

本章主要论述患者出现病理性体液丢失，但无法补充足够液体的情况。最常见的是胃肠炎患者。由于呕吐和腹泻，患者液体丢失过多。但由于呕吐，患者无法保证液体的摄入。这不可避免地导致高钠性脱水。肺炎患者过度换气和出汗造成的水分丢失也可能造成脱水，尤其是伴有呕吐时。在这种情况下，老年人尤其容易发生高钠血症，因为渴感会随着年龄的增长而减弱。这种情况下患者会进一步发展为糖

尿病高渗状态，老年人表现为严重的高钠血症。研究表明，与年龄匹配的 2 型糖尿病患者相比，糖尿病高渗状态患者在缺水的情况下渴感减退，水分摄入不足[20]。

中枢性或肾性尿崩症都会导致不适当的肾脏失水。表 42.2 列出了尿崩症的病因。大多数尿崩症患者即使在没有治疗的情况下也能维持正常的血钠浓度，因为渴感机制能够保证患者摄入足够的水分补偿肾脏过量失水[21]。如果患者渴感受损，例如头颅损伤，高钠血症就会迅速进展[19]。锂制剂导致的肾性尿崩更容易发生高钠血症，但原因尚不清楚[22]。躁郁症导致的认知障碍会影响患者摄入足够的水分，从而引起高钠血症[23]。锂制剂本身不影响认知[24]。在极少数情况下，尿崩症合并渴感减退，患者同时有升压素分泌缺陷和渴感机制受损，容易发生高钠血症[16]。

地美环素是一种四环素衍生物，用于治疗抗利尿激素分泌异常综合征（SIADH）。约 60% 的患者会因服用该药导致肾性尿崩症。SIADH 患者发生 AVP 抵抗是不可预测的，如果饮水不足，一些患者可能会发生高钠血症，出现明显症状。锂制剂会导致 30% 的患者出现肾性尿崩症[13]，更多的患者出现尿液浓缩能力下降[15]。即使停药，这种影响也不一定都可逆[16]。血管升压素 2 受体拮抗剂（vaptans）在治疗 SIADH 时会引起高钠血症[25-26]。高达 25% 的患者在治疗开始后不久迅速出现高钠血症。回顾性研究表明，高龄和大剂量药物（托伐普坦 > 7.5 mg）是发生高钠血症的危险因素[27]。此外，低容量低钠血症患者使用托伐普坦会引起严重的高钠血症[28-29]。

表 42.2 尿崩症的病因

中枢性	
先天性	遗传（X 连锁或常染色体显性遗传）
	DIDMOAD 综合征（尿崩症、糖尿病、视神经萎缩、耳聋）
继发性	垂体瘤手术
	肿瘤（颅咽管瘤、生殖细胞瘤、松果体瘤、转移瘤）
	脑外伤
	肉芽肿瘤（结核、类肉瘤、组织细胞增生症）
	感染（脑炎、脑膜炎）
	血管疾病（希恩综合征、动脉瘤、SAH）
	垂体炎（自身免疫性、淋巴细胞性、药物相关）
	特发性
	妊娠
肾性	
先天性	遗传（X 连锁隐性遗传或常染色体显性遗传）
继发性	慢性肾病（多囊肾、尿路梗阻）
	代谢性疾病（高钙血症、低钾血症）
	药物（锂制剂、去甲金霉素）
	渗透性利尿（葡萄糖、甘露醇）
	淀粉样变性
	髓系白血病

SAH＝蛛网膜下腔出血

病例分析

一名 76 岁的老年女性因呕吐、腹泻 3 d 紧急入院。入院时，患者处于半清醒状态，脉搏 120/min，搏动较弱，血压 92/58 mmHg，皮肤弹性差。肠鸣音活跃。血钠浓度 166 mmol/L，血尿素氮浓度 29 mmol/L（2~8 mmol/L），肌酐浓度 173 μmol/L（70~100 μmol/L）。膀胱无残余尿，尿渗透压 985 mOsm/kg。粪便培养阴性。

应采取哪些紧急处理措施？

首先对患者进行液体复苏，初始治疗使用胶体液和 0.9% 氯化钠溶液，恢复血压，增加尿量。60 h 后肌酐浓度降至正常。血压恢复正常后，静脉输注 5% 葡萄糖溶液，补钾，鼓励饮水。48 h 后血钠浓度恢复正常，患者意识水平改善，饮食恢复正常。

水分由细胞外转移至细胞内

运动是导致此类高钠血症（低渗液从细胞外转移到细胞内）的最常见的原因。虽然在学术会议中，人们常讨论运动引起的低钠血症，但高钠血症更为常见。关于 2001 年 8 月参加波士顿马拉松比赛的运动员的研究显示，5% 的运动员出现了低钠血症，而有 28% 的运动员出现了高钠血症[30]。这种现象不仅见于马拉松比赛。"奈梅亨四日远程徒步行"的参与者相关研究显示，连续 4 d 每天步行 30~50 km 的人群有 5% 出现低钠血症，16% 出现高钠血症。由于该活动每年可吸引约 45 000 名参与者，估计约 7000 名步行者可能出现高钠血症。

重症合并高钠血症

传统观点认为高钠血症反映了血容量和液体摄入不足以满足机体需要。然而在需要重症监护的患者中，有一部分患者虽然血容量正常，甚至有液体过载的表现，但仍然会出现高钠血症。据报道，在重症监护病房的高血钠患者中，多达 50% 的患者保持液体正平衡 [31]。肾脏水处理受损的机制一直存在争议，目前认为利尿剂、急性肾损伤、高血糖、低血钾及静脉补钠过量均可导致肾脏水处理受损 [32-34]。而危重患者发生高钠血症的机制可能更为复杂。一项研究认为，无论是药物作用还是肾脏病变导致的水钠平衡的改变都不足以解释危重患者的高钠血症 [35]。作者认为骨和其他组织中存在巨大的钠库，危重疾病的炎症反应可能以某种方式调动了钠库，导致高钠血症。无论病因如何，建议严格评估并限制静脉输液的类型和给药时间 [1]。

盐摄入过量

盐摄入过量在新生儿和儿童中较为常见。尽管部分重症监护患者的高钠血症是由于患者在保水受损的同时摄入了过量的盐（见上文）。过量饮用盐水很罕见。碳酸氢钠有发生高钠血症的风险 [36]，纠正糖尿病酮症酸中毒不建议使用碳酸氢钠。

醛固酮增多症

肾脏中钠和钾的排泄受盐皮质激素（醛固酮）的调节。肾上腺腺瘤引起的醛固酮分泌过多（原发性醛固酮增多症）或双侧肾上腺增生有潴钠排钾作用 [37]，可引起轻度慢性高钠血症。然而，醛固酮分泌过多的人群中只有 40% 存在电解质失衡，而且低钾血症比高钠血症更常见 [38]。慢性轻度容量扩张会导致渗透压感受器阈值上调，因此，醛固酮增多症引起的轻度高钠血症患者不需要大量饮水使血钠恢复正常 [39]。虽然醛固酮增多症患者可能存在轻度慢性高

钠血症（血钠浓度通常为 143~147 mmol/L），但一般不会导致不良事件 [37]。

库欣综合征引起的糖皮质激素过量也可能导致高钠血症。肾脏表达的 11β-HSD2 能限制皮质醇结合并激活盐皮质激素受体。但当大量升高的糖皮质激素超过了 11β-HSD2 的代谢能力时，过量的皮质醇会结合并激活盐皮质激素受体，导致高钠血症。这种情况多见于异位 ACTH 分泌引起的库欣综合征 [40]。尽管患者的血浆醛固酮浓度正常，甘草和甘珀酸通过抑制 11β-HSD2 的活性，产生过量的盐皮质激素样作用，引起高血压、高血钠和低血钾 [41-42]。

高钠血症的后果

高钠血症有多种不良后果，主要是由于水从细胞内流向细胞外，导致细胞收缩所致 [2,43]。最常见和最致命的影响之一是自由水的转移引起脑细胞萎缩，这可能导致血管破裂和永久性认知功能障碍 [8]。严重的高钠血症，特别是肝病合并高钠血症 [44]，会引起脱髓鞘 [45]。高钠血症也会导致肌无力 [46]、糖利用和胰岛素功能受损 [47]，危重患者可出现高血糖 [48]、静脉血栓栓塞风险增加 [49]、左心室收缩能力下降 [2]。高钠血症引起的细胞收缩能够诱导促炎因子的表达 [50]，这可能影响乳酸清除率 [51]。此外，有报道称严重的高钠血症会引起横纹肌溶解和急性肾损伤 [52]。

在重症监护病房，即使是轻微的高钠血症也会使死亡率增加 1 倍 [53]。由尿崩症引起的高钠血症与创伤性脑损伤 [54] 和蛛网膜下腔出血后的死亡率过高有关 [55]。颅咽管瘤手术导致的渴感缺乏的尿崩症患者死亡率极高 [16]。心血管事件和血栓栓塞事件常见于糖尿病高渗状态导致的高钠血症 [56]。

高钠血症还与心脏术后死亡率翻倍和重症监护室住院时间延长有关[57]。脓毒症[58]、服用聚乙二醇[59]、老年人[55,60]和内科住院患者[33]发生高钠血症时死亡率增加。前瞻性研究表明，没有明确心血管疾病的高钠血症男性患者，心血管事件的发生率和死亡率升高[61]。

虽然高钠血症在急诊科很常见，但数据显示，约18%的高钠血症患者，即使有严重的高钠血症症状，在就诊时也未采取纠正措施[62]。了解引起高钠血症的病因对及时、正确地处理非常重要。值得注意的是，高钠血症的发展速度影响到症状的严重程度：急性高钠血症的危险远远高于慢性高钠血症[2,43]。

急性高钠血症的管理

高钠血症会增加死亡率，因此纠正高钠血症的目的是降低死亡率和改善神经系统症状。快速发病的高钠血症（< 48 h）与神经系统症状的发展密切相关。大多数急性高钠血症患者发病仅仅是由于水丢失过多，常伴发于其他疾病，有时会因渴感减弱而加剧。补液后症状好转[63]。当高钠血症起病迅速或出现严重的神经系统症状时，应立即治疗。一篇综述建议在急性高钠血症开始治疗后24 h内将血钠浓度降至正常[64]。在高钠血症起病不明的情况下，建议使用低渗液纠正血钠浓度，纠正速度不超过1 mmol/（L·h）或10~12 mmol/（L·d）。如果是慢性高钠血症且症状轻微，则应逐步纠正血钠浓度 [如6~8 mmol/（L·d）][8,65]。

当高钠血症合并低血压时，治疗应从静脉输注等渗溶液（晶体或胶体）开始，恢复血流动力学的稳定性[8]。在其他情况下，通常采用口服或静脉输注低渗溶液纠正高钠血症；急症患者可能很难通过大量口服的方式补液，所以我们建议静脉输注0.45%氯化钠溶液或5%葡萄糖溶液。补液之前，我们可以使用以下公式计算患者的总缺水量：

$$0.6 \times 去脂体重（kg）\times [（血钠浓度/140）-1]$$

为了使血钠以一定的速度下降，可以使用 Adrogue-Madias 公式计算补液量和补液速度[8]。然而，由于血钠浓度的纠正速度在患者之间存在巨大差异[66]，因此需要根据血钠浓度调整补液速度。建议每 2~4 h 监测一次血钠浓度[65]。如果有擅长纠正电解质紊乱的团队指导治疗，患者的临床结局可能会得到改善。

有证据表明，积极纠正高钠血症会改善患者预后[67]，但是必须考虑到过快纠正的潜在后果。人们对快速纠正高钠血症的后果并不像对快速纠正低钠血症的认识那么清楚。目前有一些过度纠正高钠血症引起脑桥外髓鞘溶解的病例报道[68]。但由于高钠血症本身也会导致脱髓鞘，因此但很难确定它们之间是否存在因果关系[69-73]。事实上，文献中的大多数病例都与血钠上升有关，而不是血钠下降，因此高钠血症和渗透性脱髓鞘之间的关系还需要进一步讨论。

严重的高钠血症脱水患者血细胞比容增加，高凝状态导致患者发生血栓并发的风险增加。这常见于糖尿病高渗状态。另外也有渴感缺乏的重度高钠血症导致肺血栓栓塞的报道[16]。因此，我们建议血管疾病患者、老年患者和严重脱水患者使用低分子量肝素预防性抗凝。尽管目前的证据不多，但对高危患者进行预防性短期抗凝似乎是合理的。

糖尿病酮症酸中毒或糖尿病高渗状态的患者发生血容量减少型的高钠血症时，过快纠正高血糖会导致病情恶化[74-75]。血糖下降时，血钠浓度上升。高钠血症会损害患者的意识状态，延缓患者的康复和出院。因此，在纠正严重高血糖时需要监测血钠浓度，特别是在纠正糖尿病高渗状态时，如果血钠浓度升高，应减慢降糖速度，并考虑静脉补充低渗液。

对于尿崩症患者，用去氨加压素限制肾脏自由水排泄非常重要。神经外科常见急性起病的尿崩症：大多数为一过性，单次注射（皮下或肌内）去氨加压素（合成的长效升压素）有效，活性长达 6~12 h。只有当出现更多症状时我们才考虑再次给药[76]。如果持续多尿超过 48 h 应考虑常规使用去氨加压素[76]。出院前停用去氨加压素有助于判断患者是否已经恢复内源性 AVP 分泌。

病例分析

一名 64 岁男性患者 3 d 前出现高血糖高渗状态，血钠浓度 152 mmol/L，血尿素氮浓度 26 mmol/L（2~8 mmol/L），血糖值 91 mmol/L（1640 mg/dL）、肌酐浓度 210 μmol/L（80~110 μmol/L）。积极给予胰岛素治疗并补充等渗溶液，36 h 后血糖值降至 11 mmol/L（200 mg/dL），但血钠浓度上升至 174 mmol/L，伴随意识障碍。入院时，患者四肢出现弛缓性瘫痪，MRI 显示脑桥脱髓鞘（图 42.4）。

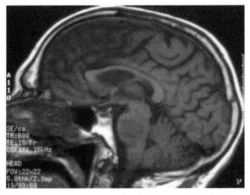

图 42.4　MRI 显示脑桥渗透性脱髓鞘综合征

诊断和可能的病因？

该患者被诊断为与高钠血症和过快纠正高渗状态相关的渗透性脱髓鞘综合征。静脉滴注葡萄糖溶液＋胰岛素＋钾离子，使血钠浓度降至正常，并鼻饲水和低渗盐溶液，但未能逆转四肢瘫痪。

慢性高钠血症的管理

需要长期医疗护理的老年患者有发生慢性高钠血症的风险，在急性疾病期间可能会恶化。预防是关键，应向陪护和护理人员强调摄入足够液体的重要性。如果患者出现并发症，或者患者的认知能力出现任何非特异性的下降，都应立即检查电解质水平。

渴感机制正常的门诊就诊的尿崩症患者，较少发生脱水和高钠血症。通常用去氨加压素治疗慢性尿崩症。它可以作为鼻喷剂使用，或者每天 2~3 次口服[77]。主要并发症是发生稀释性低钠血症。据我们观察，不足 3% 的门诊尿崩症患者会出现高钠血症[19]。

继发性肾性尿崩症最好通过解决病因并保持足够的水化来恢复肾脏功能。对于先天性肾性尿崩症或后天缺陷不可逆的患者，可采用以下措施：噻嗪类利尿剂（氢氯噻嗪，25 mg/24 h）；前列腺素抑制剂，如非甾体抗炎药（布洛芬，200 mg/24 h）；限制食盐摄入。这些措施是通过降低肾小球滤过率和影响远端肾单位的稀释能力发挥作用。去氨加压素可能偶尔会带来一些获益[77-79]。

渴感缺乏的尿崩症治疗困难，因为容易发生严重的高钠血症。建议规律使用去氨加压素，固定液体摄入量，这可能随气候条件的变化而变化，应定期复查血钠浓度。渴感缺乏的尿崩症患者常合并下丘脑异常，包括下丘脑性肥胖和癫痫[16]。脱水常伴随血栓，例如肺栓塞。许多患者因术后并发症、电解质紊乱或睡眠呼吸暂停而过早死亡。这类患者的管理要点参见表 42.3。

表 42.3　渴感缺乏的尿崩症的管理

- 对住院患者进行初步评估，给予适量液体和去氨加压素，确保血钠浓度正常
- 监测体重
- 固定液体的摄入量，约 2 L/d（需要考虑体重、运动习惯和气候的影响）
- 定期复诊，检测血钠浓度
- 高钠血症脱水期间使用低分子量肝素
- 筛查下丘脑并发症：睡眠呼吸暂停、肥胖、癫痫等
- 规律饮食和运动

高达 60% 的患者在使用地美环素治疗 SIADH 后出现肾性尿崩症[28]。尽管没有可靠的方法预测哪些患者会发展为肾性尿崩症，但渴感机制将阻止高钠血症的发生，除非有伴发疾病。虽然 vaptan 类药物很少引起 SIADH 患者发生高钠血症，但是如果用于低容量性低钠血症患者，则有可能导致严重的高钠血症[26]。由于临床很难估计血容量[80]，因此最好由有经验的专家开具 vaptan 类药物处方[28,81]。

对于任何原因引起的慢性高钠血症，均应鼓励饮水，定期复诊并监测血钠浓度。

总　结

高钠血症是急诊常见病，死亡率高。高钠血症主要和水分从细胞内向细胞外运动导致的细胞皱缩有关。急性高钠血症通常由水分摄入不足和（或）过度缺失造成，患者表现为高渗状态，伴有多种并发症的老年患者多见。并发症会进一步影响老年患者的认知和渴感。少数情况下，尿崩症患者出现伴发疾病（如胃肠炎）时会出现高钠血症。

治疗急性高钠血症主要是补充 0.45% 氯化钠溶液或 5% 葡萄糖溶液，因为与等渗生理盐水相比，它们的自由水含量更高。如果患者血流动力学不稳定，应首先使用等渗生理盐水。症状性高钠血症应该相对迅速地得到纠正，校正速度最大可达 1 mmol/（L·h）或 10~12 mmol/（L·d）。如果高钠血症进展很快，可以考虑在治疗开始后 24 h 内使血钠浓度恢复正常。慢性高钠血症应逐步纠正，如果纠正过快，可能出现脑水肿。对于有血栓发作风险的患者，应考虑预防性抗凝。

参考文献

请登录 www.wpcxa.com 下载中心查询或下载，或扫码阅读。

第 11 部分

肥胖与临床脂质学
Obesity and Clinical Lipidology

肥胖与血脂异常的急症处理

Robert H. Eckel

要 点

· 肥胖的定义为脂肪组织过多，体重指数（BMI）≥ 30 kg/m²。BMI ≥ 40 kg/m²为重度肥胖。美国约有7%的人群属于重度肥胖。

· 虽然印度、东南亚地区和其他许多国家的肥胖患病率上升幅度较小，但肥胖患者多余的脂肪组织主要集中于腹部（通常是内脏），可导致胰岛素抵抗，增加2型糖尿病和心血管疾病的发病风险。

· 肥胖会带来很多问题，包括癌症、高血压、阻塞性睡眠呼吸暂停、肺动脉栓塞、肺动脉高压、非酒精性脂肪肝、胆石症、退行性关节病、月经稀发或不孕、勃起功能障碍和认知障碍。

· 肥胖重在预防，尤其需要重视儿童体重的管理。生活方式的改变有助于减重和减重后体重的维持。

· 重度肥胖或BMI ≥ 35 kg/m²且伴有并发症者，手术可能是最佳选择。目前，代谢手术是唯一被证明可以延长肥胖患者寿命的治疗方法。这可能与代谢手术降低了癌症和心血管疾病的死亡率有关。

· 越来越多的证据表明代谢手术对2型糖尿病具有治疗价值。许多患者在术后无需服用降糖药物，甚至表现为糖尿病缓解。

· 在过去30年里，人们对脂蛋白与心血管疾病之间的关系有了更加深入的理解，特别是在心血管疾病的防治方面取得重大进展。到目前为止，最成功的治疗策略是使用他汀类药物。虽然他汀类药物使用广泛且费用低廉，但在美国，心血管疾病目前仍然是导致患者死亡的重要原因。他汀类药物并不能完全降低心血管疾病的发生风险，这可能与脂代谢和脂蛋白紊乱有关。

· 肥胖的最新疗法是积极地降低低密度脂蛋白胆固醇（LDL-C）、甘油三酯和脂蛋白（a）的水平，升高低水平的高密度脂蛋白胆固醇（HDL-C），进一步降低心血管疾病的发生风险。

肥 胖

肥胖的定义为脂肪组织过多，BMI ≥ 30 kg/m²。BMI ≥ 40 kg/m²为重度肥胖，目前美国有7%的人群为重度肥胖。在过去30年里，肥胖的"流行"不仅影响发达国家，也影响发展中国家。最近全球疾病负担研究公布了来自195个以上国家的数据。结果表明，自 1980 年以来，全球肥胖患病率增加 1 倍以上，目前儿童肥胖患病率为 5%，成人为 12%[1]。虽然印度、东南亚和其他许多国家的肥胖患病率增幅较小，但肥胖患者多余脂肪组织主要集中分布于腹部（通常是内脏），可导致胰岛素抵抗，增加 2 型糖尿病和心血管疾病的发生风险。肥胖还带来许多临床问题，包括癌症（如乳腺癌、子宫癌、宫颈癌、结肠癌、食管癌、胰腺癌、肾癌、前列腺癌、甲状腺癌等），高血压，阻塞性睡眠呼吸暂停，肺动脉栓塞，肺动脉高压，非酒精性脂肪肝，胆石症，退行性关节病变，月经稀发或不孕，勃起功能障碍和认知障碍。

肥胖重在预防，尤其需要重视儿童体重管理。生活方式的改变有助于减重和减重后的维持。2013 年美国心脏协会（AHA）、美国心脏病学会（ACC）实践指南特别工作组和肥胖学会（TOS）联合发布的《成人超重和肥胖管理指南》[2] 建议：①超重（$25 \text{ kg/m}^2 \leqslant \text{BMI} < 30 \text{ kg/m}^2$）和肥胖患者需要关注心血管疾病风险因素（高血压、血脂异常、高血糖）；②改变生活方式，即使减重 3%~5% 也能产生获益；③减重越多获益越多。饮食干预的目标是每天摄入的热量至少减少 500 kcal，6 个月减重 4~12 kg，此后体重反弹缓慢。一般来说，没有最佳减肥饮食，也没有任何特定饮食较其他饮食具有明显的优越性。因此，最好能在营养师的指导下，结合患者的喜好和健康状况制定饮食方案。保持和专业指导人员每月一次或更高频率的联系（包括面对面交流或电话随访）有助于维持减重效果。同时建议患者每周进行 3~5 h 高质量的体育活动。此外，经常称重者减重效果更好。

重度肥胖或 BMI ≥ 35 kg/m^2，伴有并发症的的患者，手术可能是最佳选择。目前，代谢手术是唯一被证明可以延长肥胖患者寿命的治疗方法，这可能和代谢手术降低了癌症和心血管疾病死亡率有关。越来越多的证据证明代谢手术对 2 型糖尿病具有治疗价值。许多患者在术后无需服用降糖药物，部分患者术后糖化血红蛋白 HbAlc 恢复正常，成为非糖尿病患者。对于经验丰富的术者，代谢手术的死亡率 < 0.3%。

血脂异常

血脂异常的定义为 LDL-C、甘油三酯升高和（或）HDL-C 降低。血脂异常也包括脂蛋白（a）升高。目前脂蛋白（a）并不在心血管疾病危险因素筛查范围内，因为脂蛋白（a）降低的临床意义尚未明确。在无其他危险因素的情况下，动脉粥样硬化患者如果有心血管疾病家族史，脂蛋白（a）升高可能有提示意义。

降低甘油三酯带来获益的证据目前并不充分。大多数随机临床研究表明，高风险患者联用降甘油三酯的药物与他汀类药物并未显示出额外获益，但这些研究大多在研究设计和证据强度方面存在不足。尽管如此，当 200 mg/dL <空腹甘油三酯< 500 mg/dL（即 2.3 mmol/L <空腹甘油三酯< 5.6 mmol/L）时，推荐联用贝特类（如非诺贝特）和他汀类药物。当甘油三酯< 200 mg/dL（< 2.3 mmol/L）时则无需联用。目前正在开展两项关于 ω-3 脂肪酸降脂治疗的研究。对于动脉粥样硬化性心脏病（ASCVD）或 HDL-C 水平较低的高危患者，与单用他汀类药物相比，联用烟酸缓释剂和胆固醇酯转移蛋白（CETP）抑制剂达塞曲匹（Dalcetrapib）并不能进一步减少心血管事件。另一项关于 CETP 抑制剂

Anacetrapib 的研究虽然有一些阳性结果（主要冠状动脉事件下降 9%），但赞助方决定不再资助该药的进一步研发。

2013 年 ACC/AHA 关于"控制血胆固醇降低成人动脉粥样硬化性心血管疾病风险"的指南指出降低 LDL-C 水平有助于改善心血管疾病的预后 [3]。心血管获益相关的健康生活方式包括水果、蔬菜、全麦、低脂乳制品、鸡肉、鱼、豆类和坚果（减少饱和脂肪酸和反式脂肪酸）的饮食模式，以及每周 4 次、每次 30~40 min 中等强度的体育活动。此外，建议符合以下情况的所有年龄的成年人启动他汀类药物治疗：①已知的 ASCVD 患者；② LDL-C > 190 mg/dL（4.9 mmol/L）；③年龄为 40~75 岁的糖尿病患者；④ 10 年 ASCVD 事件的风险 ≥ 7.5% 的患者。前两组应启用高强度他汀类药物治疗，如每天 40~80 mg 阿托伐他汀或每天 20~40 mg 瑞舒伐他汀；后两组至少要启用中等强度的他汀类药物治疗。ASCVD 事件风险的计算方法适用于白种人和非洲裔美国人。对于 10 年 ASCVD 风险为 5.0%~7.5% 的患者，判断其是否合并以下风险因素有助于决定患者是否需要启用他汀类药物治疗：早发性 ASCVD 家族史，LDL-C ≥ 160 mg/dL（4.1 mmol/L），

超敏 C 反应蛋白 ≥ 2.0 mg/L，和（或）亚临床动脉粥样硬化症（即冠状动脉钙化评分 ≥ 300 分或年龄、性别、种族校正后 > 第 75 百分位数）、踝臂指数 < 0.9。对于这一群体，需慎重考虑他汀类药物的个体化治疗，并关注药物不良反应。自 2013 年 ACC/AHA 胆固醇管理指南发布以来，已经完成了两项临床研究：①在急性冠状动脉综合征发生 30 d 内，依折麦布联用辛伐他汀比辛伐他汀单药治疗能够更好地减少心血管疾病死亡事件、心肌梗死、需要住院治疗的不稳定型心绞痛或卒中事件（IMPROVE-IT 研究）[4]；②依洛尤单抗属于 PCSK9 抑制剂，与他汀类药物联用可以降低上述终点事件和冠状动脉血运重建风险 [5]。这些临床研究促使医生对降低 LDL-C 采取更积极的态度。

第 11 部分还详细介绍了如何紧急处理他汀类药物引起的肌炎和横纹肌溶解 [6]，以及重度高甘油三酯血症在急、慢性胰腺炎中的作用 [7]。

参考文献

请登录 www.wpcxa.com 下载中心查询或下载，或扫码阅读。

第 43 章

减重手术相关急症

Michael A. Via　Jeffrey I. Mechanick

要　点

· 超重和肥胖的特点是体内脂肪过度蓄积。体重指数（BMI）≥ 30 kg/m² 定义为肥胖（亚洲人的切点值相对较低）。在过去数十年中，全球超重和肥胖的患病率显著增加。

· 超重和肥胖是许多疾病（例如 2 型糖尿病、高血压、高脂血症、非酒精性脂肪肝、癌症、骨骼肌肉相关疾病和阻塞性睡眠呼吸暂停等）重要的可逆转性危险因素。

· 减重手术（也称代谢手术）是目前公认的治疗肥胖和肥胖相关疾病的最成功的手段。

· 减重手术通过改变胃肠道的解剖结构来限制热量摄入（即"限制性"）和（或）减少吸收（即"吸收不良"）。此外，减重手术还涉及许多其他减重机制。

· 目前的减重手术方法主要包括腹腔镜可调节胃束带术、腹腔镜袖状胃切除术和 Roux-en-Y 胃旁路术。

· 在过去 10 年中，代谢手术中心的成立和腹腔镜技术的广泛运用显著改善了减重手术的结局。

· 减重手术围手术期死亡率低至 0.04%~0.5%。

· 减重手术带来的获益包括减轻体重以及明显改善或完全改善代谢紊乱，但必须权衡手术本身的风险。

· 当考虑对肥胖患者开展减重手术时，临床医生不仅要预测术后可能发生的不良事件，还要考虑使术后相关的代谢紊乱（如 2 型糖尿病、高血压、高脂血症或其他代谢性疾病）得到改善。

· 减重手术导致的许多急性事件本质上都是代谢问题，与手术引起的激素变化或吸收不良有关。

· 患者术后需要终生随访，筛查并发症并调整药物治疗方案。

引　言

超重和肥胖的特点是体内脂肪过度蓄积。BMI ≥ 30 kg/m² 被定义为肥胖（亚洲人的切点值相对较低）。尽管 BMI 作为人体测量学指标，但其在健康预测和指导临床决策方面表现不佳。在过去几十年中，全球超重和肥胖的患病率显著增加。超重和肥胖是许多疾病（如 2 型糖尿病、高血压、高脂血症、非酒精性脂肪肝、癌症、骨骼肌肉相关疾病和阻塞性睡眠呼吸暂停）重要的可逆转的危险因素。

减重手术

减重手术是目前公认的治疗肥胖和肥胖相关疾病的最成功的手段[1-3]。减重手术通过改变胃肠道的解剖结构来限制热量摄入（即"限制性"）和（或）减少吸收（即"吸收不良"）。此外，减重手术还涉及许多其他减重机制。目前的减重手术主要包括腹腔镜可调节胃束带术（LAGB）、腹腔镜袖状胃切除术（LSG）、Roux-en-Y胃旁路术（RYGB）、胆胰分流术（BPD）和胆胰转流十二指肠转位术（BPDDS）（图43.1）。

RYGB仍然是全世界减重手术中最常见的术式，是美国第二大常见的减重手术，

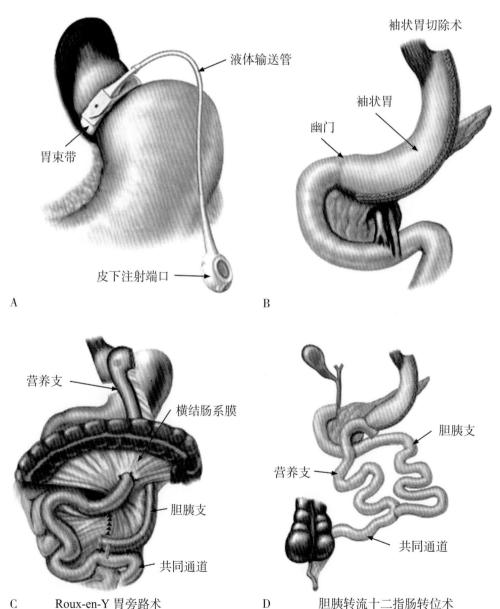

图 43.1 常见的减重手术类型。A. 可调节胃束带术。B. 袖状胃切除术。C.Roux-en-Y 胃旁路术。D. 胆胰转流十二指肠转位术。经 John Wiley & Sons, Ltd. 许可使用

占所有减重手术病例的 38%[4]。RYGB 将胃分成一个小囊，与远端回肠吻合，限制胃容积，从而导致吸收不良。残余胃通过小肠旁路引流至远端回肠。

LSG 最初旨在作为限制性减重手术，然而切除大部分胃窦和胃底后形成袖状胃也会引起吸收不良。这可能是由于胃酸和许多其他有益的激素减少所致。LSG 已成为美国最常见的减重术式，占所有减重手术的 58%[4]。

BPD 需要构建小胃囊，并与回肠部分吻合。在 BPDDS 中，胃小弯、胃窦和幽门被用来形成胃囊，使十二指肠前部保持原位，它的远端与回肠部分吻合。由于并发症和营养不良的发生率高，BPD 和 BPDDS 在美国的减重手术中占比不到 1%[4]。

LAGB 是一种限制性减重手术，在胃周环绕胃束带，以减少胃容量。根据临床需要使用植入于皮下的储液器调整约束程度。LAGB 术式以前很常见，目前在美国的减重手术中约占 3%[4]。

减重手术的获益包括减轻体重、明显改善或完全改善代谢紊乱，但这必须权衡手术风险。当考虑对肥胖患者进行减重手术时，临床医生不仅要预测术后可能发生的不良事件，还要考虑术后相关代谢紊乱（如 2 型糖尿病、高血压、高脂血症或其他代谢性疾病）的改善。患者术后需要终生随访，筛查可能出现的并发症并调整药物治疗方案。

减重手术相关问题

急诊手术

在过去 10 年中，代谢手术中心的建立和腹腔镜技术的广泛运用显著改善了减重手术的临床结局[5]。不良结局和手术获益取决于减重术式。报道称围手术期死亡率降低至 0.04%~0.5%[6-7]。减重术后需要再次手术或手术修复的比例：RYGB 为 5%、LAGB 为 1%、LSG 为 3%。减重术后再入院率：RYGB 为 6%、LAGB 为 2%、LSG 为 5%[8]。表 43.1 总结了减重术后再入院的最常见原因，包括肠梗阻、感染、出血和吻合口瘘[8-9]。尽管减重术后再入院不常见，但应对患者进行临床评估。

恶心和呕吐

由于解剖结构变化，减重手术后患者可能会出现频繁的恶心和呕吐。患者有脱水风险，可以通过静脉输液并逐渐过渡至口服补液减轻症状。必要时可以适当应用止吐剂。

表 43.1　**减重术后急性手术并发症的发病率**[8-9]

	LAGB	LSG	RYGB[*]
狭窄及梗阻	0.13%	0.42%	1.4%
无狭窄肠梗阻	0.03%	0	0.2%~0.9%
感染	0.14%	0.64%	0.3%
出血	0.05%	0.64%	1.0%
吻合口瘘	0	0.74%	0.78%

*包括腹腔镜下 RYGB 患者的数据。LAGB= 腹腔镜可调节胃束带术；LSG= 腹腔镜袖状胃切除术；RYGB=Roux-en-Y 胃旁路术

静脉血栓

接受减重手术的患者容易发生静脉血栓栓塞，包括深静脉血栓和肺栓塞。原因如下：全身炎症反应加重、静脉血流量降低和凝血途径被激活（肥胖本身导致循环中纤维蛋白原水平增加 2 倍）；术后静脉血栓栓塞风险普遍增加[10]。此外，腹腔镜手术在术中会增加腹内压，也可加大血栓形成的风险[10]。腹腔镜减重手术后，深静脉血栓的发病率为 3%，肺栓塞的发病率为 1%。还可能发生门静脉或肠系膜静脉血栓，最常见于术后第 3 天和第 30 天[11]，表现为隐匿性腹痛，导致肝硬化或肠缺血。CT 血管造影通常具有诊断价值，准确率为 90%[12]。

减重术后预防静脉血栓栓塞的最佳方法目前尚未达成共识。推荐常规使用低分子量肝素和弹力袜降低术后 VTE 的风险[10]。

腹泻和倾倒综合征

与肥胖有关的盆底功能障碍导致高达 20%~35% 的肥胖患者出现大便失禁[13]。减重手术后，大便失禁的患病率降低 10%~15%[14]。

除此之外，术后胃肠道结构改变可导致排便频率增加。在极端情况下，由于胃舒张功能受损，RYGB、BPD、BPDDS 或 LSG 术后可能会出现倾倒综合征[15]。进食大量碳水化合物会加重倾倒综合征。

由于食糜可从胃快速通过小肠，倾倒综合征患者表现为突发性大容量腹泻[16]。由胃向小肠输送未完全消化的食物会引发相关症状：腹痛和痉挛、恶心、潮红、出汗和头晕（即早期倾倒综合征）。由于肠促胰岛素过度分泌，餐后 3 h 可能会出现低血糖（即晚期倾倒综合征）（图 43.2）[16-17]。

倾倒综合征的治疗方法为限制碳水化合物的摄入，特别是单糖（含糖饮料和糖果）[18]。分开进食液体和固体食物也有一定帮助[18]。饮食干预是控制倾倒综合征的必要手段，需要营养师进行详细评估。如果症状持续存在，随餐服用阿卡波糖可能会缓解症状[19]。严重情况下，可以使用生长抑素类似物（奥曲肽、兰瑞肽或帕瑞肽）延缓胃排空，改善症状[16,20]。

低血糖

减重手术患者可能出现餐后低血糖，而无其他相关消化道症状，这是倾倒综合征的典型表现。这种现象可能与肠促胰岛素活性明显增强有关[21]。RYGB、LSG 或 BPD 导致的解剖学改变可显著增加胰岛素分泌和胰岛素敏感性[16]。

在某些情况下，减重手术导致胰岛 β 细胞反应过度。胰岛 β 细胞数量增加和（或）功能过度活跃被称为胰岛细胞增生症[21-22]。患者会在餐后 1~3 h 出现低血糖，尤其是在摄入大量碳水化合物之后。低血糖事件可能很严重：血糖水平为 15~40 mg/dL（0.8~2.2 mmol/L），会导致癫痫发作、精神状态改变或意识丧失。在混合膳食试验或口服葡萄糖耐量试验中，发生低血糖时，血清胰岛素和 C 肽水平可升高。

使用放射性核素标记的生长抑素扫描或 CT 扫描有助于排除其他导致高胰岛素血症、最终引发低血糖的原因，如胰岛细胞瘤。选择性钙刺激肠系膜静脉采血也可用于辅助诊断[22]。

RYGB 和 BPD 术后出现胰岛细胞增生症已被报道[21]。大多数情况下，严格摄入低碳水化合物饮食可以缓解胰岛细胞增生症中的胰岛素过度分泌。α-葡萄糖苷酶抑制剂，如阿卡波糖或米格列醇及钙通道

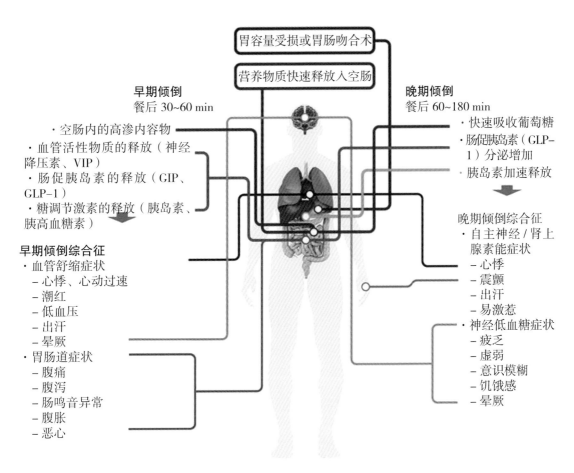

图 43.2　倾倒综合征 [16]。GIP= 抑胃肽；GLP-1= 胰高血糖素样肽 -1；VIP= 血管活性肠肽。经 John Wiley & Sons, Ltd. 许可使用

阻滞剂可以降低难治性病例低血糖的发生率 [23]。此外，也有报道称二氮嗪或生长抑素类似物可成功治疗减重手术后低血糖 [24-26]。经调整饮食并优化药物治疗后仍持续低血糖的患者，可以考虑远端胰腺切除术。部分患者术后仍反复出现低血糖，可能是由于整个胰腺的 β 细胞发生了弥漫性病变。

代谢性疾病的管理

　　RYGB、BPD、BPDDS 和 LSG 术后造成的解剖结构改变会迅速改善胰岛素抵抗。其发生机制尚不明确，可能包括肠促胰岛素应答增加、循环胆汁盐和成纤维细胞生长因子 19 浓度增加、个体饮食习惯的快速改变、全身性炎症反应减轻和胃肠道微生物菌群变化，以及其他尚未认识或充分验证的机制 [27]。

　　因此，减重术后代谢性疾病的病情能够迅速减轻。对个别疾病的治疗方案，如高血压、高胆固醇血症、阻塞性睡眠呼吸暂停和 2 型糖尿病，应予以相应调整。在手术前的数周和数月中，患者需要改变生活方式，也可能需要调整药物治疗方案。针对该问题，表 43.2 总结了相关建议。

　　无论何时，都应根据代谢性疾病的严重程度选择术后药物治疗方案。例如，术前仅靠 1~2 种口服降糖药就能很好控制血

表 43.2 减重手术前后对肥胖相关疾病治疗方案的建议

肥胖相关疾病	术前	术后即刻（最长4周）	术后短期（1~12个月）	术后长期
2型糖尿病	强化治疗使血糖达标	常规治疗，必要时使用胰岛素	必要时使用胰岛素增敏剂，而非有低血糖风险的磺酰脲类或格列奈类药物。术前血糖严重失控或使用胰岛素治疗的患者，术后可能需要继续降糖治疗	随着时间的推移可能出现血糖控制不佳的情况，特别是体重明显反弹的患者
高血压	药物控制血压，使其达标	恢复居家治疗方案	每1~2个月逐步减少或撤停降压药，监测血压变化	继续减少降压药的剂量，及时调整用药
高胆固醇血症	持续降胆固醇治疗	继续用药	术后3~6个月重新评估血清胆固醇水平	定期监测血胆固醇
多囊卵巢综合征	治疗同前，无特殊	继续用药，包括口服避孕药以评估VTE事件的发生风险	根据多囊卵巢综合征的严重程度，继续术前方案，或停药观察	减少或撤停用药，观察疗效
肥胖相关的性腺功能减退症（男性）	治疗同前，无特殊	继续用药	诱导内源性睾酮的产生每3~6个月评估睾酮水平	重新评估，必要时启动睾酮替代治疗
阻塞性睡眠呼吸暂停	继续使用气道正压通气装置	继续使用气道正压装置	每3~6个月重新评估是否需要继续使用气道正压通气装置	每3~6个月重新评估是否需要继续使用气道正压通气装置

VTE＝静脉血栓栓塞

糖的 2 型糖尿病患者，在 LSG、RYGB、BPD 或 BPDDS 术后可能无需任何药物即可使血糖达标。然而，对于术前血糖控制不佳、需要注射大剂量胰岛素的 2 型糖尿病患者，术后可能仍需降糖治疗，但药物剂量有所减少。

阻塞性睡眠呼吸暂停

阻塞性睡眠呼吸暂停在肥胖患者中极为常见，据报道，阻塞性睡眠呼吸暂停在减重手术患者中的患病率为 60%~90%[28-29]。指南建议，所有拟进行减重手术的患者都应术前筛查阻塞性睡眠呼吸暂停[1,30]。使用持续气道正压通气（CPAP）可以显著减少阻塞性睡眠呼吸暂停患者白天嗜睡的情况及其他并发症[28]。在减重手术后的围手术期，阻塞性睡眠呼吸暂停患者持续使用 CPAP 可使肺部并发症降低 5 倍，总体手术并发症降低近 2 倍[31]。

吸收不良型减重手术后代谢功能的快速改善有利于缓解阻塞性睡眠呼吸暂停的严重程度[32-33]。与许多代谢性疾病一样，阻塞性睡眠呼吸暂停的改善与 LSG 或 RYGB 术后的体重减轻不成比例[32-33]。在一项针对阻塞性睡眠呼吸暂停患者的前瞻性研究中，LSG 或 RYGB 术后 3 周，患者的呼吸暂停 - 低通气指数改善了 60%，而此时体重仅下降 5%[32]。

吸收不良

RYGB、BPD 和 BPDDS 能够起到有效减重效果，一定程度上和手术造成的吸收不良有关。在某些病例中，手术造成小肠的有效吸收表面积减少，患者出现明显的微量营养素或常量营养素吸收不良。每年约有 1% 的 RYGB 患者出现需要营养支持的严重蛋白质 - 热量营养不良，其终生

存在风险为 5%[34]。BPD 术后发生严重的蛋白质 - 热量营养不良的风险更高，有 20%~30% 的患者术后会出现该并发症，尤其应注意，BPD 会引起严重吸收不良[35]。

接受减重手术的患者，术后 18 个月内体重减轻幅度最大[36]。术后体重持续下降 2 年以上的患者应怀疑合并蛋白质 - 热量营养不良。其他应引起警惕的临床症状包括疲劳、虚弱、肌肉萎缩和持续微量元素缺乏。蛋白质 - 热量营养不良的诊断应以临床症状为主要依据，辅以检测蛋白质合成的血清标志物，如白蛋白、前白蛋白或视黄醇结合蛋白（但不能据此诊断）。

蛋白质 - 热量营养不良的治疗方案包括口服高热量补充剂、放置肠内营养管、使用肠外营养（PN）、手术翻修或手术翻转[1]。在一项已发表的样本量最大的队列研究中，77 例接受减重手术并需要 PN 的患者中，38 例患有严重的蛋白质 - 热量营养不良[37]，其余 39 例受试者出现了手术并发症。在整个队列中，平均 BMI 从手术时的 $44.4 \pm 6.0 \ kg/m^2$ 下降到 PN 开始时的 $23.2 \pm 6.4 \ kg/m^2$。38 例蛋白质 - 热量营养不良患者中有 31 例出现低白蛋白血症和水肿。最终，29 例患者脱离了 PN，其中 17 例患者接受了手术翻修。

微量营养素吸收不良

RYGB、BPD 和 BPDDS 术后肠道吸收表面积减少增加了微量营养素吸收不良和缺乏的发生风险。由于胃酸分泌减少，LSG 可能会影响维生素和必需微量金属元素的释放和溶解。值得注意的是，即使 LSG 术后患者的肠道表面积完整，与 RYGB 术后相比，二者的微量营养素缺乏率无显著差异（表 43.3）。

减重手术也会改变个人饮食习惯。一

表 43.3　减重手术后微量营养素缺乏的患病率 [40,50–51,55]

	LAGB	LSG	RYGB	BPD/BPDDS
维生素 B_1	0	0	10%~15%	10%~15%
维生素 B_9	10%	10%~20%	15%	15%
维生素 B_6	0	0~15%	0	10%
维生素 B_{12}	10%	10%~20%	30%~50%	22%
维生素 A	10%	10%~20%	10%~50%	60%~70%
维生素 D（＜ 30 ng/dL）	30%	30%~70%	30%~50%	40%~100%
维生素 E	0	0~5%	10%	10%
维生素 K	0	0	0	60%~70%
铁	0~32%	15%~45%	25%~50%	25%
铜	—	10%	10%	70%
锌	—	30%	37%	25%

—无可用数据。LAGB= 腹腔镜可调节胃束带术；LSG= 腹腔镜袖状胃切除术；RYGB=Roux-en-Y 胃旁路术；BPD= 胆胰分流术；BPDDS= 胆胰转流十二指肠转位术

项纳入了 43 例接受 RYGB 的肥胖患者的队列研究表明，饮食偏好在术后发生了巨大变化 [38]。术后 6 周，患者摄入的每种食物的能量密度比术前下降了 30%。在持续 1 年的观察期内，这种情况始终存在，最终导致微量营养素缺乏。减重手术影响营养素摄入的其他因素包括味觉感知和强度变化、迷走神经张力降低，以及手术可能引起食欲及新陈代谢相关的肠道微生物种群变化 [39]。

减重手术前患者的营养状况对术后营养元素缺乏有一定影响。肥胖人群术前缺乏微量元素，如维生素 D、维生素 B_{12}、维生素 C 和锌等，非常常见，这通常归因于饮食选择不当和节食 [40]。基于上述情况，建议减重手术后的患者常规补充维生素，并定期监测 [1]。即便如此，术后微量营养素缺乏仍很常见，发病率显著增加 [41]。

减重手术后，常见的微量营养素缺乏包括铁、维生素 B_1（硫胺素）、叶酸、铜和维生素 B_{12}（钴胺素）。维生素 D 缺乏的患者也较多 [42]。BPD 和 BPDDS 术后常见脂溶性维生素缺乏 [43]。

铁

膳食铁存在于血红素铁卟啉环内或螯合于非血红素结构内。为了提高在胃酸环境中的溶解度，摄入的铁以三价铁（Fe^{3+}）的形式存在于上述两种结构。转运到十二指肠后，铁还原酶将铁还原成机体吸收所需的亚铁 [44-45]。

在所有类型的减重手术后，胃酸分泌减少，铁吸收率下降 [41]。不仅如此，RYGB 和 BPD 中十二指肠旷置限制了膳食中的铁接触铁还原酶，影响铁吸收。因此，减重手术后铁缺乏的发生率相对较高（表 43.3）。

严重缺铁的患者会出现疲乏、小细胞性贫血、脱发、指甲变脆和口角干裂。口角干裂表现为口角有皱纹或结痂的裂纹 [45]。铁缺乏还可引起多种并发症，特别是有潜

在心血管疾病或肺部疾病的患者。建议每 6 个月定期检测血清铁含量，并给予适当补充（口服或肠外）[1]。

维生素 B$_1$

维生素 B$_1$（硫胺素）是一种水溶性维生素，在葡萄糖代谢、氨基酸合成和戊糖磷酸途径中起着重要的辅助作用。饮食是维生素 B$_1$ 的主要来源，肠道细菌可以合成少量维生素 B$_1$[46]。维生素 B$_1$ 缺乏导致"湿"脚气病和"干"脚气病。如果摄入或吸收的维生素 B$_1$ 不足，可能会发生韦尼克脑病。轻度维生素 B$_1$ 缺乏可导致顽固性恶心、呕吐或神经病变症状。

饮食中的维生素 B$_1$ 通常以磷酸化的形式存在，在吸收前必须被水解。大多数作用于磷酸硫胺素和焦磷酸硫胺素的磷酸酶位于近端肠道，其在 RYGB 和 BPD 中被绕过[46]。由于水解作用减弱和肠道吸收表面积减少，有 10%~15% 的 RYGB 患者出现维生素 B$_1$ 缺乏症[47]。故术后患者应定期筛查维生素 B$_1$，并补充包括维生素 B$_1$ 在内的多种维生素。如果患者有韦尼克脑病、脚气病、不明原因的呕吐或神经病变症状，应考虑维生素 B$_1$ 缺乏[48]，并给予治疗：维生素 B$_1$ 静脉注射 500 mg/d，持续 3~5 d，之后 250 mg/d 直到症状消失，最终减至 100 mg/d[1]。

叶 酸

RYGB、BPD 和 BPDDS 术后肠道吸收不良常导致叶酸缺乏。这种水溶性维生素为一碳单位代谢、DNA 合成和氨基酸代谢所必需[46]。据报道，约 10% 的 RYGB 患者、5%~10% 的 BPD 患者和 10% 的 LSG 患者会出现叶酸缺乏[40]。叶酸缺乏表现为贫血、疲劳和先天性神经管发育缺陷。建议接受了吸收不良型减重手术的患者每天补充叶酸 400 μg，并定期监测叶酸水平[1]。

铜

在神经递质合成、超氧化物合成、氧化呼吸链和铁代谢等途径中可发生氧化还原反应。铜元素通过作用于催化酶的活性结构域参与其中[49]。铜的吸收主要发生在十二指肠，但十二指肠在减重手术中常被旷置。据报道，高达 70% 的 BPD 患者存在铜缺乏。LSG 和 RYGB 术后铜缺乏的发生率较低[40]。

铜缺乏患者可能会出现痛性神经病变、贫血、疲乏和缺铁。目前不建议吸收不良型减重术后的患者常规监测血铜含量。如果出现铜缺乏的症状或存在其他提示严重吸收不良指征的患者可测定血铜含量和铜蓝蛋白（铜缺乏时铜蓝蛋白水平升高）[1]。建议铜缺乏患者，每天口服或肠外补充铜元素 2 mg[1]。

维生素 B$_{12}$

维生素 B$_{12}$（钴胺素）缺乏在减重手术后常见[40,50-51]。这是由于维生素 B$_{12}$ 的吸收过程复杂，与胃肠道的生理功能有关。饮食中的维生素 B$_{12}$ 与内因子结合，内因子是由胃窦和胃底的壁细胞释放的一种肽类蛋白质，在消化过程中起保护作用。当胃食糜通过肠道时，内因子复合物释放维生素 B$_{12}$，在回肠远端被吸收。RYGB、LSG、BPD 和 BPDDS 改变了胃部解剖结构，减少了胃壁细胞数量，导致维生素 B$_{12}$ 吸收不良和缺乏。维生素 B$_{12}$ 缺乏症的症状轻重不等，包括神经病变、肌肉无力、疲乏、贫血和情绪异常。据报道，LSG 术后维生素 B$_{12}$ 的缺乏症的发生率约为 20%，RYGB 术后为 30%~60%，BPD 术后为 20%~40%，LAGB

术后为 5%~15%。

建议经验性补充含有维生素 B_{12} 的复合维生素。在吸收不良型减重手术后定期筛查维生素 B_{12}。维生素 B_{12} 缺乏者应口服（1000 μg/d）或肠外注射维生素 B_{12}[1]。目前尚未观察到患者发生维生素 B_{12} 中毒的情况[52]。

病例分析

一名 42 岁女性患者，BMI 为 38 kg/m²。肥胖、高血压、2 型糖尿病控制不佳，接受了 RYGB 手术。术前每天多次注射胰岛素，HbA1c 为 9%~10%（75~86 mmol/mol）。术后 1 年半减重 90 磅，BMI 降至 27 kg/m²，不再需要服用降压药或降糖药。HbA1c 降至 5.7%（38 mmol/mol）。患者持续服用柠檬酸钙、维生素 D 和复合维生素。近 5 个月患者体重保持稳定。

此次就诊患者主诉双侧足趾和足掌部偶有针刺感和烧灼感，夜间明显。近 4 个月上述症状有所加重，并伴有颤抖、出汗和饥饿症状，这与其术前应用胰岛素时出现的低血糖症状相似。上述症状只在白天出现，甜食可缓解。症状发作时，指尖毛细血管血糖为 54 mg/dL（3.0 mmol/L）。

你认为该患者的治疗方案是什么？

减重手术（尤其是 RYGB）带来的多种代谢变化可能导致不止一种并发症的发生。该患者虽然出现了神经病变症状，但糖尿病神经病变的可能性很小。因为患者在术前血糖控制不佳时也未出现类似症状，而且其糖尿病在减重手术后明显改善。同时，患者有微量营养素缺乏的风险。血清中的维生素 B_1 水平为 5 nmol/L（正常为 8~30 nmol/L），维生素 B_{12} 水平为 192 pg/mL（正常为 200~900 pg/mL）。

铜、锌、铁、叶酸和 25- 羟基维生素 D 均达标。因此，在患者的日常治疗方案中加用维生素 B_1 500 mg/d，3 d 后减至 250 mg/d，5 d 后减至 100 mg/d。此外，每周肌内注射 1000 μg 维生素 B_{12}，6 周后改为每 3 个月注射 1000 μg。通过上述治疗，患者的神经病变症状得到改善。

针对低血糖症状，建议患者摄入低碳水饮食并少食多餐。饮食干预缓解了患者的低血糖症状，支持胰岛细胞增生症的诊断。如果低血糖症状持续存在，则应进行混合膳食试验，并考虑给予 α- 葡萄糖苷酶抑制剂进行治疗。

骨质疏松和骨折

减重手术后观察到骨转换率增高，可能有以下几个因素。在吸收不良型减重手术后，钙的吸收减少，通常会导致继发性甲状旁腺功能亢进症[53-54]。此外，尽管补充了维生素 D，仍有 50%~60% 的减重手术后的患者维生素 D 不足，这直接导致骨量丢失，并加重继发性甲状旁腺功能亢进症[55]。补充钙和维生素 D 并不能完全纠正术后继发性甲状旁腺功能亢进症[53-54]。继发性甲状旁腺功能亢进症与原发性不同，后者甲状旁腺激素和血清钙都会升高。

减重手术后，随着体重的减轻，患者的肌肉组织和骨骼系统的机械负荷下降，导致骨密度和骨强度下降。这类似于长期卧床或在太空环境中出现的骨量丢失，但严重程度不同[56]。

RYGB 术后循环中 5- 羟色胺升高也可能导致骨量丢失[57]。此外，其他微量营养素（如维生素 B_{12}）和蛋白质吸收不良都可能导致减重手术后的骨量丢失。

上述因素导致骨密度和骨强度显著下

降。骨密度的下降幅度在术后第 1 年最大，随后下降幅度持续减慢[58]。髋部的骨密度在 RYGB 术后 1 年内大约下降 10%[58]。

避免减重手术后的骨量丢失重在预防。目前建议所有患者术后补充钙剂[1]。柠檬酸钙是补充钙剂的首选形式，因为它在胃酸分泌减少的情况下吸收更好，包括 LSG、RYGB、LAGB、BPD 和 BPDDS 所致的胃酸分泌减少[59]。

建议补充维生素 D。循环中 25- 羟维生素 D 至少达到 300 ng/L（80 nmol/L）[1]。维生素 D 的常用剂量为 1000~2000 U/d[42]。接受吸收不良型手术（包括 RYGB、BPD 和 BPDDS）的患者，为达到目标水平需要增加维生素 D 的补充剂量（高达 100 000 U 或更多，添加或不添加骨化三醇）。如果存在严重脂肪吸收不良，可以静脉注射骨化三醇，起始剂量为 0.25~0.5 μg/d。

骨密度下降以术后第一年下降幅度最大，髋部骨密度损失约 10%，随后缓慢下降。脊柱和前臂骨密度受到的影响较小。

某些病例的对照研究和队列研究表明，减重手术导致骨折的风险增加 2~3 倍[60-62]。也有部分研究未发现骨折风险增加[63]。目前不推荐使用抗骨吸收药物，如双膦酸盐，以预防减重术后骨量丢失。个别情况下，比如发生骨折的患者或术后 2~3 年仍有骨量丢失的患者可以考虑使用抗骨吸收药物[1]，此时注意补充足量的钙和维生素 D 以防发生低钙血症[64]。

草酸钙肾结石

RYGB、BPD 和 BPDDS 术后患者发生草酸钙肾结石的风险增加[65-67]。在一项配对对照研究中，4636 例接受 RYGB 手术的受试者随访 5 年后发现肾结石的发病率为 7.6%，而在肥胖对照组中仅为 4.5%。同时，

这部分手术患者血浆和尿液中的草酸盐水平升高[67-68]。LABG 或 LSG 术式不影响肾结石的发病率[69-70]。脂肪吸收不良可能间接导致肠道草酸盐吸收增加。肠腔内过量的游离脂肪酸可促进钙和脂肪酸结合，导致游离草酸盐的吸收增加[65]。

通常对于吸收不良型减重手术患者，肾结石的临床表现和治疗原则与普通肾结石类似，必要时采用水化、结石分析和泌尿外科干预治疗。

目前推荐接受 RYGB、BPD 或 BPDDS 的患者口服钙剂减少草酸盐吸收，预防结石形成[1,71]。注意检测 24 h 尿钙避免钙剂补充过量，同时最大限度地减少草酸盐吸收。在尿柠檬酸盐排泄减少的情况下，补充柠檬酸钾也可以减少肾结石形成[72]。

肠道适应性和药理作用

对于任何原因造成的吸收不良，包括减重手术后的吸收不良，肠道上皮会适应性增加吸收表面积，并上调负责营养吸收的通道蛋白的表达和功能。这种肠道适应性可能是导致吸收不良型减重手术后体重再增加的原因之一[73]。肠道适应性的另一个结果是改变肠道对药物和酒精的吸收度，特别在吸收不良型手术后会发生明显变化[74]。

吸收不良型手术后出现肠道适应性的可能机制如下：肠道吸收表面积减少降低了口服药物的生物利用度。例如，RYGB、BPD 或 BPDDS 术后左甲状腺素和舍曲林的吸收明显减少。患者可能需要服用更高剂量的药物满足生理需要[75-76]。口服液制剂可以改善吸收不良型手术后左甲状腺素的生物利用度[77]。

在 RYGB、BPD 和 BPDDS 术后，物质到达远端回肠的时间减少，这缩短了经该区域吸收的药物（包括阿片类药物）的

血清浓度达峰时间[78]。肠道细胞色素 P450 是某些药物(如阿托伐他汀)代谢的第一步。由于术后肠道细胞色素 P450 活性降低，循环中的阿托伐他汀水平可能增加[79]。除阿托伐他汀外，二甲双胍和对乙酰氨基酚的循环水平也会增加，这可能也是肠道适应性的结果[78]。

这些例子说明在吸收不良型减重手术后发生了一系列药代动力学变化。主管医生必须仔细检查该类患者的用药情况，避免药物毒性和药物剂量不足的情况发生。

酒 精

RYGB手术后人体对乙醇的吸收增加。患者在 RYGB 术后 3 个月和 6 个月时饮用 5 盎司（译者注：约 148 mL）红酒导致呼气酒精含量较术前增加 2~3 倍[80]。LSG 或 LAGB 不影响呼气酒精含量[81]，这表明 RYGB 术后酒精吸收度增加与该手术的特定解剖结构变化有关。因此，RYGB 增加了酒精使用障碍的风险。一项研究表明在 RYGB 术后 2 年内，酒精使用障碍的患病率几乎是术前的 2 倍[82]。

中枢"奖赏"通路的激活受到抑制可能是RYGB术后出现酒精使用障碍的原因。RYGB 术后药物滥用和自杀倾向增加了 2~3 倍[83-84]。相比之下，LAGB 或 LSG 不影响酒精吸收和中枢"奖赏"通路的激活。LAGB 或 LSG 并不增加酒精或其他药物使用障碍[83-84]。

妊娠和生殖

减重手术后体重减轻和代谢状况改善有助于提高肥胖女性的生育能力，尤其是患有多囊卵巢综合征的女性[85]。鼓励在减重手术后的前 2 年采取避孕措施[1,85]。回顾性研究发现，减重手术后第 1 年怀孕的女性与随后几年怀孕的女性在妊娠结局上没有显著差异[86-87]。减重手术增加了早产和小于胎龄儿的发生风险，但降低了其他妊娠并发症的发生风险，包括妊娠糖尿病、妊娠高血压和巨大儿[88]。为了降低微量营养素缺乏对妊娠的影响，指南建议既往接受过减重手术的孕妇必须足量补充微量营养素并严密监测。

总 结

减重手术后胃肠道的结构和功能变化对患者的影响很大。腹腔镜技术的成熟发展和高水平代谢手术中心的出现大大降低了减重术后初期并发症的发病率。肥胖人群普遍存在阻塞性睡眠呼吸暂停，及早诊疗有助于降低围手术期的发病率。

许多减重手术引起的急性并发症本质上都是代谢问题，这与手术引起的激素变化或吸收不良有关。应重视减重手术患者的随访及以下疾病的防治措施：倾倒综合征、胰岛细胞增生症、蛋白质 – 热量营养不良、微量营养素缺乏、骨质疏松症、肾结石、多种药物药代动力学改变及酒精使用障碍等[89]。上述疾病的发生风险仍然很高，需要终生随访。

参考文献

请登录 www.wpcxa.com 下载中心查询或下载，或扫码阅读。

第 44 章

乳糜微粒血症综合征：重度高甘油三酯血症与急性胰腺炎

Anthony S. Wierzbicki

要 点

· 高脂血症的急性并发症并不多见。

· 重度高甘油三酯血症合并乳糜微粒浓度升高是胰腺炎的常见诱因。如果未能认识到高甘油三酯血症是胰腺炎的诱因，未能有效控制甘油三酯水平，胰腺炎易频繁复发。

· 尽管大多数胰腺炎发作时血清甘油三酯浓度 > 34 mmol/L（约 3000 mg/dL），但当血清甘油三酯浓度 > 20 mmol/L［或 > 2000 mg/dL（22.4 mmol/L）］时，胰腺炎的发生风险增加 200 倍。因此，甘油三酯达到 20 mmol/L（约 2000 mg/dL）的患者通常需要紧急处理。

· 甘油三酯生理性升高的孕妇要高度警惕胰腺炎。

· 乳糜微粒可促进炎症反应、增加血液黏稠度、损伤胰腺细胞，是胰腺炎的根本原因。

· 由于乳糜微粒对检测方法的干扰，高甘油三酯血症相关胰腺炎患者的淀粉酶与脂肪酶水平正常。

· 乳糜微粒相关胰腺炎包括多基因性（多基因性乳糜微粒血症综合征）和罕见的单基因性（家族性乳糜微粒血症综合征）。

· 明确高甘油三酯血症的继发性因素，并给予治疗。

· 通过干预饮食（限制摄入饱和脂肪和糖分）减少乳糜微粒生成，使用贝特类、ω-3 脂肪酸和他汀类药物减少乳糜微粒的生成并增加对富含甘油三酯的脂蛋白的清除，必要时通过血浆置换去除血液中的乳糜微粒。

· 目前具有发展潜力的新型疗法包括载脂蛋白 C3（apoC3）的反义治疗（过量的 apoC3 抑制脂蛋白脂酶，升高甘油三酯）和针对脂蛋白脂酶缺乏的基因治疗。

引 言

胆固醇和甘油三酯是血脂的主要成分。甘油三酯是人体能量来源，以脂肪的形式储存于脂肪组织，或为肌肉及其他组织提供能量。重度高甘油三酯血症常引发急性并发症（如胰腺炎），慢性中度高甘油三酯血症可增加心血管疾病早发风险。胆固醇与甘油三酯都不溶于水，不能在循环系统中单独转运。脂蛋白是一类转运胆固醇与甘油三酯的球形大分子物质。β-脂蛋白包括乳糜微粒、极低密度脂蛋白(VLDL)、中密度脂蛋白(IDL)和低密度脂蛋白(LDL)。载脂蛋白位于脂蛋白表面,用于识别脂蛋白受体(图44.1)。apoB48是乳糜微粒的载脂蛋白。apoE是肝细胞CM残粒受体的配体。VLDL、IDL和LDL表面含有apoB100,apoB100是LDL受体的配体。乳糜微粒通过apoE和apoB48而不是apoB100被肝脏清除。因此,肝脏通过LDL受体与apoE和apoB48结合摄取乳糜微粒残粒,与apoB100或apoE结合摄取

VLDL,与apoB100结合摄取LDL。此外,载脂蛋白还是代谢相关酶类的辅助因子:apoC2是脂蛋白脂酶(LPL)的激活因子,apoC3是LPL的抑制因子。

甘油三酯的主要来源是食物和肝脏合成。甘油三酯由乳糜微粒(主要是膳食甘油三酯)和VLDL(主要是内源性甘油三酯)运送至脂肪和肌肉组织,经LPL水解释放脂肪酸和单甘油酯,储存于脂肪组织或作为肌细胞提供能量(图44.1)。乳糜微粒和VLDL代谢后的残余颗粒返回肝脏,最终转化为LDL,进一步被肝脏清除或被其他组织利用。

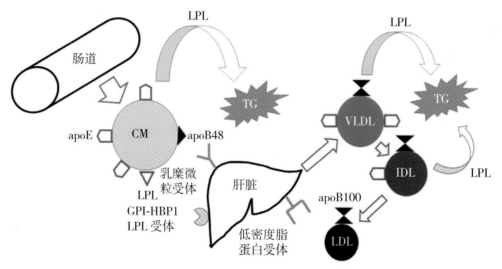

图44.1 脂代谢示意图。GPI-HBP1=糖基化磷脂酰肌醇锚定高密度脂蛋白结合蛋白1;LPL=脂蛋白脂酶;TG=甘油三酯;CM=乳糜微粒;LDL=低密度脂蛋白;IDL=中密度脂蛋白;VLDL=极低密度脂蛋白

历 史

对乳糜血的首次描述出现于1799年,高甘油三酯血症的皮肤表现(丘疹性黄瘤)首次报道于1851年[1-2]。在20世纪初期,丘疹性黄瘤还被称为糖尿病性黄瘤,因为它们常见于控制不佳的糖尿病且合并乳糜血的患者。1865年,Speck首次报道了重度高甘油三酯血症与急性胰腺炎相关[2]。

Burger和Grutz于1932年首次指出乳糜微粒血症存在家族聚集性,即家族性乳糜微粒血症[1]。LPL缺乏是导致该病的主要原因[3]。该病常用猫和貂作为动物模型[4]。Cameron团队在20世纪70年代对高甘油三酯血症相关性胰腺炎展开研究,大约20年后发现了与本病相关的致病基因[5]。

超速离心机和电泳技术使分离脂蛋白

成为可能。不同于其他脂蛋白，电泳时乳糜微粒停留在原点。Fredrickson 等利用电泳对脂蛋白进行分类[6]。Ⅰ型高脂蛋白血症指空腹时仅出现乳糜微粒增多，Ⅳ型高脂蛋白血症 VLDL 升高，Ⅴ型高脂蛋白血症 VLDL 和乳糜微粒可同时升高。乳糜微粒增多的患者（如Ⅰ型和Ⅴ型高脂蛋白血症）常发生急性胰腺炎与丘疹性黄瘤。后来出现了碘克沙醇密度梯度离心法分离脂蛋白。乳糜微粒是餐后脂质代谢的重要产物，通常在餐后 2~3 h 内被清除[7]。当甘油三酯 > 10 mmol/L（约 880 mg/dL）时可以出现乳糜微粒[8]。

胰腺炎的发病风险与甘油三酯的浓度相关。尽管这方面的研究数据较少且大多为回顾性研究，但结果表明，当甘油三酯 > 10 mmol/L（约 880 mg/dL）时，胰腺炎的发生风险显著升高。一项纳入急性胰腺炎患者的前瞻性研究表明，患者的甘油三酯值呈双峰分布（图 44.2）[8]。甘油三酯 < 10 mmol/L（约 880 mg/dL）时，主要与胆囊疾病和长期饮酒相关；甘油三酯 > 20 mmol/L（约 1760 mg/dL）时，主要与家族性高甘油三酯血症合并继发性高甘油三酯血症相关[9]。一项纳入了 129 例甘油三酯相关胰腺炎患者的研究表明，这些患者的甘油三酯水平很低，< 35 mmol/L（约 3080 mg/dL）[10]。如果患者存在乳糜微粒血症，即使甘油三酯 < 20 mmol/L（约 1760 mg/dL）也可能发生胰腺炎，但需注意禁食时长（比如胰腺炎患者可能因不适而主动禁食或因治疗需要禁食）会导致乳糜微粒的检测值偏低[10-11]。一项回顾性研究纳入了 354 例高甘油三酯血症合并胰腺炎的患者，甘油三酯为 5~9 mmol/L（440~792 mg/dL）的人群发生胰腺炎的 OR 值为 15.9，但 LPL 缺乏的人群发生胰腺炎的 OR 值为 359（图 44.3）[12]。

乳糜微粒血症综合征首次报道于 1981 年，其临床表现主要是重度高甘油三酯相关的黄色瘤和胰腺炎[13]。乳糜微粒血症综合征被分为两种类型：一种类型为 LPL 复合体常染色体隐性遗传脂质代谢异常，如家族性乳糜微粒血症综合征（FCS），主要与 5 个基因有关：LPL、apoC2（LPL 辅助因子）、apoA5（增强甘油三酯水解和清除残留脂蛋白）、脂肪酶成熟因子 –1（LMF–1，用于 LPL 翻译后激活）和 LPL "锚定" 蛋

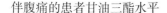

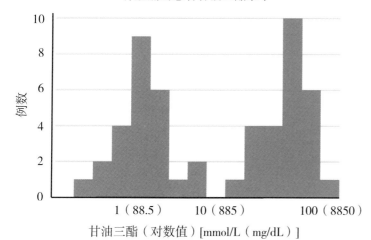

图 44.2　甘油三酯浓度与急性胰腺炎的关系。值得注意的是甘油三酯值呈双峰分布[8]。经 Elsevier 许可使用

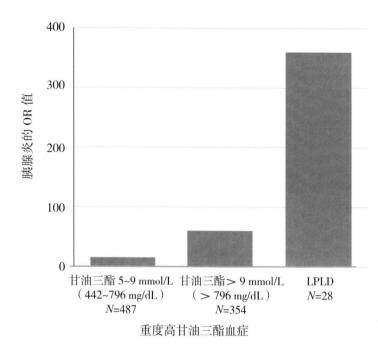

图 44.3　高甘油三酯和脂蛋白脂酶缺乏（LPLD）患者发生胰腺炎的风险[12]。经 Elsevier 许可使用

白 GPIHBP1（甘油磷脂酰肌醇锚定高密度脂蛋白结合蛋白 1，在内皮细胞表面结合 LPL）。另一种类型为多基因乳糜微粒血症综合征（MFCS），该疾病与甘油三酯升高相关的基因多态性和其他罕见的基因变异有关[14-15]。MFCS 患者常常存在继发性因素，这将加重高甘油三酯血症的遗传易感性。表 44.1 为甘油三酯严重程度的分类标准[16-17]。

表 44.1　空腹状态下高甘油三酯血症的临床诊断标准

US NCEP-ATP Ⅲ 和 AACE（2017）			美国内分泌学会指南		
	mg/dL	mmol/L		mg/dL	mmol/L
正常	< 150	< 1.7	正常	< 150	< 1.7
边缘性高甘油三酯血症	150~199	1.7~2.3	轻度高甘油三酯血症	150~199	1.7~2.3
高甘油三酯血症	200~499	2.3~5.6	中度高甘油三酯血症	200~999	2.3~11.2
极高甘油三酯血症	≥ 500	≥ 5.6	重度高甘油三酯血症	1000~1999	11.2~22.4
			极重度高甘油三酯血症	≥ 2000	≥ 22.4

美国内分泌学会指南制定的诊断标准侧重于评估心血管疾病早发风险与胰腺炎风险[16]。对于绝大多数高甘油三酯血症患者而言，高甘油三酯血症严重程度与心血管疾病早发风险成正比。重度高甘油三酯血症患者，当甘油三酯水平间断超过 2000 mg/dL（约 22.4 mmol/L）时，胰腺炎的发生风险增加。极重度高甘油三酯血症意味着胰腺炎高风险。此外，甘油三酯水平不同提示病因不同。轻、中度高甘油三酯血症患者通常有一个潜在的主要病因，而重度或极重度高甘油三酯血症更可能是多因素综合作用的结果。与美国内分泌学会的指南不同的是，NCEP-ATP Ⅲ 和 AACE 提出的诊断标准侧重于评估心血管疾病的早发风险[17]。US NCEP-ATP Ⅲ = 美国国家胆固醇教育计划成人治疗专家组第 3 次报告；AACE= 美国临床内分泌医师协会

流行病学

总体而言，一般人群中、重度高甘油三酯血症的患病率很低。1980 年通过对血脂研究所（Lipid Research Clinics）收录人群的研究发现，血甘油三酯 > 2000 mg/dL（22.4 mmol/L）的极重度高甘油三酯血症患者的患病率为 7/39 090（1.8/10 000）[1]。2001~2006 年的美国国家健康与营养调查（NHANES）结果表明，极重度高甘油三酯血症的患病率接近 3/5680（5.3/10 000）[18]。轻、中度高甘油三酯血症患者胰腺炎的发病率很低，但在对 116 550 例患者随访 6.7 年后发现，胰腺炎的发病率增加了 8.7 倍（95%CI 3.7~20.0）（12/10 000）[19]。甘油三酯水平每升高 1 mmol/L（88.5 mg/dL），胰腺炎的发病风险增加 1.17 倍，心血管疾病的发病风险平均增加 3.4 倍，平均每 1 万人每年发生 78 起心血管事件。在美国和欧洲，FCS 的患病率约为百万分之一，只占极重度高甘油三酯血症人群的一小部分。据估计，多因素乳糜微粒血症综合征（MFCS）的患病率可能是 FCS 的数百倍。12%~20% 的急性胰腺炎患者有重度高甘油三酯血症 [5,20]。尽管数据分析存在偏倚的可能，但在没有胆结石和长期饮酒习惯的患者中，重度高甘油三酯也可能诱发急性复发性胰腺炎。

病理生理

在 FCS 患者中，血浆乳糜微粒和 VLDL 中甘油三酯的水解存在严重缺陷，即使患者禁食一夜，膳食脂肪也会以乳糜微粒的形式堆积 [7]。乳糜微粒具有促炎作用，起初主要位于淋巴系统。在 FCS 患者体内，大量乳糜微粒入血，但 apoB100、apoE、LDL 受体和清道夫受体的清除能力不足。乳糜微粒还可以运输细菌脂多糖，而后者能够促进炎症反应 [21]、损伤内皮细胞 [22]。中性粒细胞相关脂酶能够水解甘油三酯释放游离脂肪酸，升高血淀粉酶，损伤胰腺细胞 [23]，诱导巨噬细胞炎症反应 [24]。FCS 患者的肝脏合成甘油三酯的能力受损，VLDL 生成很少。如果甘油三酯生成增加，相应增加的 VLDL 就会竞争性结合 apoB100/E 的受体，进一步加重高乳糜微粒血症。

MFCS 患者表现为轻、中度高甘油三酯血症可能有以下原因：肝脏产生过多的甘油三酯；脂肪组织产生过多游离脂肪酸；LPL 相关的甘油三酯水解异常，或上述因素共同作用的结果。由于机体清除能力有限 [25]，凡是影响甘油三酯生成和清除的因素（比如药物）都会导致乳糜微粒血症。

FCS 和 MFCS 发生胰腺炎的病理生理机制包括：乳糜微粒促进炎症反应，游离脂肪酸促进细胞凋亡，胰脂肪酶和淀粉酶导致微血管损伤 [22-23]。

病　因

· FCS：大多数 FCS 患者的 LPL 基因发生了纯合或复合杂合突变。目前已知有上百个基因突变位点 [26-28]。最严重的情况是插入 / 缺失和过早终止密码子引起的无义突变。大多数患者是错义突变，有时发生在重要的催化位点（外显子 5~6），有时发生在和酶活性以及受体结合相关的二聚体结构域 [29]。还有一些突变目前尚无明确的临床意义 [30]。大约 10% 的 FCS 患者是由于编码与 LPL 功能相关的其他蛋白出现基因突变，例如：apoC2（LPL 激活因子）；肝共分泌因子 apoA5；脂肪酶成熟因子 –1（LMF1，参与翻译后激活 LPL）；

LPL "锚定" 蛋白——GPIHBP1[26]。编码上述蛋白的基因发生纯合或混合突变都会导致严重的高甘油三酯血症和胰腺炎。在一些严重的病例中仅发现一个突变位点，这意味着可能还存在其他因素影响 FCS 表型[31]。很少一部分 FCS 患者是由于循环中存在 LPL 抑制剂[32] 或针对 LPL 或其辅助因子的自身免疫性抗体[33-34]。

· MFCS：MFCS 比 FCS 更常见[1]。家族中大多数患者表现为中度高甘油三酯血症。在与之相关的 134 个脂代谢相关位点中，约有 30 个位点显著提高甘油三酯水平[9,14-15]。去除继发性因素后，这些患者极高的甘油三酯水平下降，接近其亲属的中等甘油三酯水平（图 44.4）[9]。

临床表现

中等程度的血脂异常无临床症状，出现继发因素后甘油三酯水平进一步升高，患者表现出临床症状。生理和药理因素均可加重高甘油三酯血症（表 44.2）[16-17]。

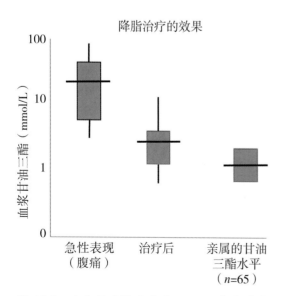

图 44.4　去除继发性因素后，MFCS 患者的甘油三酯水平下降，接近亲属的甘油三酯水平

表 44.2　　高甘油三酯血症的病因

原发性高甘油三酯血症
· 家族性混合性高脂血症
· 家族性高甘油三酯血症
· 家族性Ⅲ型高脂蛋白血症（残粒去除疾病）
· 家族性低 α 脂蛋白血症
· 家族性乳糜微粒血症及其相关疾病

原发性遗传易感性
· 代谢综合征
· 2 型糖尿病

继发性高甘油三酯血症
· 过量饮酒
· 药物因素（如雌激素、类视黄醇、糖皮质激素、胆汁酸螯合剂、抗反转录病毒药物、免疫抑制剂、抗精神病类药物）
· 未经治疗或控制欠佳的糖尿病
· 内分泌疾病（如甲状腺功能减退）
· 肾脏疾病
· 肝脏疾病
· 妊娠
· 自身免疫性疾病

队列研究发现，急性饮酒过量（54%）和糖尿病（30%）是常见的继发因素。药物因素包括糖皮质激素、抗肿瘤药物（L-天冬酰胺酶，乳腺癌的抗激素治疗）和抗抑郁药[35-36]。治疗严重痤疮的视黄酸类药物会升高甘油三酯水平。当患者基线甘油三酯水平 > 500 mg/dL（约 5.6 mmol/L）时，禁用视黄酸类药物[37]。同样，用于治疗皮肤 T 细胞淋巴瘤（蕈样真菌病）的贝沙罗汀也会加重高甘油三酯血症[38]。罕见原因包括口服雌激素避孕药、肠外营养剂（如脂肪乳剂）[39]、10% 脂质乳化的麻醉剂丙泊酚[40] 和早期抗反转录病毒药物[41]。新型抗反转录病毒药物对甘油三酯的影响较小。

胰腺炎是极重度高甘油三酯血症的并发症，具有潜在致死性。尽管不同原因导致的胰腺炎有相似的临床表现，但依据患者的病史和实验室检查仍能找到诊断线索。

家族性乳糜微粒血症的诊断流程如图 44.5 所示 [42]。

FCS

FCS 在幼儿期即可发病。患儿父母可能存在近亲婚配，这在近交人群中尤为常见。若在婴儿期出现严重腹痛或生长发育不良，同时伴高血脂，即可确诊 FCS。其他表现包括面色苍白、肝脾肿大和偶发的神经系统症状 [43]。幼儿期发病的孩子常以丘疹性黄瘤和乳糜血为首发症状 [44]。无论在哪个年龄段，急性复发性胰腺炎都是 FCS 的严重临床表现。急性胰腺炎的常见诱因是急性病毒性呼吸道感染（如柯萨奇病毒）伴轻度肝炎 [45]。LPL、ApoA5 或 GPIHBP1 缺陷引起的 FCS 常表现为儿童期腹痛和胰腺炎，ApoC2 缺陷引起的 FCS，症状较轻且常见于成人。与其他遗传性疾病一样，FCS 具有异质性。一些在青春期发病的病例，可能与口服含有雌激素的避孕药或过量饮酒有关，因为它们会增加肝脏合成分泌 VLDL[25]。肯定杂合子（obligate heterozygote）父母经常表现为轻、中度高甘油三酯血症 [46]。

儿童高脂血症的原因多样 [47]，包括糖尿病和一些罕见的可治的遗传病：糖原贮积症 [48]、线粒体肌病 [49]、脂肪营养不良综合征 [50-51]。

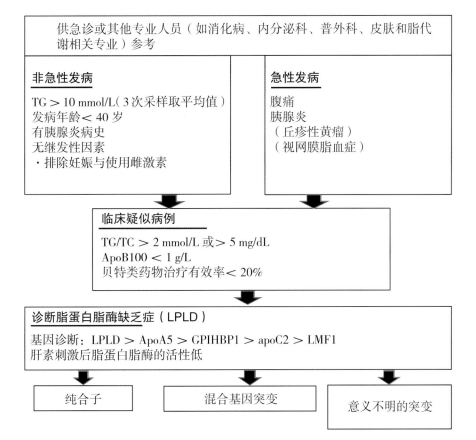

图 44.5　家族性乳糜微粒血症综合征的诊断流程。改编自参考文献 [42]。TG= 甘油三酯；TC= 总胆固醇

妊娠期 FCS 后果严重。孕晚期，在胎盘催乳素、雌激素和孕激素的作用下，甘油三酯水平会生理性升高至 5~7.5 mmol/L（440~660 mg/dL）[52]。在 LPL 缺乏的患者中，甘油三酯的水平更高，但孕期可用药物种类大大减少，因此，妊娠期胰腺炎可增加胎儿和孕产妇死亡风险，死亡率约 5%。

MFCS

MFCS 最初的表现为胰腺炎的典型急腹痛，但患者的血清淀粉酶和脂肪酶正常。即使是通过腹腔镜、CT 或 MRI 确诊为出血性胰腺炎，患者的血清淀粉酶和脂肪酶也正常[4]。胰腺炎会反复发作，但不会恶化。急性胰腺炎长期反复发作，胰腺外分泌功能受损，可能出现继发性糖尿病（即 3c 型糖尿病或胰源性糖尿病）。另一个常见表现是实验室检查提示乳糜血或严重高甘油三酯血症（> 2000 mg/dL 或 > 20 mmol/L）。其他罕见的临床表现有：视网膜脂血症和丘疹性黄瘤（图 44.6），以及急性短期记忆力下降（由高黏滞血症引起）[13]。该类患者大多有原发性高甘油三酯血症的家族

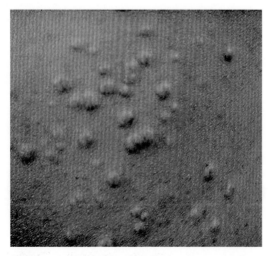

图 44.6　皮肤表面丘疹性黄瘤。好发于承受压力的部位，如臀部或沿瘢痕生长（同构现象）

成员（表 44.2），例如家族性混合型高脂血症、单基因家族性高甘油三酯血症、家族性高密度脂蛋白缺乏综合征等[53]。

实验室检查

在急性胰腺炎发作期，可以检测非空腹甘油三酯水平[42,54]。除此之外，还推荐以空腹 12 h 后的血浆甘油三酯水平作为高甘油三酯血症的诊断和分型标准[16]。禁食期间可以摄入无热量或不含咖啡因的液体。高甘油三酯血症一经确诊，必须排除继发性因素（表 44.2）。

基因诊断有助于评估治疗效果。条件许可时，可以检测肝素刺激后血浆 LPL 的活性，但要谨慎使用高分子量肝素，因为它会加重高甘油三酯血症，如果存在增殖性视网膜病变应避免使用[55]。由于乳糜微粒会干扰分光光度法检测结果，因此高甘油三酯血症相关性胰腺炎患者的血浆淀粉酶和脂肪酶可能正常[5]。通常根据改良亚特兰大分级标准对急性胰腺炎的严重程度进行分级[56]。腹部影像学检查，如超声和 CT 检查（Balthazar 分级 > 4）有助于确诊急性胰腺炎[57]。急性胰腺炎患者可能出现一过性或永久性 β 细胞功能衰竭或破坏，因此规律监测（每 4~6 h 一次）血清或毛细血管血糖非常重要。

治　疗

一般支持治疗

高甘油三酯血症相关性胰腺炎的一般支持治疗与其他原因引起的胰腺炎治疗相同（包括镇痛、静脉补液、禁食）（表 44.3）。应明确其继发性因素并停用诱发药物。在没有摄入膳食脂肪的前提下，甘

表 44.3 急、慢性无症状重度高甘油三酯血症和乳糜微粒血症的处理原则

	一般治疗	血脂管理	血糖管理
急性胰腺炎	复苏 氧疗 液体支持 镇痛	贝特类 他汀类 中链甘油三酯饮食 恢复期：ω-3 脂肪酸	胰岛素（通常为可调节剂量的静脉输注）
慢性期管理	低碳水化合物、 低脂饮食	贝特类 他汀类 ω-3 脂肪酸 奥利司他	· 二甲双胍 · 西格列汀（虽然证据不足，但 DPP-4 酶抑制剂确实有关于胰腺炎患者慎用的警告） · 吡格列酮（PPARα/γ 激动剂） · 联用胰岛素 · 避免 GLP-1 激动剂
远期管理		· ApoC3 反义抑制剂（Volanesorsen） · Alipogene Tiparvovec · DGAT-1 抑制剂（Pradigastat） · PPARα/δ 双激动剂	

DPP-4= 二肽基肽酶 4；GLP-1= 胰高血糖素样肽 1；PPAR= 过氧化物酶体增殖物激活受体

油三酯的浓度大约每 48 h 下降一半。如果同时存在高血糖，需要联合使用肝素和胰岛素（多为静脉给药，并及时调整胰岛素剂量）[58]。胰岛素和肝素均可抑制高甘油三酯。腹痛改善后患者恢复经口进食，乳糜微粒血症综合征的患者仍需要避免食用脂肪类食物。此外，脂肪乳剂静脉高营养治疗也应禁止。

饮食干预

对于出现腹痛或发育不良的 FCS 婴儿，极低脂肪含量的配方奶代替母乳喂养能够显著降低甘油三酯水平、减轻症状。在儿童期，应该严格限制饮食中的脂肪含量（特别是饱和脂肪酸），以免诱发极重度高甘油三酯血症和腹痛。饮食补充 ω-3 脂肪酸可以有效控制甘油三酯水平[59]。膳食脂肪供给的热量仅占每日总热量的 5%~15%。

在腹痛发作后的 2 d 内，患儿及家长应该快速了解需要避免食用哪些食物，以及如何通过立即减少脂肪和热量摄入避免诱发急性胰腺炎。青春期更容易出现饮食不节制的问题。由于中链甘油三酯（MCT）不以乳糜微粒的形式进入胸导管，但在被肝脏和肌肉组织摄取后可以直接作为线粒体能量来源[60]，因此饮食中可以用 MCT 代替长链脂肪酸。

降脂药物治疗

尽管与线粒体代谢密切相关，大多数治疗 LPL 缺乏的其他药物主要通过氧化物酶体脂质代谢通路发挥作用。贝特类药物是过氧化物酶体增殖物激活受体（PPAR）α激动剂，可以增强 LPL 的表达，降低 Apo C3 表达（过量的 Apo C3 可抑制 LPL 导致甘油三酯累积）[61]。一项回顾性研究发现，

贝特类药物能够使轻度高甘油三酯血症合并糖尿病患者的餐后血脂水平下降23%，但通常可使MFCS患者的甘油三酯水平下降50%~70%，FCS患者的甘油三酯水平下降30%~50%[36]。无LPL缺乏时降脂效果不佳[1]。

ω-3脂肪酸通过G蛋白耦联受体120（GP120）、PPARγ和抗炎途径，以剂量依赖方式降低高甘油三酯血症患者的甘油三酯。ω-3脂肪酸对MFCS患者的降脂作用已达成共识[62]，但有报道称ω-3脂肪酸反而会加重FCS患者的高甘油三酯血症[60]。可能因为早期的ω-3脂肪酸制剂仅部分纯化（MaxEPA）。现代的配方是二十二碳六烯酸（DHA）-二十碳五烯酸（EPA）混合制剂（Omacor, Lovaza），或纯二十碳五烯酸（VascEPA, EPAnova）。这些配方中的饱和脂肪酸很少，对低密度脂蛋白胆固醇的影响不大。事实上，当乳糜微粒被肝脏清除后，会以VLDL的形式重新分泌，并最终水解代谢为LDL，因此可能导致低密度脂蛋白胆固醇轻度升高。

他汀类药物通过调控ApoE与LDL受体结合，清除富含甘油三酯的脂蛋白。一项预防心血管疾病发生风险的荟萃分析表明，他汀类药物的轻度抗炎作用[63]可以降低胰腺炎的发病率[64]。

奥利司他可抑制胃脂肪酶，进而抑制游离脂肪酸的产生。游离脂肪酸是肠上皮细胞合成乳糜微粒的基础。奥利司他可以减少FCS和MFCS患者肠道乳糜微粒生成，并使血浆甘油三酯下降25%[65]。

降糖治疗

即使仅存在胰岛素抵抗，FCS患者也要积极接受降糖治疗[66]。二甲双胍能

够降低甘油三酯、清除乳糜微粒，改善肝脂肪变性[67]。PPARγ激动剂吡格列酮（PPARα也有一定作用）也可以清除肝脂肪变性、降低甘油三酯和血糖[68]。其他降糖药物的证据有限。二肽基肽酶4（DPP-4）抑制剂可以降低血糖。西格列汀可特异性减少肠上皮细胞乳糜微粒的生成[69]，但有学者认为DPP-4抑制剂与胰腺炎的发生相关[70]。胰高血糖素样肽-1激动剂（GLP-1）能降低血糖和甘油三酯水平[71]，但也有研究显示其与胰腺炎有较强的相关性。

口服雌激素避孕药及饮酒可以导致严重的高甘油三酯血症和急性胰腺炎。限制膳食中的脂肪含量，辅以高剂量ω-3脂肪酸治疗（前6个月），超说明书使用贝特类药物（如苯扎贝特或非诺贝特），联合二甲双胍或胰岛素严格控制血糖，以增加妊娠期的安全性[52,72]。

脂质分离治疗

重症患者需要物理去除脂蛋白[73]。血液透析是一种选择，但乳糜微粒高黏易凝，可能会堵塞管路。血浆置换成功率更高，能够去除富含甘油三酯的脂蛋白。但并不推荐FCS患者常规定期血浆置换，因为它并不比限制膳食脂肪摄入获益更多。

其他干预措施

· FCS：对标准治疗无效的难治性FCS患者开展代谢性手术仅见个案报道[74-75]。目前还有待系统评估。

· MFCS：MFCS治疗的首要目标是预防急性胰腺炎。MFCS通常病情严重，需要在重症监护病房治疗。入院时血浆甘油三酯＞2000 mg/dL（约22.4 mmol/L）强烈提示高甘油三酯血症相关的急性胰腺炎。

患者的甘油三酯有时高达 30 000 mg/dL（340 mmol/L）。MFCS 胰腺炎急性期的治疗与其他病因导致的胰腺炎治疗相同，但不得使用脂质乳剂进行肠外营养，因为这会加重高甘油三酯血症。

MFCS 患者发生高甘油三酯血症的原因多样，包括常见的家族性中度高甘油三酯血症和继发性因素所致的高甘油三酯血症。通过降糖治疗和适度限制脂肪摄入，患者的甘油三酯水平显著下降。高血糖患者可能会出现长达 3 个月之久的 LPL 缺乏，导致持续性重度高甘油三酯血症[76]。3 个月后，对患者脂肪摄入的限制可以适当放宽，重新评估贝特类药物的适应证，但通常患者仍需继续服用贝特类药物预防高甘油三酯血症复发。如果经过治疗或去除常见诱因后，血浆空腹甘油三酯仍 > 1000 mg/dL（11.2 mmol/L）者需要服用贝特类、ω−3 脂肪酸和他汀类药物治疗（表 44.4）[54]。

表 44.4　极重度高甘油三酯血症的治疗要点

1. 家族性乳糜微粒血症（如 LPL 缺乏）并不常见，但与儿童极重度高甘油三酯血症有关
   · 严格控制膳食脂肪摄入，降低甘油三酯水平至不再出现腹痛
2. 当 TG > 1000 mg/dL（11.2 mmol/L）时，所有患者发生急性、复发性胰腺炎的风险增加
   · 胰腺炎发生时，TG 通常 > 2000 mg/dL（约 22.4 mmol/L）。但当患者的 TG > 1000 mg/dL（约 11.2 mmol/L）后，TG 可以在短时间内迅速超过 2000 mg/dL
3. MFCS 患者有潜在的杂合子或多基因遗传背景，继发性因素会加重患者的高甘油三酯血症（表 44.2）
4. 需要明确并去除导致 MFCS 患者发生高甘油三酯血症的继发性因素
5. 尽量避免或停止使用目前已知能够导致极重度高甘油三酯血症和胰腺炎的药物
6. TG 持续 > 1000 mg/dL（11.2 mmol/L）的 MFCS 患者，应当长期口服贝特类、ω−3 脂肪酸或他汀类药物治疗

LPL= 脂蛋白脂酶；TG= 甘油三酯；MFCS= 多基因性乳糜微粒血症综合征

MFCS 患者的次要治疗目标是预防心血管疾病[16-17]。这可能是由于其他遗传性原发性高甘油三酯血症患者常合并乳糜微粒血症（表 44.2），例如，家族性复合高脂血症患者通常有明确的早发心血管疾病家族史且合并多种形式的血脂异常[77]。目前已经发现更直接的证据，即与重度高甘油三酯血症有关的 apoA5 基因与心血管疾病的发病密切相关[78]。

新型疗法

针对 FCS 患者的新型疗法即将问世[79]，如 ω−3 脂肪酸新型衍生物、二酰基甘油酰基转移酶 1 抑制剂（DGAT−1 抑制剂，Pradigastat）[80]、新型 PPAR 激动剂和反义治疗[81]。

Alipogene tiparvovec 是一种针对 LPL 基因缺陷的新型治疗药物，目前已经在欧洲被批准用于诊断纯合子 LPL 基因缺陷的成年患者，该类患者存在复发性胰腺炎，并可通过免疫方法检测出 LPL[82-83]。另一种新疗法是针对 apoC3 的反义寡核苷酸疗法，能够使极重度高甘油三酯血症患者的甘油三酯下降 60%~80%[84]，目前已被用于治疗 LPL 基因缺陷[85]。还有一种反义治疗 AGPTL3 能够降低甘油三酯、低密度脂蛋白和高密度脂蛋白[86]，但目前尚未用于 FCS 患者。

病例分析

23 岁女性因腹痛就诊。既往有慢性非特异性腹痛病史。超声及 CT 显示胰腺周围积液，初步考虑为病毒感染引起的特发性胰腺炎。化验结果显示：总胆固醇 8.3 mmol/L（321 mg/dL），甘油三酯 45 mmol/L（3986 mg/dL），高密度脂蛋白 0.3 mmol/L（11.6 mg/dL），血钠 129 mmol/L，血钾 4.0 mmol/L，血肌酐 70 μmol/L（0.79 mg/dL），肾小球滤过率 90 mL/（min·1.73m^2），血钙 2.20 mmol/L（8.8 mg/dL），血浆白蛋白 40 g/L，血磷 0.8 mmol/L（2.48 mg/dL），胆红素 14 μmol/L（0.82 mg/dL），谷丙转氨酶因受乳糜血影响无法测出，碱性磷酸酶 200 U/L（44~147 U/L），血淀粉酶 200 U/L（＜100 U/L），C 反应蛋白 4500 U/L（＜3 U/L），血糖 9 mmol/L（162 mg/dL），糖化血红蛋白（HbA1c）37 mmol/mol（5.5%）。

根据以上结果，诊断更改为高脂血症诱发的胰腺炎。经过禁食、补液等支持治疗，48 h 后复查甘油三酯为 10 mmol/L（885 mg/dL）、总胆固醇为 4.5 mmol/L（175 mg/dL），淀粉酶为 200 U/L，其他化验结果在正常范围内；2 d 后出院时，甘油三酯为 5.6 mmol/L（496 mg/dL），总胆固醇为 4.2 mmol/L（162 mg/dL），淀粉酶为 125 U/L。患者出院后继续采用非诺贝特治疗，并至专科进一步诊疗。

是否同意上述分析和治疗方案？

患者表现为严重的高脂血症，TG/TC ＞ 2 mmol/L 或 ＞ 5 mg/dL（图 44.4）。既往有轻度胰腺炎病史，常因非特异性原因和急性病毒感染诱发。化验结果受到乳糜血干扰，出现假性低钠血症；血钙也只能通过血气分析仪测定；肝酶，尤其是谷丙转氨酶和谷草转氨酶，因受乳糜微粒的干扰而无法测出。血淀粉酶（在排除乳糜血干扰后）仅高于正常值上限。高甘油三酯血症大多在 24 h 内缓解。急性期通常不需要药物治疗，但在较严重的情况下，可以使用贝特类药物。贝特类药物能够加强甘油三酯的清除，减少胰腺炎复发。所有患者应当被转诊送至血脂异常疾病诊疗中心，进一步完善检查，包括基因诊断。临床医生应进行用药指导（如口服避孕药），并对未来妊娠后的情况给予建议。

总 结

严重高甘油三酯血症仍然是容易被人们忽略的导致胰腺炎的原因（参见"病例分析"）。由于非专科医务工作者对 FCS 治疗方案的复杂性理解有限，因此 FCS 的治疗效果欠佳（表 44.4）。apoC3 反义疗法以及 LPL 缺乏的基因工程治疗（Alipogene tiparvovec）等新兴疗法的出现，意味着将来有可能成功管理这种疾病。

致 谢

衷心感谢上一版中本章作者 John Brunzell 和 Alan Chait 做出的贡献。

参考文献

请登录 www.wpcxa.com 下载中心查询或下载，或扫码阅读。

第 45 章

他汀类药物相关肌病与横纹肌溶解

Connie B. Newman   Jonathan A. Tobert

要 点

- 考虑到女性肌酸激酶（CK）参考值范围低于男性，他汀类药物诱导的肌病（发生率＜0.1%）的定义为不明原因的肌痛或乏力，以及 CK 超过正常值上限 10 倍。

- 他汀引起的横纹肌溶解目前尚无统一定义。它的特点是 CK 超过正常值上限 40 倍，可能合并肌红蛋白尿和急性肾损伤（AKI）。

- 他汀类药物可以导致横纹肌溶解。但与其他原因相比，他汀类药物导致的横纹肌溶解较为少见，且多与同时使用有相互作用的药物有关。

- 一般状况良好且血清肌酐没有升高的横纹肌溶解患者无需住院治疗，仅需停用他汀类药物，口服补液治疗，监测指标变化。

- 症状明显、年老、虚弱或有严重肌无力，和（或）伴有 AKI 的横纹肌溶解患者，应立即住院并给予生理盐水（0.9%），以每小时 250~500 mL 的速度补液治疗。不推荐使用碳酸氢盐和甘露醇。

- 如诱因（如存在相互作用药物或过度运动）明确且可避免，患者可以重新选用药物相互作用较小的他汀类药物。如果诱因不明，患者可以考虑选用另一种低剂量的他汀类药物。重新启用他汀类药物治疗的患者应注意肌肉症状和 CK 水平。医护工作者应与患者交流他汀类药物治疗的获益和风险。

- 可以考虑选用肌病发生风险低的其他降脂药物［依折麦布、胆汁酸螯合剂或前蛋白转化酶枯草杆菌蛋白酶/kexin 9 型（PCSK9）抑制剂］。

引 言

3- 羟基 -3- 甲基 - 戊二酰辅酶 A（HMG-CoA）还原酶抑制剂（他汀类药物）是目前最常用的降低低密度脂蛋白胆固醇（LDL-C）水平的处方药物。在美国，至少有 2500 万 40 岁以上的成年人服用他汀类药物以降低 LDL-C 和心肌梗死、缺血性卒中和其他动脉粥样硬化性心血管事件的发生风险[1]。多项 RCT 研究已证实他汀类药物可减少动脉粥样硬化性心血管事件，包括心血管相关死亡[2-4]。他汀类药物的严重不良反应很少见：肌病 / 横纹肌溶解不足 0.1%[5]，严重肝损约为 0.001%[6]，新发糖尿病约为 0.2%[7-8]。横纹肌溶解是一种严重肌病，表现为高水平 CK（超过正常值上限 40 倍）、骨骼肌坏死，可能发展为

AKI，需要紧急处理。

本章详细阐述了他汀类药物相关肌病，包括横纹肌溶解的临床表现和诊疗原则。

定　义

文献中关于肌病的定义并不一致。本章使用的定义为美国食品药品监督管理局（FDA）认可并在美国的他汀类药物处方信息中所使用[9]。肌病定义为不明原因的肌痛或乏力，且伴有 CK 值超过正常值上限 10 倍。他汀类药物很少引起肌病包括横纹肌溶解。他汀诱导横纹肌溶解的定义尚未达成共识，但目前普遍认为 CK 水平至少是正常值上限的 40 倍。一些学者认为他汀类药物诱导的横纹肌溶解可能同时合并 AKI[10]。在诊断肌病和横纹肌溶解时，临床医生应注意 CK 的正常值具有性别和种族差异。例如，在一项由 1016 例 70 岁的瑞典人群组成的队列研究中，Carlsson 等发现男性的 CK 正常值上限为 4.98 μkat/L（298 U/L），女性仅为 3.01 μkat/L（180 U/L）[11]。这种差异可能是由于女性的肌肉 CK 含量较少所致。此外，非洲裔人群的 CK 正常值明显较高[12]。但是实验室参考值范围并不总是将性别和种族差异考虑在内。

历史背景

他汀类药物引起横纹肌溶解最早报道于 1988 年[13-14]。在 5 例服用环孢素和洛伐他汀（第一个他汀类药物处方）的心脏移植患者中，2 例出现肾衰竭[15]，2 例出现肌肉坏死[13]或非炎性非特异性肌肉改变[14]。在一项 Ⅲ 期临床试验中，一名服用洛伐他汀的患者出现了肌病[16]。由于出现了多个病例报道，洛伐他汀的处方信息增加了肌病风险警告，包括药物相互作用导致肌病风险增加[15]。

30 年后，他汀类药物引起肌病的机制仍不明确。他汀类药物引起的肌病仅限于骨骼肌。未发现心肌损伤患者与任何他汀类药物有关。肌病的风险与血浆中 HMG-CoA 还原酶抑制剂的活性有关（即他汀类药物及其活性代谢物的浓度）。除此之外，几乎没有新发现。

所有他汀类药物都有发生肌病和横纹肌溶解的报道。发病风险与剂量相关，某些他汀类药物剂量增加会导致肌病风险增加。第一例与此相关的药物是西立伐他汀，该药物于 2001 年退市[5,17]。数年后，SEARCH 研究发现辛伐他汀 80 mg 引起肌病的发生率为 0.9%，20 mg 引起肌病的发生率仅为 0.02%[10]。因此，不推荐使用辛伐他汀 80 mg 治疗，除非患者已经使用该剂量治疗超过 1 年，且没有发生肌病。

环孢素可通过多种机制与所有他汀类药物发生药物相互作用，可增加他汀类药物和（或）活性代谢产物的血浆浓度[18]（表 45.1）。除环孢素外，5 例移植患者中还有 2 例服用吉非罗齐，1 例服用红霉素。吉非罗齐与所有他汀类药物存在药代动力学相互作用，可显著提高他汀类药物和（或）活性代谢产物的血浆水平。红霉素是 CYP3A4（CYP3A4 是辛伐他汀、洛伐他汀和阿托伐他汀的代谢酶）的有效抑制剂[19]。

肌病与横纹肌溶解的危险因素及预防

他汀类药物相关肌病与横纹肌溶解的危险因素包括高龄、女性、糖尿病和中国人群[20]。他汀类药物剂量越大，风险越大。尽管所有他汀类药物都能导致肌病和横纹肌溶解，但由于药物的固有特性及他汀类

表 45.1　影响他汀类药物相关肌病与横纹肌溶解发生风险的主要药物

相互作用的药物	他汀类药物（正常剂量范围）和每日最大剂量[*]						
	洛伐他汀（10~80 mg）	辛伐他汀（5~80 mg[#]）	阿托伐他汀（10~80 mg）	普伐他汀（10~80 mg）	氟伐他汀（20~80 mg）	瑞舒伐他汀（5~40 mg）	匹伐他汀（2~4 mg）
吉非贝齐胶囊	避免	避免	避免	避免	避免	避免	避免
钙通道阻滞剂			NDL	NDL	NDL	NDL	NDL
维拉帕米	20 mg	20 mg					
地尔硫卓	20 mg	10 mg					
氨氯地平	NDL	20 mg					
抗心律失常药			NDL	NDL	NDL	NDL	NDL
胺碘酮	40 mg	20 mg					
决奈达隆	20 mg	10 mg					
大环内酯类抗生素						NDL	
克拉霉素	避免	避免	20 mg	40 mg	20 mg		NDL
红霉素	避免	避免	NDL	慎用	NDL		1 mg
泰利霉素	避免	避免	NDL	慎用	NDL		NDL
抗真菌药物				NDL		NDL	NDL
伊曲康唑	避免	避免	20 mg		NDL		
酮康唑	避免	避免	NDL		NDL		
泊沙康唑	避免	避免	NDL		NDL		
伏立康唑	避免	避免	NDL		NDL		
氟康唑	NDL	NDL	NDL		20 mg bid		
免疫抑制剂							
环孢素	避免	避免	避免	20 mg	20 mg bid	5 mg	避免
其 他							
奈法唑酮	避免	避免	NDL	NDL	NDL	NDL	NDL
达那唑	20 mg	避免	NDL	NDL	NDL	NDL	NDL
雷诺嗪	NDL	20 mg	NDL	NDL	NDL	NDL	NDL
秋水仙碱	慎用	慎用	慎用	慎用	慎用	慎用	慎用
HIV 蛋白酶抑制剂和其他抗反转录病毒药物、丙型肝炎蛋白酶抑制剂	大剂量相互作用，请参阅处方信息						

数据来源于美国 2018 年 1 月的处方信息。NDL= 无剂量限制；bid=2 次 / 天。* 该剂量（mg）是指如果必须同时服用具有相互作用的药物时，他汀类药物可服用的最大剂量。# 辛伐他汀 80mg 未获批准用于治疗，除非患者接受该剂量治疗 1 年以上且无肌病发生

药物对药物相互作用的易感性不同，其患病风险不同。既往合并肌病和甲状腺功能减退是可能的危险因素。联合服用有相互作用的药物也是公认的诱因。对于肾损害患者，一些他汀类药物的处方信息建议降低剂量，减少肌病风险。临床研究表明，只要按照肾功能不全患者的推荐剂量服用他汀类药物，肾功能受损似乎不是他汀类药物诱导肌病的危险因素[21-23]。

应告知所有启用他汀类药物治疗的患者，他汀类药物相关肌病的发生风险很低（<1/1000）。但如果出现不明原因的肌痛或乏力应立即联系医生，通过检测CK诊断或者排除肌病。临床医生在启用他汀类药物治疗前应检测CK值以获得基线数据。在他汀治疗期间应注意潜在的药物相互作用。他汀类药物的药代动力学有较大差异，因此，药物相互作用的易感性也有较大差异，这增加了肌病的发生风险[18,24]。由于辛伐他汀和洛伐他汀是CYP3A4的底物，同时也容易受到首过代谢的影响，辛伐他汀和洛伐他汀是最易感的。阿托伐他汀也是CYP3A4的底物，但首过代谢较少[24]，所以它的易感性较低。其他四种他汀类药物不是CYP3A4的底物，但可以通过不同的机制成为其他药物相互作用的"牵连者"。影响他汀类药物相关肌病和横纹肌溶解发生风险的主要药物见表45.1。

他汀类药物相关肌肉症状

他汀类药物治疗期间出现肌痛或其他肌肉症状，CK值在正常值上限3倍以内称为他汀类药物相关肌肉症状（SAMS）[25]。SAMS并不需要紧急处理。SAMS约占他汀类药物不耐受病例的一半，患者常常由于出现SAMS停用他汀类药物[25-27]。既往人们认为这些不严重的肌肉症状可能和服用他汀类药物有关，但实际上在绝大多数情况下，这些症状在药理学上与他汀类药物无关，而是一种反安慰剂效应。反安慰剂效应是指接受药物治疗的人群因感觉药物的化学作用或潜在的毒性作用带来机体伤害而引起的相关症状。这是一种正常的神经心理症状，因此患者常常将肌肉症状归因于他汀类药物[7,26,28-29]。

肌肉症状合并CK水平≥正常值上限的5~10倍

当CK水平≥正常值上限的5~10倍，且出现无法解释的肌肉症状时，应加强医疗管理。这些患者可能会发展为肌病。应根据患者的年龄、性别、合并症、其他药物治疗和心血管风险制定个体化方案。应检查患者正在使用的所有药物，必要时停用有相互作用的药物。

一般状况良好，无不适或无严重肌痛的患者可以继续服用他汀类药物，5 d内复查CK。如果CK水平再次升高，应停用他汀类药物，同时监测CK水平和肌肉症状。

当CK水平恢复正常后，考虑重新启用他汀类药物，特别是心血管疾病高风险患者。如果可以停用与他汀类药物有相互作用的药物，则可继续服用同一种他汀类药物，或者更换为另一种没有相互作用的他汀类药物。如果不能停用和他汀类药物有相互作用的药物，则应更换不同的他汀类药物，并从低剂量开始。如果所有他汀类药物都和某种药物存在相互作用，而这种药物又必须保留，则一开始就应尝试选用低剂量他汀类药物治疗。如果需要进一步降低LDL-C水平，他汀类药物可以联合依折麦布、胆汁酸螯合剂，或者PCSK9抑制剂。上述情况均应严密监测CK水平和肌肉症状。

如果停用他汀类药物后，CK 水平仍持续升高，在排除甲状腺功能减退和其他病因后，需考虑肌肉疾病可能。在重新启用他汀类药物之前，应咨询神经肌肉病专家。

肌 病

定义及临床特征

服用他汀类药物后出现其他原因无法解释的肌痛或乏力，同时 CK 水平是正常值上限（注意性别差异）的 10 倍以上时，应考虑他汀类药物诱导的肌病（表 45.2）。他汀类药物诱导的肌病常出现双侧肌痛或乏力，多见于下肢近端肌群，有时发生于背部和肩部。

他汀类药物诱导的肌病可以在服药数天后或在增加剂量时发生，但多数在服药数月内发生。当然也可能在服药数年后发生，这通常是由于患者同时服用具有和他

表 45.2　**出现肌肉症状的原因** [30]

CK 水平正常	CK 水平可能升高
病毒性疾病	体力活动
维生素 D 缺乏	创伤
甲状腺功能亢进	甲状腺功能减退
库欣综合征	代谢性、炎性肌病
肾上腺功能不全	癫痫
甲状旁腺功能减退症	严重的寒战
医源性糖皮质激素、抗反转录病毒	违禁药品过量
纤维组织肌痛	
风湿性多肌痛	
系统性红斑狼疮	
肌腱或关节问题	
下肢动脉病变	

CK= 肌酸激酶

汀类药物相互作用的药物。几乎所有他汀类药物都会导致肌病，且与药物剂量相关，但阿托伐他汀可能例外 [31-32]。

评 估

药物相互作用是引起肌病的常见原因。无论患者是否服用他汀类药物，剧烈运动和创伤均可使 CK 水平升高。体格检查包括评估肌力、功能和压痛。实验室检查包括测定 CK 水平、促甲状腺激素、血尿素氮、肌酐和电解质。肌病和横纹肌溶解的危险因素在前文已经讨论过。

处 理

当诊断为他汀类药物相关肌病时，应立即停用他汀类药物，并检测 CK、血尿素氮和肌酐。如果不考虑横纹肌溶解，监测 CK 和肌肉症状即可。CK 水平通常在数日内下降，两周内恢复正常。

肌肉症状缓解且 CK 水平恢复正常后，考虑到心血管疾病的危险因素，在充分知情同意的基础上可以考虑重新启用他汀类药物。如果可以停用与他汀类药物存在相互作用的药物，则可以低剂量启用同一种他汀类药物；如未发现相互作用的药物，可更换为另一种他汀类药物，但应从低剂量开始。严密监测 CK 水平和肌肉症状，通常在 1~2 周内复查 CK。

横纹肌溶解

定 义

尽管横纹肌溶解是他汀类药物罕见的副作用（发生率约 0.01%），但仍然是一个巨大的临床挑战和急症，因为该病经常导致急性肾衰竭，如果处理不及时，有致

死风险。横纹肌溶解尚无统一定义，其主要特征是骨骼肌坏死，将肌肉成分释放到血液循环中[33~34]，CK 水平升高至正常值上限的 40 倍以上。肌红蛋白尿（肌肉组织释放肌红蛋白）可能导致 AKI。肌红蛋白使尿液呈现"棕色"或"茶色"，但肌红蛋白尿或血液中肌红蛋白水平升高并非诊断的必要条件[34~35]。由于肌红蛋白的半衰期较短（仅为 2~4 h），且易受肌肉量、尿浓度和检测灵敏度的影响，尿液肌红蛋白检测也可能呈阴性[35]。如果尿液中含有肌红蛋白，尿液分析试纸检测结果通常会出现血红蛋白阳性，因为它不能区分血红蛋白和

肌红蛋白[33]。任何原因导致的横纹肌溶解都可能发生 AKI，因为低血容量可导致肾血流量减少，肌红蛋白可导致肾小管阻塞或毛细血管损伤，最终发生肾功能障碍[36~37]。

病因学

创伤是横纹肌溶解的常见原因。在第二次世界大战不列颠之战期间，轰炸伦敦时出现挤压伤患者，患者肌肉坏死、肾衰竭甚至死亡。Bywaters 和 Beall 详细描述了数例横纹肌溶解病例[38]。除创伤外，引起横纹肌溶解的病因还包括毒素、感染、内分泌紊乱等（表 45.3）。病例报告显示横

表 45.3　横纹肌溶解的其他原因（包括麻醉药）

原　因	举　例
物理或代谢因素	
创伤	挤压伤、严重烧伤、电击伤、血管或骨科手术、防休克服、制动
体力消耗	过度劳累或运动、癫痫发作、震颤性谵妄、镰状细胞危象
极端温度	恶性高热、严重低温、中暑
代谢因素	低钠血症、低钾血症、低钙血症、高渗状态
肌肉缺血	血栓形成、栓塞、压迫
疾　病	
感染	任何严重感染
炎性肌病	多发性肌炎、皮肌炎
内分泌失调	甲状腺功能减退、甲状腺功能亢进、糖尿病酮症酸中毒、高血糖高渗状态、肾上腺功能不全、醛固酮增多症
麻醉剂、酒精、违禁药物、毒素	
麻醉剂、神经肌肉阻滞剂	治疗进行性假肥大性肌营养不良的巴比妥类药物、苯二氮䓬类药物、丙泊酚、琥珀胆碱
酒精和违禁药品	过量服用导致失去知觉并引起下肢长时间受压
毒素	一氧化碳中毒、蛇咬伤、昆虫叮咬
遗传*	先天性代谢异常、肌营养不良、肉碱棕榈酰基转移酶 II 缺乏症、麦卡德尔病（肌磷酸化酶缺乏症）、LPIN1 基因缺乏症、特发性复发性横纹肌溶解症（Meyer-Betz 综合征）

* 其他遗传原因参阅文献 [33]

纹肌溶解与多种药物有关。药物过量发生长时间昏迷和制动时，下肢受到压迫而局部缺血，最终导致横纹肌溶解。一项针对2000年1月至2011年3月在波士顿两个医疗中心住院的2371例患者的回顾性研究表明，引起横纹肌溶解最常见的原因是创伤（26%）、手术（21%）、制动（18%）和脓毒症（10%）[39]，仅有2.7%的患者与他汀类药物有关。许多横纹肌溶解患者可能不止他汀类药物一个致病因素。

临床特征

一些关于横纹肌溶解症的综述[33-34,40-41]和他汀类药物相关横纹肌溶解的病例报告认为，他汀类药物相关横纹肌溶解最常见的症状是肌痛和（或）乏力，可能伴有行走障碍[42]。肌肉症状以双侧为主，对下肢近端肌群的影响大于对上肢的影响。此外，患者还可能出现发热、恶心、呕吐、神志不清、烦躁和谵妄等症状[42]，CK水平显著升高。肌红蛋白可自受损肌肉组织中渗出，因此尿液呈深色。在发病初期或随着病情进展出现AKI，表现为血尿素氮和肌酐水平升高，尿量减少。同样，由于钾离子从肌肉组织中释放增多且肾脏清除率下降，患者出现高钾血症，严重时导致心律失常。

其他异常实验室检查包括高磷血症（由于肌肉组织的分解）、低钙血症、高尿酸血症、低钠血症、肝脏转氨酶升高、代谢性酸中毒，晚期可能由于肌肉损伤钙外流导致高钙血症[33,41,43]。骨筋膜室综合征通常见于创伤或术后，积液可能导致低血压和休克[44]。由于促凝血酶原激酶释放和毛细血管及小动脉血栓形成，该类患者存在弥散性血管内凝血（DIC）风险。

112例已发表的他汀类药物相关横纹肌溶解的病例报告包括79例男性和33例女性，其中53%的男性和42%的女性年龄超过65岁。乏力或肌痛是最常见的症状。大多数病例都存在相互作用药物：在51例使用辛伐他汀的患者中占98%；在19例使用阿托伐他汀的患者中占21%；西立伐他汀、瑞舒伐他汀、普伐他汀、氟伐他汀共有42例，约50%存在相互作用药物。24例患者使用了贝特类药物。39例患者检测了肌酐水平，其中29%的男性和50%的女性在基线期存在肾功能不全，平均肌酐水平为3.5 mg/dL。有30例进行了尿液分析，其中28例出现肌红蛋白尿，2例无肌红蛋白尿[42]。

很难估计他汀类药物引起横纹肌溶解的死亡率，因为这种病例很少。在上述系列病例报告中，死亡率约为15%（17例）；其中56~75岁的患者居多[42]。大多数死亡病例存在基础心血管疾病和糖尿病（分别为13例和10例）。在一项包括65例他汀类药物诱发横纹肌溶解的研究中，需要肾脏替代治疗的AKI和（或）导致死亡的AKI发生率仅为8%~9%，远低于其他诱因[39]。这两项研究数据均来自他汀类药物引起的横纹肌溶解的一个小样本研究。对美国FDA数据库（1997—2000年）的回顾性分析发现，他汀类药物引起横纹肌溶解的死亡率非常低，仅为0.15/100万张处方[45]。

对疑似他汀类药物引起横纹肌溶解患者的评估

初步评估中最重要的检测指标是CK。根据定义，CK水平应超过正常值上限（注意性别差异）的40倍。但如果伴有肌红蛋白尿，CK水平略低也应考虑横纹肌溶解。CK的半衰期为1.5 d，通常在停用他汀类药物后4周内恢复正常[33]。临床评估包括病史采集和体格检查，明确其他引起横纹肌溶解的原因和潜在诱因，例如同时服用有相互作用的药物、过度运动和遗传易感性（表45.3）。体格检查应评估肌肉压痛、肌力和功能、精神状态以及凝血功能异常表现，如瘀斑、瘀点、出血和静脉血栓栓塞，还应检测血清肌酐，通过尿量评估肾脏功能。急性肾损伤信息网将AKI定义为48 h内肾功能迅速恶化，具体表现为血清肌酐水平升高（≥ 0.3 mg/dL或≥ 1.5倍基线水平），或尿量少于0.5 mL/（kg·h），持续6 h或更长时间（http://www.akinet.org/akinstudies.php）[46]。需要监测的血液指标包括CK、血尿素氮、肌酐、电解质（注意钾）、肝转氨酶、胆红素、尿酸、钙和磷[33,44]。其他检查包括促甲状腺激素（评估是否合并甲状腺功能减退）和动脉或静脉血气分析（评估酸碱平衡）。

如果电解质异常，特别是血钾偏高，应进行心电图检查。必须密切监测患者的精神状态、肌肉症状和尿量。此外，检查凝血功能异常的迹象可能会发现DIC，这在肾功能恶化的患者中并不少见。

临床管理

对横纹肌溶解患者的临床管理（表45.4）主要是加强水化，防止加重肌肉损伤和肾功能下降，纠正严重的电解质紊乱。此外，识别危及生命的并发症至关重要，如肾衰竭、筋膜室综合征和DIC（表45.4）[41]。

他汀类药物引起横纹肌溶解的治疗与其他原因引起的横纹肌溶解的治疗相似。并非所有患者均需住院治疗，因为部分他汀类药物相关的横纹肌溶解患者一般状况良好，无肾脏恶化迹象，无需住院治疗就能康复。怀疑出现他汀类药物相关的横纹肌溶解时，首先应停用他汀类药物和其他

相互作用的药物。病情严重或极度虚弱的患者，尤其是老年患者，或伴有肌酐水平升高、"棕色"尿液的患者，应住院治疗，并尽快开始静脉补液。水化治疗要求每小时至少输注250~500 mL生理盐水（0.9%），使尿量达到300 mL/h[33-35]，同时避免液体过量，液体过量可能导致充血性心力衰竭和肺水肿。关于输液速度的研究仍不够充分[41]。通常使用生理盐水补液[33,43,47-48]，尽管没有RCT研究显示生理盐水优于其他液体[33,36]。除非横纹肌溶解得到改善或出现需要透析的AKI，否则患者均应继续静脉补液，并调整补液速度避免液体过量。

碳酸氢盐被用于碱化尿液，以减少肌红蛋白在肾小管中沉淀[41]，并改善代谢性酸中毒[35-36]。然而，2010年关于"ICU患者急性肾衰竭的预防和管理"的国际共识认为，没有证据表明碳酸氢钠在升高尿液pH值方面优于生理盐水[46]。血浆碱化可能导致低钙血症，也不建议常规使用甘露醇[46,49]。

为了避免心律失常，应积极纠正高血钾（表45.4）[33,36]。低钙血症通常会随着水化改善，无需补充葡萄糖酸钙或其他形式的钙，除非患者有高钾血症、低钙血症相关的心电图变化和体征（如手足抽搐）。襻利尿剂可用来改善高血钾，但只能在患者非低血容量时使用（注意避免低钾血症和低钙血症）。由于使用经验有限，本章无法提出一般性建议。高磷血症患者可以口服磷酸盐结合剂。

如果出现AKI，或经静脉补液后不能改善症状，则可能需要肾脏替代治疗纠正高钾血症、代谢性酸中毒、容量超负荷和氮质血症[36,46]。没有数据显示连续肾脏替代治疗（CRRT）优于间歇性血液透析[50]。尽管已经发现CRRT可以清除肌红蛋白，

表 45.4　横纹肌溶解及其并发症的管理

并发症	管理方案
容量减少伴或不伴肾功能恶化	立即（在 6 h 内）用 0.9% 的生理盐水积极进行水化，开始每小时至少输注 250~500 mL 液体，目标尿量为 3 mL/kg 或 200~300 mL/h，至少持续 24 h。继续补液直至 CK < 1000 U/L。注意充血性心力衰竭和肺水肿。不推荐使用甘露醇
急性肾损伤	血液透析，没有证据表明连续肾脏替代疗法比间歇性血液透析有更大获益
高钾血症 K^+ > 5.5 mmol/L	·缓慢静脉注射 10~14 U 胰岛素和 25~50 mL 50% 葡萄糖溶液 [如果血糖 ≥ 250 mg/dL（13.9 mmol/L），则单独使用胰岛素]，10~30 min 后 K^+ 浓度下降，持续 2~4 h。可在 4 mL 生理盐水中加入 10~20 mg 沙丁胺醇，雾化 10 min 以上。如果合并代谢性酸中毒，可以考虑使用碳酸氢盐 ·长期：口服阳离子交换树脂（聚磺苯乙烯）或灌肠（避免使用山梨醇且避免术后使用） ·如果以上处理无效或 K^+ 浓度迅速上升，则进行血液透析 ·患者仅在非低血容量时使用襻利尿剂，避免低钾血症、低钙血症
代谢性酸中毒，尿液 pH < 6.5，血清 pH < 7.2	积极水化，没有强有力的证据表明碳酸氢盐能改善临床结局
低钙血症	无特殊处理。水化，避免使用氯化钙或葡萄糖酸钙，除非有危险的心律失常或严重低钙血症的其他表现（例如手足抽搐）
高磷血症	口服磷酸盐结合剂
肝炎，AST、ALT、胆红素升高	水化
骨筋膜室综合征	通过多普勒超声或侵入性导管监测压力。如果压力 > 40 mmHg（或有临床指征），则通过筋膜切开术直接减压
弥散性血管内凝血	支持疗法。如有明显出血，输注新鲜冰冻血浆，请血液科急会诊

改编自参考文献 [36]。CK= 肌酸激酶；AST= 谷草转氨酶；ALT= 谷丙转氨酶

但清除肌红蛋白是否可以预防 AKI 或延缓其进展尚不清楚 [51]。应积极治疗有利于改善他汀类药物相关横纹肌溶解患者的 AKI。

随　访

发生横纹肌溶解后，是否重新使用他汀类药物需要与患者沟通，并根据患者的心血管疾病发生风险制定个体化方案，同时评估该患者是否存在导致横纹肌溶解的相关因素，特别是存在与他汀类药物有相互作用的药物。如果能够明确引起横纹肌溶解的原因是某种与他汀类药物相互作用的药物，在排除其他导致横纹肌溶解的因素后，若能找到替代药物，应考虑永久停用该药。同时，应考虑更改为与其他药物相互作用较弱的他汀类药物，定期监测肌溶解相关症状和 CK 水平。如果没有找到

引起肌病的可控因素，但仍需重启他汀类药物治疗，他汀类药物剂量应低于引起横纹肌溶解的等效剂量。通常选择普伐他汀，日剂量最高为 40 mg。虽然 40 mg 的普伐他汀仅使 LDL-C 平均下降 35%，但药物相互作用罕见，很少引起横纹肌溶解。可以联合使用依折麦布、胆汁酸螯合剂、PCSK9 抑制剂进一步降低 LDL-C[52]。如果在应用小剂量他汀类药物时就发生了横纹肌溶解，且不存在相互作用的药物和其他可控因素，不应重启他汀类药物治疗。

对于发生肌病或横纹肌溶解后不再适合他汀类药物治疗的患者，或拒绝重新开始他汀类药物治疗的患者，应考虑选择其他降脂药物，包括依折麦布、胆汁酸螯合剂（或）PCSK9 抑制剂。依折麦布很少引起肌病或横纹肌溶解，但仅能使 LDL-C 下降 18%。在依折麦布基础上联用胆汁酸螯合剂可进一步使 LDL-C 水平下降约 18%。胆汁酸螯合剂不被吸收，不会引起肌病。

2015 年美国批准 PCSK9 抑制剂（PCSK9 单克隆抗体，包括依洛尤单抗、阿利西尤单抗），已经成为已控制饮食和接受他汀类药物最大耐受剂量的心血管疾病患者和（或）家族性高胆固醇血症患者降低 LDL-C 的辅助手段。依洛尤单抗皮下注射 2 次 / 月，阿利西尤单抗可皮下注射 1~2 次 / 月，视剂量而定。PCSK9 与肝细胞上的 LDL 受体结合并降解 LDL 受体，升高血液中的 LDL-C 水平。PCSK9 抑制剂可抑制 PCSK9 与 LDL 受体结合，增加 LDL 受体数量，而 LDL 受体参与 LDL 清除，最终降低血中 LDL-C 水平。无论是单药治疗还是与他汀类药物联用，PCSK9 抑制剂都能使 LDL-C 水平降低约 60%[53]。一项对 2341 例具有心血管高危风险的人群进行为期 78 周的研究发现[53]，依洛尤单抗和安慰剂在肌痛发生率方面有显著统计学差异（5.4% vs. 2.9%，P=0.006），但到目前为止，尚无其他重复性研究得出相似结果。值得一提的是，一项中位随访时间为 2.2 年的以心血管事件为结局的临床研究，将已接受他汀类药物治疗动脉粥样硬化的 27 000 例患者随机分为阿利西尤单抗组和安慰剂组，结果发现在肌肉相关副作用或横纹肌溶解的发生率上无显著组间差异[54]。

对于患有心血管疾病或家族性高胆固醇血症，但既往发生过肌病或横纹肌溶解且不适合使用他汀类药物的患者，以及口服非他汀类降脂药（如依折麦布、胆汁酸螯合剂），LDL-C 不能达标的患者，可以考虑依洛尤单抗或阿利西尤单抗治疗。治疗成本是使用 PCSK9 抑制剂的主要障碍。除匹伐他汀外，其他所有他汀类药物都有仿制药，依洛尤单抗和阿利西尤单抗是品牌生物制剂，价格是他汀类仿制药的 100 倍。

病例分析

63 岁女性，患有 2 型糖尿病、高胆固醇血症和高血压，从南非度假归来后出现干咳、轻度呼吸急促，上述症状持续 3 周。目前服用的药物包括：二甲双胍 1000 mg，2 次 / 天；辛伐他汀 40 mg/d（此药已服用 5 年）；氨氯地平 5 mg/d；维生素 D 2000 U/d。体格检查无异常。体温 99.5 ℉（37.2 ℃），胸部 X 线检查显示双肺浸润影，诊断为非典型病原体肺炎（疑似支原体感染），给予红霉素 500 mg，4 次 / 天，口服 2 周。服药约 9 d 后，患者出现双侧大腿严重肌痛伴行走困难，送急诊就诊。血压 130/80 mmHg，心率 80/min，体温与之前相同，体格检查发现双侧大腿肌肉压痛、无力。血浆 CK 值为 10 560 U/L（正常范围为 38~176 U/L），高于正常值上限 60 倍，尿色深。

本病例的诊断是什么？

入院后患者初步诊断为横纹肌溶解。立即停用所有药物，以 250 mL/h 的速度静脉滴注生理盐水，小剂量胰岛素控制血糖。入院时其他化验检查结果为：血尿素氮 26 mg/dL（3~20 mg/dL），肌酐 1.8 mg/dL（0.5~1.1 mg/dL），谷草转氨酶 1400 U/L（15~45 U/L），谷丙转氨酶 430 U/L（10~70 U/L），乳酸脱氢酶 750 U/L（140~280 U/L），肌红蛋白 320 μg/L（15~80 μg/L），甲状腺功能正常，糖化血红蛋白（HbA1c）7.3%（56 mmol/mol），胆红素正常。除血钾偏高 [5.6 mmol/L（3.5~5.2 mmol/L）] 外，其他电解质水平正常。动脉血气分析显示 pH 7.4，心电图正常。继续静脉补液并保证尿量维持在 250~300 mL/h。入院第 5 天，血肌酐和血尿素氮降至正常。CK 在第 3 天时升至峰值 12 000 U/L，随后逐渐下降，在第 14 天降至 150 U/L。肌肉相关症状逐渐改善，至第 14 天时，患者肌痛及肌无力症状完全缓解。谷草转氨酶和谷丙转氨酶在第 3 天上升至最高水平，2 周后缓慢降至正常。

本病例发生横纹肌溶解的病因是什么？

本病例展示了 1 名服用辛伐他汀的患者在服用了与他汀类药物相互作用的药物后出现横纹肌溶解及后续治疗的过程。患者为女性，患有 2 型糖尿病、高血压，属于心血管疾病高危人群，平日控制血压并服用辛伐他汀 40 mg。患者出现非典型肺炎后给予红霉素治疗，9 d 后出现严重的肌肉症状，CK 水平高于正常值上限 60 倍，横纹肌溶解诊断明确。辛伐他汀通过 CYP3A4 代谢（表 45.1），而红霉素

则是 CYP3A4 的强效抑制剂 [19]。因此，辛伐他汀和红霉素相互作用导致该患者发生横纹肌溶解。这种相互作用会导致血浆辛伐他汀酸（辛伐他汀的主要活性代谢产物）升高 4 倍。氨氯地平是 CYP3A4 的抑制剂，同时服用氨氯地平可以将辛伐他汀的 HMG-CoA 还原酶抑制剂的活性提高 30%，增加肌病发生风险 [55]。提示患者肌肉坏死的征象是肌红蛋白引起的尿色加深，这会导致 AKI。该患者肌酐轻度升高，存在高钾血症（血钾 5.6 mmol/L）。肝转氨酶和乳酸脱氢酶升高。尽快积极补液并停用所有药物是主要治疗方法。CK 水平在入院第 3 天达峰，之后缓慢降至正常。所有化验异常结果在补液和停用所有药物后恢复正常。肌肉症状在 2 周内逐渐改善。该患者出院时服用氨氯地平 5 mg，未服用他汀类药物。出院 3 周后改用瑞舒伐他汀 10 mg 降脂治疗。该患者的横纹肌溶解主要是由于红霉素与他汀类药物相互作用导致，该患者属于心血管疾病高危人群，仍需他汀类药物治疗。因此，最终停用红霉素，并改用另一种他汀类药物治疗。瑞舒伐他汀不通过 CYP3A4 代谢，因此不易受药物相互作用影响。密切监测 CK 水平和肌肉相关症状 3 个月，患者未出现肌肉症状，CK 水平正常。

总 结

肌病是指不明原因的肌痛或无力，同时伴有 CK 水平升高，超过正常值上限 10 倍。肌病的严重形式——横纹肌溶解表现为 CK 值水平超过正常值上限的 40 倍，可能伴发 AKI。他汀类药物相关肌病的发病率小于 0.1%，横纹肌溶解的发病率约为

0.01%。横纹肌溶解是一种以肌细胞坏死、可能发生 AKI 为特点的临床急症，严重时有致死可能。他汀类药物诱导的横纹肌溶解与他汀类药物的剂量有关，多见于药物相互作用引起他汀类药物或其活性代谢产物的血浆浓度升高。需要密切监测肾功能和电解质。停用他汀类药物后，CK 水平通常在 4 周内恢复正常。多数患者的肌肉症状能够得到改善，而 AKI 则需数月才能恢复。

重启他汀类药物治疗需要综合考虑多种因素，如心血管疾病风险等级、年龄、药物相互作用、他汀类药物的效力和横纹肌溶解的严重程度。如果是低剂量、低作用强度的他汀类药物引起的横纹肌溶解，且不涉及其他可能导致横纹肌溶解的因素，不建议重启他汀类药物治疗，应当考虑其他降脂方案（如依折麦布、胆汁酸螯合剂或 PCSK9 抑制剂）。如果患者已经停用与他汀类药物相互作用的药物，在仔细评估风险获益比并取得知情同意后，可以考虑选用另一种更合适、较少发生药物相互作用的他汀类单药治疗。为了进一步降低 LDL-C，也可联合其他降脂药物[52]。

参考文献

请登录 www.wpcxa.com 下载中心查询或下载，或扫码阅读。